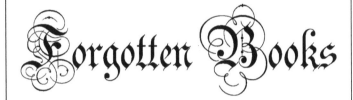

ISBN 978-0-332-30366-6
PIBN 10992187

1 MONTH OF
FREE
READING

at
www.ForgottenBooks.com

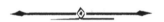

By purchasing this book you are eligible for one month membership to ForgottenBooks.com, giving you unlimited access to our entire collection of over 1,000,000 titles via our web site and mobile apps.

To claim your free month visit:
www.forgottenbooks.com/free992187

English
Français
Deutsche
Italiano
Español
Português

www.forgottenbooks.com

Mythology Photography **Fiction**
Fishing Christianity **Art** Cooking
Essays Buddhism Freemasonry
Medicine **Biology** Music **Ancient
Egypt** Evolution Carpentry Physics
Dance Geology **Mathematics** Fitness
Shakespeare **Folklore** Yoga Marketing
Confidence Immortality Biographies
Poetry **Psychology** Witchcraft
Electronics Chemistry History **Law**
Accounting **Philosophy** Anthropology
Alchemy Drama Quantum Mechanics
Atheism Sexual Health **Ancient History**
Entrepreneurship Languages Sport
Paleontology Needlework Islam
Metaphysics Investment Archaeology
Parenting Statistics Criminology
Motivational

O MEDICO

HOMEOPATHA DA FAMILIA

VERSÃO PORTUGUEZA
DA TERCEIRA EDIÇÃO HESPANHOLA

DA OBRA

„MEDICINA HOMEOPÁTICA DOMESTICA“

DO

DR. BRUCKNER

DE BASILEA

POR

FRANCISCO JOSÉ DA COSTA

PHARMACEUTICO PELA ESCOLA MEDICO CIRURGICA DE LISBOA, SOCIO CORRE-
SPONDENTE DO INSTITUTO HAHNEMANNIANO DO BRAZIL, SOCIO EFFECTIVO
DA SOCIEDADE PHARMACEUTICA LUZITANA, ETC.

TERCEIRA EDIÇÃO PORTUGUEZA
CONSIDERAVELMENTE AMPLIADA, CORRECTA E MELHORADA NO TEXTO E
COM MAIOR NUMERO DE GRAVURAS INTERCALADAS

———◆———

LEIPZIG
PHARMACIA CENTRAL HOMEOPATHICA
DR. WILLMAR SCHWABE
1907

PROLOGO DA PRIMEIRA EDIÇÃO PORTUGUEZA.

———

Tendo o dr. Willmar Schwabe, distincto pharmaceutico de Leipzig, terminado em 1894 a publicação da Pharmacopœa Homœopathica Polyglotta, cuja versão havia tempo eu concluira por mero entretenimento scientifico, o mesmo esclarecido collega pouco depois me convidou para fazer a traducção d'este livro, cujo exito tanto na Allemanha como em Hespanha se manifesta pelas repetidas edições de muitos milhares de exemplares.

Receioso de não poder cabalmente desempenhar-me de tão honroso encargo, hesitei a principio na resposta a dar; animado porêm do desejo de contribuir mais efficazmente do que o tenho feito para a propaganda da therapeutica que sigo e defendo, annui afinal a tão honroso convite.

Em vista do que venho de expôr, os leitores e adeptos da homeopathia, sobretudo os medicos, devem relevar-me de algumas incorrecções que toparem n'esta obra, ellas têm uma desculpa de valor: não sou medico.

Para atenuar esta falta, recorri no decurso d'esta versão por differentes vezes á competencia dos drs. A. L. Lopes Monteiro e J. Bivar Bobertes, esclarecidos medicos homeopathas de Lisboa, que de bom grado me fornecerem as indicações pedidas.

A estes distinctos clinicos exaro aqui os meus sinceros agradecimentos pelos serviços prestados.

Entrando no terreno dos principios, transcreveremos uma parte da resposta dada ao professor Virchow pelo dr. Bakody, professor official da Universidade de Budapesth.

O merito e a autoridade d'estes excerptos hão-de contribuir inevitavelmente para apagar no publico as ideias erroneas que, acerca da homeopathia, lhe incutem os representantes das escolas officiaes, ideias despidas de equidade e imparcialidade.

São dignas tambem de registar-se, a sabedoria, a tolerancia e a iniciativa do governo da Hungria que tem sabido dotar o seu paiz com os superiores progressos d'uma elevada cultura intellectual e social.

Eis as palavras do venerado professor, dr. Theodoro von Bakody, unico representante official na Europa da homeopathia, transcriptas do seu »Methodo scientifico da escola homeopathica«.

»Ha mais de meio seculo que Hahnemann procla-
»mou a necessidade d'uma reforma no estudo das sub-
»stancias medicinaes e curativas e inaugurou esta re-
»forma por um methodo experimental que ainda hoje
»se conserva de pé em toda a sua pujança.

»Eis os seus quatro principios essenciaes:

»1) Empregar uma substancia medicinal simples.

»2) Estudar a acção d'esta substancia medicinal
»simples no organismo humano provocando doenças
»artificiaes.

»3) Administrar estas substancias medicinaes simples

»sob uma forma preparada segundo novas regras phar-
»macotechnicas.

»4) Tentar o emprego d'estas substancias medicinaes
»simples estabelecendo uma relação (affinidade) entre
»as doenças artificiaes que ellas provocam com as do-
»enças naturaes que ellas curam.

»Estes principios dão ao methodo de Hahnemann
»um cunho verdadeiramente scientifico e experimental.

»As ideias do grande mestre tomáram na sua evolu-
»ção uma envergadura cada vez mais poderosa. O pro-
»gresso scientifico em geral e o desabrochar de novas
»disciplinas scientificas fez perder gradualmente terreno
»á escola mãe, em quanto a escola de Hahnemann, apoi-
»ando-se sobre os seus solidos alicerces, se tem erguido
»n'um monumento cada vez mais imponente.

»Mas, repito, este successo não é senão devido á
»estabilidade dos quatro principios enunciados.

»Se entre os discipulos e admiradores de Hahne-
»mann se formáram partidos, nunca entre elles houve
»divergencia sobre estes quatro principios. Algumas
»proposições accessorias e não essenciaes da sua theoria
»podiam ser atacadas sem prejuizo para estes principios
»fundamentaes, verdadeiros e inalteraveis.

»As discussões a respeito da posologia não têm
»razão de ser, com tanto que não se ultrapassem os
»limites d'uma investigação exacta. Aos olhos do
»homem scientifico, que tem horror a tudo que seja
»metaphysica no que respeita a therapeutica especifica,
»as formas pharmacodynamicas se delinearão com evi-
»dencia. *Numenorum non datur sciencia.*

»Todas as maneiras de ver que se basêam sobre
»tentativas de interpretação acerca de questões de pa-
»thologia, de nosologia ou até de therapeutica, pertencem

»ao dominio especulativo. Não têm nem nunca tiveram »relação alguma com a verdadeira homeopathia que é »uma sciencia fundada sobre a experiencia e que tem »o seu ponto de partida na comparação dos factos ob- »servados. Eis a razão porque a douctrina de Hahne- »mann saiu não so intacta de todas as luctas dos par- »tidos,—mas fortificada, porque do choque das ideias »brotou a luz.

»O poder da ideia hahnemanniana provem precisa- »mente de que o seu immortal auctor não quiz, como »pensa Virchow, edificar um *systema abstracto*, mas sim »inaugurar um *methodo scientifico* que jamais se poderá »despresar. Com este methodo experimental nos legou »uma linha de conducta que nos guiará na pesquisa »das substancias medicinaes e no seu emprego em thera- »peutica. Esta via nos levará a reunir uma collecção »de indicações e de regras indispensaveis para de se- »guida entrar na posse d'outros factos positivos, con- »stantes, empiricos.

»Devemos pois lembrar ao dr. Virchow que na »douctrina de Hahnemann não temos um *systema* de »therapeutica, mas sim um *methodo especial* de investi- »gação, capaz de nos fornecer noções em therapeutica.

»N'um *systema*, as diversas proposições devem de- »correr d'um principio superior que é o ponto de par- »tida impondo a direcção a seguir. Todas as deducções »que d'ahi derivam devem considerar-se como inelucta- »velmente certas e solidarias.

»Um *methodo*, pelo contrario, não possue um todo »acabado. Tende somente e sem cessar a construir »um systema reunindo um grande numero de observa- »ções e experiencias.

»D'esta forma, um erro de detalhe não destroe os

»outros factos; emquanto que n'um systema, quando o
»principio superior é falso, todo o edificio desaba como
»um castello de cartas.

»A historia da medicina mostra-nos á saciedade toda
»uma serie de systemas em ruinas.

»Não temos a pretensão de possuir uma obra scienti-
»fica perfeita e completa, como os nossos adversarios
»quereriam fazer acreditar, nós não temos um systema.
»Possuimos um *methodo*; quero dizer, regras de conducta
»e modos de experimentação que nos fornecem os meios
»de fundar uma therapeutica scientifica. Assim nós te-
»mos o direito e o dever, ficando sempre discipulos de
»Hahnemann, de nos servir de todos os meios de in-
»vestigação cuja technica não era conhecida no tempo
»do mestre e que nos vieram com os progressos das
»cousas.

»Na mesma ordem de ideias temos um outro dever:
»separar o hypothetico do tangivel, o problematico do
»positivo e crear assim a possibilidade de erguer o me-
»thodo de Hahnemann á altura d'um processo scientifico
»correspondendo ás exigencias modernas. Assim o me-
»thodo de Hahnemann torna-se um indicador basêado
»sobre a experiencia somente. Cada facto experimen-
»tal é independente dos outros, filia-se n'uma demon-
»stração particular, tem um valor proprio e altêa-se por
»si mesmo.

»N'este sentido somente podemos apreciar no seu
»justo valor a douctrina de Hahnemann e reconhecer o
»logar que no conjuncto das sciencias medicas ella é
»digna e capaz de occupar.

»O methodo hahnemanniano dá á medicina em ge-
»ral as indicações e regras que são indispensaveis para
»coordenar, d'uma maneira positiva, factos empiricos

»exactos. Torna-se assim a fonte da pathologia experi-
»mental, da physiologia pathologica e da histochimia,
»a base real da etiologia experimental e, alem d'isto,
»no sentido da nossa direcção exacta, a origem do co-
»nhecimento das transformações pathologicas necessarias
»que experimentam os tecidos nas doenças artificiaes;
»n'uma palavra, é a origem do estudo comparado das
»doenças artificiaes e naturaes nas suas evoluções re-
»spectivas. Creando este methodo Hahnemann tornou-
»se ao mesmo tempo o promotor d'um estudo novo e
»positivo das substancias medicinaes—as pathogeneses;
»com que se poderá, n'um futuro mais ou menos pro-
»ximo, estabelecer, dentro de certos e determinados
»limites, uma therapeutica positiva e scientifica.

»Insistimos muito sobre o valor das palavras; por-
»que existe muitas vezes uma confusão nos termos, e
»muito especialmente aos que pela sua posição de pro-
»fessores são obrigados a serem claros e precisos. Nós
»denominamos *substancia medicinal* toda a materia estu-
»dada experimentalmente na sua acção sobre o orga-
»nismo são e conhecida como podendo originar doenças
»artificiaes determinadas, doenças medicinaes. Designa-
»mos por »estudo das substancias medicinaes« a ex-
»posição systematica das manifestações morbidas e das
»modificações physiologo e anatomo-pathologicas que se
»succedem d'uma maneira constante em seguida á in-
»gestão d'estas substancias medicinaes. Partindo d'este
»estudo e seguindo certas regras methodicas, podemos ir
»mais longe e comparar o mais que é possivel clinica-
»mente as doenças artificiaes com as naturaes e em fim,
»seguindo a lei dos similhantes, poderemos estudar estas
»substancias medicinaes na sua acção sobre o organismo
»doente, isto é, ensaial-as como agentes curativos.

»A experiencia demonstrou a Hahnemann que, dos »tres processos de therapeutica (Allopathia, Enantio- »pathia e Homeopathia) o homeopathico é o mais certo »e o mais claro, quando não é contraindicado por cir- »cumstancias particulares. Antes d'elle este ultimo pro- »cesso não tinha sido empregado senão inconsciente- »mente e sem methodo. Instituiu-o como regra na sua »therapeutica geral e os processos que eram a regra, »tornaram-se excepções.

»Contesta-se muito o facto de que as nossas curas »sejam realmente devidas á lei dos similhantes. Da »mesma forma se discute e põe em duvida o facto de »que as substancias medicinaes sejam capazes de pro- »duzir no homem são uma forma de doença similhante »á que ellas devem curar segundo a lei do simile.

»É certo que muitas substancias medicinaes podem »reproduzir o quadro completo d'uma doença natural. »Isto foi demonstrado entre os nossos adversarios pelo »proprio professor Virchow, nos envenenamentos arseni- »caes coleriformes. É certo tambem que muitas doen- »ças naturaes não podem ser reproduzidas pelas sub- »stancias medicinaes.

»Em fim é certo egualmente que muitas substancias »medicinaes podem, por acções especificas locaes, fazer »desapparecer formas morbidas; se bem que uma grande »serie de substancias medicinaes estudadas sob este »ponto de vista não podem ainda achar emprego.

»Ora, não se trata de querer oppôr ás doenças »naturaes a sua propria causa pathogenetica, como »os nossos adversarios desejariam fazer acreditar. Isto »seria absurdo. Trata-se de escolher uma substancia »medicinal cujos symptomas essenciaes correspondem »aos phenomenos da doença, cuja acção é similhante

»á da causa morbida desconhecida, cuja influencia se
»dirige sobre a mesma esphera organica que é ferida
»pela primeira causa morbida. O methodo do simile
»apoia-se sobre uma lei organica: o organismo vivo
»possue a propriedade natural de reagir contra certas
»e determinadas excitações. Esta lei deriva em phy-
»siologia dos phenomenos electivos. Todos os que
»observam sem prevenção as funcções organicas e que
»procuram conhecel-as, devem encontrar a sua confir-
»mação á saciedade.

»Avançamos pois: as substancias medicinaes pos-
»suem propriedades que lhes permittem produzir certos
»phenomenos no organismo vivo. Logo que são cha-
»madas a despertar um processo de reparação, a cura
»so se obtem pela actividade organica que possue esta
»faculdade biochimica de reagir contra todas as exci-
»tações estranhas. Os meios therapeuticos não excrcem
»outra funcção senão a de despertar a propriedade re-
»accionaria. Assim, todo o agente therapeutico convida
»o organismo a reagir contra a sua influencia; n'elle
»provoca por este facto uma acção propria que se di-
»rige precisamente contra a anomalia funccional ou
»nutritiva existente.

»Fieis a este principio, se queremos ter verdadeiras
»curas naturaes, provocadas pela acção propria do or-
»ganismo, não nos resta racionalmente outro meio de
»cura senão o dos similhantes.

»Temos a vantagem de possuir um methodo exacto
»por cujo intermedio podemos demonstrar e verificar
»experimentalmente esta proposição. Isto nos basta—
»porque não existe melhor prova para factos de ex-
»periencia da que a experimentação.

»O nosso methodo permitte-nos lançar uma ponte

»sobre o abysmo que separa a pathologia da thera-
»peutica.

»Do lado da velha escola vemos ainda hoje a patho-
»logia e a therapeutica desgraçadamente ligadas uma
»á outra pela especulação hypothetica e o dogmatismo
»racionalista seguir coxêando a via do seu desenvolvi-
»mento. Tambem não admira nada que em todas as
»universidades do continente, á excepção da nossa, a
»therapeutica possua ainda intuitos tão acanhados e
»singelos.

»Em conformidade com o nosso methodo, esforça-
»mos-nos em analysar primeiramente a evolução dos
»processos morbidos e fixar as leis que regem estes
»phenomenos. Não attendemos somente aos phenome-
»nos simples e á sua evolução, mas tentamos explicar
»a causa intima dos phenomenos e quando o consegui-
»mos, o resto segue por si mesmo.

»Todas as conjecturas e interpretações sobre a es-
»sencia das doenças, quando não se basêem sobre a
»observação scientifica, são excluidas em principio pelo
»nosso methodo. São do domino da especulação e
»levam ao dogmatismo.« (¹)

D'esta arte, a homeopathia tem feito progredir mais
a therapeutica em menos de um seculo do que em alguns milhares d'annos tantos homens eminentes que a
illustraram.

Eu bem sei que elles forneceram a Hahnemann os
elementos com que construiu o seu edificio, mas nem
por isso Hahnemann deixa de ser um dos maiores vultos

(¹) Rapport sur l'Enseignement de l'homœopathie á l'Uni-
versité royale hongroise de Budapest, adressé au Ministre de
l'Intérieur et de l'Instruction publique en Belgique, par le Dr.
Ernest Nyssens. Bruxelles, 1896.

da medicina e o complemento necessario de toda a tradição medica.

Introduzi n'esta obra, alem das doenças proprias dos climas quentes, algumas innovações cujo alcance o leitor avaliará, entre ellas, a lavagem do estomago por meio da sonda, a tracção da lingua em casos de asphyxia imminente, etc.

Lisboa, Novembro de 1896.

FRANCISCO JOSÉ DA COSTA.

PROLOGO DA SEGUNDA EDIÇÃO.

Estando esgotada a primeira edição d'este livro, que saiu a lume em 1897, tivemos de proceder á sua revisão, para que esta nova edição venha expurgada d'algumas ligeiras incorrecções e mais augmentada tanto no texto como nas gravuras.

Animados pela enorme expansão que a douctrina de Hahnemann vem realisando por todo o mundo, vimos tambem, na medida das nossas forças, contribuir um pouco para o seu desenvolvimento, incutindo-nos um novo vigor e causando-nos uma grande satisfação o reconhecimento do que a homeopathia se tem elevado tanto na douta Allemanha, sua terra natal, que podemos encarar o futuro com confiança e serenidade.

Este resultado é devido não somente á actividade energica e pertinaz de muitos dos nossos collegas homeopathas, d'entre os quaes sobresae o dr. Willmar Schwabe, mas tambem e é o mais importante, á circumstancia de que muitos professores das universidades allemãs foram forçados, pelas pesquizas a que procederam, a reconhecer a verdade dos principios da homeopathia, chegando alguns a confessarem-no com toda a hombridade.

As nossas aspirações não podiam receber mais solemne consagração, do que a da propria Allemanha que, nos seus inicios, tão cruel, severa e injustamente condemnou a homeopathia, e hoje é a primeira a reconhecer pela palavra auctorisada dos seus homens de sciencia a verdade dos principios da doutrina de Hahnemann.

Durante cerca de cincoenta annos foi a America do Norte, a terra das liberdades politicas e scientificas, o unico paiz em que a homeopathia caminhou a passos de gigante, contribuindo os nossos collegas americanos com grande exito para o seu desenvolvimento e para a sua expansão, e, d'ahi ella vem invadindo e conquistando o mundo com um impulso vigoroso que so uma verdade profunda pode sustentar.

É que, mais elevado do que o interesse das escolas e dos systemas, apezar da opposição tenaz e da obstinação que empregam na lucta contra a homeopathia, os seus adeptos não empregam menos tenacidade e energia em defendel-a e propagal-a, com a certeza de que a verdade afinal deve triumphar. Assim tem de ser.

Introduzimos n'esta edição muitos medicamentos novos, mais algumas doenças e novas indicações colhidas nos jornaes e tratados de homeopathia.

Que o exito d'esta nova edição corresponda aos nossos vehementes desejos, em especial o de sermos verdadeiramente uteis á humanidade soffredora.

Lisboa, dezembro de 1902.

FRANCISCO JOSÉ DA COSTA.

PROLOGO DA TERCEIRA EDIÇÃO.

————

Mais uma edição conta esta modesta obra que, a nosso ver, alguma cousa tem contribuido, para o progresso e diffusão da homeopathia.

Alguns milhares de exemplares espalhados tanto em Portugal como no Brazil, devem necessariamente ter contribuido para mitigar muitas dôres e salvar muita vida em perigo, arrancando assim ao desespero muitos espiritos attribulados.

Recordo-me perfeitamente, de que foi justamente por um d'estes motivos, que fomos levados a traduzir este excellente livro, motivo que coincidiu com o convite do nosso collega o dr. Willmar Schwabe. Foi elle um brilhante caso de cura de estrangulação intestinal, cura realisada em menos de dois dias por medicamentos cuja indição colhera n'este manual. Os medicamentos applicados foram *Opium* e *Veratrum*, que não só fizeram o milagre de curar a doente a que não faltava alem dos soluços, calafrios, suores frios e sêde, os vomitos de escrementos; mas tambem não falharam na repetição do ataque, que se renovou por ter a mesma doente ingerido um prato indigesto (o caso passava-se no tempo proprio das favas), passados apenas oito dias do primitivo ataque curado.

Se, compulsando esta obra, estes factos de cura se tiverem repetido a miudo, dar-nos-hemos por bem pagos das canceiras que tivemos, contribuindo na medida das nossas forças para uma obra verdadeiramente humanitaria.

Temos immenso pesar de não termos ja hoje a saude vigorosa de outros tempos, para melhor ainda nos desempenharmos de tão ardua tarefa. Mas, ainda assim, nos limites das nossas forças, fizemos o possivel para ampliar e melhorar esta nova edição, cujo numero de medicamentos augmentou até 200, em vez de 120 da edição anterior. A parte clinica tambem foi ampliada com muitas indicações colhidas no recente livro *Mémorial de Thérapeutique Homœopathique* do dr. P. Jousset, esse grande mestre que tanto honra o nome francez e a medicina em geral.

Para terminar acentuaremos aqui o progresso gradual e ininterrupto da homeopathia, ainda nos paizes menos adeantados, como o nosso. O futuro pertence-nos, incontestavelmente, porque possuimos um *methodo*, isto é, regras certas e modos de experimentação, que constituem os bases d'uma therapeutica experimental e scientifica, não despresando todos os meios de investigação cuja technica era desconhecida no tempo de Hahnemann e que temos herdado com o avanço e progredimento das cousas.

Lisboa, maio de 1907.

FRANCISCO JOSÉ DA COSTA.

INTRODUCÇÃO.

Para bem comprehender a homeopathia e os principios em que se basêa, para avaliar com exactidão a therapeutica homeopathica, é indispensavel saber o que se entende por homeopathia.

O que é a homeopathia?

Por este nome se designa o tratamento medico descoberto e praticado por Hahnemann nos fins do seculo passado e principios do presente. So emprega, no tratamento das doenças, os medicamentos cuja acção sobre o organismo humano tenha antecipadamente sido submettida a um exame detido, fazendo experimentações exactas no homem são.

Obtido este exame, a applicação dos medicamentos faz-se segundo a lei dos similhantes (*similia similibus*). Assim, em cada caso especial de doença, escolhe-se precisamente o medicamento cuja acção no homem são, tenha manifestado uma successão de symptomas que apresentem a maior analogia com os que se quer curar. A experiencia, porem, demonstrou que estes medicamentos não podem dar-se em doses fortes, como a allopathia faz, porque provocariam uma aggravação da doença. Logo, os medicamentos devem ser applicados em doses pequenas (chamadas homeopathicas), cuja força de reacção e virtudes proprias bastam a excitar as energias salutares que levam a doença de vencida.

A differença que existe entre a allopathia e a homeopathia.

Se examinarmos com attenção os principios em que se fundam as duas douctrinas, veremos que a therapeutica homeopathica, divergindo essencialmente, sobrepuja e vence a therapeutica allopathica.

1) O medico homeopatha, na indicação dos medicamentos, applica um principio fixo, que a experiencia milhares de vezes tem confirmado; emquanto que na escolha dos medicamentos e na sua indicação, o medico allopatha não tem nenhum principio fixo. Dispõe d'um grande numero de tratamentos diversos que frequentemente se contradizem. Por qual se decidirá? Necessariamente por aquelle em que tiver mais confiança ou pelo que fôr recommendado por medico afamado. Um grande numero de medicos allopathas, dos de boa fé e talentosos, confessam a *inanidade de similhante therapeutica*. E, na verdade, uma cousa é seguir as regras da arte; outra cousa é curar.

2) A homeopathia emprega medicamentos que actuam directamente e especificamente sobre os orgãos e partes doentes. É um meio curativo directo, emquanto que a allopathia nos seus ensaios de curar so se serve de rodeios; por exemplo, o emprego dos derivativos por meio dos purgantes, das revulsões por meio dos vesicatorios, sinapismos, etc. A experiencia nos ensina que os medicamentos applicados segundo a lei *dos contrarios*, não são medicamentos propriamente ditos, mas somente palliativos: isto é, fazem desapparecer por algum tempo os symptomas da doença, mas sem realmente a curar; antes pelo contrario, prolongando-a, mais rebelde e incuravel a tornam. Ninguem ignora que os purgantes energicos nunca curáram douradouramente uma prisão de ventre chronica; o doente se verá na necessidade de augmentar constantemente as doses para conseguir novas evacuações.

3) Como ja dissemos, a homeopathia administra os seus medicamentos em quantidades tão pequenas que, não estando a sua indicação apropriada, não resulta d'ahi perigo algum para o doente, eliminando facilmente a natureza estas quantidades; o que se não dá com os medicamentos allopathicos, que, se bem que sejam escolhidos com o maior cuidado, produzem frequentemente effeitos damnosos, e muitas vezes tambem resultados desastrosos, pondo em grave risco a vida do doente e accelerando o seu termo final.

4) A homeopathia, prescrevendo medicamentos que actuam directamente, bem como especificamente, sobre os orgãos affectados, nas doenças agudas e perigosas, produz effeitos beneficos mais rapidos que os obtidos pela therapeutica allopathica que não actua senão indirectamente. Se acontece que alguns medicamentos homeopathicos que parecem estar indicados, não produziram allivio algum no estado do doente, o medico homeopatha sabe que deve escolher outro medicamento; emquanto que o allopatha não sabe d'ordinario senão augmentar as suas doses cujos effeitos desastrosos são bem frequentes.

5) Como a homeopathia não prescreve nenhum medicamento que debilite e exgotte as forças, como a allopathia faz, o doente, que se tratar pela homeopathia, se restabelece mais depressa e se dedica aos seus trabalhos muito primeiro do que o tradado pela allopathia, que com frequencia se sente arruinado dos orgãos digestivos, effeito da violencia e abundancia dos medicamentos que lhe applicaram.

6) Como os medicamentos homeopathicos não têm sabôr, podem administrar-se a todos os doentes com a maior facilidade e são de incontestavel superioridade no tratamento das creanças.

Podemos avançar sem receio d'um desmentido que a therapeutica homeopathica reune todos os requisitos exigiveis a um tratamento racional scientificamente fundado. Cura com promptidão e segurança, porque os medicamentos que prescreve exercem a sua acção salutar especifica e directamente sobre os orgãos doentes; estes medicamentos são applicados em doses pequenas, de forma que não offereçam perigo algum ao doente; e em fim, são tam bons de temar, e tam faceis de administrar, que sob este ponto de vista não deixam nada a desejar.

Exito e progresso da homeopathia.

Triumphante de todas as perseguições que se têm posto em pratica contra os homeopathas, desde a sua fundação até hoje, a homeopathia tem seguido imperturbavel o seu caminho propagando-se por todo o mundo, mercê dos seus exitos incontestaveis. Principes e reis têm reconhecido

1*

as suas vantagens e escolhido medicos homeopathas para assistencia sua.

Como, porem, até ao presente a homeopathia só se tem ensinado em bem raras universidades e escolas da Europa e os estudantes ouvem constantemente fulminar das cathedras com sanha feroz o estudo da therapeutica homeopathica, tão tenaz é a aversão que os corpos docentes lhe têm, a falta de medicos homeopathas habeis se faz sentir, em especial na Europa.

Com o plausivel fim de remediar esta falta, se tem publicado ha trinta e tantos annos um grande numero de guias populares para instrucção dos profanos, na falta do medico, para uso dos mesmos profanos e da familia: e até para o tratamento homeopathico dos animaes domesticos se tem editado mais d'um livro instructivo. Estas diversas publicações sobre a medicina homeopathica domestica, têm desenvolvido sem contestação a homeopathia, propagando-a cada vez mais; mas, sob diversos pontos de vista, tambem a têm prejudicado.

Em primeiro logar, porque varias d'essas publicações so tiveram em mira a especulação, encontrando-se n'ellas um grande numero de asserções gratuitas; em segundo logar, porque n'essas publicações se baseam os adversarios para espalhar a crença de que a homeopathia não tem nada de commum com a sciencia, que não exige o mais rudimentar estudo, de tal sorte, dizem, que bastam um livro e uma caixa homeopathica, para que qualquer adventicio, por insignificantes que sejam os seus conhecimentos em medicina, possa tratar e curar as doenças tam bem como um medico homeopatha experimentado. Esta asserção é inteiramente falsa. O contrario é que é a verdade. Seria incomparavelmente muito mais facil a um individuo sem estudos, mas intelligente, adquirir em pouco tempo todo o material da therapeutica allopathica, que familiarisar-se com os elementos da therapeutica homeopathica, e conservar na memoria as regras que presidem á indicação dos medicamentos homeopathicos. É esta precisamente a difficuldade e o escolho que apparecem ao estudar os medicamentos homeopathicos, e que fazem retroceder a tantos medicos perante um trabalho tão arduo; assim não se pode ser um bom clinico homeopatha sem o conhecimento profundo da materia medica homeopathica. Do mesmo modo, como todos os medicos têm por força de estudar a allopathia e submetter-se ao exame allopathico — pelo menos na Europa — se querem alcançar o titulo de medico, é natural que o numero dos que mais tarde queiram estudar a homeopathia será escasso; e tanto mais quanto para o medico homeopatha nenhuma probabilidade ha de alcançar uma posição retribuida pelo Estado.

Da indicação dos medicamentos homeopathicos.

Consignámos já aqui que, segundo os preceitos da sciencia, é mais facil tratar um doente allopathicamente, do que tratal-o consienciosamente segundo a therapeutica homeopathica. Vamos pois examinar profundamente os dois methodos de curar, pondo ao alcance de todas as intelligencias a asserção que enunciámos. Para o allopatha, como é sabido, o ponto essencial assenta no diagnostico; quero dizer, no conhecimento exacto e no nome da doença. Se o clinico firmou o seu diagnostico, a therapeutica ou o tratamento logo se patentêa por si mesmo, pondo cada um em pratica as douctrinas dos seus professores ou o systhema mais em voga. Se a doença peiorar todos os dias, em virtude do tratamento empregado; se o termo fatal se aproximar, nenhuma censura por isso lhe cabe, sobretudo se empregou o tratamento mais em moda. Longe d'isso: a autopsia proporcionar-lhe-ha o seu maior triumpho. Effectivamente, se a autopsia demonstrar a verdade do seu diagnostico, o medico é tido e havido como um excellente diagnosticador: o que para um allopatha é o fastigio da gloria. Na homeopathia dá-se exactamente o contrario. Para o clinico homeopatha o principal é curar o doente, e o diagnostico só prende a sua attenção no que é absolutamente indispensavel e que consiste em julgar com precisão a gravidade da doença, a sua duração e as probabilidades de a curar.

Na escolha dos medicamentos, o verdadeiro medico homeopatha não se deixa influenciar pelo nome da doença, mas pelo conjuncto symptomatico que lhe apresenta o exame do doente e os pormenores que lhe fornecem as pessoas que lhe assistem; somente a esses symptomas trata de oppôr o medicamento que lhes corresponde, com a convicção de que estando bem indicado, produzirá de prompto um allivio sensivel.

A maneira de escolher com promptidão e intelligencia os medicamentos e a confiança certissima que tem nas suas virtudes, taes são os signaes caracteristicos de um medico homeopatha intelligente e consummado. O que mudar constantemente de medicamentos, o que empregar doses fortes ou o que entender que estas doses preenchem uma boa indicação, o que ainda usar medicamentos allopathicos, ja internos ja externos, esse decerto não é um verdadeiro homeopatha, intelligente e experimentado.

Havendo regras precisas que guiam os homeopathas na indicação dos medicamentos, é logico que suppondo em todos um conhecimento exacto d'esses medicamentos e egual talento de observação, todos deviam ser concordes na sua escolha, pelo menos nos casos em que os symptomas da doença se manifestam clara e precisamente. Os primeiros discipulos de Hahnemann so dispunham d'um restricto numero de medicamentos, experimentados, porem, perfeitamente e repetidas vezes: d' est' arte o conhecimento que d' elles tinham era mais exacto e profundo do que actualmente, e por isso havia maior conformidade na indicação que dos mesmos faziam.

A riqueza da nossa materia medica é immensa, actualmente abrange mais de tresentos medicamentos dos reinos animal, vegetal e mineral; acontece que cada medico homeopatha conhece melhor certos medicamentos que mais frequentemente tem usado na sua clinica, do que outros que nunca ou raras vezes administrou e por isso mesmo a sua escolha se limitará ao numero dos que melhor conhece.

Não obstante, hoje, os melhores medicos homeopathas concordam admiravelmente na escolha dos medicamentos, uma vez que a physionomia da doença a tratar se caracterise com a precisão que a homeopathia exige.

O que deve fazer o medico na investigação dos symptomas da doença e descripção do seu quadro.

A bôa escolha do medicamento e o exito do tratamento homeopathico, dependem em grande parte da arte de reunir com intelligencia os diversos symptomas da doença n' um quadro.

É preciso pois tratar desenvolvidamente este assumpto e tanto mais quanto é o diagnostico o unico ponto que o allopatha alveja, o que raras vezes satisfará ao homeopatha, pois que este deve escolher o medicamento segundo os preceitos da homeopathia. Primeiro do que tudo é preciso fazer uma distincção primordial entre as doenças em agudas e chronicas.

Nos casos em que um individuo de perfeita saude subitamente se vê atacado de uma doença causada por qualquer influencia estranha, a escolha do medicamento offerece menos difficuldades que nas doenças chronicas.

Entende-se por *doenças agudas* as que se apresentam repentinamente e seguem o seu caminho n'um periodo breve e determinado, e terminam com ou sem medicação, pela cura ou pela morte.

As *doenças chronicas*, pelo contrario, são as que não têm periodos determinados, mas que podem prolongar-se por annos e até durante toda a vida. Não é raro ver que, uma doença aguda na sua origem, passe ao estado chronico, e que uma doença chronica tome por vezes o caracter agudo. Pode dizer-se tambem que ha doenças chronicas que não são mais do que a continuação de ataques agudos, como a epilepsia.

As doenças agudas dividem-se em duas categorias principaes: *esporadicas e epidemicas*.

Chamam-se esporadicas as que predominam em qualquer epoca do anno e são o effeito de influencias perniciosas a que isoladamente se expôz um individuo, por exemplo uma molha, um demasiado exercicio ou trabalho, um excesso de comida ou comida de má qualidade, etc.

Chamam-se epidemicas as doenças agudas contagiosas para a maior parte dos habitantes d'uma localidade ou de varias, que reinam ali em certas epocas e durante tempo mais ou menos largo, para em seguida desapparecerem de repente durante annos, como o cholera asiatico, a peste, a variola, a febre amarella, etc.

Nas doenças agudas é preciso em primeiro logar investigar com o maior cuidado a origem que as produziu; porque limitado o mal ainda á sua causa sem se ter completamente desenvolvido, poderá o medicamento homeopathico correspondente á causa productora destruil-o ou pelo menos attenual-o, restringindo o seu curso e tornando-o muito mais benigno. A nossa materia medica encerra um grande numero de indicações que todo o medico homeopatha, e o que quizer dedicar-se ao estudo da homeopathia, deve conhecer a fundo, se deseja obter bons resultados. Assim, nos casos de quedas, de golpes, de contusões, dar-se-ha *Arnica*; nos casos d' uma mólha estando a suar, dar-se-ha *Rhus*; nas más consequencias d' um arrebatamento ou furor, *Chamomilla ou Aconitum ou Nux vomica*, etc. Nos casos em que não é possivel averiguar a causa, é preciso ter o maximo cuidado na investigação dos symptomas da doença e em conformidade escolher o medicamento homeopathico.

Nas doenças epidemicas é mui difficil ao medico, quando apparecem os primeiros casos, a escolha dos medicamentos apropriados ao caracter da doença; porque os symptomas da maior parte das doenças agudas d' este genero revestem a principio uma forma tão pouco determinada, tão vaga e tão generica, que não é possivel acertar n'uma boa indicação do medicamento ou medicamentos. Logo que o medico homeopatha tenha tratado varios casos e tenha reconhecido quaes os medicamentos que de toda a evidencia demonstráram a sua efficacia nos doentes mais adeantados, em que os symptomas são tão claros que é facil escolher um medicamento com segurança, o clinico está auctorisado a, no principio d'estas doenças, quando os symptomas não são bem precisos, prescrever os mesmos medicamentos cuja efficacia se demonstrar em anteriores doenças. Está confirmado pela experiencia que as epidemias que se julgam identicas, mudam frequentemente de caracter; de tal forma que os medicamentos que foram excellentes na primeira epidemia, não actuam com a mesmo energia na segunda;

pelo que o medico atilado deve por meio do quadro symptomatico geral da doença epidemica, descobrir os medicamentos que correspondem á enfermidade que tem a combater.

São estas as indicações mais essenciaes acerca das
doenças agudas, indicações de que tratam os bons livros
de medicina homeopathica domestica, que são mais omissos
quando se referem a doenças chronicas. Estas são mais
difficeis de tratar com bom exito; todos os homeopathas
o reconhecem.

Vimos de expôr os pontos que devem ser o objecto das
cuidadosas investigações de todo o medico solidamente in-
struido, e isto com o fim de firmar com segurança o diagnostico e prognostico, — como as doenças hereditarias de
familia, as resultantes de certos modos de vida ou de
occupações, os medicamentos, os tratamentos das aguas
de que se tenha feito uso, etc. — Ha ainda outros pontos
sobre que os medicos homeopathas devem fixar a sua attenção. Taes investigações parecerão ridiculas ao medico
allopatha, que queira aparentar de logico com os seus
principios. Nós apenas nos limitaremos a mencional-os,
com o fim de que o homeopatha possa, no principio da sua
carreira, ver a differença que separa a homeopathia da
allopathia, sob o ponto de vista da physionomia da doença.

O medico homeopatha deve em primeiro logar dedicar-
se a tomar uma nota exacta e minuciosa da constituição
do doente, do seu temperamento, das disposições do seu
espirito e do seu humôr. Examinará as suas feições, a epiderme, n'uma palavra, todas as particularidades apreciaveis.
Cuidará de inquirir as disposições morbidas do individuo
doente, bem como todas as particularidades que se refiram
ás mesmas. Estes detalhes, que se impõem repetidas vezes
ao clinico, como indicações caracteristicas do medicamento
que se ha-de escolher, apparecem em tão grande numero
na nossa materia medica, que frequentes vezes o symptoma
menos saliente é o que determina a preferencia por este
ou aquelle medicamento; subentendendo-se aliás que os
symptomas particulares da doença, confirmam a escolha do
medicamento ja indicado pelas particularidades geraes e
constitucionaes do doente.

É preciso tambem que o doente explique com clareza
a natureza do incommodo e dôr que experimenta n'uma ou
varias partes do corpo, em qualquer orgão; deve notar com
cuidado a que *hora do dia peiora* o seu incommodo e se
o aggravam outros soffrimentos. É muito importante que
observe *quaes são as influencias externas que motivam as
suas dores ou as aggravam,* o que *as diminue ou faz
desapparecer completamente.*

Na parte especial d'este livro demonstraremos até que
ponto devemos attender a estas considerações, para a
escolha dos medicamentos.

Da maneira de administrar os medicamentos homeopathicos.

Actualmente ha entre os medicos homeopathas algumas
divergencias acerca das doses dos medicamentos e da sua
repetição mais ou menos frequente. Uns dão só as baixas
diluições e triturações que repetem a meudo, emquanto que
outros só empregam as altas attenuações que repetem com
menos frequencia. Se se comparam as estatisticas que
nos têm fornecido uns e outros, forçoso é confessar que
os ultimos obtêm resultados muito mais satisfactorios e
brilhantes, em especial nas doenças chronicas.

Demais, a maior parte dos partidarios das baixas attenuações, não occultam que nas doenças chronicas produzem
mais effeito as altas que as baixas.

É natural que a maior parte dos allopathas convertidos
á homeopathia, não seja partidaria das altas attenuações.
Isto explica-se facilmente por um resto de contemporisação
para as theorias aprendidas nas escolas. É natural que
succeda o mesmo com os individuos que praticam a homeopathia sem terem estudado medicina. Seria para desejar
que os partidarios das baixas attenuações fizessem pelo
menos alguns ensaios com as mais elevadas, seguindo
entretanto estrictamente as regras de Hahnemann. Nós
aconselhariamos, estabelecendo um meio termo, as attenuações da 6ª á 12ª da escala centesimal para as substancias vegetaes, e da 12ª á 30ª para as mineraes. São
estas as attenuações que emprega com seguro exito a grande

maioria dos medicos homeopathas francezes. Os medicos homeopathas hespanhoes, sobretudo os que seguem as douctrinas e a pratica do dr. Marquez de Nuñez, ex-presidente da *Sociedade Hahnemanniana Matritense*, usam com grande exito as altissimas attenuações da 200ª para cima, sem que deixem de recorrer ás baixas quando seja preciso; empregando estas nas doenças chronicas, em que a força vital ja gasta e exhausta reage pouco e precisa de maior estimulo medicamentoso; e as altissimas em todas as doenças agudas e nas chronicas em que haja grande excitação, grande sensibilidade e em que tenha de se sollicitar uma suave reacção da força vital, e nas creanças.

Em geral, os homeopathas que usam as *altas e as baixas*, empregam estas nas pessoas isemptas de irritação, pouco sensiveis, entorpecidas; e nas doenças cuja sensibilidade está enfraquecida ou quasi anniquilada. Pelo contrario, empregam as primeiras nas pessoas muito irritaveis e sensiveis (senhoras e creanças) e nas doenças cuja excitabilidade é extrema.

Regras geraes.

1ª) Quando se empregam as attenuações baixas nas pessoas que não são irritaveis; quando se empregam nas doenças cuja reacção ou força vital são minguadas, nas que são de gravidade, nas que se desenvolvem com rapidez, é preciso repetir as doses frequentemente, até que se conheça um allivio certo. *Nos casos gravissimos, como o cholera, ha ás vezes necessidade de repetir as doses de cinco em cinco minutos; mas nas doenças agudas vulgares basta repetil-as de tres em tres ou de quatro em quatro horas. Se se declarar um allivio palpavel, não se deve dar mais medicamento; tão depressa, porem, que o allivio cesse, deve dar-se de novo. Se os caracteres da doença, se modificam, escolha-se um medicamento mais apropriado aos novos symptomas.*

2ª) *Se se empregam as attenuações altas ou potencias elevadas, como alguns lhes chamam, quer se trate d'uma doença chronica quer de doentes mui sensiveis e irritaveis, não é permittido repetir as doses com pequenos intervallos.*

N'estes casos se applica o medicamento *dissolvido em agua*, ja dando uma colhér do remedio *pela manhã e á noite*, durante 3 a 9 dias, e descançando depois; ja dando uma colhér *todas as noites, antes de se deitar*, durante 10 a 15 dias (methodo de Boenninghausen, especialmente recommendado para os doentes que não querem ou não podem supportar uma dieta rigorosa): ja dando uma so dose (dissolvida em duas colheres d'agua, ou a secco sobre a lingua) todos os dias ou de dois em dois dias, de oito em oito ou de quinze em quinze dias; depois de administrada uma, duas ou mais doses d'este modo, descança-se o tempo que se julgar conveniente, esperando o effeito do remedio, para proceder depois segundo o resultado obtido.

Da fórma dos medicamentos.

Attenuações. — Quando houver necessidade de tomar os medicamentos n'esta fórma, como no cholera, no crup, etc., deita-se uma ou duas gottas n'uma pedra de assucar ou n'uma colhér d'agua pura. Para as creanças e pessoas mui sensiveis, é preferivel deitar 2 á 4 gottas n'um vidro d'agua pura, de 60 gram., para tomar ás colheres das de cha ou sobremeza.

Triturações. — Administra-se 1 decigram. (o que pode levar a ponta d'uma espatula) ja dissolvida em uma a duas colhéres d'agua, ja a secco sobre a lingua.

Globulos. — É esta a fórma mais vulgar de administrar os medicamentos homeopathicos. Collocam-se 5 á 6 globulos sobre a lingua (para as creanças 2 ou 3), ou dissolvem-se n'uma ou duas colheres d'agua, para uma dose; ou então dissolvem-se 10 á 12 em meio copo d'agua, para tomar ás colheres de 3 em 3 ou de 4 em 4 horas, ou por intervallos maiores ou menores.

Nota. — Se os homeopathas mandam misturar os globulos com assucar de leite, é para se não perderem com facilidade, para melhor conservarem as suas virtudes e mais commoda administração.

Taboa alphabetica dos medicamentos homeopathicos mais importantes.

Julgamos que os quarenta medicamentos seguintes são os mais importantes. O que desejar uma pharmacia menor pode adquirir os medicamentos marcados com um asterisco.

Os algarismos da ultima columna da taboa indicam as attenuações que aconselhamos, sobretudo aos que não confiam na 30ª attenuação recommendada por Hahnemann. Quem preferir attenuações mais baixas, pode empregar a fórma liquida; quem preferir as altas, os globulos.

No que respeita ás baixas triturações, indicadas n'alguns casos, podem empregar-se da 3ª á 6ª e para alguns medicamentos e casos especiaes na 1ª e 2ª.

Abreviaturas	Nome latino	Nome portuguez	Attenuações
*1. Acon.	Aconitum Napellus	Aconito	Da 6ª á 12ª
*2. Apis	Apis mellifica	Veneno das abelhas	» 6ª á 12ª
*3. Arnic.	Arnica montana	Arnica	» 6ª á 12ª
*4. Arsen.	Arsenicum album	Arsenico	» 12ª á 30ª
*5. Bell.	Belladonna (Atropa)	Belladona	» 12ª á 30ª
*6. Bry.	Bryonia alba	Bryonia	» 6ª á 12ª
*7. Calc. c.	Calcarea carbonica	Carbonato de cal	» 12 á 30ª
*8. Cham.	Chamomilla vulgaris	Camomilla	» 6ª á 12ª
9. Carb. v.	Carbo vegetabilis	Carvão vegetal	» 12ª á 30ª
10. Caust.	Causticum	Caustico	» 12ª á 30ª
*11. Chin.	China regia	Quina	» 6ª á 12ª
12. Cina.	Artemisia contra	Semen contra	» 6ª á 12ª
13. Cocc.	Menispermum Cocculus	Coca de Levante	» 6ª á 12ª
*14. Coff.	Coffea arabica	Café	» 6ª á 12ª
15. Coloc.	Cucumis Colocynthis	Coloquintidas	» 6ª á 12ª
16. Con.	Conium maculatum	Cicuta	» 12ª á 30ª
17. Dros.	Drosera rotundifolia	Rorella	» 12ª á 30ª
18. Dulc.	Solanum Dulcamara	Doce-amarga	» 6ª á 12ª
*19. Hep.	Hepar sulfuris calcareum	Sulfureto de calcio	» 12ª á 30ª
20. Hyosc.	Hyoscyamus niger	Meimendro	» 6ª á 12ª
*21. Ign.	Ignatia amara	Fava de S. Ignacio	» 6ª á 12ª
*22. Ipec.	Cephaëlis Ipecacuanha	Ipecacuanha	» 6ª á 12ª
23. Lach.	Trigonocephalus Lachesis	Trigonocephalo	» 12ª á 30ª

Abreviaturas	Nome latino	Nome portuguez	Attenuações
24. Lyc.	Lycopodium clavatum	Lycopodio	Da 12ª á 30ª
*25. Merc.	Mercurius solubilis Hahnemanni	Mercurio soluvel de Hahn.	» 12ª á 30ª
26. Natr. m.	Natrum muriaticum	Sal commum	» 12ª á 30ª
*27. Nux vom.	Nux vomica	Noz vomica	» 12ª á 30ª
28. Op.	Opium	Opio	» 12ª á 30ª
29. Phos.	Phosphorus	Phosphoro	» 12ª á 30ª
30. Phos. ac.	Phosphori acidum	Acido phosphorico	» 12ª á 30ª
*31. Puls.	Pulsatilla nigricans	Pulsatilla	» 6ª á 12ª
*32. Rhus	Rhus toxicodendron	Sumagre venenoso	» 6ª á 12ª
33. Samb.	Sambucus nigra	Sabugueiro	» 3ª á 12ª
*34. Sep.	Sepiae succus	Siba	» 12ª á 30ª
*35. Silic.	Silicea	Silica	» 12ª á 30ª
*36. Spig.	Spigelia	Espigelia	» 12ª á 30ª
*37. Spong.	Spongia tosta	Esponja torrada	» 12ª á 30ª
*37. Sulph.	Sulphur	Enxofre	» 12ª á 30ª
*38. Thuj.	Thuja occidentalis	Thuia	» 12ª á 30ª
*40. Veratr.	Veratrum album	Helleboro branco	» 6ª á 12ª

Quem desejar uma caixa mais completa, poderá adquirir uma de 60 medicamentos:

1. Aconitum.
2. Ant. crud.
3. Ant. tart.
4. Apis.
5. Arnica
6. Arsen.
7. Belladonna.
8. Borax.
9. Bryonia.
10. Calc. carb.
11. Capsicum.
12. Carbo veg.
13. Causticum.
14. Chamomilla.
15. China.
16. Cina
17. Cocculus.
18. Coffea.
19. Colocynth
20. Conium.
21. Crocus sat.
22. Croton tigl.
23. Cuprum.
24. Drosera.
25. Dulcamara.
26. Euphrasia.
27. Ferrum.
28. Glonoin.
29. Hepar. s. c.
30. Hyoscyamus.
31. Ignatia.
32. Ipecacuanha.
33. Kali bichromic.
34. Kreosotum.
35. Lachesis.
36. Lycopod.
37. Merc. sol.
38. Merc. subl. corr.
39. Natr. mur.
40. Nux mosch.
41. Nux vom.
42. Opium.
43. Phosphorus.
44. Phosph. ac.
45. Platina.
46. Podophyllum.
47. Pulsatilla.
48. Rheum.
49. Rhus.
50. Sambucus.
51. Secale.
52. Sepia.
53. Silicea.
54. Spigelia.
55. Spongia.
56. Stannum.
57. Staphysagria.
58. Sulphur.
59. Thuja.
60. Veratrum.

Caixas para as creanças.

Alem dos 24 medicamentos principaes, devem conter mais os seguintes:

Aethusa cyn. — Argent. nitric. — Borax. — Camphor. — Cina. — Coral. — Drosera. — Jalapa. — Lycop. — Natrum mur. — Petrol. — Podophyl. — Rheum. — Senna. — Stannum — Tarantula. — Vaccininum ou Variolinum.

Os preços das diversas caixas encontram-se no fim d'esta obra.

Regimen que se deve seguir durante o tratamento homeopathico.

Com relação á necessidade de uma dieta mais ou menos severa durante o tratamento homeopathico, as opiniões dos medicos estão divididas. É um facto incontestavel que Hahnemann e os seus primeiros discipulos não attribuiam ás attenuações effeito algum, se não se observasse a dieta homeopathica mais rigorosa. Prohibiam completamente não so o chá e o café, todas as bebidas alcoolicas, e o tabaco, mas tambem pretendiam que até a aspiração casual do fumo do tabaco e do perfume das flores, podia annular o effeito dos medicamentos ou perturbal-o.

Felizmente a experiencia tem demonstrado que o effeito dos medicamentos homeopathicos não está sujeito a ser alterado ou neutralisado com tanta facilidade, e que se podem alcançar boas curas seguindo uma dieta pouco severa.

Tambem ha medicos homeopathas que não recommendam aos doentes preceito algum dietetico, o que constitue uma tolerancia tão censuravel como o excessivo rigor dos primeiros discipulos de Hahnemann.

Nas *doenças agudas* o apetite d'ordinario é nullo; apenas é necessario prescrever em muitos casos uma dieta exacta. Se o doente, porem, tinha o costume de usar as bebidas alcoolicas ou o café forte, deve ser importante para o medico saber se tem continuado durante o periodo da doença aguda a usar d' aquelles estimulantes habituaes.

Nas *doenças chronicas* deve-se indagar primeiramente se a doença foi originada, ou está pelo menos entretida por um regimen anormal. N'este caso é absolutamente necessario que o medico prescreva uma dieta severa (homeopathica), deixando de tratar o doente até, se este não quizer seguir a dieta, como se lhe prescrever. Nas doenças

chronicas, em que o regimen não tem nada que ver com
a causa occasional da doença, e nas aggravações tempo-
rarias que se apresentam, poder-se-ha suavisar o rigor
da dieta. Em primeiro logar, *porem, deve coadunar-se
com a constituição do doente. Deve-se prohibir ao individuo
doente o que o estomago não tolerar no estado de saude.
Não obstante, se o doente sentisse um desejo irresistivel por
um alimento, por qualquer bebida, deve permittir-se, no que
fôr possivel, mas com toda a prudencia, esse instincto natural. Em geral, nunca deve obrigar-se o doente a tomar um
alimento que lhe repugne.*

Regras geraes de dietetica durante o tratamento homeopathico.

Alimentos prohibidos: o café, o chá, o vinho e as bebidas alcoolicas, todo o alimento acido, mui salgado ou
gorduroso, todos os condimentos fortes e plantas aromaticas.

Alimentos permittidos: todos os alimentos ordinarios,
o café homeopathico de bolota, o cacao, o chocolate sem
canella e a boa cerveja. Quem não puder abster-se do
café, vinho, chá, etc., deve usal-os mais fracos ou então
com muito leite.

O que é completamente prohibido: o uso simultaneo
d'outros remedios e aguas mineraes; todos os pós e aguas
dentifricas, todos os cheiros e aromas fortes do toucador
e essencias.

Os melhores pós dentifricos são os de assucar de leite;
a agua dentifrica mais recommendada é uma diluição d'acido
lactico (recommendado por Hering e Jahr); preparados que
se vendem em todas as pharmacias homeopathicas.

SYMPTOMAS CARACTERISTICOS GERAES

DOS MEDICAMENTOS HOMEOPATHICOS MAIS USADOS.

———

Os medicos homeopathas mais conceituados, baseados na experiencia, dizem que as circumstancias que se relacionam com os diversos periodos do dia, e as que em especial se referem ao moral, e as que augmentam ou diminuem as dores, constituem indicações muito importantes para a escolha dos medicamentos. Sendo da mesma opinião, vamos indicar nos medicamentos mais usados as circumstancias principaes que aggravam ou minoram a doença.

Abreviaturas dos nomes proprios.

B. = de Boenninghausen.
G. = Guernsey, de Philadelphia.
Hg. = Hering, de Philadelphia.
J. = Jahr, de Paris.

L. = Lippe, de Philadelphia.
N. = Nuñez, de Madrid.
R. = Raue, de Philadelphia.

— — — — — —

*1. Aconitum.

Medicamento principal no principio de todas as doenças inflammatorias e febris, com calafrios seguidos de calor secco e ardente, sêde forte, agitação, impaciencia, medo e vontade de descobrir-se. O aconito é bom para os seguintes casos: *Suor* continuo *geral*, sobretudo *porêm nas partes cobertas. — Medo e aversão ás reuniões numerosas.* (G.)—*Sensação de angustia* (nas mulheres gravidas). *Colera,* mas sobretudo *com medo. Resfriamento durante o tempo secco* (ou ás correntes de ar), particularmente no inverno sob a influencia dos ventos de Este e Norte. *Os soffrimentos que o aconito acalma, aggravam-se d'ordinario durante a noite, sobretudo á meia noite,* quando *se vira na cama ou se levanta, quando respira com força, ou se deita sobre o lado dorido.*

Doses: 8 a 12 globulos ou 2 a 4 gottas, dissolvidos em oito ou dez colheres d'agua, dando segundo a gravidade do caso, uma colher de duas em duas, de tres em tres ou de quatro em quatro horas (ás creanças dar-se-ha uma colher das de chá).

Antidotos: o vinho e os acidos vegetaes. Depois do aconito podem empregar-se: *Arn., Bell., Bry., Cham., Merc., Nux vom., Rhus, Sep., Sulph.*

Nota. Todos os medicamentos que têm entre si affinidades, podem usar-se uns depois dos outros e dar-se como antidotos contra os effeitos primitivos demasiado fortes das doses homeopathicas, quando não haja contraindicação.

2. Adonis vernalis.

É um medicamento cardiaco ha pouco tempo introduzido em medicina. A sua actividade exerce-se sobre o coração, regularisando a sua acção e augmentando a pressão arterial. Activa a secreção urinaria, chegando a triplicar a quantidade de urina. É um simile da *Digitalis*, com a vantagem de não se accumular na economia. Está indicado na asthma cardiaca por aperto valvular, sobretudo nas pessoas obesas; na dilatação do coração, na fraqueza da actividade cardiaca, na dyspnea das doenças cardiacas, nas hydropisias, na insufficiencia valvular, nas palpitações, etc.

Doses: vinte gottas da tinctura em duzentas gram. d'agua a tomar uma colhér de tres em tres horas.

3. Aesculus Hippocastanum.

A esphera d'acção d'este medicamento exerce-se em especial nas doenças em que o symptoma dominante consiste n'uma especie de fraqueza dolorosa dos quadris e rins, que se aggrava ou apparece com o movimento e allivia em quietação. O doente quando se levanta ou principia a andar é obrigado a sentar-se por causa das dôres repentinas que atacam os quadris e os rins.

As suas principaes indicações são o combater e alliviar as doenças do anus, do recto e orgãos sexuaes, em que predomina aquelle symptoma, como as hemorrhoidas com prisão de ventre e sangrando pouco, as hemorrhoidas fluentes, a leucorrhea e deslocações do utero, espermatorrhea nocturna ou urinando e defecando, etc. As anginas pharyngeas e a tosse da irritação bronchica e sensação de rigidez da garganta, podem curar-se com o *Aesculus*.

Aggravação: com todos os movimentos.

Allivio: pela quietação.

Antes e depois de *Aesculus* podem usar-se *Collinsonia*, *Nux vomica* e *Sulphur*.

4. Aethusa Cynapium.

Medicamento especial dos vomitos de leite das creanças e da ophtalmia dos recemnascidos.

Antidotos: os acidos vegetaes.

5. Aletris farinosa.

Foi Hale que estabeleceu definitivamente as indicações clinicas d'este medicamento, baseando-as na sua electividade sobre o apparelho uterino e considerando-o ate como excellente, a tal ponto que o cognominou de quina do utero. As suas principaes indicações são uma fraqueza geral, anemia, nutrição enfraquecida, assimilação imperfeita. Uma excellente indicação do remedio: *a doente está sempre fatigada*. As regras vem muito cedo, são profusas e com dôres uterinas. Nos deslocamentos do utero com leucorrhea, *Aletris* é um bello remedio. A prisão de ventre obstinada concomitante, empregando os maiores esforços para despejar o intestino e a fraqueza da digestão, não contraindicam o remedio.

Resumindo, as suas indicações caracteristicas são: sensação de fadiga, prisão de ventre obstinada, fraqueza da digestão, deslocamento do utero.

Alem d'isso a clinica recommenda-o na albuminuria

2*

(brightismo), alternando-o com *Geranium maculatum* (T. Massy), na amenorrhea e regras insufficientes, no aborto repetido, na chlorose, na diabetes (o mesmo tratamento da albuminuria), dyspepsia flatulenta, nervosa, na neurasthenia das mulheres, nos vomitos da gravidez, etc.

Doses: baixas diluições e triturações.

6. Allium sativum.

Prescreve-se nas tosses chronicas com abundante expectoração mucosa e sensibilidade morbida ao ar frio, nas tosses dependentes da diathese herpetica e dos vermes. Os symptomas que indicam o medicamento são: empastamento da garganta, com seccura, titilação, calor e sensação de escoriação na larynge, com voz rouca, tosse cava, secca e breve.

Petroz e Teste indicam o remedio nas doenças seguintes: angina erythematosa, asthma periodica, dyspepsias antigas nas pessoas idosas, ingurgitamento dos seios nas amas por desmamarem as crianças, na mamite, etc.

Doses: diluições baixas e medias.

7. Alöe.

A acçãq d'este medicamento exerce-se especialmente sobre o intestino recto.

É um bom medicamento da dysenteria com forte tenesmo e perda de forças a cada evacuação, das hemorrhoides e suas congestões, das congestões pelvicas, da diarrhea matutina ou com relaxamento do esphyncter, fraqueza do esphyncter da bexiga, diarrhea involuntaria, da cephalalgia d'origem hemorrhoidal, etc.

Aggravação: bocejando e mastigando; de tarde e de manhã cedo, depois de comer, com a vida sedentaria, com o calor e o movimento.

Allivio: com os banhos frios, com a expulsão de gazes pelo anus, pela quietação e deitando-se sobre o ventre.

Antidotos: Sulphur, Alumina, Nux vomica e *Lycopodium.*

8. Alumina.

O *Aluminium met.* está indicado no tabes dorsal (B.). Tambem se tem mostrado muito efficaz nas *colicas de chumbo* e na *prisão de ventre.*
Antidotos: *Bry.*, *Cham.*, *Ipec.*

9. Ambra grisea.

Este remedio está indicado no tratamento das doenças nervosas em que predominam os symptomas seguintes: caimbras, sacudidelas e espasmos musculares, com ausencia de phenomenos inflammatorios e nas doenças da velhice imputaveis ao systema nervoso central com grande excitação nervosa durante o dia, e, apezar d'isso, *insomnia.* Eis as sus principaes indicações: amaurose (vista turva como atravez d'um nevoeiro), anesthesia do trigemeo, cephalalgia hysterica, chorea, prisão de ventre consequencia de desordem uterina, caimbras e espasmos musculares, coqueluche com urina acida, excitação sexual, eructos gazosos, erupções cutaneas com prurido, hemiplegia do lado esquerdo, hemorrhoidas, hypochondria e hysteria, doenças dos velhos, do systema nervoso central, insomnia nocturna com grande excitação de dia, leucorrhea espessa com prurido, melancolia com excitação mental, tisica da larynge, polluções nocturnas, falta de reacção nas doenças nervosas, no rheumatismo com dores dilacerantes e crampoides, na somnolencia diurna, nos espasmos musculares, na surdez, na tosse nervosa espasmodica, nocturna, nas vertigens nervosas, etc.
Antidotos: *Camphora, Coffea, Nux vomica, Pulsatilla, Staphysagria.*
Doses: 1ᵃˢ triturações e diluições ate á 12ᵃ.

10. Ammonium carbonicum.

É um medicamento que convem ás pessoas fracas e nervosas, que desmaiam com facilidade, lymphaticas, etc.
Especialmente indicado nas mulheres cuja menstruação é muito escassa e de curta duração e que soffrendo de

hemorrhoidas, estas se aggravam durante a menstruação, queixando-se de ardor e sangrando, vendo-se obrigadas a guardar a cama por causa da grande fraqueza. Corysa aguda e chronica, rebelde, secca, com obturação do nariz, sobretudo de noite (indicação caracteristica), com receio de asphyxia. — Na escarlatina (periodo da descamação) quando a pelle se pega aos lençóes e com infarte dos ganglios lymphaticos. — As mãos quando se lavam com agua fria, tornam-se azuladas e as veias inchadas. Surdez.

Aggravação: de noite, mastigando, quando o doente mastiga, não ouve nada, com o tempo frio e humido, durante a menstruação, lavando-se, depois de comer, apertando e rangendo os dentes.

Allivio: estando deitado sobre o ventre, sobre o lado direito, sobre o lado dorido.

Depois d'este medicamento convêm: *Bellad.*, *Calc. c.*, *Lycopod.*, *Phosph.*, *Pulsat.*, *Rhus*, *Sepia*, *Sulphur.*

Antidotos: *Arn.*, *Camph.*, *Hepar s.*

11. Amylum nitritum.

Este medicamento presta bons serviços nas anginas do peito, na enxaqueca, nas febres intermittentes no estadio de frio, na dysmenorrhea, no bocio exophtalmico, nas pulsações tumultuosas do coração, nos paroxysmos epilepticos, nos afrontamentos da edade critica, etc.

12. Anacardium orientale.

É um excellente remedio da therapeutica infantil, quando, depois de doenças agudas, se topam os symptomas seguintes: fraqueza de espirito e memoria, melancolia, prostração completa das pernas, com exanthema vesiculoso na mucosa da bocca, nas pequenas articulações das mãos. Está egualmente indicado nos casos de perturbações intellectuaes consequencia de excessos de trabalho ou venereos, podendo-se ate considerar como remedio heroico nos dois casos (Tessier). Resumindo as suas indicações clinicas: fraqueza da memoria e da intelligencia, sobretudo pelos excessos ja notados, prostração senil sem paralysia, amblyopia, amnesia, cephalalgia dos estudantes, diminuindo durante as refeições e aggravando-se logo depois, prisão de ventre, dyspepsia, erythema recidivante, gastralgia que desapparece durante as refeições e voltando passadas duas horas, com sensação de vacuidade e pressão dolorosa no vasio do estomago, hallucinações auditivas, hemorrhoidas internas, hysteria e hypochondria, myelite, palpitações nos velhos, paralysia geral (prodromos), pericardite rheumatismal, tenesmo rectal e anal, vesiculas e verrugas nas mãos.

Antidotos: *Coffea* e *Juglans*.

Doses: baixas, medias e altas diluições.

13. Antimonium crudum.

A acção d'este medicamente exerce-se em especial sobre o estomago, os intestinos e a pelle.

Os vomitos e diarrhea com vomitos, gazes e lingua coberta de uma *saburra branca* e cuja causa se pode attribuir a um resfriamento, aos banhos, a excessos na comidas e bebidas (orgias), têm n'este medicamento o seu principal remedio; a diarrhea é aquosa, observando-se á mistura alimentos por digerir e fezes moldadas.

Más consequencias dos banhos. — Rheumatismo e dôres rheumaticas com symptomas gastro-intestinaes ja mencionados. — Callosidades nas plantas dos pés e nas cabeças dos dedos. — Fungosidades articulares. — Pustulas com crostas amarelladas e escuras. — Ephelides ou sardas. — Erupções miliares seccas e parecendo-se com as pustulas variolosas. Unhas descoradas e disformes. — Gretas nas commissuras dos labios.

Aggravação: com o vinho acido, o vinagre, depois de se lavar ou banhar, com o calor do sol, depois de se aquecer demasiado em casa ou ao ar livre, de noite ao acordar, de manhã e depois de comer.

Allivio: pelo repouso e ao ar fresco.

A seguir a *Ant. cr.* convêm *Merc. sol.*, *Pulsat.*, *Sulph.*

Antidotos: *Hepar s.* e *Merc. sol.*

14. Apis mellifica.

As características d'este medicamento são: secreção urinaria muito escassa e sensação como picadas de abelhas com queimôr.

A sua acção exerce-se em especial sobre o lado esquerdo do pescoço e da garganta, sobre o cerebro, os rins, ovarios, o coração e a pelle. Nas doenças febris ha quasi sempre falta de sêde, bem como nas hydropisias.

Anasarca sem sêde, a pelle muito palida, branca, parecendo-se com a cera, quasi transparente. — Escarlatina quasi de todo supprimida, apparecendo uma ou outra mancha vermelha em varios pontos da pelle, com desasocego, gritos, urinas raras e pulso imperceptivel. — Suores frequentes. — Asthma com sensação como se faltasse a respiração e receio de não poder mais respirar, com grande febre, inquietação e falta de sêde. — Nas doenças cerebraes das creanças, quando acordam de noite dando grandes gritos, com desasocego, mudando sem cessar de posição e urina escassa. — Erupção parecida com as picadas dos mosquitos, dura e elevada, sensação como a causada pelas picadas das abelhas, aggravando-se de noite. Diphteria do lado esquerdo com accumulação de mucosidadas na garganta. — Hemorrhoidas que exsudam sangue negro, com dores pungentes e prisão de ventre pertinaz. — Affecções do ovario esquerdo com dores pungitivas. — Erysipela palida como a cera, gangrenosa. — Vertigens com urinas raras. — Inchaço e inflammação das palpebras superiores, escoriações das mesmas e photophobia.

Aggravação: com o tempo frio, de noite (sobretudo ao findar da mesma), com o calor de uma casa fechada, estando deitado, com o tacto e a pressão externa.

Allivio: com a agua fria, mudando de posição, com o movimento e o silencio: a dôr de cabeça diminue, se se apertar.

A seguir a *Apis m.* e para completar a sua acção estão indicados *Arsen.* e *Pulsat.*

Antidotos: *Graph.*, *Hepar*, *Laches.*, *Sulph.*

15. Argentum.

É um bom medicamento para combater os symptomas causados pelo abuso do mercurio e pelo onanismo.

Usa-se tambem com bom exito para curar as doenças da garganta e larynge causadas pelo trabalho excessivo d'estes orgãos, como rouquidão, catarrhos e laryngites chronicas, nos advogados, cantores, prégadores, oradores, etc.

Deslocações do utero com dores no ovario esquerdo e abundante secreção de urina.

Aggravação: depois do meio dia, ao despertar e pela manhã.

Depois de *Argent.* convêm: *Calc. c.*, *Pulsat.* e *Sepia.*

Antidotos: *Merc. sol.*

16. Argentum nitricum.

Este medicamento está muito indicado nas pessoas muito magras e seccas, apresentando-se como um esqueleto, devido a doenças de que tenham soffrido.

A sua principal esphera d'acção exerce-se sobre o systema nervoso cerebro-espinhal; os symptomas cerebraes destacam-se dos demais, observando uma especie d'estonteamento, de imbecilidade, o doente não pode andar, falar, pensar, olhar, etc., sem que lhe dêm nauseas; paralysia da região lombar e das extremidades inferiores, com dôres na columna vertebral, com tensão, oppressão e extrema magreza das pernas e fraqueza. — Diarrheas chronicas, putridas, sangrentas com grande fraqueza e marasmo, ulceras intestinaes e tisica mesenterica.—Tremuras das extremidades. — Ataques epilepticos com grande marasmo. — Tisica da larynge. — Amaurose. — Ophtalmia escrofulosa com amollecimento das conjunctivas, ulceras, aglutinação das palpebras e dôres insupportaveis com o calor. — Ulceras mercuriaes na bocca. — Fistula lacrimal. — Ozena. — Habito extraordinario de trabalhar com affan, o tempo parecendo sempre curto quando trabalha, agastando-se por este motivo.

Depois de *Argent. nitr.* convêm *Phosph.*, *Stannum* e *Zincum.*

Antidotos: *Arsen.* e *Natr. mur.*

Os *allopathas* abusam do nitrato de prata como cauterio. Se os doentes abusaram d'este medicamento, é preciso antidotal-o antes de se tratarem homeopathicamente. O melhor antidoto é *Natrum muriaticum*.

17. Arnica.

Medicamento especial em todas as doenças causadas por lesões mecanicas, quedas, pancadas, contusões e commoções, *com derrame de sangue*, quer interna, quer externamente. Nas escoriações da pelle, nas gretas dos seios, nos frunculos quando são pequenos e muito dolorosos. Depois de operações cirurgicas e partos laboriosos. As dôres que especialisam a sua indicação, caracterisam-se por uma *sensação como se o individuo se partisse em pedaços*, o que succede depois d'uma contusão; ou então de *torcedura, magoamento e formigueiro* nas partes atacadas.

Os symptomas para que a arnica está mais indicada *aggravam-se* em geral *de tarde ate á meia noite*, com canceira *physica e moral*, com o *movimento*, o *ruido*, com uma respiração forte, ao assoar-se, etc., (nas creanças depois de gritarem). As dôres chegam a tal violencia que o doente chega quasi a perder a cabeça, arranhando, por exemplo a parede ou a cama e praticando outros disparates (G); ou então o doente procura outra posição apezar das dôres que o apoquentam, porque acha que a cama é muito dura (Hg.). As dôres mudam com frequencia de sitio, passando para outra parte do corpo.

Pulmonia (sobretudo do lado direito) e retenção de urina, causadas por lesões traumaticas. Hemorrhagias causadas por pancadas e quedas. — Dôres violentas depois do parto. — Dyspepsia. — Varizes com dôres ardentes e contusões. — Fraqueza das articulações que fraquejam ao andar, sobretudo dos joelhos. — Dôres rheumaticas que se aggravam ao menor movimento. — Hemiplegia do lado esquerdo depois d'uma apoplexia.

Aggravação: de noite, com as pancadas e quedas, com o trabalho physico, andando, depois d'uma operação, pelo ruido e pelo abuso da quina.

Modo de usar: externamente, deitam-se dez ou doze gottas de tinctura d'arnica n'um copo d'agua fresca em que se imbebem compressas com que se cobrem as partes doentes. Não se deve usar a tinctura pura que pode provocar uma erysipela, sobretudo quando houver feridas ou esphacelo da pelle.

Doses: 4 a 6 gottas, 10 a 12 globulos em meio copo d'agua, para tomar uma colhér de hora a hora, de 3 em 3 ou de 5 em 5. Havendo grande inflammação e febre é conveniente tomar o aconito ate que estes symptomas diminuam.

Antidotos: *Camph., Ignat., Coccul.* (O vinho aggrava os soffrimentos.) Antes ou depois de arnica podem usar-se.: *Acon., Ars., Chin., Ignat., Ipec., Puls., Sulph.*

18. Arsenicum.

Raras vezes este medicamento heroico está indicado no principio das doenças agudas; mais frequentemente porem se applica nos casos — desesperados em que houve descuido e nas doenças chronicas.

Os symptomas que caracterisam a sua indicação, são: *dores queimantes ou ardentes* intensas, parecendo-se com as causadas por brazas ou pelo fogo. (Todas as secreções são acres e urentes, as erupções e as ulceras são acompanhadas das mesmas dôres.)

Anciedade e inquietação excessiva; o doente accusa *a sensação de estar na agonia* ou de *ter commettido um crime* (palpitações, vomitos, dores do estomago, etc.).

Grande fraqueza, canceira, queda rapida das forças; colapso; e com frequencia intensa prostração, com alteração das feições, olhos encovados (cara hipocrática).

Sêde intensa; o doente pede de beber a meudo mas bebe pouco de cada vez porque muita agua o incommoda (vomitos, dores de estomago, frio).

Os doentes estão muito agoniados e quanto maior é o soffrimento maior é a agonia. Muito desasocego com movimento continuo d'um lado para outro, o que produz muita perda de forças. Medo de morrer, com grande anciedade e repulsão a tomar os remedios, que julga inuteis, porque tem a certeza de morrer.

Vomitos e diarrhea, vomitos de agua e de alimentos e diarrhea, a seguir á ingestão dos alimentos. — Cholera e diarrhea choleriforme. — Febres intermittentes. — Febres intermittentes aggravadas por fortes doses de quinina. — Marásmo, com a pelle apergaminhada. — Ulceras de mau caracter, gangrenosas, escuras, hemorrhagicas, esponjosas, corrosivas, sanguinolentas, com mau cheiro e inflammadas. — Anasarca. — Alopecia. — Ophtalmia chronica, com olheiras azuladas. — Ozena com corrimento corrosivo, abundante. — Asthma, com pulso fraco, frio geral e suores frios. — Suores frios, debilitantes e com grande angustia.

Os symptomas caracteristicos do arsenico, *augmentam de noite, pouco depois da meia noite e durante o repouso*, sobretudo depois d'um movimento previo; o *calor exterior* e *o movimento* os alliviam.

Doses: tornando-se evidente o allivio devemos parar com o medicamento e so dar nova dose logo que o allivio diminua. Mesmo en doenças graves as doses devem ser espaçadas de tres em tres, ou de cinco em cinco horas.

Antidotos: a seguir a fortes doses allopathicas o oxydo de ferro hydratado; contra excessivas doses homeopathicas: *Ipecac.* ou *Chin.* ou então: *Ferr., Hep., Lycop., Mercur., Nux. v., Sulph.*

19. Arsenicum iodatum.

Este remedio que prescrevemos quando queremos dar ao doente ao mesmo tempo os beneficios do iodo e do arsenico, possue entretanto uma caracteristica muito clara, é o *caracter particularmente e profundamente irritante, corrosivo, de todas os secreções pathologicas*, com as indicações especiaes de inquietação e anciedade nocturnas. Passamos a resumir as mas indicações clinicas: adenites escrophulosas ou syphiliticas, arteriosclerose, atrophia muscular progressiva, brightismo, cancro da lingua, do estomago, do figado, do utero, bronchite catarrhal com emphysema, dyspnea e ralas disseminadas, corysa chronica, coxite tuberculosa, diarrhea aguda das crianças e chronica dos velhos, diphteria maligna com halito fetido, febre adynamica, somnolencia, adenite cervical enorme, eczema varicoso, exsudato pleuritico ameaçando purulencia, papeira exophtalmica, granulia generalisada, hydrocephalia chronica, leucocythemia, lichen, lupus nasal, alternando-o com *Hydrastis*, doença bronzeada, meningite basilar, metrite ulcerosa chronica, com regras muito abundantes, myelite chronica, neoplasmas cerebraes e uterinos, não syphiliticos, otorrhea fetida, paralysia facial traumatica, doenças escrophulosas e tuberculosas da pelle, pericardite (receio de tuberculose), tisica alternando-o com *Calcarea phosph.*, plica polonica, prurido vulvar, psoriasis, rins (nephrite intersticial), rhinite fibrinosa, scrophulides ulcerosas, serpiginosas com adenopathia, tinha, tuberculose pulmonar, generalisada, tumores epithelicus benignos, ulceração da cornea, urticaria recidivante.

Doses: nas doenças agudas altas diluições, nas doenças chronicas baixas triturações.

20. Arum triphlylum.

A esphera principal de acção do remedio excerce-se sobre as mucosos da pharynge, larynge, da trachéa e dos bronchios, produzindo violenta inflammação, tumefacção e ate ulcerações, tornando-se bem nitidas as suas indicações clinicas na amygdalite chronica, aphonia, rouquidão subita dos cantores, oradores, pela fadiga, catarrho bronchico e laryngeo, dacriocystite, diabetes, glossite e eduna da glotte, hemiplegia á direita com pestanejar constante, obstrucção nasal, escarlatina maligna complicada com exanthema pruriginoso, adenites submaxillares, lingua d'um vermelho vivo, labios escoriados, corrimento ichoroso pelo nariz, delirio prolongado, perda dos sentidos, uremia da escarlatina.

Doses: baixas e altas diluições.

21. Asa foetida.

Prescreve-se clinicamente o remedio na asthma hysterica, na bulimia dos sujeitos nervosos, nas caries escrophulosas e syphiliticas, nas convulsões hystericas, nas caimbras do estomago, na gangrena fria, nos gazes intestinaes accumulados, no glaucoma, no soluçar espasmodico, na hysteria, na irite, nas necroses, na nevralgia ciliar, na perversão do olfacto nas hystericas, na osteite, na osteomyelite, na ozena, na otorrhea purulenta, na periostite suppurada, nas pontadas do lado insupportaveis com frio e tremuras, na escrophula, nas ulceras phagedenicas, etc.

Antidotos: *Caustic.*, *China* e *Pulsat.*

Doses: baixas e altas diluições.

22. Aurum.

A indicação d'este medicamento torna-se evidente nas doenças em que predomina a *ideia de suicidio*, tornando-se esta ideia fixa e não pensando o doente senão em pôl-a em pratica; o doente anda sempre sombrio e pensando no abandono em que o deixam os amigos.

Combate os effeitos perniciosos do mercurio, sobretudo a carie dos ossos, em especial os do nariz; as doenças syphiliticas; as hernias inguinaes; as palpitações do coração; os ataques de hysterismo, com movimentos de desespero, ferindo-se com força e querendo suicidar-se. Monomania religiosa. Exostose. Ozena, com carie dos ossos do nariz. Hypertrophia das amygdalas e angina granulosa. Na paralysia da bexiga com retenção d'urinas. Na prostatite. Nas metrites chronicas com induração do collo e queda do utero. Na ophthalmia escrofulosa, passado o periodo inflammatorio e tratando-se de fazer desapparecer as *manchas da cornea.* Aurum está tambem indicado nos casos de ambliopia e de *hemiopia horizontal.*

Aggravação: pela manhã, ao ar frio, estando deitado, pelo abuso do mercurio, resfriando-se e no inverno.

Allivio: pelo movimento, passeiando, aquecendo-se.

Em seguida a *Aurum* convêm: *Acon.*, *Bell.*, *Calc. c.*, *Lycop.*, *Merc.*, *Puls.*, *Rhus*, *Sep.* e *Sulph.*

Antidotos: •*Coff.* e *Merc.*

23. Baptisia.

É um medicamento quasi exclusivo das *febres continuas* da *diphteria* e da *dyspepsia.* Presta assignalados serviços no tratamento das febres ephemeras, da synoca e no primeiro periodo da febre typhoide com os symptomas de pulso molle e cheio, calor insuportavel que obriga o paciente a procurar o fresco, decubito dorsal doloroso, lingua secca e saburrosa, estupor com delirio imminente. Alternando *Baptisia* e *Arsenicum* é quasi seguro o bom resultado. Na synoca a *Baptisia* é mais efficaz do que o *Aconitum*; e quando está bem indicada pelo conjuncto dos symptomas, diminue muito a intensidade da febre. É tambem muito aconselhada para o tratamento da forma putrida da diphteria e por analogia prescreve-se nas febres de caracter adynamico. O Dr. Bayes e Hale prescrevem a baptisia na dyspepsia quando a lingua é muito saburrosa, o halito fetido e a sensação de desfallecimento gastrico muito pronunciado.

Doses: tinctura mãe e primeiras diluições.

24. Baryta carbonica.

Este medicamento convem ás pessoas de edade avançada, bem como ás creanças doentias, mal alimentadas (atrophiadas), e ás pessoas que em consequencia d'um resfriamento são atacadas de uma angina com enfarte e suppuração das amygdalas.

Aggravação: estando de pé ou deitado sobre o lado dorido; pensando na doença de que soffre.

Allivio: passeiando pela rua ou pelo campo.

25. Belladonna.

A belladonna convem em especial aos *doentes de constituição sanguinea*, cujo sangue sobe logo á cabeça; nas dôres de cabeça em que se julga que a mesma vae estalar; quando os olhos scintillam, saem das orbitas, e o olhar é fixo e feroz; nas pulsações das carotidas visiveis e sensiveis. Emprega se quando, em seguida a congestões cerebraes sanguineas, sobrevem *graves delirios, furor* ou uma *raiva* que leva o doente a morder, pegar e rasgar tudo; quando, em consequencia da mesma causa, apparecem *caimbras* ou *convulsões* que se repetem com o mais *ligeiro contacto*, ou por uma *luz forte demais*.

Segundo Guernsey, nota-se em todas as doenças que exigem *bell.* certa precipitação nos movimentos e actos do doente; as dôres vêm e vão-se repentinamente. As crianças por exemplo, rompem n'um grito repentino, sem que se saiba porque, e de repente deixam de gritar (G.). O dr. Nuñes diz que, nas doenças inflammatorias em que está indicada, os symptomas nervosos predominam sobre os inflammatorios.

A *bell.* emprega-se em especial nos seguintes casos: Affecções do utero de differentes classes, com pressão sobre os orgãos genitaes, como se tudo fosse a sair por baixo; dôres dorsaes como se a espadua fosse a partir-se; nevralgias provenientes de congestões, sobretudo no lado direito, forte resfriamento, principalmente da cabeça (depois de cortar o cabello), *grande sensibilidade ás correntes d'ar.* (*Por isso, ao usar a bell. é preciso acautellar-se dos resfriamentos e correntes d'ar*).

Estes incommodos *aggravam-se* d'ordinario de tarde (3 horas da tarde) e *depois da meia noite, com o movimento e o contacto, com as bebidas, o vento e as correntes d'ar, a luz intensa e objectos brilhantes. Alliviam-se* com o repouso.

Modo de usar: nas doenças agudas de tres em tres ou de quatro em quatro horas, e nas chronicas uma, duas ou tres vezes ao dia, ou de dois em dois dias ou de tres em tres.

Doses: 8 a 12 globulos ou 4 a 6 gott. diluidas em meio copo ou vidro de 125 gram. d'agua pura, para tomar ás colhéres.

Antidotos: o café e o vinho (o vinagre aggrava os symptomas): ou então: *Acon., Calc., Hepar, Hyosc., Lach.,* Nux v., Puls., que (como todos os antidotos), se empregam com vantagem depois de *bell.*

26. Benzões acidum.

O medicamento produz dôres rheumatismaes que se manifestam durante o repouso e mudam facilmente de logar. Urina alcalina ou neutra, com notaveis sedimentos, com cheiro repugnante (acido hippurico) e perdendo estas propriedades com as melhoras do doente, sob a acção do remedio. Está indicado na asthma dos rheumaticos, no catarrho vesical com urina escura e corrosiva, nas doenças cardiacas vulvulares dependendo do rheumatismo, nas colicas nephriticas, na diarrhea irritante com cheiro d'urina, na gotta com inchação das articulações e symptomas uricos, na incontinencia de urina dos velhos com urina de cheiro forte, na nephrite da gravidez, com ameaças de uremia, no rheumatismo articular chronico com os symptomas uricos ja enunciados, no rheumatismo metastasico, na estomatite aphtosa, nos tophus articulares da arthrite nodosa, nas doenças da bexiga por sclerose da medulla. Emprega-se externamente em loções na urticaria.

Doses: baixas diluições e triturações.

27. Berberis vulgaris.

A acção do medicamento exerce-se em especial sobre o systema nervoso, o fígado e os rins; attingindo tambem o estado geral e entravando a nutrição.

Mas onde a sua acção é mais activa é nos rins: dôres lancinantes, perfurantes, as sacudidelas, na região renal, aggravando-se pela pressão. Estas dôres estendem-se pelo dôrso, descem pela bacia percorrendo os ureteres. Um symptoma particular a este medicamente é uma sensação de effervescencia como se agua quizesse sair atravez da pelle.

Urina turva, amarella e floconosa, por vezes com sedimento esbranquiçado, tornando-se mais tarde vermelho e farinoso. Assim, a clinica indica-o nos calculos biliares com dôres que augmentam pelo menor movimento, colicas menstruaes com sensação de effervescencia atravez da pelle, nas colicas hepaticas e nephriticas, durante os ataques e como preventivo, na diarrhea biliosa com dôres lancinantes e pressivas na região hepatica, na diarrhea hemorrhoidal, na dysmenorrhea com a mesma sensação das colicas, na fistula anal complicada com symptomas thoracicos, na gastralgia, na gotta e rheumatismo sobretudo com perturbações urinarias, hemorrhoidarias e menstruaes, nas hemorrhoidas com prurido e ardor, na insomnia matutina com cephalalgia, no lumbago, na nevralgia do cordão espermatico e dos testiculos, na sciatica, no tabes dorsalis, na irritação subaguda das vias urinarias com ardor e dôr.

Antidoto: *Camphora*.

Doses: tinctura e baixas diluições.

28. Bismuthum.

O bismutho está indicado nas doenças do estomago e do intestino, como gastrite aguda com febre, vermelhidão da lingua, vomitos e dôr aguda no estomago; cardialgia com excessiva irritabilidade do estomago, espasmos e caimbras d'estomago, diarrhea mucosa, abundante, sem colicas, com borborygmas, etc. A acção do bismutho sobre o coração torna-se digna de nota, dando logar a violento pulsar do coração e no unico caso conhecido de envenenamento a autopsia demonstrou que a superficie interna dos dois ventriculos estava muito vermelha e d'ahi a sua indicação na endocardite. Teste empregou o bismutho na *phegmasia alba dolens* com brilhante resultado, achando-o egualmente efficaz na cystite subaguda com violentas dôres crampoides na bexiga, vindo por accessos irregulares e em muitos casos de dysmenorrhea nas mulheres hystericas.

Doses: primeiras triturações e diluições.

29. Borax.

É um medicamento precioso das doenças das creanças. O symptoma caracteristico da indicação do *Borax* é *um grande medo a todo o movimento de descida*. As creanças estremecem quando descem da cama e choram; os doentes receiam descer as escadas, descer do cavallo, etc. Outro symptoma caracteristico é os doentes assustarem-se pelo mais leve ruido; as creanças dormem socegadas e acordam de repente, gritando e agitando-se sem causa apparente. Aphtas, confluentes, dolorosas, impedindo a creança de mamar e comer, com diarrhea fetida, chorar continuo e insomnias.

Cabellos asperos e quebradiços, não se podendo pentear facilmente, enredando-se de todos os modos, pegando-se e caindo. Otite e otorrhea purulenta, em especial do ouvido esquerdo. Ophthalmias escrofulosas com granulações e secreção pegajosa das palpebras.

Aggravação: com o tempo frio e humido, abaixando-se, comendo fructa, depois da menstruação, rindo, com o ruido, fumando, indo de trem, durante e depois de comer, etc.

Os medicamentos indicados a seguir a *Borax* são: *Merc.*, *Sulph.*, e *Sulph. acid.*

Antidotos: *Cham.*, Coff., ou *Calc. c.* e *Silic.*

30. Bromum.

Este remedio tem uma acção especial sobre as mucosas respiratorias, e mais pronunciada sobre as mucosas da larynge e dos bronchios, com tendencia para a formação de falsas membranas. Provoca tambem um symptoma moral muito caracteristico: vertigem congestiva com anciedade. Boa nutrição; estalidos nas junctas; augmento e induração das glandulas. Assim a clinica indica-o nas adenites, na angina do peito, nas arthrites chronicas das junctas, na hypertrophia do coração com palpitações e suffocações, nas colicas hepaticas, na diphteria laryngea (Teste), nas dôres articulares, na dysmenorrhea membranosa, na glossite, na papeira, na inchação dos seios, nas hallucinações da vista, com sensação de medo, nas hemorrhoidas muito dolorosas, na hepatite aguda, na insomnia, na laryngite estridulosa, na enxaqueca do lado direito, na orchite com induração, na pneumonia lobular, na escrophula infantil com parotidas inflammadas, na estomatite, na tuberculose sobretudo do pulmão direito, nas ulceras fetidas sobretudo do nariz com crostas e sangrando, nas vertigens com dôr e calor na cabeça.

Externamente, applica-se uma solução forte do bromo no cancro uterino e vulvite gangrenosa, na phagedenismo, nas ulceras indolentes, nas ulceras infecciosas, conservando compressas humedecidas n'uma solução fraca, ate cura completa.

Antidotos: *Amm. carb.*, *Camph.*, *Coff.*, *Magn. carb.*

Doses: baixas diluições, altas nos nervosos. As diluições aquosas devem ser recentes.

31. Bryonia.

Medicamento indispensavel nas doenças inflammatorias das membranas serosas e fibrosas. — Medicamento principal no *rheumatismo agudo* com inchação e vermelhidão erysipelatosa das articulações. — Pleuresia. Inflammação do figado. — Catarrho pulmonar. — Sarampo (erupção difficil de romper).

Entorses e torceduras — Febres typhoides e gastricas — Corysa e catarrho dos bronchios — Pleurodynia ou dôr de costas. — Epistaxis (hemorrhagia pelo nariz) por suppressão da menstruação. — Pituitas e dyspepsia — Peritonites — Prisão de ventre — Colicas menstruaes (de caracter rheumatico ou por resfriamento) — Febre dos partos — Grippe. — Coxalgia rheumatica — Inflammação do coração rheumatica — Lumbago — Maus effeitos de esforços corporaes.

Convem ás pessoas robustas, seccas, nervosas e biliosas, de caracter vivo e colerico, morenas, de cabellos e olhos pretos, presas de ventre habitualmente. Convem tambem em todos os soffrimentos contrahidos por um resfriamento, causado pelo ar frio e secco, e por um encolerisamento, sobretudo se o estomago, figado e intestinos foram atacados de preferencia, e nos soffrimentos causados por uma vida sedentaria e inactiva.

Aggravação: pela tarde e á noite (depois das nove horas). *Com o mais leve movimento.* Comendo ou bebendo; respirando fortemente. Ao sentar na cama sobrevem nauseas e afflições.

Allivio: com o repouso. — Deitando-se sobre o lado dorido.

Antidotos: *Acon.*, *Cham.*, *Ign.*, *Nux v.*, *Rhus tox.*

32. Cactus.

A importancia d'este medicamento é indiscutivel, sobretudo no tratamento das *doenças do coração*, de que *Rubini* o tornava um verdadeiro especifico, citando casos de cura de myocardites, de hypertrophias, de palpitações nervosas, referindo o dr. R. Hughes a observação, digna de menção, d'uma endocardite. A sua indicação parece acentuar-se pela acção exaggerada do coração, por uma angustia precordial muito dolorosa podendo chegar ate á suffocação, pela sensação d'uma mão de ferro comprimindo o coração, a lipothymia, a desapparição do pulso e a sua irregularidade; alguns traços incompletos da angina do peito. Rubini refere um caso em que *cactus* fez reapparecer o pulso, mas sem o regularizar.

Desta forma, *Cactus* presta assignalados serviços, sendo a sua acção realmente prompta e segura e superior até á do *Aconitum*, com o qual tem aliás uma grande analogia, mas em todo o caso um pouco differente. O dr. Hughes approxima-o mais da acção dos venenos das serpentes. Rubini refere uma *otite* muito dolorosa, *bronchites, pleuresias, pneumonias, enterites, hepatites, hemorrhagias varias*, etc., curadas pelo *Cactus*.

Doses: primeiras atenuações. Rubini reservava as altas para as palpitações nervosas.

33. Calcarea acetica.

Hahnemann preparava o medicamento dissolvendo o pó de cascas d'ostras, escolhendo as partes centraes das mesmas, em acido acetico puro.

Especialmente indicado na athrepsia e vomitos das crianças, alternado com o *Phosphori acidum*, no catarrho intestinal das crianças com a dentição, na prisão de ventre sobretudo consecutiva a doenças uterinas (excellente remedio), na obesidade (cinco gottas ao levantar e ao deitar da solução forte), no rachitismo com prisão de ventre.

Doses: baixas diluições e triturações.

34. Calcarea carbonica.

Medicamento principal do *rachitismo*, das diversas *doenças das glandulas e da pelle*. *Calc.* convem ás pessoas d'uma *constituição lymphatica*; *ás mulheres cuja menstruacão é mui frequente, abundante e de larga duração*; bem como ás creanças escrophulosas e propensas a inchação das glandulas, a erupções humidas e ao rachitismo e ás lombrigas; estas creanças têm d'ordinario a dentição retardada e difficil e tardam a andar; as fontanellas demoram muito a ossificar-se.

Segundo Guernsey, calc. carb. está indicada quando a *cabeça das creanças sua de tal modo durante a noite, que a almofada fica escorrendo suor.* Segundo Hering, quando as creanças coçam com força a cabeça ao despertar.

Os symptomas aggravam-se sobretudo com os *trabalhos que se fazem na agua,* na *barrella ou lixivia,* com *o tempo humido,* bem como pela manhã depois de acordar (em ¡jejum), com os trabalhos intellectuaes, quando se traz fato pesado em demasia; ou quando se deixam inclinadas as partes enfermas.

Alliviam-se: depois de quebrar o ¡jejum, de levantar-se, soltando os vestidos (muito apertados), e conservando os membros enfermos elevados e ¡juntos ao corpo.

Antidotos: *Camph., Nitr., Spir. nitr. dulcis, Sulph.* Antes e depois de *calc.* se dá á vontade: Bell., *Ipec., Lyc., Nitri ac., Nux vom., Puls., Sil., Sulph.*

N. B. *Calc. carb.* é um medicamento cuja acção é muito demorada; por isso é preciso esperal-a o maior tempo possivel. Ainda que *calc.* produza excellentes effeitos, não se deve aconselhar a sua repetição, mesmo depois de semanas e mezes, sem primeiro applicar outros medicamentos.

35. Calcarea iodata.

Este medicamento é dotado d'uma acção mais intensa e rapida do que a das outras calcareas, utilisando-se de preferencia nas doenças rebeldes.

Assim a clinica utilisa-o nos abcessos para e perimetricos, nas adenites, nos adenomas dos seios, na blepharite ciliar, nas crianças escrophulosas com adenite e sobretudo hypertrophia tonsillar, na bronchite secca, no cancro e fibromas uterinos, na corysa hypertrophica com abundante secreção purulenta, na galactorrhea sobretudo nas mulheres obesas, na papeira, na hydrocephalia chronica, na hypertrophia chronica das amygdalas, na keratite intersticial, no lupus, na meningite tuberculosa, na myelite por compressão, na nevrite sclerotica, na ophthalmia phlyctenoide com inchação dos ganglios e das amygdalas, na suppuração

dos ossos, na otite media catarrhal, com surdez por hyperplasia da mucosa, na paralysia dos nervos faciaes consequencia da parotidite, na parotidite hypertrophica obstinada, na tisica, augmentando a appetite, facilitando as
digestões e diminuindo a tosse e os suores nocturnos, na
pleuresia quando o exsudato ameaça tornar-se purulento,
nos polypos naso-pharyngeos, na escrophula (medicamento
importantissimo), na tuberculose pulmonar com exsudato
pleuritico.

Doses: triturações baixas.

36. Calcarea phosphorica.

Este medicamento está indicado de preferencia nas
pessoas de còr morena ou branca-suja; nas doenças da
primeira infancia, em diversas affecções durante a dentição,
nas fontanellas abertas, na ossificação imperfeita do craneo
que se encontra molle quando se apalpa. As creanças não
tem força para conservar a cabeça erecta. Dentição difficil
com tumores frios e grande fraqueza. Exsudação sangrenta
do umbigo. Diarrhea com muita flatulencia e tosse com
ruido de mucosidades no peito durante a dentição. Difficuldade de andar e vontade de mamar continuada.

Está bem indicado nas fistulas do anus alternando com
symptomas do peito, quando estes alliviam, as fistulas
aggravam-se e vice-versa. Deslocações uterinas que se
aggravam ao defecar, urinar e durante a menstruação.
Leucorrhea como clara d'ovo, com a particularidade de
que, quanto mais diminue a menstruação, mais augmenta
a leucorrhea. Polypos com grande pedunculo. Diabetes
sacharina com affecção pulmonar. Paralysia rheumatica
do hombro esquerdo. Espinha bifida. Coxalgia. Ulceras
fistulosas nas articulações dos pés. Fracturas tardas a con-
solidar. Carie dos ossos.

Aggravação: com o movimento, o trabalho, a conversação.

Allivio: com a quietação, o silencio e mudança de
posição.

37. Camphora.

As doenças em que este medicamento está bem indicado, caracterisam-se pelo seguinte: frio glacial de toda a pelle, não desejando o doente estar bem abrigado e destapando-se se o abrigam. Ao mesmo tempo o rosto tem um aspecto azulado e contrahido. Estes symptomas observam-se em especial no cholera, nas febres graves e nas insolações. Cholera asiatico; influenza; diarrhea com colicas e muitos gazes; insolação com perda dos sentidos e inquietação; caimbras das barrigas das pernas; epilepsia com os symptomas caracteristicos d'este medicamento; corysas frequentes por resfriamentos repetidos; impotencia com ausencia de desejos sexuaes; caimbras nos musculos do peito; retenção d'urina; tenesmo vesical com convulsões ao urinar, causadas pela dôr e ardor da urina ao sair.

A camphora é o antidoto dos effeitos da maior parte dos medicamentos vegetaes, sendo tambem o principal antidoto da entoxicação pelas cantharidas. Hahnemann foi o primeiro que a indicou para o cholera.

Aggravação: com o ar frio em geral, com um resfriamento, com o movimento á noite e com o contacto.

Allivio: com o ar quente, com muito abrigo.

Antidotos: *Op.*, *Spir. nitri dulcis*. O café e o vinho augmentam a sua acção.

38. Cannabis.

É o principal medicamento da blennorrhagia com dôres ao urinar, na extensão da uretra em forma de zig-zag, purgação ardente, erecções dolorosas, difficuldade de andar com as pernas juntas e aggravação com o movimento. Blennorrhagia bruscamente supprimida com tratamentos errados; dôres rheumaticas agudas e inflammação dos testiculos e outros soffrimentos a seguir á suppressão. Sob a acção da *Cannabis* em taes casos, o fluxo blennorrhagico restabelece-se e desapparecem os incommodos causados pela suppressão brusca.

Receio de aborto nas mulheres gravidas que contraem

a blennorrhagia; symptomas precursores do mesmo nas mulheres gravidas por abuso dos prazeres sexuaes. Sobrexcitação venerea em ambos os sexos; impotencia por abuso dos excessos sexuaes. Cistite, nephrite e outras doenças das vias urinarias. Cataracta. Prisão de ventre pertinaz nas doenças dos orgãos sexuaes. Leucorrhea affectando as vias urinarias. •

Aggravação: pela manhã, com o movimento, a conversação, ao urinar, pelo contacto, ao ar livre, calor e de noite.

A seguir a *Cannabis* podem usar-se: *Bell.*, *Canth.*, *Lycopod.*, *Nux v.*, *Opium*, *Puls.*, *Rhus*, e *Veratr.*

Antidoto: *Camphora.*

39. Cantharis.

A *Cantharis* exerce a sua principal acção nas vias urinarias. Dôres violentas, cortantes e ardentes, antes, durante e depois de urinar; dôres nos rins que se prolongam ao interior do ventre; ao urinar dôr especial ardente e picante; urinas raras, saindo gotta a gotta e com um tal ardor na uretra, que o doente grita, chora e se desespera sob uma grande excitação nervosa; urina turva, purulenta, vermelha, sangrenta, com sedimento; inflammação da bexiga e dos rins. Erecções dolorosissimas, que obrigam o doente a saltar da cama e a recorrer aos banhos para as alliviar. Blennorrhagia aguda e chronica, com os symptomas ja mencionados. Prisão de ventre com retensão de urina. Aborto imminente, expulsão do mesmo e da placenta; augmento e avanço das regras. Hydrophobia com gemidos e gritos violentos, intercalados de latidos como os de um cão. Satiriasis. Priapismo.

A *Canth.* constitue a base dos vesicatorios allopathas e produzindo por isso com bastante frequencia os symptomas que acabámos de descrever. Logo que o doente apresentar taes symptomas, devemos combatel-os com as Pil. de *Camphora* em primeiro logar e depois *Acon.*, *Pulsat.*

Aggravação: bebendo, com o café, bebendo agua fria, ao urinar, depois de urinar e estando deitado (as erecções).

Allivio: com as fricções e a agua fria (as erecções).
A seguir a *Canth.* convêm, segundo os casos: *Bell.*,
Merc., *Phosph.*, *Pulsat.*, *Sepia* e *Sulph.*

40. Capsicum.

Este medicamento convem principalmente ás pessoas
que têm um temperamento phlegmatico, como ás que
são mui sensiveis ao ar fresco (sobretudo ás correntes
d'ar).

Os symptomas que indicam em especial o *capsicum*,
são nostalgia ou saudades do seu paiz, com vermelhidão
das faces. — Febre intermittente. — Colicas flatulentas com
respiração difficil. — Dysenteria, com dejecçõos sangrentas
e mucosas com tenesmo. — Diarrhea nocturna com ardor
no anus. — Hemorrhoidas (que sangram e com ardor). Gonorrhea com corrimento branco como leite, etc.

Aggravação: depois de haver bebido e comido. No
principio de cada movimento.

Allivio: com o movimento continuo.

Antidotos: *Camph.*, *Sulph.*

41. Carbo animalis.

Este medicamento emprega-se em especial nas doenças
que se observam nas pessoas escrofulosas ou muito venosas.
Recommenda-se tambem para os infartes glandulares e os
que ficam depois das inflammações agudas. Corrimento
ichoroso dos ouvidos com infarte da glandula parotida respectiva. Corrimento viscoso do perineo que acompanha
com frequencia o fluxo rectal. Ulceras esponjosas. Gastralgia
com repugnancia aos alimentos gordurosos, digestão fraca,
pressão no estomago, pituitas, caimbras e contracções.
Nauseas nocturnas nas mulheres gravidas. — Sensação de
esvaimento e vacuidade do estomago, nas mulheres que
amamentam. Infartes muito duros nas glandulas mamarias,
com dôres lancinantes. Prisão de ventre, pertinaz, julgando
que obra muito o doente apenas expulsa ventosidades.
Corysa secco com obturação do nariz. Manchas na pelle
de côr acobreada. Hypertrophias.

A seguir a *Carbo anim.* convêm, conforme os casos:
Ars., *Bell.*, *Bryon.*, *Carbo veg.*, *Puls.*, *Sep.*, *Silic.*, *Sulph.*
Antidotos: *Camph.* e depois *Ars.*, *Nux v.*

42. Carbo vegetabilis.

Medicamento de valor incontestavel em varias molestias, quando ha falta completa da força de reacção com symptomas de paralysia pulmonar e repiração fria, ou com symptomas de decomposição do sangue.

É mui util nos effeitos perniciosos do abuso do mercurio e da quinina. — No escorbuto. — Nos catarrhos causados por um tempo humido e quente. — Na febre typhoide e cholera epidemico, nos ultimos periodos, quando a vida vae a extinguir-se, ha suores frios, falta de voz e quasi de pulso. — Cephalalgias por estar em casas demasiado quentes. — Alopecia consequencia de doenças graves. — Colicas flatulentas. — Diarrheas com falta de forças. — Hemorrhoidas. — Catarrho com rouquidão. — Grippe. — Tosse convulsa. — Asthma.

Convem ás pessoas fracas, que escaparam de doenças graves, idosas, e em geral ás que são sensiveis ás mudanças de tempo e se resfriam com summa facilidade, soffrem por andar de carruagem e de grande fraqueza dos musculos flexores.

Aggravação: desde a tarde ate á meia noite; com o movimento; esfriando-se; passando do calor ao frio. — Ao ar frio e humido.

43. Carboneum sulphuratum.

Os operarios expostos aos vapores do remedio sentem dôres de cabeça, vertigens, sobrexcitação cerebral caracterisada pela volubilidade de linguagem, cantar incoherente, risos immoderados. Passado muito tempo, produz-se uma cachexia com fraqueza geral, impotencia sexual, perturbações da vista e da audição e perda da memoria. Clinicamente está indicado na cephalalgia com febre, perturbação de ideias, extremidades frias e pulso alterado, no dartro, impetigo e herpes, no prurido, na dyspepsia com fezes putridas e flatulentas, na hysteria, na nevralgia facial, na odontalgia, na rheumatismo das extremidades, na tuberculose pulmonar no primeiro estadio, na vertigem de Menière.

Doses: baixas diluições.

44. Cedron.

Pode considerar-se o Cedron como um medicamento anti-periodico analogo á quina e arsenico.

É um remedio seguro das febres de accessos com predominio dos symptomas cerebraes e com o seu paroxysmo pelas cinco ou seis horas da tarde. Segundo Teste convem sobretudo aos habitantes das regiões quentes e humidas onde reinam endemicamente certas febres perniciosas mais ou menos similhantes ás que se observam no Panamá. Temos tambem empregado com bom resultado o *Cedron* em individuos atacados de febres intermittentes, resistindo ao tratamento allopathico. Do outro lado do nosso Tejo, sobretudo no Barreiro e seus arredores, são innumeros os casos d'estas febres curadas pelo *Cedron* (F. J. Costa). O dr. Hughes cita um caso de febre quotidiana que durava havia um mez e que foi rapidamente curado por este medicamento.

Nas nevralgias e outras doenças que revestem o typo intermittente, pode empregar-se com vantagem o *Cedron*.

Doses: primeiras diluições decimaes e centessimaes.

45. Cepa.

O dr. Hering foi quem primeiro experimentou este remedio. Verificou que é muito efficaz nas molestias catarrhaes e gastricas, sobretudo se estas se acompanham de flatos (*Comp.*: corysa e colicas).

46. Cerium oxalicum.

A clinica emprega este remedio na dysmenorrhea das mulheres robustas, as dôres desapparecem logo que o corrimento menstrual se estabeleça francamente, no enjôo do mar, na tosse chronica, seguida de vomitos e epistaxis nos

tisicos, na tosse coqueluchoide, nos' vomitos da gravidez
e dos tisicos, da ulcera do estomago e da gastrite chronica.
Doses: baixas triturações e altas diluições.

47. Chamomilla.

*Medicamento especial das creanças e mulheres cujo systema
nervoso está sobrexcitado.*

Cham. convem sobretudo aos enfermos que, atacados
de dôres insupportaveis, gemem, gritam, retorcem-se na
cama ou correm como fora de si pela casa; tambem aos
doentes a principio atacados de dôres, symptomas de fraqueza e desfallecimentos. O doente está d'ordinario tão
impaciente e irritavel, que é difficil dar, mesmo ao medico, uma resposta conveniente (G). *As creanças gritam
constantemente e não se calam senão passeando-as.* — Ha
outras indicações, como: *transpiração quente na cabeça e
fronte, e vermelhidão da face* d'um lado só; aversão á
musica.

Os soffrimentos que correspondem á *cham. augmentam*
geralmente *de noite, com o mau humor e a colera, ao
comer, ao café, ao fallar, quando o tempo está frio e sobretudo ventoso. Diminuem* estando em jejum, deixando pender
a cabeça e depois de suar.

Antidotos: Aconit., Cocc., Coff., Ign., Nux v., Puls.
Antes ou depois de cham. convêm: *Ars., Bell., Chin., Cina,
Ipec., Rheum* e *Sulph.*

48. Chelidonium.

Este medicamento está sobretudo indicado nas inflammações agudas e chronicas do figado em que tem dado
bons resultados, bem como nos catarrhos do estomago e
do intestino, que muitas vezes são symptomaticos ou complicados com doenças do figado.

A celidonia tambem está indicada no rheumatismo articular em especial dos membros inferiores, na febre intermittente, na erysipela, no eczema rubro, no erythema, no
prurigo, acne, roseola, no sarampo, na coqueluche, na
grippe, no espasmo da glotte, na asthma e nas pneumonias,

cuja indicação especial é de o lado atacado ser o *direito*
e o doente apresentar uma côr icterica ou subicterica.
Certas endocardites e pericardites, mas sobretudo cardial-
gias foram melhoradas e curadas pelo seu emprego.
Doses: tinctura mãe e primeiras atenuações.

49. China.

Medicamento principal nos *estados de fraqueza e esgottamento de forças*, depois de *doenças* graves, de grandes
perdas de sangue, suores ou diarrheas, sangrias e qualquer outra causa debilitante. Está indicado nos casos de
fraqueza e sobrexcitação do *systema nervoso* em consequencia de perda de humores, e nas *dôres em que o mais
leve contacto as provoca e augmenta*; convem ás *pessoas
que suam mui facilmente*; e nos *casos de cólicas flatulentas*,
sobretudo quando as colicas não diminuem, ainda que os
gazes saiam por cima ou por baixo. (G).

Os symptomas aggravam-se *durante a noite*, a cada
corrente d'ar, bebendo (especialmente leite), com o mais
leve contacto (emquanto que diminuem frequentemente com
uma pressão forte).

Os medicamentos principaes contra o abuso tão fre-
quente das grandes doses de quina ou quinina, são: *Ars.,
Carb. veg., Ipeca.*, Natr. m., *Puls.*; e mais: *Apis, Arn.,
Bell., Calc., Cina, Ferr., Lach., Phosph. ac.*, Sep., *Sulph.*,
Veratr.

Antes ou depois de *china* pode dar-se: *Arn., Ars., Bell.,
Carb. v., Ferr., Ipeca., Lach., Merc., Puls., Veratr.*

50. Chininum sulphuricum.

Este medicamento está indicado em todos os soffrimentos
que apresentam um typo intermittente bem acentuado, a
horas e dias fixos, como nevralgias, febres intermittentes
simples e perniciosas.

Hemicranias e cephalalgias rheumaticas e intermittentes,
apresentando-se a hora fixa, muito intensas, com frios e
suores. Febres intermittentes em que o frio e o suor são
muito intensos, com nauseas, vomitos e diarrhea, colicas,

sêde e vindo em dia e horas fixas. — Dôres de todas as especies mui violentas e apresentando o mesmo symptoma. Tremuras das extremidades com frio geral. Vertigens em roda e para traz, ao baixar-se e com o movimento, com dôres de cabeca e aturdimento. Diminuição das urinas, que se turvam, avermelhadas, com sedimento argiloso, arenoso, decompondo-se facilmente e ás vezes formando cristaes no fundo da bacia. Surdez no primeiro periodo, com zumbidos e dôr de cabeça sobretudo do lado esquerdo. Anemia cerebral, com intelligencia fraca, reflexão tardia, sensação de vacuidade na cabeça, zumbidos, ruido na cabeça e tonturas.

Doses: fortes e primeiras triturações decimaes.

Depois de *Chinin. sulph.* convêm: *Ars., Ferr. m., Ignat., Veratr.*

Antidotos: *Ars., Ipecac.* e *Puls.*

51. Cicuta virosa.

Este remedio actua sobre o centro convulsivo da espinhal medula, sobre os centros vaso-motor, respiratorio e cardiaco do nervo vago. Tornando digno de notar-se nas doenças mentaes, do cerebro, da medula, com convulsões, desordens gastricas, doenças cutaneas e perturbações da actividade nervosa. Indicações homeopathicas especiaes: côr vermelha erysipelatosa do rosto, com inchação dos tecidos e olhos salientes. Assim a clinica recommenda-o nas doenças cardiacas cujo rythmo das pulsações é perturbado com intermittencias seguidas de pulsações precipitadas; pulso lento, insensivel (alternado com *Digitalis*), nas ascaridas com dôres violentas no occiput e na nuca e intercurrencia de vista turva e de strabismo, na catalepsia, na commoção cerebral com pupilas dilatadas, cephalalgia e vertigens, nas convulsões e eclampsia das crianças, na epilepsia, no extase, na febre typhoide, symptomas nervosos e gastricos com estado soporoso e delirio silencioso, na hystero-epilepsia, os ataques partem do epigastro por um abalo ou sacudidela e repetem-se ao menor ruido ou contacto, no impetigo da face e da cabeça, na meningite cerebro-espinhal epidemica, no nystagmus depois de convulsões, na paralysia incompleta da convalescença da febre typhoide, na resfriamento das extremidades, no somnambulismo pathologico, no strabismo convergente consequencia de convulsões, no trismo com espasmo da glotte.

52. Cina.

Medicamento principal das creanças atacadas de lombrigas (comp.: doenças das creanças e tosse convulsa ou coqueluche).

Picadas no nariz que obrigam a coçal-o. Masturbação com fraqueza da vista. Fome canina, insaciavel, mesmo durante a noite. Dejecções com lombrigas. ˙ Vomitos e diarrhea logo em seguida a beber e comer, sobretudo depois de beber. Tosses espasmodicas, convulsivas, com lombrigas, fome canina, vomitos, diarrhea e fraqueza geral. É um symptoma caracteristico da indicação de *Cina*, a *urina tornar-se leitosa* nas fraldas, na bacia ou no chão, pelo arrefecimento, mesmo na ausencia de symptomas verminosoŝ. Mau humor nas creanças, nada lhes agrada, respondem com azedume, rangem os dentes durante o somno, urinam na cama (e se tem lombrigas, coçam com frequencia o nariz, tem fome canina e dormir desasocegado, movendo-se e gritando sem causa conhecida).

Aggravação: de noite; com a pressão externa e olhando fixamente.

Doses: as primeiras atenuações decimaes.

53. Cistus canadensis.

Remedio de acção antipsorica; tremras com febre; aggravação por excitação; melhoras determinadas pel aexpectoração de muco da garganta. Muito efficaz contra as diversas manifestações da escrophula, sobretudo contra os ingurgitamentos dos ganglios lymphaticos com suppuração ou não. Assim a clinica emprega-o nas adenites, na carie do maxillar superior (especial), na diarrhea mucosa, liquida, matutina, pelo café, nas erupções herpeticas, na frunculose, na otorrhea purulenta, na escrophula com os symptomas ja enunciados, no tumor branco, nos tumores strumosos dos seios.

Antidotos: *Bellad.*, *Camph.*, *Rhus.*

Doses: baixas diluições.

54. Clematis.

Este medicamento tem uma acção electiva sobre os orgãos genito-urinarios, urina mucosa, mas purulenta não, jacto voltando para traz; o doente espera muito tempo antes de poder urinar, apezar dos esforços empregados; dôr intensa na extensão dos ureteres ate á glande. Dôres agudas, depois prurido nas articulações, no antebraço, nas coixas e nas partes genitaes. Excellente remedio para as constituições rheumaticas, sobretudo quando o doente soffre de herpetismo. Clinicamente está indicado no eczema agudo e impetiginoso, na hypertrophia das glandulas lymphaticas, nos herpes, na inflammação das bordas das palpebras com dôr e inchação das glandulas de Meibomius, na irite syphilitica chronica, na nevralgia ileoscrotal com dôres e retracção do testiculo, na orchite aguda e chronica, testiculo duro como uma pedra, aggravação das dôres á noite, pelo calor da cama e difficuldade de urinar, apertos da uretra no principio, nas escrofulides torpidas, na urticaria.

Antidotos: *Bryonia*, *Camphora*.

Doses: baixas, medias e altas diluições.

55. Cocculus.

Este medicamento tem uma acção parecida á da *Ignat.* e *Nux v.*, convem porem em especial ás pessoas de temperamento phleugmatico. Convem tambem ás mulheres com cabello raro, sobretudo ás que soffrem do utero, ou de menstruação difficil e dolorosa, ou de complicações durante a gravidez, como nauseas, dôres nas espaduas, etc.

Contracção notavel das pupilas. Incommodos varios por andar de trem (enjôo, nauseas, vomitos, dôres de cabeça) e nas viagens por mar ou por terra. Prisão de ventre. Leucorrhea sangrenta. Dysmenorrhea. Dança de S. Vito.

Gastralgia; colicas ventosas. Tenesmo vesical na gravidez. Syncopes nas pessoas hystericas. Hernias inguinaes nas creanças. Fraqueza nervosa e na convalescença das febres graves e doenças longas.

Doses: terceiras, duodecimas e trigessimas atenuações.

Aggravação: ao ar livre (com o calor). Bebendo e comendo, indo de trem, dormindo e falando.

Antidotos: *Camphora*, *Nux v.*

56. Coccus cacti.

É um dos principaes medicamentos da tosse convulsa; convem no segundo periodo d'esta doença e está indicado nos ataques extremamente espasmodicos e pelas urinas claras, palidas e sem deposito. Alternado com a *Thuya* dá bons resultados na tratamento da nevralgia facial, especialmente na forma grave ou tico doloroso.

A sua pathogenese contem muitos symptomas que são uma copia bastante fiel da *colica nephritica* e o dr. Hempel narra casos d'esta doença curada pelo *Coccus cacti* e tambem de *hydropisias* renaes.

Doses: baixas atenuações ate á duodecima, esta ultima em especial na tosse convulsa.

57. Coffea.

Medicamento especial da sobrexcitação do systema nervoso, se não é causada pelo abuso do café. *Coff.* recommenda-se principalmente nas consequencias funestas d'uma grande alegria e se a sensibilidade (nas mulheres e nas creanças) está tão sobrexcitada, que as mais leves dôres põem os doentes como loucos (comp.: doenças das creanças e dôres).

É um dos melhores medicamentos contra a insomnia, quando não ha febre, mas uma grande excitação nervosa e da imaginação, depois da meia noite sobretudo. Sobrexcitação de todos os sentidos. Dôres e nevralgias de uma tal intensidade, que tornam o doente como louco. Más consequencias d'uma alegria repentina, excessiva e inesperada. Dôres de parto muito violentas. Gritos e agitação das creanças de peito. Vivacidade e loquacidade extraordinarias. Urinas abundantes e aquosas com excitação nervosa. Caimbras das plantas dos pés e barrigas das pernas (gemellos).

Para combater o abuso do café convem: *Cham.*, *Coloc.*, *Ignat.*, *Nux v.*, *Puls.*

Aggravação: por uma alegria excessiva, com os remedios narcoticos, o ruido, os cheiros fortes e o passeio ao ar livre.

Allivio: deitando-se e fechando os olhos, ainda que se não consiga dormir.

58. Colchicum.

O colchico é um medicamento tradicional do tratamento da gotta e que Pereira e Scudamore apenas consideram como paliativo. Pela sua acção corresponde sobretudo ás dôres musculares, torticolis, lumbago, etc.; corresponde tambem á ophthalmia e em especial á keratite arthritica; produz dôres nas pequenas e grandes articulações com inchação; sensação de queimadura e sobretudo de laceração; aggravação pelo contacto. No rheumatismo está mais indicado quando a arthrite não tem inchação ou quando a inchação foi curada por *Bryonia*. Não tendo sido usado contra o cholera, o *colchicum* é estrictamente homeopathico com este morbo e não devemos esquecer que a veratrina é o alcaloide commum tanto a *Veratrum* como ao *Colchicum*. Dejecções muito frequentes, pouco sangrentas e muito fetidas, precisam a sua indicação na dysenteria. Os drs. Ridel e Laurie comprovam a sua efficacia particular em casos de *pericardite rheumatismal* e o dr. Tessier assegura os seus optimos resultados na *endocardite* depois da acção do *Aconitum e do Cactus*. Muitos medicos homeopathas aconselham o *Colchicum* no tratamento da *paralysia* e a pathogenese particularisa o seu emprego na *hemiplegia* com aphasia.

Prescreve-se tambem com successo o *colchicum* em certas formas de *cystite*, sobretudo se as urinas são sanguinolentas. Muitos medicos apreciam — no devidamente tratando da *diabetes* e Jahr affirma que curou a otorrhea em seguida ao sarampo com o *colchicum*.

Doses: primeiras attenuações decimaes.

4 *

59. Collinsonia canadensis.

A acção do medicamento dirige-se sobre todo o intestino e especialmente sobre o rectum. Em doses fortes produz a prisão de ventre; em altas doses a diarrhea e a dysenteria. Torna-se digno de attenção o valor d'este remedio nas mulheres que padecem de hemorrhoidas por causa da gravidez, ou por prisão de ventre, ou por inflammação chronica do utero com ligeiro deslocamento. A clinica utilisa-o na ascite por desordens cardiacas ou hepaticas, nas colicas flatulentas, na diarrhea infantil com colicas flatulentas, na difficuldade da digestão intestinal, na dysmenorrhea com hemorrhoidas, nas hemorrhoidas com prisão de ventre, congestão do rectum, prurido do anus e nas da gravidez, no infarctus e prolapso uterino por hemorrhoidas e prisão de ventre (metrite seguida de grande fraqueza digestiva).

Doses: baixas diluições.

60. Colocynthis.

A *colocynthis* está indicada em diversas doenças muito dolorosas, como as nevralgias e a gotta (colicas, sciatica, nevralgia facial, etc.).

A principal caracteristica d'este medicamento e que convem não esquecer, é uma dôr insuportavel no ventre, que obriga o doente a encolher-se e a curvar-se o mais que pode para deante, dobrando-se todo; esta dôr allivia revirando-se, agitando-se, movendo-se d'um lado para outro, mas o doente continua na sua agitação subsistindo a dôr e aggravando-se depois de comer e beber por pouco que seja. O dobrar-se, o encolher-se o doente, é a caracteristica especial da sua indicação, o que pode acontecer nas colicas do ventre, nas diarrheas, no cholera, etc. Na coxalgia a dôr de que o doente se queixa é como se o apertassem n'um circulo de ferro. Nevralgias muito intensas; colicas ventosas; rigidez e incurtamentos musculares; consequencias morbidas de affecções moraes causando afflição ou indignação e em que o doente teve de reprimir-se; consequencias morbidas por humilhações soffridas; dysenteria; coxalgia e luxações espontaneas, etc.

Doses: as primeiras atenuações decimaes e as altas nas nevralgias.

Aggravação: pela quietação e na cama (alguns symptomas augmentam tambem com o movimento).

Allivio: pelo movimento; o café e o tabaco alliviam muitos symptomas, não mitigam porem todos.

61. Condurango.

A clinica recommenda este remedio no tratamento do cancro, em especial nas chagas ulcero-cancerosas do labio, aplicado *intus* e *extra*, no catarrho do estomago dos bebedores, na keratite intersticial com ulceração superficial e erosão concomittante das commissuras dos labios, no lupus hypertrophico, na syphilis inveterada (manifestações recentes), nas ulceras, julgadas incuraveis.

Doses: baixas diluições.

62. Conium.

Convem sobretudo ás pessoas idosas, ás hypochondriacas, hystericas, em consequencia de excessos sexuaes ou desejos contidos. Se emprega tambem na induração das glandulas, causada por lesões mecanicas.

Na chlorose e menstruação e mesmo suppressão.—Nas jovens anemicas.—Na inflammação dos testiculos por pancada ou trilhadella.—Nas molestias das glandulas e dos peitos das mulheres, causados por quedas e pancadas.— No hysterismo e hypochondria.—Vertigens.—Cataractas produzidas por golpes ou contusões.—Ophthalmia escrophulosa.—Surdez por cerumen endurecido.—Catarrho da bexiga.—Impotencia causada por poluções repetidas.— Cancro do peito causado por uma contusão.—Asthma senil ou hysterica.

Aggravação: comendo, estando de pé, estando deitado (tosse), durante o repouso (sobretudo de noite).

Allivio: com a escuridão e o movimento.

63. Corallium rubrum.

É um medicamento de applicações bastante limitadas mas bem definidas.

Pelas experiencias do dr. Teste é um medicamento que se pode empregar com vantagem na tosse convulsa, na laryngite estridulosa e em geral contra todas as tosses nervosas e espasmodicas. O mesmo dr. Teste e R. Hughes observaram a sua acção rapida em doentes atacados de tosse convulsa chronica. O dr. Teste recommenda-o tambem n'alguns casos de gastralgia.

Doses: são preferidas as altas atenuações.

64. Crocus.

Especialmente indicado nas mulheres de humor caprichoso, e nas quaes uma excessiva alegria alterna com uma profunda tristeza. Hemorrhagias de sangue negro, viscoso e coagulado. Devemos sempre lembrar-nos d'este remedio nas hemorrhagias de sangue escuro e fibroso, como a epistaxis, a metrorrhagia e a hemoptise; o sangue forma coagulos muito fibrosos.

Tambem está bem indicado nas doenças das mulheres, sobretudo nas que se queixam, como symptoma caracteristico, de que ha alguma cousa que se agita e vive no ventre; este está inchado. Receio d'abortar, em especial se ha metrorrhagia de sangue negro e fibroso. A menstruação é de sangue negro e viscoso. Caimbras nocturnas nas palpebras. Pupilas dilatadas. Visão como atravez d'um veo, sobretudo á luz artificial.

Aggravação: pela manhã cedo (em jejum), e na habitação.

Doses: primeiras atenuações nas hemorrhagias e altas nas nevroses.

65. Crotalus.

Segundo Farrington a acção especial dos venenos das serpentes distingue-se pela violencia e a intensidade dos seus effeitos, bem como pelas alterações decisivas muito nitidas, organicas e funccionaes que provocam. O sangue é muitas vezes alterado na sua composição e na sua estructura; o systema nervoso soffre e até os tecidos inferiores são atacados. Em resumo, a tendencia d'estes remedios é de provocar doenças, *que nunca são de caracter sthenico mas sempre de forma destructiva*, que por conseguinte, occasionam tanto a morte local como a geral do corpo. Eis á razão porque consideramos estes venenos como medicamentos adaptados ás doenças profundas, como, por exemplo, as doenças acompanhadas d'uma alteração qualitativa do sangue, ou affectando os centros nervosos, etc. Assim a clinica recommenda o remedio na appendicite com dôres violentas no cecum, com sensação de dureza á palpação, extrema sensibilidade na região do appendice e em todo o abdomen com intolerancia ao contacto da roupa da cama, dôres prolongando-se á perna direita, grande prostração, pulso muito fraco e accelerado, temperatura abaixo da normal, lingua má, vermelha na ponta, sêde ardente, appetite nullo; na congestão da retina, nas doenças valvulares do coração; nos inicios da demencia senil; nas convulsões apoplecticas pela invasão de doença zymotica; na diphteria maligna generalisada e tendencia ás hemorrhagias; na dysmenorrhea precedida de dôres na região uterina; nas frieiras ameaçando gangrena; na erysipela grave de forma adynamica; na gangrena humida; na hematemese e vomitos biliosos; na hematuria, symptoma de decomposição do sangue; na ictericia grave, escorbuto, affecção do figado, do baço, dos rins; na keratite com dôres lancinantes em volta dos olhos; na meningo-encephalite diffusa; na myelite com torpor e frio, depressão das faculdades, ataques periodicos de dyspnea e espasmos dos musculos thoracicos; na paralysia da mão esquerda; na purpura; na scarlatina maligna; na tosse irritante da tisica, na vertigem syncopal; nas febres typhicas; etc.

Doses: primeiras triturações e diluições.

66. Croton tiglium.

Medicamento efficacissimo quando apparecem certas diarrheas violentas em especial depois de haver comido e bebido. (Comp.: diarrhea e sobre parto.) Tambem muito efficaz no eczema.

67. Cuprum.

A tradição, a pathogenese e a observação clinica dos medicos homeopathas estão de accordo em recommendar o *cuprum* em todas as doenças em que existe um *espasmo*, uma desordem da contracção muscular. Á frente d'estas doenças devemos colocar a *epilepsia*, certas formas da *hysteria*, *a choréa*, *as caimbras*, *a tosse convulsa*, *a laryngite estridula*, *a asthma* e *o cholera*; vêm depois o *delirio febril*, *a cephalea*, *o tico doloroso*, *o vomito nervoso*, *a dysenteria*, *a diarrhea chronica*; depois correspondendo a um outro modo de acção do cobre, o *cancro*, *a tisica*, *a chlorose*, *a diabetes*, *o crup*, *o prurido sem lesões*.

Os doentes em que melhor se especialisa a sua indicação, acusam um sabor metalico muito pronunciado, e apresentam uma côr azulada do rosto (cholera, convulsões).

A epilepsia em geral e as convulsões, principiam o seu ataque pelos dedos dos pés e das mãos e a seguir invadem todo o corpo. Tosse ferina ou convulsa com vomitos e rosto azulado no auge do ataque, terminando a creança por cair em catalepsia. Menstruação atrazada, tardia, com dôres e varios soffrimentos nervosos antes de apparecer. Cholera morbus asiatico no terceiro periodo. Cyanose. Vomitos rebeldes e incoerciveis. Convulsões durante a gravidez e o periodo puerperal. Dança de S. Vito.

Antidotos: Bell., Chin., Coccul., Dulc., Hepar, Ipecac., Merc., Nux v., ou Puls., Veratr.

Doses: baixas e altas atenuações.

68. Digitalis.

A clinica recommenda este medicamento, *em doses ponderaveis*, isto é, tinctura mãe ou maceração das folhas, nas ascites dos cardiacos, na asystolia com anasarca, no periodo ultimo do beriberi, no delirium tremens; nas *doses medias*, baixas triturações e diluições na anasarca, na asthma cardiaca por aperto das valvulas, sobretudo nas pessoas obesas, na anuria, na balanite, no catarrho bron-

chico chronico com doença cardiaca, nas colicas hepaticas
com lipothymia, suores frios e vomitos, na conjunctivite
catarrhal e blepharite, na dyschromatopsia, na epistaxis
por doença cardiaca ou pulmonar, na febre typhoide, quer
no *periodo de inicio*, quer *no de estado*, na hemiopia, na
hemoptise por desordem cardiaca, no hydrocelo com symptomas cardiacos, na ictericia com eguaes symptomas, na
insufficiencia valvular, na metrorrhagia, nas palpitações
nervosas, na endocardite e pericardite, na pneumonia dos
individuos fracos e idosos, nas polluções nocturnas, na
hypertrophia da prostata, no tosse sanguinea de doença
cardiaca, no tenesmo rectal, na hyperesthesia da bexiga
com sobrexcitação dos orgãos sexuaes; e *em doses infinitessimaes*, na cyanose dos recemnascidos, na endocardite
aguda, na papeira exophthalmica, na ictericia, na meningite cerebral aguda, nas nevroses, etc.

Antidotos: *Ether, Camphora, Opium, Nux vomica, Vinho,
Vinagre e Leite.*

69. Drosera.

Hahnemann foi o primeiro que empregou esta planta na
tosse convulsa e durante muito tempo os medicos homeopathas a consideraram e usaram, como remedio poderoso
d'esta molestia. A experiencia porêm nos ensina que não
ha remedios heroicos contra os *nomes* das molestias, e que
na *tosse convulsa*, como em qualquer outra doença (esporadica ou epidemica), é preciso estudar com todo o cuidado
os symptomas de cada doença e da epidemia reinante, para
escolher bem os remedios efficazes. Não obstante, *dros.*
é um medicamento com que se deve contar, não so na
tosse convulsa, como tambem n'outras molestias dos orgãos
respiratorios, e sobretudo na rouquidão chronica, na tosse
espasmodica depois do sarampo e no crup.

Antidotos: *Camph.*, ou *Spong. e Veratr.*

70. Dulcamara.

Medicamento d'importancia em diversas doenças dependentes de um resfriamento, ou depois de uma erupção re-
percutida, quando sobrevêm secreções mucosas abundantes

(Diarrheas e vomitos mucosos, salivação ou catarrho da bexiga).

Aggravação: durante a noite e o repouso: com o frio e a humidade; com a repercussão das erupções.

Allivio: dando-se ao movimento e andando com tempo quente.

71. Elaps coralinus.

O remedio exerce o seu grande poder paralysante sobre o systema nervoso e não menos energico, como os medicamentos da mesma origem, sobre a circulação sanguinea (dr. Mure). Todas as dôres e symptomas são mais notados sobre o lado direito, ou então manifestam-se exclusivamente n'este lado. A clinica utilisa a sua acção empregando-o nas doenças das valvulas do coração, no perido de asystolia com anasarca; na analgesia do lado direito; nas hemoptises, sobretudo do pulmão direito, com sangue negro; na hemorrhagia pelos ouvidos; na otite media suppurada chronica, sobretudo nas crianças que, em consequencia da obstrucção nasal, são forçados a respirar pela bocca; na otorrhea com zumbidos, corrimento esverdinhado, liquido e sanguineo.

Doses: diluições elevadas.

72. Erigeron canadense.

A acção therapeutica do medicamento é analoga á do *Ferro* nas hemorrhagias activas e quer interna, quer externamente a tinctura de *Erigeron* dá resultados muito similhantes aos da *Arnica*, sendo um poderoso hemostatico e tendo uma acção especial sobre os orgãos genito-urinarios. Assim a clinica recommenda-o na albuminuria, na blennorrhagia rebelde e rheumatismo blennorrhagico com irritabilidade do collo da bexiga e dôres agudas prolongando-se ao testiculo direito, na cystite dolorosa; na dysenteria com ardor nos intestinos, tanto melhor indicado quanto as fezes forem mais sanguineas e a irritação dos orgãos urinarios maior; na dysuria das crianças, com gritos ao urinar e urinas abundantes e carregadas, no periodo ultimo da febre typhoide com grande prostração

e rapida queda de forças (applicar um clyster com 5 gram. da tinctura, uma gemma d'ovo e meio litro d'agua); nas hemorrhagias de todas as ordens; nas metrorrhagias; na paralysia intestinal; na tympanite da febre typhoide, casos extremos, um clyster de hora a hora, da mistura ja recommendada. Externamente, emprega-se como a *Arnica*.
Doses: tinctura e baixas diluições.

73. Eucalyptus.

É um bom antiseptico e antiperiodico, produzindo uma excitação vascular geral, seguida de depressão e de abaixamento de temperatura e afinal de paralysia. A clinica recommenda-o nas adenites, na aphonia dos cantores e oradores, na asthma cardiaca, nas bronchites, na diarrhea indo ate á hemorrhagia, no erythema nodoso, na febre intermittente, quotidiana ou quartã, na grippe, na insomnia, na diabetes, na leucorrhea *intus* et *extra*, na nevralgia facial periodica, na tisica consumptiva, nas ulceras indolentes, no catarrho da bexiga. Externamente em linimento, no cancro ulcerado do seios, em compressas e embrocação com a tinctura nas dôres lombares e coccigeas.
Doses: tinctura mãe.

74. Eupatorium perfoliatum.

Remedio efficaz em todas as doenças com symptomas caracteristicos de quebrantamento, dôres osteocopas. O grupo de symptomas a que corresponde é: cephalalgia intensa com sensibilidade do coiro cabeludo, dos olhos; vermelhidão da face, nauseas e prostração, dôr na região hepatica, prisão de ventre e urina muito corada. A clinica utilisa-o na asthma bronchial com respiração difficil e dôr pulmonar, nas aphtas das crianças e amas de leite, na cephalalgia periodica sobretudo occipital, no cholera nostras com vomitos biliosos, diarrhea liquida, esverdinhada, caimbras e sêde, na prostração, nas dôres osteocopas de forma benigna, nas febres intermittentes com sêde antes do calafrio e este tendo logar de manhã, vomitos biliosos durante a sezão, suores finaes raros, na febre synoca do outomno com vomitos biliosos, dôr de cabeça intensa, sensibilidade do coiro cabeludo e dos globos oculares, vermelhidão dos olhos e da face, urinas vermelhas carregadas, abatimento geral, dôr na região do figado, na grippe e catarrho da larynge com dôres osteocopas, fraqueza e prostação, na meningite cerebro-spinhal epidemica, etc.

Doses: tinctura e baixas diluições.

75. Eupatorium purpureum.

Os seus principaes symptomas pathogeneticos são: dôres e ardor na urethra, durante a micção, tenesmo vesical com urinas raras, anuria e dôres profundas na bexiga, urinas misturadas de muco, dôres surdas nos rins, hydropisia, anasarca, areias, catarrho vesical. Clinicamente recommenda-se o remedio na cystite chronica e subaguda com emmagrecimento ou dysuria, na febre intermittente em que qualquer mudança de posição determina um calafrio que percorre o corpo todo, na gotta, nas areias (lithiase), nas hydropisias de causa renal, na irritação vesical chegando ate ao tenesmo e á inflamação, na nephrite, na ovarite, na polyuria, no rheumatismo dos velhos, na sciatica, etc. Devemos-lhe um caso de cura de cystite chronica que resistira a todos os tratamentos (F. Costa).

Doses: baixas diluições.

76. Euphrasia.

Medicamento digno de menção em *differentes doenças dos olhos* e na *corysa* ou constipação fluente.

Nas doenças proprias d'este medicamento os olhos choram constantemente, estejam ou não inflammados. Photophobia com lachrimação. Cataracta com lachrimação abundante. Obscurecimento da vista com o mesmo symptoma. Más consequencias de contusões, pancadas e quedas. Ophthalmias escrofulosas e rheumaticas com lachrimação. Corysa fluente com o mesmo symptoma.

Antidotos: Camph., Puls.

Doses: primeiras atenuações decimaes.

77. Ferrum.

O ferro é muito efficaz nos diversos soffrimentos causados pelo abuso da quina, chá e bebidas alcoolicas. Fraqueza geral depois de perdas de humores. Hydropisia.

Quando se observe um doente muito fraco, palido e sem forças, devemos pensar n'este medicamento. Diarrhea indolente com alimento por digerir. Coqueluche com vomitos a cada ataque de tosse. Metrorrhagia com rosto muito incarnado. Menstruação abundante. Leucorrhea acre. Espectoração sanguinolenta. Chlorose. Polysarcia. Rheumatismo dos braços e dos articulações dos hombros.

Quando um doente abusou do ferro em doses fortes, dê-se: *Puls.* ou *China* ou *Hepar, Sulph.*

Aggravação: á noite (ou ate ao amanhecer): com o repouso, em especial estando sentado tranquillamente.

Allivio: com o movimento suave.

78. Fluoris acidum.

O conjuncto dos symptomas pathogeneticos do medicamento indica-nos um estado de congestão venosa em diversas partes da cabeça, do tronco e dos membros, como se topam nos casos de venosidade ou de varicose. Estes symptomas apesar de não serem muito separados, nem muito nitidos, mas encarando-os no seu conjuncto e attendendo sobretudo a que foram produzidos por uma unica dose do acido e não por muitas, provam bem os symptomas d'uma congestão venosa generalisada (W. Epps). O acido de que tratamos tem uma acção parecida com a da Coca, mas, parece, mais persistente. Produz uma augmento do poder de resistencia muscular. Alem d'isso, permitte que se supportem melhor as temperaturas elevadas. Este acido é pois um tonico e dá um vigor geral. O dr. Cartier notou ate uma acção ja conhecida do acido, n'uma pessoa idosa: os cabelos, que eram raros, tornaram-se mais espessos e duros. Mas o acido prende o ventre ás vezes e é-se obrigado a supprimil-o. A clinica utilisa o remedio na cachexia cancerosa adiviando as dôres, na cachexia senil, na carie dentaria e ossosa, no calor e suores das palmas das mãos, na queda dos cabellos, no prurido da pelle, na fraqueza e sobretudo fadiga musculares (um pequeno somno sob a influencia do acido restabelece o vigor), na fistula dentaria, nas unhas friaveis, nas perturbações nervosas com congestão, fome canina, flatulencia, excitação genesica anormal, leucorrhea acre e rheumatismo chronico, na osteoporose e osteosclerose, nas doenças pustulosas da pelle com dilatação dos capilares, na tisica pulmonar, nas ulceras putridas dos ossos, na urethrite chronica com aperto e corrimento amarellado de noite, nas varizes e ulceras varicosas.

Doses: medias e altas diluições.

79. Formica rufa.

Topicamente o remedio produz uma vermelhidão e inflamação da pelle com prurido e uma descamação ligeira e prolongando-se a applicação, produz escoriação e seccura da epiderme. Internamente, urinas albuminosas, dôres que se aggravam pela humidade, dôres rheumaticas diminuindo á pressão, dôres de cabeça partindo da esquerdá para a direita, espreguiçar e bocejar frequentes. Hering considera-o efficaz em totas as doenças d'origem espinhal. A clinica recommenda-o na agalactia das amas, na albuminuria, na aphrodisia, nas colicas flatulentas, na cystite, na prurido generalisado, na diarrhea com borborygmos, na gotta, na ophthalmia rheumatismal e suas consequencias, na paralysia d'origem espinhal, nas polluções, no rheumatismo com dôres dos musculos e tecidos fibrosos, dos olhos, dos ouvidos, dôres repentinas que se aggravam pelo movimento e diminuem pela pressão, em especial do lado direito, na surdez, etc.

Doses: tinctura e diluições.

80. Gelsemium.

O *Gelsemium* está muito recommendado nas más consequencias d'um grande susto ou medo, como no aborto d'esta causa. Este susto ou medo produz uma especie de espanto que causa um terror profundo.

Todas as noticias alarmantes causam diarrhea. Perda da visão. Olhos como magoados; visão dupla; sensação de visão dupla reprimida pela vontade, durante a gravidez. Visão de fumo de tabaco deante dos olhos, que impede de se ver. Pupilas dilatadas. Prisão de ventre com expulsão frequente de gazes.

Durante o parto e havendo rigidez do collo uterino, as dôres penetram no ventre, por cima e por baixo do umbigo e estendendo-se em todas as direcções. Eclampsia e convulsões epileptiformes, nas mulheres gravidas, puerperas e creanças. Meningite cerebro-espinhal, com perda da vista, da fala e do movimento, nauseas e vomitos, pulso e respiração fracas. Prosopalgia com contracções e espasmos musculares em roda do ponto atacado. Espermatorrhea com palidez, olheiras, depressão moral e appetite venereo facilmente excitavel. Espasmo da glote com tosse crupal, inspirações lentas e expirações repentinas e violentas. Acordar frequente com dôres de cabeça ou colicas.

Emfim, é de grande utilidade no periodo congestivo da pneumonia, na catarro nasal e da trompa d'Eustachio e no periodo inflammatorio da gonorrhea, na insomnia consecutiva a numerosa reunião e na ataxia locomotriz progressiva.

Doses: primeiras atenuações decimaes e ate a tinctura mãe.

81. Glonoinum.

Medicamento excellente para as congestões repentinas da cabeça, pulmões e coração, com grande acceleração do pulso, pulsação das arterias, enxaqueca. Tambem se emprega nas nevralgias ligadas a congestões.

As dôres de cabeça *augmentam* saccudindo a cabeça, curvando-se, subindo uma escada; *alliviam*-se comprimindo a cabeça, conservando-a descoberta e passeiando ao ar livre.

82. Graphites.

É nas dyspepsias, nas doenças da pelle, dos olhos, nas perturbações da menstruação que a experiencia clinica confirma a efficacia da *Graphites*.

É um dos principaes remedios da *bradyspepsia* gastrica ou intestinal, dando a *Nux vomica* uma hora antes das refeições e *Graphites* uma hora depois das refeições, prevenindo do mesmo modo a indigestão habitual, os vomitos chamados nervosos, sobretudo de liquidos ou de bolo alimentar, etc. Nas doenças de pelle uma das suas caracteristicas é a exsudação d'um liquido viscoso, aquoso, glutinoso, transparente e escasso. Tambem está bem indicado na surdez, sobretudo do ouvido esquerdo, chegando a invadir o direito; com ruidos nos ouvidos, percebendo-se menos estando em casa e mais indo de trem. É um bom remedio das doenças das unhas, quando se tornam quebradiças, racham, quebram e deformam-se; inflammações das raizes das unhas, com dôres e suppuração. Menstruação muito atrazada, sobretudo quando existe a exsudação caracteristica d'este remedio; menstruação muito fraca, supprimida; atrazo nas jóvens na primeira epoca menstrual; dôres antes e depois das regras. Leucorrhea aquosa. Peitos muito doridos na lactação, sobretudo com pequenas vesiculas exsudando o liquido caracteristico. Diversas doenças dos peitos com cicatrizes, resultado de antigos abcessos, com tumores, indurações e pouca secreção de leite, etc. De muita utilidade nas mulheres com tendencia a uma corpulencia doentia (obesidade) com unhas deformes, desarranjos menstruaes e exsudação propria. Alopecia. Hemorrhoidas com grande ardor. Exanthema entre os dedos com os symptomas ja mencionados. Prisão de ventre, com dejecções volumosas e duras e aggravação das hemorrhoidas depois de obrar. Secreção urinaria diminuida.

Aggravação: de noite, durante e depois da menstruação com a sua suppressão, com a luz.

Allivio: na escuridão, eructando e expellindo gazes.

Antidotos: *Arsenic.*, *Nux v.*

Doses: da 6ª á 30ª atenuação.

83. Grindelia robusta.

A experimentação precisou bem duas grandes espheras d'acção d'este remedio: as membranas mucosas e o systema nervoso. Como nas gomas resinas, este medicamento é eliminado atravez das mucosas e por consequencia o seu emprego está indicado na asthma humida e espasmodica. A pathogenese revela alguns symptomas oculares visinhos dos da irite (Piedvache). Grande fraqueza do coração; o doente na occasião de adormecer, acorda bruscamente, com a sensação de que a respiração parou; acção electiva sobre o nervo pneumo-gastrico (Farrington). Assim a clinica utilisa-o na asthma catarrhal ou humida com expectoração abundante mas difficil de despegar e dyspepsia concomitante, na bronchite chronica, com cephalalgia e expectoração purulenta, na coqueluche, na cystite chronica, na dyspnea nocturna habitual com receio de adormecer, na dyspnea cardiaca, na intoxicação pelo *Rhus toxicodendron*, na irite, na paresia do nervo pneumo-gastrico, nas manchas da purpura, nas ulceras varicosas das pernas, com secreção de pus fetido. Externamente usa-se o remedio na blennorrhea em injecções com a tinctura muito diluida e no prurido das erupções erythematosas cutaneas em compressas da mesma diluição.

Doses: tinctura e baixas diluições.

84. Guaiacum.

Na pathogenese do medicamento encontram-se dôres arthriticas nos membros, aos empuxões, dilacerantes e contractivas das partes atacadas, inchação dos ossos (Tessier). Provoca a transpiração e a secreção urinaria e augmenta o corrimento menorrhagico. A clinica recommenda o remedio na angina pharyngea, nas dôres arthriticas, gottosas, syphiliticas e concreções, na cabeça, nos membros e nos tendões, na gotta das visceras intestinaes e vesical, na ovarite rheumatismal, na pleurodynia á esquerda, na tuberculose com expectoração fetida, na surdez persistente com otorrhea recurrente.

Doses: baixas diluições.

85. Hamamelis.

A acção principal do *Hamamelis* exerce-se no systema venoso e dahi a sua indicação na inflammação das veias (phlebite), nas varizes e nas hemorrhagias venosas.

Em todas as formas de varizes é excellente, bem como
nas ulceras varicosas em que o seu emprego interno pode
ser auxiliado pelo uso externo da tinctura em lavagem e
compressas. É o principal medicamento das hemorrhoidas
que sangram, produzindo comichão, dôr, plenitude e peso,
com o anus gretado e sensação como se se quebrasse o
osso sacro. Hemorrhagias de varios orgãos, de sangue
quasi negro, saindo lentamente. Hemorrhagias passivas.
Hematemese com dejecções sangrentas, precedidas de dôres
e plenitude no ventre. Hemoptises e metrorrhagias passivas còm anemia. Amenorrhea com epistaxis e hematemese.
Peitos que sangram. Nevralgia dos ovarios e dos testiculos. Orchite consecutiva a uma blennorrhagia.

O dr. Hering dizia que o Hamamelis alliava a acção
da *Arnica* e *do Aconitum*. Tambem tem bastante analogia
com *Ipec.*, *Millef.* e *Pulsat.*

Dóses: tinctura mãe e primeiras atenuações decimaes.

86. Helleborus.

Sendo relativamente um medicamento de pouco uso,
possue, apezar d'isso, indicações bem precisas no tratamento da *loucura, da febre intermittente, das convulsões* e
das hydropisias. O uso de elleboro na *loucura*, em medicina, remonta a Hippocrates, mas como os medicos mo-
dernos se vêm na difficuldade de explicar por uma acção
drastica a feliz influencia de este remedio na loucura, preferem abandonal-o. Os symptomas moraes causados pelo
elleboro no homem são, explicam-nos a sua acção curativa
na loucura, ao mesmo tempo que fixam as suas indicações
particulares. Duas variedades d'alienação indicam este remedio no tratamento da loucura. Em primeiro logar, esta
especie de alienação com torpor de todos os sentidos, a
suspensão da memoria tão bem caracterisada na pathogenese do elleboro é que designa este remedio como muito
importante no tratamento do que se chama *imbecilidade.*
Segue-se a melancolia profunda com anciedade e desespero
que caracterisa a variedade conhecida pelo nome de *lype-
mania.* A sua acção tambem nos auctorisa a aconselhal-o
no *delirio febril* com sobrexcitação, grande agitação, desejo

de fugir et perda da consciencia, tendo sido estes symptomas expressamente notados nos animaes intoxicados por Pécholier. Nas *quartans* tambem a sua acção se explica pela lei de similhança: movimento febril, intermittente, principiando de manhã por um calafrio seguido de calor no corpo e na cabeça, com frio das extremidades e terminando por um suor geral; ausencia de *sêde* durante a febre. O elleboro é um medicamento convulsivante; os antigos usaram-no no tratamento da *epilepsia* e da *choréa*. O dr. Teste operou uma cura notavel de *eclampsia* com o elleboro. Mas é sobretudo no tratamento das hydropisias que este remedio tem alcançado os seus maiores triumphos e nós mesmo lhe devemos a cura d'uma hydrocephalia infantil, dada por incuravel pelos medicos, na aprazivel villa de Redondo (Alemtejo). A acção de *helleborus* sobre o coração é comparavel á da *digitalis*, havendo justo motivo para o applicar nas hydropisias cardiacas. Em homeopathia é corrente empregal-o no tratamento da *anasarca*, consequencia da escarlatina, sempre com bom resultado.

Doses: primeiras atenuações.

87. Helonias dioica.

É um irritante especial da mucosa genito-urinaria, causando dôr e peso dos rins; urinas frequentes e abundantes; ardor na uretra, dor intensa do dorso ao utero; metrorrhagia e inchação dolorosa dos seios (R. Hughes). É um tonico uterino, util sobretudo nas mulheres com depressão do systema nervoso, que se cançam ao menor trabalho, com dôres nas cruzes, derivando d'ahi para os membros. Nas doenças das mulheres, ha duas indicações especiaes para o emprego do remedio: 1º atonia dos orgãos sexuaes; 2ª dôr irradiando das costas ao utero: *a doente sente que tem este orgão*. A consciencia da existencia do orgão traduz-se por um peso prolongado e doloroso, ininterrupto, na região do baixo ventre, acompanhada d'uma sensação de fadiga e dôr nas costas e nos membros. Alem d'isso, é um excellente remedio da leucorrhea escura e fetida, obstinada e aggravando-se ao menor esforço; existe ao mesmo tempo uma fraqueza

5*

geral muito pronunciada e ás vezes pruridos nas partes sexuaes; as regras andam adeantadas e são profusas; o fluxo
sanguineo é passivo; o sangue escuro, coagulado e fetido.
Os deslocamentos do utero indicam tambem *Helonias*. A
anemia e a fraqueza, com prostração geral, determinando
facilmente nas doentes a hypochondria e a depressão moral, militam a favor do medicamento, visto que, diz
Cowperthwaite, *Helonias* actua sobre a formação do sangue,
causando uma anemia e um effeito de desorganisação.
Em resumo, o remedio pode prestar excellentes serviços
na albuminuria, na amenorrhea com fraqueza, na cephalalgia frontal ou temporal que allivia com a movimento e
a exercicio intellectual, na chlorose causada por fraqueza
e perturbações gastricas e na chlorose que precede ou
acompanha o periodo de formação, na debilidade depois
da diphteria, na diabetes, nas dôres musculares chronicas,
na ictericia hematogenea, na irritação da mucosa urinaria
com impotencia, na leucorrhea e menorrhagia com os
symptomas acima indicados, na phosphaturia, no prolapso
uterino, na salivação da gravidez, no utero atono, esterilidade e disposição aos abortos, na fraqueza da bexiga.
Externamente, applicam-se duches e tampões uterinos.

Doses: tinctura e baixas diluições.

88. Hepar sulphuris.

É o melhor antidoto do abuso do mercurio e do iodo.
Actua especialmente sobre a pelle, as membranas mucosas
e as glandulas.

Doenças escrofulosas. Ulceras. Rouquidão chronica.
Tisica da larynge.

É de grande utilidade nas affecções herpeticas do rosto;
nas inflammações e tumores para apressar a suppuração,
quando é lenta, havendo ou não dôres pungitivas; nas
glandulas em suppuração (escrofulas); nas ulceras rebeldes;
na calvicie causada por abuso do mercurio; na tinha; na
ophthalmia escrofulosa e herpetica; nas anginas inflammatorias, phlegmonosas, com grande inchação e dôres pungitivas muito agudas; bubões escrofulosos e syphiliticos; nos
cancros com bordos duros e dôres lancinantes; no crup;

nos panaricios; nas gretas de diversas partes, em especial nas mãos, pelo abuso do mercurio.

Aggravação: desde o anoitecer até á meia noite. Expondo-se ao frio, pelo resfriamento d'um membro, bebendo e comendo cousas frias. Com o vento frio (éste ou norte). Deitando-se sobre o lado dorido, comprimindo-o externamente ou roçando os pontos doentes. Ao engulir. Durante o somno.

Allivio: com o calor e vestindo-se junto do fogão.

Doses: primeiras atenuações (ate á sexta).

89. Hydrastis.

Este medicamento está especialmente indicado na prisão de ventre, nas ulceras e no cancro.

Prisão chronica de ventre, com dôr de cabeça, hemorrhoidas, côr icterica da pelle, dôres com desfallecimento e calor no ventre, palpitações do coração e dôr no recto e no anus depois de cada defecação. Ulceras pouco profundas, mas rebeldes, nas membranas mucosas dos olhos, nariz, bocca, garganta, recto, vagina e collo uterino. Devemos-lhe a cura d'uma ulcera no pavilhão d'uma orelha, ulcera que resistira a varios tratamentos allopathicos. Cancro dos seios, com tumefacção esquirrhosa, dura, adherente á pelle com dôres agudas, lancinantes.

Está tambem indicado no escorbuto com grande prostração de forças e ulceras nas pernas. Leucorrhea, ulceras da vagina e collo do utero, com corrimento viscoso, palpitações do coração e prostração de forças. Catarrho senil, com grande fraqueza, falta de appetite, expectoração abundante, amarella, viscosa e espessa.

Depois de *Hydrastis*, podem applicar-se *Ars.*, Nux v., *Sulph.*

Doses: tinctura e primeiras atenuações decimaes.

90. Hydrocotyle asiatica.

O remedio actua sobre os orgãos genitaes da mulher, o collo da bexiga e a pelle. Audouit assignala: eczema impetiginoso chronico, ulcerações granulosas dos dois labios do collo uterino, com leucorrhea abundante, ulcerações fungosas ou granulosas do labio superior do collo, com leucorrhea profusa, prurido vaginal, gangrena d'uma membrana recentemente formada. Assim a clinica recommenda-o no adenoma e cancroide do utero, na cirrhose do figado, na cystite da mulher, no eczema e elephantiase, na endometrite cervical com erosões vermelhas da vagina, na gangrena, na leucorrhea com eguaes erosões ás da endometrite, no lichen rubro e excedens, no psoriasis, na prosopalgia esquerda, no prurido vaginal, na ulceração do collo uterino.

Doses: baixas diluições. -

91. Hydrocyani acidum.

O sujeito envenenado pelo remedio vae-se abaixo repentinamente e cae sem proferir uma palavra, privado de movimento e dos sentidos. O corpo retesa-se sob a influencia d'uma convulsão tetanica. D'uma maneira geral, o medicamento convem nas doenças cuja principal caracteristica é o espasmo. É um veneno bulbar no sentido estricto da palavra. Assim a clinica recommenda-o na angina pectoris, na cholera no inicio, nas convulsões e espasmos tetanicos, nas convulsões uremicas, na coqueluche e doenças espasmodicas das vias respiratorias, na dyspepsia chronica com vomitos dos alimentos, á noite, na epilepsia e vertigem epileptica recentes, na gastralgia e enteralgia, na hysteria, na incontinencia de materias fecaes, na insolação, nas palpitações nervosas e irregularidades funccionaes ligeiras do coração, na paralysia imminente do pulmão e do coração, tosse dos tisicos. O uso externo do medicamento está indicado no eczema, erythema, prurido vulvar e urticaria.

Antidotos: *Camph.*, *Coff.*, *Ipecac*, *Opium.*
Doses: da 3ª diluição x á 12ª centessimal.

92. Hyoscyamus.

O meimendro parece-se muito na sua acção com a belladona e é de grande vantagem nos casos em que esta não produz effeito ou somente aggrava a doença e tambem nos soffrimentos causados pelos ciumes.

A sua principal esphera d'acção indica-o nas doenças espasmodicas, como epilepsia com perda dos sentidos, convulsões de todos os musculos do corpo, tonicas e clonicas, grande inquietação, por todo o corpo; dôres de parto espasmodicas, com convulsões dos musculos todos; menstruação muito dolorosa, com espasmos dos musculos e sangue descorado.

Doenças cerebraes e febris com delirio acerca dos seus affazeres, desejo de saltar da cama e descobrir-se. Memoria fraca. Imbecilidade. Amaurose com dilatação das pupilas, dyplopia, perda momentanea da vista, illusões opticas. Surdez.

Aggravacão: de noite, sobretudo depois da meia noite. Repousando e estando deitado (tosse). Comendo e sobretudo bebendo. Com o tempo frio e resfriando-se. Durante o somno.

Allivio: abaixando-se (dôres de cabeça e peito).

Doses: primeiras atenuações e altas especialmente nas doenças nervosas.

93. Hypericum perforatum.

O medicamento tem a sua esphera especial sobre o systema nervoso, que tem a propriedade de irritar determinando erethismo vascular e convulsões (G. Ménéville). R. Hughes e outros auctores comparam o remedio, na esphera do systema nervoso, á *Arnica* na sua predilecção para o systema muscular, actuando de preferencia sobre a medula e o cerebro. Devemos pois lembrar-nos sempre do *Hypericum* nas doenças de origem medular. Assim a clinica recommenda-o na asthma com tosse secca, frequente e oppressão do peito, nas feridas retalhadas, interna e externamente, na chorea consequencia de chaga, nas convulsões infantis pelo menor traumatismo, na commoção da medula depois de *Arnica*, na cystite aguda, no formigueiro das extremidades, na nevrite (compressas com a diluição da tinctura) e internamente alternado com o *Phosphorus*, no penso das feridas por esmagamento, nas chagas

nervosas e muito dolorosas, interna e externamente, na
espasmo vesical, nos estados inflamatorios do utero e vagina, no tetano traumatico, traumatismo e trismo, interna
e externamente.

Antidotos: *Agaricus*, *Cocculus*.

Doses: internamente tinctura e 1ª diluições decimaes;
externamente uma colhér da tinctura para um copo d'agua
tepida.

94. Ignatia amara.

Este medicamento convem ás pessoas sensiveis (principalmente ás mulheres), que têm o *temperamento nervoso*,
o *genio muito variavel*, e que são *inclinadas a concentrar
em si os pesares que lhe sobrevêm*. Emprega-se sobretudo
contra os symptomas que provêm d'uma *afflicão, de um
pesar, de amor não correspondido*, contra a melancolia
acompanhada de muitos *suspiros involuntarios, de uma
sensação de vacuidade* e fraqueza *no estomago, e de in-
clinacão para a solidão*.

As convulsões e caimbras (hystericas e epilepticas),
causadas pelo que vimos de enumerar, são tambem caracteristicas de *Ignat.*

Os symptomas aggravam-se com *o café, o tabaco, a
aguardente, depois da comida, pela noite depois de deitar-se
e pela manhã* depois de acordar; *são menos intensos se o
doente se deita de costas* ou sobre o lado dorido, e em
geral, se muda de posição.

Ignat. não produz effeitos de longa duração; é bom
por isso repetir com frequencia as doses, se a primeira
não foi bastante efficaz. Segundo Hahnemann, o melhor
é dar *Ignat.* de manhã e *Nux v.*, á noite.

Antidotos: *Arn.*, *Camph.*, *Cham.*, *Coccul.*, *Coff.*, *Nux v.*,
Puls., *Zinc.*, que se podem dar antes ou depois de *Ignat.*

95. Jodum.

Ainda que o iodo (e os seus preparados) é em geral
muito pouco usado, não podemos deixar de falar d'elle;
porque o medico homeopatha tem que tratar com frequencia

doenças em que se tem empregado e abusado, interna e externamente, em doses allopathicas. Taes incommodos curam-se difficilmente, porque as consequencias nocivas do abuso do iodo ou da sua intoxicação, não se tratam e combatem facilmente. Têm-se recommendado para os effeitos dos abusos do iodo os seguintes medicamentos: *Hepar s.* (B.), *Bell.* e *Phosph.*

N.B. Alguns medicos homeopathas recommendam muito o iodo na *pulmonia* (Kafka); bem como no *crup* avançado.

*96. Ipecacuanha.

A ipecacuanha é muita apreciada para combater os effeitos perniciosos da quinina e do opio.—Repugnancia a toda a classe de alimento e nauseas continuas. — Sensação de fraqueza.—Hemorrhagias, vomitos de alimentos, de bilis, de agua. — Dôres do umbigo.

Este medicamento emprega-se com grande exito, principalmente nas molestias das mulheres e creanças. Nas indigestões devidas a um resfriamento, alimentos repugnantes, tomados com asco e por comer em demasia. — Febres intermittentes em que predominam os symptomas gastro-intestinaes.—Diarrhea cholerica. — Molestias gastro-intestinaes com vomitos e diarrhea.—Tosse convulsa com vomitos e nauseas. — Sarampo com symptomas gastricos que impedem o seu desenvolvimento. — Asthma. — Affecções produsidas pelo arsenico e o cobre. — Erupção miliar, sobretudo depois do parto. (Aggravação e allivio: a este respeito não ha nada de particular.)

97. Iris.

É um emetico e purgativo energico, excitando as secreções salivar e biliar, bem como as do figado e do pancreas. O estado morbido provocado pelo medicamento tem pouca tendencia a chegar até á inflamação. Aggravação nocturna e dôres que augmentam pelo movimento (Hale). O dr. Claude notou que este remedio, prendendo o ventre, em dose baixa, mas forte não; possue, em doses muito atenuadas, as propriedades oppostas e relacionou 9

casos de prisão de ventre, em que *Iris*, da 12ª á 30ª
diluição, actua, por assim dizer, á maneira d'um laxativo e
solta os intestinos os mais presos. Abaixo da 12ª diluição, não obteve resultado algum. Clinicamente emprega-se
na athrepsia infantil com vomitos, na cephalalgia com
irritação gastrica e desordens visuaes, no cholera nostras
com vomitos dos alimentos e liquidos acidos e biliosos e
conjunctamente diarrhea na prisão de ventre, nas crostas
de leite, na diarrhea, gastrica e biliosa, no eczema, no
herpes, no lumbago, na enxaqueca ophtalmica á direita,
na enxaqueca com vomitos biliosos sobretudo periodica,
nas nevralgias trifacial, sciatica direita, uterina, nas doenças
chronicas do pancreas, nas perdas seminaes, no rheumatismo lombar, nos vomitos de qualquer natureza.

Doses: altas e baixas diluições.

98. Jaborandi.

Este remedio caracterisa-se pelos symptomas seguintes:
augmento da secreção lachrimal, salivar e sudorifica, con-
traindo rapidamente as pupilas, tensão do apparelho accom-
modativo dos olhos, incurtamento do campo visual, mudança constante do estado da visão, tornando-se assim
pela nossa lei homeopathica um dos remedios principaes
dos espasmos da accommodação. A clinica utilisa-o na
agalactia, nas anomalias da refracção, moscas volantes sobretudo olhando a distancia, olhos fatigados e irritaveis, dôres
de cabeça virando os olhos, visão obscura, pestanejar das
palpebras e dôr da orbita, na asthenopia, na eclampsia,
na ictericia, nas nauseas, na salivação da gravidez, na parotidite, nos espasmos da accommodação, nos suores
nocturnos dos tisicos, na uremia promovendo um suor abundante e abortando a imminencia das convulsões, na urticaria chronica, nas vertigens e nauseas por irritação reflexa
partindo dos olhos.

Doses: baixas triturações e diluições.

99. Juglans.

A acção therapeutica do remedio incide sobre o sangue tornando-o mais escuro e viscoso e determinando

hemorrhagias e erupções cutaneas e a variedade *Juglans cinerea* a ictericia como a *Nux vomica*. A clinica indica-o no acne rosaceo, na hydropisia dos cavidades thoracicas com manchas vermelhas nas pernas, na ictericia com dôres lancinantes no figado e sob a omoplata direita, nevralgia occipital, fezes biliosas e esverdinhadas com ardor no anus e tenesmo, na pleuresia com pequenas manchas vermelhas da pelle, nas regras adeantadas compostas exclusivamente de coagulos vermelhos.

100. Kali bichromicum.

O dr. Lippe recommenda muito este medicamento no *sarampo*, quando pedaços de muco indurecido, verde e nauseabundo saem do nariz.—Crup ou tosse convulsa com mucosidades viscosas.—Fluxo pelo nariz: dôres de cabeça, em consequencia da suppressão do mesmo fluxo.—Padecimentos causados por uma indigestão, ou por abuso das bebidas.—Syphilis secundaria com ulceras na pharinge.— *Dysenteria* com lingua avermelhada, lisa ou fendida.

Aggravação: com o frio. Ao ar livre e frio.

Allivio: com o calor e com os arrotos. Com o ar quente.

101. Kali carbonicum.

Os principaes symptomas da indicação d'este medicamento são as dôres pungentes e penetrantes que se manifestam em qualquer parte do corpo, como nas colicas, nas articulações, no parto e depois do mesmo e na leucorrhea.

É um dos melhores remedios das doenças proprias da mulher, sobretudo das da vagina e utero. Menstruação muito retardada, com largos espaços entre uma e outra regra, escassa, supprimida e de sangue acre. Dôres falsas de parto, apparecendo na espadua e invadindo os quadris e nadegas; dôres de parto que cessam ou são muito fracas. Moscas volantes deante dos olhos; deslumbramento que impede a visão. Prisão de ventre por inactividade intestinal, como se os intestinos estivessem paralysados e dejecções volumosas. Catarrho bronchico com expectoração sangrenta, acre, purulenta e com prostração. Más consequencias do abuso do coito e da espermatorrhea. Adherencias da pleura. Hydrothorax. Doenças do coração.

Aggravação: depois da meia noite, do coito, ao ar frio, durante a comida, a menstruação, pela sua suppressão, deitando-se de lado, olhando com fixidez qualquer objecto, escrevendo e com poluções involuntarias.

Allivio: eructando, estando sentado, inclinado, com o calor e o ar quente.

Antidoto: Dulcamara.

Dóses: variadas, segundo a doença.

102. Kali hydrobromicum.

O medicamento tem uma acção primitiva sobre a actividade reflexa e uma acção secundaria deprimente sobre a intelligencia e d'ahi o seu emprego abusivo na epilepsia e muitos outros casos d'excitação nervosa em que, por mais que se diga, não actua senão como palliativo (Farrington). O uso prolongado do medicamento provoca as pustulas bem conhecidas do acné bromico. No cerebro causa uma cephalalgia obtusa e vertiginosa; diminuição da vista, do ouvido, das faculdades mentaes, somnolencia, estupor e perda da memoria (o doente esquece-se rapidamente do assumpto que tratava).

Do lado da medula espinhal, produz a anesthesia da superficie anterior do corpo e a paralysia das extremidades inferiores; na garganta insensibilidade total. Acalma poderosamente a sensibilidade e actividade dos orgãos da geração (R. Hughes). Assim a clinica recommenda-o no acne sobretudo da face e do peito consequencia de onanismos, na amnesia depois de excessos venereos, na analgesia, na anesthesia da garganta e da mucosa genital, na asthma de Millar, na ataxia locomotriz, na cephalea congestiva, no cholera infantil com grande prostração, pelle fresca e symptomas de hydrocephalia, nas colicas hepaticas (P. Jousset), nas convulsões epileptiformes, nas caimbras do constrictor vaginal, na dysphagia dos liquidos nas crianças, na eclampsia das mesmas, na epilepsia (palliativo e perigoso ao mesmo tempo), nos terrores nocturnos, na hysteria, na insomnia nervosa, na mania aguda, na masturbação

(depressão e fraqueza das pernas), na melancolia, por
excessos sexuaes, na nevralgia dos ovarios, na paralysia
da sensibilidade e da contractibilidade do centro para a
peripheria, na pneumonia, no periodo ultimo, no prurido
vulvar, no rheumatismo nodoso, na tosse espasmodica e na
reflexa da gravidez, na urticaria com dôres nervosas. A
solução do medicamento em injecções na blennorrhagia,
em compressas nas hemorrhoidas dolorosas e o po fino
nas ulceras indolentes.

Doses: em substancia e triturações decimaes.

103. Kali chloricum.

Este medicamento, um dos mais toxicos saes de potassio, deprime e paralysa o coração e abaixa rapidamente
a temperatura. Mal estar e fraqueza passageira (por diarrhea). Congestão cephalica e pulmonar; sensação de frio
nos membros; dôres rheumaticas e repellões. Prurido
geral; exanthema papulosa nos hombros e nas coixas, des-
fazendo-se em escamas e ricidivando passados poucos dias.
O poder especial d'este remedio sobre a ulceração deriva
evidentemente do *chloro* e tambem este e todas as suas
combinações parecem possuir uma affinidade particular
para as mucosas. O *chloro* causa uma secreção nasal a-
quosa, com um corrimento escoriante que irrita por dentro e por fóra as azas do nariz. O exame da bocca revela uma ligeira inflamação; o *chloro*, aqui, determina
pequenas ulceras fetidas, de caracter aphtoso; a bocca
está cheia d'aphtas amarello — esbranquiçadas. Assim a
clinica o recommenda na angina ulcerosa, no brightismo,
com urinas turvas e frequentes desejos de urinar (o envenenamento pelo *chlorato de potassio* mostra sempre os
rins alterados e inchados), na congestão pulmonar alternando com a da cabeça (epistaxis) e membros frios; na
diarrhea com flatulencia, nas formas ligeiras da diphteria,
nas dysenteria com puxos, nas erupções papulosas com
prurido, na melena, na nephrite parenchymatosa com urinas negras, raras, com sangue e albumina, etc.,' na paralysia facial, na plethora e stase sanguinea em regiões
isoladas da circulação com hypochondria e excitabilidade

nervosa (Heinigke), na prosopalgia, na escarlatina, no escorbuto por mercurialismo, na estomatite ulcerosa, aphtosa e mercurial.

Antidotos: *Belladona* e *Pulsatilla*.

Doses: primeiras triturações decimaes e o sal.

104. Kali hydroiodicum.

Os caracteres da acção do sal estão em completa concordancia com os do Jodo, mas com esta differença que, em quantidades eguaes, o metaloide actua com maior intensidade do que o sal (Heinigke). Este medicamento não actua, como o *Brometo*, sobre os tecidos delicados. Parece antes affectar os grossos tecidos, como os tecidos fibrosos, exercendo a sua acção sobre o periosto e o tecido celular, por todas as partes em que se encontrem. A tendencia do *Jodeto* é de provocar infiltração, de forma que, sempre que esteja nitidamente indicado, encontrar-se-ha edema ou infiltração das partes atacadas (Farrington). Os seus effeitos sobre a sanguinificação, sobretudo quando o medicamento é dado a syphiliticos, determinam um augmento dos globulos vermelhos e diminuição dos brancos. Clinicamente recommenda-se nos abcessos para e perimetricos, nos adenomas dos seios, no emmagrecimento, na amblyopia de origem syphilitica, nas consequencias da apoplexia espinhal, na arterio-sclerose, na asthma, na ataxia locomotriz complicada com a syphilis, na blennorrhagia grave, no catarrho dos bronchios, na choroidite syphilitica, na coxalgia, na intoxicação pelo chumbo, na encephalite (amollecimento), na galactorrhea (depois do insuccesso de *Pulsatilla*), na gotta e rheumatismo, no hydrocelo, na hydrocephaloide, na irite syphilitica, na meningite tuberculosa, na nephrite, nas nevralgias da cabeça e sciatica, na nevrite chronica, na otite catarrhal media e na chronica suppurada (syphilis), na ozena, na paralysia facial (syphilis), na paresia do musculos oculares (mesma origem), na periostite, na pleuresia, na pneumonia crupal com ameaças da paralysia do orgão, no rheumatismo apyretico, na sclerose cerebral e medular, na estomatite mercurial, no strabismo, na synovite aguda, na syringomyelite, na syphilis secundaria e terciaria, no torticolis paralytico, nos tumores, nas ulceras gottosas.

Doses: primeiras triturações e o sal.

105. Kali permanganicum.

Em applicação topica sobre a pelle ou sobre ás mucosas provoca uma inflamação persistente com dôr ardente e em solução concentrada é caustico (Jousset).

Inflamação aguda da garganta, prolongando-se as fossas nasaes, á larynge, ás glandulas salivares e á trompa de Eustachio, com diurese e prisão de ventre (Allen). A clinica recommenda-o na diphteria maligna com cheiro fetido, na intoxicação pela *Morphina*, no edema da uvula, na escarlatina com rash purpurino e garganta como na diphteria, no cancro e prolapso uterino, nas ulceras fetidas.

Doses: primeiras diluições e solução do sal para uso externo.

106. Kali phosphoricum.

Segundo Schüssler as principaes indicações do medicamento são: cachexia e processos septicos, depressão geral e dôres chegando ate á paralysia, nas dôres do parto, na fadiga nervosa e muscular, nas hemorrhagias septicas, na leucemia, no noma, na otite catarrhal media com atrophia da mucosa, no otorrhea com suppuração de má natureza, na paralysia geral das crianças e na das cordas vocaes, no rachitismo, no scorbuto e stomatite e nos estados typhicos.

Doses: primeiras triturações.

107. Kalmia latifolia.

Medicamento novo e muito efficaz nas doenças do coração, que alternam com rheumatismo ou que são consequencia do mesmo. As dôres rheumaticas que exigem *Kalmia* affectam de preferencia o antebraço e a perna; dirigem-se de cima para baixo, ou mudam rapidamente de sitio (Puls).

108. Kreosotum.

Medicamento que se recommenda em especial na dentição difficil das crianças (Teste). Tambem, contra as flôres brancas abundantes, debilitantes, ou malignas e corrosivas, que dependem d'um cancro uterino. Ulceras putridas de todas as classes. Diarrhea putrida. Nevralgias muito intensas com dôres convulsivas. Leucorrhea putrida, fetida e causando grande prostração. Urinas ardentes. Erupções farelentas e pustulosas, seccas ou humidas e com ardor picante e violento.

Antidotos: *Chamom.* e *Nux v.*

Doses: primeiras atenuações; e as altas para as nevralgia.

109. Lac caninum.

É um medicamento importante e recentemente introduzido na nossa materia medica, depois de bem estudada a sua pathogenese e de confirmada a sua acção curativa na clinica.

Recommenda-se em especial nos estados de debilidade extrema causada por doenças prolongadas e atrophiadôras, na diphteria, no rheumatismo, na syphilis, escarlatina diphterica, etc.

Falta de memoria, resultando d'ahi frequentes descuidos. Ulceração do tabique nasal (causa syphilitica), com mau cheiro, suppuração e corrimento que escoria as partes. Salivação profusa que molha a almofada. Angina diphterica das mais graves, que em geral começa do lado direito, no fim de 24 horas porem muda de lado, estando n'um dia d'um lado, no outro do lado opposto, com grandes placas diphtericas, mau cheiro, infarte das glandulas sub-maxillares, grande difficuldade em engulir, grande dyspnea, aspecto lustroso brilhante do exsudado diphterico e outras vezes pardo, amarellado, escuro e quasi negro, com seccura e dôres intensas da garganta depois das dez horas da noite; a criança repelle a agua, que sae pelas narinas e a bocca. Consequencias da diphteria; difficuldade em distinguir os objectos, paralysias parciaes, impossibilidade de andar, dôres geraes com tosse, aphonia, perda do appetite e fraqueza geral, depois de curada a diphteria. Bubões e cancros. Cancros de aspecto branco, brilhante e lustroso, que logo se tornam fungosos, como as aphtas, muito desenvolvidos, bordas do prepucio cobertas de nodosidades com ardor, cheiro fetido, dôres muito intensas, desejo constante de urinar com dôr intensa e ao mesmo tempo ulceras na garganta d'aspecto diphterico. Consequencias da syphilis; ozena syphilitica, rheumatismo syphilitico, dôres osteocopas e musculares, vagas, aggravando-se pelas 5 horas da tarde e 7 horas da manhã, prostração e debilidade extrema. Alterações varias da menstruação com dôr e excoriações na garganta e que cessam ao desapparecer a menstruação. Nevralgias dos ovarios. Retroversão do utero. Bello medicamento para as mulheres em especial depois dos abortos. Dôres e inchação dos peitos; peitos muito sensiveis e doloridos. Desapparecimento do leite durante a lactação sem causa conhecida. Rheumatismo articular e muscular agudo e chronico; as dôres e as inchações das articulações apparecem n'um dia d'um lado e n'outro dia do lado opposto e assim successivamente. Sciatica. Escarlatina de côr vermelha intensa, com diptheria e esta com os symptomas proprios d'este medicamento. Profunda depressão da vitalidade, muita debilidade e falta de forças. Rachitismo.

Aggravação: pelas cinco horas da tarde e pelas sete da manhã, depois de dormir.

Allivio: á entrada da noite.

A seguir a *Lac caninum* estão indicados *Kali bichrom.*, *Laches.*, *Lycopod.. Merc.*, *Nitri acid.* e *Thuja.*

110. Lachesis.

O dr. Hering foi o primeiro que experimentou este medicamento que é muito importante e efficaz. (É preciso certificar-se bem de que a preparação a usar é a verdadeira e segura.) Muitas doenças epidemicas, como a diphteria, a febre typhoide, a febre amarella, a febre intermittente, etc. encontram em *lach.* o seu remedio especifico, bem como certas anginas, a suppressão das regras, as palpitações do coração, os soffrimentos da edade critica (menopausa) das mulheres, etc.

É muito usado nos soffrimentos causados pelo abuso do mercurio, das bebidas alcoolicas, pela tristeza e as mortificações. — Na escarlatina com angina diphterica. — Na edade critica das mulheres, com fortes baforadas de calor ou affrontamentos subindo á cara e á cabeça, na menstruação difficil, escassa ou supprimida. — Inflammação e induração dos ovarios. — Derrame nas pleuras depois de uma pleuresia com accessos de suffocação. — Palpitações de coração nas jovens. — Cyanose.

Aggravação: pela tarde ou periodicamente, p. e. de quinze em quinze dias, ou todas as primaveras. Depois de dormir. Depois de haver comido cousas acidas ou bebido aguardente.

Antidotos: *Ars.*, *Bell.*, *Carb. v.*, Hepar, *Merc.*, e Apis. (Os *acidos* e o *vinho*.)

111. Lactis acidum.

O medicamento em doses fortes perturba a acção chimica do estomago, a ponto de a impedir por completo desde logo, depois permitte-a, mas tão debilmente, que passadas quatro horas, está tão avançada, como no fim de uma hora de digestão natural. Provoca uma verdadeira bradyspepsia. Segundo Frank Kraft, o acido lactico tem um symptoma pronunciado de fadiga, como se o organismo estivesse completamente anniquilado, como se tivesse andado leguas ou as pernas pesassem como chumbo. No fim d'um momento, não se pode ter nas pernas, senão com difficuldade. O individuo tem muitas veves o palpite de padecer de diabetes sob qualquer forma. Tem uma electividade pronunciada sobre as articulações: dôres agudas, moveis, analogas ás dôres rheumaticas articulares: todas as junctas são atacadas, em especial as pequenas; conjunctamente febre e suores profusos. Determina tambem a polyuria. Assim a clinica recommenda o remedio na athrepsia, na diabetes, na fadiga geral, na hyperesthesia da retina, nos neoplasmas (compressas com uma diluição do acido), no rheumatismo articular agudo, na transpiração

dos pés, no epithelioma, lupus, papilloma (compressas com o
acido), na odontalgia por carie dentaria, no edema da epi-
glotte, nas ulcerações tuberculosas da lingua, nas ulcerações vaginaes.

Doses: internamente as baixas triturações e externamente
o acido diluido em compressas e o uso topico do proprio
acido.

112. Laurocerasus.

Tem uma acção electiva sobre o nervo vago e os
centros respiratorios. Fadiga de manhã, somnolencia e
tristeza, bem estar repousando. Incommodos alliviados
ao ar livre e fresco, por vezes depois da refeição. Dôres
musculares nos pés; paralysia e insensibilidade. Uma extrema irritabilidade nervosa é a caracteristica dos casos
que exigem o medicamento. A clinica aproveita-o na angina do peito, na asphyxia dos recemnascidos, na asthma
cardiaca, no catarrho bronchico e laryngeo, na cephalalgia
nervosa com pés frios, na cirrhose do figado, nas convulsões e paralysia, na coqueluche, na expectoração albuminosa, na diarrhea mucosa, verde, com resonancia no coração, na epilepsia e hystero — epilepsia, na induração e
inflamação do figado, na tisica alternando o frio com febre
e suores, na falta de reacção nas affecções do peito sobretudo nas doenças do pulmão que não obedecem ao tratamento apropriado, na retenção e depois incontinencia de
urina (paralysia da bexiga), nos espasmos da larynge das
doenças cardiacas, na tosse fatigante dos tisicos e na concomitante de doença das valvulas do coração, no trismo
(Allen).

Antidotos: *Camph.*, *Coff.*, *Ipecac.* e *Opium.*
Doses: baixas diluições ate á sexta.

113. Ledum palustre.

Especialmente indicado nas pessoas palidas e delicadas,
em geral, emprega-se com vantagem nas feridas perfurantes, causadas por instrumentos agudos, como sovelas,
cravos, morduras de ratas, etc. Maus resultados das

6*

feridas recentes ou antigas, causadas por instrumentos perfurantes.

Doenças das pessoas que se queixam muito de frio, na cama, em casa, etc., e sentem continuamente frio e calafrios. Panaricios e unheiros causádos pelas picadas de agulhas. Estalido das articulações, com o movimento. Doenças das articulações rheumaticas e gottosas. Nodosidades gottosas. Podagra.

Aggravação: com o movimento, ao mover as articulações, ao começar a aquecer na cama (o doente vê-se obrigado a saltar da cama, o que o allivia).

Allivio: com o repouso.

Antidoto: *Camphora*.

114. Leptandra virginica.

A esphera therapeutica de *Leptandra* limita-se aos estados biliosos e doenças hepaticas em geral, sobretudo quando apparecem as fezes caracteristicas. O dr. Burt accrescenta a *diarrhea chronica* com inflammação da membrana mucosa do colon e soffrimento predominante do figado; fezes mucosas com fortes dôres abdominaes (*dysenteria*). Diz tambem que é um dos melhores remedios para a *diarrhea chronica*, especialmente a diarrhea em que as dejecções são mais frequentes depois do meio dia e á noite.

A ictericia tambem se pode curar com este medicamento.

Analogos: *Bryon.*, *China*, *Iris*, *Podophyl.*

115. Lilium tigrinum.

Lilium é um medicamento uterino e presta os maiores serviços no *prolapso do utero com anteversão*, com uma sensação de peso habitual; allivia a irritação rectal e vesical concomittantes, bem como a congestão uterina secundaria. Tem tambem curado certos casos de *congestão* uterina e de *metrite chronica*, devendo egualmente ser applicado em casos de irritação ovarica, bem como nos casos d'excitação genesica e de nymphomania com *perturbações cardiacas*.

Fóra da esphera uterina, pode-se considerar o *Lilium tigrinum* como um remedio de grande valor na amblyopia e hyperesthesia da retina, causadas por excessos de fadiga (leitura, custura, obras delicadas).

As nauseas, symptoma saliente e constante e a flatulencia o indicam como um bom remedio de certas desordens gastricas da gravidez, devendo ser experimentado nos vo-. mitos chamados incoerciveis d'este ultimo estado, bem como no caso de *tympanite* estomacal e intestinal (comp. com *Carbo veg.* e *Taraxacum*).

A maior parte dos symptomas de *Lilium* aggravam-se pelas cinco ate ás oito horas da noite. Não nos devemos esquecer da lentidão de sua acção e ter paciencia em insistir com o remedio, quando está bem indicado.

Doses: primeiras atenuações decimaes.

116. Lithium carbonicum.

A acção therapeutica do medicamento manifesta-se pelos seguintes symptomas: incerteza da visão e desapparição da metade direita do objecto visado (hemiopia vertical). Dôr pressiva no coração; tenesmo vesical depois da micção; urinas frequentes e copiosas; levantando-se para urinar, dôr pressiva na região do coração, so cessando depois da micção; dôr ardente na uretra, prolongando-se ate aos cordões espermaticos, depois de ter urinado (Heinigke). Deve-se empregar, em especial, em todas as doenças causadas por excesso d'acido urico no sangue; mas actuando somente se o doente se abstiver d'alcool (Puhlmann). Este remedio, alem da sua actividade especial para os gottosos e as vias urinarias, tem uma electividade pronunciada para as pequenas articulações e para o hombro. As mucosas e a pelle (erythema) são affectadas; emfim os *saes de lithina* têm symptomas cardiacos que quadram muito bem com os articulares. Os sujeitos, aos quaes melhor convem, têm a pelle vermelha e secca. A clinica recommenda-o na albuminuria dos individuos exhaustos com dysuria e tenesmo vesical e conjunctamente dyspepsia acida, na amenorrhea com dôres temporo-orbitarios do lado esquerdo e todos os soffrimentos do mesmo lado, nos calculos vesicaes, no catarrho do bassinete, com formação d'acido urico, na diabetes mellitus com violentas dôres rheumaticas, na endocardite rheumatismal a maior parte das vezes com inflammação chronica das articulações dos dedos, na fraqueza e sensibilidade da vista por excesso de applição do orgão (Heinigke), na gastralgia com hemicrania melhorando com as refeições, na gotta chronica e arthrite das pequenas articulações, na hemiopia com os symptomas ja indicados atraz, na hypertrophia da prostrata, nas intermittencias das pulsações cardiacas, na menstruação retardada e parcimoniosa, no rheumatismo.

Doses: baixas triturações.

117. Lobelia inflata.

A principal esphera d'acção do remedio é a dos nervos pneumo-gastricos e por conseguinte o apparelho respiratorio. A *lobelia* produz em doses fortes vomitos muito violentos e uma profunda prostração, fraqueza do coração e da respiração, colapso, estupor mortal; o nervo pneumogastrico e os vaso-motores ficam paralysados. Em pequena dose, determina um espasmo da larynge e dos bronchios e d'ahi a sua grande utilidade em numerosos estados espasmodicos do apparelho respiratorio, finalisando por uma nausea mortal (Allen). A clinica recommenda-o na asthma alternando-o com *kali hydroiodicum*, na cardialgia, no catarrho suffocante com nauseas e vomitos, na coqueluche, na dyspnea cardiaca, na dyspepsia, na gastralgia, na febre dos fenos, como antidoto do tabacco fazendo desapparecer o seu mau gosto, nos vomitos e nauseas da gravidez.

Antidotos: *Camphora, Ipecacuanha*.

Doses: tinctura e baixas-diluições.

118. Lycopus virginicus.

O remedio está indicado nos incommodos acompanhados d'acção tumultuosa do coração, com maior ou menor dôr e susceptibilidade, muitas vezes com hypertrophia do orgão central. E' um sedutivo arterial analogo á *Digitalis*. Assim, a clinica utilisa-o nas affecções funccionaes do coração, na diabetes por doença hepatica, na diarrhea chronica e dysenteria, no figado preguiçoso com prisão de ventre, na papeira exophtalmica com symptomas pulmonares muito acentuados, como tosse, hemoptises, febre hectica e movimento cardiaco precipitado e tumultuoso, na hematemese e hematuria, nas hemoptises, na hypertrophia do coração com fraqueza do musculo cardiaco, na insomnia perturbada por sonhar continuo, na metrorrhagia, nas palpitações nervosas, na tisica a principio, no rheumatismo com incommodo valvular, hypertrophia do coração, tosse ou com simples palpitações nervosas, na tachycardia essencial das crianças (Hale).

Doses: tinctura e primeiras diluições decimaes.

119. Lycopodium.

Este tão importante medicamento convem ás creanças (Veja-se: doenças das creanças) e pessoas ja edosas: administra-se com bom resultado depois de *Calc. carb.* (ou *Bry.*, *Op. ou Puls.*). (Segundo L. não é conveniente começar a tratar uma doença chronica com *Lyc.*)

Convem tambem ás pessoas de caracter doce, tranquillo, melancolicas, lymphaticas, sobretudo se são mulheres, e se resfriam com facilidade, encatarrhoando-se frequentemente. — Está indicado na atrophia muscular progessiva, sobretudo nas creanças escrophulosas. — Nas varizes. — Aneurismas. — Tinha (medicamento principal). — Herpes. — Crostas de leite. — Induração do figado. — Colicas flatulentas. — Prisão de ventre pertinaz por inercia intestinal. — Colicas nephriticas (medicamento essencial) e urinas com areias. — Varizes nas mulheres gravidas. — Escoriações nos recemnascidos — Catarrho dos bronchios chronico. — Tisica tuberculosa. — Urinas com sangue.

Aggravação: desde as 4 ate ás 8 horas da noite. — Depois de haver comido; comendo e bebendo cousas frias; com as cataplasmas (quentes), com os vestidos pesados, com os aromas fortes, ao urinar.

Allivio: esfriando e descobrindo-se, levantando-se da cadeira e passeiando, bebendo e comendo cousas quentes.

120. Magnesia. muriatica.

É um medicamento que, apezar de bem experimentado, ó geralmente pouco empregado. Não obstante, deve fazerse menção muito especialmente para os variados incommodos hystericos e a prisão obstinada de ventre.

Obstrucção intestinal por induração dos escrementos, saindo sob a forma de bolas e em pequena quantidade. Caimbras uterinas. Prisão de ventre das crianças durante a dentição. Induração do figado. Sensação como se uma bola subisse do ventre á garganta (nas mulheres). Induração esquirrhosa do utero.

Aggravação: estando sentado de noite.
Allivio: com a pressão exterior e o movimento.
Antidotos: *Camphora*.

121. Magnesia phosphorica.

E'um dos mais preciosos remedios physiologicos funccionaes introduzidos por Schüssler na therapeutica e que o recommenda em especial nas doenças nervosas directas. Aggravação das dôres pelo mais ligeiro contacto; allivio pelo calor e a pressão indirecta, e nas colicas pela posição inchinada. Clinicamente emprega-se nas convulsões, coqueluche, caimbra dos escrivães, na echampsia com caimbras (Rosa), nos soluços, nas nevralgias, prosopalgia e paralysias, no rheumatismo articular chronico, no soluçar convulsivo, na irritação, caimbras e nevralgia da bexiga.

Doses: 3ª trituração decimal e mais altas.

122. Maganum.

Pela sua acção sobre o sangue e'um medicamento comparavel ao *Ferrum*. O facto que *Manganum* póde produzir a degenerescencia do figado, leva-nos á supposição de que outras lesões visceraes são possiveis (Piedvache). Nos operarios empregados em o preparar, determina a paralysia dos nervos motores principiando pela paraplegia (R. Hughes). Acção irritante sobre a larynge, perturbações dyspepticas, dôres periosticas e articulares. Acção curativa muito efficaz contra o dartro (Cramoisy e P. Jousset). A clinica indica-o na adipsia, na chlorose, na corysa chronica, nas dôres articulares do calcanhar (Farrington), no eczema secco e com fendas nas pregas articulares, na gotta erratica (Hirschel), na laryngite chronica simples, no lichen, na enxaqueca, na osteite e periostite com dôres nocturnas, na otalgia, na tisica da larynge (Hahnemann), na pityriasis e psoriasis, no prurido, no resfriamento das extremidades, na surdez por obstrucção da trompa de Estachio.

Doses: baixas triturações.

*123. Mercurius.

O mercurio deve empregar-se com muita circumspecção. Se o doente fez uso d'elle (em doses allopathicas), é melhor começar o tratamento por um antidoto, como *Hepar*, *Chin.*, *Lach.*, *Nitri ac.* etc. (Veja-se: abuso do mercurio.)

Convem este medicamento nas consequencias de um resfriamento apanhado de preferencia ao anoitecer, nas inflammações catarrhaes e rheumaticas com suores abundantes que não alliviam; nas doenças syphiliticas, blennorrhagia, cancros simples e erupções syphiliticas. — Nos symptomas produzidos pelo abuso de enxofre e do figado de enxofre, dos prazeres venereos, onanismo, quinina, vinho e café. — Caries e exostoses. — Inflammação sem vermelhidão das glandulas lymphaticas. — Erupções diversas da pelle com exsudação sero-purulenta. — Ictericia (medicamento principal. — Variola (no periodo de suppuração). — Alopecia syphilitica (quando se usou o mercurio em doses allopathicas). — Ophtalmia escrophulosa, herpetica e syphilitica. Ulceras da cornea. — Otorrhea purulenta. — Ozena. — Dentição difficil com inchação das gengivas e abobada palatina (depois de *Belladonna*). Fluxão sem vermelhidão da cara. — Inflammação, ulceras e amollecimento da membrana mucosa da bocca, com vacillação dos dentes. — Salivação abundante. — Hemorrhagia da bocca. — Inflammação do figado, — Catarrho do estomago e intestinos, com diarrhea acompanhada de muitos gazes e aquosa, espumosa. — Lombrigas com falta de appetite. — Diarrhea biliosa. — Erysipela do escroto. — Urinas com sangue. — Bubões escrophulosos e syphiliticos (se não se tem tomado mercurio em doses allopathicas). — Peritonite. — Metrite. — Leucorrhea. — Catarrho bronchico. — Pulmonia. — Anginas catarrhaes e inflammatorias (depois de *Belladonna*). — Coxalgia. — Luxação espontanea.

Está indicado de preferencia nas pessoas lympathicas, louras, mal nutridas, com predisposição aos resfriamentos e a suar facilmente, apathicas, melancolicas e propensas á diarrhea.

Aggravação: de noite. Com o calor da cama. Ao adormecer. Com a luz (da vella), com o movimento e a canceira; ao transpirar.

Allivio: pela manhã: conservando-se quieto e estando deitado.

124. Mercurius cyanatus.

O cyaneto de mercurio é um medicamento muito energico, cuja actividade e rapidez d'invasão dos accidentes que determina é muito notavel. Da curta pathogenese publicada pelo Dr. Roth extrahimos os seguintes symptomas: estomatite ulcerosa e membranosa que occupa toda a bocca e pharynge; pulso pequeno, lento, concentrado; prostração extrema, syncopes repetidas, soluçar continuo, anuria.

Estes caracteres determinam a indicação do *Mercurius cyanatus* na diphteria grave, maligna, putrida e em que a clinica tem tido tantas vezes occasião de verificar os seus bons resultados; tanto em casos tratados pelos medicos d'outros paizes como o Dr. Beck de Monthey-en-Valais e Dr. Villers de S. Petersburgo, como pelos nossos medicos de Lisboa, Drs. Robertes e Lopes Monteiro e cujos optimos resultados posso confirmar (F. J. Costa).

125. Mercurius iodatus flavus.

A clinica recommenda este remedio na angina lacunar e necrotica, na catarrho purulento dos sinus frontaes, na catarrho chronico da parte superior da pharynge, na con-

junctivite diphterica, na diphteria pharyngea do lado direito, na keratite intersticial com ulceração serpiginosa superficial invadindo as bordas de toda a cornea, no lupus, na orchite blennorrhagica, no pannus, na paralysia bulbar, no prurigo, na escrophula, na syphilis secundaria e terciaria no periodo de transição, nos vomitos da gravidez.
Doses: baixas triturações e diluições medias.

126. Mercurius iodatus ruber.

Participa como o antecedente das propridades do mercurio e do iodo, mas é muito mais activo e por isso mais difficil de manejar na syphilis em que se recommenda nos accidentes da mais alta gravidade. A clinica emprega-o no abcesso dentario, na angina crupal, no cancro indurado com bordas cartilaginosas, na diphteria pharyngea do lado esquerdo depois da inefficacia do *Merc. cyanatus*, na lepra, no lupus, nas ophtalmias escrophulosas, no pannus, na syphitis secundaria e terciaria e nos ingurgitamentos chronicos ganglionares alternado com a *Belladonna*.
Doses: 3ª trituração decimal e diluições medias.

127. Mercurius sublimatus corrosivus.

Hahnemann e Roth déram pathogeneses d'este medicamento, de que sobresae d'uma maneira geral que as lesões anatomicas e os symptomas objectivos do sublimado corrosivo são mais agudos e mais pronunciados e intensos do que os de *mercurius solubis*. Assim, as dejecções do primeiro, são mais ensanguentadas do que no segundo, o tenesmo é mais violento e o anus escoria-se mais facilmente. Alem d'isso, comparando as pathogeneses, nota-se, pelo que respeita ao corrosivo, os seguintes symptomas differenciaes.

A *contracção* precede a dilatação da dupila cuja insensibilidade á luz é muito rapida e persistente. Olhos brilhantes e de uma grande mobilidade, depos proeminentes e fixos. Os objectos parecem *menores* e mais *affastados*.

Vomitos muito notados de muco verde, de sangue em coagulos escuros ou *pé de café*; gastralgia, colicas e puxos atrozes; tenesmo doloroso, fezes sangrentas ou *enterorrhagia* mortal; dejecções involuntarias; retensão de urinas. Por este quadro symptomatico se verá que o corrosivo é um dos melhores remedios da dysenteria, sendo tambem applicado de preferencia nos accidentes secundarios da *syphilis*, profundos ou graves.

Doses: pode-se dizer que actualmente todos os medicos estão d'accordo em applicar na *syphilis* as primeiras atenuações decimaes dos diversos saes mercuriaes. Nas phlegmasias daremos as centessimaes; na *dysenteria* as atenuações medias são mais efficazes e reservaremos as altas para as *nevroses*.

128. Mezereum.

É um bom medicamento das *nevralgias faciaes* rebeldes (Violett) e está indicado quando as dôres vêm subitamente, trazidas pelo tacto, pelos movimentos de phonação ou mastigação, sobretudo com as comidas quentes, havendo ao mesmo tempo salivação e tensão dos musculos da mastigação (Jousset).

Tambem se emprega com bom resultado nas erupções escrofulosas da cabeça e da face, nas exostoses, nas periostites e na necrose phosphorada, indicação do dr. R. Hughes. A leucorrhea, a queda do recto e a papeira exophtalmica podem tambem ser curadas pelo *merexeum*.

Doses: primeiras atenuações.

129. Millefolium.

A acção do medicamento accusa effervescencia do sangue, congestão do pulmão, do cerebro e dos orgãos abdominaes; stase do sangue nos capillares; hemorrhagias por fendas das paredes vasculares, abundantes e recidivantes. Oppressão e mal estar. Aversão para o trabalho. É o medicamento das hemorrhagias. Assim a clinica indica-o como preventivo do aborto, na caimbra do diaphragma, na epilepsia com amenorrhea, dôres de estomago e hemoptises, na epistaxis, na hematemese, na hematuria, nas hemoptises cardiacas e nas supplementares das regras e nas tuberculosas, nas hemorrhoidas com hemorrhagia, nos soluços, na melena, na metrorrhagia passiva, no naevi materni, na tosse com vomitos dos tisicos, na uretrite chronica com inchação dos orgãos sexuaes.

Doses: tinctura e baixas diluições.

130. Moschus.

É sobretudo na hysteria que o almiscar nos pode prestar grandes serviços e segundo o dr. R. Hughes é um dos melhores remedios para fazer cessar os ataques de hysteria ate os mais violentos; sendo bom tambem para a asthma e o soluçar espasmodico, hysterico, e para as palpitações nervosas que apparecem a seguir a uma impressão forte, não existindo ainda affecção organica do coração.

A *dyspnea nervosa* é quasi sempre felizmente modificada pelo *moschus*. Na laryngite estridula, a olfacção da tinctura segundo o dr. R. Hughes, é o melhor meio de allivio durante o ataque. É tambem um medicamento muito fiel no *espasmo da glotte*, quer elle seja essencial, quer ligado ao *crup*. Na tratamento do *tetano* tambem tem dado bons resultados.

Doses: as primeiras atenuações.

131. Muriatis acidum.

É um medicamento muito util nas febres typhoides, quando o doente, no periodo mais grave, deslisa pouco a pouco para os pés da cama e tem de se puxar para o travesseiro a todos os momentos; quando urina, tambem ha evacuação de ventre ou vice-versa, ou então ha suppressão d'urinas. Nas hemorrhoidas muito doridas não podendo o doente limpar-se depois de evacuar. Nas ulceras putridas saniosas. Na diabetes saccarina com grande abundancia de urina, de noite e de dia. Grande sensibilidade ao tacto em todas as doenças. Escorbuto, hemorrhagia das gengivas, sendo impossivel tocar-lhes pela sua extrema sensibilidade. Impotencia. Hydropisia. Ulceras putridas nas pernas e nos pés, dolorosas, com cheiro fetido, com ardor nas bordas.

Aggravăco: com a quietação e o contacto, estando sentado, com o tempo humido e ao urinar e defecar.

Allivio: com o movimento, coçando-se e não vendo
ninguem a seu lado.

Antidotos: *Camph.*, *Bryon.*

Doses: primeiras atenuações.

132. Naja tripudians.

Nas experiencias cuidadosas e completas instituidas
pelo dr. Russell, foram as partes onde se distribuem os
pneumo-gastricos, que mais soffreram. Os experimentadores
ressentiram-se todos da seccura da bocca e da garganta,
d'uma constricção espasmodica da larynge e de uma tosse
de irritação; alguns queixaram-se fortemente d'uma cephalalgia temporo-frontal continua, acompanhada d'um grande
desalento. Inchação do corpo. Movimentos convulsivos da
bocca e dos membros. Quietação anormal. Indisposição
(perturbação e embaraço geral da cabeça). Rigidez e insensibilidade. Assim a clinica indica o remedio na angina
de peito e doenças cardiacas como hypertrophia com ou
sem lesões das valvulas e perturbações funccionaes e symptomas cephalicos acima notados, na diphteria com as
amydalas vermelhas, halito fetido, tosse rouca com estado
de crueza da larynge e da parte superior do thorax (Allen),
na febre paludosa e dos fenos, nas nevralgias ovaricas,
nas palpitações nervosas e hystericas com dôres no ovario
esquerdo (Holcomb), na tosse da tisica da larynge.

Doses: 3ª trituração, medias e altas diluições.

133. Naphtalinum.

Recommenda-se o medicamento na asthma por emphysema com paroxysmos frequentes de tosse, na blennorrhagia
chronica, na dysmenorrhea, no emphysema pulmonar com
respiração sibilante, não se aggravando pelo andar, na
febre dos fenos, na tisica com tosse, diarrhea, suores nocturnos (Hartmann), na coqueluche com ataques de tosse
muito extensos, não permittindo que se tome a respiração
e externamente nos abcessos e adenites.

Doses: 3ª trituração decimal e para uso externo uma solução a 4% em agua alcoolisada quente.

134. Natrum arsenicicum.

A acção therapeutica do medicamento manifesta-se por diminuição do peso do corpo. Boa nutrição, depois emaciação. Ramos venosos superficiaes inchados. Resfriamento facil. Fadiga e nervosidade. Aggravação depois das refeições. Allivio de todos os symptomas ao ar fresco; mas volta dos incommodos no quarto. Clinicamente está indicado na blepharite granulosa, no catarrho nasal com dôr supra-orbitaria, ardor e corrimento aquoso dos olhos, na conjunctivite chronica, na diphteria com excessiva tumefacção e grande prostração, resfriamento do corpo, grande oppressão cardiaca, pulso fraco e intermittente, erupções no peito, manchas pardas escuras, escamas com base vermelha sem prurido, na tuberculose com febre hectica, suores nocturnos, expectoração esverdinhada profusa, com tosse rouca.

Doses: baixas triturações.

135. Natrum muriaticum.

O sal que em geral se emprega na cosinha, demonstra precisamente que as atenuações homeopathicas podem alterar e augmentar a esphera de acção e a virtude dos medicamentos, sobretudo das substancias mineraes. Nas suas altas atenuações, produz o sal os effeitos mais evidentes nas doenças chronicas mais variadas; em especial na febre intermittente, no escorbuto, na prisão de ventre, nas dôres de cabeça, etc.

É mui util tambem na melancolia e hypocondria, nos effeitos perniciosos de uma contrariedade ou uma zanga, e na fraqueza por perdas de liquidos e doenças graves. — Chlorose antiga e descuidada. — Queda dos cabellos no sobreparto, por excessivo estudo e por graves doenças. — Amaurose. — Crosta de leite. — Escorbuto. — Dyspepsia. — Impotencia. — Esterilidade por excessiva menstruação (depois de *Nux vomica*). — Leucorrhea (fluxo branco). — Menstruação difficil. — Blennorrhagia inveterada. — Enxaqueca.

Aggravação: durante a manhã (ás 10 horas), pela noite, com o movimento. Deitando-se do lado esquerdo (palpitações do coração). Fallando (fraqueza). Lendo ou escrevendo.

Allivio: em jejum. Deitando-se (do lado direito ou de costas).

Antidotos: *Ars.*, *Camph.*, Nitri ac., *Apis* (L.).

136. Natrum phosphoricum.

O medicamento produz erectismo com sonhos lascivos, seguido de polluções nocturnas atonicas, depois fraqueza nas costas e tremuras nas pernas. Assim a sua indicação é bem nitida na fraqueza consequencia de perdas seminaes ou de masturbação, na espermatorrhea com fraqueza nas costas e tremuras nos joelhos, estando tambem indicado na dyspepsia acida, na nervosa e na causada por alimentos gordurosos com vomitos e dejecções acidas, no catarrho do bassinete com calculos de phosphatos e no rheumatismo articular agudo (Schüssler).

Doses: baixas triturações.

137. Nitri acidum.

O acido nitrico convem ás pessoas de cabellos escuros, de tez morena (sardas de côr escura), com olheiras escuras; — nos doentes que abusaram do mercurio (syphilis secundaria).

Convem de preferencia ás pessoas com tendencias para as diarrheas, fluxos brancos das mucosas; ás debeis, lymphaticas, seccas, biliosas, ao mesmo tempo porêm de caracter vivo e irritavel.

Está indicado nas dôres osteocopas, caries, e outras molestias syphiliticas dos ossos, se se tem abusado do mercurio. — Nas verrugas molles e ulceradas. — Ulceras mercuriaes e inflammação e ulceração da bocca e garganta, produzidas pelo mercurio. — Corôa de Venus, quando se abusar do mercurio. — Ophtalmias chronicas, syphiliticas e mercuriaes. — Otorrhea purulenta syphilitica. — Ozena. — Anginas ulcerosas, syphiliticas e mercuriaes. — Diarrhea chronica nas pessoas debeis, franzinas e lymphaticas. — Condylomas. — Tisica da larynge. — Frieiras ulceradas.

Aggravação: de tarde e á noite. Ao acordar, levantando-se depois de haver estado sentado e tocando as partes doentes.

Allivio: indo de carruagem e arrotando.

Antidotos: *Calc.*, *Camph.*, *Con.*, *Hepar*, *Mezer.*, *Petr.*, *Sulph.*

138. Nux moschata.

A noz moscada convem sobretudo ás mulheres e creanças, bem como ás pessoos cuja pelle fria e secca é muito sensivel ao ar fresco. Está indicada nos casos em que as dôres vêm acompanhadas de desmaios ou de somnolencia.

Somnolencia comatosa. Bocca muito secca, pegando-se a lingua ao ceo da bocca, mas sem sêde ou então aversão á agua. Dôres de cabeça muito fortes e com os symptomas anteriores da bocca. Desmaios e paroxysmos hystericos. Dôres de garganta, nas mulheres gravidas; nauseas e vomitos do mesmo estado. Amenorrhea por resfriamento ao lavar a roupa. Parto difficil, com falsas dôres, espasmodicas ou muito fracas. Doenças causadas pelo frio humido. Dôres de garganta causadas pelo ar frio e humido da noite.

Aggravação: com o tempo frio e humido. Deitando-se sobre o lado dorido, comendo cousas frias, tomando bebidas alcoolicas, andando de trem, com o tempo variavel e tempestuoso.

Allivio: em casa; com o ar quente, vestindo-se com roupa quente.

Doses: as primeiras atenuações ate á duodecima.

139. Nux vomica.

A noz vomica convem principalmente á *pessoas de temperamento vivo, bilioso, muito faceis em zangar-se, que têm os olhos e os cabellos pretos, ou morenas* (e de estatura alta e delgadas). Convem egualmente ás pessoas que comem e bebem bem, que têm uma vida sedentaria, e como consequencia, sujeitas ás molestia hemorrhoidarias, á hypochondria e melancolia. Deve utilizar-se nas mulheres que têm as regras adeantadas e demasiado abundantes.

Está tambem indicado nas doenças causadas pelo abuso do café, vinho, bebidas alcoolicas, pimenta, pimentão e cravo da India; por um resfriamento, por vigilias e estudos excessivos, pela colera e pelo tabaco.

È mui util no hysterismo, hypocondria (medicamento principal) e melancolia.—Tétano.—Paralysia das pernas. —Febres intermittentes (depois de *Ipecac.*), gastricas e typhoides.—Loucura da embriaguez.—Cephalalgia.—Hemorrhagia ocular (medicamento principal). Corysa secca. —Gastralgia.—Diversos soffrimentos gastro-intestinaes que se aggravam duas horas depois de ter comido, de manhã e á uma hora da noite, com prisão de ventre, ou dejecções pequenas e frequentes. Dyspepsia com dôr de estomago e vomitos de alimentos.—Vomitos, pituitas e acidez nas mulheres gravidas.—Congestão abdominal com hemorrhoidas.—Infarte do figado.—Hemorrohoidas seccas com prisão de ventre (medicamento principal antes ou depois de *Sulphur*).—Soffrimentos causados pela suppressão de antigas hemorrhoidas.—Prisão pertinaz de ventre nas pessoas de temperamento secco, nas que padecem de hemorrhoidas e nas que passam uma vida sedentaria.—Hernias estranguladas.—Colicas intestinaes.—Difficuldade de urinar.—Catarrho vesical.—Inflammação dos cordões espermaticos.—Menstruação muito dolorosa mas abundante em excesso.—Suppressão dos lochios.—Queda do utero e da vagina.—Peritonite puerperal.—Catarrho dos bronchios.—Grippe.—Tosse rebelde e intensa.

Aggravação: com o café, o tabaco e bebidas alcoolicas; com a vida sedentaria, os trabalhos intellectuaes, com o movimento e o mais leve contacto (emquanto se allivia com a pressão forte).

Os symptomas aggravam-se de preferencia pela manhã cedo, depois de acordar, e depois de comer.

Nux v. é um dos melhores antidotos dos narcoticos; é muito util depois dos purgantes fortes e em geral depois de todos os medicamentos allopathicos dados em excesso (Hg., L.).

Antidotos: a *camphora* e *o café*, o vinho e o alcool; e mais: *Aconit.*, *Cham.*, *Cocoul.*, e *Puls.* Antes e depois de Nux v. convêm sobretudo: *Ars.*, *Bell.*, *Calc.*, *Ipecac.*, *Lyc.*, *Op.*, *Phosph.*, *Rhus* (e os antidotos).

Das cinco da tarde ás dez horas da noite, é o melhor periodo de applicar este medicamento, quando se dá uma dose so por dia.

140. Oleander.

Applicado sobre o tecido celular ou introduzido no estomago, é um veneno muito activo. Actua sobre o systema nervoso cerebro-spinhal como os estufacientes. Determina não somente uma fraqueza da memoria, mas tambem um afrouxamento da percepção, visando tudo a uma depressão do sensorium e sendo o *Oleander* um excellente medicamento, quando estes symptomas são premonitorios de paralysia. Sobre o coração, tem acção analoga a *Digitalis* ou *Strophantus*. Assim a clinica recommenda-o no eufraquecimento intellectual (memoria e percepção), na anesthesia do trigemeo, na angina do peito (Heinigke), na cephalalgia prolongando-se ao alto da cabeça, nas crostas de leite com exanthema humido que provoca a vermina, na diarrhea com alimentos por digerir (lienteria), e na dos tisicos, na fraqueza e tremuras das amas delicadas depois de desmamarem as crianças, ou durante a lactação, na paralysia sem dôr, precedida de vertigem e attingindo um ou outro membro, na tachycardia com palpitações subitas chegando a 200, durante ¼ ou ½ hora, ne vertigem olhando com fixidez.

Antidotos: *Anacard.*, *Cocculus.*, *Nux vomica*.
Doses: baixas diluições.

141. Oleum jecoris aselli.

Este medicamento mostra-se efficaz na classe de doenças para as quaes prescrevemos as preparações iodicas, bromicas, phosphoricas e calcareas. E um corpo gordo em que estão incorporados substancias mineraes, cujo conjuncto forma uma substancia especial de acção poderosa.

7*

Assim a clinica utilisa-o nos abcessos frios, na anemia por diminuição dos globulos vermelhos, na carie das epiphyses dos ossos, nos catarrhos chronicos do nariz, bronchios e intestinos, no definhamento geral, na ulceração das glandulas, na hyperplasia das mucosas aereas, na ichtyose, no lymphatismo, nas doenças da pelle cachecticas, não inflammatorias, na tisica e consumpção, no rachitismo, no rheumatismo fibro-muscular, na escrophulose.

Doses: baixas triturações decimaes e fricções com o oleo se o estomago o repellir.

142. Opium.

A allopathia emprega muito frequentemente o opio como remedio calmante, soporifero e narcotico; tambem o applica nas diarrheas e vomitos. Em todas estas molestias (e sobretudo nas chronicas) nunca produz o opio uma cura duradoura; pelo contrario, as doenças chronicas tornam-se mais rebeldes, e a sua cura é muito mais difficil.

Em homeopathia usa-se menos frequentemente o opio. Nos casos em que está indicado, é um medicamento energico e indispensavel, e allivia de prompto nos casos mais graves. Convêm em especial nos seguintes casos: Somnolencia com rouquidos e bocca aberta (por ex., n'um ataque de apoplexia, nas febres typhoides, etc.). Prisão de ventre rebelde, com dejectos em fórma de grandes bólas duras (Volvo ou miserere, e prisão de ventre causada pelo envenenamento pelo chumbo). Más consequencias d'um susto. — Molestias dos velhos e beberrões. — Vomitos biliosos muito rebeldes. Falta de energia vital.

Se o doente abusou do opio em doses allopathicas, dê-se: vinho, café ou camphora; ou então: *Bell.*, *Ipecac.*, *Merc.*, *Nux v.*, *Plumb.* A aggravação e o allivio não offerecem nada de particular.

143. Oxalii acidum.

Prescreve-se homeopathicamente na anemia cerebral habitual, na angina do peito com dyspnea paroxistica muito cruel, dôres com agonia no torax e nos braços, na congestão e inflammação da base do pulmão, no dysménorrhea, na dyspepsia com sensação de frio entre o vasio do estomago e o umbigo, na gastralgia com sensação de dôr entre o estomago e o umbigo com sensação de ardor e colicas, na indigestão com dôr depois das refeições na região umbilical, com repellões no baixo ventre, na meningite espinhal com paralysia e paroxysmos de dyspnea, na myelite de forma paraplegica, nas nephrites parenchymatosas, na nevralgia do cordão espermatico, na nevralgia espinhal, nas orchites com dôres excessivas do cordão espermatico augmentando ao menor movimento, na ovariosalpingite, na oxaluria com symptomas geraes de fraqueza, na paralysia da meningite espinhal, na pelviperitonite, na canceira cerebral com entorpecimento geral, na tisica com paroxysmos de dyspnea e inicio de cavernas.

Doses: primeiras triturações e diluições medias.

144. Paeonia.

A acção therapeutica do remedio manifesta-se por fraqueza, peso do thorax e dos membros, ao andar, forçando a interromper o passeio (Allen). A clinica recommanda-o no abcesso do coccix, na diarrhea viscosa com ardor no anus e calafrio interno, nas hemorrhoidas, sobretudo com fissuras (Rafinesque), nas ulceras chronicas de todas as especies, sobretudo abaixo do umbigo (Ozanam), nas fistulas. Externamente emprega-se em loções e pomada que o dr. P. Jousset recommenda no tratamento das hemorrhoidas, onde nós empregamos a *Pomada de hamamelis*.

Doses: baixas diluições.

145. Pareira brava.

O medicamento produz dôres das coixas aos repellões, para baixo. Fezes duras e urinas turvas. O remedio presta optimos serviços na occasião da passagem dos calculos e nas irritações dos conductos, que antecedem, ou que se seguem á expulsão dos calculos. Nas colicas nephriticas deve-se tomar uma colhér de meia em meia hora d'uma solução preparada com seis gottas da sexta diluição

ção ou da duodecima ate desapparecer o ataque e nos
intervallos duas colhéres por dia, uma pela manhã e outra
á noite. Está tambem indicado na cystite com tenesmo
e estranguria e na nevrite do nervo crural anterior (R.
Horner).

Doses: tinctura, baixas e medias diluições.

146. Passiflora incarnata.

Segundo experiencias muito recentes do medicamento
ficou estabelecido que *Passiflora* é um sedativo de primeira ordem, tendo sobre os seus congeneres, a enorm
vantagem de ser inoffensivo. Pode ser considerado como
um neurotico exercendo uma acção electiva sobre o systema sympathico. Não sendo um narcotico, por que não
deprime o systema nervoso, actua porem com muita segurança e rapidez. Está indicado no parto demorado começando a parturiente a tornar-se nervosa, no alcoolismo
chronico, na asthma e coqueluche espasmodica, na cephalalgia nervosa, nas convulsões infantis e puerperaes, no
delirium tremens, na diarrhea e dysenteria muito dolorosas,
na insomnia nervosa, na morphiomania e respectiva insomnia, na neurasthenia. no nervosismo dos velhos celi-
batarios, no tétano.

Doses: 20 a 60 gottas diarias da tintura.

147. Petroleum.

Os operarios que lidam com o *Petroleum* contraem uma
predisposição ás doenças cutaneas e d'ahi dartros confluentes na face e no corpo, com ardor e prurido e tambem exanthema vesiculoso, parecendo-se com o eczema,
com crostas espessas e suppurantes. A pelle torna-se
dura com rapidez e secca, com fendas e fissuras que sangram e supuram (Farrington). Assim a clinica indica-o
na blepharite marginal, nos catarrhos dos bronchios, dos intestinos, da urethra e do utero, na diarrhea precedida de
colicas ou em consequencia d'uma indigestão, na dysenteria das crianças alternado com Ipecacuanha (Teste), na
dyspepsia com dôres violentas e nauseas e em todos os

incommodos gastricos da gravidez, no ecsema humido e chronico, na intoxicação pelo chumbo, nas frieiras, na fistula lacrimal e dentaria, nas hemorrhoidas e fissuras anaes, no herpes scrotal com vermelhidão, ardor, escoriações e vesiculas, no impetigo, na incontinencia d'urinas nocturna por atonia da bexiga, na iritis, no enjôo do mar, na otite chronica e otarrhea media com atrophia da mucosa, na ozena, no pannus, na perduda memoria alternado com *Glonoinam* (Farrington), nos apertos da uretra, no rheumatismo chronico com rigidez nos joelhos, dôres intensas, rigidez da nuca e estalidos por mover a cabeça (Farrington), nos suores fetidos das axillas e dos pés com tendencia a gretarem e ulcerarem-se, na surdez nervosa, nas ulceras antigas, nas vertigens com vomitos biliosos.

Antidotos: *Aconitum, Nux vom.*

Doses : 3ª trituração decimal e diluições. Externamente a pomada feita com vaselina e petroleo.

148. Phellandrium.

A acção do medicamento accusa os symptomas seguintes: peso da cabeça, prurido nos olhos, repellões e terebração nos ouvidos, rouquidão e aspereza da garganta, tosse suffocante com respiração curta. A clinica recommenda-o no emmagrecimento das crianças com tosse secca, na bronchite e emphysema com respiração rapida e tosse fatigante, na cephalalgia rebelde com dôres pressivas, olhos lacrimejantes, photophobia e sonophobia, na mammalgia com dôres no percurso dos canaes galactophoros, na nevralgia frontal que irradia para os olhos (Farrington), na tisica pulmonar com expectoração fetida, nas dôres dos peitos das amas.

Doses : baixas diluições.

149. Phosphori acidum.

O acido phosphorico é de grande vantagem para combater as más consequencias de uma inquietação, de uma desillusão de amor; nos casos de fraqueza causada por uma perda consideravel de humores e de um crescimento demasiado rapido; sobretudo nas pessoas de cabellos pardos ou de côr de linho.

Debilidade extrema devida a doenças agudas, por perda de liquidos, por excessos sexuaes, sobretudo quando as ditas causas debilitaram rapidamente um organismo robusto. — Onanismo e as suas consequencias. — Ulceras inveteradas e atonicas. — Febres typhoides no periodo de debilidade com grande somnolencia e diarrhea. — Diarrhea cholerica com fraqueza nas pernas e muitos gazes. — Doenças dos ossos. — Queda e encanecimento dos cabellos em seguida a desgostos e molestias. — Diarrhea. — Diabetes saccharina. — Poluções. — Impotencia causada por excessos do coito. — Difficuldade d'urinar nas mulheres gravidas. — Varizes.

Aggravação: as dôres são d'ordinario mais fortes no repouso.

Allivio: com o movimento, a pressão (as dôres nocturnas).

150. Phosphorus.

Este importante medicamento actua energicamente na economia humana; deve usar-se com parcimonia, sobretudo quando os doentes fôrem debeis e nervosos. Convêm principalmente ás pessoas delgadas e debilitadas (constituição tisica).

Fraqueza consideravel, consequencia de influencias damnosas que predominaram por muito tempo sobre o organismo. — Hemorrhagias prolongadas e rebeldes. — Atrophia muscular progressiva. — Vertigens. — Tinha chronica. — Queda do cabello depois de doenças graves e causada por erupções seccas no coiro cabelludo. — Nevralgia facial. — Diarrhea chronica. — Aphonia. — Laryngite chronica. — Tisica. — Crup no seu ultimo periodo. — Pulmonia. — Paralysia das extremidades inferiores com edema dos pés.

Aggravação: pela tarde e á noite, sobretudo antes da meia noite; depois do almoço, comendo cousas quentes com a solidão, ao ar livre e frio, com o tempo variavel e tempestuoso.

Allivio: depois de dormir; comendo e bebendo alimentos frios; com a escuridão.

151. Phytolacca.

Este medicamento interessa-nos pelos tres aspectos da sua acção: sobre a garganta, o seu poder sobre certas manifestações da syphilis e no rheumatismo e a sua influencia sobre as glandulas mammarias.

Na America do Norte e Inglaterra tem-se discutido muito a acção d'este medicamento como anti-diphterico e o dr. R. Hughes resume assim a materia discutida: Cheguei pois á conclusão de que a *phytolacca* é um bom remedio na diphteria com febre intensa e dôres de cabeça, das costas e dos membros, mas é impotente contra a forma maligna da doença. Não é menos certo que a outra variedade é tambem diphteria, porque pode deixar após de si symptomas paralyticos, de forma que a *phytolacca* é realmente anti-diphterica. Ainda mais se os symptomas urinarios do dr. Burt se confirmam, demonstram a homeopathicidade essencial do medicamento para a doença, porque ás manchas e á inflammação da garganta, juntam a albuminuria. O dr. Hale tambem concorda com esta restricção do uso de phytolacca e mais recentemente o dr. Bayes julga que este medicamento actua como um estimulante especial para os orgãos e tecidos que são primitivamente deprimidos pelo deposito diphterico, a garganta, o coração e o estomago, ligando muita importancia ao seu uso em lavagens e gargarejos simultanemente com a sua applicação interna (o *Hydrastis canadensis* temol-o visto dar egualmente bons resultados na clinica do dr. Robertes, de Lisboa).

Como *mexereum*, a *phytolacca* é um medicamento do *periosto*, em especial das periostoses syphiliticas, da rupia, das ulceras dos pés e outras manifestações d'esta diathese. Sob um outro ponto de vista, actua favoravelmente no *rheumatismo verdadeiro* atacando outros tecidos fibrosos, como as bainhas dos nervos e os fascias, parecendo-se aqui com o *rhus*.

Por ultimo trataremos da influencia que este medicamento exerce sobre as *glandulas mammarias*, estando indicado nos ingurgitamentos inflammatorios d'estas glandulas, antes e mesmo depois de se estabelecer a suppuração e quando se formaram trajectos. O dr. Hale recommanda-o nos tumores irritaveis das mammas e nos casos em que os seios são sensiveis durante a menstruação ou durante a lactação. A inchação e ingurgitamento dolorosos dos seios e partes proximas d'estes, nas crianças e jovens, podem egualmente ser curados por *phytolacca*.

Antidotos: *Ignatia, Opium, Sulphur*.

Doses: tinctura mãe e primeiras atenuações.

152. Picronitri acidum.

Das experiencias de Cough e Farrington resulta que o medicamento produz um estado congestivo, bem depressa seguido de fraqueza geral e inacção cerebral, depois paralysia progressiva, sobretudo dos membros inferiores, albuminuria e glycosuria. E um reconstituinte do sangue e d'ahi o seu emprego nas doenças psoricas. Está indicado na ataxia locomotriz durante o estadio ocular, grande fraqueza e peso nas extremidades inferiores e costas, com prostração extrema depois do menor exercicio intellectual ou physico, na cephalalgia do crescimento com vertigens na posição horizontal, cabeça pesada, epistaxis, pupilas dilatadas, conjunctivas injectadas, horror á luz artificial, falta de appetite, bocca amarga, nauseas ligadas á cephalalgia e por vezes ligeira ictericia (Farrington), na febre typhoide grave, na frunculose, na ictericia, na myelite diffusa, na neurastenia com os symptomas ja enunciados com a particularidade de que a menor tentativa de estudar determina uma singular sensação de ardor ao longo da columna vertebral e aggrava as dôres habituaes de fraqueza e de curvatura das pernas (Farrington), juntando-se muitas vezes a estes symptomas uma certa *debilidade* mental, com indifferença, ansencia de vontade e desejo de estar deitado, nas paralysias agudas de origem espinhal, nas poluções e priapismo, na surdez chronica depois de cephalalgia prolongada. Externamente emprega-se a solução nas queimaduras e no eczema, em loções.

Doses: diluições medias.

153. Plantago.

O medicamento produz repentinas dôres rheumaticas, perfurantes, no punho esquerdo, dôres nos dentes e maxillas, depressão, desespero, insomnia, sonhos atterradores, A clinica utilisa-o na cholera infantil, na incontinencia nocturna de urina, na nevralgia da mamma, na nevralgia ciliar por dentes cariados, na odontalgia complicada d'otalgia, na otite das crianças escrophulosas e como antidoto do abuso do tabaco e como remedio da insomnia consecutiva aos primeiros dias d'abstenção, usando-o ás gottas da tinctura e primeira diluição decimal (Farrington).

Doses: tinctura e primeira diluições decimaes.

154. Platina.

Especialmente indicada nas doenças das mulheres, quando as doenças moraes e physicas alternam entre si. As dôres augmentam pouco a pouco e diminuem do mesmo modo,

Prisão de ventre e defecação difficil, parece que as fezes se pegam ao recto e ao anus. Menstruação excessiva, debilitante, com sangue espesso e negro como pez, coagulado, com espasmos e gritos nos periodos menstruaes. Nymphomania. Catalepsia. Epilepsia com rigidez muscular. Grande palidez da pelle Bocejar espasmodico.

Aggravação: de tarde; em casa; durante o repouso.
Allivio: com o movimento, ao ar livre.
Doses: as altas atenuações.

155. Plumbum metallicum.

Este medicamento produz symptomas especiaes, que se caracterisam por uma constricção de ventre pertinaz e por violentas colicas com violenta contracção do ventre.

Nos casos em que estes symptomas se manifestam, sem ser causados pelo chumbo, a applicação de *plumbum* será seguida de bom exito. Tambem se recommenda contra a paralysia da lingua e pharinge e ultimamente indicaram-o contra a diphteria.

Colicas e dôres em geral do ventre, de retracção, de deante para traz, que tornam o ventre concavo e como pegado ás costas, com grande abatimento moral. Pulso muito lento, 40 a 50 pulsações por minuto. Hernia umbilical. Prisão de ventre, com fezes similhantes ás das cobras.

Saida difficil das fezes com a forma de bolas agglomeradas. Defecação difficil pela dureza dos escrementos. Ictericia, com escleroticas amarellas, rosto e urinas amarellas. Paralysia das extremidades nos operarios que trabalham com o chumbo. Epilepsia com perda dos sentidos. Grande prostração.

Doses: primeiras e altas atenuações.

156. Podophyllum.

Ha muito tempo ja que este medicamento é conhecido na America do Norte e se dá com bom resultado nas diarrheas com symptomas especiaes, na queda do anus e diversas doenças do figado e das creanças. Está indicado em varios incommodos das mulheres gravidas (diarrhea, salivação). Prolapso uterino com dôr no sacro. — Diarrhea depois de comer ou beber. Queda do recto depois de obrar (medicamento principal). Tosse convulsa com prisão de ventre e perda do appetite. — As creanças com a dentição têm diarrhea verde de manhã e mexem muito a cabeça quando a dentição é difficil. — Ictericia produzida por calculos hepaticos, com dôres que se estendem do estomago ao figado, com violentas nauseas. — Catarrho intestinal com soltura que está sempre a mudar de cor e augmenta pela manhã. — Cholera infantil com diarrhea muito fetida, que augmenta pela manhã, olhos meio cerrados e gemido durante o somno. — Hemorrhoidas que produzem a queda do anus e com diarrhea. — Mudanças de posição do utero, sobretudo depois de lavar, com dôres nos quadris, urinas frequentes e queda facil do recto.

157. Pulsatilla.

Este medicamento convem especialmente ás *pessoas de bom genio e temperamento phleugmatico, de olhos azues e cabellos louros;* ás *mulheres* que têm *as regras tardias ou irregulares e escassas, acompanhadas dc caimbras no baixo ventre.* Os soffrimentos vêm acompanhados de calafrios e falta de sede, com uma grande disposicão para a tristeza e chorar, de tal modo que o doente não pode referir os seus males sem se comover até as lagrimas : (G.) taes são os principaes symptomas que indicam *Pulsat.*; accrescente-se a tudo isto uma disposição á diarrhea com dejecções mucosas.

Muito recommendado nas más consequencia do abuso das aguas mineraes sulphurosas, do mercurio, da quinina (medicamento principal), da carne e gordura de porco; nas causadas por um resfriamento da agua, como os banhos aos pés, de chuva, os gelados e as bebidas frias. — No rheumatismo errante agudo e chronico. — Chlorose. — Sarampo. — Febres gastricas e typhoides. — Intermittentes.— Diversas doenças nervosas causadas pela suppressão da menstruação. — Ophtalmias. — Otalgia intensissima. — Otorrhea. — Disposição a resfriar-se com facilidade. — Dôr de dentes. — Indigestão por resfriamento, por alimentos gordurosos e pasteis. — Dyspepsia com acidez. — Gastralgia. — Colicas. — Diarrhea. — Difficuldade de urinar. — Incontinencia de urina nas creanças. — Catarrho vesical. — Leucorrhea. — Dôres espasmodicas no parto. que o impedem. — Falta de dôres durante o parto. — Adherencia da placenta. — Suppressão dos lochios por um resfriamento. — Molestias diversas causadas pela lactação. — Principal medicamento para seccar o leite ás mulheres que o supprimiram á creança ou que a não podem criar. — Cartarrho bronchico com grande secreção de mucosidades. — Hemoptise violenta em especial nas jovens escassamente menstruadas e não menstruadas mesmo. — Asthma. — Palpitações do coração. — Inchação das pernas e pés nas jovens de escassa ou nenhuma menstruação.

Os soffrimentos de *Pulsatilla* caracterisam-se pelo desejo constante de andar de um lado para outro, com grande agitação, angustia, gemidos e ate pranto, incommodando-se muito o doente se o aconselham ou obrigam a estar quieto.

Aggravação: pela tarde e antes da meia noite. Com o *calor*, especialmente de *estufa*, com os *alimentos gordos, doces cobertos*, fructas e gelados; estando *quieto*, deitando-se sobre o lado (não dorido), e se tem a cabeça baixa.

Allivio: ao ar livre, e *fresco*: com o *movimento moderado*, deitando-se sobre o lado dorido.

Antidotos: o café e o vinagre; e a mais: *Cham.*, *Ignat.*, *Nux v.* Antes e depois dêm-se: *Bell.*, *Bry.*, *Canth.*, *Graph.*, *Cupr.*, *Kali bich.*, *Lach.*, *Lyc.*, *Natr. m.*, *Sep.*, *Sulph.*, e *Sulph. ac.*

158. Ranunculus bulbosus.

Este medicamento tem acção sobre as serosas, as mucosas, os musculos, o encephalo e a medula, sobre a pelle produzindo um erythema seguido d'erupção vesiculosa com ardor, dôr e prurido. A erupção desenvolve-se a maior parte das vezes sobre o trajecto d'um nervo (suprorbitario ou intercostal). Actua tambem sobre os maus effeitos do alcool. Indicações especiaes: dôr com abatimento, sensação como se a parte dorida estivesse ulcerada, aggravação pelo tempo humido e as mudanças de temperatura, o contacto e a mudança de posição do corpo (Puhlmann).

Assim a clinica recommenda-o no delirium tremens (alcoolismo chronico), soluços, ataques epileptiformes e de mania alcoolica, diaphragmite violenta partindo dos hypochondrios e do epigastro para as costas, dôres pulmonares por antigas adherencias pleuraes, dysenteria com dôres violentas de inflammação, no eczema com pelle espessa e infiltrada e com escamas duras, nos ataques de epilepsia causadas pelo alcoolismo (Farrington), na febre dos fenos com palpebras ardentes e dolorosas, nariz obstruido sobretudo para a tarde, no herpes sobretudo na zona com ou sem nevralgia, nos soluços, na nevralgia frontal e na sotura parietal aggravando-se pela tarde ou quando o doente passa do frio para um quarto quente, no pemphigus com grandes vesiculas, na peritonite com grande sensibilidade no vasio do estomago e em todo o ventre e nauseas, na pleuresia com violentas dôres lancinantes no thorax, derrame seroso, com anciedade, dyspnea e dôres, na pleurodynia com adherencias antigas e na myalgia ou na nevralgia, na pleuropneumonia com adherencias consecutivas á pleuresia, no rheumatismo sobretudo muscular, em especial do lado esquerdo, aggravando-se pelo tempo humido ou com sensação de pisadura na extensão da borda interna da omoplata aggravando-se á pressão, na sciatica, nas ulceras chatas com dôres ardentes, na zona intercostal e ophtalmica.

Antidotos: Bryonia, Camphora, Pulsatilla. Rhus,
Doses: baixas diluições,

159. Rheum.

O rhuibarbo prescreve-se principalmente nas diarrheas das criancinhas, quando as dejecções exhalam um cheiro azedo.
Antidotos: Bell., Cham., Coloc., Merc., Nux v., Puls.

160. Rhododendron.

Dôres rheumaticas e gotosas, sobretudo no periosto das extremidades. Todos os soffrimentos rheumaticos, arthriticos e gotosos que correspondem a este medicamento, se reproduzem e aggravam com o tempo tempestuoso e chuvoso com vento forte, ainda que os doentes estejam muito agasalhados e n'uma casa quente. Tambem se recommenda no hydrocelo, caracterisado pela grande transparencia do escroto, e a induração dos testiculos.—Nodosidades arthriticas.

Aggravação: pela manhã cedo; durante o repouso e a tempestade: com o tempo humido e frio.

161. Rhus toxicodendron.

Actua sobretudo nas *partes tendinosas e fibrosas do corpo, e na pelle.*

Este medicamento tem-se mostrado efficassissimo nas consequencias de um resfriamento causado por *banhos frios* ou então quando *se apanhou uma mólha completa e muito mais se o corpo estava suado.* Está tambem indicado nos maus resultados *de um derreamento, luxação, esforço,* etc., nos de uma grande canceira, nas *inflammações erysipelatosas da pelle com vesiculas.*— (Erysipela vesiculosa.)

Rhus emprega-se em especial nos seguintes casos: *Dôres parecidas ás causadas por uma luxação* (principalmente nas articulações); *sensação de insensibilidade* ou *paralysia nos membros*, ou sensação de dilaceração *das carnes como se as separassem dos ossos.* Nas doenças da pelle nota-se um *ardor, um prurido*, uma comichão e aureola inflammatoria, que rodeia cada porção da erupção.

Está tambem indicado no herpes *zoster ou zona.* — Nas febres intermittentes nocturnas. — Nas febres typhoides, no periodo de debilidade e prostração. — Na tinha. — Na parotite typhoide. — Na crosta de leite. — Rheumatismo muscular e articular agudos e chronicos (medicamento principal). — Tumores brancos. — Coxalgia. — Grippe. — Pulmonia typhoide. — Lumbago por humidade, resfriamento e dormir nas casas humidas (medicamento principal). — Erysipela dos pés com ou sem vesiculas. — Luxações espontaneas. — Affecções cerebraes por metastase da erysipela da face (depois de *Stramonium*). As dôres rheumaticas e molestias cerebraes da esphera de acção de *Rhus*, têm de particular que obrigam o doente a saltar da cama, a destapar-se e a mover-se continuamente, porque so assim encontra allivio; pelo contrario nas doenças typhoides o doente está quieto e prostrado.

Aggravação: *a noite*, sobretudo *depois da meia noite. No repouso*, o que faz com que os doentes não façam mais que dar voltas na cama. — Resfriando-se, o que faz com que os doentes se cubram e tapem cuidadosamente. — *Antes de uma tempestade.*

Allivio: *com o movimento suave e continuo* (quando se levanta da cadeira os primeiros movimentos são mui dolorosos). Com o calor exterior, ou o da cama (tambem com este costuma haver aggravação), depois de haver suado.

Antidotos: a camphora e o café. — *Bell., Bry., (Hg.).* Antes ou depois de *Rhus* podem dar-se: *Acon., Ars., Bry., Nux v., Sep.*

162. Rumex crispus.

O medicamento determina sobre a pelle uma comichão que augmenta pela exposição ao ar frio e allivia pelo calor. Irrita a mucosa gastro-intestinal (peso no estomago e diarrhea de manhã). A sua principal acção exerce-se sobre a mucosa respiratoria, sobretudo sobre a larynge e a trachea, cujas secreções diminue, exaltando ao mesmo tempo a sensibilidade. Assim a clinica recommenda-o na aphonia com tosse secca, na asthma dos tisicos, na diarrhea matinal obrigando o doente a saltar do cama, na laryngite chronica, na obesidade, na tisica a principio, com dôres picantes, lancinantes atravez do pulmão esquerdo, no prurigo, no rheumatismo muscular do thorax, na tosse laryngo-tracheal sem cessar e fatigante e que augmenta pelo frio, na urticaria intus e extra.

Doses: baixas diluições e o glycereo de ¹/₁₀ para uso externo.

163. Ruta.

A arruda presta bons serviços quando a vista está debilitada por uma excessiva applicação dos orgãos visuaes; bem como nas contusões e lesões dos ossos e periosto.

No prolapso do recto depois do parto, e n'outros casos logo que o recto saia quando se move o ventre. — Molestias rheumaticas e contusões dos pulsos. — Paralysia das extremidades inferiores e superiores, originada por contusões que se aggravam bem como as rheumaticas por um tempo chuvoso e frio. — Amaurose dos relojoeiros e dos bordadores. — Pulmonia chronica produzida por lesões mecanicas. — Melancolia com o proposito de altercar e contradizer. — Lombrigas nas creanças com vomitos e diarrhea com colicas — Incontinencia de urinas de noite na cama e durante o dia andando. — Tisica depois de pancadas, quedas e contusões apanhadas no peito.

Aggravação: com a quietação e o tempo frio e humido, e principalmente estando sentado o doente e deitando-se sobre o lado enfermo.

Allivio: com o movimento.

Depois de *Ruta* podem consultar-se *Phos. acid.*, *Sulphuris acid.* e *Caustic.*

Antidotos: *Camph.*

164. Sabina.

Medicamento importante nas hemorrhagias uterinas, sobretudo depois de um aborto.

A sabina é o melhor medicamento para impedir o aborto, sobretudo quando os abortos têm logar no terceiro mez de gravidez. Recommenda-se tambem na gota, podagra, verrugas, etc.

165. Sambucus.

Este medicamento emprega-se principalmente n'uma especie de asthma (asthma de Millar), nos suores muito abundantes e ainda nos colliquativos.

Na corysa aguda das creanças de peito e na que impede de mamar pela obstrucção das narinas. — Hydrocelo por lesões mecanicas. — Asthma espasmodica causada por um resfriamento. — Asthma causada por um susto ou medo, com a cara azulada e congestionada. — Tosse espasmodica nas creanças, com gritos.

Antidotos: *Ars.*, *Camph.*

166. Sanguinaria.

Este medicamento, de qualquer modo que seja encarado, é um irritante. Actua sobre os orgãos da circulação, cujo centro vaso-motor paralysa; irrita a mucosa do apparelho respiratorio, os musculos, etc. . . . e tem por indicações especiaes: catarrhos seccos, com fraca secreção mucosa; dôres lancinantes atravez do meio do pulmão direito, ao nivel da mamma; hyperesthesia do olfacto e do ouvido (Puhlmann). Assim, a clinica recommenda-o no acne sobretudo das mulheres com regras parcimoniosas e irregulares, nos adenomas do seio direito, na asthma com forte dyspnea e compressão do peito, nos affrontamentos da edade critica, no cancro intus et extra, na congestão do pulmão direito, na prisão de ventre, na corysa e catarrhos chronicos, na diphteria com symptomas crupaes, nas hemorrhoidas, na ictericia da febre intermittente, na laryngite edematosa, na menopausa (varios accidentes, em especial metrorrhagia), na enxaqueca com violenta hemicrania e dôres mais violentas no lado direito, alliviando pelo somno, com vomitos biliosos e dôres como electricas na cabeça e calafrios, nas enxaquecas menstruaes começando pelo occiput e acabando definitivamente na testa, na nevrite com paralysia do deltoide, na otite media catarrhal chronica, na tisica a principio, nos polypos naso-pharyngeos, no rheumatismo do deltoide direito, na tosse chronica com febre hectica e na espasmodica, na urticaria, nas vertigens em tempo frio e mudança d'ar.

Doses: todas as diluições. .

167. Sarsaparilla.

Este medicamento está muito indicado nos doentes que soffrem de calculos ou mal de pedra, depositando as suas urinas no fundo das bacias um po vermelho vulgarmente areias; accusam fortes dôres ao urinar que se repercutem no ventre e muito mais intensas se a urina se interrompe. As creanças gritam muito, antes e durante a micção, deitando na urina muitas areias.—Ás vezes chega a vir sangue nas urinas com muitas dôres e tenesmo vesical (puxos). — Cephalalgias nevralgicas antigas e rebeldes. — Ulceras, erupções com crostas, como a crosta de leite e as produzidas pelo abuso do mercurio.—Dôres arthriticas produzidas por uma mólha e pela suppressão d'uma blenorrhagia, com secreção escassa de urina. — Tremura de pés e mãos.— Grande prostração produzida pela syphilis, abuso do mercurio e as dôres arthriticas.—Os soffrimentos, sobretudo os da bexiga, atacam o moral e produzem o abatimento e a depressão cerebral.

Aggravação: respirando.
Allivio: com o descenso.
Antidotos: *Bell.*, Mercur.

168. Scilla maritima.

A acção principal do medicamento exerce-se sobre o coração, as veias, ao mucosas das vias respiratorias e as serosas. E'um diuretico parecido com a *Digitalis*. A clinica recommenda-o nas doenças da coração com perturbações compensadoras, na diabetes insipida (Hughes), na diurese, na hydropisia, na nephrite subaguda e chronica das mulheres gravidas, na pleuresia com exsudato, calor secco e ardente, o doente não pode descobrir-se sem que sinta um leve calafrio com violentas dôres que sobem das costellas ás axillas, tudo aggravado por uma tosse com abundante expectòração mucosa (Hartmann), e na tosse com emissão involuntaria das urinas (Farrington).

Antidotos: *Camphora*.

Doses: baixas diluições. .

169. Secale cornutum.

A allopathia emprega o esporão de centeio para provocar as dôres do parto. Em homeopathia é um medicamento importante nas hemorrhagias uterinas das mulheres cacheticas (G). Merece tambem uma menção especial em certas paralysias e na gangrena das extremidades inferiores (gangrena senil), nas regras acompanhadas de caimbras, na diarrhea, no cholera, etc.

As hemorrhagias que atacam as pessoas fracas, enfermiças, sem dôres e sem que os doentes dêm por isso, são da esphera d'acção d'este mecicamento. O mesmo nas diarrheas prolongadas, e com os mesmos caracteres. — É portanto um medicamento que convem aos anciãos, e de preferencia ás mulheres e creanças enfraquecidas por molestias e privações, ou perdas de liquidos. Aborto no terceiro mez da gravidez. Lochios demasiado prolongados e que debilitaram a doente. Adherencia da placenta. Falta de dôres durante o parto. Cholera asiatico e esporadico com os symptomas ja citados. .

Aggravação: com o movimento, o contacto, o calor, o calor de cama.

Allivio: com o ar fresco ou tomando um refresco; friccionando e estirando as extremidades, estando de pé.

Antidotos: *Camph.*, *Op.*, ou *Ars.*, *Bell.*, *Coloc.*

170. Selenium.

É um medicamento chimica e physiologicamente analogo ao *Sulphur*. Actua d'um modo muito pronunciado sobre os orgãos genitó-urinarios, a larynge e o systema nervoso. Clinicamente emprega-se no enfraquecimento intellectual com impossibilidade de se occupar seja do que fôr, sobretudo durante os calores do estio, na cephalalgia hysterica (Farrington), nas convulsões chronicas do oculomotor (nystagmus), na rouquidão pelo cantar, na fraqueza geral e nervosidade, por perdas seminaes, na impotencia com espermatorrhea com depressão do influxo nervoso e prurido nas partes genitaes, na laryngite follicular e na tuberculosa a principio, na prostatite com sensação de corpo estranho no anus e dôr depois de urinar, na urethrite chronica com corrimento d'um liquido tenue, com fraqueza geral, no catarrho da bexiga.

Doses: baixas triturações e diluições altas.

171. Senecio aureus.

Este remedio determina symptomas de hysteria e sobretudo uma inflammação das mucosas. Convem quasi exclusivamente ás mulheres nervosas, soffrendo de insomnias com irritação uterina, prolapso ou flexão do utero. É de uma acção preciosa, quando as regras têm um embaraço que as difficulta, são parcimoniosas e acompanhadas de cervico-cystite que allivia logo que o sangue rompe com mais abundancia. Tem uma affinidade especial para os orgãos genito-urinarios e em menor gráo para os apparelhos bronchico e intestinal. D'est'arte a clinica utilisa-o nas doenças renaes e vesicaes com estranguria e hematuria, na chlorose com dysmenorrhea anemica, nas colicas menstruaes, na dysmenorrhea com regras dolorosas, irregulares, profusas, acompanhadas de catarrhos das vias respiratorias, cervico-cystite e tendencia a tosses com sangue que desapparece irrompendo as regras, nas hydropisias, na insomnia e incommodos da edade critica, na leucorrhea em logar das regras ou com affecções urinarias, nas doenças pulmonares com desordens menstruaes, na prostatite, na tosse sanguinea e como tonico uterino.

Doses: tinctura e baixas diluições.

172. Senega.

Este medicamento está indicado nas doenças das vias respiratorias e dos olhos.

Assim o dr. Gallavardin curou uma pleuresia resistindo a *Cantharis* e *Arsenicum* com a 1ª e 4ª atenuação de Senega e Strecker uma congestão pulmonar grave com o mesmo medicamento. Lorbacher cita dois casos de *hydrothorax* e *anasarca*, consequencia da escarlatina, curados por *senega* rapidamente e em que *Bryon.*, *Rhus*, *Helleb.*, *Dulcam.*, *Scilla*, *Sulph.*, *Arsenic.*, não deram resultado algum. O dr. Milcent tinha grande confiança na *senega* nas *broncho-pneumonias* e em certos *catarros chronicos*. Prescrevia-a tambem na *pleuresia* e a sua pathogenese indica-a tambem na *angina de peito*.

Com relação ás doenças d'olhos os drs. Emery e Noack, de Lyão, citam casos de cura do *hypopion* com este medicamento.

Anteriormente, ja outros medicos applicavam a *senega* para curar o *hypopion*, dando-se ate uma cousa curiosa: no quadro symptomatico de *senega* não figura o *hypopion*, emquanto que o quadro do *colchicum* o indica. Guiados por esta observação, varios medicos (Leboucher e outros) têm curado *hypopions* com o *colchicum* em doses infinitessimaes.

Tambem se prescreve a *senega* contra as ophtalmias com exsudação e suppuração e contra a formação da cataracta.

No *British Journal of Homœop.* encontram-se alguns casos d'irites e manchas da cornea tratados e curados pela *senega*. O dr. R. Hughes cita alguns casos de catarro vesical em que se mostrou efficaz.

173. Sepia.

Medicamento importante e muito usado, sobretudo nas molestias das mulheres com congestão sanguinea nos orgãos do baixo ventre; nas mulheres que têm parido muito e têm o ventre muito desenvolvido e para evitar os abortos em qualquer epoca da gravidez, e nas mulheres em que o aborto é muito frequente. Indicado especialmente ás mulheres córadas, que facilmente perdem a côr rosada das faces; nas manchas amarellas ou escuras da cara; e tambem ás que têm em volta da bocca, olhos e nariz um circulo amarellado. Nas doenças da pelle.

Está tambem indicado na sarna chronica, nas manchas roseas herpeticas, no herpes annular e em todas as erupções chronicas da pelle com grande prurido. Calvicie por espaços circulares. Hysterismo. Enxaqueca. Tinha. Crosta de leite. Dôres de dentes nas mulheres gravidas. Prisão chronica de ventre. Menstruação escassa e difficil nas jovens, com corrimento branco. Falta de menstruação. Corrimento branco. Chlorose com fluxo branco. Varios soffrimentos da pelle das mulheres gravidas. Prolapso uterino e vaginal. Induração do collo uterino. O corrimento que acompanha os padecimentos das mulheres e que caracterisa este medicamento, é como agua esverdinhada, similhante ao pus, ou então exallando muito mau cheiro.

Aggravação; pela manhã e á tarde durante o repouso.

Allivio: com um exercicio violento (excepto a equitação).

174. Silicea.

Medicamento essencial em todas as doenças dos ossos, sobretudo havendo ulceras fistulosas. Ulceras atonicas com carnosidades. O dr. Goullon prefere este medicamento a todos os mais para apressar a suppuração dos tumores ou abcessos, a sua abertura espontanea e cura. A experiencia demonstrou ser proficua esta indicação do dr. Goullon. Não é menos vantajoso nas creanças escrophulosas, dôres de dentes, e nas causadas pelas lombrigas nas creanças fracas, descoradas e com ataques febris, e nos maus effeitos da vaccina.

Usa-se tambem na fraqueza physica das creanças, com difficuldade e demora em aprender a andar (depois de *Calc. carb.*). Tumores lymphaticos e enkistados. Fontanellas nas creanças que tardam a consolidar-se (depois de

Calc. phosph). Enfarte, induração e inflammação das glandulas lymphaticas. Tinha rebelde. Ulceras nas corneas. Abcessos do figado (depois de *Lachesis*). Blennorrhagia chronica. Panaricio. Paralysia das mãos. Lepra. Dentição difficil nas creanças atrophiadas (depois de *Calc. carb.*).

Aggravação: pela noite; ao ar livre; com o frio ou um esfriamento (sobretudo da cabeça e pés). Comendo e bebendo cousas frias, ou comendo com precipitação. Com o uso do vinho, a pressão exterior, deitando-se sobre o lado dorido. Quando a lua está em quarto crescente (ou lua cheia), e quando o tempo está variado.

Allivio: com o calor, os vestidos quentes, em casa.

175. Spigelia.

Medicamento indispensavel em diversas nevralgias (enxaqueca, nevralgia facial); affecções rheumaticas (quando o coração está tambem atacado), nas doenças do coração; nas febres e colicas com diarrhea, frio e fome canina, produzidas pelas lombrigas.

Aggravação: lavando-se e agachando-se, com a inspiração, com o mais leve movimento, o ruido, levantando-se do assento, tocando as partes doentes e passeiando ao ar livre.

176. Spongia.

Crup. Doenças da larynge e trachea. Endocardite.

Estados catarrhaes das vias respiratorias, em que predomina a tosse secca, rouca e aspera e em que se não ouve ruido algum de mucosidades. Sensação de ardor na garganta depois de tossir. Ataques de suffocação (asthma) sem ruido de mucosidades no peito. Rouquidão. Tisica pulmonar com tosse secca, aspera e sem o mesmo ruido.

Aggravação: ao subir vertentes ou escadas, durante o repouso, na posição horisontal (exceptuando os soffrimentos procedentes da respiração).

Doses: baixas e altas atenuações.

177. Stannum.

O estanho é proveitoso na tosse chronica com mucosidades abundantes e viscosas, assim como em certas molestias abdominaes das creanças e nos padecimentos causados pelas lombrigas. Tambem se emprega nas paralysias causadas por molestias da medula espinhal. Epilepsia especialmente nocturna e sobretudo nas creanças durante a dentição. Leucorrhea. Catarrho bronchico chronico, com tosse intensissima e expectoração sanguinea, grande expectoração de mucosidades. Tisica mucosa com os mesmos symptomas. Hydrotorax. Grippe. Gastralgia.

Antidotos: *Puls.* ou *Lach.*

178. Staphysagria.

Nas más consequencias d'uma contrariedade com despeito ou indignação, e das perdas de liquidos (sobretudo do onanismo).

Grande debilidade por causa do onanismo. Feridas produsidas por instrumentos cortantes (facas, espadas, bisturis, etc.). Escorbuto. Doenças dos ossos. Erupções que formam crostas. Tinha. Nevralgia facial. Polypos. Dôres de dentes. Coxalgia. Soffrimentos por abuso do mercurio.

Aggravação e *allivio*: não apresentam nada de particular.

179. Sticta pulmonaria.

Tem sido nas doenças catarrhaes dos orgãos respiratorios que este remedio adquiriu uma reputação que condiz com os symptomas pathogeneticos obtidos no homem de perfeita saude. Assim a clinica utilisa-o na asthma dos tisicos, na bronchite aguda a principio, na coqueluche, na corysa aguda com prostração dolorosa e arthralgia, na hysteria com uma sensação como se as pernas fluctuassem no ar (Farrington), na influenza dolorosa e prolongada, mucosa nasal secca, na enxaqueca com grande fraqueza, no rheumatismo subagudo, na tosse dos tisicos incessante e fatigante.

Doses: primeiras diluições decimaes.

180. Stramonium.

Este medicamento parece-se muito com a *Bell.* e *Hyosc.*, é indispensavel em diversas doenças do cerebro e do systema nervoso.—Delirio com affluencia de palavras, mania, delirium tremens, etc.

Medicamento das doenças cerebraes causadas por uma metastase da erysipela, sarampo, escarlatina e variola, ou quando estas erupções tardam a romper por haver symptomas cerebraes, como delirio furioso, desejo de saltar da cama e mesmo da janella abaixo, loquacidade, riso, canto, assobios, desejo de morder e agarrar as pessoas que o rodeiam, cuspir-lhes, etc. Convulsões e ataques de epilepsia produzidos pelas lombrigas, um susto, por um grande transtorno e outras causas. Loucura com os symptomas caracteristicos citados (depois de *Veratr. album*). Nymphomania com desejo de morder, agarrar e insultar. Soluçar convulsivo. Caimbras do peito. Mania nas jovens cuja menstruação se supprimiu, com cantos e rezas religiosas, rogos e supplicas. Retenção d'urina na febre typhoide e outras doenças, com os symptomas ja citados. Convulsões puerperaes e febre puerperal. As mulheres que soffrem estas doenças têm umas ideias muito raras; julgam-se duas e crêm que ha outra mulher comsigo na cama e outras ideas extravagantes. Catalepsia. Corea. Eclampsia. Suppressão de todas as secreções e excreções nas affecções cerebraes e algumas convulsivas. O contacto e o deixar so o doente reproduzem ou aggravam as convulsões e symptomas cerebraes.

Aggravação: depois do somno (pela manhã ao acordar), com o contacto, transpirando, fixando objectos brilhantes, na escuridão, na solidão.

Allivio: com a luz e sociedade.

181. Strophantus.

O remedio tem uma acção muito analoga á da *Digitalina*: augmento das contracções systolicas do coração, a principio regulares, depois irregulares, emfim tetanisação do myocardio, elevação da tensão arterial. Em dose mortal, o coração pára em systole (Fr. Frank). E'um excellente remedio das hemorrhagias uterinas, sobretudo nas mulheres enfraquecidas por regras profusas e prolongadas, ou por pequenas perdas nos intervallos dos periodos menstruaes, quando o utero esta fortemente congestionado. E'provavel que, n'estes casos, o remedio actue pela sua influencia sobre a circulação geral. E'um tonico e um estimulante do coração, dissipa as stases sanguineas e as congestões locaes. O effeito predominante do medicamento é augmentar a secreção urinaria e como consequencia, diminuir os derrames serosos. Esta acção deve-se ao augmento da tensão arterial, como se observa nas doenças da valvula mitral. Nas doenças em que a tensão arterial é augmentada ou mesmo normal, o effeito diuretico do remedio ja se não produz. *Strophantus* allivia muitas vezes a dyspnea com grande rapidez, em vista da sua influencia sobre o systema nervoso. Observa-se principalmente esta acção nos casos de nephrite chronica e ate na asthma catarrhal e angina do peito. Se bem que a acção do *Strophantus* e da *Digitalis* seja identica sob varios aspectos, cada um d'estes remedios possue entretanto propriedades therapeuticas especiaes. Nas doenças valvulares em que é preciso obter uma rapida compensação do coração doente, um augmento da secreção urinaria e um accrescimo da tensão arterial, *Digitalis* é, de certo, o primeiro remedio a administrar e se falhar, não podemos alcançar melhores resultados de *Strophantus*. Mas se a doença valvular foi compensada pela *Digitalis* e que, se quizermos augmentar a diurese estimulando a pressão sanguinea, sobretudo quando a dyspnea fôr o grande symptoma predominante da doença, então *Strophantus* pode prestar os maiores serviços (*American homœopathist*). Resumindo, a clinica recommenda-o na arterio-sclerose por insufficiencia renal, nas ascites por doença do coração, na asthma cardiaca sobretudo da obesidade, na asystolia cardiaca, nas cardiopathias arteriaes sobretudo quando o pulso é arithmico e a dyspnea d'esforço ou de decubito muito pronunciada (*endocardite, pericardite, affecções valvulares, palpitações*), na dyspnea d'origem cardiaca, na papeira exophtalmica, nas hemorrhagias uterinas, na tachycardia essencial dos creanças.

Doses: 5 a 10 gottas por dia da tinctura e primeiras diluições decimaes.

182. Strychninum.

Muitas vezes é preferivel empregar a estrichnina. em vez da noz vomica, por ser muito mais energica. Em quantidade bastante para effeitos physiologicos sensiveis, o medicamento produz mua sensação d'agitação, mais ou menos acompanhada de tremor nos membros, com rigidez da nuca e dos queixos. Em quantidade um pouco mais forte, estremecimentos e empuxões musculares, rigidez e constricção da garganta e do peito, por vezes formigueiros ou outras sensações anormaes na pelle. Em dose toxica, symptomas rapidos e fulminantes: convulsões, espasmos tetanicos, opistothonos de todo o corpo, *rictus sardonico*. Depois das contracções tetanicas paroxysticas terem durado algum tempo, aggravam-se repentinamente, ate se suspenderem os movimentos respiratorios: face vultuosa e livida, jugulares inchadas, olhos fixos e salientes, queixos muito apertados e pupilas dilatadas. O menor contacto provoca os espasmos, que entretanto se interrompem, durante alguns segundos, um minuto e ate mais. Os effeitos secundarios que se manifestam durante a interrupção dos espasmos, são: queixo caido, musculos relaxados, insensibilidade, emissão involuntaria de urinas e de fezes. Outro effeito secundario, é a paralysia dos nervos *efferentes* e não dos nervos *afferentes*. Doses fortes desenvolvem os effeitos secundarios, sem que sejam precedidos dos effeitos primitivos. Em resumo, a *Strychnina* é um medicamento dos nervos, que tem por effeito primitivo, a congestão da medula; por effeito secundario, a anemia do mesmo orgão. «Está indicada primitivamente, quando o systema nervoso reflexo está excessivamente irritavel; quando todos os sentidos estão *hyperesthesiados* e que a esphera mental participa d'esta sensibilidade anormal: a estes casos a 30ª atenuação é a melhor apropriada. Está secundariamente indicada pelo *esgottamento espinhal*, quando o systema reflexo, os centros cerebro-spinhaes e ate os nervos trophicos estão em estado de *paresia*: a estas condições correspondem as baixas triturações e diluições.» (Hale).

A clinica recommenda o medicamento na amaurose, na ataxia locomotriz, na cardialgia, na catalepsia, na chorea, quer por perversão da parte motriz da medula, não cessando as convulsões durante o somno, quer por doença cardiaca, emoção ou irritação cerebral, na fraqueza do coração, na prisão de ventre por paresia espinhal, na diarrhea chronica muitas vezes involuntaria, na demencia, na diplopia, na dyspepsia, nos ataques epileptiformes, na fadiga medular, na febre intermittente e na larvada, na hemiplegia, na hyperesthesia da faculdade reflexa, na idiotia, na impotencia, na incontinencia e retensão das urinas, na meningite espinhal, na myelite aguda, na nevrite por alcoolismo, na paralysia por doença organica do cerebro e da medula, na paraplegia por esgotamento, anemia ou amollecimento da medula, na prosopalgia, na tosse espasmodica, no tétano traumatico.

Antidoto: Veratrum viride.

Doses: primeiras triturações e diluições altas.

183. Sulphur.

Medicamento principal em todas as erupções chronicas (em especial as seccas) da pelle. Sulphur está indicado na sarna, bem como em todas as erupções da pelle que desappareceram em virtude de medicamentos externos; ou quando as inflammações erysipelatosas, os frunculos e os panaricios, etc., se repetem com frequencia, sobretudo quando o prurido e demais soffrimentos *augmentam com o calor da cama.* Quando porém se tem ja abusado do enxofre, tanto interna como externamente, em doses allopathicas, é preciso dar primeiro um antidoto (principalmente Mercurio). Se ao mesmo tempo se abusou do enxofre e do mercurio nas erupções da pelle, os medicamentos principaes são (segundo B.): *Caust.* e *Sep.* Nas creanças está indicado o enxofre, quando têm muito medo de ser lavadas, e quando as fezes são tão ardentes que escoriam o anus.

O professor Guernsey dá as seguintes indicações do enxofre: ardores frequentes pelo corpo todo. Frio continuo nos pés, ou calor nas plantas dos pés tão forte que é preciso pôl-os fora da cama ou em sitio fresco da mesma. Frequentes accessos de fraqueza, ou sensação de desfallecimento pelo manhã ás 11 e meia, de forma que o doente soffre muito emquando espera a hora de comer ou almoçar. Somno curto e ligeiro com despertar continuo durante a noite, ou somno profundo e pesado toda a noite. Tosse todas as tardes antes de principar a menstruação.

É tambem um medicamento poderoso no tabes mesenterico ou tisica intestinal, no periodo de gravidade das febres typhoides, nas febres lentas, verminosas, na prisão de ventre, nas ophtalmias chronicas com moscas volantes e ulceras da cornea, no primeiro periodo da tisica pulmonar, etc.; empregando-se em geral uma dose de seis globulos dissolvidos em duas colheres d'agua (ás creanças pequenas deitam-se os globulos a secco sobre a lingua), e usando de preferencia as altissimas atenuações, ou a mais elevada de que se dispozer (N).

Tambem está indicado nos enfartes do figado e na hypocondria. Na leucorrhea e suppressão da menstruação. Nos soffrimentos causados por abuso do mercurio. Na atrophia muscular progressiva. Chlorose. Rachitismo. Variola (periodo de secca). Ulceras inveteradas. Doenças pela suppressão das hemorrhoidas. Hemorrhoidas (depois de *Nux vomica*). Somnambulismo nocturno. Imbecilidade. Alopecia. Otorrhea purulenta (depois de *Mercurius*). Ozena. Dyspepsia. Gastralgia. Tabes mesenterico e tisica pulmonar (primeiro periodo). Catarrho bronchico chronico. Pulmonia (periodo de hepatisação). Blenorrhea pulmonar nos anciãos. Tumores brancos. Ulceras nas extremidades inferiores.

Aggravação: principalmente de *noite* ou depois da *meia noite*, durante o *repouso*, ao levantar-se e com o calor da cama; ou durante a *lua cheia* e *ao mudar o tempo*, sobretudo se o tempo é humido e frio.

Allivio: com o calor, com o tempo secco e o movimento.

Antidotos: Acon., Camph., Cham., Chin., Merc., Nux v., Puls., Sep. Antes ou depois do enxofre convêm: Ant. cr., Ars., Calc. c., Caust., Merc., Puls., Sep.

184. Sulphur iodatum.

Este medicamento está indicado no adenoma da mamma, na amygdalite chronica, na blenorrhagia em especial na mulher, na hypertrophia das amygdalas e catarrho da pharynge, na acne rosaceo, no eczema de forma humida, na glossite chronica, na gotta chronica, no lupus erythematoso, na osteite com suppuração, na ozena com corrimento sangrento, na parotidite chronica.

Doses: 3ª. trituração decimal e mais altas.

185. Sulphuris acidum.

Este medicamento emprega-se nos casos em que as dôres augmentam pouco a pouco e cessam repentinamente; nas mulheres que se queixam de affrontamentos durante a edade critica; nas aphtas das creanças, antes ou depois de *borax*; nas contusões, golpes quedas, etc., depois de *Arnica*; nas diarrheas chronicas, e nos casos em que a comida se azeda e sobem á garganta eructos acidos, produzindo tosse, ardor e ate embotamento.

186. Tabacum.

A acção do remedio manifesta os symptomas seguintes: cabeça lançada para traz, com rigidez dos musculos da nuca e do dorso,. contracção dos musculos palpebraes e mastigadores. Respiração sibilante por caimbra dos musculos laryngeos e bronchicos, convulsões alternadamente tonicas e clonicas, seguidas de relaxamento geral e tremor, retracção dos musculos abdominaes. Contracções dos orgãos com musculos involuntarios, acompanhadas de dôres intensas, mal estar, suores frios, collapso rapido e asphyxia. Alem d'isto, o tabaco actua sobre a espinhal medula, em especial sobre a medula alongada, bem como sobre os ganglios abdominaes. Deprime fortemente os orgãos sexuaes, causando a impotencia. Os symptomos tetanicos com asphyxia, aproximam-se mais dos do acido cyanhydrico do que dos da estrychnina. Este medicamento differencia-se da noz vomica da seguinte forma: Para *tabacum*, dôr no percurso do urether, *com incommodo mortal e suor frio*; para *Nux vomica* dôr no percurso do urether direito, para os orgãos genitaes, *com mal estar e vomitos*. Soffrimentos d'origem cerebral seguidos d'explicitos symptomas gastricos, são a caracteristica geral d'este medicamento. A clinica recommenda-o na amaurose e amblyopia, na angina do peito sobretudo por abuso do fumar, na aphasia dos fumadores, na asthma, na athrepsia infantil, na cephalalgia nevralgica (sensação de martelladas), nas colicas nephriticas, nas convulsões puerperaes, na coqueluche com ataques de suffocar, na dilatação do coração, na enteralgia, nas e-phelides, na gastralgia, nas hemorrhoidas dolorosas, na hernia estrangulada, na hyperesthesia e nevralgia da glande do penis, na impotencia, na insolação, na lipothymia, no enjôo do mar, na meningite cerebro-espinhal alternado com *Zincum cyanatum*, na menstruação retardada e mais abundante, nas nauseas e vomitos da gravidez, na nevralgia facial, na odontalgia, na *paralysia agitans*, no prurido anal e vaginal, na esclerose em placas, nas desordens moraes da menopausa, na ulcera do estomago, na vertigem do estomago e de Menière.

Antidotos: *Camphora, Ipecacuanha, Nux vomica, Vinho.*
Doses: primeira triturações decimaes e diluições baixas.

187. Tarantula.

Deve-se ao dr. Marquez de Nuñez a experimentação e divulgação da pathogenese de tão importante medicamento, muito efficaz em diversas doenças, como: corea ou dança de S. Vito; as intermittentes de todos os typos, especialmente terçãs; nymphomania intensa; chlorose; colicas menstruaes; sciatica; nevralgias, convulsões, etc.

Toda a forma convulsiva em que ha necessidade de mover-se continuamente e a periodicidade nos soffrimentos, indicam a *tarantula*; *e o espanto, o terror, e receio d'uma morte proxima, com vertigens e anciedade precordial,* a indicam muito mais.

As molestias de caracter nervoso, bem como as de indole rheumatica proprias da *tarantula, alliviam-se* com o movimento, o suor e o ar livre, e *aggravam-se* com o repouso e na cama; *exasperam-se* com o tempo frio ou secco e melhoram com as chuvas. As affecções moraes *alliviam-se com a musica*, a distracção e o ar do campo (N.).

Antidotos: o principal é *Phosph.* e a mais: *Aconit., Baryt. mur., Cupr., Lycop., Magn. c., Puls., Rhus, Spig., Sulph., Zinc.*

188. Tellurium.

O remedio produz prurido picante sobre toda a pelle com erupção papulosa, inflammação edematosa pruriante da palpebra e do ouvido medio e externo, sensibilidade das vertebras dorsaes superiores e dôr no sacrum, seguindo a direcção do nervo sciatico direito (Hering). A este respeito lembra-nos perfeitamente um brilhante caso de cura operada pelo remedio no nosso agitador politico J. C. que vinha soffrendo d'uma dôr sciatica na perna direita (F. J. Costa). A clinica recommenda-o egualmente na blepharite com eczema das palpebras, sobretudo se houver ao mesmo tempo um exanthema humido, detraz das orelhas e nuca, otorrhea fetida (Dunham), na cephalalgia com dôres como se o cerebro fosse contundido ao menor movimento, no herpes escamoso, no eczema do ouvido externo, na irritação espinhal com dôres na espinha dorsal desde a ultima vertebra cervical ate á quinta dorsal, na sciatica ligada á irritação espinhal, na otite externa e media suppurada com perfuração do tympano, na otorrhea com corrimento aquoso, claro e irritante.

Doses: baixas triturações e diluições.

189. Terebinthina.

Medicamento d'uma grande utilidade em muitas doenças das *vias urinarias* caracterisadas por *hyperemia*, desde a simple *congestão renal* ate ás perturbações dos rins que chegam ate á suppressão completa da urina (*anuria*); é um excellente medicamento da *hematuria*. Parece preferivel na nephrite em que a congestão predomina sobre a descamação, o que se dá, segundo o dr. Dickinson, na *nephrite a frigore*, distincta da escarlatina.

Em todos os casos, o primeiro effeito da terebinthina é tornar a urina mais clara e mais abundante e diminuir as hydropisias; libertar os capilares malpighianos do seu torpor congestivo, de forma que a parte aquosa da urina é segregada em abundancia e os tubos renaes, por este facto, são lavados dos residuos que os embaraçavam e livres para as suas funcções.

Nas doenças catarraes chronicas das *vias respiratorias*, actua como agente de substituição, segundo a opinião de Trousseau e Pidoux. Tambem se poderia utilisar em certas doenças cutaneas. Apesar da incertesa do seu *modus operandi* nas *hemorrhagias intestinaes* e *gastricas* e nas da *purpura*, o que é certo é que a *terebinthina* as tem curado, bem como certas *hematurias* e *hemoptises*. E um excellente remedio da *tympanite* da febre typhoide e da febre puerperal; aqui a indicação homeopathica é fóra de toda a duvida. Deve empregar-se na *soiatica*, em especial, dos individuos que soffrem de rheumatismo. A *irite* e outras doenças oculares coincidindo com desordens urinarias caracteristicas d'este medicamento, podem ser curadas por elle.

Analogos: *Cantharis* e *Copahiba*.
Doses: tinctura mãe e primeiras atenuações.

190. Thlaspi bursa pastoris.

Este remedio tem uma electividade especial sobre o apparelho genital femenino, no qual provoca congestões e hemorrhagias. A clinica utilisa-o na arterio-sclerose com tosse sanguinea e congestão da conjunctiva, nas colicas nephriticas, nas caimbras uterinas, na epistaxis, nas hematurias, sobretudo devidas a calculos renaes, nas hemorrhagias profusas de todos os generos, na leucorrhea profusa, opaca e fetida, na lithemia (Dudgeon), na menorrhagia, na metrorrhagia por cancro uterino ou por traumatismo.

Doses: tinctura e baixas diluições.

191. Thuja.

Segundo o dr. Wolf é o medicamento mais importante da variola, em todas as molestias que apparecem depois da vaccinação, e nas sycosicas. A experiencia que se tem d'este medicamento demonstra, que muitas doenças chronicas e agudas, que actualmente são muito vulgares, provêm d'uma intoxicação devida á vaccinação obrigatoria; e segundo o dr. Wolf, o virus da variola é identico ao da sycose.

D'entre as doenças agudas muito vulgares em consequencia da intoxicação pela vaccina, citaremos a tosse convulsa, o catarrho, a grippe; e demais, a ophtalmia chamada do Egypto e a dos recemnascidos; d'entre as doenças chronicas, a chlorose e diversas molestias do utero, as escrophulas, etc.

Está muito indicado nas verrugas brandas e nos condylomas, e nas que nascem nas mãos dos onanistas. Ozena. Blennorrhagia chronica. Impotencia em seguida á blennorrhagia. Suores abundantes com cheiro a mel nos orgãos genitaes. Suores abundantes antes da menstruação. Aborto no terceiro mez da gravidez nas mulheres que têm verrugas. Doenças produzidas pelo abuso do enxofre e do mercurio. Pesadellos em que se sonha com defunctos, quedas e accidentes.

Aggravação: de tarde e á noite, ou ás 3 da manhã e 3 da tarde (pela manhã cedo é quando a fraqueza é maior). Com o frio, a humidade, e o calor da cama.

Allivio: com vestidos quentes, arrotando e com a constipação com espirros.

192. Uranium nitricum.

É um bom medicamento da *diabetes saccharina* e o ponto importante é preencher bem a sua indicação, que do lado

9*

do estomago se assignala pelos seguintes symptomas, a *dyspepsia, a sêde* e das vias urinarias, *urinação abundante e frequente, tenesmo urinario, assucar* nas urinas, etc.

O medicamento nem sempre cura radicalmente a diabetes; mas quasi sempre determina umas grandes melhoras no estado geral. O dr. Blake assegura que o *Uranium nitricum* tem quasi a mesma utilidade na *doença de Bright*; mas as observações citadas por elle deixam forçosamente algumas duvidas pelo que respeita á exactidão do diagnostico, a que falta um ponto essencial, o resultado da analyse da urina.

Alem d'estas doenças, a pathogenese faz prever a importancia d'este medicamento no tratamento da *dyspepsia*, sobretudo no da *ulcera do estomago* e do *duodenum*, encontrando-se com frequencia esta ultima nas queimaduras extensas. O dr. Drysdale publicou um caso d'ulcera do estomago radicalmente curado por este remedio.

Analogos: *Arsenic., Kali bichromic., Phosph. acid.*
Doses: primeiras atenuações.

193. Uva ursi.

É um remedio que em doses fortes determina uma irritação inflammatoria das mucosas vesical e uretral, acompanhada de tenesmo e muitas vezes d'um corrimento sanguineo a principio, depois muco-purulento e sanguineo (Phillips). Assim é considerado homeopathicamente como um tonico especial da mucosa vesical, dos ureteres, dos rins e da uretra, o que ainda melhor se explica se accrescentarmos que gosa de propriedades diureticas muito pronunciadas. Assim, a clinica recommenda-o na cystite aguda e chronica, em especial calculosa, na gonorrhea chronica (gotta militar), na hematuria renal (Hughes), na inercia uterina, durante o parto (Allen), na metrorrhagia, na pyelite (Hughes).
Doses: 1ᵃˢ diluições decimaes.

194. Valeriana.

É um excellente medicamento da *hysteria*, dos *incommodos hystericos* que apparecem nas mulheres na epoca da *menopausa* e outros analogos que se mostram nas meninas e que se caracterisam por affrontamentos, suores frios ou quentes, agitação, *nervosismo*, melancolia, uma sensação de suffocação na garganta, bater das fontes, palpitações do coração.

Na hypochondria egualmente abranda o estado nervoso, abate a excitação circulatoria, acalma a insomnia e provoca ate o somno e produz um estado de conforto e quietação. Recommenda-se tambem na *bóla hysterica*, nas cephalalgias, nas flatulencias e nas tosses dos hystericos. Os symptomas urinarios que se notam na sua pathogenese, recommendam a *valeriana* na *polyuria* ou *diabetes insipida*. Os symptomas dos membros indicam a sua utilidade em certas dôres rheumaticas, quando *Rhus* não deu resultado, em especial na *sciatica* que se caracterisa por uma dôr insuportavel estando de pé ou sentado e alliviando pelo andar. A dôr é tão intensa que a côxa está prestes a partir-se.

Analogas: *Ambra*, *Asa foetida*, *Moschus*.

Doses: baixas e altas atenuações.

195. Veratrum album.

Medicamento muito importante nas doenças seguintes: Cholera e cholerina. Accessos de dôres que provocam delirio e uma loucura passageira. Diarrheas. Lombrigas. Febres lentas. Tosse convulsa. Intermittentes. Diversas doenças com frio da pelle, suores frios, especialmente na testa, extremidades frias e grande prostração de forças.

É um medicamento muito indicado quando ha debilidade mui pronunciada ou perda de forças por desordens funccionaes ou physicas; por exemplo, na tosse convulsa, quando a creança está exhausta e ao terminar o accesso de tosse cobre-se de um suor frio; ou então depois de defecar o doente fica tão prostrado que a fronte cobre-se de suores frios.

Aggravação: com o calor da cama. Passando do frio para o calor. Com a mudança de tempo; com o frio e a humidade. Bebendo e comendo cousas frias.

Allivio: levantando-se e passeiando. (Os vomitos aggravam-se quando se levanta.)

196. Veratrum viride.

É um toxico respiratorio poderoso, que produz a asphyxia, paralysa o coração e os centros vaso-motores e determina um abaixamento da temperatura (suores frios e collapso). Em doses fortes produz convulsões. Exeita os vomitos, mas não purga, se não fôr dado em dose toxica (Allen) e possue a faculdade de produzir, secundariamente, mua reacção febril, congestões activas e um certo gráo de inflammação (Hale). São numerosas as indicações clinicas do remedio que passamos a resumir: Abcessos perimetricos, parto lento e laborioso (Allen), emmagrecimento com estado hectico depois da coqueluche, amenorrhea com excitação e palpitações nervosas, na amaurose por anemia ou congestão do nervo optico, na apoplexia cerebral, na appendicite, no béribéri, na bola hysterica, nos zumbidos dos ouvidos, na bronchite com grande dyspnea, face livida, extremidades frias, pulso irregular, suores frios, na cardite rheumatismal, na cephalea congestiva, na chorea, nas doenças do coração com sensação de fraqueza, debilidade cardiaca com diarrhea, rheumatismo agudo que ataca o coração, aneurisma, nas colicas violentas, com flatulencia, anciedade, receio de morrer, na congestão cerebral e em consequencia da suppressão das regras, antidoto da estrychnina, convulsões epileptiformes e infantis da dentição, convulsões puerperaes, cystite aguda, delirio furioso, enterite aguda com febre violenta e enterorrhagia, na diarrhea, na diptheria membranosa, na dysmenorrhea nervosa com convulsões, e tambem com symptomas congestivos, na eclampsia puerperal, nas febres com tendencia á congestão de cabeça e aos espasmos, na febre remittente biliosa, na febre puerperal, na febre typhoide, na gastralgia, na gastrite aguda, nas hemorrhagias, na hepatite, na hydrocephalia, na hydropisia consequencia da escarlatina, na hypertrophia do coração, na hysteria convulsiva, na insolação, insufficiencia valvular, mania puerperal, meningite cerebro-espinhal, nevralgias intercostaes e do sacrum, esophagite visinha do *cardia*, orchite aguda, otite media aguda, palpitações nervosas, paralysia do nervo auditivo,

e dos nervos motores, pericardite rheumatismal, peritonite
e pelviperitonite agudas, phlegmão, pleuresia, pneumonia,
retinite, rheumatismo articular agudo, sarampo, escarlatina,
symptomas congestivos por suppressão menstrual, tachycardia essencial das crianças, tendencia para as syncopes,
tosse espasmodica com dôres de cabeça, variola confluente,
vomitos com grande fraqueza e tendencia ás diarrheas.

Doses: tinctura, baixas diluições, nas pyrexias graves e
malignas alternar com o *Aconitum*. Altas diluições na
gastralgia e gastrite aguda.

197. Verbascum.

É um antinevralgico poderoso. Devemos-lhe muitas
curas de nevralgias faciaes, tendo mesmo algumas resistido
a todos os meios therapeuticos da escola chamada official.
Alem da nevralgia facial, a prosopalgia tambem tem sido
efficazmente tratada pelo *verbascum*. O dr. Cretin, pre-
conisa-o egualmente. A sua pathogenese justifica ampla-
mente a acção do *verbascum* n'esta doença e os symptomas
que determinam a sua indicação, são os seguintes: dôres
como electricas ao menor movimento, apertando os dentes,
tocando-os com a lingua; face vermelha, regurgitações
acidas. Jahr indica tambem o *verbascum* nas tosses catarraes, sobretudo das creanças.

198. Viola tricolor.

Recommenda-se este medicamento para a crosta de leite
das creanças, quando as suas urinas são fetidas, como as
dos gatos e ardentes. Poluções nacturnas com sonhos que
causam grande inquietação moral. Perdas de semen ao
obrar e urinar. Sonhos amorosos com perdas seminaes.
Vertigens ao andar.

Aggravação: estando sentado.
Allivio: depois de levantar-se da cadeira.
Antidotos: *Camph.*, *Rhus*.

199. Vipera.

A sua acção manifesta-se por uma dôr viva pela morde-dura, passada uma hora, tumefacção vermelha quente e resistente do membro, podendo invadir todo o corpo, muitas vezes edema das pregas aryteno-epiglotticas, causando a morte por asphyxia. Resfriamento do membro, nodoas lividas, lymphite, gangrena por placas, phlyctenas, ás vezes phlegmão diffuso. Glossite, dôr epigastrica ou umbilical, nauseas, vomitos, diarrhea, ictericia, predominando os ac-cidentes de prostração geral. A clinica utilisa-o nas doenças valvulares, na chorea da gravidez, na congestão do figado, na dyspepsia com recidivas periodicas, na endocardite, febre amarella, glossite, hepatite, hypertrophia do coração, ictericia, accidentes da menopausa, lymphangite, myocar-dite, pemphigus recidivando periodicamente.

Doses: baixas triturações.

200. Zincum.

Indicado nas doenças das vias urinarias e nos calculos nephriticos, bem como nas convulsões, epilepsia e diversas doenças hystericas.

O doente de *Zincum* não pode estar quieto, tem que estar em continuo movimento; nas febres e doenças ner-vosas os pés estão em continuo movimento. Diversos soffri-mentos das mulheres no interregno menstrual, que des-apparecem emquanto dura a menstruação. Corea. Convulsões depois de um susto. Debilidade da memoria. Hydrocephalo. Vertigens (quando o doente anda, julga que vae a cair para o lado esquerdo). Alopecia no vertice da cabeça, com sensação de estar dorido o couro cabelludo. Prisão de ventre pertinaz, dejecções duras e seccas, escassas, es-crementos que somente saem com grande custo. Retenção de urinas ao principar a urinar. Incontinencia d'urinas ao andar, tossir ou espirrar. Erecções violentas e de larga duração. Nymphomania nas paridas com grande sensibili-dade dos orgãos genitaes. Suppressão da menstruação com dôr nos seios e orgãos genitaes.

Aggravação: depois de comer e pela noite adeante.

Allivio: ao ar livre; comendo.

Antidotos: *Camph.*, *Hepar*, *Ign.*, ou *Arn.*, *Baryt. c.*, *Merc.* — Zincum é o antidoto de *Cham.* e *Nux v.* se estes medicamentos produzem agitação de noite e prisão de ventre.

P. S. Os medicamentos vegetaes e mineraes seguintes, segundo Hering, têm uma grande affinidade entre si, e podem, por assim dizer, substituir-se. Assim, o medicamento mineral (que se pode substituir) acabará frequentes vezes a cura, quando o medicamento vegetal não produza ja effeito algum.

Aloë — Sulphur.
Cepa — Phosphor.
Squilla — Ant. cr.
Cham. — Magn. carb.
China — Ferrum.
Calad. — Nitr. ac.
Dulc. — Baryt.
Mezer. — Merc.

Pulsatil. — Sulph. ac.
Allium sat. — Arsen.
Bell. — Calc. carb.
Ruta — Calc. phosph.
Bryon. — Alumin.
Ipec. — Cupr.
Thuja — Silic.
Lycop. — Iod.

CUIDADOS E SOCCORROS QUE SE DEVEM PRESTAR AOS DOENTES.

Uma asistencia acurada e a observação attenta das variações que apresentam os symptomas das doenças com o fim de as communicar ao medico, são as duas bases principaes para dirigir acertada e felizmente o tratamento dos variados soffrimentos que affligem a humanidade. As pessoas encarregadas de velar pelos doentes devem ser quanto possivel idoneas, mostrar um zelo e uma assiduidade incansaveis e usar d'uma linguagem carinhosa e maneiras suaves, para captarem as sympathias dos doentes e exercerem um benefico influxo na sua imaginação. Muitos enfermeiros, por lhe faltarem estes dotes tão precisos, prejudicam os doentes e têm muitas vezes a culpa das aggravações das doenças e das recaidas.

Para evitar isto; julgamos necessario occupar—nos com alguma proficiencia das regras mais essenciaes para a assistencia dos doentes e dos soccorros que se lhes devem prestar prompta e delicadamente.

Habitação. — O quarto do doente deve ser o mais espaçoso possivel e estar virado para o norte no verão e para o sul no inverno, tratando de o escolher n'um ponto da casa o mais affastado possivel do ruido da rua e da visinhança e que so contenha os moveis necessarios ao doente e ás pessoas que o devem tratar. A luz solar como a artificial não devem ser muito intensas, sobretudo nas doenças agudas, e deve ser coada por persianas e cortinas convenientemente colocadas. Alem da porta d'entrada, com a parte superior envidraçada, o quarto deve ter uma janella de peito ou de saccada, pelo menos, para a sua ventilação e que devem dar para a rua ou para pateo espaçoso, onde não haja estrumeira ou retreta. As janellas devem-se abrir uma ou duas vezes por dia, ás onze horas da manhã e ás tres da tarde no inverno e ás sete da manhã e ás sete da tarde no verão, com pequenas variantes conforme o gráo da temperatura atmospherica, tendo todo o cuidado em que o doente não se resfrie, tapando-o convenientemente; devem ficar abertas durante dez a quinze minutos. Se o estado do doente ou o quarto em que está não permittem que se abram as janellas, abrem-se as dos quartos immediatos e ventilam-se estes, abrindo depois a porta do quarto do doente. No verão deve conservar-se sempre aberta a vidraça da porta do quarto para o ar se renovar constantemente. Quando houver muito vento ou o tempo estiver tempestuoso, encosta-se a vidraça de forma que fique uma pequena abertura pela qual se fará a ventilação. Nas noites frias do inverno a vidraça deve ficar fechada. As chaminés de lenha nas habitações dos doentes, são um meio efficaz para a sua ventilação. Todas as fumigações são prejudiciaes e devem banir-se absolutamente; e a fumigação mais hygienica é a renovação do ar. Nas doenças infecciosas de manhã pode pôr-se no centro do quarto, durante duas horas, um vaso com uma solução de chloreto de cal ou acido phenico, mas tendo o cuidado de não ser muito forte para não saturar a athmosphera e prejudicar o doente.

A temperatura do quarto deve ser quente no inverno e fresca no verão. As doenças chronicas e que conservam o doente durante muitos dias na cama necessitam uma temperatura de 17 a 18 gráos centigrados, sobretudo de manhã. As pessoas anemicas e as enfraquecidas por perdas de liquidos e doenças graves, precisam d'uma temperatura de 20 a 22 gráos. Nos dias quentes de verão abaixa-se a temperatura do quarto estabelecendo correntes d'ar e por meio de ventiladores, collocando vasos com agua e com gelo, que se renovam com frequencia e regando a casa com um regador muito delgado. As doenças agudas exigem no quarto uma temperatura de 15 a 16 gráos centigrados.

Cama. — A cama do doente não deve ter cortinas nem cortinados de especie alguma, deve estar colocada na direcção do norte a sul, sendo possivel, nunca entre portas e janellas, nem perto d'uma chaminé, para evitar as correntes d'ar; a cabeceira deve ficar perto da parede ficando o intervallo d'uma pessoa. A cama deve ser de ferro, com colchão de arame ou de mollas e por cima um de crina ou de lã, mas nunca de pennas, dois lençoes, um ou dois cobertores, segundo a estação, uma colcha, um travesseiro e uma ou mais almofadas, conforme as requisite a commodidade do doente e a natureza da doença. Se as posses do doente não permittem dispôr d'uma tal cama, pode-se escolher a cama de madeira ou de ferro com enxergão de palha fresca, que deve renovar-se com frequencia, quando a doença se prolonga muito; na falta de colchão de crina ou de lã, pode-se pôr um de palha de milho e depois os lenções, cobertores e a colcha, se a houver. Convem que o doente esteja deitado o mais horisontalmente possivel, porque, se tiver a cabeça muito elevada, bem como o peito, a região sacra se apoiará mais na cama, pesando o tronco sobre a mesma, e isto fará com que o sacro e as nadegas se escoriem durante as doenças longas. Em certas doenças do coração e em todas as em que a respiração é difficil, não é possivel seguir esta prescripção, pois que o doente se vê obrigado a conservar a cabeça muito alta, apoiando a cabeça e as costas em quatro ou mais almofadas, para poder respirar com facilidade.

O mudar a cama aos doentes é uma cousa difficil de fazer e so se deve fazer sob a direcção do proprio medico; regra geral não se deve mudar nas doenças curtas, mas somente nas prolongadas e infecciosas e sobretudo n'aquellas em que o doente mancha os lenções com urinas, escremento ou suppurações. Para mudar a cama, convem passar o doente para outra ja previamente preparada e aquecida e posta ao lado da primeira; e se não a houver, colloca-se o doente n'um sophá ou cadeira, envolvido em cobertores de lã, emquanto se faz de novo e mudam as roupas, aquecendo-as antes do doente passar para lá. Para isto são precisas varias pessoas, para que o doente não apanhe ar e se resfrie. Quando os doentes estão uma ou mais

horas levantados, durante este tempo, poem-se á janella
ao ar as almofadas, lenções, cobertores, colchas. Os lençóes devem ficar bem estendidos. A roupa da cama deve
lavar-se logo que se tira e nas doenças infecciosas deve
ser passada pela barréla a ferver.

Limpeza — É o mais indispensavel na assistencia dos
doentes. A habitação deve limpar-se todos os dias, varrendo-
a com esmero e devagar para não levantar muito pó, e
apanhando este com um pano, dos moveis e das paredes.
A cama deve conservar-se sempre limpa e ter todo o
cuidado em que o doente a não suje de expectoração,
urina e escremento; e nos casos em que os doentes não
podem reter a urina e as fezes, colloca-se por debaixo
lençóes dobrados ou panos de linho ou algodão, que se
renovam logo que o doente os suje. O mesmo se fará
quando houver suppurações, colocando debaixo da região
ulcerada lençóes ou panhos que se devem renovar como ja
se disse. Alem d'isso o doente deve ser lavado frequentemente com agua morna e uma esponja e ás vezes com
sabão, se fôr preciso, na parte do corpo que se sujar,
evitando que se resfrie, para o que devemos tomar as
precauções possiveis.

Os vasos em que urine e defeque o doente limpam-se
com agua quente e um pincel de piassava. Se as fezes
são contagiosas, desinfectam-se os mesmos com uma solução a cinco por cento de acido phenico, que pode ser
substituida por uma solução de sulfato de cobre ou de
zinco, se não houver acido phenico.

Nas doenças longas e em todas as outras em que o
doente enfraquece muito, costumam formar-se escoriações
e ulceras nas regiões em que o corpo se firma mais e por
mais tempo, sendo as principaes a sacra, as iliacas, as
escapulares, os cotovellos e os tornosellos; estas regiões
tornam-se rôxas e pelo roçar se escoriam, formando ulceras
e gangrenando-se ás vezes, se não se tiver cuidado. Para
evitar tudo isto o doente deve mudar de posição com frequencia, se é possivel, lavar a pelle offendida com agua
fria ou com agua arnicada o que é preferivel, depois de
bem enxuta, polvilha-se com pó d'arroz ou cobre-se com
clara d'ovo muito batida. Se não fôr bastante, põem-se

debaixo das partes atacadas almofadas d'ar de gomma elastica, que se lavam a miudo com agua limpa e nas doenças infecciosas com um soluto d'acido phenico a tres por cento.

Se se formarem escoriações ou ulceras curam-se lavando-as bem e depois colloca-se sobre ellas uma compressa coberta com cerato de arnica ou hamamelis, sujeitando-a com uma tira fina de adhesivo, tratamento que se repete duas ou tres vezes por dia.

Declarando-se a gangrena, lavam-se as ulceras com um soluto d'acido phenico a tres por cento, cobrindo-as com uma compressa seca de pano de linho que se fixa com tiras de adhesivo. Este curativo deve fazer-se de seis em seis ou de oito em oito horas e mesmo antes se fôr preciso.

Os doentes pobres que não podem dispôr de almofadas d'ar, podem pôr umas rodelas feitas com palha fina e comprida, cobertas com panho de linho fino.

Nos casos de grandes suppurações, fluxos, diarrheas, etc., convem colocar um oleado fino debaixo dos lençóes, para que se não manchem os colchões da cama.

Soccorros variados. — As pessoas que assistem aos doentes têm que prestar-lhes diversos serviços e soccorros que procuraremos relatar desenvolvidamente.

Quando uma pessoa cae doente deve-se deitar logo, aquecendo previamente a cama com esquentador de zinco cheio d'agua bem quente ou com botijas, despindo-a devagar; deitada ja deve-se-lhe recommendar que se estenda na cama em decubito supino (de costas), pondo-lhe aos pés esquentadores como agua bem quente, ou botijas e na sua falta tijolos acquecidos e cobertores para que entre em reacção, se tiver frio ou calafrios, recommendando-lhe que se mova o menos possivel e não mude de posição, para conseguir aquecer e suar. Logo que sue, deve-se conservar o tempo preciso segundo a doença, não se mexendo muito nem destapando-se, e quando tenha de urinar ou obrar, deve-o fazer n'um urinol ou arrastadeira de cama previamente aquecidos; precaução que deve haver em todas as doenças febris e nos estados de debilidade e marasmo.

É preciso muitas vezes friccionar a pelle, nas regiões em que ha caimbras ou não se aquecem apezar dos meios de aquecimento empregados. As fricções devem ser feitas com a palma da mão ou com pedaço de flanella quente, mas nunca com escovas asperas. Estas fricções tomam o nome de *massagem*, quando se empregam contra as consequencias das contusões, distensões musculares e articulares, o tumor branco, o rheumatismo chronico, etc. Antes de começar a massagem d'uma parte qualquer, é conveniente rapar os pelos, se os tiver, para evitar a irritação das respectivas raizes; depois unta-se com azeite fino. A seguir começa-se a friccionar com ambas as mãos, sobretudo com os pollegares, da peripheria para o centro e esfregando forte e gradualmente; nos casos agudos em que ha dôres e muita sensibilidade, a principio devem-se fazer as fricções muito suavemente. A massagem deve ser feita uma a duas vezes por dia, conforme os casos e a opportunidade, durante dez minutos, cobrindo depois a região friccionada com compressas imbebidas em agua arnicada, fazendo com que o doente faça movimentos passivos nos primeiros dias e depois activos.

Nos casos de caimbras e frialdade excessivas as fricções devem durar emquanto as mesmas persistirem.

Quando o doente tiver vomitos deve sentar-se na cama, pondo-lhe uma ou duas almofadas detraz das costas, onde se encostará e o enfermeiro segurará uma bacia onde o doente vomitará, passando-lhe ao mesmo tempo o braço livre pelo pescoço e segurando a testa com a mão, para que soffra menos. Será conveniente pôr um lençol dobrado ou uma toalha grande debaixo da bacia para evitar que a cama se suje nos casos em que ha vomitos violentos e a sua quantitade encha demasiado a bacia. É conveniente que durante os vomitos o pescoço esteja livre de qualquer pressão e que o doente não beba liquido algum, emquando durarem os vomitos e as nauseas.

A cargo dos enfermeiros deve tambem estar o dar clysteres e injecções, segundo as prescripções dos medicos. Para os primeiros se empregam as seringas e as borrachas; nas pharmacias se vendem de todos os tamanhos e modelos. Hoje estão adoptados os irrigadorès de Esmarch que preenchem a todas as indicações, dispondo de pipos para clysteres e para injecções, adaptaveis a todas as aberturas naturaes. Um clyster para adulto deve ser de 150 a 180 gram. de liquido, para creanças de 80 gram. e 50 gram. quando são muito pequenas. O liquido a usar é quasi sempre agua commun na temperatura de 32° centigrados pouco mais ou menos, a que se costuma juntar azeite, sal fino, sabão, vinagre, tabaco, etc., segundo a prescripção medica. Depois de untar com azeite o pipo da seringa ou irrigador, deve-se primeiramente deixar correr uma pequena porção de lequido, signal de que se expelliu todo o ar, pára-se com o movimento da seringa e fecha-se a torneira do irrigador, a seguir introduz-se o pipo, estando o doente deitado de lado e na borda da cama e com os joelhos encolhidos, movendo a seringa devagar ou abrindo a torneira docemente, para não molestar o doente e para que o liquido não entre com força. Não se deve esquecer de collocar debaixo do doente um lençol dobrado ou uma toalha grande para evitar que a cama se suje nos casos em que o liquido se entorne. As crianças deitam-se de costas, uma pessoa levanta-lhe as pernas e sustem-as assim erguidas e outra dá-lhe o clyster.

As mesmas precauções se empregam nas injecções medicinaes ou para limpeza dos ouvidos, narinas, vagina, trajectos fistulosos, etc. Quando se fazem estas applicações deve evitar-se que os doentes se resfriem e que se sujem as roupas da cama. Os apparelhos devem sempre andar muito bem limpos e nas doenças contagiosas e nas que exhalam cheiro repugnante e fetido, devem lavar-se com um soluto d'acido phenico a tres por cento.

Quando por prescripção medica os doentes tenham de tomar banhos geraes ou semicupios, de vapor, affusões ou irrigações, os enfermeiros devem cingir-se estrictamente ás ordens do medico, pois que a negligencia na sua execução pode trazer graves prejuizos aos doentes.

Os medicamentos homeopathicos devem ser dados aos doentes nas horas e com os intervallos estabelecidos pelos facultativos e se estes não tiverem determinado o contrario, não se devem administrar quando os doentes estiverem a dormir, sobretudo de noite, e sempre que o somno se considere como reparador das forças do paciente; logo que acorde, dá-se-lhe o remedio, e contam-se desde então de novo o intervallo das horas, de tres em tres, de quatro em quatro, etc. Nos casos de somnolencia, coma, lethargia, etc., diligenceia-se acordar o doente para lhe dar a colhér do medicamento. O copo ou vaso que contiver o remedio deve estar tapado com um pires ou prato de cristal que ajuste perfeitamente, para que o pó não entre dentro do mesmo e deve ter-se n'um quarto fresco em que não haja chaminé e distante das lampadas e em que durante o dia não penetre luz intensa, porque os medicamentos homeopathicos se decompõem facil e promptamente com o calor e a luz natural ou artificial intensas. Quando está calor, é preciso metter o copo ou vidro, n'uma vasilha com agua fria que deve chegar a duas terças partes da altura do copo ou vidro. A agua deve renovar-se de cinco em cinco ou de seis em seis horas, para conservar o medicamento fresco.

Quando o medico prescreveu o medicamento a secco, isto é que se deve dar em globulos ou em trituração, tiram-se os globulos e a trituração com as colhéres apropriadas para estas preparações e collocam-se directamente sobre a lingua do doente. Se não houver as colhéres, dobra-se uma tira de papel consistente que servirá de colhér, vigiando para que o doente os não deite fóra, sobretudo se fôr creança.

Deve tambem haver o maior cuidado com a alimentação dos doentes e seguir á risco as prescripções do medico, tanto durante a doença como na convalescença. Assim so se devem dar ao doente os alimentos solidos e liquidos que o medico ordena, devendo sempre resistir-se a satisfazer os caprichos e as exigencias dos doentes e vigial-os constantemente para que não se levantem e satisfaçam os seus caprichos ás escondidas, o que pode acarretar uma recaida e ate a morte como ja tem succedido muitas vezes.

Os doentes não se levantam da cama emquanto medico o não ordenar, para evitar uma recaida, e no primeiro dia que se levantem e nos seguintes, ate ter recuperado as forças, devem vestir roupas quentes e sufficientemente abrigados, para que não se resfriem. Não devem estar levantados durante mais tempo do que o prescripto pelo medico e não sairão á rua senão quando se julgue conveniente, tomando então as precauções indispensaveis para evitar um resfriamento e a subsequente recaida.

O que os enfermeiros devem saber. — As pessoas que tratam dos doentes precisam ter alguns conhecimentos medicos, para poder apreciar as variações que soffrem as doenças e referil-as ao medico, quando faz a sua visita. É do que vamos tratar.

A temperatura do corpo. — A temperatura dos doentes toma-se com um thermometro centigrado, dos chamaidos *clinicos*, que se vendem nas pharmacias e são dividsdos em decimos de gráo. Para tomar nota das variações da temperatura podemos servir-nos d'uma *quadricula thermometrica*, em que se marcam com pontos e linhas as oscilações da temperatura. Éstas quadriculas vendem-se ja impressas e não as havendo, podem-se fazer com um papel e lapis de côr, sob a indicação do medico.

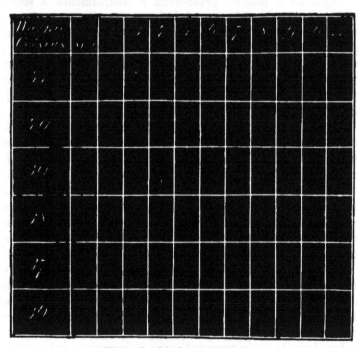

Fig. 1., Quadricula thermometrica.

Tambem se podem apontar n'um papel as oscilações diarias da temperatura e conserval-as para as comparar emquanto a febre durar.

A temperatura pode-se tomar nas axillas (sovacos), debaixo da lingua, no recto e na vagina, mas o sitio preferivel e mais usual é nas axillas. Fazendo descer a columna do mercurio ate á parte inferior do thermometro, sacudindo-o, introduz-se o thermometro na axilla do doente, que deve comprimir brandamente o braço contra o peito, ou ajudando-o o enfermeiro, para não cair o instrumento e ficar rodeiado perfeitamente pela pelle. O thermometro deve permanecer na axilla durante dez minutos e nos de minuto, durante um ou dois minutos, tirando-o em seguida, deve-se apontar na quadricula ou n'um papel os gráos e decimos de gráo que elle attingiu e a hora em que tomou a temperatura. A qualquer hora do dia e da noite se pode tomar a temperatura aos doentes, melhor porem é fazel-o todos os dias a horas fixas, por exemplo, ás oito da manhã, á uma e ás seis da tarde e tambem á meia noite nas doenças graves.

A temperatura normal no homem são é de 37.° centigrados; durante a digestão, andando de pressa, com o calor, etc., pode subir mais meio ou um gráo, segundo os temperamentos; nos estados de fraqueza baixa meio gráo e ás vezes um gráo. As temperaturas anormaes são as que excedem a 38.° centrigrados e as abaixo de 36.°.

Chama-se *ligeira* a febre de 38.°; *moderada* a de 38.° e meio; *alta* a de 39 a 40.°; *altissima* a de 40 a 41.°; e *mortal* a de 41 e meio a 42.°. *Infranormal* a temperatura de 36.°; *collapso moderado* a de 35; *collapso muito grave* a de 34.°; *mortal* a de 33 a 33.° e meio. Estas temperaturas inferiores á normal exigem auxilios promptos e energicos, como meios poderosos de aquecimento, fricções, cafe, vinhos generosos, etc., para reanimar o doente e fazel-o voltar a si. O *collapso* maior ou menor manifesta-se por uma desordem geral do organismo e uma descida rapida da temperatura; o doente toma um aspecto cadaverico, as extremidades, nariz e orelhas ficam frios como gelo e perde os sentidos.

O thermometro deve conservar-se sempre muito limpo

10*

e nas doenças infecciosas deve-se lavar com agua phenica forte e quente, depois de tomar a temperatura; logo que se limpe, baixa-se a columna do mercurio, sacudindo-o com cuidado, e assim fica prompto para novamente tomar a temperatura.

O pulso. — O pulso toma-se aos doentes collocando as pontas dos dedos indice e medio da mão, curvados e junctos, durante um minuto ou mais, se é preciso, sobre a arteria radial e juncto ao pulso do doente e na outra mão se conserva o relojio, que serve para contar as pulsações por minuto; o relojio deve marcar os segundos, para melhor contar as pulsações por minuto.

A melhor occasião de tomar o pulso ás creanças é quando dormem e aos adultos nos periodos de excitação e de socego e as melhores horas são: pela manhã cedo, ás tres horas da tarde e ás oito da noite.

Devemos considerar quando se toma o pulso, que a frequencia do mesmo varia com a edade, o sexo, o temperamento, a hora do dia, a alimentação e o somno e em especial sob o influxo das causas moraes e dos medicamentos. Para apreciar as oscilações do pulso e quando augmenta ou diminue o seu rythmo ordinario, devemos attender a que as pulsações normaes por minuto, segundo as edades, são as seguintes: No primeiro anno de 120 a 130 por minuto; no segundo de 90 a 112; no terceiro de 80 a 100; ate aos 8 annos de 80 a 88; aos dôze annos de 72 a 80; na juventude de 76 a 80; na virilidade de 68 a 72; na velhice de 52 a 60.

Quando se toma o pulso não se deve comprimir muito a arteria radial, e se a pulsação não se sente por estar a arteria muito funda, ou estar envolvida em tecido adiposo ou tambem por se occultar debaixo do osso ou então nos periodos de grande fraqueza ou collapso, contam-se as pulsações nas fontes (arterias temporaes) ou no pescoço (carotidas). É conveniente tomar o pulso em ambos os braços, para os comparar entre si.

Cada vez que se tomar o pulso, deve notar-se n'um papel o numero de pulsações observadas por minuto, para as comparar e poder apreciar as variações que a doença fáz, prohibindo ao doente que falle e reccommendando-lhe quietação, bem como ás pessoas que lhe assistem, em quanto se tomar o pulso. Assim se observará se é *frequente* (quantas pulsações por minuto a mais da normal; *lento* (menos pulsações do que a normal); *tardio* (pulsação prolongada); *veloz* (pulsação pouco perceptivel e desapparecendo rapidamente); *forte ou debil* (segundo a energia da pulsação); *regular ou irregular* (se as pulsações são ou não eguaes); *intermittente* (quando faltam uma ou mais pulsações); *intercurrente* (quando no rythmo normal das pulsações se interpõem uma ou varias); *dicroto* (de dupla pulsação); e finalmente *cheio, pequeno, filiforme* (delgado como um fio), ou se falta por completo.

A respiração, tosse e expectoração. — Muitas mudanças que experimentam as doenças começam pelas alterações da respiração, ou pela presença da tosse e a expectoração. Para avaliar as modificações dar espiração, é precisoconhecer previamente o numero das respirações que se verificam por minuto, nas diversas edades e no estade normal. As creanças recemnascidas têm 44 respirações por minuto; de um a cinco annos, 26; de 14 a 20 annos, 20; dos 30 annos em deante, 16. Devemos attender a que o numero das respirações por minuto augmenta com o movimento, o riso, o pranto, o ar viciado, o permanecer n'um logar fechado, etc. Os enfermeiros devem observar com cuidado se a respiração augmenta ou diminue a certas horas, se é natural e sem ruido, forte, profunda, suspirosa, anhelante, com gemidos, accelerada, regular ou irregular, dificil ou incompleta, entrecortada; se o doente respira pela bocca ou pelo nariz e se as azas d'este se agitam ou não como o folle; se o halito é fetido e se a espuma sae pela bocca ao respirar. Quando houver tosse deve-se notar se é breve ou ligeira, intensa, profunda, superficial e que tempo duram as seus ataques; se é secca, espasmodica, se é rouca, metallica, aspera, humida e se causa dôr n'alguma parte durante o ataque ou depois; se o doente se torna pallido ou incarnado quando tosse; se tem nauseas, vomitos, lacrimação, urinas involuntarias e fezes, quando tosse, etc. Se houver expectoração, deve recolher-se n'um escarrador de porcellana branca, bem limpo, e observando a sua quantidade, côr, consistencia e cheiro. Logo que o medico termine a sua visita e tenha examinado a expectoração, o escarrador deve ser lavado com agua bem quente e se enxugará, collocando-o novamente ao lado do doente. Nas doenças infecciosas o escarrador deve ser lavado com uma solução de acido phenico a cinco por cento.

Hemorrhagias. — Nas hemorrhagias deve-se recolher o sangue cuidadosamente em vasos ou panos brancos e conserval-o ate que o medico passe a sua visita. Muitas vezes o sangue corrompe-se tão depressa que o medico não pode aprecial-o devidamente. N'estes casos os enfermeiros devem fornecer-lhe os dados precisos, para que possa formar um juizo seguro acerca do sangue que o doente deitou.

Estes dados referem-se a notar se o sangue quando sae é vermelho (arterial), ou negro, escuro (venoso); se sae com rapidez ou lentidão, se é precedido ou não de tosse, tossiculação, dôres, agitação, dyspnea, diarrhea, etc.; se o sangue é vermelho-claro ou vermelho-escuro, espumoso, se continha borbulhas d'ar, se era espesso ou liquido, se vinha em estrias ou filamentos, pontos, pedaços; se se coagulava em seguida, se saia so ou misturado com pus, escrementos, urina, esputos, alimentos, etc. Se o sangue é vermelho-claro, espumoso e vem acompanhado de tosse, se a hemorrhagia provem dos pulmões; se é escuro ou vermelho e se vem acompanhado de nauseas e vomitos de alimentos, se procede do estomago, ou se sae pelo anus vermelho ou de côr de chá misturado com as fezes; se o sangue vermelho-claro que sae com as fezes procede dos intestinos; se o sangue é claro ou escuro, se não se coagula nem mistura com as fezes, se fluctua sobre ellas na bacia, ou corre depois de obrar, e provem das hemorrhoidas; se as urinas que saem misturadas com sangue indicam uma hemorrhagia dos rins; e se o que sae depois de urinar ou emquanto urina, mas sem ser misturado com esta, procede da uretra ou da bexiga.

Vomitos e deposições de ventre. — Nas doenças em que o apparelho digestivo toma uma parte mais activa, os enfermeiros devem tomar nota das nauseas e vomitos e da natureza do vomitado; a que horas vêm os vomitos, se são precedidos de dôres, pressão, angustia; se contêm como materias carnosas, pus, bilis, etc., de que côr são e o cheiro que exhalam.

Devem reparar nas fezes do doente no espaço que medeia d'uma a outra visita do medico; se as fezes são consistentes, molles, diarrheicas, redondas, argilosas, negras, brancas como agua de arroz, arenosas, sangrentas, etc., se a defecação é precedida, acompanhada ou seguida de dôres de ventre, forma e direcção das dôres, puxos (tenesmo) e se é voluntaria ou involuntaria; se ha frio, calafrios, calor, suores frios ou quentes ao obrar, e se a cara do doente se decompõe e se o doente se queixa ou lamenta quando obra.

Todos estes dados são precisos para o medico, que escolherá ou modificará a indicação dos medicamentos segundo os dados fornecidos pelo enfermeiro.

Urinas. — As modificações que ás urinas imprimem as doenças são tão frequentes e variadas, que os enfermeiros devem guardal-as e observal-as com attenção, para, por seu intermedio, o medico poder firmar o seu diagnostico, prognostico e o seu tratamento. Expôremos pois um resumo dos conhecimentos que os enfermeiros devem ter sobre as urinas.

A primeira cousa a assignalar é a *quantidade* de urina emittida nas 24 horas. Para a medir emprega-se um urinol de vidro graduado e todos os dias se toma nota n'um papel da differença, augmento ou diminuição. Deve-se ter em conta que as urinas augmentam nos borrachos, na polyuria, na diabetes e nas affecções nervosas, e diminuem nas diarrheias, e suores abundantes, na hydropisia, cholera, uremia e febres intensas.

A *côr* da urina, amarella clara no estado normal, é palida e sem côr nas doenças nervosas e muito palida na diabetes; vermelha nas doenças febris agudas, verde ou escura na icterioia, sanguinolenta ou rôxo-escura na hemorrhagia dos rins; escura e ate preta nas doenças dos mesmos orgãos e de um azul-sujo no cholera e no typho.

Apreciada a quantidade e a côr, se investiga se a urina é acida ou alcalina, o que é muito facil mettendo na urina um papel tornasol azul-violeta, se o papel se tornar encarnado, a urina é acida; se pelo contrario se introduz na urina um papel tornasol vermelho e este se tornar azul, a urina é alcalina. Feita esta investigação, procede-se assim: se a urina é acida e turva e aquecendo-a se tornar clara, é que contem uratos; se está limpa e se tornar turva fervendo-a, contem albumina ou phosphatos; se fôrem estes, a urina torna-se clara deitando-lhe algumas gottas de acido nitrico e se tiver albumina torna-se mais densa ou não se altera com o /acido nitrico; se a urina estiver turva e assim se conservar não obstante o ser fervida e o addiccionar-se o acido nitrico, então contem muco ou pus.

Para investigar se ha *albumina* na urina, vê-se primeiro, se esta é alcalina e verificado isto, deita-se n'um tubo de ensaio urina bastante acidificando-a com acido nitrico, ate que avermelhe o papel azul de tornasol e observado isto, ferve-se á chamma d'uma lampada d'alcool; se houver albumina formam-se floccos espessos, emmaranhados e então retira-se da chamma o tubo de ensaio que se deixa em repouso para precipitar toda a albumina e no fim de vinte quatro horas compara-se a altura do precipitado com a da urina e assim se pode apreciar todos os dias se a albumina augmenta ou diminue.

Se pela côr e pela quantidade se suspeitar que ha *assucar* na urina, introduz-se esta n'um tubo de ensaio e deitam-se-lhe 15 a 20 gottas d'uma solução de potassa caustica e depois ferve-se á chamma da lampada; logo que a urina principia a aquecer toma uma côr amarella de limão, e amarella escura ate negra segundo a quantidade de assucar que contiver. Para confirmar mais, junctam-se á urina algumas gottas de acido nitrico, e se a côr escura desapparecer e se notar um cheiro forte a melaço, é indubitavel a sua existencia.

Muitas vezes acontece poder haver confusão quando ha *albumina* na urina, porque tanto esta como os phosphatos produzem floccos espessos e emmaranhados com a ebullição, e para evitar esta confusão, deixa-se resfriar a urina e deitam-se-lhe algumas gottas de acido muriatico, se houver phosphatos os floccos desapparecem; se houver somente albumina, não desapparecem.

Os sedimentos que deixam as urinas no fundo das bacias depois do repouso, ao fim de mais ou menos tempo, têm a sua importancia relativa para o tratamento das doenças, sobretudo as dos rins. Os principaes são de uratos e phosphatos, oxalato de cal, muco, pus e sangue.

Os *uratos* costumam ser de côr de ladrilho, roxo-escuros, de côr de barro ou rosa carregada; distinguem-se pela urina turva, que pelo aquecimento aclara e que ao resfriar se turva de novo. Se aquecida a urina ficar algum sedimento, então a urina contem acido urico puro crystalli-sado e então juntando uma solução de potassa caustica e aquecendo-a, desapparece de todo o sedimento. Acerca dos *phosphatos* ja dissemos como se distinguem.

O *oxalato de cal* so se pode distinguir com o micros-copio; para isso deixa-se em repouso a urina n'um tubo durante 24 horas, decanta-se e o sedimento examina-se ao microscopio, apparecendo então o oxalato de cal crystalli-sado sob a forma de sobrescriptos.

O *muco* indica um catarrho ou inflammação da mem-brana mucosa das vias urinarias; separa-se por filtração da urina e examina-se ao micrscopio.

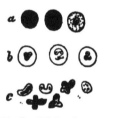

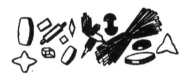

Fig. 2. Células de pus. Fig. 3. Cristaes d'acido urico.

O *pus* depende da suppuração, nos orgãos urinarios; descobre-se sem auxilio do microscopio, deitando no sedi-

Fig. 4. Corpusculos mucosos. Fig. 5. Oxalato de cal.

mento um pedaço de potássa caustica agitando depois com uma vareta de cristal: o sedimento purulento perde a côr, torna-se pardo, vidrento e sob a forma de filamentos e se existem grandes quantidades de pus, reunem-se n'uma esphera compacta.

O *sangue* na urina descobre-se por meio do microscopio, quando é pouco; e se fôr abundante a côr amarella — escura — suja, ou vermelha de sangue o distinguem perfeitamente.

Conselhos que devem estar sempre presentes aos enfermeiros. — Terminaremos este capitulo copiando o que sobre a assistencia dos doentes diz o celebre enfermeiro *D. F. Nightingale.*

As pessoas que se dedicam ao tratamento dos doentes devem observar cuidadosamente: saber empregar os seus olhos, os seus ouvidos, o seu nariz, os seus dedos e saber calar, com o que aprendem como e de que maneira devem observar: que symptomas da doença indicam allivio ou aggravação: quaes são importantes, sem importancia e sobretudo quaes são ficticios e quaes são as consequencias de uma má ou descuidada assistencia.

O enfermeiro deve principiar e terminar com fidelidade nos pormenores, a relação que apresentar ao medico na sua visita; e deve primeiro de que tudo ser verdadeiro.

Não deve acordar o doente, pois que quando desperta do primeiro somno, custa-lhe depois a adormecer de novo.

Não lhe deve falar repentina e fortemente, nem interromper os seus pensamentos nem as suas palavras desnecessariamente e deixal-o exprimir-se a seu modo.

Não deve ser debil com o seu doente, mas natural e não affectado; deve esforçar-se em apparentar que presta grande attenção ao que lhe diz.

Não deve andar nos bicos dos pés, nem falar em voz baixa nem á porta do quarto: assim o doente se animará mais.

Quando o doente lhe falar, deve sentar-se e escutal-o com todo a attenção e responda-lhe com doçura e quando acabar de falar, deixal-o descançar.

Deve acostumar-se a adivinhar o que o doente deseja, porque assim fica mais contente e melhor supporta qualquer contratempo.

Não deve ler para si á cabeceira do doente, nem estar inquieto ou distrahido.

Os doentes que não podem ler supportam mal a leitura em voz alta.

É extremamente inconveniente ler para si e ler ao doente em voz alta factos isolados; os seus pensamentos e o repouso podem-se assim interromper.

Um ligeiro trabalho é sempre a melhor distracção para o doente e superior á leitura em voz alta.

Ao doente não se devem dar sopas demasiado liquidas.

Os alimentos que se deixaram no quarto do doente e que elle pode ou não tomar, acabam por lhe tirar o appetite. A refeição deve ser á hora marcada; não deve o doente ver a comida nem cheiral-a com antecipação.

Emquanto o doente comer o enfermeiro deve estar silencioso e todo ao seu dispôr; deve falar-lhe pouco e deixar que o doente so se occupe da sua refeição.

Muitas vezes o doente não come, porque os alimentos estão mal cozinhados ou condimentados e repelle-os; e tambem porque não foram bem escolhidos ou porque a hora é impropria.

O cozinheiro do doente deve fazer metade do trabalho do estomago d'este.

INDICAÇÕES CLINICAS.

Abcessos.

(Tumores inflammatorios. — Phlegmões.)

O abcesso é uma grande inflammação da pelle e tecido celular subjacente, com rubor dos tecidos, tumefacção e dureza. Pode ser circumscripto e diffuso. No primeiro caso occupa certo espaço da pelle, do qual não passa; no segundo chega a invadir grandes porções da pelle. Apparece de preferencia nas extremidades. Pode sobrevir espontaneamente, ou ser causado por golpes, quedas, attrictos, etc.

Os medicamentos principaes são:

Aconitum. — Quando ha febre violenta, sêde, dôres fortes e vivo rubor.

Belladonna. — No diffuso e tambem no circumscripto, quando o rubor é quasi erysipelatoso e se estende grande distancia.

Bryonia. — Se no tumor houver grande calor e tensão, ou o rubor fôr pallido ou pronunciado.

Hepar. — Se houver dôres lancinantes, pulsativas, que indicam a formação do pus.

Phosphorus. — Nas pessoas escrophulosas, altas, delgadas, atrophiadas, com febre lenta e dôres fortes.

Pulsatilla. — Nas pessoas sensiveis, lymphaticas, que gritam e se queixam muito, e quando o tumor é cercado d'uma aureola avermelhada.

Silicea. — Quando *Hepar* não tiver feito suppurar e abrir o tumor. Serve para apressar a suppuração, sobretudo quando as dôres forem pungitivas, lancinantes.

Tambem se dá *Arsenicum* nos casos em que as dôres forem d'um ardor insupportavel e o phlegmão tiver mau aspecto, parecendo que vae gangrenar-se pela côr violacea que tem.

Se depois do tumor aberto a suppuração se prolongar, com accessos febris, inappetencia, etc., os melhores remedios para a fazer parar são: *Silicea*; depois, se não é sufficiente este, dê-se: *Phos.* nas pessoas com febre lenta, atrophiadas e com aspecto tisico: *Merc.* quando houver fortes suores que não alliviam, a suppuração é sanguinolenta, ha diarrhea e sobretudo se o doente teve syphilis. *Calc.*depois de *Phos.* se este somente alliviou o enfermo sem acabar de o curar. Tambem podem consultar-se *Hepar* e *Sulphur*.

Se depois de concluida a suppuração os tecidos ficam indurados, com ou sem dôres, dê-se: *Baryt. c.* quando não ha dôres; e depois, se houver necessidade *Iodium* ou *Kali c.* Quando ha dôres, dê-se: *Carb. an.* e se não bastar *Con.* Quando a induração resistir, dê-se uma ou duas doses de *Sulphur*, e applique-se depois o medicamento melhor indicado.

As vezes é necessario abrir o tumor com o bisturi, quando as dôres são muito intensas, o tumor não rebenta por si apesar dos remedios usados, ha flutuação, o doente tem calafrios e ha receio de que sobrevenha a gangrena. Aberto o tumor, com ou sem auxilio do bisturi, se extrahirá com cuidado o pus, curando-o uma ou duas vezes por dia, segundo a gravidade. A cura consiste em limpar bem o pus com agua fria ou morna segundo a estação; depois collocam-se sobre o tumor compressas untadas de cerato, em cima fios e depois uma ligadura adequada. Se o pus fôr sanioso, fetido e houver receios de gangrena, etc., lavar-se-ha o tumor com agua phenicada (5 grammas de acido phenico em 500 de agua), cobrir-se-ha com compressas imbebidas na mesma agua e a ligadura propria. O doente ficará a dieta emquanto durarem os symptomas inflammatorios e houver febre.

O — *abcesso retro-pharyngeo* trata-se a principio com *Bryonia*, que é o seu remedio especial, alternando-o com *Mercurius sol.* e se houver complicação de edema da glotte, *Apium virus* ou *Apis m.*, qualquer d'elles é indispensavel. Quando sobrevenham symptomas de asphyxia, impõe-se a intervenção cirurgica immediata (P. JOUSSET).

Aborto.

(Parto prematuro.)

Quando ha symptomas de aborto, recommenda-se o repouso absoluto o a abstenção de toda a excitação moral e bebidas estimulantes. Para o seu tratamento estão indicados principalmente os medicamentos seguintes: *Bell.. Cham., Croc., Ipec., Secal., Sep., Sabina.* (Confronte-se: *Hemorrhagias* e *Metrorrhagia.*) Fixem-se bem as causas occasionaes e dêm-se:

Aconitum: se o accidente é devido a um susto, terror, medo, etc.

Arnica: se foi provocado por uma causa externa, uma queda, um golpe, uma contusão, etc.

Chamomilla (Nux vom.): se depender de um ataque ou antes de um violento incommodo, rixa, discussão violenta.

China: está indicada nas mulheres debeis e extenuadas por hemorrhagias.

Dulcamara: se um resfriamento apanhado em sitio frio e humido é a causa provavel do accidente.

Ignatia: se é causado por um pesar, tristeza, afflição ou uma colera abafada.

Rhus: nos casos em que tiver havido esforços physicos, tensão violenta dos membros e outros movimentos violentos. Se um passo em falso foi a causa, produzindo uma hemorrhagia de sangue vermelho-claro applique-se *Cinnamomum* (canella).

Os medicamentos dão-se segundo a intensidade dos symptomas, de hora a hora, ou de duas em duas horas e logo que principie o allivio se espaçará mais o remedio.

Para evitar com antecipação o aborto nas mulheres predispostas a elle, e n'aquellas em que é ja um habito, applique-se muito tempo antes da epoca acostumada e depois:

Calcarea: nas mulheres plethoricas, menstruação muito abundante e adeantada, com disposição á leucorrhea, congestões frequentes de cabeça e varizes nos orgãos sexuaes.

Kali carbonicum: Aborto pelo terceiro ou quarto mez de gravidez com prisão de ventre pertinaz, caracterisando-se a prisão pelos seguintes symptomas: ao fazer esforços para defecar parece que tudo o que o ventre encerra vae sair pela vagina e pelo recto. Vomitos matutinos tenazes, com grande prostração e dôres de ventre profundas e intensas que se aggravam cada vez mais, com receio de abortar (G.).

Lycopodium: convêm ás mulheres gravidas cuja menstruação é muito abundante e lhe dura muitos dias; as que se queixam de prurido e ardor nos orgãos sexuaes, soffrendo estes de varizes; dôr de cabeça, tristeza, prantos, leucorrhea ou antes seccura consideravel da vagina com dôr nos rins.

Sabina: se o aborto se realisa no terceiro mez da gravidez. Este medicamento dar-se-ha de quinze em quinze dias, uma dose pela manhã, hora e meia antes do almoço, em duas colhéres d'agua, logo que principia a gravidez ate passado o quarto mez.

Sepia: nas mulheres herpeticas e nas que por causa conhecida ou desconhecida, o aborto se realisa n'uma epoca mais ou menos fixa da sua gravidez. Este medicamento é o principal que se tem de consultar e applicar n'estes casos, e deve dar-se ja como o anterior dois ou mais mezes antes da epoca em que costuma sobrevir o aborto, ja desde o começo da gravidez, nos casos em que aquelle se verifique nos primeiros mezes d'esta. (Alvarez.)

Sulphur: nas mulheres cuja predisposição aos catarrhos, hemorrhoidas e outros fluxos mucosos, erupções, e com escassa menstruação, é a causa do aborto.

O dr. Guernsey recommenda *Sabina* quando os abortos se realisam no terceiro mez de gravidez. *Kali carbonicum* do segundo ao quarto mez. Sepia quando sobrevêm do quinto ao setimo mez; e sebretudo quando a embaraçada soffre frequentemente de dôres de cabeça que se aggravam ao setimo mez, tornando-se insupportaveis.

Tratando-se d'uma doente que tenha tido muitos abortos, deve-se indagar se existe uma syphilis anterior na mãe ou no pae e submettel-os ao tratamento anti-syphilitico.

Açafrão.

Os symptomas d'intoxicação pelo açafrão, caracterisadas por convulsões, tremuras, somnolencia, cephalalgia, vertigens, hemorrhagias, etc-, combatem-se tomando com frequencia chavenas de café forte, ate conseguir que se vomite o conteudo do estomago. É mais expedito preceder á lavagem do estomago por intermedio da sonda esophagiana. Vencidos os principaes symptomas dar-se-ha *Opium*, como antidoto dos effeitos do açafrão. Se este medicamento não fosse bastante, consultem-se: *Nux v.*, *Plat.*, *Puls.* e *Sulphur.*

Acido Hydrocyanico ou Prussico.

O envenenamento pelo acido prussico caracterisa-se pela força das dôres corrosivas do estomago e pela inflammação d'este orgão, nauseas, gosto fetido, acre e irritante, convulsões, paralysia das extremidades, retenção d'urinas, perda dos sentidos, insensibilidade e outros symptomas com palidez geral da pelle que tambem se torna azulada. É bem raro que se chegue a tempo de efficazmente combater os effeitos terriveis de tão mortifero veneno. A primeira cousa que ha a fazer é expulsar o veneno, ja fazenda uma rapida lavagem do estomago com a sonda esophagiana, ja fazendo vomitar o enfermo, ou com agua quente, ou titilando a uvula com as barbas d'uma penna; se não podem usar-se estes meios pelo estado de insensibilidade do doente, se lhe applicarão clysteres de ammoniaco diluido com agua, ou clysteres d'infusão de tabaco ou de agua com vinagre. Se o acido foi absorvido por uma ferida ou solução de continuidade da pelle não é preciso fazer vomitar o doente. Logo que o conteudo do estomago tenha saido dar-se-ha a respirar immediatamente ammonia liquida, que tambem se dará internamente diluida em agua, na proporção de oito gottas para oito colhéres d'agua, para tomar uma colhér de cinco em cinco minutos. Pode-se tambem applicar café forte ja como bebida ja em clysteres e aspirar camphora e vinagre.

Se se consegue com estes meios atenuar os symptomas mais graves, dar-se-ha ao doente *Ipecac.*, ou então *Coffea* ou *Nux. v.* contra os derradeiros signaes do envenenamento.

Acidos mineraes corrosivos.

Os melhores meios para combater os effeitos toxicos graves da ingestão, voluntaria ou não, dos acidos mineraes corrosivos, como o acido nitrico, sulphurico, phosphorico, etc., que produzem vomitos e dôres ardentes muito intensas na bocca, garganta, estomago, etc., e outros symptomas inflammatorios muito agudos, são os seguintes: dissolve-se umas 30 grammas de sabão n'um litro d'agua que o doente deve beber aos copinhos. Pode tambem dar-se a magnesia calcinada, uma colhér das grandes desfeita n'um copo d'agua, sempre que as dôres e os vomitos se reproduzam; tambem a cré preparada diluida em agua, e a potassa e a soda na dose de 15 centigrammas dissolvidas em meio litro d'agua.

Logo que tenham desapparecido os symptomas mais graves é conveniente que o doente beba cosimento de althea e prescrever-se-ha *Opium*, uma colhér de uma solução de oito globulos ou 4 gottas da diluição em meio copo d'agua, de 3 em 3 horas. Se não fosse sufficiente dar-se-hia *Coffea*.

Se os acidos penetraram nos olhos é preciso deitar n'estes oleo d'amendoas doces, manteiga fresca ou cold-cream.

Se a pelle foi queimada por um acido façam-se ligeiras fricções com a agua de sabão no ponto lesado, e depois applique-se uma mistura de azeite bom e clara d'ovo, bem batida, pondo por cima algodão em rama coberto com a mesma mistura, ligando tudo com atadura não muito apertada. Este apposito deve mudar-se com a frequencia que a inflammação da parte lesada exija.

Para os soffrimentos posteriores aos symptomas agudos, appliquem-se:

Nas intoxicações pelo acido nitrico: *Hepar*, e em segundo logar, *Calc. carb.*, *Camph.*, *Conium m.*, *Mezereum*, *Petrol.* e *Sulph.*

Nas produzidas pelo acido sulphurico: *Pulsat.*, ou *Arnica*, *Lycop.*, *Sepia*.

Nas produzidas pelo acido muriatico: *Bryon.*, ou *Camphora*, *Kali carb.*, *Nux. v.*, *Sepia*.

Nas devidas ao acido phosphorico: *Coffea*, ou *Camphora*, *Laches.*, *Lycop.*, *Nux v.*, *Sepia.*

Contra as do chloro: *Aconit.* ou *Bryon.*

Acido sebacico.

É um dos venenos mais activos que se forma com facilidade nos embutidos mal fabricados, mal conservados e expostos ao calor, e cujos symptomas são grandes dôres de estomago e ventre, vomitos, uma seccura intensa nas guelas, sêde, prisão de ventre, frialdade da pelle, etc. O que primeiro se tem a fazer é provocar a saida do embutido que se engoliu, vomitando; depois dar-se-ha a beber ao doente agua com parte egual de vinagre, ou agua com summo de limão, café forte ou cha preto. Se com estes meios e com o auxilio do cosimento d'althea, se consegue fazer mover o ventre do doente e que desappareça a terrivel seccura da garganta, dar-se-lhe-ha colhéres repetidas d'uma solução de *Bryonia* de 12 globulos ou 4 gottas em meio copo d'agua.

Os padecimentos subsequentes cedem a *Phosphori acid* ou então a *Kreosotum*, *Pulsat.*, *Arsen.*

Acne.

Esta doença, conhecida vulgarmente pelos nomes de *grãos*, *borbulhas*, *botões*, etc. da cara, é uma affecção da pelle de caracter chronico, e que se apresenta em forma de pustulas que ás vezes suppuram e deixam cicatrizes lineares ou oblongas, com crostas ou escamas pardas ou amarelladas, ou então com pequenos corpos brancos, cylindricos e negros no vertice ás vezes. Atacando de preferencia a cara, que muitas vezes desfigura, tambem chega a invadir o pescoço e a espadua e muitas vezes o resto do corpo.

Esta molestia da pelle apparece geralmente na epoca da puberdade, e tambem nas mulheres na edade critica, nos sujeitos plethoricos com hemorrhoides, e na edade madura, vindo então a erupção acompanhada d'uma rubicundez erytematosa mais ou menos pronunciada: esta variedade tem o nome de *acne rosacea.*

Para combater a forma *pustulosa* (*acne pustulosa*) applica-se *Hepar* com insistencia e se não fôr sufficiente recorra-se a *Rhus tox*. Os homeopathas norte-americanos recommendam *Nux juglans*, especialmente para os individuos de constituição escrophulosa. Quando a pelle que rodeia as *borbulhas* ou pustulas se tornou dura (*acne indurata*), convêm administrar *Jodium*, *Conium* ou *Clematis*; nos casos muito rebeldes pode dar-se *Phosphorus* ou *Silicea*. Se o espaço de pelle que existe entre as borbulhas ou indurações parece untado de azeite, dê-se *Natr. mur.*

Contra a fórma *escamosa* (crostas ou escamas pardas ou amarellentas) se dará em primeiro logar *Sulphur*, e se este não bastar, recorra-se a *Arsen*, *Merc. sol.*, *Natr. mur.* *Phosph.* e *Sepia.*

A terceira fórma, que consiste em pequenas elevações brancas com um ponto negro no vertice (*acne punctata*) trata-se com *Sulphur* e depois Raue recommenda contra o acne produsido por excessos sexuaes: *Calc. carb.*, *Phosph. acid.* e *Sulphur.*

Outros authores recommendam para o acne causado por excessos alcoolicos: *Arsen.*, *Lach.*, *Ledum*, *Pulsat.* e *Sulphur.* Contra o acne da edade critica na mulher: *Lachesis* e *Sepia*; e tambem *Bry.*, *Bell.*, *Arsen.*, *Pulsat.*, *Cocculus* e *Sanguinaria.*

Aconitum.

Os symptomas do envenenamento produzido por esta planta irritante, corrosiva, como fortes dôres, abatimento, insensibilidade, congestões em diversos orgãos, convulsões, delirio, etc., combatem-se primeiramente ou lavando o estomago ao doente com a sonda esophagiana ou fazendo-o vomitar, titilando a garganta e dando-lhe depois agua de sabão, leite, café forte, agua e vinagre em partes eguaes e se fará cheirar camphora. Se predominar a prostração dão-se-lhe com frequencia chavenas de café forte e se o estomago o lançar fóra administra-se em clystéres, bem como o vinagre.

Dominados os symptomas graves, quando se chega a tempo, se dará *Belladonna* para combater os soffrimentos

11*

consecutivos, bem como as convulsões e o delirio no estado agudo. *Ipecac.* contra os vomitos persistentes. *Bryonia* contra a tosse, dôres de ventre e estados catarraes, e *Nux v.* depois. *Spongia* contra o espasmo da larynge com tosse e rouquidão. *Veratr.* contra o abatimento e prostração consideraveis. *Coffea* contra a excitação geral e insomnias.

Contra os effeitos produzidos por fortes doses allopathicas de aconito, dar-se-hão *Bellad.*, Coff., *Nux vom.*, *Veratr.*, e vinho do Porto ou Madeira.

Albuminuria.

(*Mal de Bright.*)

A albuminuria, ou *mal de Bright*, que significa a presença persistente da albumina na urina, não é mais que um symptoma caracteristico—unido ou não á hydropsia—da inflammação intersticial ou parenchymatosa dos rins, conhecidas tambem na sciencia com os nomes de *Molestia primitiva e secundaria* de Bright.

Deveriamos tratar d'estas doenças no artigo que trata dos rins, preferimos porêm fazel-o aqui no artigo *Albuminuria*, porque esta doença é muitas vezes transitoria e com tão raros symptomas, que só a secreção excessiva da urina, sobretudo de noite, a sêde e a inchação dos tornozellos, a dão a conhecer. É conveniente chamar o medico homeopatha quando appareçam taes symptomas, e só para quando não haja medico na povoação daremos algumas noções para poder conhecer e tratar homeopathicamente esta doença.

As causas mais frequentes da albuminuria são: os resfriamentos, as mólhas (de preferencia), os excessos alcoolicos, a escarlatina, o sarampo, a variola, o rheumatismo, a gota, as febres intermittentes chronicas, o traumatismo, e a intoxicação pelo arsenico, o chumbo e o acido sulphurico. Em muitos casos são completamente desconhecidas as causas.

Esta molestia costuma apresentar-se de dois modos, aguda ou lenta. O primeiro observa-se depois de resfriamentos, mólhas, quedas e golpes, escarlatina ou sarampo e começa bruscamente por frio, febre, nauseas e vomitos, dôres lombares e hydropisía mais ou menos generalisada e por diminuição das urinas e estas avermelhadas e de maior densidade entre 1025 e 1047, contendo grande quantidade de albumina, com deposito vermelho-escuro, que logo se torna esbranquiçado, e cuja quantidade regula nas 24 horas por 5 a 25 grammas.

No modo lento ou chronico, a principio, as manifestações são pouco ou nada perceptiveis, pois que sómente existe o excesso de albumina na urina, o que o doente não conhece; n'alguns casos o primeiro symptoma é a hydropisia, n'outros a insomnia, devida á necessidade de urinar com frequencia durante a noite; n'outros, dôres lombares persistentes, ou então uma diarrhea rebelde, vomitos, dôr de cabeça, diminuição da visão, hemorrhagias pelo nariz. Após estes symptomas sobrevêm o enfraquecimento rapido, e logo as complicações, com o catarrho bronchico, o edema do cerebro, ou o pulmonar; e afinal a urina diminue cada vez mais, apparecendo os symptomas de uremia com convulsões, e até verdadeiros ataques epilepticos, e a morte sobrevêm em mais ou menos tempo, segundo a intensidade dos symptomas. A urina a principio abundante, á medida que a doença progride vae diminuindo até a sua quantidade ser quasi insignificante nas 24 horas, o que indica a aproximação do termo fatal. A densidade é menor, baixando até 1004 e a albumina que contem, fluctua entre 10 e 25 grammas diarios, desapparecendo no entanto quando a morte se aproxima.

No estado agudo, convêm a permanencia na cama, que o doente transpire bem e observe uma dieta rigorosa até que cessem os principaes symptomas. Logo que entre em convalescença e se levante, deve sair bem agasalhado e evitar os resfriamentos para não recair.

No estado chronico é preciso que o doente se abrigue interiormente com flanella de lã ou baeta nas estações frias, use calçado grosso e evite os resfriamentos e mólhas. O regimen lacteo é o melhor, assim como as sopas de pão, a tapioca e sémola. Deve-se prohibir aos doentes a cerveja, o vinho, os picantes e salgados, os alcoolicos e os alimentos de difficil digestão.

Como o principal n'estes casos é o saber se a urina contem ou não albumina, para verificar se uma pessoa tem esta doença, ou se está curada d'ella, é preciso proceder ao seu ensaio. Para este fim, toma-se um tubo de ensaio que quasi se enche de urina do doente, depois acidifica-se a urina com um pequeno cristal d'acido citrico, aquece-se o tubo á chamma d'uma lampada de alcool até que a urina ferva. Se ha albumina, formam-se precipitados espessos e n'este caso deixa-se esfriar a urina e como a albumina é mais densa que o liquido, ao cabo de 24 horas de repouso está toda depositada no fundo do tubo que, sendo graduado, diariamente se pode observar o augmento ou diminuição da albumina. Para não confundir com o deposito que pela ebullição formam certos saes da urina, deita-se, quando a urina esfriou de todo, umas gottas de acido muriatico e o turvamento ou deposito desapparecerá se com effeito ha esses saes da urina — Outro methodo preferivel, porque é mais seguro, consiste no seguinte: enche-se um tubo de ensaio até dois terços com uma solução forte de acido picrico, e deitam-se n'ella umas gottas da urina suspeita; se contem albumina, forma-se de seguida uma turvação branca, muito pronunciada; aquece-se o liquido e ver-se-ha logo agglomerar a albumina em forma de pellota e flutuar á superficie.

O regimen alimentar e a hygiene tem uma inportancia *consideravel* no tratamento d'esta doença. A principio, como acontece quando a albuminuria vem depois d'uma doença aguda ou d'um resfriamento, deve-se prescrever a permanencia na cama até desapparecer a albumina por completo. N'esta occasião, o regimen lacteo absoluto é de rigor; mais tarde devemos attender a duas cousas: o estado habitual e o estado de recrudescencia. No estado habitual, os doentes devem seguir um regimen mixto; o caldo gordo, o peixe, as goduras, as comidas indigestas são completamente prohibidas, sendo preferivel que o doente se abstenha de toda a bebida fermentada e quando o não possa fazer se limite apenas ao vinho simples com bastante agua. É conveniente que o leite entre em grande proporção nos seus alimentos. O exercicio não deve nunca ser levado até á fadiga e o doente deve evitar com cuidado o frio humido e sobretudo de se molhar. Se o doente voltar ao estado agudo, deve ir logo para a cama ou quando menos não sair do quarto e voltar ao regimen do leite.

As urinas devem ser vigiadas cuidadosamente todos os dias, não esquecendo que a diminuição na quantidade das urinas, se o peso especifico e a quantidade d'urea não augmentam, e um signal evidente d'accidentes uremicos imminentes (P. Jousset).

O tratamento do estado agudo exige os seguintes medicamentos:

Aconitum: depois de resfriamentos, mólhas, etc., se ha grande febre, pelle secca e ardente, sêde, dôr de cabeça e rins, retenção de urina ou escassa e avermelhada; symptomas catarraes com tosse e rosto afogueado.

Apis: se a doença se manifesta na escarlatina; ha hydropisia, com a pelle côr de cêra virgem, urina diminuida com grande quantidade de albumina, pulso cheio e frequente, forte dôr de cabeça, somno agitado, com despertar gritando e falando e como assustado; pontadas em diversas regiões.

Belladonna, depois de *Acon.* e nos mesmos casos que este, com dôr de cabeça insupportavel e grande afogueamento do rosto e olhos, dôr de garganta e estado catarrhal da mesma e dos bronchios, pelle ardente e humida e regiões renaes muito sensiveis á pressão; urinas ardentes.

Arsenicum: hydropisia muito pronunciada, urinas raras, sêde ardente, palpitações do caração, somnolencia, diarrhéa e convulsões.

Cantharis: dôres excessivas nos rins que se prolongam á bexiga e uretra, com ardor e difficuldade de urinar, urinas raras e sanguinolentas.

Ferrum: symptomas de anemia e cylindros sanguineos na urina, diarrhea aquosa e cara encarnada.

Hepar: urinas mui carregadas de albumina, mas claras, muito acidas, e por isso molestam ao serem vertidas.

Mercurius corrosivus: a origem do mal foi uma mólha; dôres nos rins profundas e lancinantes, diarrhea mucosa e sangrenta, com ou sem puxos e ardor no anus, urina escassa, escura e com muita albumina, abundante e com ardor ao urinar e depois d'urinar; suores abundantes, quentes e irritação da bocca.

Natrum muriatic: excessos nas bebidas alcoolicas e grandes desarranjos gastricos predominantes, mal estar depois de urinar.

Nitri acidum: depois de *Apis* e se a doença veio com a escarlatina ou a diphteria; a urina tem mau cheiro e côr escura, tinge as roupas como se fosse café e contem muita albumina; grande debilidade com ameaças de syncope, hemorrhagias pelo nariz e pallidez pronunciada da pelle.

Phosphorus: nos casos em que houver um catarrho bronchico persistente, urinas com corpusculos sanguineos, muito abundantes, com sedimento branco ou amarellado; symptomas de anemia.

Terebinthina: urina acida com cylindros urinarios e albumina, dôres nos rins que se prolongam até ao ventre e bexiga; saida de sangue pela uretra ao urinar.

Para o tratamento do curso lento ou chronico, tomar-se-hão em conta os seguintes medicamentos:

Arsenicum: hydropisia muito pronunciada com palpitações de coração, ou hydropisia que augmenta n'uns sitios e diminue n'outros; diminuição consideravel das urinas que contêm muita albumina, grande angustia, insomnia e sêde insaciavel.

Belladonna: quando ha symptomas de excitação nervosa (convulsões, delirio, etc.) causada pela uremia.

Cactus grandifl.: quando predominam as palpitações do coração com grande oppressão, como se um circulo de ferro apertasse o peito, simulando os symptomas de uma lesão organica do coração, dyspnea, inchação dos tornozellos, cara e mãos e urinas muito raras com deposito leitoso e barrento.

Coccus cacti: augmento das urinas, desejo de urinar frequente e inadiavel, micção frequente dia e noite; urinas palidas e aquosas, ou amarellas, escuras, espessas, com sedimento de muco, cylindros, filamentos e pastoso. Somno agitado e interrompido por vontade de urinar dôres na bexiga e uretra causadas pelo desejo de urinar. Tosse, rouquidão e vomitos, expectoração albuminosa. Dôres nas extremidades, marasmo e grande melancolia com abatimento.

Dulcamara: quando ao mesmo tempo ha catarrho da bexiga e as urinas contêm um deposito mucoso consideravel; saindo involuntariamente como se houvesse paralysia do collo da bexiga.

Kali hydriodicum: emissão consideravel de urina com sede insaciavel, desejo doloroso e urgente de urinar, frequente e abundante emissão de urina aquosa e palida, sedimento mucoso na urina, dôres nos ossos, dôr violenta da cabeça tomando uma grande intensidade; irascibilidade, hemorrhagia pelo nariz.

Kreosotum: quando predominam os vomitos; diminuição e augmento excessivo das urinas, insomnia por vontade frequente de urinar; urinas de côr castanha, fetidas, com deposito esbranquiçado e que causam ardor ao passar pela uretra.

Lycopodium: anemia muito pronunciada, edemas parciaes em diversos sitios, catarros gastricos e bronchicos, prisão de ventre pertinaz e grande fraqueza. Urinas abundantes com deposito de areias e amarello; debilidade nas pernas por tanto urinar; ardor ao urinar.

Nitri acidum: desejo frequente de urinar, urinas porêm escassas, fetidas, de côr escura, incontinencia de urinas, deposito mucoso, sujo e até sanguinolento; diarrhea aquosa, pertinaz e sem dôres, fraqueza extrema, tristeza, vertigens e grande abatimento.

Nitrum: desejo de urinar e abundante emissão de urinas claras, com uma nuvem avermelhada, dôres geraes, prostração com calor na cara e testa ardente, tremor geral, receio da morte, fortes dôres de cabeça com as palpebras cerradas, inchação rapida de todo o corpo.

Phosphorus: augmento consideravel das urinas, com diminuição rapida, urinas acidas, fetidas com cylindros sanguineos e pouca albumina; catarro bronchico chronico; congestões na cabeça e coração, anemia consideravel, falta de edemas e grande magreza, e para rematar o quadro, incham os pés e cara.

Squilla: augmento das urinas com pressão continua sobre a bexiga, que está d'uma extrema sensibilidade ao

contacto e ao andar; puxos depois d'urinar; depois diminuição da urina, com sedimento escuro ou avermelhado;
hydropisia, pleuresia, derrames serosos nas pleuras, insomnia
calor secco e ardente, vomitos, sêde e falta d'appetite.

Alcalis.

Sob este nome comprehende-se a baryta, a potassa, a
soda e os seus saes como o nitrato e sulphureto de potassio,
o ammoniaco e o nitrato de prata, pois que os envenenamentos por elles causados tratam-se quasi pelos mesmos
meios.

O que se deve fazer immediatamente a seguir á ingestão de qualquer alcali, é lavar o estomago com a sonda
esophagiana ou então provocar o vomito fazendo beber em
abundancia agua quente ao doente, titilando a garganta
com a barba d'uma penna, etc. Conseguido isto, dar-se-
ha a beber agua com vinagre, agua de limão, leite azedo,
e bebidas oleosas e mucilaginosas, e a mais clysteres com
azeite ou oleo de linhaça. Se a intoxicação é de nitrato
de prata convêm dar uma solução de sal de cosinha, em
abundancia e depois bebidas mucilaginosas.

Modificados os symptomas agudos, os soffrimentos posteriores combatem-se com os seguintes medicamentos:

Para a *baryta* e seus *saes* consultam-se *Camphora* e
Nitri sp., ou *Bell.*, *Dulc.* e *Merc.*

Para a *potassa* e os seus *saes*: *Coff.*, *Bell.*, *Camph.*,
Carb. v. e *Nitri sp.*

Para a *ammonia* e seus *saes*: *Hepar* ou *Arnica* e *Camph.*

Para a *soda* e seus *saes*: *Nitri sp.*, ou *Ars.*, *Camph.* e
China.

Para o *Nitrato de prata*: Ars., *Natr. mur.*

Para o *sulphureto de potassio*: *Bell.*, *Mercur.*

Alumen.

Quando alguem tenha sido envenenado pelo alumen que
produz fortes colicas com impossibilidade de obrar, convulsões, constricção de garganta, etc., se lhe dará a beber
abundantemente agua de sabão ou assucarada, ate lançar

o conteudo do estomago ou melhor uma lavagem feita com a sonda esophagiana. Dominados os symptomas agudos, os subagudos combatem-se com *Bryonia*. Se este medicamento não fôr bastante dê-se *Puls.* ou *Veratr.* e consultem-se no caso de precisão *Graph.*, *Nux v.*, *Plumb.* e *Sepia*.

É bom que o doente continue tomando por algum tempo a agua assucarada, emquanto subsistir algum symptoma.

Amendoas amargas.

Na intoxicação produzida pelas amendoas amargas cujo veneno é dos mais activos (acido hydrocyanico ou prussico), o que primeiro se deve fazer é lavar o estomago do doente com a sonda esophagiana ou fazer vomitar o doente todo o conteudo do estomago; depois dá-se-lhe a tomar café forte e em abundancia, tambem se podem deitar algumas gottas de essencia de terebinthina em cada chavena de café; se isto não fôr bastante, então dê-se ao doente repetidos copos d'agua com algumas gottas d'ammonia liquida.

Combatidos os symptomas de maior gravidade, os restantes tratam-se com *Ipecac.*, *Nux v.*, ou *Coffea*.

Anemia.

Esta doença, causada geralmente por uma má ou deficiente alimentação, hemorrhagias consideraveis e frequentes, doenças agudas e dilatadas, as paixões deprimentes, o onanismo, etc., caracterisa-se por uma debilidade geral com palidez da pelle e das mucosas, sobretudo as dos beiços, gengivas, olhos, palpitações do coração, falta de appetite, tristeza mais ou menos profunda, e varios outros symptomas. Para combater com exito esta doença, devem-se, primeiro de que tudo, remover as causas occasionaes e dêm-se os medicamentos em conformidade com as conhecidas.

Se a anemia foi produzida pelas sangrias ou hemorrhagias, applique-se *China* com persistencia, e se não fôr sufficiente, consultem-se: *Calc. carb.*, *Carbo v.*, *Cina*, *Nux v.*, *Phosphori acid.* e *Sulph*.

Por fortes e prolongadas doenças agudas: *Cocculus* e *Veratr.*; e se estes não bastassem: *Calc. carb.*, *Carbo v.*; *China*, *Hepar*, *Kali c.*, *Natr. mur.*, *Nux v.*, e *Sulph. acid.*
Por paixões deprimentes: *Ignat.*, *Phosph. ac.* e *Staph.*
Pelo onanismo: *Phosph. ac.*, ou então *Cina* e *Staph.*; e se estes não são sufficientes: *Carbo. v.*, *Coccul.*, *Con.*, *Natr. m.*, *Nux v.* e *m.*, *Phosph.* e *Sulph.*
Quando se desenvolve na puberdade: *Con.*, *Puls.*, *Sep.* e *Sulph.*, ou então Ferr. m., *Lycop.*, *Natr. m.* e *Nitri. ac.*
Se não é possivel averiguar a causa, comece-se o tratamento por *Conium*, e se este não curar a doença recorra-se a *Calc. carb.*, *China*, *Ferr. m.*, *Kali carb.*, *Natr. m.*, *Nux v.*, *Phosph.*, *Puls.*, *Staph.*, *Sulph.* e Veratr.
Ha poucos annos que se tem observado uma nova anemia especial e muito grave, chamada *progressiva e perniciosa*, que se distingue pelo desenvolvimento progressivo e incessante da doença, ate chegar ao ultimo grau de pobreza do sangue, causando quasi sempre a morte. Os doentes tornam-se de dia para dia mais palidos, sem emmagrecer ate que apparece a febre continua, palpitações de coração, hemorrhagias e uma fraqueza tal que o paciente não pode falar e parece um cadaver. Os melhores medicamentos são: *Arsenicum*, *Calc. carb.*, *Cuprum*, *Phosph.* e *Sulph.*
Aos anemicos convêm de preferencia os ares do campo, uma sadia alimentação animal, o uso do vinho tincto, o do Porto bom, Madeira, as viagens e o uso das aguas mineromedicinaes ferruginosas, das bi-carbonatadas, tomadas no proprio estabelecimento, bem como os passeios diarios sem se cançar, a gymnastica medica e distracções frequentes e variadas.

Aneurismas.

(*Tumores arteriaes.*)

A palavra aneurisma significa a dilatação de uma arteria limitada a um ponto dado na extensão do seu trajecto, constituindo um tumor brando, que *pulsa*, algo doloroso em geral e outras vezes indolente. Segundo a pressão que exerce sobre orgãos mais ou menos importantes, assim produz ou não symptomas dos mais variados, como inchações,

dôres, inflammações, gangrena, paralysia, etc., e por vezes
rompe-se e produz repentinamente a morte, sem haver manifestado symptoma algum, como succede com os aneurismas da aorta e da pulmonar. O seu prognostico é sempre
grave, pelo que deve chamar-se sempre o medico, porque
o termo é sempre a morte; pois que são só curaveis pela
operação da ligadura os aneurismas das arterias superficiaes e de pequeno diametro.

Nas povoações em que não haja medico homeopatha,
principiar-se-ha o tratamento com *Lachesis*, e depois recorrer-se-ha a *Belladonna*, *Cactus grandifl.*, (fortes palpitações do coração), *Carbo veg.* (aneurisma da aorta ventral),
Digitalis (debilidade, palpitações de coração, respiração
penosa), *Guaiac.*, *Kali carb.*, *Lycop.* (se predomina a prisão de ventre com muitos gazes), *Spigel.*, *Sulph.* e *Zinc. m.*

A alimentação será abundante se o doente está fraco
e abatido, prohibir-se-hão o café, as bebidas alcoolicas, os
trabalhos, estudos e passeios prolongados, o montar a cavallo, as emoções, espectaculos fortes, a cerveja, as aguas
gazosas, o canto, o baile, os banhos e emfim, toda a
classe de exercicios violentos e prolongados, entre os quaes
se comprehende a caça.

Angina.

(*Amygdalite, inflammação das amygdalas, dôr de garganta, etc.*)

Os medicamentos principaes contra esta molestia tão
frequente e dolorosa, são:

Aconitum: na maior parte dos casos tem que se começar o tratamento por este remedio, em especial se a
causa da angina foi um resfriamento, uma contrariedade,
colera, uma queda, susto ou pancada, haja ou não febre.
Os symptomas indicativos são: dôr de cabeça, na testa e
sobre os olhos; corpo dorido, mal estar geral, lingua coberta de inducto branco ou amarellento, com ou sem nauseas e vomitos; febre mais ou menos intensa precedida ou
não de frio e calafrios, affrontamentos e forte vermelhidão
das paredes da garganta, com deglutição difficil e dolorosa;

sensação de ardôr e contracção na garganta e dôr na mesma ao falar; sêde e seccura, ás vezes, da bocca e garganta.

Este medicamento por si só é muitas vezes o sufficiente para sustar o desenvolvimento completo das anginas, e deve dar-se deitando 12 globulos ou 4 gottas em meio copo d'agua, para tomar uma colhér de 3 em 3 horas. Se *Acon.* não sustar o desenvolvimento da angina, e a doença se aggravar ou não houver allivio no espaço de 24 horas do seu uso, prescreva-se então *Belladonna*, que é o medicamento em geral mais indicado, ou então qualquer dos que vamos indicar.

Apis: se o doente tem calôr sem sêde; a lingua e a bocca estão quentes; a garganta secca; as amygdalas vermelhas e inchadas; com ardor, picadas e gretas. O doente não póde estar n'uma habitação quente. Se anteriormente houve urticaria com febre.

Belladonna: forte inflammação da garganta com vermelhidão forte das partes inflammadas; inchação exterior da garganta. O doente ao engulir é acommettido de caimbras e espasmos na garganta; o que bebe sae pelo nariz. Desejo continuo de engulir. Abcesso da garganta que sobrevem rapidamente e se desenvolve.

Bryonia: dôr de garganta depois de haver tomado um gelado, quando o corpo suado ou quente.

Hepar sulph.: convem depois de *Merc. sol.* ou *Bell.* (N.) ou aos doentes que abusaram do mercurio, e quando ha seccura, sensação de corpo estranho na garganta, dôres como picadas, como produzidas por espinhas, *em especial ao engulir, ao tossir*, ao respirar e voltar o pescoço, e que se estendem aos ouvidos e glandulas cervicaes; deglutição quasi impossivel, com receio de suffocação.

Lachesis: se as amygdalas estão inchadas, sobretudo no lado esquerdo. A garganta se ressente ao mais leve contacto. A deglutição dos liquidos é muito mais difficil que a dos solidos e mais dolorosa. A inflammação ataca de preferencia a uvula ou campainha, ou então é ali mais intensa.—Todos estes symptomas se aggravam depois de dormir.

Mercurius: está indicado quando a lingua imprime os signaes dos dentes e o doente tem uma abundante salivação, com sensação de um vapor quente que sobe á garganta. Dôr de garganta com abcessos dolorosos e que se formam lentamente. Anginas ulcerosas.

Rhus: dôres de garganta com muitos pontos esbranquiçados nas amygdalas. Dôres urentes e picadas ou gretas nas partes enfermas e ás vezes inchação edematosa do veo do paladar (como na escarlatina, grippe, etc.). Dr. Dunham.

Se *Merc.* e *Hep.* não apressam a suppuração das amygdalas, dê-se *Silic.* de quatro em quatro horas.

Para combater a predisposição ás anginas, recommendam-se: *Baryt. c.*, *Graphites*, *Hep.*, *Lyc.*, *Sulph.*

Além das indicações já enumeradas, tomem-se em conta as seguintes:

Se a deglutição acalma as dôres, dê-se *Ign.*, ou *Alum.*, *Caps.*, *Lach.*, *Nux v.*, *Puls.*

Se a deglutição da saliva é muito dolorosa: *Lach.* ou *Baryta*, *Bell.*, *Bry.*, *Coco.*, *Hep.*, *Merc.*, *Nux v.*, *Puls.*, *Rhus*, *Sulph.*

Se a deglutição dos solidos é dolorosa: *Hepar*, *Sulph.*, ou *Cham.*, *Lach.*, *Merc.*

Se a deglutição dos liquidos é dolorosa: *Bell.*, *Phosph.*, ou *Ign.*, *Merc.*

Se a deglutição dos liquidos diminue as dôres: *Alum.*, *Nux v.*

Se as acalma a deglutição das bebidas quentes: *Alum.*, *Nux v.*

Se o falar as augmenta: *Acon.*, *Alum.*, *Baryt.*, *Bry.*, *Dulc.*, *Ign.*, *Merc.*, *Phosph.*, *Rhus*, *Sulph.*

Se as diminue: *Hep.*

Contra as anginas causadas pelo abuso do mercurio, o medicamento principal é *Lachesis* e depois *Argent.*, Carb. v., *Hepar*, *Nitri ac.* *Sulph.*

As que são devidas á syphilis tratam-se com *Nitri ac.* e mais *Lach.*, *Mercur.*, *Thuja.*

Contra a *amygdalite chronica*, ou *infarte e induração chronica das amygdalas*, se dará em primeiro logar *Bell.*; em segundo logar *Ignatia* e depois *Plumbum*; e em terceiro logar nos individuos escrophulosos, *Baryt. c.*, *Calc. carb.*

Para a *dilatação da campainha* ou *uvula* empregar-se-ha primeiramente *Nux v.*, e se este não bastar recorra-se logo a *Merc.*, *Hepar* ou *Plumbum*.

Não deve permittir-se por todas as razões a ablação das amygdalas e campainha, porque esta operação não faz com que de futuro se não seja atacado de anginas, e além d'isto, estes orgãos são necessarios para as funcções da digestão, respiração e emissão da palavra, ainda que se diga e acredite o contrario. Com os medicamentos citados reduz-se ao seu volume normal o enfarte e dilatação das amygdalas e uvula, e nos casos mais rebeldes pode-se consultar o emprego de outros, sem precisão de recorrer á operação.

Anus.

Espasmo. O espasmo ou contracção espasmodica do sphyncter do anus, pode ser nervoso, inflammatorio, ou devido a um susto estando a defecar. Além das dôres fortes, o doente não pode expellir os escrementos, e soffre uma verdadeira agonia no acto da defecação. O melhor medicamento para o combater é *Nux v.* e se este não é bastante, recorra-se a *Bell.*, *Lach.*, *Plumb.* ou *Colchic.*

Fistula. O melhor medicamento para curar a fistula do anus é *Pœonia*. Se este medicamento não fôr sufficiente, consultem-se primeiramente, *Caust.*, *Silic.* e *Sulph.*; em segundo logar, *Ant.*, *Calc. carb.*, *Graph.*, *Lyc.*, *Nitri ac.* e *Phosph.*

Fluxos de mucosidades. Algumas pessoas padecem com mais ou menos persistencia d'este molesto e desagradavel fluxo, devido a varias causas, sendo a principal o vicio herpetico. O medicamento que melhor o combate é *Nux v.* e se não bastar, prescreva-se *Merc. sol.* Se estes remedios o não curarem, consultem-se em primeiro logar, *Ant.*, *Caps.*, *Dulc.*, *Graph.*, *Puls.*, *Sepia* e *Sulph.*; em segundo logar, *Alum.*, *Ars.*, *Borax*, *China*, *Colchic.*, *Lach.*, *Phosph.*, *Sabina* e *Spigelia*.

Se o muco fôr sanguinolento ou sanioso, dê-se *Natr. mur.*, ou então *Merc. corr.*

Gretas. As gretas do anus combatem-se muito bem

com *Graphites*, e se este não curar, prescreva-se *Agnus c.* ou *Arn.* Se tambem não dão resultado, empreguem-se: *Alum.*, *Aur.*, *Calc. c.*, *Cham.*, *Hepar*, *Lyc.*, *Nitri ac.*, *Petrol.*, *Rhus*, *Sarsa.*, *Sulph.* e *Zinc. m.*

Se as gretas são profundas e se ulceram, dê-se *Pæonia*, e se não bastar, *Kali c.*

Inflammação. N'este incommodo, devido a diversas causas, o doente sente fórtes dôres e a sensação de um corpo estranho no orificio, o anus sae em forma de annel, ha corrimento de muco e até ás vezes febre. N'este ultimo caso começa-se o tratamento por *Aconitum.* Depois d'este e nos casos em que não haja febre, dar-se-ha *Belladonna* com frequencia; se este não fôr sufficiente, emprega-se logo *Mercur.*, e no caso de urgencia recorra-se a *Hepar.* É conveniente untar o anus com manteiga sem sal e quente e dar um clyster ao doente com agua quente e azeite bom, antes d'obrar, para que as dôres sejam menores na occasião.

Paralysia. Para a inercia ou paralysia do intestino recto e anus, para a especie de inactividade que ás vezes os ataca, o melhor medicamento é *Alum.*, ou então *Nux v.* e *Plump.*; e se houver necessidade, *Bell.*, *Coloc.*, *Kali c.*, *Hyosc.*, *Laur. c.*, *Mur. ac.*, *Ruta* e *Veratr.*

Picadas. As picadas no anus são causadas pelas hemorrhoides e as lombrigas. Vejam-se *Hemorrhoides e Lombrigas.*

Prurigo. Esta erupção papulosa quando apparece nas margens do anus produz picadas insupportaveis. Os medicamentos que melhor a combatem são *Sulph.*, *Sep.*, *Merc. sol.*, e *Thuja* em primeiro logar; em segundo logar, *Baryt. c.*, *Graph.*, *Nitri ac.* e *Zinc.*

Saida do intestino. Com este nome designa o vulgo o prolapso, descenso ou procidencia do intestino recto, que se verifica nas diarrhéas agudas ou chronicas e tambem quando ha prisão de ventre. Depois de procurar introduzil-o com panno fino de linho impregnado de azeite bom e recommendar ao doente o maior socego possivel, dar-se-ha *Ignat.*; e se este não fôr sufficiente *Nux v.*, recorrendo depois a *Sulph.* e *Merc. s.* se fôr preciso.

Nas diarrheas chronicas deve tratar-se esta disposição ou vicio intestinal, com *Muriat. ac.*, *Podoph.*, *Sepia* e *Sulph.*

Se a saida se realisa urinando, prescreva-se *Mur. ac.* Se se verifica ao defecar, *Laches.*, e tambem *Ars.*, *Calc.*, *Ignat.*, *Merc.*, *Mez.*, *Ruta, Sepia, Sulph.* Depois de obrar, *Merc. sol.*, e tambem *Ign.*

Para combater a predisposição a este soffrimento se dará: *Ars.*, *Calc. c.*, *Lyc.*, *Ruta*, *Sep.*, *Sil.* e *Sulph.*

Aphtas.

(*Chagas na bocca.*)

É uma das doenças mais frequentes que incommodam a humanidade e muito dolorosa, que impede a mastigação e obriga por vezes os doentes a só tomarem alimentos liquidos e de preferencia o leite.

As aphtas atacam a bocca e garganta e caracterisam-se por pequenas manchas (chagas), brancas ou amarelladas, vermelhas ou pardacentas, ás vezes sangrando, planas, cavadas ou salientes (menos vezes), arredondadas, geralmente, do tamanho d'uma cabeça de alfinete ou de uma lentilha, rodeiadas d'um circulo vermelho e agrupadas ou isoladas sobre a membrana mucosa que chegam a inflammar.

Esta doença não ataca exclusivamente as creanças, mas observa-se tambem nas pessoas de todas as edades, promovida pelos resfriamentos da bocca, pelas causas moraes, durante a menstruação e o puerpereo, por indigestões e como symptoma de outras doenças intestinaes. Occupam de preferencia as bordas e ponta da lingua, beiços, bochechas, gengivas, abobada palatina (céo da bocca) e uvula, amygdalas e pharynge. Os principaes symptomas são dôres ardentes na bocca, prurido e salivação e quando são muito confluentes difficultam o falar e causam accessos febris pela tarde e á noite. Se se propagam ao tubo digestivo (o que raras vezes acontece), aos symptomas anteriores junctam-se os seguintes: dôres de ventre, nauseas, vomitos e diarrhea, e quasi nunca deixa de haver febre, sobretudo nas pessoas enfraquecidas. Esta doença bem tratada homoeopathicamente pode durar, quando muito, quatro a oito dias.

É preciso examinar bem a bocca do doente, limpal-a bem com um panno de linho fino e agua morna e alem d'isso o doente pode enxagual-a á vontade com a mesma agua.

Para o seu tratamento os medicamentos principaes são os seguintes:

Aconitum; nos casos em que ha febre, agitação, mau humor, sêde, diarrhea, dôres de ventre, nauseas e vomitos.

Borax: de preferencia nas creanças com aphtas muito confluentes e tão dolorosas que não os deixam mamar, com secreção nasal, gritos, sobretudo quando se quer descel-os de qualquer parte; assustam-se ao mais ligeiro ruido e acordam gritando sem causa conhecida.

Mercurius sol.: emprega-se de preferencia nos adultos, sobretudo quando ha salivação, dôres ardentes na bocca e nos beiços, aphtas que sangram facilmente, sensação de escoriação, mau halito, lingua inchada, movendo-se difficilmente, cheia de muco branco, cara palida, calafrios e diarrhea.

Se estes medicamentos não forem sufficientes, podem consultar-se depois:

Nitri acid., *Sulph. acid.*, ou *Natr. mur.* e *Nux vom.*

Ás vezes sobrevem um estado catarral ou inflammatorio tão forte na bocca e na lingua, que é preciso depois de *Aconit.* tomar a *Bellad.* com frequencia e depois *Merc. sol.*

Esta doença quanto mais confluente mais contagiosa é, e portanto é preciso isolar os doentes e lavar com muito cuidado os copos, colhéres, etc., que se empregam somente no uso dos doentes.

Apoplexia cerebral.

(*Derrame cerebral.—Hemorrhagia cerebral.*)

Esta enfermidade apresenta-se quasi sempre repentinamente. Poucas vezes é precedida de vertigens, dôr de cabeça, zumbido de ouvidos, palavra tarda e faiscas nos olhos, etc. Quando se apresenta de repente, o doente cae no chão sem sentidos, sem movimento; a respiração é lenta, ruidosa e com rouquido, o pulso lento ou intermittente, costuma haver vomitos e dejecções e urinas involuntarias, e o enfermo faz ruido com a bocca e os beiços como se estivesse a fumar de cachimbo. Este ataque pode durar mais ou menos tempo, e o doente recobra lentamente os sentidos, ficando paralysado de um lado do corpo (*hemiplegia*) ou da lingua, total ou parcialmente, etc. Ás vezes o ataque descripto não se verifica, e então o doente que anteriormente se achava bem, vê de repente que pouco a pouco se lhe paralysa a lingua, ou um lado do corpo, ou uma perna, etc. Os medicamentos melhores para combater um ataque cerebral, são:

Arnica: pulso cheio e forte, suores quentes, paralysia em especial do lado esquerdo: perda dos sentidos, rouquidos, evacuação involuntaria das urinas e escrementos, gemidos, espuma na bocca, e quando o ataque foi a consequencia d'uma queda e sobrevem nas pessoas plethoricas.

Baryta carbonica: paralysia da extremidade superior do lado direito e da lingua em especial, já completa ou parcial: somnolencia com rouquidos, e cara muito afogueada com suores muito quentes; evacuação involuntaria d'urinas, e quando o ataque tem logar em pessoas phleugmaticas, obesas, que se movem com lentidão e adormecem com facilidade em qualquer parte.

Belladonna: somnolencia, pulsação visivel das arterias do pescoço e das fontes; as veias d'estes pontos estam muito dilatadas e parece que estouram; perda dos sentidos; bocca paralysada de um lado; paralysia do lado direito do corpo; deglutição difficil ou impossivel; cara muito encarnada e olhos; a saliva escorre da bocca, e é d'uma côr azulada ou verde e cae pela barba ao pescoço; as pupilas dilatadas, e o doente suspira e geme de quando em quando.

Lachesis: Cara azulada ou palida; tremor das extremidades com estremecimentos convulsivos; pulso debil e accelerado; paralysia do lado esquerdo; prisão de ventre. Está indicado de preferencia nas mulheres.

Nux vomica: paralysia das extremidades inferiores; bocca aberta com o queixo inferior descaido; vomitos e nauseas; rouquidos com salivação; prisão de ventre; sopor continuo.

Opium: olhar fixo com olhos muito abertos; ou olhos cerrados com sopor, rouquidos, cara vermelha, suor na cabeça, cara e pescoço, salivação esbranquiçada, pupilas insensiveis e dilatadas; respiração lenta estertorosa, com espuma na bocca; tensão tetanica de todo o corpo, ou então tremor geral; pulso lento, cheio e dilatado. Convem especialmente aos velhos e beberrões, aos que passam vida sedentaria, têm a cabeça muito grande e adormecem em toda a parte, custando a acordar.

Pulsatilla: palpitações violentas do coração, sopor e perda dos sentidos, pulso imperceptivel, respiração estertorosa, cara inchada e roxo-azulada, surdez, zumbido dos ouvidos, lamentos, pranto, inquietação, accumulo de saliva na bocca, falta de sêde e fluxo de urina.

O *Aconito* só se emprega em casos muito raros, e quando a molestia foi causada por uma forte colera, pelo medo ou pela insolação. Depois de *acon.* deve dar-se *bell.*

Os medicamentos devem dar-se dissolvidos em agua, uma colher de meia em meia hora, ou de hora a hora, ate que se note allivio. A paralysia consecutiva combate-se pouco a pouco com *Arn.*, *Baryta c.*, *Cocoul.*, *Bell.*, *Nux v.*, *Lach.*, *Zinc.*, dando uma só dóse, de atenuação alta e esperando com socego o seu effeito, sem mudar frequentemente de medicamento, cuja pratica é pessima.

A sangria é um meio therapeutico de resultados funestos, e d'entre elles sobresae a necessidade da sua repetição, o que leva de prompto á morte. O tratamento homeopathico, pelo contrario, ainda nos casos mais desesperados, é de uma efficacia surprehendente. Entre varios casos, recordo-me especialmente de tres muito graves, dados por incuraveis por medicos allopathas e que curei radicalmente com o tratamento homeopathico.

Até ao termo final do ataque, ou dos symptomas de reacção febril que ás vezes apparecem ao sair do ataque, deve conservar-se o doente a dieta, só permittindo que beba agua assucarada. Logo que entre em convalescença, se lhe permittirá uma alimentação ligeira e de facil digestão, prohibindo-se-lhe o café, os alcoolicos e todos os excitantes. O ventre deve estar desembaraçado, para o que deve dar-se-lhe um clyster de agua morna e azeite todos os dias. Deve seguir-se este regimen mesmo que o doente se sinta bem, para evitar a repetição dos ataques, passeiar todos os dias, evitando o dormir durante as primeiras tres horas depois das refeições.

Nas paralysias consecutivas convem que os doentes todos os annos façam uma temporada de banhos minero-medicinaes, *Alcaçarias, Amieira, Pedras Salgadas,* etc.

Apoplexia pulmonar.

Dá-se este nome á rotura de um vaso sanguineo dos pulmões, com derrame de sangue no tecido pulmonar e destruição d'este, saindo o sangue em abundancia pela bocca. O doente põe-se frio, pallido e abatido. O curso d'esta doença é rapido e termina quasi sempre pela morte, verificando-se esta muitas vezes antes que o sangue saia pela bocca. Esta doença é produzida quasi somente por golpes, quedas e contusões sobre o peito, ou por um foco tuberculoso que tenha destruido um vaso importante, etc.

Nos casos em que a morte não se realisa logo e a doença permitte a applicação de remedios, dê-se *Opium* frequentemente e a secco sobre a lingua, se o sangue não permittir com a sua continua saida a deglutição do medicamento em agua. Se este não fôr sufficiente applique-se então *Phosphorus. Arnica* só se dará nos casos ligeiros de apoplexia por causa traumatica. Quando sobrevenha o collapso dar-se-ha *Arsenicum,* e se este não dér resultado *Carbo veg.* É conveniente, no estado de abatimento e perda de forças, dar ao doente vinho do Porto bom ou Madeira, para o reanimar.

Appendicite.

Os accidentes da appendicite a principio combatem-se com *Belladona* que corresponde á dôr, ao tympanismo, aos vomitos, á prisão de ventre. A seguir convem a *Bryonia* que algumas vezes convem alternar com *Belladona,* e está indicada quando se palpa na região iliaca um ingurgitamento doloroso. A Colocynthis está indicada pelas dôres excessivas com diarrhea esverdinhada. Um grande numero de medicos tratam a appendicite pela immobilisação do intestino, applicando doses ponderaveis de *Opium*, a principio uma pilula de 5 centigrammas, depois de duas em duas horas pilulas de 1 centigramma. Ao mesmo tempo conservam o doente a dieta e immobilisam-no na cama. Nos primeiros dias dieta rigorosa, depois caldo ou leite, applicação de compressas d'agua muito quente e quando se tratar da immobilisação do intestino uma bexiga de gelo é preferivel. A intervensão cirurgica impõe-se nas formas *sobreagudas* com peritonite desde o principio.

Esta intervenção e'muito perigosa e impõe-se tambem quando se verifica a presença d'uma collecção de pus. Todos os esforços do medico devem encaminhar-se a vencer os accidentes agudos, pela razão de que a operação praticada a frio é quasi sempre sem perigo (P. Jousset).

Appetite.

Falta de appetite.—É a consequencia em geral de um desarranjo das vias digestivas. Se a *anorexia* está isempta de complicações, escolha-se entre: *China, Nux v., Rhus, Sep., Sil.* ou então: *Ant., Ars., Arn., Calc., Ign., Merc., Puls., Sulph.*

Fome canina.—O appetite excessivo ou fome canina corrige-se com: *Calc., China, Cina, Nux v., Sil., Sulph., Veratr.*

Se de prompto se não satisfaz esta fome nos seus desejos excessivos, converte-se frequentemente n'uma fraqueza que pode chegar até ao desmaio e n'este caso dê-se: *Calc., Iod., Lyc., Sil.* (B.).

O appetite com desejo ardente de certos alimentos e bebidas, é um symptoma que nos guia com frequencia muito utilmente na escolha dos medicamentos. No caso em que este desejo se manifeste pela cerveja, dê-se: *Acon., Bry., Merc., Nux v.*, por cousas amargas: *Natr. m.*; pela aguardente: *Ars., Hep., Nux v., Op., Sep., Sulph.*; por alimentos gordos: *Nux v.*; por doces: *China, Rhus*; pelo leite: *Merc., Sil.*; pelas fructas: *Ver., Ign.*; pelos alimentos salgados: *Ver.*, *Thuja*; pelos acidos: *Ver.*, *Ant. cr.*, *Arn.*, *Ars.*, *Bry.*, *Cham.*, *Hep.*, *Phos.*, *Sulph.*; pelo vinho: *Sep.*, *Sulph.*; pelas ostras: *Lach.*; pelo mel: *Sabad.*; pelo queijo: *Ign.*; pelo pão duro: *Aur.*; pela manteiga: *Merc.*; pelos ovos: *Calc.*; pela carne salgada: *Caustic.*

A falta de appetite ou repugnancia a certos alimentos e bebidas de que se gostava no estado de saude é tambem um precioso symptoma que nos servirá de guia na escolha dos medicamentos. Nos casos em que houver repugnancia á cerveja, dá-se: *Nux v.* (*Coccul.*); á aguardente: *Ign.*; ao pão: *Natr. m.*, *Nux v.*, *Puls.*, *Sep.*; aos alimentos gordos: *Petrol.*, *Carb. v.*, *Natr. m.*, *Puls.*; á carne: *Calc. carb.*, *Rhus*, *Sep.*, *Sulph.*, *Sil.*; ao caldo: *Arn.*; ao café: *Bry.*, *Calc.*, *Cham.*, *Coff.*, *Nux v.*, *Phos.*; ao leite: *Bry.*, *Calc.*, *Puls.*, *Sep.*, *Sil.*; aos doces: *Sulph.*; á agua: *Bell.*, *Nux v.*, *Stram.*; ao vinho: *Merc.*

Bœnninghausen dá a mais as indicações seguintes: Repugnancia á vitella: *Calc.*; aos ovos cozidos: *Bry.*; ao repolho: *Helleb.*; ao queijo: *Oleand.*; aos arenques: *Phos.*; á carne de vacca: *Merc.*

A *perda do paladar*, que ás vezes se observa sem que haja molestia alguma, combate-se com *Pulsat.*, e se este não actuar, consultem-se depois *Alum.*, *Bell.*, *Hyosc.*, *Lyc.*, *Phosph.* e *Sil.*

A *diminuição do paladar* combate-se com *Rhod.*, ou *Caust.*, *Secal.* e *Spongia.*

Arruda.

A intoxicação pela arruda, que produz vertigens, dôr de cabeça com pressão estupefaciente, nauseas e vomitos com dôres de estomago, dôres de magoamento na espadua com symptomas de suffocação, pressão no peito com fadiga, passo vacillante causado pela fraqueza das pernas, etc., tratar-se-ha ou lavando o estomago com a sonda esophagiana ou fazendo vomitar o doente como se disse ja n'outros envenenamentos, e a seguir se dará a beber agua com vinagre, chavenas de café forte e far-se-ha respirar camphora com frequencia. Passados os principaes symptomas dá-se então *Camphora*, com insistencia, medicamento que operará a cura e se este não curar, consultem-se: *Calc. carb., Caust., Phosph. acid., Puls., Sepia.*

Arsenico.

Os meios que ha a empregar immediatamente n'uma intoxicação pelo arsenico, são; fazer tomar ao doente ou agua de sabão, ou clara d'ovo batida em agua, agua assucarada, leite. Evite-se sempre dar vinagre e azeite ou outro qualquer oleo, que são prejudicialissimos. Tambem se pode dar ao doente limagem de ferro ou ferro reduzido, ou melhor ainda a trituração decimal de *Ferrum carbonicum, lacticum* ou *metallicum*, que mais depressa entram de combinação com o arsenico; mas isto só nos casos em que se tenha ingerido este toxico ha pouco tempo. N'este ultimo caso pode-se previamente praticar a lavagem do estomago com a sonda e depois dar o antidoto.

Quando os symptomas alarmantes diminuiram, dê-se *Ipecac.* Se este não terminar a cura, recorra-se a *Veratr.*, sobretudo se ha nauseas frequentes, vomitos e calor, frio geral com grande fraqueza e sêde ardente. *Nux vom.* se o doente se encontra peior durante o dia, tem forte prisão de ventre, ou pequenas dejecções mucosas e frequentes, com puxos, lingua vermelha nos bordos e ponta. *China,* se ha accessos febris nocturnos, com grande debilidade, suores, desejo de estar sempre deitado, somno agitado e mau humor. Se nenhum dos medicamentos atraz citados produzir a desejada cura, applique-se então: *Hepar,* ou *Apis, Cham., Ferr., Merc., Sulph.*

As doenças dos olhos e erupções da testa causadas pelo uso de chapeus em cujo feltro entram preparados arsenicaes, combatem-se com *Hepar* primeiramente e se este não fôr sufficiente *Apis, Cham., Merc., Nux v., Sulph.*

Contra os accidentes produzidos pelo abuso do arsenico em doses allopathicas, os medicamentos principaes são: *Ipecac.* e *Nux v.:* ou *China, Hepar, Iod., Sulph.* e *Veratr.*

Os accidentes dos trabalhadores que manejam preparações arsenicaes, tratam-se com *Ipecac.* e *China;* ou então *Cham., Hepar, Iod., Merc., Veratr.*

Arterias.

No tratamento da arterite o *Kali hydriodicum* e o *Natrum hydriodic.* tem a mesma importancia do que na *arterio-sclerose*. Quando os symptomas de gangrena começam a apparecer, dá-se principalmente *Arsenicum*, *Lachesis* e *Secale cornutum*. O primeiro corresponde á gangrena humida e á secca dos membros inferiores e ao estado de depressão; *Lachesis* principalmente á gangrena putrida. *Secale cornutum* causaria antes uma gangrena secca analoga á senil (P. Jousset).

Arterio-sclerose.

Daremos aqui o tratamento da arterio-sclerose no periodo d'inicio, antes do apparecimento dos accidentes de hydropisia e de asystolia, porque n'este momento o tratamento torna-se identico aos das doenças valvulares do coração.

Kali e *Natrum hydriodicum* são os medicamentos principaes usados nas duas escolas, com esta differença, nós colhemos bons resultados applicando doses continuadas e diarias de dois a quatro decigrammas durante vinte dias, descançar dez dias, recomeçar durante outros vinte dias, descançar dez e assim successivamente. Estes medicamentos diminuem no arterio-scleroso a tensão vascular.

Contra a *dyspnea d'esforço* pode-se dar simultaneamente *Antimonium ars.* e *Arsenicum iod.* indicados pela oppressão, anciedade nocturna, fraqueza do pulso. *Glonoïnum* corresponderá a um pulso cheio e duro.

As dôres precordiaes combatem-se com *Spigelia*, Cactus, Glonoïnum.

O *regimen alimenticio* tem uma importancia capital: muito pouca carne, carnes grelhadas, assadas ou muito bem cosidas (evitar as fumadas, marinadas, a caça); peixe fresco em pequenas quantidades (evitar os crustaceos e peixe gordo e de pelle); ovos, legumes cortados ou em puré; fructas maduras, muita uva, pero, pera e maça assadas, muito leite e seus derivados frescos. Suppressão completa de licôres e vinhos, de cha, de café, de tabaco. Evitar as fadigas, o caminhar depressa, as subidas, as escadas (P. Jousset).

Asphyxia.

(*Morte apparente.*)

Em todos os casos de asphyxia ou morte apparente se recorrerá primeiro do que tudo aos meios mecanicos; evite-se porêm o recorrer ás sangrias e outras evacuações sanguineas que só causam prejuizos. Os medicamentos homeopathicos administram-se n'estes casos, quer pondo os globulos sobre a lingua do doente; quer dissolvidos em agua e dados ás colheres, ou em clysteres.

Na asphyxia por uma queda, deve dar-se *Arn.*, se o doente não foi sangrado. Se por desgraça o foi, ou então perdeu muito sangue em consequencia do golpe soffrido, se dará primeiro *China* e depois *Arn.* Alêm d'isto o doente deve estar deitado e com a cabeça elevada.

Na asphyxia por congelação, colocar-se-ha o doente entre palha ou estrume, friccionam-se-lhe as fontes, as palmas das mãos e plantas dos pés com pedaços de neve, gelo ou agua fria, se não houver neve ou gelo, se envolverá em lençóes imbebidos em agua fria, deixando a cabeça livre, continuando com as fricções até que volva á vida. Conseguido isto, para o que ás vezes se tem de recorrer á insuflação do ar nos pulmões, titilar as ventas, ou como mais modernamente se usa, puxar com violencia a lingua, fazer aspirar ammonia liquida e fricções seccas com uma escova, dar-se-ha ao doente agua fervida com bastante assucar, caldo muito quente e vinho quente. Para combater os soffrimentos consecutivos estam indicados *Ars.*, *Camph.*, *Carbo v.* ou então *Acon.* se sobrevem uma forte reacção febril, e *Bry.* se aquelle não fôr sufficiente e se apparecerem dôres localisadas ou geraes.

Na asphyxia causada por um raio, colocar-se-ha o enfermo meio sentado n'uma cova aberta recentemente, cobrindo-o de terra com excepção da cabeça e da cara que ficará voltada para o sol até que volva á vida e

entretanto se lhe dará *Nux v.* até que colha melhoras.
Se este medicamento não fôr sufficiente, consultem-se *Bell.*,
Glon., *Merc.* e *Puls.*

Na asphyxia dos recemnascidos os principaes medicamentos são *Tart. emet.*, *Op.* ou *Acon.*, *China* e *Ipecac.*

Asphyxia por suffocação. Pode ser causada pelo *calor*,
estrangulação, *gaz deletereo* e *submersão*.

— *Pelo calor.* — O doente deve estar em sitio fresco,
deitado com a cabeça elevada, dar-lhe fricções com um
panno imbebido d'agua fresca, agua de colonia, aguardente,
esfregam-se fortemente os pés, as mãos, as costas e insufla-se ar nos pulmões, até que sobrevenha a reacção.
Para os symptomas consecutivos consultem-se: *Acon.*, *Bell.*,
Camph., *Glon.* e *Hyosc.*

— *Por estrangulação.* — Deitar-se-ha o enforcado sobre
o lado direito do corpo e n'uma casa bem quente ou em
que pelo menos se não sinta frio; se friccionará com escovas fortes, se titilarão as narinas, se insuflará ar nos pulmões, applicar-se-ha a ammonia em olfação e clysteres
d'agua com umas gottas de vinagre bom. Deve evitar-se
com todo o cuidado fumar ao pé do doente e obrigal-o a
beber agua emquanto houver difficuldade de engulir. Ha
um methodo mais moderno para chamar á vida os enfor-
cados e asphyxiados em geral e que vem a ser puxar com
força a lingua por intermedio d'uma tenaz ou torquez, repetindo-se esta operação até que o doente volva á vida.
O medicamento principal n'estes casos é *Opium*; se não
bastar empreguem-se *Carb. veg.*, *Acon.*, *Lach.*

— *Por gaz deletereo.* — Esta asphyxia é produzida pelo
carvão, a falta d'ar respiravel, as emanações das latrinas
e canos d'esgoto, os vinhos em fermentação e os fornos de
cal. O doente deve immediatamente ser collocado ao ar
livre e fresco, não o affrontando no espaço que o rodeia;
a cabeça deve conservar-se alta e dar-se-lhe fricções com
agua e vinagre, agua de colonia, aguardente; seccam-se
as partes molhadas e tres minutos depois volta-se ás
fricções; esfregam-se fortemente os pés, as mãos e as costas
e applicam-se, se fôr necessario, clysteres d'agua e sal e
umas gottas de vinagre; se titila as narinas e se applica
a ammonia em olfação e se insufla ar nos pulmões. Não

se esqueça o meio mais atraz recommendado e que parece dar melhores resultados.

Aos asphyxiados nos poços immundos e latrinas applicam-se os mesmos meios e se enguliram alguma porcaria, promove-se-lhe o vomito ou lava-se-lhe o estomago, enxuga-se perfeitamente as partes molhadas pela porcaria depois de as lavar, da-se-lhe chloro a respirar, mas com toda a precaução. O medicamento principal é *Opium* e se não bastar *Acon.*, *Bell.*, *Ipecac.*

—*Por submersão.*—Deitar-se-ha o afogado sobre o lado direito e n'uma casa bem aquecida, enxugar-se-ha bem, e aquecer-se-ha o corpo lentamente com ladrilhos, botijas d'agua, saquinhos com areia aquecida; se lhe applicará a ammonia ao nariz, titilar-se-hão as narinas, procurando insuflar ar nos pulmões e com escovas friccionam-se os pés, mãos e costas: tambem se podem applicar os clysteres já mencionados e sobretudo a tracção da lingua como já disse. O principal medicamento para esta asphyxia é *Lachesis* e depois seguem-se *Acon.*, *Bell.* e *Ipecac.* em especial para as nauseas repetidas e mesmo vomitos. Tambem podem prestar bons serviços *Bry.*, *Puls.* e *Rhus*, nos symptomas consecutivos.

Asthenopia.

Pode ser *accommodativa* ou *muscular* e nos dois casos ser *symptomatica* d'um estado geral, fraqueza, excesso de trabalho, perda de sangue, doença anterior, afecções que se devem logo tratar.

A asthenopia accommodativa essencial, é quasi sempre devida a um estado hypermetropico do olho ou ao de astigmatismo. Tratar estas anomalias da refracção e dar *Ruta grav.*, *Iris*, *Conium mac.* e *Argentum nitric.*

Na asthenopia muscular essencial, geralmente ligada á myopia, os melhores medicamentos são *Causticum*, *Cuprum*, *Gelsemium*, *Rhus*, *Aurum*.

Asthma.

(*Respiração curta.*)

A asthma caracterisa-se por fortes ataques de dyspnea (respiração difficil) que quasi sempre se declaram de noite e obrigam o doente a sentar-se na cama ou a levantar-se e até a abrir as janellas para poder respirar melhor. O rosto torna-se roxo-azulado, inchado e coberto de suor, que ás vezes é frio e se torna geral, e o doente sente tão grande oppressão no peito que julga ficar asphyxiado. Passado o ataque o doente deita-se e dorme tranquillamente.

Durante o ataque, em que ás vezes chega a perder os sentidos, é preciso desembaraçal-o das vestes que lhe comprimem o pescoço, peito e ventre e colocal-o n'uma posição em que sinta allivio. As pessoas que habitualmente soffrem de asthma dévem de preferencia residir no campo e fugir dos grandes centros.

Deve primeiro investigar-se a causa occasional, em especial nos casos agudos.

Se a asthma depende de uma congestão sanguinea pulmonar, dê-se: *Acon.*, *Bell.*, *Glon.*, *Nux v.*, *Phosph.*, *Sulph.*

Na asthma produzida por *accumulação de gazes* no estomago e intestinos, dêm-se: *Carb. v.*, *Cham.*, *China*, *Nux v.*, *Op.*, *Phos.*, *Sulph.*, ou *Caps.*, *Lyc.*, *Zinc.*

Se o peito está cheio de mucosidades viscosas, e ha estertor mucoso, dêm-se: *Ant. tart.*, *China*, *Cupr.*, *Hep.*, *Ipec.*, *Lyc.*, *Stan.*

Se a asthma é causada: Pela inhalação de pó de pedra, como por exemplo, nos esculptores, canteiros, etc., dar-se-ha: *Calc.*, *Hep.*, *Sil.*, *Sulph.*

Pela inhalação de vapores sulphurosos: Puls.

Por uma commoção: *Acon.*, *Coff.*, *Cham.*, *Ignat.*, *Nux v.*, *Staph.*

Pela *repercussão d'uma erupção: Ipeca.*, *Puls.*, *Veratr.*, *Ars.*, *Sulph.* O professor Rapp recommenda *Carb. veg.*

Se não se descobrir causa alguma, dê-se a principio *Ipeca* a doses repetidas (de meia em meia hora ou de hora a hora uma colhér). Se não alliviar, escolha-se d'entre os seguintes remedios: *Ars.*, *Apis*, *Bell.*, *China*, *Glon.*, *Nux v.*, *Puls.*, *Tart. em.*, *Veratr.*, nos casos mais ou menos agudos; nos casos chronicos porêm se dará: *Carb. v.*, *Cupr.*, *Hep.*, *Lyc.*, *Phos.*, *Sep.*, *Sulph.* Eis aqui algumas indicações mais importantes:

Arsenicum: asthma dos velhos, quando os accessos são devidos a um resfriamento repercutido ou supprimido; se ha aggravação á meia noite; a respiração é acompanhada de gemidos, suspiros, movimentos involuntarios e desordenados do corpo; os symptomas aggravam-se quando o enfermo se move e mesmo quando se vira na cama (Hg.) Depois de *Ars.* convêm *Ipeca* e *Nux v.*

Apis: sensação como se o pescoço estivesse fortemente apertado. A região das falsas costellas está como magoada, sobretudo do lado esquerdo. A temperatura da habitação é insupportavel, por causa do calor e das dôres de cabeça que se sentem (Hg.).

Belladonna: o peito parece estar demasiado cheio.— Tosse secca.—O movimento aggrava o estado do doente, que sem embargo não pode estar quieto (Hg.).

Glonoin: os ataques sobrevêm subitamente, com oppressão do peito, angustia e suspiros.—A oppressão alterna com a dôr de cabeça (Hg.).

China: a respiração é sibilante e ruidosa, as mucosidades ameaçam suffocar o doente, que transpira facilmente, e não respira senão com a cabeça muito elevada.

Lachesis: os ataques vêm depois de comer, andando, fazendo um esforço com os braços e estando deitado. Respiração curta depois das comidas com baforadas de calor á cara e suores geraes ou parciaes; accessos de suffocação estando deitado e tocando no pescoço; oppressão enorme no peito que obriga a saltar da cama e a sentar-se com o corpo todo inclinado para a frente, com desejo de respirar profundamente: respiração lenta e sibilante. A oppressão do peito é as vezes acompanhada de uma côr azulada da cara.

Lobelia inflata: asthma chronica com molestia do estomago tambem antiga, caracterisada esta por accumulo de gazes, más digestões, prisão de ventre e outros symptomas.

Os ataques começam por uma forte oppressão na região do estomago e d'ali se estendem ao peito, obrigando a respirar profundamente, apparecendo conjuntamente diversos symptomas gastricos, d'entre os quaes sobresae uma sensação de fraqueza no estomago. Convem este medicamento á asthma das mulheres hystericas e dos velhos.

Moschus: convem ás mulheres hysteticas e sobretudo ás creanças. Os ataques começam por uma oppressão consideravel na larynge, que logo se estende ao peito, respiração difficil com temor de suffocação e dôr no peito tão intensa que faz suster a respiração. Outras vezes começam por um desejo de tossir que se aggrava de tal modo que exaspera o doente. Aggravação ou repetição dos accessos com o frio, ou por um resfriamento. A oppressão dá logar á dôr ou viceversa.

Nux vomica: asthma nas pessoas que abusam do café e do vinho, assim como nas de vida sedentaria. Depois de excessos no trabalho intellectual o doente vê-se obrigado a sentar-se, inclinando o corpo para deante.

Pulsatilla: a respiração é difficil quando o doente está deitado de costas (B.); só respira pela parte superior do peito. A asthma vem com vertigens, somnolencia, fraqueza de cabeça, palpitações de coração, calor no peito (Hg.).

Tártarus emet.: — estertores mucosos. — Symptomas e receio de suffocação por accumulo de mucosidades e paralysia dos pulmões. Tambem se pode dar *Baryta c.*, *Carbo v.* ou *Phosph.*

Veratrum: o doente está proximo a suffocar-se, tem suores frios, a cara e os braços esfriam, com tosse profunda e dôres nas costas (Hg.).

Se o doente parece estar na agonia, pode dar-se com exito, segundo o dr. Hayne: *Arn.*, *China*, *Coff.*, *Op.*, *Carb. v.*

Se a asthma allivia com um trago de vinho, dê-se *Acon.* Se se aggrava, dê-se *Bell.*

Nos casos graves dão-se os medicamentos de meia em meia, ou de hora a hora; logo que haja allivio, de 3 em 3, de 4 em 4 ou de 6 em 6 horas.

Ainda que o ataque tenha terminado, deve o doente continuar tomando durante alguns dias o medicamento, pela manhã e á noite.

Asthma de Millar.

(Espasmo da glote.)

Esta molestia quasi privativa das crianças desde os quatro mezes até aos tres annos de edade, é devida ao espasmo da glote causado pelos musculos que a dilatam e a contraem. As causas são os gritos agudos, o chôro excessivo, furioso, o terror e um susto, o crup, a tosse convulsa e os resfriamentos. Vem por ataques separados por intervallos; a creança, depois de umas respirações sibilantes e como o canto do gallo, deixa de respirar e parece que se afoga, com grande angustia, agarra-se aos que o rodeiam, o rosto livido, e os olhos salientes: passados alguns momentos termina o ataque com uma inspiração sibilante como o canto do gallo e passados uns minutos a criança fica a dormir.

Se os ataques se repetem a miudo, corre risco a vida da creança. Costuma atacar as creanças mal alimentadas, debeis e doentias. A morte sobrevem n'um ataque ou por marasmo.

Durante o ataque asperge-se o rosto com agua fria, desembaraça-se o peito e a garganta das vestes que o opprimam, deitando o menino de lado e com a cabeça para deante, se porêm se declarar uma convulsão, o que ás vezes acontece, deita-se o doentinho de costas e com a cabeça bem alta.

Logo que se declare o ataque, dár-se-ha á creança com frequencia sobre a lingua:

Sambucus: se a respiração fôr sibilante e rapida, oppressão do peito e nauseas e suffocação apparente ou asphyxia, a criança desperta com o ataque, assustada e gritando, grande angustia, tremor geral, mãos e cara lividas e inchadas, calôr geral, ruido de mucosidades no peito, impossibilidade de fallar.

Este remedio será sufficiente para dominar o ataque, se porêm assim não succeder, consultem-se:

Belladonna, em especial no periodo da dentição e se houver symptomas de congestão para a cabeça, como vermelhidão forte do rosto, olhos incendidos, etc.; respiração anciosa, suspirosa, curta, rapida, com bocca aberta e grandes esforços das paredes do peito.

Gelsemium, inspiração prolongada e profunda com som crupal, e expirações rapidas e violentas.

Ipecacuanha, durante o ataque, côr azulada do rosto e frio das extremidades.

Moschus, o ataque começa par tosse e augmenta até ao desespero, com constricção espasmodica da larynge e peito, sobretudo por resfriamento.

Veratrum, nas crianças anemicas e mal nutridas com rosto palido e que durante o ataque ficam frias e a fronte e ás vezes o resto do corpo cobrem-se de suores frios. Não bastando, recorra-se a *Arsenicum*.

Para evitar a repetição dos ataques dar-se-ha nos intervallos *Calc. carb.* e depois *Sulphur* e *Silicea*.

As crianças fracas, mal nutridas, devem ser alimentadas com bom leite, carnes sans, vinho e residir no campo.

Ataxia locomotriz.

Limitar-nos-hemos a indicar os tres medicamentos que melhores resultados tem dado no tratamento d'esta doença. Estes medicamentos são *Atropinum* e *Strychninum sulphuricum* e *Argentum nitricum*, que nos inicios da doença tem produzido melhoras consideraveis e algumas curas. A indicação do *Atropinum* foi colhida na historia da belladona, em cuja pathogenese se encontram os symptomas seguintes: vertigem, passo desequilibrado (levantam os pés, como para saltar um obstaculo e batem com elles no solo bruscamente para um e outro lado); paralysia da palpebra superior; espasmo do collo da bexiga, urinas involuntarias; dôres fulgurantes. Para a *Strychninum sulph.* (2ª trit. e 3ª trit. dec.), a pathogenesia da noz vomica representa a ataxia dos movimentos, a perda d'equilibrio com receio de cair, dôres violentas, atrozes, por crises arrebatadas, com sacudidelas na parte dolorosa, tenesmo rectal e vesical. Em fim, este medicamento corresponde ás crises violentas de gastralgia com vomitos, tão frequentes nos atoxicos. A experiencia clinica aconselha que se alternem os dois medicamentos nos ataxicos: uma semana um e na outra o segundo.

A *Argentum nitric.* (3ª trit. dec.) tambem tem curado alguns doentes e melhorado outros, correspondendo ás dôres fulgurantes. Se as dôres fulgurantes resistirem aos tres remedios indicados, pode-se experimentar *Phosphorus* 3ª e *Zincum* 6ª. *Secale corn.* tambem chama a nossa attenção, porque nas epidemias d'ergotismo, alguns doentes apresentam symptomas d'ataxia locomotora, e que em quatro autopsias se encontraram as lesões caracteristicas d'esta doença (Raymond). Tabes com pouco ou nada de dôres fulgurantes. O dr. P. Jousset n'um caso que curou empregou em injecções o *liquido testicular* e diz que tambem se pode empregar a *substancia medular*, quer em injecções, quer pelo estomago.

Atrophia muscular progressiva.

Esta doença observa-se de preferencia nos homens, e nas creanças de mais de tres annos, e em geral na convalescença de molestias graves, na escrophulose, na syphilis e depois de trabalhos musculares muito fatigantes. Caracterisa-se pela atrophia (diminuição) de varios ou de todos os musculos voluntarios do corpo, lenta mas progressiva. O adelgaçamento que experimentam as regiões aonde a atrophia se desenvolve, é consideravel, chegando o doente a ter o aspecto d'um esqueleto vivo. Os symptomas iniciaes d'este soffrimento costumam ser commummente debilidade de um ou varios musculos, adormecimento e formigueiro nos mesmos, e ao mesmo tempo diminuição da extensão, o que dá logar por vezes a deformidades nas extremidades, como succede nas mãos e nos pés. A magreza da cara é ás vezes tão grande, que parece a d'um esqueleto. A doença no seu curso progressivo invade afinal todos os musculos, e o doente perde por completo o uso dos seus membros, e fica como paralysado, sem poder mover-se. Se a doença é lenta no seu curso e não invadiu senão os musculos sujeitos á vontade, pode durar muitos annos, experimentando os enfermos como symptomas mais

molestos, dôres vivas como relampagos no trajecto dos
musculos atrophiados e fraqueza na região doente ou impossibilidade de a mover; se porêm é aguda, ou sendo
lenta ou chronica se propaga aos musculos da respiração
e garganta, sobrevem de prompto a morte por asphyxia.

Quando um individuo se vê invadido por tal molestia
deve emprehender uma vida activa, de movimento, passeiar
muito, dedicar-se á gymnastica, e pedir a pessoa forte e
robusta que lhe dê fricções frequentes nos musculos doentes; andar a cavallo, caçar e alimentar-se bem, residindo
o maior tempo possivel no campo.

É preciso iniciar de prompto o tratamento d'esta
doença se se quer obter bons resultados; se se descuida,
ainda que por pouco, é incuravel. Os melhores medicamentos para cural-a, são.

Argentum nitricum: passo vacilante com falta de firmeza no corpo, grande cançaço, com aversão ao trabalho,
mau humor, tremor das extremidades, difficuldade em subir as escadas, magreza, apathia, lentidão para fazer as
cousas mesmo as mais urgentes, tudo o fatiga e cança, não
quer falar, passeiar ou pensar, cara palida e magra, com
aspecto de um velho decrepito.

Arsenicum: magreza consideravel e pelle secca como
pergaminho, com olhos encovados e com olheiras, cançaço
com desejo continuo de estar deitado, dôres nos musculos,
sobretudo de noite, grande lentidão e horror a mover-se;
falta geral de forças, fraqueza excessiva que não permitte
que o doente se mexa, parecendo paralysado; magreza e
atrophia geral muscular, com tremor de braços e pernas;
inchação dos tornosellos; contracção e deformidade d'algumas partes do corpo e sensação de entorpecimento n'algumas regiões do arganismo como se estivessem mortas;
falta d'appetite, sêde e accessos nocturnos.

Calcarea carbonica: (de preferencia nas creanças), atrophia com appetite voraz, suturas do craneo ainda abertas,
grande fraqueza com canceira depois do menor exercicio
que causa suor abundante; deformidade dos membros, pelle
secca e apergaminhada, dôres nos musculos do tronco,
horror a todo o movimento, frio humido das extremidades

inferiores; contracções dos dedos, adormecimento de varios musculos; tremor ao andar; falta de forças, abatimento e prostração, magreza consideravel; tristeza, pranto, dôr de cabeça e palpitações do coração.

Jodium: indicado de preferencia nas creanças, atrophia muscular que attingiu grande intensidade e tal que o doente parece um esqueleto, com grande fraqueza, tremor das extremidades, passo vacilante e até o falar provoca o suor; fome canina, o doente sente fome mesmo depois de ter comido muito: pelle secca ou viscosa e humida; grande preguiça para os trabalhos intellectuaes e manuaes.

Lycopodium: grande magreza com forte prisão de ventre e accumulação de gazes no mesmo; grande fraqueza com difficuldade de mover-se; canceira extrema com medo de se mover e desejo de estar deitado; depois de um passeio mesmo pequeno, canceira, sobretudo nas pernas e sensação de ardôr nos pés; grande seccura da pelle e gretas na mesma; melancolia, accessos, aversão á palestra e impossibilidade de trabalhos intellectuaes.

Phosphorus: convem de preferencia nas mulheres e pessoas altas, delgadas e quando a atrophia invade os musculos do pescoço e peito. Magreza consideravel, com tosse, prisão de ventre com dejecções como as dos cães, ou diarrhea com suores, muita debilidade, palpitações de coração e oppressão do peito com o menor movimento; tremor ao andar e trabalhar; hemorrhagia pelo nariz; abatimento geral e sensibilidade extrema ás impressões physicas e moraes.

Plumbum: é um dos medicamentos principaes da atrophia muscular progressiva. Grande magreza muscular, com retracções musculares e por consequencia deformidade das partes; tracção e dôres na extensão dos musculos, aggravadas durante a noite; grande debilidade com tremôr das extremidades; marcha lenta dos symptomas, que apparecem e desapparecem de tempos a tempos; paralysias musculares parciaes; forte prisão de ventre que se aggrava tanto mais quanto a doença avança; côr amarellenta da pelle; melancolia, horror ao trabalho.

Sulphur: só nos casos em que a suppressão d'uma erupção chronica foi a causa da doença; ou então nas

pessoas herpeticas e escrophulosas, e quando os medicamentos, que parecem melhor indicados, não produzem
effeito algum.

Atrophia das crianças.

Marasmo. Athrepsia.

A atrophia infantil é o estado completamente opposto
á sua nutrição normal e consiste n'um marasmo geral ou
atrophia de tôdo o systema.

Este estado pode resultar, ou da peessima qualidade
da alimentação ou da sua falta de appropriação, ou da
propria incapacidade da alimentação em razão de qualquer
doença hereditaria inherente. Conhecem-se as indicações
precisas pelo que diz respeito ao leite da mãe ou da ama
ou aos seus substitutos, quando faltam estes recursos naturaes. Aqui tentaremos principalmente dos casos especiaes em que as crianças se atrophiam gradualmente por
incapacidade real de digerir e d'assimilar os alimentos os
mais convenientes, que podem ser-lhes ministrados, ou pela
mãe, ou artificialmente.

Comprehender-se-ha melhor a natureza da difficuldade
tentando desde ja d'alguns casos extremos. As crianças
vêm por vezes a este mundo com um corpo cheio de
rugas, enfezado, esqueletico, no qual os progressos da
atrophia, mesmo antes se nascer, parecem ja muito avan-
çados. Estas crianças nunca ganham peso, antes o perdem constantemente ate que morrem, — desde um lapso
de tempo de dois a tres dias ate muitos mezes. Alguns,
podiamos dizer todos, d'estes sujeitos são victimas d'uma
dyscrasia profunda, maligna, escrofulosa, syphilitica ou
outra, que affecta tão materialmente o organismo que a
funcção d'assimilação dos alimentos não se desenvolve
nunca ate tornar-se activa. Estes seres sem esperança,
enlanguescem no seu estado miseravel emquanto os seus
magros corpos podem forneçer-se a si mesmos de materiaes, e morrem então, como muitos outros ate antes de
nascer, por lesão congenital da nutrição.

N'outros casos, a atrophia ou marasmo infantil apparece
quando a criança tinha ja começado a prosperar; então os

symptomas são variaveis; algumas vezes o alimento é rejeitado logo que se ingere ou immediatamente depois; outras a travessa o intestino sem ser digerido; ainda n'outras existe uma diarrhea com fezes esbranquiçadas, indicio d'uma insuffiencia da acção do figado. Em todos os casos porem d'atrophia infantil, a criança está agitada, inquieta, impertinente, gritando como se sofresse continuamente e emmagrecendo sempre cada vez mais, sejam quaes forem os symptomas que manifeste.

N'alguns exemplos, o desarranjo pode ser determinado por uma desordem interna do apparelho digestivo sob a influencia da dentição. Aqui a perda do somno e o esgotamento das forças nervosas, inseperaveis d'uma dentição dolorosa e difficil, so podem enfraquecer o estomago. Assim o alimento é em parte rejeitado e em parte torna-se azedo e coagula, e pela sua influencia e pela sua presença augmentam mais a irritação gastrica primitiva; em fim, este alimento passa ao intestino n'um tal estado d'elaboração imperfeita que não é d'admirar que leve a todo o seu trajecto esta irritabilidade morbida. A indigestão, começada no estomago e acabada no intestino, torna-se no periodo seguinte do desarranjo physiologico, uma vã assimilação e a confirmação da atrophia é a sua natural consequencia. N'outros casos o sitio da affecção pode ser uma desordem original d'alguma parte do apparelho digestivo, como, por exemplo, uma hypertrophia ou uma induração das glandulas mesentericas. É a forma a mais commum da atrophia nas creanças escrofulosas. E ate onde esta diathese, constitucional não existe n'um grao sufficiente para desenvolver por si mesmo este estado morbido, a irritação, causada pela diarrhea das indigestões ou dos vermes, ou pelos effeitos perniciosos dos calomelanos, pode reunir ahi para determinar a affeção tuberculosa das glandulas, que deve converter-se n'uma *tisica intestinal* real ou n'uma consumpção fatal dos intestinos.

É interessante comparar o que acabámos de descrever com a *athrepsia* do dr. Parrot. Esta affecção, conhecida desde muito pelos seus symptomas ou pelas suas phases isoladas, é reunida pelo dr. Parrot n'uma unidade morbida, tendo por ponto de partida inicial e constante uma digestão viciada e uma reparação insufficiente, comprehendendo tres periodos: no primeiro apparecem os accidentes digestivos—que constituem a phase *gastro-intestinal*;—sob a influencia de desperdicios repetidos e não reparados, o sangue altera-se e apparecem então os accidentes da circulação e da nutrição da pelle e das mucosas (cyanose, erythema, ulcerações e erosões, alterações das secreções), que formam a phase *hematica*; emfim, estes mesmos accidentes são a origem de recentes alterações do sangue, d'ahi stea toses visceraes multiplas e symptomas uremicos, ate sob a forma convulsiva (tetano dos recemnascidos); é a phase terminal, acima dos recursos da arte. Devemos notar que o professor Parrot acha que os accidentes syphiliticos devem distinguir-se dos symptomas da athrepsia, cuja marcha é regular e progressiva.

No tratamento dos casos d'atrophia ou d'athrepsia a primeira indicação será naturalmente de pesquizar a causa especial da desordem, e se houver na dieta, no regimen e nos cuidados da criança, bem como nas condições da habitação, alguma cousa que pareça capaz d'exercer uma influencia prejudicial, devemos remedial-a immediatamente. Desviando, no que fôr possivel, todas as causas exteriores do marasmo, conseguir-se-ha mais facilmente obter o allivio do estado do doentinho, que d'outro modo seria tempo perdido. Se a causa da doença parecer consistir na qualidade da alimentação, quer provenha da mãe, quer da ama, ou de quelquer preparação artificial de leite de vacca, seria urgente aconselhar as alterações que podem, no presente caso, assegurar a alimentação mais sadia. Ás vezes o leite maternal é incompleto, o d'uma vacca pode particularmente repugnar ou, se fôr fornecido, como nas grandes cidades, pelas leitarias, pode ser, o que acontece muitas vezes, falsificado com cal ou com soda. O uso prolongado d'estas substancias insalubres não pode, cedo ou tarde, deixar de desenvolver um estado capaz de desenvolver uma lesão fatal do apparelho digestivo. O alimento artificial de forma agluma pode ser corrigido pela sua mistura com a agua de cal, como acontece por vezes nos hospicios das crianças abandonadas, porque por toda a parte em que o seu emprego foi continuado, os doentinhos morreram todos. Realmente, aobservação mostra justamente n'estes factos o que um homeopatha teria podido predizer,—que estas addicções de cal ao alimento, se na realidade podem tornar o estomago mais tolerante, não fazem senão produzir nos intestinos desordens mais graves,—e precisamente as mesmas que a homeopathia costuma curar com as preparações dynamisadas d'esta droga.

Eis a razão por que, afinal, como adjuvante muito essencial ao remedio apropriado n'estes casos, sempre graves, muitas vezes desesperados, devemos cuidadosamente fornecer ao doentinho toda a provisão possivel de luz, d'ar fresco e d'alimentação conveniente, e, o que é muitas vezes despresado, socego bastante para o deixar repousar ininterrupta e tranquillamente o tempo necessario. Depois o remedio será escolhido, nas affinidades as mais perfeitas com os symptomas e as condições do caso, e ate tambem com as formas especiaes de dyscrasia escrofulosa o psorico que se possa descobrir na constituição dos paes. Eis os principaes medicamentos com as suas indicações especiaes:

Aethusa, a criança depois de ter mamado, lança o leite *rapidamente* e *com grande força*, depois adormece como prostrado para acordar pedindo uma nova provisão. O leite parece que não convem á criança, o que se conhece pelas colicas, pela diarrhea ou a prisão de ventre; não lhe dá proveito algum. Aphtas na bocca e na garganta.

Aloë, a criança evacua materias parecidas com a geléa, umas vezes delgadas, outras volumosas, mas que se agglutinam no todo como mucosidades coaguladas; podem ser transparentes ou esverdeadas.

Alumina, a criança faz grandes esforços para expulsar as fezes, mesmo molles; anus dorido; colicas; emmagrecimento.

Antimonium crud., vomitos violentos e persistentes com saburra branca da lingua e ausencia de sêde.

Apis, ataques violentos de gritos fortes e agudos com intervallos mais ou menos affastados; falta de appetite; emaciação; pelle côr de cêra; urinas raras; inchação branca, translucida, das extremidades inferiores.

Argentum nitric., diarrhea de muco verde, fetido, evacuado com muitas flatuosidades.

Arnica, a criança soffreu um grande abalo em seguida a uma queda de que não se repôz ainda; enfraquece e emacia-se, não dorme socegada, passa agitada, sem appetite e muito abatida depois de ter comido.

Arsenicum, as dejecções são dolorosas, fetidas e contêm alimentos por digerir, ha muita fraqueza e o rosto côr de cêra. A criança está agitada, em especial depois da meia noite; sente frio e calafrios.

Baptisia, diarrhea quasi constante; suffocação querendo engulir o que não é muito liquido; a criança não pode engulir senão liquidos.

Belladonna, que convem ás crianças precoces que tem os olhos azues e a pelle fina. A criança, se bem que pareça adormecida, não dorme muito; fica estendida meia dormente, meia desperta; gemidos; sobresaltos dos musculos.

Benzoës acid., a urina tem um forte cheiro ammoniacal e deixa nas fraldas uma nodoa escura; as fezes têm um cheiro egual ao da urina.

Borax, a criança não supporta bem qualquer movimento de descida; sobresalta-se facilmente ao menor ruido; aphtas; somno mau e despertar com gritos como de medo e necessidade de se agarrar a qualquer cousa com o receio de cair.

Bryonia, o alimento é vomitado logo depois da sua ingestão; prisão de ventre; labios seccos e apergaminhados e bocca toda secca; a criança deseja que de forma alguma a incommodem quando repousa preferindo a posição horisontal; peiora todas as vezes que faz calor.

Calcarea carb., fezes como greda; pelle secca e flacida; hypertrophia e induração das glandulas mesentericas. Fontanellas muito abertas; muito suor na cabeça em grossas bagas, que molham o travesseiro todo em volta quando a criança dorme. Tosse com rala mucosa nos bronchios.

Chamomilla, a criança so socega quando a passeiam. Diarrhea aquosa, esverdinhada e mucosa, ou similhante a ovos mexidos ou a espinafres; com cheiro a ovos pôdres. Uma face vermelha e a outra palida.

China, fezes por digerir, fetidas, sem dôres, com flatuosidades; ventre distendido pelos gazes; a criança grita quando lhe tocam.

Cina, a criança coça muito o nariz; está muito agitada, grita e é intratavel; está esfaimada e quer estar sempre a comer; é preciso conserval-a em movimento constante, que a acalentem todo o tempo que dorme, sem o que desperta logo. Os seus gostos duram pouco.

Conium, dureza e distensão do ventre, com frequentes emetações acidas; aggravação durante a noite e allivio durante o dia.

Ferrum, vomitos frequentes d'alimentos; fezes por digerir; rosto corado, a criança é muito palida e de apparencia delicada.

Graphites, pustulas humidas sobre a pelle que deitam um liquido transparente, viscoso; escoriações atraz das orelhas; diarrhea ou prisão de ventre.

Hepar, a criança deita do corpo um cheiro a azedo e tem fezes brancas, fetidas; fezes não digeridas; depois de mamar a criança parece estar melhor; a criança não gosta de brincar; não ri.

Jodium, côr escura da face; fezes polposas, abundantes; a criança parece melhor depois de ter comido.

Ipec., as nauseas são o symptoma saliente, acompanhadas de vomitos frequentes; fezes fermentadas.

Kreosotum, evacuações fetidas e escoriações das superficies mucosas em geral; agitação e insomnias nocturnas; pelle as pera e enrugada.

Lycopodium, muito movimento e ruidos no ventre. A criança é mais doente depois das quatro horas da tarde e passa melhor pelas oito ou nove horas. Manchas vermelhas ou areia incarnada nas fraldas.

Magnesia c., diarrhea aquosa, esverdinhada, com cheiro a azedo e grande emaciação; fezes com muco verde, como a vasa d'um pantano de rãs.

Mercurius, muitos esforços para a dejecção, que é mucosa, muitas vezes sanguinolenta. A criança nunca passa bem durante o tempo humido. Tumefacção das glandulas, suores nocturnos.

Nux vom., prisão de ventre com fezes volumosas, difficeis; falta d'appetite; falta de somno depois das tres ou quatro horas da manhã.

Oleander, evacuação, muito facil e ate inconsciente, d'alimento por digerir n'um gráo muito acentuado.

Petroleum, emaciação com diarrhea de dia e de noite não.

Phosphorus, fezes abundantes, saindo como a agua d'uma torneira, seguidas de prostração.

Phosphori acidum, fezes muito fetidas e amarelladas, com grande apathia da criança, que de nada precisa e nada pede.

Podophyllum, emaciação; muitas dejecções por dia, algumas naturaes. Diarrhea de manhã.

Pulsatilla, a diarrhea aggrava-se de noite; não ha duas dejecções similhantes, tanto são variadas; durante algum tempo, a criança parece muito melhor, depois peiora de novo sem causa apparente. O aspecto da criança muda, n'este sentido, muitas vezes por dia, mas d'ordinario não passa tão mal para a tarde e parece melhorar sempre ao ar livre.

Rhus, a criança peiora sempre d'ordinario depois da meia noite; tem então mais colicas, diarrhea e agitação.

Stannum, os soffrimentos abdominaes da criança alliviam-se sempre comprimindo fortemente o ventre ou encostando o sobre quelquer objecto.

Sulphur, a criança desperta muitas vezes gritando; grande voracidade, mette na bocca tudo o que apanha á mão; olha com avidez para tudo, copos, travessas, pratos com alimentos; desejaria devorar tudo o que vê. As fezes escoriam o anus. A criança estremece, sobresalta-se e grita com terror.

Baço.

Sphenite aguda. Inflammação aguda do baço. — Esta doença caracterisa-se por febre, dôres pungitivas, pressivas, que ás vezes embaraçam a respiração, na região que occupa o baço, pelo seu augmento de volume, sêde, agitação, ás vezes diarrhea, etc., e combate-se em geral com os remedios seguintes:

Aconitum : nos casos de inflammação agudissima, com muita febre, sêde, agitação e dôres muito vivas.

Arsenicum: sêde ardente, diarrheas sanguinolentas, urentes e grande prostração e fraqueza; tambem indicado se a doença toma um caracter intermittente e quando *China* não modificou um tal estado.

Arnica: um dos principaes medicamentos quando ha dôres pungitivas, pressivas, que difficultam a respiração; ou então quando se declaram symptomas typhoides, com apathia, estupor, e grande indifferença do enfermo.

Bryonia: prisão de ventre pertinaz, dôr lancinante na região do baço que se aggrava a cada movimento.

Capsicum: nos doentes que abusaram da quina e quinina, dôres tensivas e tensão e pressão no ventre, grande desenvolvimento de gazes nos intestinos.

China: é o principal medicamento a consultar depois de *aconitum*, e dal-o mesmo antes se a febre não é grande e mesmo não a ha, e quando ha dôres pressivas, lancinantes, ou se a doença tomar um caracter intermittente. N'este ultimo caso e sendo preciso applique-se *ars.*

Nux vomica: depois de *arn.* ou *china*, quando estes não acabaram a cura e continua a prisão de ventre e a dôr de estomago e baço. Depois de *nux* convêm *bry.*

Enfarte do baço.—Induração do baço.— Inflammação chronica do baço.—Esta doença que costuma ser a consequencia d'uma inflammação aguda, do abuso da quinina ou das febres intermittentes que persistiram muito tempo, trata-se com exito com os medicamentos seguintes: *Agnus c., Arn., Ars., Caps., China, Ignat., Iod., Mezer.* e *Sulph.*

Quando as causas foram as enormes doses de quinina para combater as febres, consultem-se: *Ipecac., Ars., Calc., Ferr. m., Puls., Veratr.*

Balanite.

O principal medicamento da balanite é o *Mercurius subl. corr.* 3ª ou 3ª dec. e para lavagens 6 gottas do mesmo remedio em cem grammas d'agua quente. O Dr. Clarke aconselha a Calendula, t. m. 10 gottas para cada colher d'agua.

Banhos.

Para os incommodos que resultam dos banhos, os principaes medicamentos são: *Ant. crud.*, *Bell.*, *Calc.*, *Carb. v.*, *Nitri ac.*, *Rhus*, *Sep.*, *Sulph.*

Ant. cr.: dôr de cabeça ou soffrimentos gastricos, com falta de appetite, nauseas, diarrhea, mau humor.

Bell.: dôr de cabeça frontal, vista affectada, dôr de garganta e ouvidos, soffrimentos gastricos, corysa, calor febril.

Calcarea: dôres pertinazes nas extremidades, sobretudo nas pernas, que se aggravam com a mudança de tempo, ou trabalhando na agua.

Carbo veg.: tosse cheia, rebelde, vomitos, diarrhea, febre lenta, soffrimentos asthmaticos, muitos gazes no estomago e intestinos, dôr de peito.

Nitri ac.: grande lassidão e fraqueza geral, com tremor das extremidades, peso das pernas, desejo de estar deitado, suores quentes, facilidade de se resfriar, corrimento dos ouvidos, diarrheas, dôres de cabeça com vomitos e nauseas.

Rhus: dôres de dentes e por todo o corpo, paralysias parciaes, aggravação dos soffrimentos na cama e com a quietação, sobreexcitação geral, tremuras com o menor movimento, movimentos convulsivos depois de um banho frio, debilidade e canceira geral.

Sepia: dôres geraes, por accessos, com frio glacial, frio que alterna com calôr, allivio com o movimento, das dôres e outros soffrimentos; grande sensibilidade ao ar frio e predisposição a resfriar-se; dôres de cabeça semilateraes, com vomitos e nauseas e ao mover a cabeça.

Sulphur: dôres tenazes nas extremidades; colicas: diarrhea mucosa: coryza e catarrho com secreção mucosa abundante; dôr de ouvidos, dentes e cabeça; vista affectada; as dôres obrigam a andar curvado; grande sensibilidade ao vento e ao frio; grande facilidade em as extremidades adormecerem e incharem.

Barrigas das pernas.

(Caimbras das.)

O medicamento principal contra estas caimbras, é: *Veratrum*; se não é bastante, dê-se: *Cuprum m.* Se este não der resultado, consultem-se: *Camph., Coloc., Sulph.*

Bebidas alcoolicas.

As molestias resultantes do abuso das differentes bebidas alcoolicas, exigem os seguintes remedios:

Abuso da cerveja.

Calor na cabeça ou dôr: *Rhus* ou *Ferr., Bell.*
Congestão sanguinea e somnolencia: *Sulph.*
Fome canina: *Nux v.*
Ligeira embriaguez: *Coloc., Ign.*
Nauseas: *Ars.*
Colicas: *Coloc.*
Affecções do estomago e figado: *Kali bi.* (L.).

Abuso do vinho.

Congestão sanguinea: *Silic.*
Calôr na cabeça: *Carb. v.* ou *Ars., Natr. m., Nux v.*
Dôr de cabeça: *Calc., Nux v., Sil.* e *Zinc.*
Caimbras do estomago: *Lyc.*
Vertigens: *Zinc.*
Vertigens e nauseas: *Lach.*
Dôr de dentes: *Nux v.*
A indisposição causada pelo abuso, ás comidas, de bebidas alcoolicas exige:

Ant. crud.: soffrimentos gastricos, asco, nauseas, falta de appetite, lingua suja, amarellada e eructações.

Carb. v.: dôr de cabeça, pressiva e pulsativa, que se allivia com o ar da rua; nauseas, sem vomitos porêm, dejecções liquidas, com grande desenvolvimento e expulsão de gazes.

Coffea: sobreexcitação moral, insomnia, vomitos e muita alegria; dôr de cabeça terebrante, inquietação, não podendo estar muito tempo no mesmo logar, tremuras geraes ou parciaes.

Nux v.: de grande efficacia nos casos de dôr de cabeça terebrante que se aggrava com o ar da rua, andando, movendo-se e baixando a cabeça; nauseas e vomitos; vertigens; olhos vermelhos; falta de forças, cambaleio, prisão de ventre, tosse e tremor nas extremidades.

Opium: medicamento principal contra o sopor ou somnolencia pertinaz que sobrevêm n'alguns casos, com cara muita encarnada e voz rouca.

Pulsatilla: convem quando o vinho de que se tem abusado era enxofrado; offuscamento com peso de cabeça, que allivia ao ar livre, nauseas depois de comer, eructações acidas, lingua suja, coberta de uma grossa capa branca.

Contra o *Delirium tremens* (loucura dos beberrões) o melhor medicamento é *Stram.*, e depois *Op.*, *Lach.*, ou *Ars.*, *Bell.*, *Calc.*, *Coff.*, *Hyosc.*, *Nux v* e tambem *Digit.* n'alguns casos.

Belladonna.

O envenenamento causado por esta planta, que produz fórtes dôres do estomago e ventre, convulsões, modorra, dilatação das pupillas, perda dos sentidos, immobilidade do corpo, etc.; combater-se-ha fazendo vomitar o doente o ingerido no estomago ou lavando-o com a sonda esophagiana, e dando-lhe clystéres de tabaco (15 grammas de tabaco em 600 grammas d'agua); logo que tenha vomitado se lhe dará agua com vinagre, café forte, agua de limão e agua com vinho, o que houver mais á mão; o café e o vinagre porêm é o principal. Acalmados os symptomas agudos, prescrever-se-ha *Opium* com insistencia.

Se este medicamento não for sufficiente, se dará *Hyosc.* se houver convulsões; *Coff.* se houver insomnia com grande excitação nervosa; *Stram.* se não for bastante; *Hyosc.*, *Acon.* se se desenvolver febre com grande sêde e rosto afogueado; *Hepar*, se houver inflammação com espasmo da garganta. Convêm que o doente beba vinho tincto ás refeições.

Beriberi.

É uma molestia dos climas intertropicaes, muito vulgar na India, Malabar, ilha de Ceylão; reinou epidemicamente em 1866 na cidade da Bahia, atacando tanto os brancos como os pretos, nos acampamentos do exercito brasileiro, no Paraguay e na provincia de Matto-Grosso. Grassou tambem em 1867 no interior da provincia do Pará e em Pernambuco em 1871. Continua a apparecer, por casos isolados, em diversas partes do Brazil, e sobretudo na Bahia.

A doença apresenta-se geralmente sob tres fórmas principaes: a fórma paralytica; a fórma edematosa; e a fórma mixta, isto é, a que reveste a fórma paralytica a par da edematosa.

Na fórma *paralytica* o doente começa por accusar um mal estar indefinido; fraqueza geral, inaptidão para qualquer exercicio, falta d'appetite ás vezes, sensação de plenitude no epigastro. Dôres vagas nos membros, principalmente nos inferiores, em pouco tempo seguidas de adormecimento ou torpor da sensibilidade. Alguns dias depois, nos casos mais graves, os doentes sentem fraquejarem-lhe as pernas sob o proprio peso e se tentam caminhar com esforço, illudindo-se com a sua acção muscular, em breve caem para se não levantarem mais; porque a paralysia, por vezes completa, apenas lhe consente alguns movimentos no decubito dorsal. A paralysia invade tambem os membros superiores, principiando por dormencia e formigueiros nas extremidades de um ou mais dedos, sobrevindo depois perda do tacto e debilidade muscular, não podendo os doentes comer por suas mãos ou segurar qualquer cousa, escrever, etc. A compressão dos musculos atacados é tanto mais dolorosa quanto mais considerável fôr a sua paralysia. Prosegnindo na sua invasão, em pouco tempo o abdomen se sente apertado como n'um cinto de ferro, aperto que em breve attinge o nivel das axillas. Alguns doentes queixam-se de que sentem no epigastro plenitude e dureza, como uma taboa ou barra de ferro. Á medida que esta constricção do tronco vae subindo, assim vão apparecendo os phenomenos de dyspnea, que se tornam cada vez mais aflictivos; sobrevem afinal um ligeiro edema nas extremidades inferiores e na cara que toma uma côr pallida azulada; a dyspnea vae em augmento; ás vezes sobrevêm contracções dos musculos, convulsões parciaes, movimentos chronicos das extremidades superiores e mais raro das inferiores, grande anciedade, pulso accelerado e fraco, urina quasi supprimida e tomando a côr do café, suores frios e viscosos e afinal a morte por asphyxia.

Ná fórma *edematosa* os primeiros symptomas são; canceira da respiração, edema da parte media das pernas e dos pés com dôr e peso, fadiga muscular em especial ao subir as escadas ou ladeiras. A compressão dos musculos das barrigas da perna é mais ou menos dolorosa. A oppressão respiratoria vae em augmento, sobretudo depois de exercicio; o moral do doente começa tambem a affectar-se com apprehensões acerca do seu estado e com um desespero a que é impossivel subtrahil-o. O edema é duro e um tanto elastico, de forma que a impressão do dedo desapparece em poucos segundos, e de limitado que estava ás pernas, chega a invadir todo o corpo, de tal maneira que alguns doentes parecem ter duplicado de volume. Á proporção que o edema cresce, cresce egualmente a difficuldade de mover os pés, as pernas e os braços e a dyspnea. As urinas são raras e o suor em geral é pouco abundante, para o fim porém reapparece, quando a dyspnea é ja consideravel. Desde o inicio que a pelle perdeu a côr própria, tornando-se livida afinal, e conserva por muito tempo a compressão branca produzida lentamente com os dedos. Ha congestão pulmonar e hypertrophia do figado com dôr á pressão. N'estes casos a morte sobrevem ou por asphyxia, ou por congestões visceraes, ou por embolia da arteria pulmonar como o snr. dr. Silva Lima observou n'alguns casos.

Na fórma *mixta* a doença começa já pela paralysia das extremidades inferiores, ja pelo edema sem paralysia, já finalmente por paralysia e edema simultaneos, continuando umas vezes estes dois symptomas a progredir de um modo egual, outras vezes avançando um mais do que outro, revestindo então a doença a primeira ou a segunda fórma. Quando o edema e a paralysia são simultaneos no ataque e na marcha, o doente accusa os phenomenos morbidos já atraz notados nas duas primeiras fórmas, não podendo os doentes estar senão recostados. N'um doente affectado d'esta fórma observou o snr. dr. Silva Lima a cegueira completa em vinte e quatro horas, cerca de oito dias antes da morte. A asphyxia é, d'ordinario, o fim d'esta scena angustiosa. O dr. Roger deu-lhe o nome de *hydrops asthmaticus* por causa da oppressão que se aggrava com os edemas.

O tratamento homeopathico d'esta doença decorre naturalmente das suas manifestações symptomaticas que são bem claras e definidas.

A *camphora* está indicada nos primeiros symptomas de invasão d'esta doença. Para combater os phenomenos paralyticos: *Arg. nitr.*, *Ars.*, *Conium m.*, *Cicuta*, *Phos.*, *Plumb.*, *Sulph.*, *Zinc. phos.*

Na *paralysia das extremidades inferiores*: *Anac. or.*, *Ang. sp.*, *Bell.*, *Chin. ars.*, *Coccul.*, *Nux v.*, *Oleand.*, *Plumb.*, *Rhus*, *Secale*, *Stan.*, *Stront.*, *Sulph.*, *Zinc. phos.*

Nas *paralysias das superiores*: *Bell.*, *Calc.*, *Phos.*, *Stann.*, *Veratr.*

Nas *dôres da paralysia*: *Agar.*, *Carb. v.*, *Natr. m.*, *Sep.*, *Sil.*, *Stann.*, *Sulph. e Veratr.*

Para os *phenomenos edematosos*: *Apis.*, *Ars.*, *Kali carb.*, *Mercur.*, *Phosph.*, *Puls.*, *Rhus*, *Sepia*, *Sil.*, *Sulph.*, e *Veratr.*

No principio do *Beriberi* o individuo atacado pode fazer sustar a doença mudando immediatamente de clima.

A massagem, as fricções seccas, a electrotherapia e a hydrotherapia, são meios que podem energicamente auxiliar o nosso tratamento.

14*

Bexiga.

(*Bexiga da urina.*)

Calculos vesicaes.—Lithiase vesical.—Pedras na bexiga.
—Os calculos da bexiga são exactamente os mesmo que se formam nos rins, e cuja dimensão obsta á sua saida pela urethra, dimensão que varia desde a simples areiasinha ate ao tamanho d'uma noz e ás vezes maiores; e de tal dureza que muitas vezes eguala a de uma pederneira.

Os symptomas que se manifestam com os calculos, são muito variaveis; o mais constante é a sensação d'um corpo extranho na bexiga que muda de logar quando o calculo não está enkistado e que causa aos doentes difficuldade de urinar, ou a suspensão repentina da micção, que cessa com a mudança de posição; ha dôres ás vezes terriveis, contínuas, sobretudo ao urinar, dôres que se propagam ao membro, testiculos, rins, vulva e coxas; urinas sanguinolentas, cheias de areias, turvas, escuras, leitosas, etc., e em occasiões se declara a inflammação e suppuração da bexiga quando os calculos são esquinados ou cobertos d'arestas.

O tratamento d'esta doença é o mesmo que o dos calculos renaes (veja-se *Calculos renaes*); quando porêm os calculos são grandes não se podem fazer expulsar com os medicamentos e tem que se recorrer a um medico–cirurgião ou especialista das vias urinarias, o qual fará o lythotricia ou a talha, segundo julgar a mais apropriada para a extracção do calculo.

Cancro da bexiga.—O cancro da bexiga é sempre causado pela invasão do cancro uterino ou do intestino recto, accusando a sua invasão na bexiga pelas dôres que o doente sente e pelos puxos quando urina e pelas hemorrhagias pela urethra.

É uma doença incuravel, e as dôres podem alliviar com *Ars., Kreos., Phos.* e *Staph.*

Catarrho agudo da bexiga.—Cystite aguda.—Inflammação aguda da bexiga.—O catarrho agudo da bexiga pode ser causado por um resfriamento, mólha, por urinar na rua em tempo frio e chuvoso, por uma blennorrhagia tratada

violentamente pelos medicamentos allopathicos, pelas cantharidas, excesso de bebidas alcoolicas, retenção de urina,
etc. Começa por uma dôr mais ou menos forte na região
da bexiga (na parte inferior e media do ventre), que se
estende a toda a parte inferior do ventre, ao anus e partes genitaes externas, com vomitos e nauseas ás vezes,
febre, sêde e dôr de cabeça, com grande anciedade e
queixumes; desejo continuo de urinar com puxos summamente dolorosos, urinas frequentes, raras, encarnadas e até
sanguinolentas, retenção por vezes de urina, o que faz com
que a bexiga forme um grande volume, que se nota sobre
a parte media do ventre; dôr urente na uretra ao urinar,
saindo então a urina gotta a gotta, ou em escassissima
quantidade, com um ardor e prurido insupportaveis. Passados oito ou nove dias que duram estes symptomas mais
ou menos pronunciados, começam a diminuir e desapparecem por completo, ou então a doença passa ao estado
chronico, de que tambem nos occuparemos.

O doente deve ficar de cama e conservar-se a dieta
absoluta até que desappareça a febre e deve beber só agua
assucarada.

Os medicamentos mais indicados, são:

Aconitum: febre violenta com sêde, nauseas, vomitos,
dôr de cabeça, calôr consideravel, pulso cheio e frequente,
desejo incessante de urinar com dôres pressivas e fortes
na bexiga, sensibilidade dolorosa no baixo ventre sob a
pressão, urinas raras, ardentes, sanguinolentas, e aggravação de todos os symptomas ao urinar.

Camphora: quando a doença foi causada pela applicação dos vesicatorios cantharidados.

Cannabis: nos casos produzidos pela suppressão repentina de uma blennorrhagia (purgação) já por uma mólha,
ja pelos medicamentos allopathicos; dôres ardentes ao
urinar, urinas raras ou retenção de urina, emissão gotta a
gotta de uma urina sanguinolenta, calafrios, falta de febre
e forte irritação em todo o canal da uretra.

Cantharis: medicamento principal depois de *Acon.*
Dôres urentes e pungitivas na bexiga, prurido e ardôr insupportaveis ao urinar, com retracção do membro, desejo
violento de urinar sem resultado; urina rara, ardente,

sanguinolenta, que sae gotta a gotta, como se fosse brasas, e ás vezes sangue puro; dôres que vão desde os rins á bexiga e viceversa; sensação dolorosa á pressão na parte inferior do ventre, agitação, insomnia, desespero e queixumes repetidos.

Digitalis: quando a inflammação occupa principalmente o collo da bexiga, com retenção de urina e dôr pressiva e constrictiva, desejo frequente de urinar com saida da urina gotta a gotta e que no urinol é turva ou muito encarnada.

Mercurius: nos mesmos casos que *Cannabis*, quando este não foi bastante, e a urina vem com pus e os puxos ao urinar são consideraveis.

Nux vomica: cystite depois de um excesso na comida ou bebida, depois de comer pimentos ou alimentos picantes, etc., ou consequencia das hemorrhoidas. Desejo frequente de urinar com dôr durante e depois da micção, que em alguns casos se faz ás gottas, com ardor na uretra, bexiga e sobretudo nos rins, que não permitte que o doente se mova; prisão de ventre, mau humor, desejo de estar só e não falar a ninguem.

Pulsatilla: desejo de urinar com dôres pressivas, ardentes e lancinantes, que fazem chorar, com calor e ardor no baixo ventre e ás vezes retenção d'urina; urinas escassas, dolorosas na micção e muito carregadas de muco e que n'alguns casos deixam um deposito purulento.

Catarrho vesical chronico.—Catarrho chronico da bexiga. — Cystite chronica. — Inflammação chronica da bexiga. —
Esta doença pode ser produzida pelas mesmas causas que o catarrho agudo, o mais vulgar porêm é que seja consequencia d'este. Tem aliás os mesmos symptomas que o agudo, mas muito mais moderados e lentos e falta sempre de febre: as urinas são constantemente turvas e deixam um deposito gelatinoso, espesso e costumam ter mau cheiro e conter pus; é um catarrho que com facilidade se torna agudo, depois de resfriamentos, e comidas e bebidas irritantes, sendo o seu symptoma mais grave a retenção completa da urina, e se esta não se evacua de prompto pode causar a morte do doente. Se a doença se inclina para a cura os symptomas diminuem pouco a pouco e as urinas

saem claras. Quando se aggrava e se declara a suppuração da bexiga, os symptomas aggravam-se, a urina vem com sangue e pus abundante, desenvolve-se a febre hectica e o doente morre por causa d'esta.

É esta uma das doenças mais rebeldes, em que os pacientes devem observar uma rigorosa hygiene, evitando os resfriamentos, as bebidas alcoolicas, a cerveja, as comidas e bebidas irritantes, o ter os pés frios e as bebidas frias e geladas; é conveniente que andem bem abrigados nas estações frias e que durante o verão frequentem as aguas de Vidago, de Vichy, Mondariz, Pedras Salgadas, Moura, etc.

Os medicamentos mais indicados, são:

Dulcamara: desejo continuo de urinar com sensação dolorosa, causado pelo peso da urina no collo da bexiga, urinas raras com grande deposição de muco com gottas de sangue. urina muito fetida, emissão involuntaria de urina, urinas turvas e brancas, retenção d'urina e urina encarnada e ardente.

Lycopodium: desejo inadiavel d'urinar e urinas frequentes, urinas escuras com sedimento amarellado e encarnado, com areias encarnadas, expulsão de sangue com as urinas, prisão de ventre, prurido e picadas na uretra ao urinar, dôres raras e grande flatulencia intestinal.

Sulphur: nos casos mais rebeldes de curar, urinas com muco, sangue e ardor na uretra ao urinar; urinas mui raras, encarnadas, com pellicula oleosa, fetidas, com sedimento farinoso, esbranquiçado, espesso: urinas que saem gotta a gotta com grandes esforços e sanguinolentas, picadas na bexiga e corrimento de mucosidades pela uretra. Tambem se podem consultar: *Coloc.*, *Conium*, *Hepar*, *Phosph.*, *Phos. acid.*, *Puls.*, *Sarsap.*, *Senega*, *Sepia*, *Thuja* e *Zinc.*

Consulte-se tambem o artigo: *Urinas.*

Espasmo da bexiga. Esta doença consiste na contracção espasmodica da bexiga, independente d'outra doença, sem febre e com emissão d'urina clara quando não houver retenção. Depende de varias causas, sendo as mais frequentes um resfriamento, um medo ou susto, etc.

O espasmo da bexiga vem quasi sempre de repente e

muitas vezes ao acabar de urinar, com dôres violentas de forte contracção da bexiga, no baixo ventre, orgãos genitaes e anus e até nas coxas e algumas vezes são d'uma tal violencia, que fazem gritar o doente, causam vomitos, tremor e até convulsões; puxos de urina, saida d'esta gotta a gotta ou retenção completa de urina, com puxos continuos, molestos e até dolorosos, que obrigam o doente a grandes esforços para urinar sem o conseguir, por fim depois de uma ou mais horas, poucas geralmente, cessa o espasmo e o enfermo urina uma grande quantidade de liquido incolor e com força irresistivel.

Os espasmos da bexiga costumam repetir-se com maior ou menor frequencia, se o doente se não trata.

Se o espasmo foi produzido por um resfriamento, o melhor remedio é *Aconitum* e se não fôr bastante, então dá-se *Pulsatilla*. Se foi causado por um susto ou medo, prescreve-se *Opium* e a seguir *Nux v.*, se fôr preciso.

Se não se sabe a que attribuir a causa, e só existe o espasmo com retenção d'urina, puxos irresistiveis e dôres fortes, dar-se-ha *Nux v.*, e se não fôr sufficiente *Stramonium* e tambem *Cannabis* e *Puls.* Se a urina sae gotta a gotta, com puxos e ardor e dôres fortes, *Cantharis*, e depois *Sarsap.*, *Hyoscyam.*

Se a causa foi uma mólha, *Rhus*, e tambem *Bell.*, *Puls.*

Depois de excessos sexuaes, *Nux v.* e tambem depois do abuso das bebidas alcoolicas e de comidas picantes.

Para o espasmo que ás vezes apparece depois do parto, *Arsenicum* e mais *Acon.*, *Op.*, *Puls.*

Incontinencia d'urina nocturna.—Esta doença é propria da infancia e primeira juventude e depende da pouca sensibilidade da bexiga, pois que esta não sente o estimulo causado d'ordinario pela urina que se accumula na bexiga. Durante o dia os individuos contêm a urina, de noite porem emquanto dormem urinam-se sem dar por isso.

Os castigos que se applicam ás creanças por julgar que se urinam por vicio ou desleixo, são irracionaes e inuteis, e o que se deve fazer é aconselhal-as com carinho, offerecendo-lhes recompensas se não se urinarem, pois que o cuidado por parte da creança de se não urinar, é o principal para combater este vicio. Não se deve permittir que bebam liquido algum ao deitar-se e a ceia deve ser de alimentos pouco liquidos; devem urinar antes de se deitarem. Duas horas depois de haverem dormido despertar-se-hão, obrigando-os então a urinar, isto durante algumas noites, e de dia devem urinar de longe em longe.

O melhor medicamento para combater a incontinencia nocturna de urina, é *Belladonna*, e depois *Cina*, *Puls.* e *Sepia*. Em segundo logar podem consultar-se, se houver necessidade, *Ars.*, *Caust.*, *Rhus*, *Sil.*, *Stram.*, *Sulph.*, *Zinc.*

Paralysia da bexiga.—Incontinencia constante de urina. —A paralysia da bexiga apresenta-se de dois modos: o primeiro distingue-se porque o doente não sente desejo algum de urinar, como a urina porêm se vae accumulando porque o doente a não expelle, a bexiga avoluma-se cada vez mais, então o doente se vê obrigado a comprimil-a applicando uma mão sobre a parte inferior do ventre, e assim a urina sae, mas sem força alguma.

O segundo modo caracterisa-se porque a urina sae continuamente gotta a gotta, e o doente por mais esforços que faça não pode reter na bexiga a menor quantidade, achando-se constantemente molhado e obrigado a trazer um urinol que receba a urina.

Esta doença observa-se na velhice, molestias do cerebro e medula, loucura, catarrhos chronicos da bexiga, depois de operações mal indicadas, etc. Deve-se aconselhar a estes doentes que tragam sempre introduzida uma sonda de gomma elastica, para impedir a incontinencia de urina e excitar as contracções da bexiga.

O melhor medicamento contra esta doença, é *Cicuta* e depois podem consultar-se, *Ars.*, *Dulc.*, *Hyosc.*, *Lycop.*, *Natr. m.*, *Nux v.*, *Phos.* e *Zinc.*

Bocca.

Hemorrhagia buccal.—O melhor remedio para a hemorrhagia de sangue da bocca é *Arnica*, se a causa é um golpe, queda, contusão, etc.; *Belladonna*, se é por congestão causada pelo calor ou por uma inflammação; *China*, se é causada pela tosse convulsa, ou tosses espasmodicas; *Ferrum*, nos mesmos casos que *China* e depois d'este;

Kreos., nos casos de escorbuto e amollecimento da mucosa da bocca; *Ledum*, nos casos de golpes de vidros, facas, navalhas, etc.; *Phos.*, nas hemorrhagias chronicas, frequentes, com sangue muito pallido e que resistem aos outros remedios.—*Alvarex.*

Inflammação da bocca.—Estomatite.—Os medicamentos principaes para esta molestia são:

Aconitum: que deve sempre dar-se quando a causa tenha sido um resfriamento, um susto ou uma zanga e o calor excessivo, a bocca está muito inchada e encarnada, haja ou não febre e dôr de cabeça, fortes dôres e prurido.

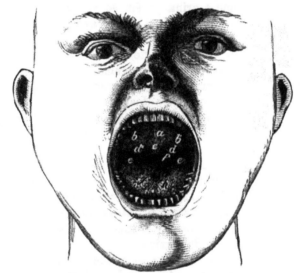

Fig. 6. Bocca e a sua camara posterior.
a Abobada do paladar. *b, d* Arcos anterior e posterior da abobada do paladar. *c* Uvula. *e* Amygdalas. *f* Parede da camara posterior. *g* Epiglote. *h* Lingua.

Arsenicum: numero consideravel de pequenas ulceras na lingua, gengivas e bochechas, e aphtas ou empollas com dôres vivas e ardentes; grande inchação das partes com exsudação sanguinea; grande fraqueza com sêde ardente; e febre ás vezes continua e a certas horas com pelle ardente: cheiro fetido.

Belladonna: que deve dar-se nos mesmos casos de *Acon.* e depois d'este, quando não foi sufficiente para deter a doença ou só a tenha alliviado. Grande dôr de cabeça, insupportavel de tarde e á noite; forte inflammação da bocca, com gengivas cobertas por uma capa esbranquiçada; abobada palatina inflammada e muito vermelha; difficuldade de engulir e salivação espessa e pegajosa.

Carbo veg.: a bocca tem um cheiro fetidissimo; ou as gengivas estão ulceradas, retrahidas e escoriadas e sangram abundantemente mesmo sem as tocar; os dentes movem-se, e a lingua o faz com muita difficuldade por causa das pequenas ulceras que a cobrem: accessos febris ou febre continua com grande fraqueza. Convem depois de *Ars.*

Mercurius: cavidade boccal inflammada, escoriada, ulcerada ou cheia de aphtas, com cheiro fetido, cadaverico; fluxo abundante de uma saliva fetida, esbranquiçada, sanguinolenta ou espumosa; gengivas roxas, inchadas, que se escoriam e sangram facilmente, com dôres ardentes, impossibilidade de comer, desejo de bebidas frias, diarrhea ardente e pelle a escaldar com accessos febris nocturnos.

Nux vom.: dôres pulsativas, urentes, na bocca; inchação dolorosa das gengivas e bochechas, ulceras, empollas, que occupam toda a bocca e o paladar; com salivação espumosa, fetida e ás vezes sanguinea; uma capa branca, espessa, se estende ás vezes por toda a bocca; esta exhala um cheiro putrido; prisão de ventre, mau humor, colera facil, cara descorada e enfraquecimento rapido.

Tambem podem consultar-se:

Borax: ulceras, aphtas ou vesiculas nas gengivas e faces, lingua e paladar, que sangram facilmente.

Nitri acid.: nos casos em que o abuso do mercurio e seus preparados, é a causa.

Staph.; excrescencias fungosas nas gengivas e faces; palidez da bocca com ulceras ou inchação dolorosa e que sangram facilmente; inchação das glandulas do pescoço e dentes abalados, descarnando-se facilmente.

Sulph. acid.: aphtas, inchação, ulceração e exsudação facil de sangue das gengivas; salivação abundante, e dôres lancinantes.

Inflammação das gengivas. Os mesmos medicamentos ja indicados.

Para as demais molestias das gengivas consultem-se os

medicamentos seguintes: sendo produzidas pelo abuso dos alimentos salgados: *Carbo veg.*, ou então *Camph.* ou *Nitri sp. d.*; pelo abuso do mercurio: *Hepar*, ou *Carb. v.*, *China*, *Nitri ac.*, *Staph.* e *Sulph.*

Contra a facilidade de sangrar, em primeiro logar: *Carb. v.*, *Mercur.*, *Natr. mur.*, *Staph.* e *Thuja*; em segundo logar: *Borax*, *Calc. c.*, *Nitri ac.*, *Nux v.*, *Phos.*, *Sarsap.* e *Silic.*

As *ulceras* combatem-se com: *Sulph. ac.*, ou *Nitri ac.* e se estes não forem sufficientes: *Alum.*, *Borax*, *Carb. v.*, *Mercur.*, *Natr. mur.*, *Sulph.*—Se atacam de preferencia a parte superior: *Calc. c.* e *Ruta*; a inferior *Sarsap.*; a face interna, *Staph.*

As *excrescencias* ou *vegetações* tratam-se com *Staph.*, ou então *Nitri ac.* e *Thuja.*

A *retracção* e *separação* das gengivas dos dentes devem combater-se com *Carbo v.* e *Thuja.* Se não fôrem bastantes, empreguem-se: *Iod.*, *Merc.* e *Tereb.*; ou então *Ant.*, *Arg.*, *Arg. nitr.*, *Dulc.*, *Phos.*, *Phos. ac.* e *Sulph.*

Com respeito á sua côr, dêm-se: se têm uma côr azulada: *Oleand.* e *Sabad.*; côr livida: *Mercur.*; côr palida, *Plumb.* e *Staph.*; rôxa carregada, *Aur.*, *Merc.*, ou então *Carb. an.*, Kreos.; rôxa palida, *Baryt. c.* e *China.*

Inflammação do veo palatino: esta inflammação como a da abobada do paladar tratam-se com *Acon.*, e se este não bastar, dar-se-ha *Bell.* Se não fôrem sufficientes, consultem-se os indicados no artigo *Angina.*

Contra as *ulceras*, escoriações e inchação com ulceras do veo e da abobada do paladar, dar-se-ha *Aurum* e se este não fôr sufficiente, *Lach.*, *Merc.*, *Sil.*, *Sulph.* ou *Asa foet.* e *Guaïac.*—Se são causadas pelo abuso do mercurio, iodeto de potassio e salsaparrilha, dêm-se *Hepar* ou *Nitri ac.*; e tambem: *Bell.*, *Baryta m.*, *Calc. c.*, *Sil.*, e *Aurum* quando houver carie de abobada palatina.

Noma.— *Cancro aquatico.* — Esta molestia consiste na destruicção gangrenosa das faces internas na proximidade dos angulos dos labios, com uma marcha tão rapida, que se não se paralysa com os remedios, em pouco tempo se convertem em polpa gangrenosa as faces, beiços, gengivas e as palpebras. A face invadida primeiro, incha, endurece, torna-se palida e brilhante como a cera, e o sitio endurecido cobre-se de uma escara gangrenosa negra que se estende, convertendo-se o todo n'uma massa negra, cheia d'um liquido sanio-purulento, de mau cheiro; progride sem dôres e com grande salivação sanguinea e escura, de mau cheiro; pouco a pouco apparecem symptomas geraes, como febre, sêde, vomitos, diarrhea, suores, etc., e a morte sobrevem pouco depois.

A bocca deve desinfectar-se com lavagens de quina e agua morna ou hydrastis e a agua morna, tendo sempre o maior aceio.

O melhor medicamento para tratar esta doença é *Secale cornutum*, que se dará com frequencia. Se com elle não se obtem uma prompta melhora dar-se-ha *Mercurius sublimatus corrosivus*. Se este não der resultado, prescrever-se-ha depois *Kreosotum* e se fôr preciso lance-se mão de *Muriatis ac., Lach.* e *Carb. v.*

Mau halito. — O cheiro fetido que exhala a bocca de algumas pessoas, costuma ser geralmente um symptoma d'alguma molestia, tambem se observa porêm que existe por si só, sem depender d'outra doença. Somente das indicações d'este ultimo nos occuparemos.

Se o mau halito depende do abuso do mercurio, dê-se *Aur., Carb. veg.,* Hepar, *Lach., Nitri acid., Sulph.* e tambem *Baryta m.*

Se as lombrigas lhe dão causa: *Acon., Calc., Cina, Ign., Merc., Spig., Sulph.* ou *Cicut, Filix* e *Veratr.*

Se se manifesta só pela manhã: *Arn., Nux v., Lyc., Sil.* e *Sulph.*

Depois de comer: *Cham., Ipeca., Nux v.,* ou *Ant. cr.,* e *Sulph.*

Sómente de tarde ou á noite: *Puls., Sulph.* ou *Nux v.* e *Merc.*

Nas jovens, na edade da puperdade: *Aur.* principalmente e tambem: *Bell., Calc., Lach., Puls.* e *Sepia.*

Se o cheiro fôr acido: *Sulph.*; a alho: Petr.; a queijo: Aur.; a pez: *Canth.*; a cebola: *Kali hydr.*; terroso: *Mang.*; a urina: *Graph.*; putrido: *Agar., Ambr., Anacard., Arn., Ars., Aur., Merc., Mur. ac., Nitri ac., Nux v., Sep., Sulph.*

Ranula. — *Tumor salivar.* — *Calculo salivar.* — Todo o

corpo estranho que se introduz nos conductos salivares, e tambem os calculos salivares, obstruem os conductos, dilatam-os e mesmo os inflammam. Isto succede com mais frequencia no conducto das glandulas submaxillares, produzindo-se debaixo da lingua uma tumefacção branda, transparente, chamada ranula. Se é um calculo grande que não pode passar, tem de se extrair por meio da operação.

Nos demais casos se curará perfeitamente dando a *Thuja* com insistencia durante algum tempo. Se não ceder dê-se depois *Calc. carb.*; e depois no caso de necessidade consultem-se *Bell.*, *Merc.*, *Nitri ac.* e *Sulph.*

Se a ranula tende a suppurar, prescrever-se-ha desde logo *Merc.* e depois *Silic.* para acabar a suppuração.

Salivação (Ptyalismo). Os principaes medicamentos contra esta doença são: *Bell.*, *Calc.*, *Canth.*, *Cinn.*, *Colch.*, *Dulc.*, *Euphorb.*, *Lach.*, *Merc.*, *Nitri ac.*, *Puls.*, *Sulph.* e *Veratr.*

Se depende do abuso do mercurio: *Bell.*, *Dulc.*, *Carb. v.*, *Hepar*, *Iod.*, *Lach.*, *Nitri ac.*, *Puls.*, *Sulph.* e *Calc.*

Se vem com dôres d'estomago: *Euphorb.*; de nauseas: *Veratr.*, *Zinc.*; de nauseas e vomitos: *Euphorb.*, *Puls.*; de frio geral; *Arg.*, *Euphorb.*; se é doce: *Dig.*, *Plumb.*, *Puls.*, *Sabad.*; acre: *Merc.*, *Veratr.*; espessa: *Nux m.*; fetida: *Dig.*, *Merc.*; salgada: *Sulph.*; sanguinea: *Merc.*, *Nux v.*, *Sulph.*; acida: *Calc.*, *Ign.*, amarga: *Ars.*, *Sulph.*, *Thuja*; de gosto metallico: *Bismuth.*, *Zinc.*

Bocio.

(*Papeira.*)

O bocio ou papeira, como vulgarmente se diz, é uma doença que se cura perfeitamente; e os remedios indicados são: *Iod.* em primeiro logar, a doses repetidas e diluições altas, e depois *Hep.* se *Iod.* não acabar a cura. No caso de não darem resultado, consultem-se: *Amm. carb.*, *Calc.*, *Caust.*, *Lycop.*, Natr. c., e *mur.*, *Spong.*, *Staph.*, e *Sulph.*

Não damos indicações precisas para cada medicamento, mas aconselhamos a que na sua escolha se attenda á disposição morbida do enfermo.

Não devem usar-se meios externos, como emplastros, cataplasmas, tinctura de iodo, etc., porque alem d'estes remedios serem completamente inuteis, são prejudiciaes por que irritam a pelle e produzem erupções. O mesmo diremos das operações, que costumam originar inflammações perigosas. Quando isto succeda se dará *Spongia.*

Bronchite.

Catarrho dos bronchios e da trachea.)

A molestia inflammatoria da trachéa e suas ramificações, é uma doença mui frequente e até ás vezes epidemica e n'este ultimo caso denomina-se *grippe.* A trachéa começa por um lado no prolongamento da larynge e pelo outro se continua pelos bronchios e termina nas pequenas vesicu-

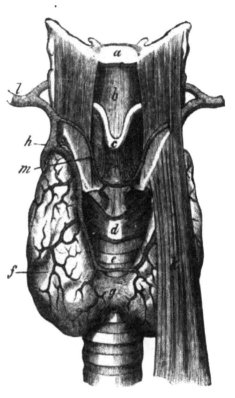

Fig. 7. Glandula thyroide.
a Hyoide. *b* Ligamento entre elle e (*c*) a cartilagem thyroidea. *d* Cartilagem cricoidea. *e* Anneis tracheaes. *f, g* Glandula thyroidea. *h* Ponta superior da mesma. *i* Musculo hyoide-thyroides. *k* Musculo sterno-hyoides. *l* Arteria thyroidea superior.

las pulmonares. Ora, acontece que, nas affecções inflammatorias da larynge, bem como nas da substancia dos pulmões, a trachea e as suas ramificações (bronchios), simultaneamente são affectadas em maior ou menor escala.

Pode avançar-se em geral que a respiração será menos difficil, se a inflammação ou o catarrho não invadiu senão o tronco ou as grandes ramificações da trachea, ainda mesmo que a tosse, a sensação de erosão ou o ardôr das partes inflammadas sejam d'uma grande violencia. Quanto maior fôr a invasão e a inflammação das ultimas e menores ramificações bronchicas, mais difficil será a respiração e perigoso o estado do doente. Esta ultima fórma da doença é sobretudo funesta ás creanças e aos velhos.

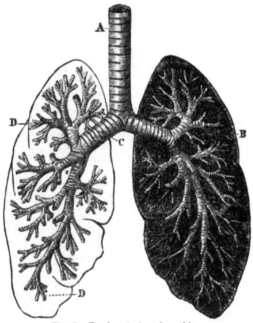

Fig. 8. Trachearteria e bronchios.
A Trachearteria. B, C Ramos direito e esquerdo da trachearteria. D Bronchios.

Esta doença começa quasi sempre por uma corysa ou um resfriamento, que se seguem de febre mais ou menos intensa, tosse secca com expectoração de mucosidades brancas ou amarelladas, dôr na parte anterior do peito sobretudo ao tossir, sensação de pressão e escoriação de baixo do sterno, ruido de mucosidades no peito, dôr de cabeça, suores que ás vezes não alliviam os symptomas; e quando a doença declina, expectoração abundante de mucosidades e urinas sedimentosas.

A primeira cousa que o doente tem a fazer é deitar-se e provocar a sudação, cobrindo-se bem e pondo nos pés botijas d'agua quente; emquanto a febre durar deve estar a dieta, so bebendo agua assucarada e tepida, não devendo falar alto e com frequencia: logo que entre em convalescença alimentar-se-ha com precaução e não deve levantar-se sem que esteja bem seguro da cura, saido bem abafado para evitar uma recaida.

Os principaes medicamentos para a inflammação da trachea ou catarrho bronchico, são: *Acon.*, *Bell.*, *Byr.*, *Cham.*, *Merc.*, *Puls.* e *Sulph.* e tambem para o catarrho da larynge.

Aconitum: febre com calor ardente, sêde, dôr de cabeça, lacrimação, dôres por todo o corpo, corysa, voz rouca; tosse curta, secca, com dôr ao tossir na parte anterior do peito, somno agitado, ou insomnia com agitação; ou então tosse humida, aspera, com expectoração pouco abundante.

Belladonna: dôr de cabeça intensa, latejante, com peso de cabeça, e fixa na testa e fontes, que obriga a ter os olhos fechados; dôr de garganta, corysa, accessos febris á tarde e de noite; tosse secca, curta, ou espasmodica, intensa, que não deixa dormir o doente; vermelhidão da cara, a luz faz mal aos olhos, sobretudo a artificial; rouquidão e esternutação frequente; mau humor, com aborrecimento a todos os ruidos.

Bryonia: tosse secca, frequente, com dôres nas costas ou na parte anterior do peito, excitada por formigueiro continuo na garganta; ou tosse suffocante, excessiva que obriga a vomitar; tosse com expectoração branca, amarellada ou sanguinea; a cada ataque de tosse as fontes estalam de dôres; facilidade do corpo transpirar, sobretudo ao tossir, rouquidão, seccura das narinas e dos olhos e estertor mucoso no peito; ardor da pelle ou febre ligeira, com accessos nocturnos.

Carbo vegetalis: rouquidão consideravel e voz rouca sobretudo de manhã e ao anoitecer e que se aggravam com a conversação, com o frio humido, com o canto e durante as refeições; tosse intensa, convulsa, por accessos, com expectoração similhante a pus esverdinhado, formigueiro, aspereza e dôr na larynge e no peito; prisão de ventre com grande accumulação de gazes.

Causticum: tosse violenta e fatigante especialmente de noite, com dôr na garganta e na cabeça ao tossir; emissão involuntaria de urina ao tossir; rouquidão com voz debil e ruido de mucosidades no peito; dôr como se houvesse uma ulcera na larynge e no peito; com a tosse e ao querer expectorar o que parece vir á garganta, vê-se obrigado a engulil-o; os esputos parece que sobem á garganta não podendo expelil-os; nauseas e vomitos de alimentos com a tosse; accessos febris nocturnos; calafrios a cada movimento; e aggravação com o frio e ao despertar.

Dulcamara: convêm contra os catarrhos causados por um tempo humido e frio, nebuloso e abundante em chuvas. Tosse forte e grossa com expectoração abundante, com ausencia de transpiração e excitada pela respiração profunda; oppressão do peito ao respirar e rouquidão; aggravação nocturna e com o tempo muito humido.

Chamomilla: grande defluxo pelo nariz e olhos com tosse secca, causada por uma titilação continua no peito e garganta, ou accumulação de mucosidades difficeis de expectorar e que produzem uma tosse suffocante; expectoração difficil de mucosidades amargas, e facil pela manhã ao levantar; quando a tosse é provocada ou excitada por um incommodo, o choro nas creanças e pela colera; rouquidão, seccura e ardor na garganta, fortes accessos febris nocturnos com agitação e cara afogueada, sobretudo nas faces; mau humor, taciturnidade, irascibilidade e aggravação nocturna de todos os symptomas.

Mercurius: tosse secca, fatigante, excitada por cocegas e sensação de seccura nos bronchios, ou humida com expectoração abundante de mucosidades espumosas; grande facilidade em suar, e suor abundante que não allivia o doente, antes o debilita; voz rouca, rouquidão, corysa fluente, expectoração por vezes sanguinea, dôres nas costas e na cabeça e aggravação de todos os symptomas com a mais ligeira corrente de ar; febre com accessos nocturnos e ás vezes diarrhea mucosa.

Nux vomica : tosse intensa, secca, profunda, entrecortada, com seccura na garganta, oppressão na larynge e peito, e rouquidão não muito forte. A tosse aggrava-se pela manhã e primeira parte da noite e depois de tomar alimentos; das tres para as quatro da manhã a tosse desperta o doente que continua tossindo cerca de tres horas e a seguir adormece profundamente durante cerca de tres horas e ao despertar se sente muito fraco; somnolencia pelo meio do dia; a tosse produz ás vezes vomitos e hemorrhagia pelo nariz, corysa secco com seccura da bocca, dôr nos hypochrondrios causada pelos fortes ataques de tosse e tambem na região do estomago, como se estes sitios estivessem magoados; humor irascivel e prisão de ventre pertinaz.

Phosphorus: convêm nos catarrhos que se prolongam, que outros medicamentos alliviaram, mas sem que se curassem completamente. Rouquidão com tosse, febre pouco consideravel mas continua, com accessos nocturnos; voz quasi extincta, tosse secca causada por uma titilação na larynge e garganta, aggravada ou provocada rindo, bebendo e lendo em voz alta; tosse secca com expectoração sanguinea, aggravada ao ar livre; a expectoração augmenta pela manhã e de noite a seccura da laringe e a rouquidão, extinguindo-se a voz.

Pulsatilla: rouquidão com perda quasi total da voz; corysa com defluxo com ardor e amarellado, calafrios geraes e febre ligeira sem sêde; tosse primeiro secca, que promptamente se torna humida, com expectoração abundante de materias verdes, esbranquiçadas, salgadas ou amargas; ás vezes sanguineas; lacrimação, dôr de ouvidos; aggravação da tosse estando o doente deitado e pela noite, provocando ás vezes vomitos do que se ingeriu ou de materias mucosas; sensação de suffocação ao tossir e emissão involuntaria de urina; dôres nos braços, espaduas, cabeça e pés; ardor nas palmas das mãos e planta do pés com frio ou calafrios no resto do corpo.

Sulphur: convem geralmente depois de *Bry.* ou *Merc.*, quando estes medicamentos attenuáram muito os symptomas, não poderam porêm acabar com a molestia, ou tambem depois dos outros remedios e com o mesmo fim. Tosse secca, fatigante, com vomitos e constricção como caimbra no peito e que se aggrava de noite e na cama ou tosse

15*

humida com expectoração abundante de mucosidades; sensação de plenitude no peito, fadiga ao andar, palpitações de coração, difficuldade de respirar e ruido de mucosidades no peito.

Alem d'estes medicamentos podem consultar-se, sobretudo nos casos chronicos e rebeldes: *Ars.*, *Calc. c.*, *Dros.*, *Hep.*, *Kali c.* e *bichrom.*, *Lach.*, *Lycop.*, *Phos. acid.*, *Rhus*, *Sep.*, *Sil.*, *Spong.*, *Scilla*, *Stan.*, *Tart. em.*, *Veratr.* e *Verb.*

Bronchite capillar.

(Catarrho suffocante.)

A bronchite capillar não é senão o catarrho agudo das pequenas ramificações dos bronchios, chamados capillares. Apresenta-se como consequencia do catarrho dos grandes bronchios, ou então só por si, sendo patrimonio quasi exclusivo, das creanças e dos velhos.

N'estes, caracterisa-se por ataques fortes e repetidos de tosse, com grande ruido de mucosidades no peito sem poder expellir esputo algum, grande difficuldade de respirar (dyspnea), febre, grande debilidade: e se a molestia se aggrava, grande prostração de forças, somnolencia, frio nas extremidades e a morte: se a doença diminue, a respiração é mais facil, o doente expectora muito, a febre declina e o doente entra pouco a pouco em convalescença.

Nas *creanças* distingue-se por tosse frequente com ruido de mucosidades no peito, agitação, insomnia, difficuldade de respirar (a creança move muito as azas das narinas), febre, vomitos, pelle ardente e secca; se a molestia se aggrava, augmentam todos estes symptomas, a creança empalidece, os olhos perdem o brilho, as extremidades esfriam, ha accessos de asphyxia e um ataque convulsivo ou a modorra acabam com a creança. Se a doença se atalha, a respiração é mais facil e regular, a tosse e a febre diminuem e todos os outros symptomas declinam até desapparecerem de todo.

É uma doença que só o medico homeopatha deve tratar; nos casos porém em que não o haja na localidade, podem prescrever-se com exito os seguintes medicamentos:

Aos *velhos* se lhes dará desde o inicio *Rhus*, se houver prostração de forças e se não houver, começa-se por *Mercurius*. Nos casos em que houver febre violenta deve começar-se o tratamento por *Aconitum*. Se com estes medicamentos não se consegue dominar a marcha da doença, esta se aggrava e o doente não expectora e se ouve mesmo a grande distancia um forte ruido de mucosidades no peito, dar-se-ha *Tartarus emeticus* frequentemente; se não fôr bastante, recorra-se a *Phosphorus* e não dando este resultado a *Carbo veg.* Os doentes não devem ter uma dieta absoluta e podem tomar leite e caldos para conservar as forças.

A bronchite capillar das *creanças* trata-se desde o principio com *Aconit*. Depois devem tomar *Ipecac*. com insistencia. Se ao mesmo tempo houver catarrho laryngeo com voz rouca deve o doente tomar *Spongia*. Se a molestia se aggrava, a difficuldade de respirar augmenta e parece que vem a asphyxia, recorra-se então a *Tartarus emet.*; e se este não fôr sufficiente dê-se o *Phosphorus*, voltando á *Ipecac*. logo que a respiração seja mais facil; nos casos extremos, quando nenhum d'estes medicamentos dê resultado satisfactorio, prescrever-se-ha *Chelidonium*.

Ás creanças deve-se fazer observar uma dieta absoluta emquanto subsistirem os symptomas agudos; logo que entrem em convalescença e não tenham febre, devem alimentar-se com moderação, começando pelo leite quente.

Bronchite chronica.

(Catarrho bronchico chronico.)

Esta doença é a continuação da aguda que se não cura, ou então o é desde o seu principio. Os seus caracteres são, uma tosse pertinaz, que augmenta de noite, ao amanhecer, com expectoração mais ou menos abundante, difficuldade de respirar ao subir ladeiras, enfraquecimento lento e progressivo, não ha febre e so nos casos em que a molestia tem avançado em demasia, ha accessos febris nocturnos e a seguir febre lenta, succumbindo o doente n'um espaço de tempo variavel. É uma doença que costuma durar muitos annos se alguma complicação não aggravar os symptomas tornando-os agudos. A prolongação do catarrho bronchico chronico costuma produzir umas vezes a dilatação dos bronchios (bronchiectasia) e n'outras o estreitamento (bronchiestenose), como complicações graves que augmentam os symptomas, sobretudo a difficuldade de respirar, apressando o termo fatal da molestia, pois que em ambos os casos é incuravel. Tambem ás vezes se complica com o emphysema (dilatação dos alveolos dos pulmões), experimentando o doente verdadeiros ataques de asthma, que cessam quando pode expectorar uma mucosidade clara e filamentosa ou espumosa.

O medicamento com que se deve sempre iniciar o tratamento d'uma bronchite chronica é *Sulphur*, de que se tomará uma dóse de diluição alta, oito globulos ou duas gottas em duas colhéres d'agua, hora e meia antes do almoço; não a repetindo e esperando os seus effeitos durante pelo menos 15 dias, se a doença pela sua lentidão o permittir.

A seguir está o *Arsenicum*, se o doente tiver emmagrecido e tiver aggravações nocturnas e a expectoração fôr viscosa, purulenta, esverdinhada, amarga e com mau cheiro.

Belladonna se dará se houver emphysema e por conseguinte ataques asthmaticos, a tosse torna-se espasmodica e a expectoração é glutinosa, escassa e como colla.

Nux vom. quando predomina a tosse secca, sobretudo pela manhã muito cedo, despertando o doente, ou depois das comidas.

Senega, quando ha dilatação bronchica e verdadeiro fluxo pela bocca de uma expectoração como albumina com tosse pertinaz e grande fadiga, ou expectoração crystalina em forma de fios.

Carbo veg. depois de *Arsen.*, quando a larynge está tambem affectada e a magreza do doente augmenta sem cessar.

Baryta carb. de preferencia nos velhos, os symptomas aggravam-se depois da meia noite, com muita tosse e difficuldade de respirar.

Tambem se podem consultar *Bry.*, *Calc. carb.*, *Caust.*, *Lyc.*, *Mangan.*, *Mercur.*, *Stann.*, *Tart.*, *em.* e *Zinc. met.*

Convem que os doentes se alimentem bem, se agasalhem bem nas epocas frias e humidas do anno, e tomem durante o verão as aguas minero-medicinaes de Monção, Aguas Santas, Caldas da Rainha, Entre-Rios, Moledo, S. Pedro do Sul e Vizella.

Cabeça (Dôr de).

(Enxaqueca. — Hemicranea.)

É sem duvida alguma a doença mais frequente de todas; difficilmente se encontrará uma pessoa que a não tenha soffrido. A dôr de cabeça é raras vezes uma doença idiopathica; d'ordinario é provocada por uma influencia funesta exterior, ou então é o symptoma accessorio d'outra molestia. As diversas dôres a que dá causa a enxaqueca, a parte atacada por essas dôres, os soffrimentos concomittantes e as circumstancias que provocam, augmentam ou diminuem a doença, são tão numerosas, e a nossa materia medica é tão rica em minuciosidades d'este genero, que escreveriamos um livro somente sobre esta molestia. Contentar-nos-hemos em investigar as diversas causas das dôres de cabeça, em indicar os seus principaes medicamentos e terminaremos por algumas particularidades caracteristicas dos medicamentos que se relacionem em especial com a dôr de cabeça nervosa, ou então com a enxaqueca.

A dôr de cabeça é com frequencia, como ja dissemos, o symptoma de outra molestia e desapparece com esta. Tambem frequentemente é o symptoma principal d'uma doença aguda que se annuncia, sem se ter ainda bem pronunciado. Observa-se geralmente uma grande canceira e abatimento nas extremidades. Em taes occasiões é sempre preferivel consultar um medico homeopatha. Se não puder ser, far-se-ha o seguinte: quando o doente tenha febre, esteja alterado, inquieto, sobreexcitado, applica-se de preferencia o *Aconitum* dissolvido em agua, até que a doença se tenha pronunciado mais, ou até que os symptomas desappareçam ou mudem de natureza. Depois, segundo os symptomas geraes assim se escolherá os medicamentos, como: *Arn.*, *Ars.*, *Bell.*, *Bry.*, *Rhus*, etc. (Veja-se: *Symptomas caracteristicos dos medicamentos.*)

Em todos os casos se procurará conhecer a causa occasional, para em conformidade fazer a escolha dos medicamentos.

Se a dôr de cabeça foi causada por um banho, dê-se: *Ant. crud.*

Pelo uso da cerveja: *Rhus.*

Pelo uso das bebidas alcoolicas: *Nux v.*, ou *Ign.*, *Lach.*, *Rhod.*, *Selen.*, *Zinc.*

Por ter bebido agua gelada: *Bell.*, *Glon.* (Hg.), ou *Ars.*, *Bry.*, *Carb. v.*

Por ter bebido vinho: *Nux v.*, *Rhod.*, *Sil.* e *Zinc.*

Pelo uso do café: *Cham.*, *Ign.*, *Nux v.*

Pela colera: *Cham.*, ou *Lyc.*, *Natr. m.*, *Phos.*, *Rhus.*

Por compressas geladas postas na cabeça, ou por uma congelação: *Glon.*, *Lach.* (H.).

Por uma congestão cerebral: *Acon.*, *Bell.*, *Bry.*, *Glon.*, *Nux v.*

Por prisão de ventre: *Nux v.*

Por uma corrente d'ar: *Acon.*, *Bell.*, *Cina*, ou *Coloc.*, *Nux v.*, *Valer.*

Indo de carruagem: *Graph.*, *Iod.*, *Kali c.*

Depois de ter ido de carruagem: *Sep.* (Hg.)

Depois do almoço: *Lyc.*, *Nux v.*

Por um desarranjo do estomago: *Ant. cr.*, *Arn.*, *Bry.*, *Ipecac.*, *Nux v.*, *Puls.*

Por um aquecimento ou suffocação: *Carb. v.*, ou *Acon.*, *Bell.*, *Bry.*, *Silic.*

Depois de escrever estando ao sol: *Bor.*, *Calc.*, *Natr. mur.*

Por uma emoção: *Kreos.*, ou *Acon.*, *Bell.*, *Cham.*, *Ign.*, *Phos.*

Depois de um espirro: *Kali c.*

Pela fome: *Silic.*

Por ventosidades: *Sulph.*

Pela gota: *Bry.*, *Ipec.*, *Ign.*, *Nux v.*, *Sep.*, *Sulph.*

—Se as dôres são excessivamente fortes, dê-se *Colocynthis* (Hg.).

Pelo uso do leite: *Brom.*

Pelo leitura: *Arn.*, *Bor.*, *Kali*, *Cina*, *Ign.*

Pela uso de limonadas: *Selen.*

Pela luz das vélas: *Croc.*—do sol: *Sep.*

Pela mastigação: *Sulph.*

Pelo abuso do mercurio: *Hep.*, ou *Bell.*, *Carb. v.*, *China.*

Depois de ter-se assoado: *Sulph.*

Pela musica: *Ambr.*, *Phosph.* e *Tarent.* (N.)

De dôres fortes: *Ign.*, *Selen.*

Por um resfriamento da cabeça: *Bell.*, *Sep.* ou *Puls.*

Depois de ter cortado o cabello: *Ars.*, *Bell.*, *Glon.*

Durante as comidas: *Graph.*

Depois das comidas: *Amm. carb.*, *Arn.*, *Bry.*, *Calc.*, *Carb. an.*, *Carb. v.*, *Cham.*, *Graph.*, *Hyosc.*, *Lach.*, *Lyc.*, *Natr. m.*, *Nux v.* e *m.*, *Phosph.*, *Puls.*, *Rhus*, *Sep.*, *Sulph.* e *Zinc.*

Por um resfriamento ou corysa: *Acon.*, *Bell.*, *Bry.*, *Cham.*, *Lach.*, *Merc.*, *Nux v.*, *Sulph.* (J.), ou *Ars.*, *Cina* (Hg.).

Pelo riso: *Phosph.*

Por uma sacudidela ou estremeção: *Arn.* ou *Bell.*, *Cicuta*, *Hep.*, *Phosph. ac.*

Por haver estado ao sol: *Natr. c.*, *Selen.*, *Valer.* (B.), ou *Lach.*, *Nux v.* (J.); por ter andado ao sol: *Brom.*

Pelor uso do tabaco: *Acon.*, *Ant. cr.*, *Ign.*, *Magn.*

Por uma demasiada tensão do espirito: *Nux v.*, ou *Anac.*, *Aur.*, *Cocc.*, *Colch.*, *Lach.*, *Natr. c.*, *Sabad.*, *Sil.* e *Sulph.*

Pelo uso do chá: *Selen.*

Pela tosse: *Acon.*, *Arn.*, *Bell.*, *Bry.*, *Hep.*, *Natr. m.*, *Nux v.*

Pelo vento: *China*, *Mur. ac.*

Pelo uso de carne de vitella: *Nitr.*

A dôr de cabeça rheumatica exige: *Cham.*, ou *Bell.*, *Nux v.*, *Puls.* (H.); ou *Acon.*, *Bry.*, *China*, *Merc.*, *Spig.*, *Sulph.* (J.).

Pelo fumo: *Ang.*

Coincidindo com o crepusculo: *Ang.*

N'uma reunião numerosa de pessoas: *Magn.*

Ao baixar a cabeça: *Nitr.*

Ao voltar a cabeça: *Bor.*

Olhando fixamente um objecto: *Mur. acid.*, *Spong.*

Se não se pode averiguar a causa, ou se ha muitos

medicamentos indicados para a mesma causa, de forma que
a pessoa pouco pratica não sabe qual escolher, na escolha
do remedio tenham-se em consideração as seguintes indicações:

Natureza das dôres.

Dôres com embotamento: *Acon., Arn., Bell., Bry.*
> convulsivas: *Acon., Bell., Bry., Silic.*
> com adormecimento: *Bell., Calc., Hyosc., Phosph.,*
  Sab.
> contusivas: *Calc., Caps., Cham., Cocc., Ign., Nitri*
  ac., Puls., Rhus, Sepia, Silic., Sulph., Veratr.
> com zumbidos nos ouvidos: *Aur.*
> ardentes: *Acon., Bell., Bry., Phos., Sec., Veratr.*
> com calor na cabeçc: *Acon., Arn., Bell., Bry.,*
  Calc., Ipecac., Lyc., Merc., Nux v., Petr.,
  Puls., Rhus, Silic., Sulph.
> como se tivesse um prego mettido na cabeça:
  Acon., Coff., Ign., Nux v., Ruta.
> como pancadas (ou sacudidelas): *Bell., Bry.,*
  Natr. mur., Nux v., Puls., Spig., Spong.
> dilacerantes: *Arn., Bell., Bry., Calc., Caps., Cham.,*
  China, Coff., Coloc., Con., Ign., Nux v., Puls.,
  Silic., Spig.
> como se estalasse a cabeça; *Bell., Calc., Caps.,*
  China, Natr. m., Nux v., Spig., Silic.
> como se cavassem na cabeça: *Bar., Dulc., Spig.*
> formicantes: *Puls., Rhus, Sulph.*
> com vibrações nos ouvidos: *Caust., Sulph.*
> lancinantes: *Acon., Arn., Alum., Ars., Bell., Bry.,*
  China, Con., Natr. m., Nux v., Petr., Puls.,
  Selen., Sulph.
> como se estivesse totalmente magoado: *China,*
  Coff., Ign., Nux v., Puls.
> penetrantes: *Bell., Calc., China, Dulc., Stram.*
> pulsativas: *Rhus.*
> rapidas como o raio: *Arn., Bell., Bry., Ign.*
> tensivas: *Aur., Nux v., Silic.*

Se as dôres se fixam:

Na parte anterior da cabeça ou na testa: *Acon.*, *Ant. cr.*, *Arn.*, *Ars.*, *Bell.*, *Bry.*, *China*, *Cina*, *Cocc.*, *Croc.*, *Dig.*, *Dulc.*, *Dros.*, *Hyosc.*, *Ign.*, *Ipec.*, *Merc.*, *Natr. m.*, *Nux v.*, *Plat.*, *Puls.*, *Rhod.*, *Sabin.*, *Sep.*, *Silic.*, *Spigel.*, *Spong.*, *Staph.*

Nas fontes: *China*, *Phos. ac.*, *Rhus.*

Na parte superior da cabeça: *Ambr.*, *China*, *Cocc.*, *Cupr.*, *Lach.*, *Stram.*, *Thuja*, *Veratr.*

No occiput: *China*, *Colch.*, *Ign.*, *Nux v.*, *Puls.*, *Rhus*, *Spig.*, *Spong.*

No lado direito da cabeça: *Bell.*, *Bry.*, *Canth.*, *Cina*, *Caust.*, *Dros.*, *Ign.*, *Sabina.*

No lado esquerdo da cabeça: *Ambr.*, *Arn.*, *Caps.*, *China*, *Croc.*, *Coloc.*, *Iod.*, *Nitri ac.*, *Plat.*, *Rhod.*, *Samb.*, *Sepia.*

Indicamos em seguida um pequeno numero dos principaes medicamentos contra as dôres de cabeça (= *D. de C.*), e sobretudo contra a enxaqueca. Indicaremos tambem os *sgmptomas concomittantes* (= *S. C.*), bem como as circumstancias que aggravam (= *Aggrav.*) e alliviam (= *Alliv.*) as dôres.

Aconitum: dôres golpeantes e lancinantes. — Sensação como se a testa estivesse cheia e pesada. — Sensação de sacudidelas no cerebro, ou de uma bola que subisse á cabeça, ou dôres de belliscadura ou crampoides na raiz do nariz. — D. de C. depois de um resfriamento.

Aggr. — Com o movimento e falando; o mesmo ao beber. S. C. Grande sensibilidade aos aromas. (*Sulphur* (Hg.)).

Antimonium crudum: Congestão cerebral e hemorrhagia pelo nariz; dôres paralysantes e nauseas que augmentam depois das comidas e de tarde e diminuem ao ar livre. — D. de C. depois de tomar banho, fumar, ou depois de um desarranjo do estomago.

Apis: parece que a cabeça está muito cheia ou é muito grande, sensação de peso, de pressão e oppressão. — D. de C. nas pessoas que padecem de *urticaria*.

Aggrav. Ao levantar-se e estando sob a impressão do calor da habitação.

Alliv. — Apertando a cabeça com ambas as mãos.

Arnica: D. de C. depois de uma *queda, pancada*, um *safanão*. — A cabeça está a arder emquanto o corpo está frio. — Dôres com embotamento na testa, dilacerantes e lancinantes nas fontes.

Arsenicum: D. de C. depois das comidas; allivio com compressas d'agua fria e com ar forte. — Dôres dilacerantes de cabeça com vomitos, quando se volta. — Dôres de cabeça com zumbidos d'ouvidos.

Belladonna: D. de C. provenientes de congestões sanguineas; com dôres contusivas e com embotamento, como se a cabeça estalasse, ou sensação de fluctuação d'agua na cabeça. — Dôres de cabeça nervosas (enxaqueca), todos os dias desde ás 4 horas da tarde até ás 3 da manhã; aggravando-se com o calor da cama e estando encostado. — Dôres de cabeça depois de um resfriamento (por ex. depois de cortar o cabello).

Aggrav. — Com o movimento dos olhos e da cabeça, sobretudo ao sacudil-a. Abaixando-se. Com a luz. Se está encostado, com a cabeça baixa. Com as correntes d'ar.

Alliv. — Ao voltar-se e elevando a cabeça. Apertando a cabeça com ambas as mãos.

S. C. Inchação e pulsação das veias; calor e rubor da cara (ás vezes tambem pallidez). Modorra; faiscas deante dos olhos. (Veja-se: Symptomas caract. ger.)

Bryonia: plenitude e peso da cabeça com pressão penetrante, como se o cerebro fosse a sair do seu logar. Dôres dilacerantes, unilateraes (á direita), que vão da cabeça ás faces e pomulos. Dôres pressivas como se serrassem a cabeça, ou como se estalasse, ou então dôres lancinantes, dilaceradoras, pulsativas.

Aggrav. — Pela manhã cedo ao accordar; ao abrir e mover os olhos, com o movimento em geral, sobretudo porêm ao abaixar-se; depois de comer.

Alliv. — Com o repouso. Fechando os olhos. Com a pressão exterior.

S. C. Hemorrhagia pelo nariz. Cara encarnada, inchada;; calor na cabeça (mesmo estando o corpo frio); sêde. — Nauseas; sensação de desfallecimento que se realisa quando se volta.

Calcarea carbonica: dôres de cabeça de natureza para-
lysadora e dormente, provindo d'uma congestão sanguinea.
— D. de C. das *pessoas escrophulosas* ou *anemicas.* — D.
de C. provocadas por um esforço. — Dôres contusivas, mar-
telladôras ou perfurantes na cabeça, com sensação de calôr
e frio; ou dôres de cabeça semilateraes (enxaqueca).

Aggrav. — Pela manhã ao despertar; ao abaixar-se; por
uma tensão do espirito; ao passeiar ao ar livre.

Alliv. — Ao encostar-se e fechar os olhos.

8. C.   Eructações inuteis; nauseas; vertigens: cara encarnada ou inchada. — Sensação de frio no interior ou no
exterior da cabeça.

Capsicum. — Enxaqueca hysterica. — Ataques de dôres
de cabeça d'um só lado e com aturdimento; nauseas e até
vomitos, aggravação com o movimento da cabeça e dos
olhos. — Dôres contusivas na testa e fontes; sensação como
se a cabeça fosse a estalar, quando se volta. — *Caps.* convem em especial ás pessoas phleugmaticas,

Carbo vegetalis. — D. de C. causadas pelo calôr do
lume; forte congestão sanguinea na cabeça. — Tensão cram-
poide no cerebro. — Dôres tractivas que partem da nuca
e nauseas. — Sensibilidade morbida do exterior da cabeça,
mesmo á pressão do chapeu.

Chamomilla. — Dôres semilateraes, compressivas, dilacerantes, que partem da testa até aos queixos. — D. de C.
rheumatiscas, depois de suppressão da transpiração. — Dôres
contusivas, em geral unilateraes; com rubor d'uma das faces.
(Veja-se: Sympt. car. ger.)   As dôres de cabeça sentem-se
mesmo á dormir.

China. — D. de C. depois de *perdas de sangue,* ou em
seguida a doenças debilitantes.   (Veja-se: Sympt. car. ger.)
— Congestão cerebral; sensação como se a cabeça estivesse
para estalar; insomnia durante a noite. — Picadas na cabeça e palpitações nas fontes.   Grande sensibilidade do
couro cabelludo.

Aggrav. — Com as correntes d'ar, com o mais ligeiro
contacto ao ar livre.   Andando devagar.

Alliv. — Com uma forte pressão; estando deitado e calado.

Coffea: *enxaqueca* com dôres semilateraes, tractivas,
com aturdimento. — Sensação como se lhe introduzissem um

prego, ou como se o cerebro estivesse vasio ou triturado. — As dôres são insuportaveis e fazem chorar o doente; está fóra de si; retorce-se, agita-se, grita, uiva, etc. (Veja-se: Sympt. car. ger.) — As D. de C. em geral são causadas pela meditação; pela colera; por um resfriamento, por uma indigestão.

S. C. Grande sensibilidade, sobretudo ao ruido e á musica.

Colocynthis. — D. de C. *gotosas* ou *nevralgicas no mais alto gráo.* — Dôres dilacerantes, semilateraes; tractivas, pressivas e com picadas dolorosas. — Ataques de dôr que tornam a apparecer depois das refeições ou todas as tardes, com grande inquitação e angustias. Durante os ataques, emissão de urina abundante e clara como a agua, fóra dos ataques é nauseabunda e pouco abundante; o suor tem o cheiro da urina.

Aggrav. — Dobrando-se. Estando deitado de costas.

Glonoïnum. — D. de C. congestivas que sobrevêm subitamente. — Dôres graduaes; sensação de peso, pressão, palpitações, picadas e erosão na cabeça. — Dôres d'um só lado por cima dos olhos; manifestam-se durante os grandes calôres e duram todo o verão; augmentam e diminuem todos os dias á medida que o sol sóbe; o doente é mui sensivel aos seus raios e á pressão do chapeu.

Aggrav. — Ao abaixar-se. Ao subir uma escada. Sobretudo ao menear a cabeça.

Alliv. — Com a pressão exterior. Descobrindo a cabeça. Passeiando ao ar livre.

S. C. Pulso accelerado. — Cara encarnada; suor na cara. — Perda dos sentidos.

Ignatia: dôr de cabeça *hysterica.* — Dôres que partem de *dentro para fóra*; ou picadas dolorosas na testa e raiz do nariz. — Sensação como se as fontes fossem atravessadas por um prego. — D. de cabeça causadas por uma colera ou por um desgosto. — Dôres pulsativas, dilacerantes, terebrantes, penetrantes.

Aggrav. — Com o café, o tabaco, o ruido, os cheiros. Depois de comer. De tarde e de manhã cedo, quando se tenha já levantado.

Alliv.—Ao levantar a cabeça. Mudando de posição. Ao abaixar diminuem as dôres (ou augmentam).

S. C. Nauseas; obscurecimento da vista; horror á luz; rosto palido, urinas aquosas (Hg.).—Convulsões nas mulheres fracas (Goullon).

Ipecacuanha: D. de C. gastricas; com vomitos e nauseas.—Sensação como se a cabeça estivesse maguada.

Kali bichromicum: ataques periodicos de D. de C. semilateraes, circumscrevendo-se á um pequeno espaço.—Obscurecimento completo da vista, seguido d'uma violenta dôr de cabeça que obriga o doente á deitar-se; aversão á luz e ao ruido; á medida que augmenta a dôr de cabeça, esclarece-se a vista (L.).

Lachesis: D. de C. *causadas por uma corysa*; são precedidas de *tensão da nuca*.—Dôres contusivas com calor na cabeça.—Dôres expansivas ou cortantes nas vertebras, por cima dos olhos, nas fontes.—Dôr de cabeça ao sol.

Aggrav.—Pela manhã depois de se levantar. Ao mover-se; abaixando-se; ao subir. Com a pressão.—Depois de ter dormido.

Alliv.—Deitando-se (depois de ter comido). Com as eructações. Com o calôr.

Lycopodium: dôres com aturdimento, embotamento, dilacerantes; sobretudo das 4 ás 8 horas da noite são mais fortes. D. de C. depois de almoçar (Nux moschata).

Mercurius: dôres de cabeça *congestivas, catarraes, rheumaticas ou syphiliticas*.—Dôres mordicantes, queimantes, picantes, terebrantes, contusivas, martellantes; sensação como se a cabeça estivesse comprimida por uma cinta, ou como se fosse a estalar.—O sitio principal das dôres é a testa e as fontes.

Aggrav.—Durante a noite; estando deitado; com o calôr da cama; ao ar livre. Comendo, bebendo e dormindo.

Alliv.—Depois de se ter levantado. Estando tranquillamente sentado n'uma casa quente.

S. C. Congestão cerebral.—Dôres dilacerantes que atacam os dentes e o pescoço.—Picadas dolorosas no ouvido (esquerdo).—Suores nocturnos que não alliviam.

Natrum muriaticum: o despertar pela manhã é acompanhado de uma violenta dôr de cabeça (G.). Sensação de oppressão nas fontes e de pressão na parte superior da cabeça, de pulsação sobretudo na testa, como se a cabeça fosse a estalar.

Aggrav.— Pela manhã. Com o movimento ou com os trabalhos intellectuaes (ler ou escrever).

Alliv.—Estando sentado ou deitado. Com a transpiração.

Nux moschata: D. de C. depois do almoço, com somnolencia. As fontes estão muito sensiveis a todo o genero de pressão.—Sensação como se o cerebro estivesse ou fosse sacudido.

Aggrav.—Com o tempo frio, sobretudo frio e humido.

Alliv. — Com o calôr.

Este medicamento convêm sobretudo ás mulheres sensiveis e de humor inconstante.

Nux vomica: D. de C. congestivas, gastricas, rheumaticas; nevralgicas nas pessoas que têm hemorrhoidas, nas que possam vida sedentaria. — Dôres de cabeça por abuso do vinho ou café, ou por prisão de ventre. (Veja-se: Sympt. car. ger.) Sensação como se furassem a cabeça com um prego, com pressão, peso; ou então como se o cerebro fosse dividido em pedaços e triturado.—A cabeça soffre tambem exteriormente.

Aggrav. — *Pela manhã cedo ao acordar*. Com o movimento (a cada passo). Abaixando-se. Depois de comer; com o café, o vinho e a *meditação*. Ao ar livre.

Alliv. — Depois do levantar e durante o dia. Estando sentado ou deitado tranquillamente n'uma casa quente.

S. C. Nauseas e vomitos acidos.—Zumbidos na cabeça. —Cara palida e alterada.

Platina: D. de C. nevralgicas. Augmentam pouco a pouco e diminuem do mesmo modo (Stront.). Dôres belliscantes ou picantes nas fontes e testa. Sensação como se uma cavilha estivesse atravessada entre os ossos parietaes.— Sensação de torpor.— Sensação como se a pelle do craneo se encurtasse.

Aggrav.—Com o repouso; em casa; abaixando-se.

Alliv.—Com o movimento. Ao ar livre.

S. C. Sensação como se houvesse agua na testa.—Frio nos ouvidos, olhos ou na cara; faiscas deante dos olhos. Os objectos parecem que são menores.

Pulsatilla: D. de C. gastricas, catarraes, rheumaticas, que provêm de anemia ou de um desarranjo do estomago e da menstruação.— D. de C. nas pessoas cuja constituição é indicativa de *Pulsatilla*.— Dôres dilacerantes, convulsivas, semilateraes; palpitações, sacudidelas dolorosas.

Aggrav.— Pela tarde; no repouso; n'uma casa quente.

Alliv.— Ao ar livre; comprimindo a cabeça.

S. C. Vertigens; desejos de vomitar: zumbidos ou dôr nos ouvidos; cara palida; falta de sêde e de appetite; calafrios.

Rhus: D. de C. rheumaticas, ou causadas por um banho; ou então calôr na cabeça causada pela cerveja.— Sensação de peso, pressão, formigueiro, dilaceração, picadas.— As dôres sentem-se até nos ouvidos, na raiz do nariz, nas faces e nas mandibulas.— Sensação de vacilação do cerebro a cada passo.

Aggrav.— Pela manhã; estando deitado; com o ,frio; bebendo cerveja.

Alliv.— Com o calôr; com o movimento moderado.

S. C. Vermelhidão do rosto; agitação de corpo.

Sanguinaria: é um dos principaes medicamentos a empregar na enxaqueca, se as dôres começam pela manhã cedo e augmentam á medida que o sol sobe no horisonte durando até á noite (Hg.).— A cabeça parece que está tão cheia que vae a estalar; dôres dilacerantes, pungentes, pulsativas, em toda a cabeça; *sensação como se os olhos quixessem sair das orbitas*; são acompanhadas de calafrios, nauseas, vomitos e obrigam o doente a deitar-se, porque qualquer movimento as aggrava.

Segundo R. *Sanguinaria* é conveniente se as dôres principiam no occiput, estendem-se a toda a cabeça e acabam por fixar-se ao lado do olho direito.

Sepia: D. de C. gotosas ou nevralgicas; enxaqueca que provêm d'uma plethora abdominal ou de um desarranjo da menstruação.— Dôres lancinantes, pulsativas, terebrantes, por cima do olho direito ou na fonte; são tão fortes que fazem gritar.

Aggrav.— Com o movimento.

Alliv.— Com o repouso na obscuridade. Com o somno.

S. C. Nauseas e vomitos.

Silicea: medicamento principalmente empregado contra as dôres de cabeça chronicas de diversas classes. — Dôres com aturdimento, dilacerantes, contusivas. — Dôres de cabeça que principiam na nuca e se estendem a toda a cabeça; ou dôres que se estendam até ao nariz e á cara.

Aggrav. — Pela tarde e noite. Com os trabalhos intellectuaes. Com o ar frio. Falando e abaixando-se.

Alliv. — Com o calôr da habitação. Cobrindo a cabeça com cousas quentes (sem que seja porêm apertada fortemente).

S. C. Suores na cabeça; tumores na cabeça com sensibilidade da pelle da mesma. — Queda dos cabellos.

Spigelia: dôres nevralgicas ou rheumaticas, terebrantes, com peso, dilaceração e pungentes. — Enxaqueca que se apresenta periodicamente; que augmenta e diminue com o sol.

Aggrav. — Com toda a especie de movimento, com qualquer. esforço. Com o menor ruido.

Alliv. — Estando deitado, com a cabeça alta; lavando-a com agua fria (L.).

Sulphur: D. de C. causadas por congestões sanguineas, por uma plethora abdominal (hemorrhoidas), ou por erupções supprimidas; D. de C. chronicas, gottosas e rheumaticas. — Congestão com palpitações que sobem do peito á cabeça. — Picadas, magoamento, ou sensação como se a cabeça estalasse. — Dôres pressivas, dilacerantes, lancinantes, pulsativas: sensação de formigueiro e zumbido na cabeça; ou sensação como se um circulo rodeiasse a cabeça. As D. de C. aggravam-se em geral ao ar livre e alliviam em casa.

S. C. Nauseas e vomitos. — O doente é inclinado a enrugar a fronte.

Veratrum: D. de C. *gastricas ou nervosas*. Dôres pressivas, pulsativas; sensação como se a cabeça fosse opprimida com força (de um lado), ou como se o cerebro estivesse triturado.

Aggrav. — Levantando-se.

Alliv. — Com a pressão exterior. Dobrando a cabeça.

S. C. Delirio e loucura; desvanecimentos; frio (com sêde); suores frios; nauseas e vomitos. Repuxamento da nuca e urina abundante.

Lupas (lobinhos na cabeça).—Estes pequenos tumores enkistados, brandos, que se apresentam na pelle da cabeça, combatem-se com *Kali carbonicum* dado com insistencia. Se não fôr sufficiente, podem então administrar-se *Ars., Calc. carb., Graph., Hepar, Mezer, Silic., Sulph.*

O meio porêm mais seguro e radical de livrar o doente d'esta molestia bastante incommoda, é proceder á extirpação do tumor, depois extrair a capsula membranosa em que o mesmo estava encerrado. Para auxiliar a cicatrização empreguem-se loções de *calendula* ou penso imbebido na mesma tinctura.

Tumores sanguineos na cabeça (cephalohematoma). — Observam-se somente nas creanças recemnascidas e são formados por um derrame de sangue por entre a pelle e a capa juxtaposta (pericraneo), observando-se de preferencia nos lados da cabeça. São brandos e circumscriptos. Curam-se promptamente applicando a *Arnica*, e se esta os não curar recorre-se então a *Rhus*. Se persistirem apesar do emprego de ambos os medicamentos, podem-se ossificar no seu circuito, e então temos que prescrever *Silic.* e se houver necessidade *Phosph.*

Cabellos.

(Alopecia. Queda dos cabellos. Calvicie.)

Os medicamentos principaes contra a alopecia, são: *Calc. c., Graph., Hepar, Kali, Natr. m., Phosph., Silic., Sulph.*, e tambem *Ars.*

Se os cabellos estão seccos: *Kali c.*, ou *Calc., Phosph. acid.*

Com grande tendencia a tornarem-se brancos: *Graph., Lycop., Phosph. acid., Sulph. acid.*

Se a calvicie provem do abuso do mercurio: *Hepar* principalmente, e se não fôr sufficiente, *Carb. v.*

Do abuso da quinina: *Bell.*

De uma doença longa e debilitante: *China., Ferr., Lycop., Hep., Silic., Calc., Phosph. ac.* e *Sulph.*

Da menstruação: *Calc., Lyc., Natr. mur., Sulph.*

D'uma forte transpiração: *Merc., China* e *Silic.*

16*

D'uma afflicção ou tristeza: *Staph.*, *Phosph. ac.*, ou *Caust.*, *Graph.*, *Ign.*

D'uma febre nervosa inflammatoria: *Hepar*, *Silic.*, *Lyc.* e *Sulph.*

De fortes dôres de cabeça ou enxaqueca: *Hepar*, *Lyc.* ou *Nitri ac.* (Hg.); ou então *Antim.*, *Calc.*, *Silic.* e *Sulph.*

Alopecia com sensibilidade do couro cabelludo: *Calc.*, *China*, *Hepar*, *Natr. m.*, *Silic.* e *Sulph.*

Com muita comichão na cabeça: *Graph.*, *Kali*, *Lyc.*, *Silic.*, *Sulph.*

Com escamas abundantes: *Ars.*, *Calc.*, *Graph.*, *Staph.*

Alopecia parcial das partes lateraes da cabeça: *Graph.* ou *Phosph.*

Da parte superior da cabeça, formando uma pequena corôa: *Baryt.*, *Lyc.* e *Zinc.*

Plica polaca. — É uma doença rara dos cabellos e que costuma observar-se nos individuos escrophulosos, mal alimentados e pouco aceiados. Vem precedida de alterações geraes,

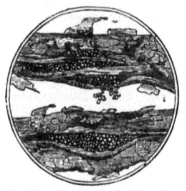

Fig 9. Parasitas vegetaes da plica polaca.

como febre, dôr de cabeça, inflammação dos olhos e ouvidos, cujos symptomas desapparecem logo que o couro cabelludo principia a exsudar um liquido de muito mau cheiro que adelgaça os cabellos, enreda-os, ennovela-os e os pega (*plicas*), caindo os novelos assim que acaba a exsudação.

É conveniente cortar o cabello e lavar a cabeça com agua phenica a um por cento. O melhor medicamento para combater esta doença é *Vinca minor*. Se não fôr sufficiente dar-se-ha logo *Lycop.* e depois *Borax* se fôr preciso.

Se nenhum d'estes medicamentos consegue curar a doença, consultem-se: *Ars.*, *Graph.*, *Merc. s.*, *Natr. m.* e *Sulph.*

Café.

Abuso do café. — Os medicamentos principaes contra os symptomas causados pelo abuso do café, são: *Nux v.*, *Cham.* e *Ignat.*

Nux v.: grande impressionabilidade de todo o systema nervoso: dôres de cabeça penetrantes, como se *pregassem um prego ou varios na cabeça*, aggravando-se com qualquer movimento; dôres violentas de estomago; mau humor, irascivel, colerico: insomnia, palpitações do coração, prisão de ventre, eructações acidas e acidez do estomago.

Chamo.: dôres de estomago que cessam mais ou menos com o uso do café; dôres de cabeça e dentes; sensibilidade excessiva de todo o corpo, com gritos, pranto e desespero; colicas intensas; grande anciedade na bocca do estomago; diarrhea, vomitos; aggravação de todos os symptomas com a quietação; allivio com o movimento e desejo continuo de mover-se.

Ignat.: dôres de cabeça pressivas, penetrantes, com pulsações em toda a cabeça, que alliviam abaixando-se; fraqueza geral e ás vezes localisada no estomago; colicas com prisão de ventre; tristeza, melancolia e pranto continuo, alternando com deseperação, e bem raras vezes alegria.

Tambem se podem consultar em caso de necessidade: *Canth.*, *Caustic.*, *Cocc.*, *Hepar*, *Ipecac.*, *Lyc.*, *Merc.*, *Puls.*, *Sulph.*

Caimbras dos escrivães.

Nos escrivães, escreventes, professores de piano e harpa, sapateiros, cortadores, etc., costuma dar-se a caimbra chamada dos escrivães, que consiste em caimbras dos musculos dos dedos das mãos. O dedo pollegar está convulso e todo dobrado para dentro e a mão e o braço impedem de escrever, tocar piano, violino, etc., por causa do tremor convulsivo. É uma doença que progride com muita lentidão e se não se ataca a tempo adquire grande incremento, tornando-se então incuravel. As causas vulgares d'esta doença são a má posição das mãos, a pressão do braço, o rheumatismo, golpes, contusões, etc.

O melhor meio para combater esta doença, é o enfermo deixar a occupação, causa determinante, por tres mezes ou meio anno, e ao começar de novo escreva pegando na penna d'outro modo, etc., evitando sempre que a mão tome a posição que causou a doença. O melhor medicamento contra a caimbra dos escriväes é *Belladonna*, e se não fôr sufficiente, consulte-se *Calc. carb.*, *Natr. mur.*, *Nux v.*, *Ignat.*, *Oleand.*, e *Phosph.* Se o rheumatismo é a causa principal, *Caust.*, *Rhod.* e *Rhus.*

Callos.

Em consequencia de fortes e continuas pressões exercidas, por mais ou menos tempo, quer pelo calçado estreito e curto, quer por pregas ou costuras, pelo contacto habitual de um corpo, por trabalhos rudes, ou emfim por qualquer outra causa, costumam desenvolver-se na pelle das mãos e dos pés callosidades mais ou menos grossas, que produzem um mal estar por vezes insupportavel, e que são susceptiveis de se inflammar. Desenvolvem-se geralmente na palma das mãos e na planta dos pés.

Para combater efficazmente as callosidades é preciso primeiro que tudo remover a causa que lhe deu origem. Os medicamentos indicados são:

Contra os *callos das mãos*: em primeiro logar, *Graph.*, e se este não fôr sufficiente, *Sulphur* e tambem *Amm. carb.* e *Lycop.*

Contra os *callos dos pés*, o medicamento principal é *Ant. cr*, que quasi sempre os cura, por grossos que sejam. Nos casos em que assim não succeda, dar-se-ha *Silic.* e se este não fôr sufficiente *Lycop.*

Para os callos que se formam entre os dedos dos pés prescrever-se-ha *Graph.* e no caso d'este falhar *Antim. cr.*

Tambem os *callos* como as *callosidades* (e n'aquelles apezar da sua extirpação e de remover a causa que os produziu e prolongou) apresentam por vezes dôres e inflammação, de que participam as regiões visinhas e exigem os seguintes medicamentos:

Contra as dôres em geral, sem classificação: *Bry.*, *Calc. c.*, *Caustic.*, *Dulc.*, *Natr. m.*, *Nitr. ac.*, *Phos.*, *Sulph.* e *Thuja.*

Sensiveis ao tacto: *Lyc.*, *Silic.*, ou então *Bry.*, *Hepar*, *Kali c.*

Contra as dôres dilacerantes: *Lyc.*, *Silic.*, e tambem *Amm. c.*, e *Sulph. ac.*

Contra as dôres pressivas: *Lyc.*, ou então *Ant. cr.*, *Bry.*, *Sulph.*.

Contra os que causam uma especie de ardor ou queimadura: *Amm. c.*, *Baryt. c.*, *Calc. c.*, *Ignat.*, *Phosph. ac.*, *Rhus t.*

Para as dôres lancinantes e pungentes: *Bry.*, *Calc. c.*, e *Sulph.*; em segundo logar, *Lyc.* e *Natr m.*, e tambem *Baryt. c.*, *Borax*, *Bry.*, *Hepar*, *Natr. m.*, *Sep.*, *Silic.*, *Sulph.* e *Veratr.*

Para as dôres como se existisse uma escoriação ou ulceração: *Ignat.*, *Sepia*; em segundo logar: *Ambr.*, *Bry.*, *Calc. c.*, *Lyc.*, *Rhus*, *Veratr.*

Contra as dôres terebrantes: *Borax*, *Natr.* e *Natr. m.*

Camomilla.

O abuso que os medicos allopathas e o vulgo fazem d'este medicamento para combater as indigestões e outros padecimentos, costuma produzir diversos desarranjos muito incommodos e persistentes. O melhor medicamento para os fazer desapparecer é *Pulsatilla*, se houver nauseas, vomitos, diarrhea, falta de appetite, lingua branca e amarellada no centro; e tambem, se houver escoriações nas pregas que a pelle forma nas articulações.

Se *Puls.* não dér resultado, consultem-se:

Aconitum: febre com dôres que obrigam o doente a mover-se continuamente, pois só assim encontra allivio.

Cocculus: convem ás mulheres, que se queixam de dôres contractivas no ventre e ainda outros symptomas hystericos.

Coffea: nas creanças, violentas dôres acompanhadas de uma agitação extraordinaria, com impossibilidade de dormir.

Ignatia: convulsões e escoriação nas pregas da pelle (convêm depois de *Puls.*).

Nux vomica; se *Coffea* não bastou e houver fortes dôres de estomago com prisão de ventre, ou dejecções pequenas e frequentes.

Camphora.

O envenenamento pela camphora, caracterisado pela frialdade da pelle ao tacto, pelo desejo continuo do doente se descobrir e não querer estar tapado com cousa alguma, cara azulada e contrahida, com halito, dejecções e urinas que exhalam um forte cheiro a camphora, combate-se nos casos agudos e graves fazendo tomar ao doente chavenas de café forte até que vomite ou fazendo a lavagem do estomago com a sonda. Depois applica-se *Opium* em dissolução, uma colhér de duas em duas horas, ou com intervallos menores se fôr preciso.

Para as consequencias do mesmo, como diarrhea symptomas catarrhaes, etc., dê-se: *Dulcam.*, ou *Ars. Veratr.*

Para as caimbras nas barrigas das pernas: *Ars.*, *Veratr.* ou *Cupr.*

Para a anciedade com insomnia: *Bell.* ou *Nux v.*

Cancro da pelle.

(*Sarcoma—Carcinoma—Cancroide—Epitelioma*)

Ainda que de caracteres anatomicos distinctos entre si, designaremos com o nome generico de *cancro*, os tumores malignos chamados em medicina *sarcoma, carcinoma, cancroide; epitelioma*, etc., para que o seu conhecimento e tratamento seja mais facil para as pessoas profanas.

O *sarcoma* é um tumor circumscripto, brando, de fórma achatada, arredondado ou papillar, do tamanho d'uma avelã ou uma laranja; está isolado, ou se desenvolve em maior ou menor numero, já d'uma ou mais verrugas, de uma cicatriz, etc. Estes tumores causam poucas dôres e por fim degeneram n'uma substancia gordurosa, suppuram e gangrenam-se; se tomam uma côr escura (*sarcoma pigmentar*) costumam causar a morte em mais ou menos tempo.

O *cancro, carcinoma, cancroide,* ou *epitelioma* da pelle

á quasi sembre mortal e tem tres formas. A primeira é constiduida por pequenos tuberculos como cera, isolados ou confluentes, que se escoriam e ulceram cobrindo-se de

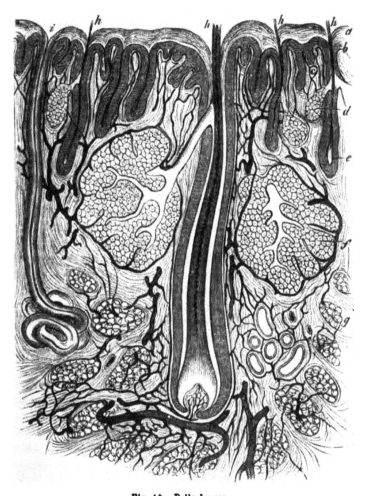

Fig. 10. Pelle humana.

a Epiderme. *b* Corion. *c* Papillas da pelle. *d* Folliculos sebaceos que se abrem nos *e* Bolbos pilosos. *f* Folliculos sebaceos. *g* Celulas de gordura. *h* Bolbos pillosos. *i* Folliculos sudoriferos.

crostas. A segunda é formada por tuberculos maiores, desde o tamanho do milho canhamo de a ouma noz, com uma cavidade no centro, que no fim de certo tempo se ulceram e deitam um liquido sanguinolento, existindo no fundo ulceroso vegetações, maiores ou menores. A terceira distingue-se por que os tuberculos cobrem-se a principio de escamas e depois de crostas, a seguir caem estas e deixam a descoberto uma superficie com asperezas crystalinas, deseguaes, que sangram muito e segregam um liquido ensanguentado. Todas ellas ao desenvolver-se infartam os ganglios lymphaticos, causam febre, e tudo isto unido ás perdas de sangue e pus, faz com que a morte sobrevenha om mais ou menos tempo, segundo as forças e vitalidade dos doentes.

A operação n'estes tumores é sempre prejudicial, pois que em seguida, se reproduzem com mais violencia e apressa o termo fatal. Os meios locaes como cataplasmas, unguentos, emplastros, etc., são tambem prejudicaes; não se deve pôr nada sobre o tumor canceroso, e nas epocas frias do anno deve cobrir-se com algodão em rama. Quando o tumor se ulcera, lava-se duas ou tres vezes por dia com agua fria na epoca do calor e com agua tepida no inverno, cobrindo-o com panno e prancheta de fios que absorvam a suppuração e depois um penso que sujeite tudo. Quando as ulceras cancerosas se alastraram muito e a suppuração é consideravel e de muito mau cheiro, é preciso depois de lavar a superficie ulcerada como se disse, laval-a logo com agua phenica a dois por cento e cobril-a com compressas imbebidas na mesma solução; por cima se porá algodão phenicado para recolher o pus, e depois o penso que sujeite tudo. É indispensavel o maior aceio nos cancros ulcerados.

O melhor medicamento contra o cancro não ulcerado, ou no principio, é *Arsenicum*, que se dará com todo o cuidado, suspendendo as suas doses sempre que haja allivio. Se não fôr sufficiente, recorrer-se-ha á *Carbo anim.* ou *Conium mac.* se uma pancada ou queda foi a causa do tumor canceroso, e depois *Staphysagr.* se fôr preciso. Alem d'estes medicamentos podem consultar-se *Aur. m.*, *Hydrastis can.*, *Phytolacca*, *Sepia*, *Sulph.*, *Thuja*.

Contra o cancro ulcerado o melhor medicamento é *Silicea*; a seguir podem empregar-se: quando a suppuração é mais fetida e saniosa *Kreosot.*; e depois *Arsen.*, *Lach.*, *Merc. subl. corr.*, *Nitri ac.*, *Oxal. ac.*, e *Sulph.* Nos casos extremos, quando a prostração de forças é concideravel deve applicar-se *Carbo veg.* para reanimar o doente.

Dois medicamentos novos, um brazileiro e outro da nossa Africa, foram preconisados para cambater esta terrivel doença, o *Alvelós* e a *Cassoneira.*

Cantaridas.

Se o pó das cantaridas se introduziu nos olhos ou a sua tinctura, o melhor meio a empregar é a applicação de clara de ovo ou substancias mucilaginosas, para mitigar as dôres violentas. Se as cantaridas ou a sua tinctura penetraram no estomago, tomam-se as ditas substancias para atenuar as dôres ardentes que se sentem. Em ambos os casos se dá a cheirar ao doente uma solução alcoolica forte de camphora e se o caso é grave friccionam-se com a solução as fontes, as côxas na sua parte interna e os lombos; isto se as cantaridas produziram dôres nos rins e bexiga, ardor intenso ao urinar, dôres nas costas, inquietação, sêde e insomnia. O doente tomará *Camph.* frequentemente.

Os symptomas causados pela acção dos vesicatorios como: irritação e inflammação da bexiga e rins, difficuldade ou impossibilidade de urinar, a urina sae gotta a gotta e queima as partes por onde passa, febre, dôres lombares, dôr de cabeça, agitação e até subdelirio, combatem-se com exito dando a *Camphora*, uma dose de duas em duas ou de tres em tres horas segundo a gravidade do caso. Se a febre fôr muito violenta, dê-se primeiro *Aconitum* e logo *Camphora.* Se este não acabar a cura applique-se *Pulsat.* e se houver necessidade: *Bell.*, *Merc.*, *Phos.*, *Sepia* e *Sulph.*

Carbunculo.

(Antrax.)

O carbunculo é um tumor gangrenoso de curso rapido, muito grave, que apparece em diversos pontos da pelle.

Ha duas variedades de carbunculo, o *symptomatico* e o *idiopathico*. O primeiro ataca os que vivem em más condições hygienicas, como: mau regimen, uso de alimentos escassos ou maus, o trabalho excessivo n'um dia de sol abrasador, a canceira extrema, as aguas estagnadas, a miseria, etc. O segundo ou o carbunculo por inoculação, ou *idiopathico*, é devido á acção do virus carbunculoso dos animaes sobre a pelle do homem e de preferencia ataca as pessoas que se acham mais em contacto com os animaes, como os pastores, tosquiadores, carniceiros, vaqueiros, etc.

Esta doença tão grave exige a assistencia d'um medico homeopatha experimentado; nos casos porêm em que o não haja ou resida longe, faça-se o que em¹ seguida aconselhamos.

Esta molestia, a principo desapercebida para alguns, começa geralmente por uma queda rapida de forças, e ás vezes por uma sensação de mal estar ou de terror profundo, inexplicavel. Uma ou muitas pustulas apparecem depois no sitio em que se ha-de desenvolver a doença, abrem-se vertendo uma serosidade avermelhada que é acompanhada de um ardor e comichão insupportaveis. Pouco a pouco ou rapidamente se vae formando um tumor, em cujo centro se manifesta um espaço negro como o carvão. A cutis torna-se lusidia, ha muita dureza e do centro do tumor partem dôres pungentes, intensas, que ás vezes causam deliquios, e toda a pelle do corpo accusa um ardor intenso. Com o progresso da doença augmenta a gangrena das partes que rodeiam o carbunculo, formam-se novas pustulas ás vezes, o pulso torna-se filiforme e concentrado, e successivamente apparecem todos os symptomas de adynamia, com grande prostração de forças, soluços, suffocação, suores frios, etc

Se a doença se tratar nos seus primeiros symptomas, deve dar-se *Arnica*, uma colhér de tres em tres horas ou de quatro em quatro horas e depois *Nux v.* se o primeiro não fôr sufficiente.

Quando se encontra o doente com muita febre, sêde, agitação, dôres intensas, não havendo ainda gangrena ou existindo com pequena extensão prescreva-se *Aconitum*, uma colhér de duas em duas, ou de tres em tres horas, até que cedam os symptomas febris.

O medicamento principal, pôrem, o especifico por assim dizer do carbunculo, é *Arsenicum*, que se deve dar a principio com muita frequencia, até que o tumor adquira bom aspecto, se limite a gangrena, e diminuam ou desappareçam as dôres insopportaveis que o doente sente e lhe não deixam um momento de socego; conforme se fôrem notando allivios, assim se vae cada vez mais espaçando o medicamento. Pode-se dar depois *Arn.* ou *Acon.*, segundo os casos, e tambem segundo o periodo da doença em que se começa a medicar o enfermo.

Depois de combatidas a gangrena e as dôres, costuma ás vezes a suppuração ser ainda abundante e de mau cheiro, n'este caso se dará *Silicea* frequentemente para terminar a suppuração; e se este não fôr sufficiente recorrer-se-ha a *Phosphorus*, sobretudo se houver accessos febris e grande prostração de forças. Logo que a cicatrisação comece, dar-se-ha *Hepar* para a accelerar.

O tumor deve ser curado de quatro em quatro horas, lavando a ulcera com agua phenica de tres por cento, cobrindo-a com compressas imbebidas em agua phenica e cobrindo tudo com algodão phenico para absorver os productos da suppuração e da gangrena.

Quando sobrevier a prostração de forças tem que se proporcionar aos doentes uma alimentação reparadora com leite, caldos substanciosos, ovos quentes, gelea, vinho de Porto e Madeira, etc.

As pessoas que tratam o doente devem a seguir lavar as mãos com agua phenica a um por cento.

Casos ha em que se tem de recorrer a outros medicamentos, como: *Apis, China, Hep., Lach., Lyc., Merc., Nitri ac., Rhus, Silic., Stram.*

Carruagem.

Nos soffrimentos causados pelo movimento da carruagem, o principal medicamento é *Cocculus* e se não fôr sufficiente: *Ars., Ipec., Nux v., Petr., Sep., Silic., Tabac.;* ou *Borax, Hep., Ign., Nux m., Sulph.* (B.).—Se o movimento da carruagem allivia as dôres, dêm-se: *Nitri ac.*, e *Graph.*

Catalepsia.

A catalepsia é um nevrose ou doença nervosa, essencialmente chronica, que se caracterisa em geral pela perda dos sentidos e contracção quasi tetanica de todos os musculos do corpo, intependente da vontade do doente, conservando o corpo a posição que tinha na invasão do ataque, e uma especie de flexibilidade passiva que faz com que conservem a posição que se lhes dê durante o accesso. É raro que de todo se perca o conhecimento n'esta molestia, que vem por accessos, ou então uma vez somente e que de preferencia ataca as mulheres, e d'entre estas as chloroticas e hystericas e as que muito têm soffrido moralmente.

Os accessos de catalepsia são em geral precedidos de symptomas precursores, como dôr de cabeça, bocejos, palpitações do coração, abatimento, sensação de frio ou calor, etc., ou então vêm repentinamente; o doente fica como uma estatua na posição em que estava, sentado, inclinado, de pé, escrevendo, comendo, deitado, etc.; com os olhos abertos e fixos ou fechados; os musculos não têm a rigidez tetanica, e qualquer lhe pode dar a posição que queira, como se o enfermo fosse uma estatua de cera. Ás vezes unem-se a estes symptomas espasmos dos musculos da respiração, que a tornam difficil ou imperceptivel e a acção do coração tambem enfraquece até tornar-se quasi insensivel, desapparecendo o pulso quasi por completo; outras vezes é forte e frequente; o rosto umas vezes está palido, outras vezes muito encarnado.

Além d'isso, observam-se casos em que os doentes apresentam phenomenos de somnambulismo unidos aos catalepticos.

Os ataques desapparecem no fim de duas ou tres horas ou menos, podendo durar ás vezes tres dias e mesmo mais. Nos intervallos dos ataques os doentes acham-se bem, ou costumam ter varios symtomas mais ou menos incommodos e passageiros.

Os que são sujeitos a esta molestia devem alimentar-se bem, pesseiar muito, fazer gymnastica, distrahir-se frequentando os theatros e reuniões, não cançar o cerebro com trabalhos intellectuaes, e evitar os espectaculos tristes ou que façam soffrer.

Os medicamentos principaes para combater e curar esta nevrose, são:

Aconitum: catalepsia com somnambulismo, sobretudo nos jovens e creanças, e quando ha soluços e ranger de dentes e as causas foram um susto ou medo, suppressão repentina da menstruação ou o hysterismo.

Belladonna: depois de *Stram.*, quando este medicamento não foi sufficiente para fazer sustar os ataques, ou estes são interrompidos por convulsões, ou se reproduzem com a mais leve contrariedade.

Camphora: o melhor medicamento contra esta molestia, cujos ataques debella de prompto, dando em olfação a tintura ao doente: antes da invasão grande abatimento e mollêza, tremor geral; depois rijidez repentina de todos os musculos com perda dos sentidos, palidez do rosto, pulso pequeno, lento e fraco, respiração lenta e quasi imperceptivel, e suor frio geral com suppressão da urina.

Chamomilla: de preferencia nas creanças, durante o periodo da dentição, e depois de *Aconit.*, e quando um forte incommodo, zanga ou ira, etc., foram a causa; durante o ataque, rosto alterado com extremidades frias, olhos meio fechados e pupilas dilatadas. Nos intervallos dos ataques ha muita irritabilidade nervosa.

Cicuta: nos casos em que a molestia se apresente subitamente, com immobilidade completa, perda dos sentidos e aspecto como se o doente estivesse morto com os queixos fortemente apertados. A indicação é mais segura se a creança soffrer de vermes.

Laurocerasus: os accessos vêm de improviso e parece que o doente caiu redondamente morto; pulso muito lento, quasi insensivel, e pulsações do coração imperceptiveis.

Stramonium; indicado principalmente, na catalepsia, sobretudo quando os accessos são precedidos de dôres na testa, vertigens e passo vacilante; declarado o ataque, os olhos permanecem fixos e meio cerrados, a bocca aberta, o pulso cheio, as pupilas muito dilatadas e urina supprimida; os ataques costumam transformar-se por vezes n'uma especie de extase   No intervallo dos ataques os doentes estão abatidos, assustam-se e choram com muita facilidade.

Veratrum: os ataques são precedidos de angustias, desespero e receio da morte; declarado o ataque apertam convulsivamente os queixos e movem as palpebras, com perda total do conhecimento, da sensibilidade e do movimento.

Se estes medicamentos não fôrem sufficientes, consultem-se: *Aur.*, *Asa fœt.*, *Calc. carb.*, *Con. m.*, *Ignat.*, *Nux v.*, e *Nux m.*, *Valer.*, e *Zinc.*

Cerebro.

Aphasia.—Esta molestia manifesta-se porque a pessoa não pode exprimir os seus pensamentos com palavras apropriadas, não obstante ter em perfeito estado os orgãos da pronunciação. Este padecimento depende de uma lesão de cerebro, da sua parte chamada centro da linguagem e segundo a intensidade da dita lesão, assim o gráo da aphasia é maior ou menor. Tambem costuma observar-se esta doença ou passageiramente ou mais ou menos permanente, nas lesões traumaticas do cerebro (pancadas, quedas, etc.), na febre typhoide, na epilepsia, hysterismo, etc. A intelligencia na aphasia fica quasi sempre inalteravel.

Começa-se o tratamento obrigando o doente a exercicios de pronunciação das palavras que lhe faltam, fazendo-as repetir. O melhor medicamente contra a aphasia é *Lachesis* que deve usar-se por algum tempo. Em segundo logar é indicado *Phosphorus* e em terceira *Zincum*.

Se estes medicamentos não dão o resultado desejado, consultem-se: *Bell.*, *Hyosc.*, e *Stram.*

Quando a falta se realisa, quando se tenha do enunciar nomes proprios, consultem-se *Anacard.*, *Crocus s.*, *Oleand.*, *Rhus* e *Sulph.*

Se a falta se dá com os algarismos: *Baryta c.*, *Lyc.*, e *Phosph.*

Se as palavras faltam subitamente: *Laches.*, *Natr. m.*, e *Tabac.*

Se se confundem: *Secale c.* e havendo necessidade: *Laches.* e *Lyc.*

Se são vagarosas: *Thuja* e depois *Baryt. c.*

Mais detalhadamente vêja-se o artigo: *Palavra.*

Anemia cerebral.—Esta doença, assim chamada, porque o cerebro recebe pouco sangue, depende de perdas debilitantes, como corrimentos, molestias febris graves, excessos physicos e intellectuaes, estados convulsivos, etc. Pode ser *aguda* e *chronica.* A *primeira*, causada por causas debilitantes rapidas, manifesta-se por fortes ancias, zumbidos dos ouvidos, vista como coberta por véo negro, cara e extremidades frias com suor frio, palidez geral e das gengivas, pulso fraco e filiforme; e se a molestia não se paralysa, estes symptomas aggravam-se cada vez mais, perdem-se os sentidos e realisa-se a morte.—A *chronica* manifesta-se por tonturas, fraqueza da vista, insomnias, dôr de cabeça, ruido nos ouvidos, mau humor, illusões visuaes e auditivas, etc'; e se a doença progride, pouco a pouco se desenvolvem a debilidade muscular, a anorexia, as vertigens e gradualmente se vão debilitando as funcções organicas até que sobrevenha a morte. Nas creanças e nas mulheres costumam observar-se convulsões, tanto na anemia aguda como na chronica.

Na *anemia aguda* o doente deve estar deitado na posição horisontal com a cabeça bastante baixa; é necessario primeiro do que tudo prescrever-lhe uma alimentação nutritiva, commendo pouco de cada vez, mas frequentemente, tomar vinho ás comidas, vinhos generosos, café e cha com aguardente de aniz. O primeiro medicamento a tomar e com frequencia é a *Camphora* e depois *China.*

Na *anemia chronica* o doente deve alimentar-se bem, com caldos substanciosos, assados, fiambre, carne de vacca, ovos, vinho commum e generoso, café, etc. devendo alem d'isto observar a maxima quietação, em quanto não minorarem os symptomas graves. Se a anemia vem depois d'uma molestia grande na sua convalescença, dê-se *China.* Se a origem vem d'outras causas, é mais acertado começar o tratamento por *Calcarea phosph.*, e se não fôr sufficiente recorra-se a *Ferrum met.* e depois a *Phosph.* e tambem a *Arsen., Veratr. viride* e *Zincum*: este ultimo nas convulsões das creanças anemicas e não dando o resultado desejado recorre-se a *Cuprum.*

Congestão cerebral.—Hyperemia cerebral.—Congestão e ataque de sangue para a cabeça.—Com todos estes nomes se designa a doença que consiste n'uma accumulação extraordinaria e excessiva de sangue no cerebro e seus involucros. As suas causas mais vulgares são os resfriamentos, as insolações, as bebidas alcoolicas, os degostos, as suppressões de corrimentos habituaes, etc.

A congestão reveste varias formas. A mais simples consiste em dôr de cabeça, confusão de ideias, perturbação da vista e do ouvido, excitação, inquietação, pulso cheio e duro, pouca febre e ás vezes convulsões ligeiras. A mais intensa caracterisa-se por forte dôr de cabeça, rosto abrasado e encarnado, olhos injectados de sangue, nauseas, vomitos, vertigens, zumbidos nos ouvidos, latejar das arterias temporaes, febre, pulso forte e cheio, perda dos sentidos, delirio, querendo saltar de cama, dejecções involuntarias e urinas egualmente, etc ; e se a congestão attinge os involucros cerebraes sobrevêm fortes convulsões que podem acarretar, sobretudo nas creanças, o derrame de serosidade nas cavidades do cerebro.

Aos doentes atacados de congestão cerebral recommenda-se que se conservem na posição horisontal com a cabeça e o peito elevados, cobrindo-se segundo as exigencias da estação e suhmettendo-os a uma dieta rigorosa. Antes de prescrever os medicamentos necessarios, é preciso ter em consideração as causas, a edade e a occupação do doente e indicar-se hão: se a causa foi um despeito *Chamom.*; uma alegria *Coffea*; um susto *Opium*, e depois *Aconit.*; a tristeza, um pesar *Ignat.*; a cólera *Nux vomica* (veja-se: *Emoções moraes*; um esforço physico *Rhus* e depois *Calc. carb.*; uma insolação ou calor forte *Aconit* e depois *Bell.* e se não bastam *Glonoïn.* e *Camph.*; a prisão de ventre *Bry.*, *Nux v.*, *Opium*, *Sulphur*.

Depois de hemorrhagias ou outras perdas de liquidos organicos *China*, *Verartrum* e tambem *Calc. carb.*, *Nux v.*, e *Sulph.*

Depois de um resfriamento em tempo humido e chuvoso *Dulcam.*

Nas jovens, na epoca das primeiras menstruações *Acon.*, *Bell.*, *Opium*, *Puls.*, *Sulph.*

Nas creanças durante a dentição *Acon.* e depois *Bell.*, *Cham.*, *Coff.* e ás vezes *Calc. carb.*

Nas pessoas que passam uma vida sedentaria, indolente, *Nux. vom.* ou *Acon.*, *Sulph.*

Nos bebedores *Lach.*, *Hyosc.*, ou *Nux v.*, *Opium*, *Bell.*, *Calc. c.* e *Stram.*

Nos casos chronicos, com frequentes recaidas, *Calc. c.*, *Phosph.*, *Silic.*, *Sulph.*

Eis aqui os medicamentos em geral mais indicados no congestão cerebral:

Aconitum: peso e vultuosidade da cabeça com dôr, gemidos, zumbidos dos ouvidos, ruido na cabeça, olhos injectados com visão de faiscas, cara incendida e encarnada, pulso cheio, duro, frequente, nauseas e vomitos, sêde, agitação, desassocego, forte sêde, delirio e insomnia.

Belladonna: sempre depois de *Acon.*; dôr fortissima de cabeça com rosto e olhos encarnados, ou cara palida, dôr de garganta, ruido nos ouvidos, latejar visivel das arterias das fontes, olhar embaciado, pupilas contrahidas, obscurecimento da visão, angustia, palpitações do coração, horror á luz, grande sensibilidade ao ruido e ao tacto, delirio forte, murmurios, perda dos sentidos, somnolencia e palavra difficultosa.

Nux vomica: congestão cerebral por excessivos trabalhos intellectuaes, por uma indigestão, por abuso de bebidos alcoolicas e dos prazeres venereos. Grande sobrexcitação nervosa, com desejo de dormir sem o poder conseguir, grande pezo da cabeça, sobretudo ao mover os olhos, pressão forte nas fontes, impossibilidade de reunir as ideias, e aggravação ao anoitecer e de manhã até ás dez horas.

Opium: nos casos em que a congestão se tenha accentuado e ameace converter-se em apoplexia. Delirio ou prostração com insensibilidade geral, sommnolencia, vultuosidade do rosto, dejecções involuntarias, suores quentes, pulso cheio, lento, forte, como se podesse romper a arteria, respiração lenta e ruidosa, lingua secca e suspiros.

Pulsatilla: convem de preferencia ás mulheres que soffrem de desarranjos da menstruação. Dôr de cabeça pressiva, de um lado, muito molesta e fatigante, ou então começa na nuca e que minora apertando a cabeça com um lenço, peso da cabeça, rosto palido e angustiado, choro, lamentações, queixumes, mau humor e falta de sêde.

Stramonium: delirio violento com vontade de saltar da cama, cantos, risos, assobios, vontade de agarrar, morder e arranhar, medo desejando evitar perigos imaginarios, urinas raras e supprimidas, olhar torvo e temeroso.

Com estes medicamentos se podem curar as mais intensas congestões cerebraes, nos casos porêm de necessidade podem-se consultar mais:

Apis: quando o doente treme como assustado, senta-se na cama, grita, e depois volta a tranquillisar-se e até a socegar, não o impressionando a luz nem os ruidos..

Arnica: se a congestão foi causada por pancadas e quedas. O doente está sem sensibilidade, como paralysado e sem accordo, queixa-se e murmura; pulso cheio e duro e urinas involuntarias.

Glonoïnum: se a causa foi uma insolação, e depois de *Acon.* e *Bell.*: o horror á luz e a sensibilidade aos ruidos são excessivos.

Mercurius sol.: suores faceis, fequentes e abundantes, aggravação nocturna com dôres de cabeça excessivas, lancinantes e terebrantes, parecendo que a cabeça vae a estalar.

Rhus: dôres de cabeça ardentes, e latejantes, peso da mesma e formigueiro, passo vacilante e se a causa da doença foi uma mólha.

Veratrum: se persistem insistentemente as nauseas e vomitos, forte latejar na cabeça e sensação como se o cerebro estivesse magoado e de aperto na garganta; rigidez da nuca, urinas abundantes e aquosas.

A sensação de formigueiro e paralysia que ás vezes se observa depois de uma congestão cerebral, nas extremidades superiores e inferiores, combate-se com *Nux v.* e se não fôr sufficiente *Plumbum*.

Inflammação do cerebro e suas membranas.—Encephalite.—Meningite.—Hydrocephalia aguda.—Derrame de agua no cerebro.—Comprehendemos n'um so artigo todas estas molestias, porque os seus symptomas e correspondente tratamento homeopathico são tambem quasi os mesmos, sendo as causas mais frequentes, entre outras, o trabalho da dentição, um forte resfriamento, uma insolação, esforços corporaes, abuso das bebidas alcoolicas, uma commoção cerebral, pancadas, quedas, desgostos profundos e a doença tuberculosa, etc.

Estas molestias observam-se de preferencia nas creanças, em segundo logar nos jovens e em terceiro logar nos anciãos. Costumam observar-se tambem nas febres eruptivas que tardam a romper, como sarampo, escarlatina, erysipela e variola.

Em geral principiam por convulsões (nas creanças) e febre intensa, repetindo-se aquellas com frequencia, com gritos, gemidos, somnolencia e prostração, até que os doentes (se não se consegue dominar a doença) caem em coma profundo, paralysam-se, sobrevindo a morte. Nos jovens principiam por frio consideravel, a seguir febre muito intensa e pulso frequente e cheio, vomitos, delirio, dôr muito forte de cabeça, grande sensibilidade da pelle, impossibilidade em supportar o ruido e a luz, desejo de saltar de cama, strabismo e olhar sombrio e brilhante. A estes symptomas de excitação (se não se domina a doença) succedem os de depressão ou paralysia, ao realisar-se o derrame seroso (*hydrocephalia*); o pulso torna-se lento e imperceptivel, o doente permanece insensivel, somnolento e prostrado, desenvolve-se pouco a pouco a paralysia geral e sobrevem a morte com respiração estertorosa e frio geral.

Se o derrame seroso se verifica com rapidez, fal-o insidiosamente; dôr de cabeça, irritabilidade de caracter, insomnia, ranger de dentes dormindo (nas creanças), diarrhea ou prisão de ventre, vomitos, ligeiras convulsões, etc. são os symptomas vulgares, ás vezes tão insignificantes, que passam desapercebidos, até que se realisa o derrame e se declaram os symptomas ja enunciados.

A terminação pela cura distingue-se porque os doentes dormem um somno reparador e suam muito, diminuindo conjuntamente os symptomas de depressão e os de excitação. Depois costumam apparecer os symptomas de fraqueza e paralysias parciaes, que desapparecem pouco depois da terminação favoravel da doença, com os medicamentos indicados.

No periodo de excitação o doente deve evitar o ruido e a luz, o quarto deve estar escuro e com pouca gente, uma ou duas pessoas quando muito, temperatura pouco elevada; o doente deve estar sempre na cama com a cabeça elevada e a dieta; mais tarde, apparecendo os symptomas de depressão, deve dar-se-lhe leite com agua e caldos. Na convalescença alimentar-se-ha com precaução para evitar uma recaida por indigestão, deve evitar todo o trabalho intellectual, deve falar pouco e não consentir que falem em volta.

Estas doenças exigem sempre a assistencia d'um medico homeopatha, se não o houver na povoação, eis aqui os medicamentos mais indicados:

Aconitum: quando ha febre, agitação, sêde, insomnia, etc.

Arnica: se a doença foi determinada por uma queda, pancada, contusões, etc. Se não der resultado, recorra-se a *Conium, Cicuta*.

Belladonna: é muito efficaz quando ha fortes dôres de cabeça, horror á luz, olhos injectados de sangue e delirio violento; movimentos convulsivos nos membros; constricção espasmodica da garganta: calor intenso na cabeça, com saliencia das veias da testa, fontes e pescoço; cara encarnada e inchada; somno soporoso e olhos meio cerrados.

Bryonia: calafrios prolongados, calor na cabeça e muita sêde; dôres de cabeça, desejo continuo de dormir, delirio, gritos, sobresaltos.

Depois do uso de *Acon.* ou *Bell.* convem tambem *Bryonia*, se a cara está muito encarnada; além d'isso, olhos convulsos e virados para um lado, ou meio fechados ou muito abertos; labios e lingua secca, ventre preso, duro e elevado, urinas escassas e muito coradas, respiração accelerada e suspirosa, calor secco e ardente e tosse secca que augmenta a dôr de cabeça.

Cina: nas pessoas atacadas de lombrigas, vomitos continuos, ranger de dentes, prurido incessante nas narinas e ás vezes no anus, com os outros symptomas da molestia cerebral.

Helleborus: quando se verificou o derrame seroso e ha: pulso lento e frequente, mas debil e irregular, prostração completa, movimento continuo das mãos á cabeça, respiração lenta, difficil e suspirosa, desejo continuo de coçar o nariz, olhos meio cerrados, pupilas dilatadas e movimentos espasmodicos das palpebras, inercia completa, rosto palido e inchado, somnolecia com estremecimentos, queixo inferior pendente e narinas seccas e sujas. (Depois convem *Sulphur.*)

Hyoscyamos: depois de *Bell.* quando houver somnolencia com perda dos sentidos, delirio tenue sobre os affazeres habituaes, canto, murmurios, riso, estrabismo, convulsões, lingua secca e urinas quasi supprimidas.

Kali hydroiod.: quando a molestia se apresenta de um modo insidioso nas pessoas escrophulosas e tuberculosas.

Mercurius solubil: quando se verificou o derrame e ha suores consideraveis e quentes, lingua humida, somnolencia e inercia; o doente, não obstante a somnolencia, move-se d'um para outro lado, desperta com um grito penetrante, estremecimento ou delirio e volta a cair em sopor. As pupilas estão quasi naturaes, não se impressionam, porêm, somente com a acção da luz, mas tornam-se divergentes.

Opium: quando ha sopor, somno profundo com rouquidos, rosto rubicundo, olhos meio cerrados; prostração profunda, immobilidade, *não desejando nada, nem mesmo lamentando-se.*

Stramonium: delirio furioso, violento, fazendo esforços para saltar fora da cama, desejando morder, ferir e fazer mal a todos os que o rodeiam; gemidos, inquietação incessante, insomnia; olhar fixo, desejo de fugir de uma maneira lenta e temerosa; ou então somno quasi natural, mas com gemidos, estremecimentos do corpo, gritos, agitação.

Zincum: quando a molestia se desenvolveu lentamente em consequencia de diarrheas rebeldes, e sobretudo quando ha diarrhea esverdinhada. (Depois convem *Phosphorus.*)

Apis m.: convem mas ás creanças que despertam gritando; quando a hydrocephalia é aguda e foi precedida d'uma erupção erysipelatosa; quando ha prostração de forças com perda dos sentidos; quando está paralysado um lado do corpo, os dedos dos pés dobrados, os olhos vesgos, ha nauseas estando deitado, o halito fetido e lingua rachada.

Dêm-se todos os dias de tres em tres ou de quatro em quatro horas alguns globulos de *Apis* 30ª; desde que a creança deixe de despertar gritando, não devem repetir-se as doses mais do que duas ou tres vezes por dia.

Sulphur: prescreve-se nos casos em que a hydrocephalia se desenvolve lentamente depois de erupções chronicas da pelle. A cabeça pende para traz. O doente deseja estar deitado com a cabeça baixa. O rosto umas vezes está encarnado outras pallido; quando levanta a cabeça tem nauseas. A sua bocca exhala um cheiro acre. A urina parece misturada com farinha (Hg.).

Hydrocephalia chronica. — Grauvogel indica como medicamento principal *Calc. carb.* ou *phosphorica* em baixas triturações. Se, não hevendo medico homeopatha na povoação, houver necessidade de consultar a um medico allopatha, *não se deve consentir nunca a applicação de neve ou gelo sobre a cabeça da creança;* é um tratamento irracional que pode causar a morte. Como este orgão é dos mais nobres, quanto mais forte fôr a applicação do gelo ou da neve, mais certa é a morte.

(As compressas de agua quente, como as recommendou o celebre Romberg, e como se usam nas inflammações do ventre e outros orgãos, são muito mais proveitosas.)

Alem dos medicamentos que vimos de indicar, pode-se fazer uso dos seguintes:

Arnica se a doença provem d'uma queda, uma pancada, uma contusão, etc.

Glonoïn., Bell., Bry. contra as consequencias desastrosas d'uma insolação.

Apis, Bell., Rhus, se a doença se manifestou depois d'uma erysipela ou escarlatina.

Glonoïn, Laches. (Hg.) e *Bry.* quando se applicou gelo ou neve á cabeça.

Bell., Hepar, Merc. ou *Puls.* depois de um corrimento de ouvidos supprimido.

A hydrocephalia chamada *congenita*, quero dizer, que a creança nasceu já com *hydrocephalia chronica*, até hoje ainda se não curou com medicamentos, pode, porem dar-se *Calc. phosphorica* que é o melhor medicamento para a combater e que corrigirá muitos dos symptomas que costuma causar; se não bastar, podem-se consultar *Kali hydroiodic.* e *Phosph.* Contra as desordens digestivas recorra-se a *Natrum mur.* e *Nux vom.*

Chá.

O principal medicamento para combater os effeitos produzidos pelo abuso do chá como bebida é *Coffea.* Se este não fôr sufficiente consultem-se: *China, Ferr., Thuja.*

Chloro.

Para tratar o envenenamento pelo chloro veja-se o artigo: *Acidos mineraes corrosivos.*

Só recommendaremos aqui que as pessoas que estão expostas aos vapores do chloro devem fumar bom tabaco e de quando em quando tomar um torrão de assucar imbebido em aguardente, rhum, cognac ou Porto.

Chlorose.

A chlorose é uma doença exclusiva das mulheres, que d'ella soffrem d'ordinario dos 12 aos 20 annos e ás vezes durante a menstruação, sendo a sua origem a diminuição dos globulos vermelhos do sangue. Esta molestia costuma desapparecer com o matrimonio. As suas causas mais seguras são a hereditariedade, a vida sedentaria, o viver em sitios insalubres, a fome, a má alimentação, a menstruação excessiva, os desgostos e as flores brancas.

A chlorose manifesta-se a principio pela canceira e a debilidade geraes, sobretudo ao subir encostas e escadas, vertigens, e bem depressa a pelle, labios, gengivas e parte interna das palpebras se tornam palidos, augmentando a palidez a ponto da pelle tomar a cor da cêra, mãos e pés quasi sempre frios, as escleroticas (branco dos olhos) tornam-se azuladas, e as doentes permanecem tristes, repugnando moverem-se e assistirem a diversões. Se a molestia não se modifica e avança constantemente, sobrevem a falta de appetite, altera-se a nutrição e como consequencia sobrevêm desordens nos orgãos internos, no estomago, in-

testinos, etc. e ás vezes a tisica pulmonar. A menstruação
é escassa e chega a desapparecer completamente se não
se corrige a molestia, e em seu logar ha corrimento branco;
ou então é muito abundante, excessiva, com o que a paciente enfraquece cada vez mais.

É uma doença sempre curavel e se não é muito antiga
ou originou alguma lesão organica, cura-se de prompto com
um tratamento adequado, repete-se, porêm, com extrema
facilidade.

No tratamento da chlorose desempenha um papel pre-
ponderante o regimen. Para uma chlorotica são indispensaveis o ar puro, os passeios, o somno reparador, as distracções, a equitação, uma alimentação nutritiva; evitar toda
a especie de exercicios violentos, as bebidas alcoolicas, os
excitantes, o café, cerveja e as especiarias. O casamento
é em muitos casos um excellente remedio quando as enfermas estão bem desenvolvidas e a chlorose é pouco intensa.

Os medicamentos mais indicados para o tratamento da
chlorose, são:

Arsenicum: nos casos em que ha pouco appetite com
fortes dôres no estomago, inchação nos tornosellos e mãos
e pés frios.

Calcarea carbonica: menstruação muito abundante em
mulheres gordas, ou diminuição ou falta da mesma, havendo
em seu logar corrimento branco abundante; enfermas escrophulosas, obesas, de mau caracter, que soffrem de dôr de
cabeça lateral, e que accusam uma sensação nos pés e
pernas como se as meias estivessem molhadas.

China: só nos casos em que a molestia foi produzida
pela perda de humores, doenças febris graves e a fome.

Conium: um dos melhores medicamentos quando a menstruação se demora e é muito escassa ou se supprimiu de
todo; ataques de desfallecimentos ou angustias, vertigens,
especialmente na cama, inercia physica e intellectual, a
paciente nada a impressiona, ataques hystericos, pelle palida como a cera e unhas amarelladas; aggravação dos
soffrimentos comendo e depois de comer.

Cuprum: enfermas intoxicadas pelo ferro tomado em
doses fortes: inchação das pernas e da cara; gosto me-

talico na bocca; menstruação muito atrazada e muito dolorosa; oppressão da respiração, tosse convulsa, extrema palidez da pelle, com olheiras azuladas, bem como os angulos dos labios, convulsões e inchação da pelle, vomitos tenazes, vertigens e pulso pequeno, muito debil.

Ferrum: chloroticas muito debeis e prostradas; rosto palido, com maçãs do rosto encarnadas, vomitos de alimentos, diarrhea indolente, de alimentos não digeridos; menstruação excessiva com cara muito córada, corrimento branco nos intervallos menstruaes; palidez e inchação da pelle.

Phosphorus: chlorose causada por um desenvolvimento prematuro da doente, que é alta, delgada, de cabello preto, e presa de ventre; sensação de vacuidade ou falta de vida no ventre; tosse secca, aspera, respiração oppressa, hemorrhagias pelo nariz; menstruação adeantada e corrimento branco acre.

Pulsatilla: nos casos ligeiros, a menstruação é escassa, de sangue descorado, com fortes dôres, nauseas, vomitos, diarrhea, estado moral triste, pranto, gemidos, suspiros e grande impressionabilidade para tudo.

Sepia: nos casos em que predomina um corrimento branco, ensanguentado, com mau cheiro, ou amarello, abundante, que escoria as partes; menstruação escassa e atrazada.

Sulphur: como intercurrente ás vezes nas jovens escrophulosas, herpeticas, que soffrem de prisão de ventre pertinaz.

Dando uma unica dose e esperando os seus effeitos, costumam-se obter excellentes resultados e melhor actuam os medicamentos que estão indicados.

Segundo o dr. Wolf, *Thuja* deve ser um medicamento especifico contra a chlorose. O dr. Schaedler recommenda *Natrum mur.* quando as enfermas têm frequentemente ataques de debilidade, como se fosse o principio d'uma ligeira vertigem, acompanhados de nauseas.

Se as doentes têm abusado do ferro, devem tomar com insistencia *Pulsat.* e se não fôr bastante *Hepar*.

Tambem estão indicadas as aguas naturaes ferrosas quando a molestia não cede nem ao regimen nem aos medicamentos e quando volta com frequencia depois de curada. As doentes devem tomar as aguas durante 14 a 18 dias na estação propria.

Cholera.

(Cholera morbo asiatico.—Cholera epidemico.)

O cholera é, como toda a gente sabe, uma doença muito perigosa, e muito mortifera; propaga-se de tempos a tempos por diversos paizes epidemicamente, É um facto confirmado que a medicina allopathica escassissimos resultados tem alcançado no tratamento d'esta doença, porque quasi sempre tem perdido 50 por cento e até 79 e 80 por cento dos seus doentes. A homeopathia, pelo contrario, tem perdido sempre termo medio uns 10 por cento e mesmo menos, como succedeu na epidemia de 1865.

Quando o cholera, esta doença tão aterradora, se declara, deve recommendar-se a todas as pessoas que evitem toda a especie de excessos, as bebidas alcoolicas, as fructas verdes, os resfriamentos e mólhas e tudo o que não se possa supportar no estado de saude e sobretudo não se deve despresar a diarrhea incipiente ou premonitoria. (NB. Esta diarrhea não deve ser tratada com opio ou algum dos seus preparados; porque é raro curar-se o cholerico que tenha tomado doses fortes de opio para a combater e se sobrevive ao ataque de cholera propriamente dito, não resistirá de certo ao estado typhoide (consequencia do mesmo tratamento.)

Os partidarios da homeopathia devem sempre, n'uma epidemia, prevenir-se com os preservativos que logo indicaremos, porque n'uma doença que tem uma marcha tão rapida, é muito importante não perder tempo e o doente não deve tomar medicamentos allopathicos esperando pela chegada do medico homeopatha.

Os preservativos recommendados pelos medicos homeopathas são varios. Uns recommendam: *Ipeca.*, *Ars.* e *Veratr.* Outros: *Ars.*, *Veratr.* e *Cupr.* Outros: *Phosph. ac.*, *Ars.* e *Carb. v.*, e outros finalmente só a *Camphora.* De todos estes medicamentos os mais seguros e efficazes sempre ,são *Arsenicum* e *Veratrum*; e são os que recommendamos a todos os partidarios da homeopathia, para

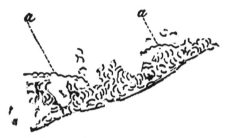

Fig. 11. Preparado de uma cultura pura do bacilo do cholera, n'um liquido nutritivo; em *a* sob a forma de fios longitudinaes. 1 : 600.

que os usem do seguinte modo. Sempre que o cholera appareça n'uma povoação ou suas proximidades, devem prover-se de dois frascos com globulos, um de *Ars.* e o

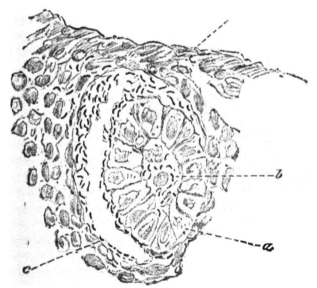

Fig. 12. Corte transversal da membrana mucosa do intestino atacado de cholera. 1 : 600.

outro de *Veratr.* De dois em dois dias ou de tres em tres tomar uma dose de quatro globulos dissolvidos em duas colhéres d'agua, hora e meia antes do almoço, de *Arsenicum* e egual dose de *Veratrum* d'ahi a dois ou tres dias e seguir assim, tomando-os alternadamente, até que a epidemia desappareça. Se a epidemia fór muito intensa podem tomar-se os medicamentos como se disse, um dia *Ars.*, outro *Veratr.* e espaçar as doses á medida que a epidemia vá diminuindo. (Alvarez.)

Nos ataques que começam depois da meia noite por diarrhea e nauseas, vomitos e caimbras nas barrigas das pernas e plantas dos pés, recommenda Hering *Sulphur* dissolvido em agua, tomando uma gotta depois de cada dejecção. Tambem o mesmo recommenda como preservativo umas meias de lã polvilhadas com flores de enxofre, renovadas de dois em dois dias. (Não deu resultado em Hespanha. Alvarez.)

Outro medicamento já usado por Hahnemann é a *Camphora*; toma-se 1 a 3 gottas da tinctura saturada de *Camphora*, de 5 em 5, de 10 em 10, de 20 em 20 ou de 30 em 30 minutos segundo a urgencia. A *Camphora* convem principalmente no principio da doença, quando a diarrhea e os vomitos são de somenos importancia, mesmo quando o doente accuse uma grande prostração de forças, a pelle fria, e apesar d'isto não possa supportar o calor exterior e recuse qualquer abrigo por mais leve que seja.

O ataque de diarrhea cholerica, com ou sem vomitos deve tratar-se com *Ipecac.* ou *Phosph. acid.* se é muito abundante com ventosidades e fraqueza nas pernas. Estes medicamentos são os principaes para combater esta diarrhea, que é o primeiro periodo do cholera e evitar que venha o segundo periodo. Se sobrevem este, ou a doença começa por elle, caracterisado por nauseas e vomitos de materias esbranquiçadas, diarrhea com fortes dôres de ventre, aquosa e parecida com a agua de arroz (dejecções riziformes), sede intensa, frio, decomposição do semblante, etc., *Arsenicum* é o principal medicamento e se no fim de duas ou tres horas não houver allivio algum, recorra-se a *Veratrum*. Estes medicamentos devem dar-se segundo a urgencia do caso de 10 em 10 minutos, de quarto em quarto de hora ou de meia em meia hora, espaçando as doses á medida que os allivios se accentuarem. No terceiro periodo ambos os medicamentos prestarão bons serviços; e tanto n'este periodo como no anterior se não forem sufficientes, dê-se *Cuprum* quando aos symptomas mencionados se juntar a côr cyanosica ou azulada do rosto e fortes caimbras nas extremidades. *Camphora*, quando haja a mais intensa prostração de forças, frialdade glacial da pelle, horror ao calor exterior e a todo o abrigo, julgandoro doente ficar asphyxiado. Nos casos desesperados, quando se julga que o enfermo está a expirar, o pulso é apenas perceptivel, o halito frio, ha completa insensibilidade, *Carbo v.* posto em globulos ou gottas sobre a lingua do doente, produzirá na maioria dos casos um reacção sufficiente, para que ou elle ou qualquer dos medicamentos já indicados consigam a cura. (Alvarez).

Segundo o dr. Lippe *Secale corn.* foi o especifico n'uma epidemia de cholera em Phyladelphia. As principaes indicações eram: grande desejo de bebidas acidas e grande aversão ao calor exterior, de fórma que os doentes não queriam deixar-se abrigar bem. O dr. Boyce recommenda *Aconit.* em baixas diluições, como medicamento principal contra o cholera, mesmo no seu ultimo periodo (algido).

Quando ha prostração e halito frio: *Carbo v.* ou *Hydrocyani ac.* Se ao sobrevir a reacção no 2º ou 3º periodo do cholera, apparecer o typho, o que frequentemente succede com o tratamento allopathico, recommendamos principalmente *Rhus* ou *Bry.*, *Carb. v.*, *Hydrocyani ac.*, *Lach.*, *Lyc.*, *Phosph. ac.* ou *Ars.*, *Camph.*, *Natr. m.*, *Op.*, *Sulph.*

P. S.— Succede em geral com o cholera o mesmo que com as outras doenças epidemicas: o caracter epidemico pode vaviar de tal modo que, medicamentos muito efficazes n'uma epidemia, não produzem effeito algum na seguinte. Não obstante, em todas as epidemias de cholera até hoje havidas na Europa, *Arsenicum* e *Veratrum* têm sido os medicamentos principaes e que têm dado melhores resultados mesmo nos casos mais desesperados. Não se tem dado o mesmo com *Cuprum*, *Camphora*, *Carbo veg.* e outros, que sendo muito efficazes n'uma epidemia, n'outras não dão resultado. No que vimos de expôr se firma a nossa opinião de que, immediatamente a um caso de cholera n'uma povoação, os seus habitantes devem tomar *Arsenicum* e *Veratrum* alternados; e diremos mais, sem prejuizo de alternar com elles o medicamento, d'entre os ja mencionados, que mais efficaz seja para combater a epidemia reinante. (Alvarez.)

O doente atacado do cholera deve deitar-se, estar bem abrigado, collocando-lhe aos pés botijas d'agua quente, por entre as pernas e nas costas, para que rapidamente entre em reacção ou aqueça, que é a primeira cousa a conseguir n'um cholerico. Deve sujeitar-se a uma dieta rigorosa e não beber senão agua de arroz, ficando prohibido da agua natural e outra qualquer bebida que não seja a orchata de arroz. Quando a sêde é tao intensa que o doente não se sacia com a orchata, podem dar-se-lhe pequenos pedaços de neve ou gelo para a acalmar.

Deve haver todo a cautela na desinfecção das evacuações cholericas, porque hoje a theoria do contagio por estas evacuações é admittida quasi geralmente. Deve pois praticar-se a desinfecção das dejecções, vomitos e urinas, quer com uma solução d'acido phenico a 5 por cento, quer com uma solução de sulphato de cobre (é preferivel) tambem a 5 por cento. Emquanto durar a epidemia n'uma provoação, devem desinfectar- se todos os dias as retretes das casas, lavando-as com as mesmas soluções.

Quando o doente entrar em convalescença tem que haver o maximo cuidado com a sua alimentação, que será gradual e de facil digestão, para evitar uma recahida; tambem deve evitar que se resfrie e saia de casa antes de completamente restabelecido.

As roupas que o enfermo tenha usado durante o ataque cholerico, primeiro devem ir a uma barrela de cinza antes de laval-as, se são de algodão ou linho; as de lã devem submetter-se á alta temperatura d'uma estufa, se o doente não prefere perdel-as, queimando-as.

Cholerina.

(Diarrhea cholerica.—Cholera esporadico?)

Esta doença é pouco perigosa, e raro é o enfermo que d'ella morre, em especial com o tratamento homeopathico.

O medicamento principal para a cholerina é *Ipecac.* e se a diarrhéa é acompanhada de ruido de gazes, deve dar-se *Phosph. acid.* (ou então *Podophyl.* ou *Croton tigl.*). Nos casos em que nenhum d'estes medicamentos produza allivio, recorra-se então a *Ars.* ou *Veratr.*, que concluirão a cura.

Chumbo.

Contra o envenenamente pelo chumbo faça-se o seguinte: dissolva-se uma colhér de sulphato de magnesia ou de soda em trezentas grammas d'agua que o doente tomará aos calices. Se não houver estes saes, empregue-se o leite, a clara d'ovo ou a agua de sabão. Depois prepare-se *Nux v.* (seis ou oito globulos ou tres ou quatro gottas em meio copo d'agua) que o doente tomará ás colhéres com o intervallo de tres horas. Se não fôr sufficiente, applique-se *Opium* e depois *Alum.* ou *Plat.* se fôr preciso.

Contra a *colica de chumbo* ou dos pintores, em primeiro logar dê-se *Opium* e se não fôr bastante *Nux. v.*, *Plat.* Podem tambem consultar-se: *Alum.*, *Ant. cr.* *Cocc.* e *Zinc.*

Contra os soffrimentos chronicos resultantes da intoxicação do chumbo, ou do abuso do mesmo como medicamento, consultem-se: *Alum.*, *Bell.*, *Nux v.*, *Opium*, *Plat.*

Contra a prisão de ventre pertinaz: *Plat.* ou *Opium*, *Nux v.*, *Alum.*

Contra as dôres, contracturas, paralysias, etc: *Plat.* ou *Nux v.*, *Bell.*, *Zinc.*

Cicuta.

O envenenamento por este vegetal narcotico caracterisa-se por vertigens, obscurecimento da vista, pupilas dilatadas, tremor, convulsões e sopôr que conduz á morte, se a tempo se não accudir ao envenenado.

A primeira cousa a fazer ao doente é obrigal-o a vomitar o que ingeriu, dando-lhe a beber agua quente em abundancia, titilando-lhe a garganta com uma penna ou lavando-lhe o estomago com a sonda esophagiana, etc., se porêm fôr já tarde, prescreve-se de preferencia os clysteres frequentes de tabaco (trinta grammas para quinhentas d'agua quente) e além d'isso o doente deve beber agua com vinagre e chavenas de café forte. Passados os symptomas mais graves prescrever-se-ha *Arnica* até cura completa. Se predominam as convulsões deve dar-se *Bell.*; se a somnolencia *Opium*. Dominados estes symptomas deve voltar-se a applicar *Arnica*.

Cobre.

Colicas de cobre.—O medicamento principal contra estas colicas que se caracterisam por dôres agudissimas de ventre que obrigam a gritar, com diarrhea, caimbras e até frio, com sêde intensa, é *Veratrum*, do qual o doente tomará, uma colhér de tres em tres ou de quatro em quatro horas, até que os symptomas diminuam, diminuindo então as doses. Se não fôr sufficiente, consultem-se: *Bell.*, *Hepar*, *Ipecac.*, *Nux v.*; e para a intoxicação lenta de cobre: *Aurum*, *Calc. c.*, *Coccul.*

Envenenamento pelo azêbre.—Este accidente bastante grave por vezes, costuma observar-se frequentemente nas familias, por descuidos dos cosinheiros com as vasilhas de cobre, bem como dos confeiteiros, leiteiros, etc. Os que tiverem comido a azêbre nos alimentos, sentirão mais ou menos nauseas, vomitos com grande anciedade, fortes dôres de estomago, grande agonia com medo da morte, caimbras nas extremidades e sobretudo nos dedos das mãos e frio.

Os primeiros soccorros a prestar ao envenenado pelo azêbre são: mettel-o na cama e abrigal-o bem, dar-lhe em seguido: *agua albuminosa ou na sua falta claras d'ovo, ou então agua bem adoçada, julepo gommoso e o leite* se o azêbre não foi ministrado com o mesmo. Depois de administrar qualquer d'estes meios, ou ainda que se não tenham usado, recorrer-se-ha ao medicamento principal para combater estes envenenamentos e que sempre tem dado bons resultados e que é a *Ipecacuanha*, de que se dissolverão 6 ou 8 glonbulos ou 3 ou 4 gottas, em meio copo d'agua que os doentes devem tomar ás colhéres de meia em meia hora, ou de quarto em quarto de hora, ou de dez em dez minutos segundo a gravidade do caso, espaçando as colhéres á medida que os symptomas diminuam. Se não fôr sufficiente a *Ipecac.* recorra-se então a *Veratr.*, *Ars.*, *Camph.*, *Nux v.*, *Sulph.* e tambem *Aur.* se pode applicar com resultado.

Colicas.

A primeira cousa a investigar é a causa da colica e por isso se classificam da seguinte forma com a respectiva indicação dos medicamentos:

Colicas por indigestão. - Em geral desapparecem com uma chavena de café e se não dér resultado, applique-se:

Arsenicum, se tomou agua gelada ou gelados.

Ipecacuanha, depois de ter comido salada, fructas acidas, ou alimentos em grande quantidade e indigestos.

Nux vomica, aos que gostam de manjares succulentos e do bom vinho.

Pulsatilla, depois de ter tomado alimentos gordos ou flatulentos ou depois de um resfriamento do estomago.

Colicas nervosas.—O medicamento principal é *Coloc.*— Segundo R. estão indicados os seguintes médicamentos:

Belladonna, quando ha dôres na região umbilical, como se picassem ou arranhassem os intestinos. As dôres diminuem com a pressão.

Ignatia quando as colicas foram causadas por um susto ou desgosto.

Opium, depois de um susto grande e repentino.

Plumbum, quando houve retracção do umbigo.

O dr. Baehr recommenda tambem *Plumb.*, *Cupr.* e *Ars.*

Colicas rheumaticas.—Provêm d'um resfriamento ou de ter apanhado uma molha. Consultem-se:

Aconitum, depois d'um resfriamento ao ar secco e frio ou então depois da suppressão do suor.

Dulcamara, depois d'um resfriamento pelo ar frio e humido, com diarrhea e nauseas.

Pulsatilla, depois de molhar os pés.

Rhus quando estando o corpo a suar se molhou pela chuva, ou depois d'um resfriamento e sobretudo d'um banho.

18*

Segundo o dr. Baehr *Coloc.* é o medicamento melhor para estes casos, parecendo-lhe inutil indicar outros.

Colicas ventosas.—Caracterisam-se por inchação e ruido do ventre; os gazes distendem a região superior e diffi-cultam a respiração, ou então opprimem a bexiga e o in-testino recto. Dêm-se:

Belladonna, quando na superficie do ventre se fórma um tumor oblongo na direcção transversal, com congestão de sangue para a cabeça.

Carbo veg., se as colicas são acompanhadas de eructa-ções acidas e fortes, sem produzir allivio (R.),

Chamomilla, quando as colicas são a consequencia d'uma zanga e as eructações frequentes são acidas e penosas.

China, se a expulsão dos gazes não produz allivios (G.).

Lycopodium, nas pessoas que habitualmente soffrem de prisão de ventre, quando os gazes comprimem a bexiga e o recto (R.).

Nux vomica, se os gazes comprimem fortemente o peito, a bexiga e o recto (Baehr).

Opium, se os gazes comprimem a bexiga e o recto, sem que haja expulsão dos mesmos, nem dejecções e eva-cuação da urina (R.).

Para combater de prompto as colicas ou dôres de ventre, recommendamos as indicações seguintes baseadas na nossa observação e pratica.—Dar-se-ha *Arsen.*, quando haja frio geral, com ou sem caimbras nas extremidades, sêde ardente mas bebendo pouco de cada vez, dôres excessivas, insup-portaveis, ardentes (como se existissem brazas nos intesti-nos), com angustia extraordinaria e agitação incessante, dôres crampoides, vomitos aquosos ou biliosos e ao mesmo tempo movimento intestinal; anciedade extrema com pre-occupação d'uma morte certa.—*Bellad.* quando as dôres são pungentes e tractivas e tão violentas que a razão delira continuamente; as dôres causam uma sensação particular como se os intestinos fossem compellidos a sair pelos or-gãos sexuaes; o movimento e sobretudo o agitar a cama do doente aggravam e renovam as dôres; estas causam por vezes uma sensação como se os intestinos fossem lacerados por garras de ferro; dôr de cabeça com incendimento do rosto e saliencia das veias da cara e pescoço.—*Carbo veg.*

se ha elevação tão grande do ventre que se receia que
este estale, ruido de gazes e obstrucção dos mesmos, dôres
pungentes com difficuldade de respirar e expulsão de gazes
fetidos (que em geral alliviam as dôres), prisão de ventre;
as dôres atacam da preferencia o baixo ventre, a aggravam-se ou renovam-se andando de carruagem, depois das
comidas, de manhã e primeira parte da noite. — *China*
convem ás pessoas debilitadas por doenças longas, por
perdas de sangue ou outras perdas debilitantes: elevação
consideravel do ventre, com pressão como a produzida
por corpos duros; dôres lancinantes, constrictivas, que no
ventre vão da direita para a esquerda, com affluencia e
obstrucção de gazes na parte superior, em especial na
região do fígado; não se pode tocar no ventre pela sua
extrema sensibilidade; canceira geral e desejo continuo de
estar sentado.—*Colocynthis*, quando as dôres são excessivamente violentas, incisivas, cortantes, crampoides, produzindo uma agonia violenta e obrigando o doente a estar
sempre encolhido e curvado para deante; conjunctamente
e com o fim de procurar algum allivio o doente se vê
obrigado a andar d'um para outro lado, não cessando este
movimento em quanto subsistem as dôres; as dôres aggravam-se comendo ou bebendo por pouco que seja; caimbras
nas barrigas das pernas e ao mesmo tempo dôres, frio ou
calafrios, sensação de desfallecimento, diarrhea ou prisão
de ventre, vomitos biliosos e grande inquietação do espirito.—*Lycopod.*, se com as dôres de ventre, de caracter
pressivo, se avoluma o ventre e os gazes accumulam-se
na parte superior, opprimindo o estomago, peito e garganta
e difficultando a respiração; estes symptomas aggravam-se
comendo, por pouco que seja; prisão pertinaz de ventre,
com grande ruido de gazes no mesmo.—*Nux vom.* dôres
pressivas e de contracção, com grande pressão no ventre,
ou pungentes com sensibilidade ao tacto; pressão enorme
sobre a bexiga e o intestino recto, com esforços inuteis
para urinar e obrar, ou urinando e obrando pouco de cada
vez, sem que a pressão se allivie; prisão de ventre pertinaz; dor de cabeça com mau humor, dor de rins, nauseas
e vomitos por pouco que se coma; as dôres aggravam-se
com o movimento d'uma maneira extraordinaria; o doente

para alcançar algum allivio tem que estar quieto, ou sentado ou deitado; sêde e seccura da bocca. — *Pulsatilla*, dôres lancinantes, pulsativas, intensas, com frio ou calor geral, sem sêde, as dôres obrigam o doente a mover-se continuamente, pois que a quietação as augmenta, anda para uma e outra parte; queixa-se, grita e chora; nauseas, vomitos e diarrhea; rosto palido, dôr de cabeça, gosto pastoso, expulsão de gazes, a roupa ou outra qualquer cousa incommoda pelo seu contacto o doente; agitação continua, sem que o doente possa estar deitado ou sentado em quanto duram as dôres.—*Alvarez*.

Convulsões.

Denominam-se convulsões os movimentos e contracções involuntarias dos musculos. Distinguem-se duas classes de convulsões.

1. A convulsão tonica, em que é continua a contracção dos musculos. A convulsão ou espasmo pode atacar alguns musculos, como por exemplo os gemeos ou os do antebraço nos escrivães, ou então torna-se geral, em cujo caso entra o tetano.

2. A convulsão ou espasmo clonicos, em que alternam rapidamente a contracção e relaxamento dos musculos; o que produz movimentos convulsivos e tremor de certos membros ou de certos grupos de musculos, porque o espasmo tonico se limita a certas partes do corpo. Se o espasmo é geral, têm logar então as convulsões, a corea, etc.

Os principaes medicamentos para as convulsões em geral, são: *Bell.*, *Cicut.*, *Cupr.*, *Hyoscyam.*, *Stram.*, *Tarant.*; ou *Calc.*, *Cham.*, *Cocc.*, *Con.*, *Ign.*, *Ipecac.*, *Nux m.*, *Op.*, *Sec.*, *Sulph.*

Contra as *convulsões tonicas*: *Bell.*, *Cham.*, *Cupr.*, *Hyosc.*, *Op.*, *Sep.*, *Stram.*

Contra as *convulsões clonicas*. *Bell.*, *Cicut.*, *Nux v.*, *Plat.*, *Sep.*, *Tarent.*

Aqui so nos propomos indicar os medicamentos principaes mais recommendados pelos melhores clinicos homeopathas de todos os paizes, contra as differentes classes de convulsões, visto não ser possivel fixar a symptomatologia exacta de cada medicamento.

A epilepsia exige principalmente: *Bell., Calc. Caustic., Cicuta, Cina, Cupr., Hyoscyam., Stram., Sulph., Tarant.*

Se não ha perda dos sentidos: *Cina, Stram.,* ou *Magn. c., Nux m.*

Se a houver: *Calc., Canth., Cicut., Hyosc., Nux v., Plat., Plumb.*

Se houver convulsões: *Bell., Cham., Cupr., Hyoscyam.*

Se o corpo se tornar rigido: *Ipec., Lach., Moschus, Plat.,* ou *Ign., Merc., Op., Veratr., Zinc.*—Compare-se com: *Epilepsia.*

Nas *convulsões hystericas: Con., Ign.,* ou *Asa foetida, Bell., Cocc., Magn. m., Mosch., Nux m., Stram., Tarant.* Vêja-se: *Hysterismo.*

Nas *convulsões das creanças: Bell., Cham., Ign., Ipecac.,* ou *Acon., Cina, Coffea, Cupr., Op., Sulph., Tarant.*

Nas *convulsões durante a dentição: Bell., Calc.* ou *Acon., Cham., Coff., Glon., Hyosc.*

Nas *convulsões causadas pelas lombrigas: Calc. Cicuta, Cina, Ignat., Silic. Spig.*

Nas *convulsões que precedem a menstruação: Cocc., Tarant.;* ou *Cham., Coff., Cupr., Hyosc., Lach., Merc., Secal.*

Nas *convulsões durante a menstruação: Cham., Cocc., Coff., Cupr., Puls.;* ou *Acon., Hyosc., Lach., Ign., Merc., Secal.*

Na *eclampsia* (convulsões durante o parto ou depois do parto): *Bell., Cham., Cicut., Cupr., Hyosc., Ign., Op., Puls., Stram.;* ou *Acon., Arn., Cocc., Ipec., Lach., Nux v., Secal.* (G.).

Na *convulsão, espasmo* ou *caimbra do antebraço direito nos escrivães: Bell., Caust., Secal., Silic., Stann.*

No *tetano* depois d'uma ferida:
Vêja-se: *Trismo.*

Na coréa, *Tarant.* (N.) e se não fôr sufficiente: *Bell., Caust., Cupr., Hyosc., Ign., Op., Sec., Stram., Sulph., Zinc.*

Nas *caimbras das barrigas das pernas: Rhus, Veratr.;* ou *Calc., Coloc., Cupr., Hyosc., Nux v., Staph., Sulph.*

Os medicamentos mais usados para as convulsões são:

Aconitum: convulsões depois d'um susto, terror, ou durante a dentição, com febre, inquietação, sêde, calor secco e respiração difficil. Logo a seguir ao susto deve dar-se *Opium*, repetindo a dose no fim de 10 ou 20 minutos se não houver allivios. Mas se passado algum tempo depois do susto, o medicamento não tiver produzido effeito e se a creança tiver febre, etc. applique-se ontão *Acon.* Se *Acon.* não alliviar deve prescever-se *Bell.* ou *Glon.*

Belladonna: convulsões durante a dentição, com congestão para a cabeça, delirio, etc. — Somnolenica depois do ataque. — Accessos de furor; a creança agarra e morde. — Horror á luz e pupilas muito dilatadas. — O mais leve contacto (ou a contradicção) provocam novas convulsões.

Chamomilla: convulsões nas creanças de peito se a mãe se assustou muito. — Convulsões das creanças irritaveis e colicas. — Movimentos convulsivos durante o somno. — Uma das faces está encarnada e a outra palida. — (Segundo as circumstancias, *Cham.* pode dar-se alternada com: *Acon.*, *Bell.*, *Coff.* ou *Ign.*).

Cina: convulsões das creanças que têm lombrigas, com comichão no anus e narinas, ranger de dentes durante o somno, tosse secca, incontinencia d'urina na cama, movimentos convulsivos dos membros.

Coffea: convulsões das creanças debeis, doentias, que dormem pouco, padecem de insomnias frequentes e são muito nervosas.

Ignatia: quando se não sabe se as convulsões são causadas pelo trabalho da dentição ou pelos vermes. — Convulsões depois de um susto ou medo, depois de um castigo, durante a dentição; as creanças têm espuma na bocca, agitam os pés com vivacidade, torcem a cabeça, viram os olhos ou os têm fixos, e a cara se põe vermelha, ardente e a suar. — Os ataques dão-se por vezes todos os dias á mesma hora. — Gritos penetrantes durante o accesso ou depois e tremuras geraes.

Ipecacuanha: vomitos, nauseas, diarrhea e respiração curta durante as convulsões; durante o ataque as creanças tornam-se rigidas e o rosto azulado.

Opium: convulsões immediamente a um susto ou terror grande, com tremor geral, gritos intensos, ou então estado soporoso com perda dos sentidos.

Stramonium: convulsões tonicas e clonicas com estremecimentos pranto e gritos penetrantes, rigidez da nuca, espuma na bocca, girar dos olhos, contrações por vezes d'alguns musculos e do tronco para traz, sem perda dos sentidos.

Tarantula: oppressão da respiração e inquietação geral; salto dos tendões; necessidade de mover a cabeça para os lados, coçando-a com algum objecto. — Necessidade de mover constantemente as mãos, os pés e a cabeça. — Necessidade constante de mudar de posição. — Movimento continuo. — Contrações musculares. — Pranto com inquietação, agitação, desejo de morder-se, agarrar-se durante a convulsão e até arrancar os cabellos. — Somno lethargico depois da convulsão.—A convulsão augmenta sujeitando o doente e allivia suando e ao ar livre.—Convulsões periodicas (N.).

Coração.

Como as doenças do coração são tão difficeis de conhecer e tratar pelas pessoas estranhas á medicina, so nos occuparemos das mais principaes com o fim de que na ausencia do medico homeopatha ou emquanto não chega, se possam prescrever os medicamentos precisos.

Asystolia.—Este accidente gravissimo, que depende quasi sempre de uma lesão organica do coração (atrophia, insufficiencia das vulvulas do coração, etc.), consiste na fraqueza cada vez maior dos movimentos d'este orgão, na contração e dilatação cada vez mais debeis do mesmo, ate á sua completa paragem: sobrevindo a morte em poucos momentos e ate em poucos segundos se não se conseguem remover as causas que a produzem. Os seus symptomas caracteristicos são: prostração de forças, voz sumida, pulso debil, pequeno, intermittente, apenas perceptivel, ate desapparecer por completo, vertigens, lipothymias (desmaios), dyspnea e suores frios.

Como a asystolia pode sobrevir uma ou outra vez nas mulheres hystericas, nos individuos muito debilitados por diversas causas, nos sustos, etc., sem que haja lesão organica do coração, diremos de que meios dispomos para a combater, quando chegarmos a tempo. A que depende d'uma lesão organica deve tratar-se com os medicamentos apropriados a esta, para evitar a sua repetição sempre que seja possivel.

O que primeiramente se deve fazer é collocar o doente, atacado de asystolia, n'uma poltrona ou na cama conservando a cabeça elevada com duas ou tres almofadas, tirar o espartilho e toda a roupa que comprimir o peito e o pescoço, colocar caloriferos ou botijas de agua quente aos pés, fazer fricções seccas com uma baeta ou a palma da mão sobre a região do coração e dar ao doente com frequencia, se pode engulir, colhéres de caldo quente e substancioso com Porto secco, rhum ou cognac fino; devem friccionar-se as fontes com vinagre aromatico ou agua de Colonia e estabelecer a circulação do ar em volta. Depois, de cinco em cinco minutos pôr sobre a lingua do doente cinco globulos de *Camphora* e se não fôr sufficiente *Amm. carb.*; se a dyspnea fôr grande *Phosphorus* e se houver fortes suores frios *Ars.*

Se o doente se salvar, deve prescrever-se-lhe uma alimentação nutritiva e o descanso physico e moral pelo tempo que se julgar conveniente.

Muitas vezes apparece antes da asystolia um symptoma bem caracteristico, a intermittencia nas pulsações do coração, com grande fraqueza geral: n'este caso deve dar-se com frequencia *Natrum mur.* para corrigir a intermittencia e alimentar bem o doente para evitar o ataque ou adial-o.

Atrophia do coração.—A atrophia do coração ou diminuição gradual da substancia muscular do mesmo, observa-se nas pessoas anemicas, na convalescença das doenças graves e duradouras e na velhice. Algumas vezes é congenita. Os seus symptomas são: pulso muito fraco, pouco perceptivel, palpitações de coração (nem sempre), debilidade geral, insomnias, anorexia, tosse, marasmo e grande tristeza.

Para conter os progressos d'esta doença quasi sempre mortal, deve prescever-se *Phosphorus* como medicamento de fundo; estão indicados em segundo logar: *Ars.*, *Camph.*, *Kali carb.* e *Natr. mur.*

Degeneração gordurosa do *coração*.—Esta doença é devida ao desenvolvimento d'uma grande quantidade de gordura ou tecido adiposo debaixo do pericardio, intro-duzindo-se d'esta forma por entre os feixesinhos musculares d'este orgão (Veja-se a fig. 14).

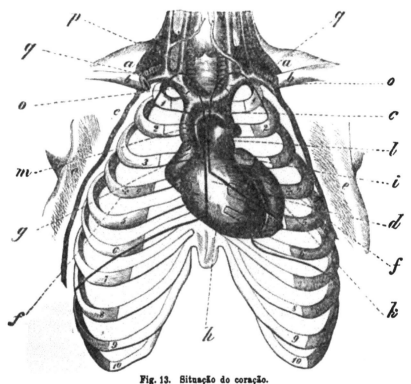

Fig. 13. Situação do coração.

1 a *10* Costellas: *a* região supraclavicular; *b* região clavicular; *c* região sternal-superior; *d* inferior; *e* pelle revirada; *f* sitio dos peitos; *g* auricula direita: *h* ventriculo direito; *i* auricula esquerda; *k* ventriculo esquerdo; *l* arteria pul-monar; *m* cajado da aorta; *o* veias innominadas: *p* arteria innominada; *q* veia subclavia.

Esta doença observa-se sobretudo na *polysarcia* (nas pessaos muito obesas), nos que se embriagam a meudo e bastas vezes a sua causa é desconhecida. Os seus prin-cipaes symptomas são: debilidade cardiaca, pulso fraco, pequeno, intermittente, vertigens, desmaios frequentes, dyspnea, oppressão do peito, ataques de asthma, dôres na região do coração; ás vezes ataques apoplecticos que se curam sem complicações paralyticas, ou então ligeiras, que desapparecem de prompto.

Esta doença costuma durar muito, porque a sua marcha é muito lenta, outras vezes porêm tem uma marcha semi-aguda e o doente succumbe em um dos ataques que simulam uma apoplexia ou por asystolia.

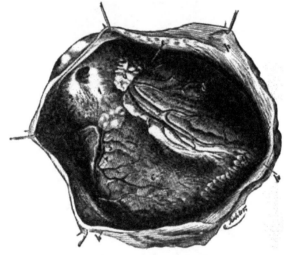

Fig. 14. O coração não aberto pela frente, fixado no pericardio aberto.
a Auricula direita. *b* Auricula esquerda. *c* Ventriculo direito. *d* Ventriculo esquerdo. *e* Sulco transversal. *f* Sulco vertical. *g* Vertice do coração. *h* Pericardio. *1* Arteria pulmonar. *2* Aorta ascendente. *3* Arteria coronaria esquerda. *4* Ramo anterior da arteria coronaria esquerda. *5* Principio da grossa veia coronaria do coração.

Para o seu tratamento deve prohibir-se absolutamente o uso das bebidas alcoolicas e da cerveja, se fôr esta a causa da doença; as pessoas obesas não devem fazer uso dos alimentos gordurosos, farinaceos e de todas as especies de gordura ja vegetal ja animal e tambem da carne de porco, licôres, vinhos finos, aconselhando somente ás comidas que bebam um pouco de vinho fraco, que façam bastante exercicio ao ar livre e não andem de carruagem.

O melhor medicamento para combater a degeneração gordurosa do coração é *Aurum fol.*; em segundo logar consultem-se: *Calc. carb.*, *Phosph.*; e em terceiro logar: *Arnic.*, *Arsenic.*, *Baryta c.*, *Camph.*, *Cupr.*, *Iod* e *Plumb.* Tambem convem o uso das aguas de Marienbade e Carlsbade, na Austria; as hyposalinas do Gerez e Caldellas e as purgativas de Longroivas, em Portuga.

Endocardite. — Inflammação do coração. —A inflammação do coração pode ser interna e externa, quasi sempre porêm succede que se complica uma com a outra, por motivo da sua propagação. As suas causas mais frequentes são os resfriamentos, o rheumatismo articular agudo, as fortes emoções moraes, a inflammação com suppuração d'outros orgãos, etc.

Manifesta-se em geral por um frio ou calafrio intensos, de maior ou menor duração, a que se segue uma febre intensa, com calor abrasador, sêde intensa, dôr agudissima, pungitiva, na região do coração, grande oppressão no peito, respiração curta e difficil, palpitações de coração, pulso frequente e forte e a seguir fraco e filiforme, intermittente, irregular, etc.; e se a doença caminha para um termo fatal, sobrevem maior difficuldade na respiração, suores frios, grande prostração, pulso imperceptivel, o collapso (perda dos sentidos com frio geral) e a morte.

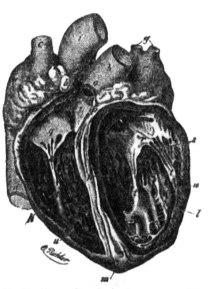

Fig. 15. O coração pela frente com os ventriculos abertos.

a Appendice 'direito, *b* da auricula direita. *c* Veia cava superior, *d* Veia cava inferior, *e* Appendice esquerdo, *f* da auricula esquerda, *g* Veias pulmonares, *h* Arteria pulmonar, *i* Aorta ascendente, *k* Ventriculo direito, *l* Ventriculo esquerdo, *m* Vertice do coração, *n* Septum cordis, *o* Abertura da arteria pulmonar, *p* Abertura da aorta, *q* Valvula tricuspida, *r* mitral, *s* Columnas tendinosas, *t* Musculo papillar, *u* Trabeculae carneae.

Deita-se o doente e abafa-se bem, collocam-se aos pés botijas d'agua quente afim de o aquecer e fazer suar muito, deve conservar-se a dieta rigorosa e sómente deve tomar agua tepida e assucarada.

Aconitum: medicamento com que deve iniciar-se logo o tratamento, dando-o com frequencia até conseguir que a febre baixe, bem assim a oppressão do peito, a sêde e as palpitações, etc. Se no fim de 24 horas não houver allivio recorrer-se-ha a:

Cactus grandiflorus: se o doente tiver fortes palpitações, angustias, com forte opressão na região do coração, como se um annel de ferro o comprimisse sem cessar, a mesma sensação existe tambem na garganta e no baixo ventre (Alvarez).

Cannabis: dôres espasmodicas na região do coração que não deixam falar nem respirar o doente, palpitações desordenadas e fortes, pulso pequeno e frequente.

Colchicum: febre consideravel com fortes pontadas no coração, frialdade da cara, braços e pernas.

Kali carbonicum: as dôres de coração são como caimbras e a respiração é cada vez mais difficil, o coração trabalha tumultuosamente.

Kalmia latifolia: se a doença se manifesta durante o rheumatismo articular agudo e ha palpitações do coração com extraordinaria angustia.

Spigelia: depois de *Aconitum*, quando este atenuou os symptomas febris e ha fortes palpitações do coração com respiração difficil e angustia, pulso e coração tremulos nos seus movimentos, sensação como se no coração houvesse um peso como uma pedra.

Por fim pode applicar-se *Arsenicum* quando houver suores frios, prostração, diminuição do pulso, etc.

Hydropericardia.—Derrame d'agua no pericardio (membrana serosa que envolve o coração). A hydropericardia não é mais do que uma accumulação, consideravel de serosidade no pericardio, que pode chegar a ser de tres ou quatro litros. É sempre uma doença secundaria que depende d'outras, sobretudo as debilitantes e as do coração e pulmões. A principio não se manifestam symptomas, em geral não ha febre, nem dôres; em seu logar porêm ha fortes pesadelos, respiração curta e difficil, tosse e fadiga, sobretudo ao andar e com qualquer movimento; urinas escassas, o bater do coração é imperceptivel e chega a desapparecer; a seguir sobrevem a inchação geral, começando pelos tornozelos, os symptomas anteriores accentuam-se cada vez mais e sobrevem por fim a morte com os phenomenos produzidos pela anasarca, se antes d'isso se não tiver conseguido fazer sustar o progresso da molestia; no seu ultimo periodo o doente não pode deitar-se e tem de estar sentado n'uma cadeira.

Esta doença é quasi sempre mortal, sobretudo quando dependa de lesões profundas d'outros orgãos, e so é curavel quando provenha de lesões ligeiras.

O principal medicamento para a combater é *Arsenicum*. Se este não dér resultado recorra-se a *Apis m.*, em especial se a côr da pelle é como a da cêra e as urinas são muito raras: *Kali carb.* se houver picadas na região do coração, movimentos tumultuarios do mesmo e tosse com expectoração ensanguentada. *Veratrum album* (depois de *Arsenicum*) quando a canceira é extrema e causa suores frios na cara e cabeça, respiração opprimida com voz debil e baixa, desejo d'agua muito fria, pulso imperceptivel, flatulencia e grande prostração com frio da pelle.

A melhor residencia para os que têm esta molestia é no campo.

Hypertrophia do coração. — Insufficiencia das vulvulas do coração.—Esta doença consiste n'um augmento de volume do coração, por engrossamento da sua mesma substancia, dando assim motivo aos inconvenientes que passamos a resumir. Raras vezes é primitiva, antes porêm bem secundaria, causada por diversas lesões do coração, e sobretudo pela insufficiencia das suas valvulas. A ambas as molestias acompanha sempre a dilatação de uma ou mais cavidades do coração. As causas d'esta doença são o rheumatismo, a syphilis e os pezares e desgostos profundos, entre outras. São doenças quasi sempre mortaes se não se tratam promptamente desde o seu inicio e com acerto.

A primeira cousa que os doentes sentem é a maior intensidade das pulsações do coração, tornando-se estas visiveis ao olho e no peito, avolumando-se ás vezes a região visinha do coração. A seguir apparecem palpitações do coração mais ou menos fortes, pesadelos, fadiga, dôr de cabeça, zumbidos nos ouvidos, faiscas deante dos olhos, hemorrhagia pelo nariz, somno intranquillo, respiração breve e menstruação abundante nas mulheres. Ás vezes sobrevêm hemorrhagias dos pulmões. Avançando a doença, augmentam os symptomas anteriores, declarando-se uma forte oppressão do peito e inchação nas extremidades inferiores, urinas raras, o doente não pode estar deitado mas sim sentado para poder respirar, e um derrame no pericardio, nas pleuras ou no cerebro acabam com a vida do paciente

Deve prescrever-se-lhe uma alimentação de facil digestão e nutritiva, ficando prohibido das gorduras e bebidas excitantes, licores, café e chá e so lhe permittindo o vinho bom de pasto com agua. Está aconselhado o exercicio moderado ao ar livre, procurando todos os dias desembaraçar o ventre e evitar todas as impressões desagradaveis, não bailar, não subir encostas, nem andar depressa, etc. Como a tosse, as corysas e os catarrhos aggravam tanto a molestia de que tratamos, é conveniente que o enfermo não se resfrie. Os medicamentos mais indicados são:

Aconitum: desde o principio para combater as fortes pancadas do coração, as hemorrhagias, a oppressão, o pulso cheio, a fadiga, a dôr de cabeça e os pesadellos; cara inchada e encarnada e tendencia para a congestão cerebral.

Belladonna: forte zumbido dos ouvidos e pulsações visiveis das arterias do pescoço e fontes, cara ruborisada. Congestão cerebral.

Cactus grandifl.: forte oppressão do peito como se fosse comprimido por um circulo de ferro, inchação das extremidades inferiores, pesadelos, fadiga, impossibilidade de estar deitado.

Kali carbonicum: palpitações tumultuosas do coração, picadas no mesmo, e tosse intensa com grande difficuldade de respirar.

Kalmia latifolia: hypertrophia do coração em doentes rheumaticos, pulso pequeno, debil e irregular, intermittente, pressão no figado, oppressão do peito e grande difficuldade para respirar, pallidez do rosto e urina escassa.

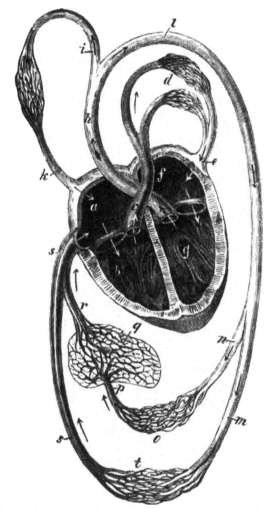

Fig. 16. Representação schematica da circulação do sangue. O coração está aberto pela frente. Os tubos escuros levam sangue venoso e os claros arterial.

a Auricula direita. *b* Ventriculo direito. *c* Arteria pulmonar. *d* Vasos capillares do pequeno circulo dos pulmões. *e* Veias pulmonares (so vem gravada uma, mas são quatro). *f* Auricula esquerda. *g* Ventriculo esquerdo. *h* Aorta. *i* Arterias. *k* Veias da parte superior do corpo. *l* Crossa da aorta. *m* Aorta descendente. *n* Arterias das visceras abdominaes. *o* Capillares dos intestinos. *p* Veia porta. *q* Capillares da porta no figado. *r* Veias hepaticas. *s* Veia cava inferior. *t* Ca- pillares do grande circulo sanguineo.

Natrum muriaticum: indicado quando houver soffrimentos gastricos.

Phosphorus: se por causa da difficuldade da circulação houver fortes hemorrhagias dos pulmões, catarrhos, pulmonia, e os doentes têm o rosto semiazulado. Em seguida convem *Carbo veg.* se *Phosphorus* não deu resultado.

Com estes medicamentos se conseguirão bons resultados e até curas inesperadas, se elles porêm não forem sufficientes, podem-se ainda consultar: *Digitalis, Plumbum, Pulsatilla* (menstruação fraca com catarrho bronchico), *Sepia* (menstruação abundante), *Spigelia, Spongia* e *Veratrum*.

Affecção valvular compensada. Chama-se assim quando a hypertrophia muscular dos ventriculos é bastante para assegurar o bom funccionamento da acção cardiaca, isto é exercer uma circulação regular, apesar da insufficiencia das valvulas. Quando a insufficiencia valvular é bem compensada, o doente possue uma circulação bastante para supprir ás necessidades da vida; não parece doente; algumas vezes ate pode dedicar-se, quasi como no seu estado physiologico, ás corridas, á natação e a ontros exercicios corporaes. Quando a compensação é d'esta força, deve haver abstenção de medicamentos, recommendando ao doente que poupe o seu coração, não exagerar os exercicios, absterse de fumar e das bebidas alcoolicas.

Esta compensação só apparece nas doenças valvulares congenitaes e nas da primeira juventude.

O que ameaça e muitas vezes anniquila esta compensação perfeita, é a maior parte das vezes o ataque d'uma endocardiite aguda cujo tratamento passamos a fazer. N'outros casos, o musculo cardiaco sob a influencia de causas pathologicas ou d'uma hygiene má, fatiga-se e acaba desfalecendo. Quando apparece a endocardite, o tratamento é o mesmo da endocardite simples, somente, logo que os symptomas primarios desappareçam, é preciso empregar todos os esforços para restabelecer uma compensação sufficiente e eis quaes os medicamentos indicados, que vêm a ser os que são apropriados para obviar ao enfraquecimento do musculo cardiaco. A *Digitalis* parece ser o melhor remedio a prescrever n'este caso. Administrada em doses fraccionadas de 3 a 5 gottas de manhã e á noite, da 3ª dec. de digitalina pelo chloroformio, este medicamento, se fôr continuado por muito tempo, augmenta sensivelmente a força das contrações cardiacas, determina a hypertrophia das fibras musculares e reproduz uma compensação mais ou menos perfeita. Este medicamento deve ser continuado durante annos, com interrupções de seis a oito dias em todos os mezes.

Alem da dedaleira e dos seus analogos, *Adonis vernalis* (2 a 4 grammas) e *Convallaria majalis* (1 a 2 grammas), aconselhamos tambem *Tabacum* e *Coffeinum citricum* como tendo uma acção analoga sobre a fibra cardiaca. É sem duvida revigorando o musculo cardiaco que os exercicios musculares regulados methodicamente, em certos casos, têm melhorado a si tuação dos cardiacos.

O *Strophantus* tem sobre o coração duas acções; uma tonica e excitante, a outra *paralysante*, causando a morte pela paragem do coracão, em systole segundo uns, em diastole segundo outros. A acção excitante isolada alcança-se por pequenas doses, a acção paralisante, causada pelas doses fortes, é precedida ou não d'um periodo d'excitação. Alem d'isto, esta substancia tem uma acção irritante sobre o rim e tem causado nephrites. Vê-se que ha analogias entre o *Strophantus* e a *Digitalis*. O medicamento deve ser usado em pequenas doses (5 gottas da tintura por dia), para conservar a compensação cardiaca. Em doses fortes é um medicamento da asystolia.

O estudo da *Spartëina* no homem são e nos animaes é muito incompleto. Como todos os medicamentos cardiacos, principiaria por excitar a acção do coração para o matar em paralysia. Laborde observou que a sparteïna regularisaria no cão a arythimia que lhe é natural, ao mesmo tempo que augmentava a impulsão systolica. A clinica demonstrou que a *spartëina* augmenta a energia do musculo cardiaco mais rapidamente do que a *Digitalis* e que este restabelecimento era mais duradoiro. A regularisação do pulso é um phenomeno verificado por todos os medicos; assim a indicação da *sparteïna* é tirada da fraqueza e da irregularidade do pulso. *O sulfato de sparteina* prescreve-se em doses diarias de 5 a 20 centigrammas (P. Jousset).

Palpitações do coração.—As palpitações do coração costumam ser por vezes um symptoma da lesão do coração, da anemia, etc.; como porêm muitas vezes são devidas a um susto, terror, desgosto, ou são nervosas, ou se appresentam na menstruação difficil, etc., e não dependem de lesão alguma organica, passamos a tratar da sua medicação attendendo somente aos phenomenos que as acompanham.

N'esta molestia, sobretudo nos casos agudos, é preciso, sendo possivel, investigar a causa occasional que nos deve guiar na escolha dos medicamentos. Assim, daremos para as palpitações do coração:

Causadas por *emoções moraes*: *Acon., Cham., Coff., Ign., Nux v., Op., Phosph., Puls., Sep., Veratr.*

Depois de um *susto*: *Op.* ou *Acon., Coff.*

Depois do *medo* ou *angustia*: *Veratr., Ignat.*

Depois de uma *grande alegria*: *Coff., Nux v.*

Depois de uma *contrariedade*: *Acon., Cham., Coloc., Ign., Nux v.* e *Hyosc.*

Nas pessoas *nervosas e hystericas*: *Asa f., Cham., Coff., Lach., Nux v.* e *m., Puls,, Spigel., Veratr.*

Nas fortes palpitações que ás vezes *precedem a menstruação*: *Acon., Calc., Lach., Puls., Sep.* (Alvarez.)

Em seguida a uma *congestão de sangue* ou de *plethora*: *Acon., Glon.;* ou *Aur., Bell., Coff., Ferr., Lach., Nux v., Op., Phosph., Sulph.*

Depois de *perdas debilitantes*: *China,* ou: *Calc., Nux v., Phosph. acid., Puls., Sep., Staph.* e *Sulph.*

Em seguida a uma *suppressão de erupções* ou *ulceras antigas*: *Ars., Calc., Caust., Lach., Sulph.*

Consultem-se entre outros os medicamentos seguintes:

Aconitum: Convem ás pessoas plethoricas quando as palpitações foram causadas por uma grande commoção.—Doenças chronicas do coração, com pressão continua do lado esquerdo, respiração difficil andando appressado ou subindo uma escada.—Dôres pressivas no coração.—Congestão de sangue para a cabeça.—Angustias com formigueiro nos dedos.

Arsenicum: palpitações sobretudo de noite, com angustia,

calor abrazador no peito, respiração difficil. Aggravação deitando-se; allivio passeiando.

Asa foet.: pressão no peito com picadas, sobretudo estando deitado, com respiração difficil e soluçante.—Pulsações e palpitações de coração, com respiração acelerada e pulso pequeno, com outros symptomas hystericos.

Aurum: pressão permanente no lado esquerdo.—Dôr incisiva e picadas na região do coração.—Palpitações do coração irregulares ou por accessos, com angustia e oppressão do peito.

Belladonna: fortes palpitações do coração que se sentem na cabeça por repercussão; nos ouvidos estando deitado e na garganta andando (Alvarez).

Calcarea: palpitações com angustia, sobretudo de noite e depois das comidas.

Conium: palpitações depois de ter bebido.

Ignatia: palpitações nocturnas com picadas dolorosas no coração.

Kali c.: palpitações pela manhã cedo, com congestão de sangue.

Lachesis: palpitações com anciedade, excitadas ás vezes por dôres crampoides, com tosse e accesso de suffocação. Picadas na região, do coração com respiração curta, angustias e suores frios.—O doente senta-se rapidamente na cama por causa das palpitações e da suffocação. Convem em especial ás senhoras na edade critica (Alvarez).

Lycopodium: palpitações sobretudo durante a digestão.

Natrum mur.: fortes palpitações, em especial estando deitado sobre o lado esquerdo.—Palpitações irregulares do coração, com frequencia intermittentes que se resentem em todo o corpo.

Nux moschata: palpitações com desfallecimento:

Nux vomica: picadas e golpes na região do coração. —Palpitações principalmente depois de comer, estando deitado, pela manhã cedo, e ás vezes nauseas e desejos de vomitar, e sensação de peso no peito.

Phosphorus: palpitações que se repetem a cada emoção, com congestão de sangue para o peito.

Pulsatilla: palpitações estando deitado do lado esquerdo, O doente anda triste e preoccupado, ou então é atacado

de tal angustia que se destapa e deita fora a roupa toda.
—Palpitações violentas estando sentado.

Rhus: palpitações violentas estando sentado.—Picadas na região do coração, com sensação dolorosa de paralysia e entorpecimento do braço esquerdo.

Sepia: pulsações intermittentes do coração.—Agitação do sangue no peito e palpitações violentas do coração.

Spigelia: fortes palpitações que augmentam sentando-se e inclinando-se para deante.—Respiração opprimida.

Staphysagria: palpitações causadas pela musica ou que se manifestam depois de dormir a sésta.

Thuja: palpitações violentas, sobretudo ao subir uma escada.—Congestão de sangue para o peito.

Veratrum: palpitações violentas com respiração accelerada, ruidosa, e interrompida com frequencia; grande oppressão no coração.

Podem tambem consultar-se:

Nas palpitações *com angustia*: *Acon.*, *Ars.*, *Calc.*, *Lyc.*, *Phosph.*, *Puls.*, *Spig.*

Palpitações *intermittentes* do coração: *China*, *Dig.*, *Natr. m.*, *Phos. ac.*

Palpitações *resonantes* do coração: *Calc.*, *Spig.*, ou: *Ars.*, *Rhus*, *Sabin*, *Staph.*

Entre os medicamentos recentemente indicados, ha tres que actuam directamente sobre o coração, de uma maneira especial, e são: *Cactus grandiflorus*, *Kalmia latifolia* e *Madar*; sendo este ultimo descoberto pelo dr. Nuñes, de Madrid. Alem d'isso, considera-se *Lach.* muito vantajosa nas inflammações e nos despositos sobre a parede externa do coração; e *Spong.* inflammações e depositos na parede interior do coração e suas valvulas.

Não se devem repetir com muita frequencia as doses; é melhor empregar as diluições ou atenuações mais altas.

Pericardite. — *Inflammação do pericardio* (membrana serosa que envolve o coração). A pericardite é uma doença algo frequente devida aos resfriamentos, ao rheumatismo articular agudo, ás pancadas, quedas e contusões, e ás inflamações dos orgãos visinhos como o coração, pulmões, pleura e á tisica pulmonar. Começa quasi sempre por um frio intenso, a que se segue frebre intensa, dôres lancinantes na região do coração e depois pressivas, palpitações do coração, difficuldade de respirar e respiração curta.

Logo que se verifique o derrame no pericardio cessam as palpitações do coração, o pulso é pequeno, frequente e quasi imperceptivel ás vezes, as pulsações do coração apenas se ouvem, a respiração é mais difficil e penosa, havendo como ataques de asthma e até soluços, pela pressão exercida sobre os orgãos proximos do coração. Se a doença terminar pela morte, declaram-se a prostração, os suores frios e angustias e o doente morre d'um ataque como se fosse d'asthma. Se terminar pela cura, apparecem suores quentes e copiosos, a respiração é mais facil, percebem-se as pulsações do coração e o pulso torna-se perceptivel e regular, as urinas abundantes e o doente entra pouco a pouco em convalescença.

Aconitum: é o primeiro medicamento a empregar para combater os primeiros symptomas inflammatorios, como o frio, a febre, as dôres e as palpitações do coração com difficuldade de respirar; symptomas que desapparecem promptamente dando com insistencia o medicamento. Se no fim de 24 horas do seu uso não houver allivio, dar-se-ha:

Bryonia: quando as dôres forem muito lancinantes e o doente se queixar de grande difficuldade de respirar e de sêde ardente, insaciavel, desejando estar deitado sobre a dôr e com uma tosse secca, importuna, que augmenta as dôres, com a lingua e a bocca seccas ou queixando-se de tal sensação.

Digitalis: symptomas inflammatorios pouco accentuados, o coração porêm bate com mais frequencia e mais violencia, a respiração é muito difficil e o pulso frequente, pequeno, intermittente e irregular.

Kalmia latifolia: symptomas inflammatorios escassos, pulso sempre intermittente, dôres lancinantes que se sentem na parte inferior do peito, respiração accelerada e breve, o menor movimento augmenta as dôres.

Spigelia: dôres lancinantes, cortantes e pressivas, com accessos de suffocação e respiração entrecortada e muito difficil, curta, cujos symptomas se agravam muito levantando os braços; os olhos soffrem por sympathia; palpitações do coração com angustias e pulsações tremulas do coração, que augmentam curvando-se e sentando-se. Movimentos ondulatorios do coração; as pulsações do coração não correspondem ás do pulso.

Nos casos graves, muito agudos, quando os medicamentos anteriores não domináram os symptomas, e o pulso se torna pequeno, intermittente, filiforme, com suores frios e grande agonia, dar-se-ha *Arsenicum.*

Se depois de terminada favoravelmente a doença, ficarem por debellar a difficuldade de respirar, e peso na região do coração, prescrever-se-ha *Sulphur*, e depois *Calcarea carb.* ou *Lachesis* se fôr preciso. Ás vezes será necessario empregar *Scilla.*

Os doentes devem estar a dieta rigorosa emquanto durar a doença, e so quando se declarar a convalescença começarão a tomar alimentos com grande precaução. Emquanto subsistam os symptomas agudos e a difficuldade de respirar, o doente deve conservar a cabeça elevada. Quando nas pessoas fracas e idosas se apresenta no decorrer da doença uma grande fraqueza com prostração, com pulso pequeno e irregular, oppressão da respiração, pelle fria e cara descomposta, deve collocar-se-lhes a cabeça muito baixa, recommendando-lhes que estejam quietas, dando-lhes alem d'isso *Ammonium carbonicum* com frequencia e algumas colhéres de bom vinho velho e secco em caldo, ou só.

Coréa.

(Dança de S. Vito.)

É uma molestia propria da primeira e da segunda infancia, raras vezes da mocidade, devida ás lombrigas, causas moraes, como o medo e o terror, a hereditariedade e a imitação, entre outras. Desenvolve-se quasi sempre gradualmente, raras vezes de repente.

É precedida de mal estar, canceira, más digestões, tristeza, etc.; depois começam os movimentos involuntarios d'algumas partes do corpo, a pouca firmeza nos movimentos, especialmente das mãos, que deixam cair os objectos, e das pernas: o doente faz gestos continuamente, não pode estar quieto, os movimentos que executa não são os proprios, cortando-se sem querer, franzindo as sobrancelhas, enrugando a fronte, os labios em convulsão; a cabeça torce-se, balbucia, não pode falar quando quer, não pode andar porque as pernas se torcem e cae, arrasta os pés um após o outro; a respiração é desordenada, ha palpitações do coração e o pulso é irregular. Se a doença se não cura de prompto e segue na sua marcha, os enfermos tornam-se idiotas, isto porêm so succede em casos muito raros. O que mais caracterisa esta molestia é que os movimentos involuntarios não perturbam a plenitude do conhecimento.

Nos doentes fracos é precisa uma alimentação abundante e nutritiva, e nas creanças o oleo de figados de bacalhau nas epocas frias do anno. Evitar-se-hão os trabalhos intellectuaes, o excitar a imaginação, e recommendar-se-ha o exercicio frequente no campo, os banhos frios e os de mar.

Os medicamentos principaes, são:

Belladonna: fortes dôres de cabeça, grande excitação e gestos como os de quem se ri e dos embriagados; vermelhidão do rosto e oppressão da garganta.

Cuprum: um dos mais importantes medicamentos; raros movimentos da cabeça e das mãos sobretudo, estendendo-se das mãos aos braços e pernas; movimentos convulsivos e em forma de sacudidelas; vermelhidão da cara, distorsão dos olhos, cara e corpo, pranto e desejo de se esconder das outras pessoas; riso involuntario espasmodico; grande fraqueza.

Ignatia: se as causas da doença foram as lombrigas, as afflicções, os pezares, etc. e os ataques são mais fortes depois das refeições, sendo precedidos d'uma sensação de desfallecimento na bocca do estomago; movimento do corpo para trás; formigueiro e sensação de torpor nas extremidades; bocejos espasmodicos frequentes; tristeza profunda e pranto á mais ligeira contrariedade.

Pulsatilla: na epoca da puberdade, quando está proxima a apparição das regras e ha chlorose.

Stramonium: nas formas graves e rebeldes, quando os movimentos involuntarios e desordenados adquiriram uma grande violencia convulsiva, e as extremidades e o tronco revestem a forma de cruz.

Tarantula: principal medicamento da coréa, em especial quando é o lado direito o atacado: respiração opprimida, desassocego e intranquillidade, em nenhuma parte e posição o doente se conserva quieto, vontade de mover a cabeça e roçal-a d'encontro aos moveis, os pés e as mãos; choro com receio e angustia; accessos periodicos; aggravação querendo sujeitar o doente, com a musica e o ruido.

Zincum: se se declaram convulsões e o doente está muito triste e desanimado: não pode estar quieto, vê-se obrigado a mover-se de continuo, sobretudo os pés que não pode sujeital-os, apesar do odio que tem a mover-se; estremecimentos musculares, prisão de ventre pertinaz, pulsações violentas em diversas partes do corpo, e fraqueza e prostração consideraveis.

Alem d'isso convem dar *Sulphur* nos casos chronicos e rebeldes, nos individuos escrophulosos e herpeticos. Depois de exgotada a sua acção deve prescrever-se *Calcarea carbonica*.

Corysa.

(Constipação.—Defluxo.)

A corysa pode ser aguda ou chronica. A aguda reveste por vezes a forma epidemica, parecendo-se ás vezes pela sua intensidade com a grippe. Pode ser fluente ou secca.

Os principaes medicamentos contra a forma fluente, são: *Ars.*, *Cham.*, *Dulc.*, *Euphr.*, *Hep.*, *Lach.*, *Merc.*, *Pulsat.*, *Rhus*, *Sulph.*; e *Acon.* nos symptomas febris, com dôr de cabeça e peso da mesma; sêde, febre com accessos, seccura e obturação das narinas; que se torna rapidamente n'um fluxo nasal, aquoso—(Alvarez),

Arsenicum: fluxo nasal aquoso, acre, ardente, com obstrucção das narinas.

Chamomilla: principal remedio para as creanças, fluxo nasal aquoso, acre e produzindo comichão; cabeça pesada;

narinas ulceradas pelo fluxo; sêde e calafrios; rubor d'uma face com palidez da outra.

Dulcamara: em tempo nebuloso, frio, humido e chuvoso; voz rouca, obturação do nariz com fluxo aquoso, que se supprime facilmente com o mais ligeiro resfriamento: aggravação com o repouso, e fluxo de sangue pelo nariz.

Euphrasia: constipação que affecta tambem os olhos, com lacrimação acre e fluxo nasal ardente.

Hepar: quando qualquer ar frio provoca a corysa e nos casos em que *Merc.* não tenha sido sufficiente ou o doente tenha abusado d'este remedio; em geral a corysa ataca so uma narina, e existe conjuntamente dôr de cabeça que se aggrava com o movimento.

Lachesis: fluxo abundantissimo, aquoso, com inchação e escoriação do nariz e labio superior, lacrimação e espirros frequentes.

Mercurius: medicamento principal se o calor aggrava e ao mesmo tempo não se pode supportar o frio; havendo conjuntamente suor e sêde. Esternutação frequente; inchação, rubor e ulceração do nariz e labio superior, com fluxo abundante de muco fetido, acre.—Se *Merc.* não bastar ou se se tiver abusado d'elle, applique-se *Hepar* ou *Lachesis* e mais tarde *Bellad.*

Natrum: corysa que apparece de dois em dois dias, causando-o uma corrente de ar, um pequeno resfriamento e desapparecendo depois de suar.

Pulsatilla: defluxo que tira o gosto e o olfacto, com calafrios, falta de sêde; corrimento amarellado, espesso; caracter queixoso; pranto (convem depois de *Cham.*—Alvarez).

Rhus: corrimento de mucosidades sem que haja um verdeiro defluxo. Espirros frequentes. Tempo chuvoso.

Sambucus: corysa das creanças de peito com obstrucção do nariz causada por muco tenaz, espesso, que impede a creança de mamar, parecendo que vae a asphyxiar-se.

Sulphur: nos casos rebeldes. Secreção abundante de mucosidades espessas, puriformes; perda do olfacto; escoriação do nariz.

Na corysa secca, caracterisada pela falta de secreção de mucosidades do nariz, com forte obturação do mesmo, prescrevem-se d'ordinario: *Amm. c.*, *Bry.*, *Calc.*, *Nux v.*, *Silic.*, *Sulph.*

Amm. carb.: corysa com obstrucção do nariz, sobretudo de noite; grande seccura do nariz; accessos de suffoção ao começar a dormir; lacrimação; fluxo de sangue pelas ventas. (Bom remedio tambem para a diphteria com eguaes symptomas.)

Bryonia: corysa chronica secca, com seccura do nariz e dôres na testa, fontes e maxilares.

Calcarea carb.: sequidão incommoda do nariz; com fluxo de sangue ás vezes; olfato excessivamente sensivel; espirros frequentes; cheiro fetido do nariz como a ovos podres ou polvora.

Nux v.: corysa durante o dia e n'uma casa quente, e que é humida ou fluente, sendo secca porem ao sair e andar pela rua, e durante a noite.

Silicea: corysa secca chronica ou fluente e acre.— Ulceras profundas no interior do nariz.

Sulphur: obturação e grande seccura do nariz com fluxo de sangue por vezes; perda do olfacto; nos casos graves e pertinazes.

Se sobrevêm dôres de cabeça em consequencia da suppressão repentina de uma corysa, appliquem-se: *Aconitum*, depois *Puls.* e *China* ou *Spig.* quando as dôres são lentas, sobretudo do lado esquerdo. *Bellad.*: dôres pulsativas, sobretudo no lado direito.

Contra os symptomas que se desenvolvem no peito em consequencia da suppressão de uma corysa dêm-se: *Ipec.* ou *Ars.* e *Bry.* e não sendo sufficientes, *Sulph.*

Nos casos agudos o medicamento deve ser tomado de tres em tres ou de quatro em quatro horas; nos casos chronicos, uma colhér pela manhã e outra á noite, ou uma so dose e de diluição alta.

Creosota.

No envenenamento por esta substancia irritante, corrosiva, caracterisado por fortes dôres d'estomago e ventre, ardentes, abrasadoras, colicas terriveis em que o enfermo se revolve sem allivio, convulsões, delirio, frio exterior suores frios, etc., o que primeiro se deve fazer é proceder á lavagem do estomago com a sonda esophagiana ou então fazer que o doente vomite tudo que o estomago contem, fazendo-o beber grande quantidade de agua com assucar, titilando-lhe a garganta e dando-lhe agua de sabão e leite; depois prescrevem-se-lhe chavenas de café forte e se o estomago está tão sensivel que lança tudo fora então devem applicar-se-lhe clysteres de café; sendo tambem conveniente dar clysteres de camphora ou a mesma pela bocca, emulsionada em gemma d'ovo.

Combatidos os symptomas mais graves, dar-se-ha a *Nux vomica* com alguma frequencia e se ella não dér o resultado desejado, sobretudo no delirio e nas convulsões, applique-se então *Bellad.* Havendo grande excitação com mau humor, desespero, encolerisamento, dôres de ventre e diarrhea, dar-se-ha *Chamomilla.*

Crup.

(Garrotilho.)

O garrotilho ou crup é uma inflammação especial da larynge, muita rapida e violenta, ás vezes com frequencia mortal e que ataca as creanças de anno e meio a oito annos e mais raras vezes depois. Em geral é devida á humidade, frio intenso e ás mudanças bruscas de temperatura.

Esta molestia principia ja com os symptomas de uma corysa ou defluxo, com tosse, voz rouca, etc., ou então ataca de repente pela noite, depois da creança se ter deitado e fazendo-a acordar bruscamente, com um ataque de suffocação, tosse aspera e metallica, como o ladrar do cão. O doentinho respira com difficuldade e cada inspiração é acompanhada de um som sibilante, rouco, que ouvido uma vez nunca mais esquece, como acontece com a tosse; a difficuldade da respiração augmenta, a creança faz os maiores esforços para poder respirar, se desespera, agonia-se, dá voltas na cama incessantemente, e deita a cabeça para trás uo travesseiro; o rosto torna-se rouxo-azulado ou muito encarnado. Este ataque, se não acaba com a vida da creança na mesma noite, diminue e cessa ao amanhecer, o doentinho fica adormecido rendido pela fadiga, desperta parecendo contente e alegre e durante o dia procura ainda os seus brinquedos habituaes. Se os medicamentos não conseguiram dominar a molestia, o ataque repete-se na noite seguinte e mais violento, os accessos de asphyxia succedem-se sem cessar, a inspiração e expiração são difficeis, o rosto empallidece, a creança cae em grande prostração, com ruidos estertorosos no peito e morre n'um accesso de asphyxia ou no meio de convulsões.

O melhor meio de prevenir o crup é evitar que as creanças se resfriem e que residam em logares humidos e casas frias. Para os robustecer e acautelal-os dos resfriamentos, é conveniente dar-lhes todos os dias um banho de agua fria aos quinze dias de nascidos, começando por banhos tepidos e baixando pouco a pouco temperatura do banho, até chegar á normal.

Quando n'uma localidade reine uma epidemia de crup, todos os dias se dará uma dose de *Aconitum*, emquanto durar a epidemia.

Ha casos que parecem de garrotilho e não são mais do que o falso crup: não é isto porêm obstaculo para o tratamento, porque ambas as molestias têm identicos symptomas se bem que sejam mais benignos, podem porêm converter-se nos do verdadeiro, se não se combatem a tempo e com exito.

Os medicamentos homeopathicos são sempre mais efficazes e seguros no garrotilho que os allopathicos. Não obstante, é necessario que sejam administrados o mais rapidamente possivel. Os paes que não tenham medico homeopatha á sua disposição, por habitarem no campo ou povoação aonde o não haja, deverão ter sempre em casa os medicamentos mais recommendados contra o crup, que são: *Aconitum*, *Hepar*, e *Spongia*.

Primeiro applica-se *Acon.* que se repete de meia em meia, ou de hora a hora, segundo a urgencia do caso. Se se acode nos primeiros momentos, este medicamento é sufficiente para curar o garrotilho na maior parte dos casos. Nos que seja preciso, empregue-se o *Hepar* e *Spongia*.

Ha casos que parecem de garrotilho, mas que não são

mais que um catarrho da larynge com voz rouca, que se curará facilmente com os medicamentos indicados no dito catarrho.

O professor Guernsey dá as seguintes indicações para a escolha dos medicamentos a que juntaremos as indicações do dr. Jahr e outros medicos homeopathas.

Aconitum: deve sempre empregar-se em primeiro logar, a principio, no periodo inflammatorio, sempre que os symptomas não exijam outro medicamento e havendo: grande sobrexcitação do systema nervoso e sanguineo, calor ardente com sêde, tosse secca, rouca, frequente e curta, respiração accelerada com inspiração facil e expiração difficil, voz rouca, agitação e insomnia.

Spongia: no crup violento, com tosse rouca, grossa, resonante, similhante ao latido d'um cão, secca ou com mucosidades difficeis de expectorar; respiração lenta, sibilante ou imitando o ruido d'uma serra em acção, ou accessos de suffocação so podendo respirar deitando a cabeça para trás. Rubor da cara e côr azulada da mesma nes ataques de suffocação. A creança está assustada, grita cheia de terror e agarra-se ás pessoas que a rodêam nos ataques de suffocação e tosse. A inspiração é acompanhada d'uma tosse secca e sibilante.

Hepar: convem quando pela acção de *Spong.* a tosse se tornou mais facil, e a difficuldade da respiração so está dependente da accumulação de mucosidades na larynge e trachea; ou ontão desde o principio os symptomas do crup são acompanhados de um estertor mucoso, tosse humida ou suffocante e ruidosa depois da meia noite, com respiração pouco difficil e irritação pouco intensa dos systemas nervoso e sanguineo.

Nos casos desesperados em que *Acon., Spong.* e *Hep.* são inefficazes, consultem-se:

Belladonna: tosse rouca, com congestão de sangue para a cara e olhos (crup espasmodico).

Bromum: deve dar-se havendo espasmo da larynge; a tosse é sibilante, rouca, mui dolorosa; a respiração ruidosa e difficil, causada pela formação de falsas membranas na larynge.

Chamomilla: tem dado bom resultado nos casos des-

esperados do crup, depois de usados os remedios mais
iudicados (a creança tem uma face palida e a outra vermelha e quer que a acalentem nos braços e a passeiem).

Iodum: nas creanças obesas com palidez das faces e
frialdade, a dôr obriga-as a levar a mão á garganta; a
voz é baixa, rouca, aspera. (Hering recommenda o *Iod.*
cm especial ás creanças cujos olhos e cabellos são negros;
e *Brom.* ás creanças d'olhos e cabellos louros.)

Kali bichromicum: quando ha muitas mucosidades viscosas.

Lachesis: sempre que acorda, a doença aggrava-se a tal
ponto que a creança parece que vae morrer.

Phosphorus: convem ás creançes altas, delgadas, palidas, de constituição fraca e lymphatica; tosse cheia, prolongada, que abala o corpo todo, parecendo que a cabeça
vae estalar, com suores geraes, ardor da pelle; tosse sibilante, ruidosa, secca, com seccura no peito e trachea. Accessos de suffocação; a creança senta-se na cama parecendo
prestes a asphyxiar-se; o corpo cobre-se de suor frio e
experimenta umas angustias mortaes, com palpitações do
coração, Respiração difficilima, ruidosa e anhelante, com
grande agonia. Cara alterada, extremidades frias e suor
frio na cabeça (Alvarez).

Tartarus emeticus: muito efficaz havendo estertor mu-
cuso e grande ruido de mucosidades na laryuge e no peito,
a creança não pode expectoral-as e parece prestes a asphyxiar-se.

Contra a laryngite, a rouquidão e catarrho que per-
sistem depois do crup, o melhor medicamento é *Phosph.*
Não bastando, consultem-se: *Bry., Carb., v., Dros., Dulc.,
Hep., Ipec.*

Para prevenir as recidivas do crup o melhor medicamento é *Phosph.*, bem como *Lycop.*

O dr. Boenninghausen tratava o garrotilho da seguinte
fórma: dava cinco papeis com medicamento, o primeiro e
o segundo continham *Acon.* 200ª, terceiro e quinto *Hepar*
200ª e o quarto *Spongia* 200ª, mandava tomar ás creanças cada papel pela sua ordem numerica de duas em
duas horas. Diz elle que sempre alcançou bons resultados com estes medicamentos e em centenares de familias

que os empregaram, nenhuma creança morreu de crup e isto n'uma serie extensa de annos. Tambem prescrevia o *Acon.* como preservativo e aconselhava que se désse uma dose de dois em dois dias ás creanças d'uma povoação, até desapparecimento total da epidemia do crup.

Durante a doença só se dará á creança agua com assucar e leite tepido e assim que terminar, dar-lhe alimento com precaução, augmentando a alimentação á medida que a convalescença progrida. A creança não deve sair á rua sem que esteja bem restabelecida e deve sair bem abrigada.

Cyanose.

(Molestia azul.)

A cyanose, assim chamada pela côr azulada da pelle não é senão o resultado de um vicio de conformação organica que permitte que o sangue arterial e venoso se misturem, cujo vicio de conformação reside no coração. A côr so, sem o dito vicio, costuma apparecer em certas doenças com depressão nervosa, como no ultimo periodo do colera, constitue porem um symptoma e passageiro.

A verdadeira cyanose é quasi exclusiva do sexo masculino, e observa-se desde o seu nascimento até aos dôze annos de ídade. Os casos de cyanose devidos a fortes emoções moraes, golpes, quedas, resfriamentos, etc., são muito raros e em todos elles a cyanose será passageira, o que se não dá com a verdadeira cyanose, objecto d'este artigo.

Os symptomas d'esta doença, são: Côr azulada da pelle e das membranas mucosas, que augmenta com a tosse, comendo, andando, gritando e todo o genero de esforços, e diminue com a quietação e o somno, razão por que os doentes evitam todo o movimento e as creanças não querem brincar; a respiração é pequena, difficil, accelerada, anhelante, e torna-se mais difficil com os movimentos, a tosse, etc.; os dedos deformam-se, a ultima phalange incha, e as unhas são largas, grossas e encurvadas, violaceas; o doente accusa uma grande inercia physica e intellectual, tem uma grande somnolencia e sempre muito frio com tremor geral.

que o obriga a estar encolhido e agasalhado; a voz é fraca e entrecortada; ha soffocações frequentes quando se move e fortes palpitações de coração, tosse e até agonias.

A duração da molestia varia muito, e depende da magnitude do obstaculo que existe no coração assim acontece que a morte ou a cura (algo rara) sobrevêm no fim de mais ou menos annos. Quando a oppressão do peito é intensa, a fraqueza profunda e o frio de todo o corpo muito pronunciado, o perigo é grande e pode dizer-se que a morte está proxima.

Estes doentes devem evitar todas as causas que podem provocar os ataques de oppressão do peito, palpitações do coração e agonias, como os sustos, desgostos, movimentos violentos e exercicios prolongados, os resfriamentos e indigestões. Convem friccionar-lhes as extremidades de quando em quando e ter o ventre desembaraçado.

O medicamento principal contra esta molestia é *Laurocerasus* que tem feito algumas curas. Em segundo logar *Digitalis* e em terceiro *Hydrocyani acidum* e *Lachesis*.

A cyanose que depende d'outras doenças, trata-se com os remedios das ditas.

Debilidade.

A debilidade costuma quasi sempre ser o symptoma duma doença que, curando-se, a faz desapparecer. Muitas vezes porêm é a origem por si so de soffrimentos innumeraveis, sobretudo quando é devida aos excessos sexuaes, a molestias agudas, a perdas de sangue e outros humores, á masturbação, aos excessivos trabalhos quer physicos quer intellectuaes e a outras causas debilitantes.

A debilidade causada pelos *excessos sexuaes*, combate-se principalmente com *Phosph. ac.*; e não dando resuldato: *Anac.*, *Calc. c.*, *Carb. v.*, *China*, *Daphne*, *Natr. m.*, *Phosph.*, *Sil.*, *Staph.*, *Sulph.*

A devida a *doenças agudas* graves e de larga duração com *China* e se não fôr sufficiente: *Cocc.*, *Hep.*, *Natr. m.*, *Phosph. ac.*, *Sil.*, *Sulph.*, *Veratr.*

Na causada por *perdas de sangue* ou *outros liquidos organicos*, *China* é o principal medicamento, e não sendo sufficiente: *Carb. v.*, *Croc. s.*, *Ferr.*, *Nitri ac.*, *Rhus*, *Veratr.*

A originada pela *masturbação* deve ceder a *Sulph.* e *Calc.* e não sendo sufficientes: *Carb. v.*, *Cina*, *Con. m.*, *Natr. m.*, *Plat.*

A debilidade causada pelo *excessivo trabalho quer physico quer intellectual*, trata-se a primeira com: *China*, *Conium m.*, *Rhus*, *Sulph. acid.*; e a segunda com: *Cocc.*, *Nux v.*, *Phosph. acid.*, *Sil.*, *Veratr.*

A devida a *um rapido crescimento do corpo*: *Phosph. ac.*, e *Sulph.* e não bastando: *Calc.* e *Phosph.*

A dos *velhos* combate-se com *Baryt. c.* e *Con. m.* e não sendo sufficientes: *Aur.*, *China*, *Op.*

A *muscular* tem o seu remedio em *Cocc.*, ou em *Arn.*, *Bell.*, *Nux v.*, *Staph.*, *Tart. em.*, *Veratr.*

A *nervosa* em *Nux v.*; ou em *Cocc.*, *Ign.*, *Mur. acid.*, *Phosph. ac.*, *Phosph.*, *Puls.*, *Sep.*, *Sil.*, *Sulph.*, *Veratr.*

Para a debilidade *ao subir uma escada*: *Anac.*

Depois de uma *noite de vigilia*: *Nux v.*, *Puls.*, ou *Carb. v.*, e *Cocc.*

Andando de *carruagem*: *Cocc.*, *Sep.*

Depois de *escrever*: *Cann.*, *Sil.* Escrevendo: *Bry.*, *Kali c.*, *Sabina*, *Zinc.*

Com a *conversação*: *Arn.*, *Cocc.*, *Stan.*, *Sulph.*, *Veratr.*

Com o *ruido*: *Arn.*, *Ign.*, *Plat.*, *Zinc.*

Com o *movimento*: *Anac.*, *Coco.*, *Coff.*, *Ferr.*, *Plumb.*, *Nux v.*, *Spig.*, *Staph.*, *Veratr.*

Depois de uma *colera* ou *indignação*: *Bry.*, *Cham.*, *Coloc.*, *Staph.*

Com a *leitura*: *Calc.*, *Cocc.*, *Natr. m.*, *Sil.*

Ao *levantar-se da cama*: *Carb. v.*, *Ign.*, *Veratr.*

Estando na cama: *Ars.*, *Calc.*, *Kali c.*, *Phosph.*, *Puls.*, *Sep.*, *Sulph.*

Com a *musica*: *Coff.*, *Natr. m.*, *Phosph.*, *ac.*, *Stan.*, *Tarant.*, *Zinc.*

Tocando piano: *Anac.*, *Calc.*, *Kali c.*, *Sep.*, *Zinc.*

Depois de rir: *Stan.*

Com o *vento*: *Carb. veg.*, *Lach.*, *Lyc.*

Dedaleira.

O envenenamento por esta planta narcotica, cujos principaes symptomas são, vertigens com aturdimento, nauseas, convulsões, agonia extrema, palpitações de coração, pulso lento e intermittente, obscurecimento da vista, dupla visão, cyanose, somnolencia somente interrompida por accessos de vomitos convulsivos, suppressão de urinas, etc., tratar-se-ha ou procedendo á lavagem do estomago com a sonda esophagiana ou fazendo que o doente vomite o que ingeriu e conseguido isto deve dar-se-lhe a beber agua com vinagre, chavenas de café forte e fazel-o aspirar a tinctura concentrada de camphora e se perdeu os sentidos dão-se-lhe clysteres d'agua com camphora emulsionada com gemma d'ovo. Sendo tarde para o fazer vomitar, dão-se-lhe clysteres de tabaco (trinta grammas para meio litro d'agua).

Dominados os symptomas mais graves, prescrever-se-ha *Camphora* de diluição baixa, com frequencia, até que o doente se ache bem. Se houver muitas dôres de ventre com irritação nas vias urinarias, deve dar-se *Nux v.* Se dominar a somnolencia e symptomas congestivos, o melhor medicamento é *Opium.*

Se depois de restabelecido o doente sentir palpitações de coração, e o pulso por vezes é intermittente, deve dar-se-lhe *Natrum mur.*

Delirio.

O delirio não é mais do que o symptoma de uma doença, como a febre typhoide, a meningite, a demencia, etc.

Os medicamentos principaes contra o delirio, são, *Acon. Bell., Hyosc., Op., Puls., Rhus, Stram., Veratr.*

Dentes. (Dôres de).

Não ha doença nem dôres que melhor se prestem a ser tratadas por pessoas estranhas á medicina do que as dôres de dentes. Com effeito, é um incommodo muito frequente, e todos sabem que a allopathia não aconselha outra medicação que a extracção do dente dorido. Alem d'isso, não sendo uma doença perigosa, perfeitamente se amolda a uma experiencia da efficacia do tratamento homeopathico.

Todo os medicos homeopathas, beìm como as pessoas que têm colhido bons resultados no tratamento das dôres de dentes, serão consultadas com frequencia por doentes que os não consultarão para outra doença, por não ter confiança na homeopathia. Eis as razões que nos levam a tratar mais detidamente das dôres de dentes.

Nas dôres de dentes, como em qualquer molestia recente, a primeira cousa a inquirir 6 a *causa occasional.* Assim escolheremos, se forem causadas:

Por um despeito, um desgosto: *Acon., Cham.,* ou *Rhus, Staph.*

Por uma colera: *Cham., Coloc., Nux v.*

Pelo ar da noite: *Merc.,* ou *Nux m.*

Pelo tempo frio e humido: *Nux m.; Rhus.*

Por um vento forte: *Acon., Silic.*

Pelo vento em geral: *Acon., Puls., Rhus, Silic.*

Por uma corrente d'ar: *China* ou *Bell., Calc., Sulph.*

Por um calor muito forte: *Glonoïn., Rhus.*

Por um resfriamento estando a suar: *Rhus* ou *Cham.*

Demais, devem ter-se em consideração o *sexo, a edade,* o genero de vida etc., do doente; assim prescrever-se-hão nas dôres de dentes:

Das creanças: *Acon., Ant. cr., Bell., Calc., Cham., Coff.,* ou então: *Ignat., Merc., Nux m., Puls., Silic.*

Das mulheres: *Bell., Cham., China, Coff., Hyosc., Ign., Puls., Sep.;* e tambem: *Acon., Calc., Nux m., Sulph.*

Antes da menstruação: *Ars., Baryt.*

Ao principiar a menstruação: *Calc., Carb. v., Cham., Lach., Phos.:* ou *Amm. c., Natr. m.*

Depois da menstruação: *Bry., Cham., Calc., Phos.*

Durante o embaraço: *Bell., Calc., Hyosc., Magn. c., Sep., Sulph.;* ou: *Apis, Bry., Merc., Nux v., Phos., Staph.*

Durante a lactação: *Calc., China,* ou: *Acon., Ars., Bell., Dulc., Merc., Nux v., Phos., Staph., Sulph.*

Dôres de dentes nas pessoas nervosas e sensiveis: *Acon., Bell., Cham., Coff., China, Hyosc., Nux m.*

Dôres de dentes nos que abusam do café: *Cham.*, *Nux v.*, ou: *Bell.*, *Carb.*, *Cocc.*, *Merc.*, *Puls.*, *Rhus*, *Silic.*

Pelo que respeito *ao sitio e extensão das dôres*, prescrevam-se, se atacam:

So os dentes: *Calc.*, *Cham.*, *Hyosc.*, *Lach.*, *Merc.*, *Puls.*, *Rhus*, *Staph.*; e tambem: *Ant. cr.*, *Bell.*, *Bry.*, *Carb. v.*, *Caust.*, *China*, *Coff.*, *Hep.*, *Nux m.*, *Nux v.*, *Phos.*, *Silic.*, *Sulph.*

So os dentes d'uma mandibula: *Cham.*, *Merc.*, *Rhus*, *Staph.*

Os d'um so lado: *Acon.*, *Bell.*, *Cham.*, *Merc.*, *Nux v.*, *Puls.*

Os molares, com affecção simultanea das gengivas: *Bell.*, *Merc.*, *Staph.*,; ou *Nux v.*, *Puls.*, *Rhus.*

Os molares, com affecção simultanea da face: *Cham.*, *Merc.* (*Cham.* havendo inchação vermelha, *Merc.*, sendo palida); ou *Arn.*, *Bell.*, *Bry.*, *Nux v.*, *Puls.*, *Staph.*, *Sulph.*

Pelo que respeita *ás horas em que as dôres se aggravam*, attenda-se a que:

Sendo pela manhã ao acordar: *Bell.*, *Carb. v.*, *Lach.*, *Nux v.*

Ao meio dia: *Cocc.*, *Rhus.*

Pela tarde: *Nux v.*, *Puls.*, ou *Calc.*, *Caust.*, *Merc.*, *Phosph.*, *Sulph.*

Ao anoitecer: *Puls.*

Na primeira parte da noite: *Bell.*, *Hyosc.*, *Merc.*, *Phos.*, *Puls.*, *Rhus*; ou então: *Ant. cr.*, *Bry.*, *Calc.*, *Caust.*, *Hep.*, *Ign.*, *Nux m.*, *Nux v.*, *Staph.*, *Sulph.*

De noite: *Bell.*, *Carb.*, *Cham.*, *Puls.*, *Rhus*, *Staph.*, *Sulph.*

So de dia: *Bell.*, *Calc.*, *Merc.*, *Nux v.*

So de noite: *Bell.*, *Phos.*

Segundo os *soffrimentos concomittantes* assim usaremos os medicamentos seguintes: Quando houver:

Dôres de cabeça: *Apis*, *Glon.*, *Lach.*

Congestão de sangue na cabeça: *Acon.*, *Calc.*, *China*, *Hyosc.*, *Lach.*, *Puls.*

Veias inchadas na fronte e mãos: *China.*

Calor na cabeça: *Acon.*, *Hyosc.*, *Puls.*

Dôres que queimam nos olhos: *Bell.*

Rubor das faces: *Acon.*, *Bell.*, *Cham.*, ou *Arn.*, *Merc.*, *Nux v.*, *Phos.*, *Puls.*, *Rhus*, *Sulph.*

Rubor d'uma so face: *Cham.*

Palidez da cara: *Acon.*, *Ars.*, *Ign.*, *Puls.*, *Spig.*, *Staph.*, *Sulph.*

Salivação: *Merc.*; ou *Bell.*, *Dulc.*

Frio ou calafrios: *Puls.*, *Rhus.*

Calor: *Hyosc.*, *Rhus.*

Palpitações do coração e nevralgia facial: *Spigel.*

Antes de escolher um medicamento segundo as indicações que vimos de dar, veja-se na lista alphabetica dos principaes medicamontos contra as dôres de dentes se a natureza das dôres e sobretudo se as indicações que se referem á aggravação e allivio das dôres, concordam: so n'este caso se poderá contar com uma cura rapida e segura.

Abreviaturas. — Nas indicações que se seguem, para evitar repetições, servir-nos-hemos das abreviaturas: D. D. = a Dôres de dentes; Aggr. = a aggravação; All. = a allivio; S. C. = a soffrimentos ou symptomas concomittantes.

Aconitum: D. D. por causa d'um resfriamento: sobretudo pelo ar frio e secco, com dôres pulsativas.

S. C. congestão de sangue para a cabeça, dores ardentes na cara; inquietação, agitação, o doente está como lonco. (Se *Acon.* não remediar tal estado, recorra-se a: *Cham.* *Coff.* ou *Bell.*)

Antimonium or.: D. D. cariados: dilacerantes, corrosivas, pulsativas, que com frequencia se estendem até á cabeça.

Aggr. De noite na cama; depois de comer; bebendo agua fria.

All. Passeiando ao ar livre.

Apis: D. D. tensivas e com estremecimentos; dôres violentas nas gengivas.

S. C. Contração involuntaria das mandibulas. Dôres de cabeça. Corrimento de sangue das gengivas.

Arnica: muito vantajosa principalmente depois das operações dos dentes. D. D. pressivas, pulsativas, como se o dente se retorcesse ou como se o arrancassem.

Aggr. Com o contacto.

S. C. Inchação da face.

Arsenicum: D. D. de noite, sobretudo á meia noite (ou antes da menstruação). Dôres pulsativas, tensivas, urentes, ou sensação como se os dentes vacilassem ou se tivessem dilatado.

Aggr. Com o tacto, encostando-se sobre o lado dorido, durante o repouso, com o frio.

All. Com o calor exterior, voltando-se na cama e passeiando.

S. C. Angustia excessiva com inquietação e palpitações do coração. Grande prostração. As dôres exasperam o enfermo. (Comp.: Sympt. Car. ger.)

Belladonna: D. D. por causa d'um resfriamento, e nas creanças. Dôres nos dentes cariados e gengivas; parece que os dentes estão ulcerados ou feridos, com dôres lancinantes, incisivas, dilacerantes, com estremeções, ou com calor nas gengivas e pulsação na face.

Aggr. Pela manhã ao acordar, ou algum tempo depois de comer, ou pela noite depois de se deitar; mordendo, bebendo cousas quentes, com o contacto, o ar livre.

All. Limpando os dentes até fazer sangue, ou apertando a meudo as partes doridas.

S. C. O doente anda agitado e corre em todas as direcções por causa das angustias e dôres: disposição a chorar. Salivação, dores ardentes nos olhos, garganta secca com muita sêde.

Bryonia: D. D. intensas nas pessoas vivas, activas sanguineas, pertinazes. Dôres lancinantes, pulsativas, dilacerantes; ou dôres que mudam para outros dentes, para a cabeça ou para a face. Os dentes parecem muito largos e vacilam.

Aggr. Deitando-se sobre o lado são, fumando, mastigando, comendo e bebendo cousas quentes.

All. *Deitando-se sobre o lado dorido.*

Allivio instantaneo tendo agua fria na bocca, bem como ao ar livre.

Calcarea c.: D. D. principalmente nas mulheres gravidas; dôres nos dentes cariados ou vacilantes; dôres na raiz dos dentes.

Aggr. Pela noite, com um resfriamento, uma corrente d'ar, com o frio, comendo e bebendo cousas frias (e mesmo com o ruido).

S. C. Congestão de sangue para a cabeça.

Chamomilla: D. D. consequencia d'um resfriamento, estando a suar, ou d'uma colera. D. D. nas mulheres antes da menstruação. D. D. nas creanças. Os dentes movem-se e parece que augmentam de volume. Dôres dilacerantes, tensivas, com formigueiro, ou pungentes com estremeções até no ouvido; as dôres propagam-se ás fontes, olhos e cabeça.

Aggr. A noite e com o calor da cama; pouco depois de ter comido ou bebido (quente ou frio). Depois de ter tomado café.

All. Pondo ás vezes um dedo molhado sobre o dente dorido.

S. C. Mau humor, agitação (*Acon.*, *Bell.*, *Coff.*). Rubor d'uma das faces, transpiração da cabeça, forte sêde, inchação (rôxa) de uma face, grande debilidade nas articulações; dôres nas articulações da maxilla quando abre a bocca, propagando-se aos dentes; glandulas submaxillares doridas e infartadas.

China: D. D. nas mulheres durante a lactação ou a gravidez, ou depois de perda de humores. Dôres pulsativas, constrictivas, dilacerantes, incisivas e tensivas.

Aggr. Com as correntes d'ar, o contacto, o movimento.

S. C. Inchação das gengivas; seccura da bocca com sêde, congestão de sangue para a cabeça, inchação das veias da fronte e mãos.

Coffea: D. D. das mais violentas com sensação de palpitações lancinantes e pressão intermittente; dôres mordendo.

S. C. O doente está como louco; chora, treme, agita-se. —(*Acon.*, *Bell.*, *Cham.*)

Glonoïn: D. D. depois de um forte calor seguido d'um resfriamento; dôres palpitantes e contusivas em todos os dentes, congestão de sangue na cabeça e dôres de cabeça.

Hyoscyamus: D. D. nas pessoas muito sensiveis e

nervosas. Dôres violentas, dilacerantes, pulsativas, que chegam a produzir no doente até a raiva; dôres palpitantes contusivas e tensivas, durante as quaes parece que o dente ou dentes doridos se movem e desprendem durante a mastigação.

S. C. Calor fugitivo, congestão de sangue na cabeça, movimentos convulsivos nos braços e dedos.

Ignatia: D. D. nas pessoas de constituição apropriada a este medicamento.—Dentes doridos como se estivessem partidos ou quebrados, ou dôres corrosivas nos incisivos.

Aggr. Com o café, o tabaco, depois de comer, de noite depois de deitar-se e pela manhã ao acordar.

Mercurius: D. D. por carie; tensivas, lancinantes, dilacerantes, terebrantes, que se propagam aos ouvidos e cabeça; dôres n'uma das faces.

Aggr. Comendo e bebendo (quente ou frio), com o ar frio da noite; dôres somente de dia (que cessam de noite), ou nocturnas, (com o calor da cama), insupportaveis e que obrigam a saltar da cama (*Magn. c.*).

All. Com o calor exterior (com o da cama porêm não).

S. C. *Salivação*: inchação palida e dura da face, gengivas brancas, ulceradas, dolorosas, que sangram facilmente; grande disposição a transpirar, sem allivio.

Nux vomica: D. D. nas pessoas cuja constituição indica *Nux v.*—D. D. causadas por um resfriamento; dôres nos dentes em bom estado ou ja gastos; dôres tensivas, terebrantes, palpitantes, como se arrancassem os dentes, ou como se o sangue se accumulasse na parte dorida.

Aggr. Pela manhã na cama ou á noite. Com a leitura, a reflexão, estando exposto ao ar livre e frio ou aspirando o mesmo, com o movimento, comendo. Deitando-se sobre o lado dorido.

All. Permanecendo n'um sitio quente, durante o repouso, deitando-se sobre a face do lado são.

S. C. Glandulas submaxillares dolorosas; tumor nas gengivas proximo a abrir-se (*Lach.*).

Pulsatilla: D. D. nas pessoas cuja constituição reclama *Puls.*—*Dôres palpitantes* (como se o nervo se contrahisse e dilatasse rapidamente), ou dôres tensivas, dilacerantes, lancinantes, contusivas.

Aggr. Durante o repouso, n'uma casa quente, com o calor da cama, limpando os dentes.

All. Com o ar humido, o ar livre, aspirando ar frio pelo dente dorido, passeiando, com uma forte pressão sobre a face dorida.

S. C. Dôres dilacerantes nos ouvidos, dôr de cabeça semilateral, calor na cabeça com calafrios. Pallidez do rosto com calafrios.

Rhus: as dôres apparecem depois de ter molhado o corpo estando a suar, ou depois de um banho frio. Sensação como se os dentes se tivessem alargado, movem-se, vacilam e estão como insensiveis. Dôres lancinantes ou sacudidas, tensivas ou dilacerantes; dôres de magoamento.

Aggr. Pela noite, depois de uma colera, de um resfriamento, ao ar livre.

All. Com o calor e o movimento.

S. C. Melancolia e tristeza, ou anciedade e tristeza. Mau cheiro dos dentes cariados. Dôres que se propagam aos queixos e ao craneo.

Sepia: D. D. de caracter chronico, em especial nas mulheres cheias; dôres contusivas, lancinantes, que se propagam até aos ouvidos, braços, mãos e dedos com formigueiro n'estes ultimos.

Aggr. Com as correntes d'ar frio, tocándo nos dentes, falando.

S. C. Pelle amarellada, respiração difficil, face inchada, tosse, enfarte das glandulas submaxillares.

Silicea: D. D. com inflammação do periosto do queixo, ou dôres chronicas com affecção dos queixos.

S. C. Pelle doentia, qualquer lesão tende a ulcerar-se. Insomnia durante a noite, causada por um calor geral.

Spigelia: D. D. nevralgicas, com dôres palpitantes ou lancinantes (do lado esquerdo), rapidas como o raio.

Aggr. Pela noite, depois de comer, com a agua fria ou o ar frio.

S. C. Rosto palido, e intumecido; circulos amarellados em volta dos olhos, dôres nos olhos; desejo frequente de urinar com urinas abundantes; palpitações de coração; dôres na cara; calafrios.

Staphysagria: dôres nos dentes cariados que facilmente

se tornam negros e se quebram, caindo aos bocados; dôres corrosivas, tensivas, dilacerantes.

Aggr. De noite, até ao amanhecer, ao ar livre, bebendo cousas frias, mastigando, comendo, *aspirando ar frio.*

All. Ás vezes com uma forte pressão (emquanto que um ligeiro contacto augmenta as dôres).

S. C. Gengivas palidas, inchadas, ulceradas, com pequenas vesiculas.

Sulphur: D. D. por causa de erupções supprimidas ou mal tratadas. Gengivas infartadas, com dôres contusivas. Gengivas que sangram. As altas diluições de *Sulph.* são com frequencia muito vantajosas nas D. D. chronicas, ou nas das mulheres gravidas.

Aggr. Na primeira parte da noite; ao ar livre; com as correntes d'ar; lavando a bocca com agua fria.

Veratrum: D. D. com dôres de cabeça e cara encarnada ou inchada.

S. C. Suor frio na testa, frio geral com calor interior, sêde inextinguivel e desejo de bebidas frias. Nauseas até vomitar bilis. Canceira nas extremidades. Prostração de forças até á syncope.

N.B. Nas D. D. agudas e mui violentas, dar-se-ha o medicamento indicado de hora a hora, ou de duas em duas horas até que o allivio se manifeste. Nas chronicas ou nas mulheres gravidas, os medicamentos applicam-se somente duas ou tres vezes por dia.

Desejos sexuaes.

Quando os desejos sexuaes ou venereos são exaggerados, appliquem-se:

Nos homens (*satyriasis*): *Canth., Merc., Natr. m., Nux v., Sulph.*; ou: *Hyosc., Phos., Stram., Veratr.*

Nas mulheres (*nymphomania*): *Hyosc., Phos., Stram., Tarant.* (N.) e *Veratr.*

Contra as *poluções* nocturnas, quando os desejos sexuaes não são muito excitados e não ha sonhos voluptuosos, dêm-se: *Phosph. ac.*, ou: *Con. m., Sep., Sulph.*

Se pelo contrario, é forte a excitação do desejo vene-
reo, dê-se: *Nux v.*, ou: *Calc. c.*, *Carb. v.*, *Lyc.*, *Phos.*,
Sulph. (J.); ou então *Digitalis* recommendado pelo dr.
Baehr.

Para combater a inclinação ao *onanismo*: *Calc.*, *Nux v.*,
Plat., *Sulph.*: ou então: *Thuja* (Wolf).

Contra as más consequencias d'este vicio: *Calc.*, *Carb.
v.*, *China*, *Phos. ac.*, *Puls.*, *Sep.*, *Staph.*

Contra a *impotencia*: *Baryt.* (calad.), *Calc.*, *Cann.*, *Con.*,
Lyc., *Natr.*, *Sulph.* (J.), *Thuja* (Wolf).

Contra a *esterilidade*: *Bor.*, *Calc.*, *Cann.*, *Merc.*, *Phos.*

Havendo aversão ao coito; empreguem-se: *Caust.*, *Kali*,
Lyc., *Phos.*; ou: *Baryt.*, *Cann.*, *Natr. m.*; sendo o coito
mui doloroso: *Sep.* (bom medicamento segundo o dr. Guernsey); e mais: *Ferr. ac.*, *Kali c.*, *Kreos.*, *Lyc.*, *Nux v.*,
Sabina, *Sulph.*

Havendo dôr na uretra durante o coito, deve tomar-se:
Berberis.—Se o coito se realisar sem ejaculação: *Kali c.*,
Lach. Se a ejaculação é sem energia: *Calc. c.*, *Phos.* Se
a ejaculação é insufficiente *Plumbum.* Sendo muita rapida: *Phos.*, *Zinc.* Sendo demorada: *Calc. c.*, *Lach.*

Se depois do coito houver fraqueza, canceira, azam-
boamento de cabeça, consultem-se: *Agaric.*, *Kali c.*, *Petrol.*,
Sep., *Silic.* (havendo mau humor melhor indicado está este
medicamento).—Se a bocca se secca, *Nux v.* e tambem
calor geral.—Se houver derrame de semen depois do coito,
Natr. m.—Vertigens, *Bovista*, *Calc. c.*, *China.*—Vomitos,
Moschus.—Fraqueza da vista, *Kali carb.*—Sêde, *Eugenia.*
Suor, *Agaric.*, *China.*

Se as ereções durante o coito são de curta duração,
prescrever-se-ha *Con.* e depois *Calc. c.*—Se são dolorosas
Cannabis, *Canth.*, *Nux v.*, *Thuja.*—Se são fracas, *Zinc.* e
depois *Kreos.*, *Phos.*, *Puls.*, *Sabin.*—Se são insufficientes,
Con.—Se não ha erecções, *Agnus c.*, *Con.*, *Graph.*, *Kali
c.*, *Lyc.*, *Rhod.*, *Spong.*—Vindo com vontade de defecar,
Thuja. Se apparecem durante a defecação: *Ignat.*

A *espermatorrhea*, que vem a ser a saida do semen
sem sensação alguma de prazer, sem erecção, e so ás vezes com uma leve commoção, é causada pelo abuso de
coito e por excessos sexuaes de todas as ordens. O movi-

mento, o andar muito a pé ou a cavallo, o defecar e o urinar, os trabalhos mentaes, as emoções, as illusões sexua-aes, a vista de objectos lascivos, etc., produzem a saida do semen ou de um liquido mucoso delgado pela uretra. Esta molestia produz no que a soffre um abatimento moral enorme e uma melancolia ou desespero, que muitas vezes conduz ao suicidio. Se não se cura de prompto, causa pouco a pouco a extenuação, a debilidade, o atordoamento, palpitações do coração, tremor geral, convulsões, paraly-sias, etc.

O melhor medicamento contra a espermatorrhea no principio é *Nux vom.*, sobretudo nos individuos de consti-tuição forte, secca, dedicados a trabalhos intellectuaes e bebendo em excesso o café, vinho e licores, soffrem de hemorrhoidas, têm prisão de ventre habitual e têm abusado dos prazeres sexuaes; não tem erecções, mas derrame de semen sem erecção e desejo frequente de urinar; são do-tados de mau humor, contrariam-se facilmente e irritam-se com a mais leve causa.

Phosphori acidum convem pelo contrario nas pessoas fracas, exhaustas, onanistas, com diarrhea e urinas turvas, que andam muito tristes, amam a solidão, choram á mais ligeira contrariedade e não querem senão estar deitadas.

Calcarea carb. recommenda-se em terceiro logar, nos sujeitos escrophulosos, lymphaticos, aos quaes suam as mãos e todo o corpo, têm sempre nas pernas uma sensação como se trouxessem meias molhadas, e dôres pressivas na cabeça ou nas espaduas, grande fraqueza e marasmo. (Alvares.)

Com estes medicamentos e o methodo hygienico a que ja nos referiremos costuma-se curar a espermatorrhea, não sendo porêm sufficientes, podem-se consultar: *Aur. met.*, *Digit.*, *Lyc.*, *Phosph.* e *Sulph.*

Nas doenças causadas pelo abuso dos prazeres venereos ou pela falta de satisfação dos mesmos, a hygiene faz o principal papel. No onanismo e nymphomania é preciso vigiar incessantemente os doentes, censurar o seu feio vicio e mostrar-lhes os prejuizos que lhes pode acarretar. Não se devem deixar dormir sós, vigiar-lhes o somno, ou atar-lhes as mãos emquanto estão deitados, a fim de não as poder levar aos orgãos genitaes. Sujeital-os a uma actividade physica e intellectual constantes, a montar a cavallo, a caçar, a ler livros de moral, prohibindo-lhes as leituras excitantes e espectaculos lascivos, os bailes e o café e os licores; obrigal-os a fazer gymnastica todos os dias e acostumal-os aos banhos frios e a passeiar frequentemente; evitar o castigal-os corporalmente, porque isto produz effeitos contra-producentes e indicar-lhes casos de sujeitos que padeceram muito por causa de tão feio vicio, etc.

As *poluções* que se apresentam em pessoas fortes, robustas e que têm continencia, são convenientes se são tardias, mas se são frequentes, é preciso regular a alimentação. São prohibidos o vinho, os licores, o café, a cerveja, as carnes em excesso, etc., o dormir de costas, as camas muito brandas, não se deitar senão quatro horas depois de ter comido e sem urinar; os doentes devem ter o ventre desembaraçado; tendo erecções de noite é preciso que se levantem e passeiem até que desappareçam e finalmente deve recommendar-se-lhes (sendo possivel) o uso do coito moderado.

Na *espermatorrhea* e nas *poluções* por *abuso do coito*, tem que se attender em primeiro logar ao meio de recuperar com rapidez as forças perdidas com uma alimentação sufficientemente nutritiva, passeios, caça, banhos frios á espinha e semicupios, banhos de chuva, de mar e rio, a cerveja e o vinho ás comidas; as viagens e a mudança de localidade com differentes condições d'aquella em que se reside, são tambem muito uteis.

Na *impotencia* relativa e absoluta convem tambem o mesmo methodo hygienico da espermaterrhea.

Desfallecimento.

(Syncope.)

Os medicamentos para combater uma syncope prescrevem-se, tendo em attenção as causas da mesma e circunstancias que a acompanham. Appliquem-se:

Op. ou *Acon.*, depois de um susto ou terror.

Coff., depois de uma grande alegria.

Ign., ou *Cham.* depois de uma forte emoção.

China, depois de uma perda de sangue.

Hepar, quando ha poucas dôres.

Acon., *Cham.* ou *Coff.*, quando são *violentas*.

Veratr., quando as dôres quasi *enlouquecem* a pessoa.

Coco., *Veratr.*, quando sobrevem o desfallecimento e ataque de fraqueza, depois do *menor movimento*.

Nux moschata, se a syncope foi precedida de *palpitações de coração* e seguida de somnolencia.

Nux vomica, nos beberrões, pessoas de vida sedentaria, etc.

Carbo veg., depois do abuso do mercurio.

Nux vom. ou *Phos. ac.*, depois das comidas.

Cham., *Hep.*, se a syncope é precedida de vertigens.

Ipecac., se vem precedida de nauseas.

Glonoïn. ou *Lach.*, nas mulheres cheias.

Diabetes.

A diabetes é uma doença cujo symptoma culminante consiste na secreção extraordinaria e ás vezes enorme, de urina, sendo as suas causas até hoje desconhecidas em absoluto. A sciencia distingue na actualidade quatro especies de diabetes: 1ª a *insipida*, que consiste n'um augmento consideravel das urinas, sem alteração na sua composição chimica; 2ª a *azoturica*, que se manifesta pelas urinas abundantes, muito carregadas de uréa; 3ª a *phosphatica*, augmento consideravel das urinas e dos phosphatos que contêm; 4ª a *assucarada*, augmento extraordinario das urinas com muito assucar.

A *diabetes assucarada* ou *saccharina* é a de que nos vamos occupar, por ser a mais importante e grave de todas ellas. É rara na infancia, e so ataca as creanças dos oito annos em deante; é por vezes hereditaria e ataca de preferencia o homem, depois dos trinta annos, sendo mais frequente dos 50 annos em deante. As suas causas até hoje mais reconhecidas, são: o trabalho physico e intellectual excessivo, que enfraquecem o organismo, o abuso dos prazeres venereos, os pesares profundos, a glutoneria, o abuso dos alimentos feculentos, das bebidas alcoolicas, das assucaradas e fermentadas, as doenças do cerebro e espinhal medula, as pancadas e quedas sobre o figado, ao qual se attribue actualmente a origem da diabetes, devida a um padecimento especial do mesmo.

Os primeiros symptomas notados são a *sêde* e *augmento das urinas*, raras vezes diarrhea e outras desordens digestivas. A quantidade de urina nas 24 horas chega a ser dupla e até seis vezes mais da normal; o seu peso especifico augmenta, é doce, e quando molha o fato, este fica pegajoso e como coberto de mel. O appetite em geral é maior, o que a principio costuma illudir os doentes e a sêde é insaciavel, o que se explica pela perda consideravel de agua nas urinas; o corpo acaba por converter-se n'uma verdadeira fabrica de assucar, transformando tudo o que possa em assucar, o que arrasta comsigo um enfraquecimento consideravel e progressivo. As urinas são palidas ou similhantes a agua misturada com mel. A estes symptomas succedem-se gradualmente outros: desordens da digestão, vomitos, diarrhea, alternativas de fome voraz e falta de appetite, prisão de ventre pertinaz, comichão geral, frunculos, antraz, carie dos dentes, amollecimento das gengivas, halito fetido, surdez, diversas molestias dos olhos e até a cegueira, ausencia completa de appetite venereo, dôres rheumaticas, molestias renaes que produzem a hydropisia e a morte e finalmente a tisica pulmonar.

Todo o que sinta maior sêde do que de costume, as urinas excessivas, appetite desusado, frunculos, borbulhas, etc., enchendo a meudo bacias de urina, deve mandar analysar as suas urinas. Se o doente reside em povoação grande, encherá um frasco de urina, rolhará e lacrará bem e o enviará a um chimico para que a analyse e elle lhe certificará se tem ou não assucar a urina. Se o doente reside no campo ou em sitio onde não haja chimicos, pode facilmente saber se a urina tem ou não assucar. Para isso deita uma pequena porção de urina n'um tubo de ensaio, ou frasco estreito e alto de vidro bem claro e deita depois no tubo ou frasco uns pedacitos de potassa caustica, ou quinze ou vinte gottas de uma solução aquosa de potassa; depois aquece-se a urina á chamma d'uma lampada d'alcool até que ferva. Se a urina não muda de côr, é que não contem assucar; se o tiver, a urina logo a seguir ao aquecimento toma uma côr amarella de limão, amarella escura e até por vezes escura carregada, segundo a quantidade de assucar existente. Se por acaso tiver á mão acido nitrico, deitem-se umas gottas na urina fervida, e ver-se-ha desapparecer a supradita côr, manifestando-se o cheiro a melaço. Este processo analytico tem a vantagem de poder apreciar aproximadamente a quantidade de assucar pela côr da urina; se a côr é amarella canario, a urina contem um por cento de assucar; amarella escura 2 por cento; roxa amarellada como o rhum de Jamaica 5 por cento; muito negra e opaca 10 por cento.

O doente que sabe que tem diabetes e desejar tratar-se, pode curar-se ou viver com a sua molestia e diminuir as suas consequencias, com uma hygiene conveniente e o uso de medicamentos homeopathicos apropriados. Primeiro do que tudo é preciso renunciar a todos os alimentos que contenham assucar ou fecula; o pão que se deve comer é o de gluten ou na sua falta o pão de rala ou côdea de pão torrada; a agua deve ser minero-medicinal, como a de Vidago, Pedras Salgadas, Mondariz, Marmolejo, Vals, Vichy; deve evitar porêm o beber agua commum. A alimentação a usar é; carne assada, peixe, legumes frescos, saladas, e substancias gordas e oleosas, compota de peras e ameixas, arroz e ovos. Não se devem usar nos alimentos nem assucar nem especiarias e tão somente um pouco de bi-carbonato de sodio. Pela manhã podem os doentes tomar café com leite, mas sem assucar, com pão duro, de dois dias; se o leite produz acidez junta-se-lhe algumas gottas d'agua de cal. Os pacientes terão apenas tres refeições por dia, não tomando nada nos intervallos, a não ser um pouco de gelo ou agua gelada, para mitigar a sêde insaciavel. Devem mastigar bem os alimentos e passeiar duas horas pelo menos ao ar livre e se estiver mau tempo em casa, evitando o dormir sobre as comidas. Na epoca propria devem ir tomar as aguas de Pedras Salgadas, Mondariz, Vidago, etc. Se o seu estado de fraqueza lhe não permitte o passeio ao ar livre, devem fazer gymnastica de sala, com as janellas abertas se o tempo estiver bom. As vezes tambem convem ao levantar um banho geral frio, de impressão e depois fricções seccas geraes e depois o almoço; a seguir passeiar fazendo exercicios de expirações e inspirações profundas. O vinho tincto de mistura com as aguas medicinaes ja mencionadas é tambem util a estes doentes. Deve prohibir-se-lhes o tabaco, ou então fumar muito pouco, devem andar sempre bem agasalhados para evitar os resfriamentos, tão nocivos aos que têm diabetes. As viagens e a caça são muito uteis quando os doentes não estão muito fracos.

Os medicamentos principaes contra a diabetes, são:

Arsenicum: grande prostração de forças, fraqueza, paralysia, frunculos, propensão ás inflammações da pelle; sêde insaciavel, o enfermo porêm bebe pouco de cada vez, vomita, tem diarrhea, e suores frios, com frio nas mãos e nos pés.

Calcarea phosphorica: se os pulmões estão affectados, ha grande debilidade e prostração de forças.

Kreosotum: symptomas de irritação espinhal, magoamento das vertebras, frouxidão das pernas, nevralgias intercostaes, padecimentos gastricos, mau halito, visão turva como atravez d'um veo.

Lactis acidum: prostração das forças digestivas e appetite exageradissimo.

Natrum muriaticum: symptomas gastricos, nauseas, vomitos, prisão de ventre, debilidade, palidez mortal, entorpecimento das extremidades e desejo de estar deitado, marasmo, melancolia, diminuição da vista, appetite excessivo e logo satisfeito.

Uranium nitricum: symptomas de irritação espinhal, com acidez porêm no estomago.

Alem d'estes medicamentos podem consultar-se: *Alumina, Argent., Carbo v., Phosphori ac., Plumbum* e *Terebinthina*.

Diarrhea.

Esta molestia tão frequente é muito mais importante que a prisão de ventre, que os medicos allopathas e o publico geralmente combatem com os purgantes. Como os medicamentos allopathicos empregados contra a diarrhea, são com frequencia mais perigosos do que a propria

21*

molestia, trataremos mais detalhadamente dos medicamentos homeopathicos apropriados a curar a diarrhea.

Na diarrhea aguda devemos primeiro investigar a causa. Quando esta é conhecida, devem escolher-se os medicamentos em conformidade com os preceitos seguintes:

Diarrhea causada por uma *angustia* ou *susto*: *Opium*, e não dando resultado: *Aconit.*, *Veratr.* ou *Puls.*

Por uma *colera*: *Cham.* ou *Acon.*, se a diarrhea vem acompanhada de calor, sêde e inquietação: *Bry.* e *Veratr.* se houver calafrios e desejo de repouso.

Pelo *calor do verão*: *Bry.* ou *Podoph.*—Por bruscas transições do frio para o calor: *Bry.*; sendo o contrario: *Dulc.*

Por um *desarranjo do estomago*, sobretudo por alimentos gordurosos: *Puls.*—ou *Ipecac.* havendo nauseas e vomitos.

Por um *resfriamento do estomago*, sendo as fructas a causa: *Puls.*—ou *Ars.* quando ha dôres violentas, sobretudo depois de tomar neve e bebidas geladas.

Pelo *uso do leite*: *Bry.*, *Calc.*, *Lyc.*, *Sulph.*; *Sepia* depois do uso do leite fervido.

Pelos *alimentos acidos*: *Ipecac.* ou *Nux v.* (diarrhea sobretudo de noite),—*Ant. cr.* (diarrhea de dia),—*Staphys.* (diarrhea com puxos).

Pelo *fumo do tabaco*: *Cham.* ou *Veratr.*

Por um *resfriamento*: *Opium* (diarrhea subita).—*Dulc.* (um ou dois dias depois com puxos).—*Ferr.* (diarrhea mais forte de dia).—*Phos.* (mais forte depois da meia noite).

Pela *agua que se tenha bebido*: *Caps.* (diarrhea com tenesmo)—ou *Ars.*, *Puls.* (tendo-se resfriado o estomago).

Não podendo descobrir-se a causa e a diarrhea existindo ha tempo, observe-se o seguinte:

I. *Dôres e outras circunstancias da diarrhea.*

Diarrhea *muita dolorosa*: *Ars.*, *Coloc.*, *Rheum*, *Rhus.*

Diarrhea *menos dolorosa*: *Bry.*, *Carb. v.*, *Capsic.*, *Cham.*, *Merc.*, *Nux v.*, *Puls.*, *Sulph.*, *Veratr.*

Diarrhea *com tenesmo* (*puxos*): *Ars.*, *Capsic.*, *Merc.*, *Nux v.*, *Rheum*, *Rhus*, *Sulph.*, *Veratr.*

Diarrhea *sem dôres*: *Chin.*, *Ferr.*, *Hyosc.*, *Lyc.*, *Phos.*, *Phos. ac.*, *Stram.*

Diarrhea *com prostração (debilitante)*: *Ars.*, *Calc.*, *China*, *Ipecac.*, *Phos.*, *Veratr.*

Diarrhea *com evacuação de alimentos por digerir (lienteria)*: *China*, *Ferr.*, *Nux v.*, *Sulph.*, ou: *China*, *Merc.*, *Phos.*, *Phos. ac.*

Diarrhea *com vomitos*: *Ars.*, *Bell.*, *Cham.*, *Coloc.*, *Dulc.*, *Ipecac.*, *Merc.*, *Nux v.*, *Puls.*, *Sulph.*

Diarrhea *chronica*: *Calc.*, *China*, *Ferr.*, *Nitri acid.*, *Phos.*, *Sulph.*, *Veratr.*

Diarrhea *das creanças*: *Cham.*, *Calc.*, *Ipecac.*, *Merc.*, *Rheum*, *Sulph.* (*Jalapa*, *Senna*).

Diarrhea *durante a dentição*: *Calc.*, *Cham.*, *Coloc.*, *Merc.*, *Sep.*, *Sil.*, *Sulph.*

Diarrhea *das mulheres pejadas* (não sendo grave): *Ant. cr.*, *China*, *Dulc.*, *Puls.*, *Rheum*; se a diarrhea é causada por uma molestia chronica: *Lyc.*, *Merc.*, *Petrol.*, *Phos.*, *Sep.*, *Sulph.*, *Thuja* (B.).

A *frouxidão de ventre*, ou a disposição a fazer varias dejecções por dia: *Calc.*, *Graph.*, *Kreos.*, *Natr. m.*, *Nitri ac.*, *Petrol.*, *Phos.*, *Sulph.*, *Sulph. ac.*, *Veratr.*

II. *Natureza e côr das dejecções.*

Diarrhea com *dejecções aquosas*: *Ars.*, *China* (aquosas e denegridas.)—*Arn.*, *Graph.* (*Magn. c.*), *Nux v.* (escuras). —*Cham.* (*Magn. c.*), *Sulph. ac.* (dejecções verdes).—*Ars.*, *China*, *Hyoscyamus*, *Merc.* (amarelladas).

Dejecções de côr cinzenta ou esbranquiçadas: *Merc.*, *Phos.*, *Phosph. ac.* (*Chel.*).

Dejecções *purulentas*: *Merc.*, *Sil.*, ou: *Arn.*, *Canth.*, *Lyc.*, *Puls.*, *Sulph.*

Dejecções *espumosas*: *China*, *Coloc.*, *Magn. c.*, *Rhus.*

Dejecções *com muito mau cheiro*: *Ars.*, *Carb. v.*, *Graph.*, *Lach.*, *Puls.*, *Sec.*, *Sil.*, *Sulph.*

Dejecções *com cheiro acido*: *Calc.*, *Cham.*, *Graph.*, *Hep.*, *Magn. c.*, *Merc.*, *Rheum*, *Sep.*, *Sulph.*

Dejecções *involuntarias*: *Phos.*, *Phos. ac.*, *Veratr.* — *Ars.*, *Bell.*, *Carb. v.*, *China*, *Hyosc.*, *Sulph.*

Dejecções *gelatinosas*: Colch., Helleb., Rhus, Sep.

> com *a forma de fios*: Sel.
> *arenosas*: Arg., Eug.
> *como greda*: Calc.
> *com pontos brancos*: Ipecac., Squill.
> *acres, corrosivas* que escoriam o anus e partes proximas: Ars., Cham., Lach., Merc., Puls., Sars., Veratr.; ou: Canth., Carb. v., Merc. corr., Phos., Rhus, Silic.

Dejecções *com falsas membranas* (parecendo pedaços de intestinos): Canth., Colch.

Dejecções *como o pez*: Ipecac., Lach., Merc., Nux v., Rhus, Sulph.

Dejecções *com sangue*: Aloë, Ars., Caps., Carb. v., Ipecac., Merc. subl. corr., Nitri ac., Nux v., Phosph., Rhus, Tart. em., Veratr.

Dejecções: *com lombrigas* (Veja-se: *Lombrigas*).

> *como cinza*: Asar., Digit.

III. *Horas da diarrhea.*

Pela *manhã*: Apis, Bry., Cop., Lyc., Nux v., Rhus, Podoph., Sulph., Thuja, e escolher-se-ha:

Sulphur: diarrhea que obriga a levantar mui cedo:

Bryonia: diarrhea depois de se levantar:

Podophyllum: diarrhea pela manhã e antes do meio dia:

Thuja: diarrhea depois do almoço.

Depois *do meio dia*: Bell., China, Dulc., Carb. v., Lyc.

Pela: *tarde*: Dulc., Lach., Merc.

De *noite*: Ars., China, Lach., Merc, Puls., Veratr.; ou Bor., Bry., Canth., Caps., Caust., Cham., Dulc., Graph., Ipecac., Nux m., Rhus, Sulph.

De *dia e de noite*: Sulph., Calc.

Com o *fresco da noite*: Merc.

Dormindo de noite: Arn., Mosch., Puls., Rhus.

IV. *Symptomas concomittantes*

Antes da dejecção:

Colicas ou contorsões: Coloc., Rheum, Magn. c., Sulph., Veratr.

Desejo urgente de defecar: *Coloc.*, *Merc.*, *Nux v.*, *Rheum*, *Sulph.*

Durante a defecação:

Colicas: *Coloc.*, ou: *Cham.*, *Caps.*, *Dulc.*, *Ipecao.*, *Merc.*, *Podoph.*, *Rheum*, *Rhus*, *Sil.*, *Veratr.*

Tenesmo (puxos): *Ars.*, *Bell.*, *Colch.*, *Merc.*, *Nux v.*, *Sulph.*

Depois da defecação:

Colicas: *Coloc.*, *Merc.*, *Podoph.*, *Puls.*, *Rheum.*

Tenesmo (puxos): *Bell.*, *Canth.*, *Caps.*, *Merc.*, *Rheum*, *Sulph.*

A seguir damos os medicamentos principaes contra a diarrhea, com as suas indicações essenciaes.

Antimonium crudum: diarrhea depois do uso de alimentos acidos, depois de um resfriamento, ou de um banho.—Diarrhea alternada com prisão de ventre (nos velhos).—Diarrhea com lingua suja e esbranquiçada.—Vomitos violentos, biliosos e mucosos.

Arsenicum: dejecções verdes e pituitosas, escuras e negras, asperas e fetidas.—Diarrhea sobretudo depois d'um resfriamento do estomago (por fructas ou gelados), que se aggrava de noite, sobretudo depois da meia noite e com symptomas geraes indicadores de arsenico.

Bryonia: diarrhea que augmenta e se renova durante o calor do verão.—Diarrhea causada pelo leite.—Diarrhea depois de levantar da cama, logo que se move.—Nauseas e accessos de desfallecimento, quando se senta.—Grande desejo de estar deitado e permanecer quieto.

Calc. carbonica: diarrhea das creanças obesas, escrophulosas, quando os dentes começam a despontar.—Diarrhea causada pelo leite.—Fezes amarelladas ou esbranquiçadas. (Comp.: *Sympt. ger. car.*)

Carbo vegetalis: Colera ou diarrhea das creanças que exgotta as forças, sobretudo quando o halito se torna frio.

Chamomilla: fezes verdes e pituitosas, ou similhantes a ovos quentes; ou então fezes mucosas, acres (durante a dentição), com colicas. (Comp. *Doenças das creanças.*)

China: fezes aquosas, ja negras, ja biliosas, contendo alimentos mal digeridos.—Diarrhea chronica e sem dôres nas pessoas muito fracas..—Aggrava-se durante a noite, com o alimento, sobretudo com as fructas.—Diarrhea com muitos gazes e com forte transpiração. (Comp.: *Sympt. ger. car.*)

Croton tiglium: dejecções frequentes, amarelladas ou verdes, aquosas, que saem com violencia sobretudo logo depois de ter comido ou bebido.

Dulcamara: diarrhea causada por um resfriamento, em especial no verão e outono; aggrava-se de noite.

Ipecacuanha: dejecções frequentes, pouco abundantes, amarelladas, ou verdes, ou parecidas com as fezes. São acompanhadas de nauseas continuas, frequentemente com vomitos de alimentos, ou de *mucosidades gelatinosas* e *verdes*; colicas na região umbilical.

Mercurius: dejecções dysentericas, mucosas, biliosas, com estrias de sangue; são seguidas de grande debilidade, anciedade, de suor.—Colicas, puxos antes da defecação, com calafrios e calor que percorrem todo o corpo.—Tenesmo (puxos) que augmenta depois de defecar.

Nux vomica: pequenas dejecções, frequentes, de differentes côres, com repetidos esforços para depôr, d'ordinario inuteis (*puxos* que cessam depois de defecar), e com dôres lombares.—Diarrhea causada pelos excessos nas comidas e nas bebidas alcoolicas, trabalhos intellectuaes, pelo abuso dos purgantes e outros medicamentos.

Phosphorus: fezes aquosas, mucosas, verdes, mal digeridas, que saem violentamente e por vezes involuntariamente.—Medicamento muito util nos casos chronicos.

Um symptoma muito caracteristico para a indicação do phosphoro, é o desejo que experimenta o doente de bebidas geladas, quando socegam os sofrimentos do estomago (sobretudo os vomitos); e tambem, se o doente toma bebidas quentes, ou se as bebidas frias que tomou se tornam quentes no estomago e as vomita.

Phosphori acidum: fezes aquosas, esbranquisadas ou amarelladas, que não causam dôres, mas muita regurgitação no ventre, como se contivesse agua.

Podophyllum: dejecções muito frequentes, abundantes, sem dôres, de côres diversas, saindo com força.—Diarrhea, pela manhã somente ou antes do meio dia, ou tambem depois de ter comido e bebido (acompanhada em geral de grande prostração).—Diarrhea das creanças durante a dentição, com rotação da cabeça.

Pulsatilla: diarrhea de diversas formas, causada pelos alimentos gordos, agua gelada ou fructas. Aggrava-se de noite.—Deposições mucosas que mudam de côr de cada vez (Hg.). (Veja-se: *Sympt. ger. car.*)

Rheum: diarrhea principalmente das mulheres depois do parto, ou das creanças pequenas.—As fezes têm um cheiro azedo e são acompanhadas de colicas.—Um cheiro a azedo se exhala de todo o corpo da creança.

Rhus: diarrhea de differentes fórmas, sobretudo de noite e até ao amanhecer, precedida de ligeiras dôres no ventre.—Diarrhea causada por uma molhadella total do corpo.—Colerina ou diarrhea disenterica, com dôres espasmodicas que se estendem aos musculos, todas as vezes que evacua (G.).

Sulphur: desejo subito, mas sem dôres, de evacuar, obrigando o doente a deixar a cama muito cedo.—Diarrhea chronica de infinitas fórmas, sobretudo nas pessoas psoricas. —Fezes tão duras que o anus em volta está todo escoriado. (Comp.: *Sympt.*, *ger. car.* e *Doenças das creanças*.)

Diphteria.

Angina diphterica.—Angina lardacea.—Angina maligna. —Esta molestia ataca de preferencia as creanças. De tempos a tempos é epidemica e contagiosa. As amygdalas inflammadas e as partes da camara posterior da bocca estão cobertas de uma capa esbranquiçada. Qnando se arranca esta capa que tem a forma de placas, ja grandes, ja pequenas, vê-se a membrana mucosa escoriada e sangrando facilmente. Diz-se que estas placas são formadas de pequenos cogumellos que causam a gangrena das partes que cobrem.

O halito é sembre fetido, podendo até tornar-se insupportavel, quando a doença é muito intensa. A diphteria é sempre idiopathica e com frequencia acompanha a escarlatina e o sarampo. Ás vezes ataca a trachea: n'este caso é acompanhada de symptomas de garrotilho e termina em geral de um modo funesto.

A diphteria apresenta-se com ou sem febre e distingue-se pela difficuldade de engulir e pelo enfarte das glandulas que ha debaixo do queixo inferior, symptoma importante, que a distingue da angina commum. Ao examinar a garganta da creança observa-se que o veo palatino, as amygdalas e a campainha estão inchadas e avermelhadas e no dia seguinte ao da doença ou no mesmo dia observa-se nos sitios encarnados uma capa esbranquiçada, irregular, d'um branco sujo ou branco-pardo. Nos casos que se curam, no fim de dois ou tres dias desprendem-se os pontos diphtericos e as ulceras resultantes curam-se depressa e ao mesmo tempo desapparece a febre e a difficuldade de engulir. Nos casos contrarios a diphteria estende-se, a garganta estreita-se cada vez mais, a deglutição torna-se difficil e mesmo impossivel, a febre augmenta, o pulso torna-se frequente; se se propaga á

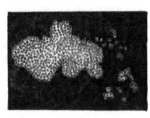

Fig. 17 Micrococcus diphtericus augmentados 900 vezes.

larynge, apresentam-se os symptomas do garrotilho e a creança morre asphyxiada; se se propaga ás fossas nasaes, saem por estas pedaços de falsas membranas, sobrevem um corrimento aquoso ou sanioso pelo nariz, que o escoria, com um cheiro fetidissimo e as creanças morrem em breve. Outras vezes a diphteria complica-se com symptomas typhoides; a bocca, os labios e a lingua cobrem-se d'uma camada secca, negra, a bocca exhala um cheiro fetido, repugnante, a pelle cobre-se de manchas arroxadas, vinosas, e a morte sobrevem com rapidez pela paralysia da garganta.

A diphteria quando se cura, costuma ás vezes deixar como consequencia a paralysia dos musculos da deglutição ou da larynge; a voz é nasal, o doente não pode engulir, e os alimentos saem pelo nariz; ou então a voz é debil, sem timbre e falha com frequencia e o que é peior os alimentos penetram facilmente nos bronchios, produzindo symptomas d'asphyxia e tosses convulsas. Outras vezes declara-se a anemia, sobretudo quando a diphteria tem durado muito e tem sido muito grave. Raras vezes tambem sobrevêm as paralysias das extremidades inferiores e do apparelho muscular dos olhos.

A diphteria, em geral, cura-se facil e rapidamente com o tratamento homeopathico, com tanto que os medicamentos homeopathicos sejam bem escolhidos desde o principio. A experiencia demonstrou-nos que cada epidemia tem os seus medicamentos especiaes.

Os medicamentos que segundo a nossa experiencia são mais efficazes: são: *Apis*, *Bell.*, *Lach.*; ou *Merc. sol.* (melhor *Mercur. cyanat,*), ou *Nitri acid. e Amm. mur.*

Como é difficil, mesmo para o medico experimentado, encontrar immediatamente o medicamente especial, aconselhamos, se os symptomas que se apresentam a principio, são: febre, sede, agitação, insomnia, dôr de garganta, que se dê *Acon.* uma colhér de tres em tres horas. Se no fim de 24 horas não houver allivios, ou se a principio não houver febre, recorra-se a *Bell.* tomando-a como *Acon.* Se no fim de 24 ou 48 horas se não notar allivio algum, deve dar-se *Merc. sol.* ou ainda melhor *Merc. cyanat.* (*cyaneto de mercurio*), uma colhér de duas em duas ou de tres em tres horas. Este medicamento tem dado optimos resultados em muitas epidemias e em numerosos casos isolados (Alvarez).

Ultimamente tem-se preconisado o *Merc subl. corros.* como a melhor e mais efficaz preparação mercurial para combater a diphteria. Nós é a que usamos de preferencia e com bons resultados (Alvarez).

Se *Merc.* não debellar a molestia, e os symptomas se aggravam cada vez mais, restam tres importantes medicamentos a escolher, que são: *Apis*, quando a inchação e vermelhidão dos pontos affectados segregam humidade e a vermelhidão não é muito intensa: a primeira invasão da diphteria tem logar na campainha (uvula) e no véo palatino; a uvula está inchada e prolongada; suppressão da urina ou urina muito albuminosa; deglutição extremamente dolorosa; grande agitação com desejo de se mover continuamente e desejos de saltar da cama. — *Lach.* convem pelo contrario quando ha grande seccura na garganta e a vermelhidão tem a côr escarlate pronunciada, a diphteria ataca primeiro o lado esquerdo da garganta, estende-se depois ao direito e outros pontos; rigidez do pescoço, parecendo que a parte anterior do mesmo está ulcerada e sensivel ao contacto; quando o doente desperta, tosse e acha-se peior, sobretudo da seccura da garganta; expectoração difficil e escassa; grande loquacidade, so a rouquidão o obriga a calar.—*Lycop.*, está indicado quando a diphteria começa no lado direito da garganta e d'ali se estende a outras partes; inchação de todas as glandulas do pescoço, febre intensa, estupor, urinas escassas, ranger de dentes, ja com o estupor, ja dormindo. Alem d'estes tres mediamentos pode empregar-se no caso de necessidade *Ignat.* nos mesmos casos de *Lycop.* se este não foi sufficiente e quando o lado direito do pescoço está muito inchado, ha febre intensa, delirio nocturno com accessos de medo, a creança pede auxilio contra perigos imaginarios e esforça-se para os evitar, queixa-se continuamente da garganta e dos ouvidos; pede gelo ou agua gelada e repelle os alimentos; o halito da bocca é tão fetido que se não pode supportar e faz nauseas. Nos casos em que *Lachesis* não tenha dado resultado pode recorrer-se a *Nitri ac.*, se houver muita dôr ao engulir, obturação do nariz com expulsão d'um liquido acre, rouquidão e sobretudo se as falsas membranas têm diminuido, deixando a descoberto ulceras mais ou menos profundas com bordos muito encarnados. Ha tambem outros medicamentos como *Carboli ac.*, *Natr. m.*, *Hydrastis*, *Phytolacca*, etc. que são indicados para certos casos, posto que os anteriormente enunciados sejam os principaes (Alvarez).

Temos observado frequentemente que em certas epocas se curam facilmente com *Apis* muitas doenças de garganta, como a diphteria, de tal forma que vêm-se desapparecer em 24 horas falsas membranas enormes empregando *Apis*. —N'outras epocas *Apis* não dá resultado algum e dão-no *Bell.*, *Lach.*, ou *Amm. m.*, sobretudo quando ha grande quantidade de mucosidades na bocca e expectoração similhante a saliva (*Amm. m.* tem dado resultado tambem nos casos de tosse com viscosidades ou catarrho do estomago). O dr. Fischer recommenda *Thuja* (uma dose de attenuação alta), seguida de *Acon.* e *Apis*.

Nós, aqui em Lisboa, temos observado os magnificos resultados alcançados na tratamento da diphteria com os seguintes medicamentos: *Aconit.*, *Bell.*, *Merc. cyanat.*, uma dose de hora a hora, ou de 2 em 2, ou de 3 em 3, segundo a gravidade do caso, na diphteria localisada nas amygdalas, uvula, pharynge: na diphteria com tendencia a invadir a trachea, larynge e brouchios applicam-se os mesmos medicamantos, mudando apenas a *Bell.* para *Bry.* (Clinica do dr. Lopes Monteiro.) Egualmente temos observado o bom resultado obtido com a applicação do *Hydrastis*, não so para fazer murchar as falsas membranas e expelil-as, mas tambem para fazer sustar as hemorrhagias causadas pela queda das mesmas.

Para combater os symptomas de paralysia que se manifestam depois d'um tratamento mal dirijido, os homeopathas americanos recommendam *Caust.* 30ª ou *Gels.* Tambem podem consultar-se: *Con.*, *Lach.*, *Sil.*; ou então: *Ars.*, *Bell.*, *Nitri ac.*, *Phos.*

As paralysias da convalescença da diphteria curam-se em geral em poucos dias com uma boa alimentação e a recuperação das forças, não sendo assim, devem prescrever-se nas paralysias das extremidades inferiores: *Phos.*, *Nux v.*, *Plumb.*: na aphonia: *Lach.*; na paralysia das fauces: *Caust.*, *Hyosc.*; na do apparelho muscular dos olhos: *Calab.*, *Bell.*, *Nux v.*, Se se declara a anemia: *Ferrum.*

m uanto durar o estado agudo o doente estará a dieta e so se lhe dará agua assucarada, aos fracos porem deve dar-se-lhes leite. Logo que a doença decline e comece a convalescença, dar-se-ha de comer ao doente gradual e progressivamente. Quando apparecem symptomas typhoides o doente deve tomar bom leite e em abnduancia. Na habitação do doente o ar deve renovar-se a meudo e ser pouco frequentada.

Dôres.

Não podemos alongar-nos muito acerca das diversas classes de dôres, mas somente dar algumas indicações caracteristicas dos principaes remedios usados.

Aconitum: dôres com sêde e cara encarnada.—Grande irritação nervosa e agitação, como se estivesse agonisante.

Belladonna: dôres que apparecem e desapparecem subitamente (G.).

China: dôres provocadas e aggravadas pelo mais leve contacto da parte enferma e que se tornam insupportaveis.

Platina: as dôres augmentam gradualmente e diminuem do mesmo modo.

Sulphuris acidum: dôres que augmentam gradualmente, mas desapparecem rapidamente.

Valeriana: dôres palpitantes, ás sacudidas, instantaneas, diminuindo com a mudança de posição.

Alem d'isso, comparem-se os symptomas caractericticos geraes de: *Ars., Cham., Coff., Puls.*

Podem tambem servir de guia na escolha dos medicamentos, as circunstancias concomittantes seguintes:

Anciedade ou angustia: *Ars., Bell., Carb. v., Cham., Natr., Veratr.*

Respiração entrecortada: *Natr. m., Puls.,*

Rubor d'uma face só: *Cham.*

Estando em pé: *Agar.*

Ao descobrir-se: *Aurum.*

De dois em dois dias: *Lyc.*

Levantando-se do assento: *Puls.*

Andando: *Ang., Veratr.*

Dando um passo em falso: *Bry.*

Comprimindo as partes doridas: *Plat.*

Ao subir encostas ou escadas: *Calc.*

Depois de haver bebido: *Helleb.*

Estando deitado: *Moschus.*

Com voluptuosidade: *Lach., Tarant.* (N.).

Dôres causadas pelos gazes (com calor): *Carb. v.*

Dôres que provocam delirio ou loucura: *Veratr.*

Sêde: *Acon., Cham.*

Falta de sêde: *Lyc., Puls.*

Respiração curta: *Natr. m., Puls.*

Calafrios: *Coloc., Dulc. Mexer., Puls., Sep.;* ou então: *Ars., Graph., Ign., Rhus.*

Calor: *Acon., Rhus,* ou: *Bell., Bry., Carb. v., Sil.*

Transpiração: *Lach.*, *Merc.*, *Natr.*, *Sep.*, ou: *Bry.*, *Coloc.*, *Rhus*, *Sulph.*, *Tart. em.*

Comparem-se tambem: *Nevralgia facial, Dôr de cabeça, Enxaqueca, Dôr de rins*, etc.

Dysenteria.

A dysenteria é uma especie de inflammação diphterica do intestino grosso e sobretudo do recto, propria das regiões tropicaes e das temperadas no verão e outomno, sobretudo se são muito chuvosos; pode ser tambem epidemica, sendo infecciosas as dejeções dos doentes. Podem tambem causar isoladamente a dysenteria os excessos no regimen, uma insolação, o beber agua gelada, o comer fructa verde, os resfriamentos, as molhas, o residir ou deitar-se no verão em terreno humido, etc.

A dysenteria começa quasi sempre repentinamente por diarrhea, fortes dôres de ventre, abundantes nas primeiras 24 horas, tornam-se curtas e frequentes, vindo com tenesmo (puxos) doloroso, irresistivel e angustioso; os enfermos não cessam de obrar de dez em dez ou de quinze em quinze minutos materias mucosas com sangue, outras vezes são como agua de carne com mucosidades intestinaes como raspas e nos casos graves, de sangue puro com pedaços de membrana mucosa intestinal, que exhala um cheiro muito fetido; então as dôres estendem-se por todo o ventre, ha ardor e queimor insupportaveis no anus, puxos de urina, sêde insaciavel e prostração consideravel de forças com decomposição do semblante e frio, e suores frios defecando. Nos casos leves, no fim de seis dias inicia-se a cura com a diminuição de todos os symptomas; nos graves augmenta a febre, o ventre eleva-se, o nariz afila-se, secca-se a lingua e a morte sobrevem no meio do delirio e prostração enorme.

Tambem podem os symptomas ir diminuindo pouco a pouco sem desapparecerem completamente, ficando a chamada dysenteria chronica, cuja caracteristica principal consiste em fezes de pus, gelatinosas e sanguinolentas; este estado é mui perigoso, raras vezes se cura, sobrevindo a morte em mais ou menos tempo.

Quando reinar uma epidemia de dysenteria é indispensavel uma alimentação regular, não tomar cousas que produzam augmento das dejecções, evitar os alimentos gordurosos, de difficil digestão, flatulentos, gelados, verduras, etc.; a agua deve ser cortada de bom vinho tincto e pode-se usar a cerveja e agua de Seltz; os pés devem conservar-se sempre quentes, evitar-se-hão os resfriameutos, e não se sairá de casa em noites frias a seguir a dias quentes. As fezes do doente devem ser desinfectadas com agua phenica forte ou melhor com uma solução de sublimado corrosivo ou de sulfato de cobre (o mesmo que no cholera) e devem ser enterradas e as bacias não podem servir a outras pessoas. Os doentes devem estar isolados tanto quanto possivel fôr, e a habitação deve ventilar-se frequentemente.

Loge que a molestia ataque alguma pessoa, far-se-ha deitar, abrigando-a bem e pondo-lhe botijas de agua quente para obter uma rapida reacção e sue; ficará prohibida de beber agua e so beberá agua albuminosa ou orchata de arroz, estando a dieta absoluta emquanto durar o estado agudo: para alliviar os puxos e o desejo frequente de obrar que tanto incommodam no estado mais agudo da dysenteria, o doente deve dar por dia dois ou tres clysteres d'amido cosido, com gemmas d'ovos batidas, clyster que o doente reterá o mais possivel. Logo que a doença decline ou passe ao estado chronico, o doente tem que se alimentar com precaução, para que recupere as forças perdidas, começando por sopas de pão, arroz, tapioca, leite, ovos quentes, galinha, frango, etc., evitando os alimentos que provoquem a soltura; para bebida pode usar agua cortada de bom vinho tincto, agua de Seltz com vinho ou cerveja.

Deve ter-se em linha de conta que não ha medicamento algum esqecifico para a dysenteria, os medicamentos devem escolher-se segundo os symptomas predominantes. Eis os mais indicados:

Aconitum: a principio nos symptomas febris, principalmente se a dysenteria se adquire nos dias quentes seguidos de noites frias.

Arsenicum: evacuações putridas, involuntarias, grande

fraqueza, halito fetido, bocca e urinas, estupor e manchas azues ou vermelhas em diversas partes.

Belladonna: indicado nos casos em que parece estar tambem o *Acon.*, quando porem este ultimo não é bastante; ou quando ha delirio, lingua secca e vermelha na ponta.

Bryonia: em especial durante o calor do verão e como consequencia d'um resfriamento por bebidas frias.

Carbo veg.: se *Ars.* não basta para o estado putrido e sobretudo quando o halito do doente é frio, as extremidades frias, a cara alterada, queixando-se de dôres ardentes.

Chamomilla: quando ha grandê agitação com sêde, dôres rheumaticas, mau humor com desespero.

China: se nem o *Ars.* nem o *Carbo v.* servem para o estado putrido, ou então para a dysenteria que se manifesta nas localidades pantanosas e quando a molestia reveste o typo intermittente.

Colocynthis: violentas colicas que obrigam o enfermo a estar encolhido. Fezes mucosas e ensanguentadas, ou amarellas, espumosas ou biliosas: plenitude e pressão no ventre com borborigmas e inchação; calafrios que partem do ventre.—Dysenteria cuja causa foi uma forte colera.

Ipecacuanha: convêm em especial na dysenteria do outomno, com puxos fortissimos, colicas, dejecções a principio de materias biliosas e a seguir ensanguentadas.

Mercurius: colicas violentas antes das evacuações, precedidas d'um grande desejo de defecar. Depois da evacuação o desejo é mais intenso do que anteriormente; os esforços para depôr dão o resultado de somente sair sangue puro, ou materias misturadas com sangue e mucosidádes verdes, amarellas; gritos ao depôr, frios e calafrios; nauseas, eructações, suor frio na cara, grande debilidade e tremura das extremidades.

Mercurius subl. corr.: alem dos symptomas anteriores, se a bexiga está tambem affectada e se ha desejo continuo de urinar.

Nux v.: pequenas dejecções frequentes com puxos e mucosidades ensanguentadas, dôres violentas na região umbilical; ou desejos numerosos e inuteis de obrar, cessando com a dejecção.

Pulsatilla: quando as evacuações não contêm senão

mucosidades estriadas de sangue, desejos de vomitar ou vomitos mucosos, calafrios frequentes, respiração difficil e humor queixoso, lachrimoso.

Rhus: dysenteria chronica com evacuações nocturnas chronicas, sem dôres nem puxos.

Sulphur: nos casos chronicos ou mais desesperados, quando nenhum medicamento dá resultado e se ha: respiração difficil, puxos violentos sobretudo de noite, fezes estriadas de sangue, desejo continuo de obrar, que molesta e cansa muito.

Nos casos muito graves, com grande prostração e symptomas de decomposição do sangue, dar-se-ha *Ars.* e se não fôr sufficiente *Carbo v.* ou *Veratr.*

Contra a dysenteria chronica o melhor medicamento é *Hepar;* depois, se este não a cura, consultem-se: *Aloë, Calc. c., Phosph. ac., Sil., Staph., Sulph.* e *Veratr.*

Os doentes atacados de dysenteria chronica devem frequentar no verão as aguas minero-medicinaes de Monsão, Mondariz, Vichy, Pedras Salgadas, etc.

Dysphagia.

(Difficuldade de engulir.)

A dysphagia ou difficuldade de engulir, que ás vezes se converte em verdadeira impossibilidade, depende, ou de uma paralysia da garganta, consequencia de diversas causas, ou então de uma contracção espasmodica da garganta e do esophago. Para a tratarmos convenientemente attenda-se primeiramente á causa que a determina.

Quando depende de uma especie de paralysia da garganta, dê-se em primeiro logar *Laches.* e se não bastar, *Bell.* ou *Caust.;* sendo preciso podemos recorrer a *Con. m., Nux m., Plumb., Puls., Sil.*

Se é motivada por uma contracção espasmodica da garganta ou esophago, o medicamento principal é *Hyosc.* e não sendo sufficiente *Zinc. m.* ou *Stram.*, ou então *Bell., Calc. c., Con. m., Lach., Lauroc., Lyc., Nux. v., Plat., Veratr.*

Se d'entre os symptomas sobresaem as palpitações do coração e unsea a dar-se-ha *Coloc.*

Eclampsia.

A eclampsia é um soffrimento agudo epileptiforme, com convulsões e perda completa ou incompleta dos sentidos, com pequenos ou nenhuns intervallos entre os ataques, e que ao inverso do que succede na epilepsia termina de prompto pela cura ou pela morte.

Esta molestia ataca de preferencia as creanças, e em segundo logar as mulheres gravidas e parturientes; em ambas porem é uma molestia bem pouco frequente.

Nas creanças é devida a indigestões, acidez do estomago, sustos, pancadas, irritações das vias digestivas, lombrigas, ao trabalho da dentição, ás doenças do cerebro e espinhal medula, á escarlatina, variola e sarampo, á pulmonia, e nas creanças de peito quando as mães ou amas de leite se zangáram ou assustaram.—Nas mulheres gravidas robustas e fortes observa-se no ultimo período da gravidez e esta molestia é devida á presença da albumina na urina, por causa d'uma affecção dos rins attribuida á prenhez; e tambem a causas moraes, resfriamentos, etc.— Nas parturientes é causada pelas excessivas dôres do parto, pela contenção nervosa geral, pelas operações intentadas, ou depois de fortes hemorrhagias, sustos, zangas e resfriamentos depois do parto, etc.

Os symptomas manifestados nas creanças são os seguintes: umas vezes a eclampsia apresenta-se repentinamente, outras é precedida pelo desassocego, chôro, mau humor, insomnia, movimento continuo da cabeça, gritos, rotação dos olhos, movimentos rapidos e involuntarios, desejo de morder e arranhar, etc.; o ataque apresenta-se como o da epilepsia, durando de cinco minutos a uma ou duas horas e termina por um somno profundo e suor quente, em geral realisando-se a cura; outras vezes porem, sobretudo nas creanças debeis, doentias e mal humoradas, um segundo ataque se succede ao primeiro, e a seguir um terceiro, etc., o rosto põe-se violaceo, incham as veias da cara, pescoço e fontes, a respiração é sibilante, verificando-se a morte; em taes casos nos intervallos dos ataques ha ranger de dentes, inquietação e insomnia. Quanto menos edade têm as creanças mais temivel é a eclampsia.

Nas mulheres gravidas a eclampsia é precedida de peso e estonteamento de cabeça, dôr de cabeça, horror á luz e convulsões de um ou varios musculos isolados; nas parturientes e puerperas apresenta-se repentinamente, sem dar sequer um grito, os musculos do rosto contraem-se, a bocca fecha-se contraindo-se horrivelmente, a convulsão torna-se geral, a respiração é muito difficil e o pulso torna-se desegual ou intermittente, terminando o ataque pela morte as mais das vezes, ou repentina ou gradualmente na minoria dos casos, ficando a doente como estonteada e com somnolencia.

Tratamento das creanças.—O que primeiro se tem a fazer é despir a creança para que a respiração seja mais livre e sujeital-a suavemente, para que se não fira durante o ataque; como a maior parte das vezes ha contracção das mandibulas ou das fauces, têm que se dar os medicamentos em olfacção ou em clysteres, tendo o cuidado n'este ultimo caso de lavar o intestino com um clyster de agua e azeite: os medicamentos mais indicados são os seguintes:

Belladonna: rosto muito afogueado e com muito calor, veias da cara dilatadas, difficuldade ou impossibilidade de engulir, o contacto augmenta a convulsão, olhos brilhantes, pupilas dilatadas e movimentos da cabeça para traz.

Chamomilla: durante o periodo da dentição, quando a creança se exasperou, ou então a mãe ou a ama o põem ao peito depois de terem tido uma grande zanga; desejo de morder e arranhar, gritos penetrantes, uma face encarnada e a outra palida, diarrhea esverdinhada, vomitos e ranger de dentes.

Cina: creanças que soffrem de vermes, comichão insupportavel no anus e narinas, o doente bellisca muito as orelhas e nariz, range os dentes a dormir, acorda como assustado e tem movimentos convulsivos das extremidades e fome canina.

Ignatia: um dos melhores medicamentos d'esta molestia, tanto durante a dentição como havendo vermes, e quando a mãe ou ama tiveram um profundo desgosto, ou depois d'um susto, medo ou reprehensão. Espuma na bocca, ranger de dentes, torção do corpo, rotação dos olhos e da cabeça, olhos fixos para um ou outro lado, rosto encarnado, ardente e escorrendo suor, gritos penetrantes, dejecções involuntarias e vomitos.

Ipecacuanha: diarrhea antes do ataque e que allivia ao apresentar-se este; indigestões e resfriamentos de estomago e ventre; nauseas, vomitos, respiração breve, rigidez durante o ataque, a cara violacea.

Opium: o terror, um grande susto são as causas principaes, tremuras geraes, gritos, sopor com perda dos sentidos e queixo inferior descaido, espuma na bocca, rouquido e inchação do rosto; dejecções involuntarias.

Stramonium: quando as convulsões são muito intensas, com gritos irresistiveis, cor azulada do rosto, o doente bate com a cabeça e urina-se sem sentir; não perde os sentidos.

Para evitar a repetição dos ataques dê-se *Calc. c.* e evitem-se as causas que os possam provocar.

Tratamento das mulheres gravidas.—Tanto aqui, como nas parturientes e puerperas, convem chamar logo o medico homeopatha, emquanto não chega ou quando o não houver, consultem-se:

Sempre que se descubra a albumina, nas urinas das embaraçadas (veja-se o artigo *Albuminuria*), e se observem inchações nas diversas partes do corpo, dar-se-ha *Apis* e se não fôr bastante recorra-se a *Cepa* ou *Benzoës acidum*. Se apesar do uso d'estes medicamentos se declarar a eclampsia prescreve-se a *Bell.*; se ha sopor, *Ars.*; se ha sopor com rouquido, bocca aberta, pupilas immoveis, rosto afogueado e suando, dejecções involuntarias, *Opium*; convulsões exageradas e fortes, ranger de dentes, desejo de morder, romper, rasgar, cuspir, arranhar, gritos agudos e espuma pela bocca, *Chamo.*; rigidez consideravel das mandibulas com inchação do pescoço e seccura da bocca e garganta, *Laches.*; rotação dos olhos, cabeça e tronco, gritos penetrantes, palidez do rosto e forte comichão no nariz, *Ignat.*; convulsões excessivamente fortes e duradouras, sem perda dos sentidos, gritos incessantes e agudos, movimentos convulsivos incessantes, *Stram.*; rigidez do corpo, com frio marmoreo, suores frios, sobretudo na testa e cabeça, diarrhea involuntaria *Veratr.*

Tratamento nas parturientes e puerperas.—*Ignat.* é a primeiro medicamento a empregar, sobretudo se ha rotação dos olhos, cabeça e corpo, deitando-se para traz, ataques de suffocação, rosto alterado, perda dos sentidos e espuma na bocca; *Stram.*, se precedem difficuldade de engulir e convulsões parciaes das mãos e pés, durante o ataque o rosto torna-se rôxo, urinas involuntarias, desejo de morder, cuspir e bater, retracção dos polegares, olhos fixos e brilhantes, espuma na bocca, ranger de dentes, oppressão do peito e perda dos sentidos; *Cupr.* durante o ataque a enferma fica logo como morta, fria, palida; *Mosch.*, nos mesmos casos, mas depois de *Cupr.* se este não é bastante; *Cicuta*, o ataque parece-se com o tetano, ha contracção espasmodica dos queixos, a respiração parece suspensa, espuma na bocca, movimentos convulsivos mui violentos e pupilas contraidas; *Bell.*, cara e olhos muito encarnados, veias do pescoço, fontes e cara muito dilatadas; *Opium*, se um susto ou terror foi a causa; *Chamo.*, se a causa foi uma contrariedade, incommodo ou colera, olhos meio cerrados e pupilas dilatadas, espuma pela bocca, convulsões dos olhos, palpebras e labios, musculos da cara, da lingua; extremidades frias e gritos agudos; *Secale corn.*, depois de fortes hemorrhagias durante o parto ou puerpereo, com ataque de syncope.

Do mesmo modo que nas mulheres gravidas, como nas parturientes e puerperas tem de haver o maximo cuidado para que se não firam nem caiam; para evitar maiores males, a casa deve conservar-se com pouca luz e tirar-se-lhes as roupas que as opprimem e difficultam a respiração e os movimentos.

Ecthyma.

É uma inflammação superficial pustulosa da pelle, não contagiosa, não sendo acompanhada commumente de desordens geraes do organismo e caracterisada pela formação de vesiculo-pustulas, de formas irregulares, de tamanho variavel e que assentam sobre uma base dura e ingurgitada, sendo rodeiadas por uma aureola inflammada; apresentam no seu vertice um ponto esbranquiçado, a vesicula, cheia d'um liquido purulento, a que succede uma pustula ou crosta parda ou preta, que depois de cair deixa uma mancha esbranquiçada ou purpurea e ás vezes uma ligeira cicatriz.

Esta erupção ataca de preferencia os individuos pobres, sujos e mal alimentados, escrofulosos, coçando-se muito, nas lavadeiras, engommadeiras e os que estão sujeitos a impressões moraes tristes. Começa em geral sem symptomas precursores, pela formação das vesiculo-pustulas, do tamanho d'uma avelã e rodeiadas do seu circulo inflammatorio, em quatro ou cinco dias adquirem todo o seu desenvolvimento, observando-se nas extremidades inferiores, pescoço e costas, de preferencia; costumam vir isoladas, em pequeno numero, outras vezes porem são muito confluentes; accusam calor, comichão mais ou menos intensa e ardor intenso, o que mais o caracterisa e que produz agitação e insomnia. Somente nos casos em que a erupção é muito confluente, costuma haver febre e symptomas gastricos (nauseas, vomitos, etc.).

É uma erupção que costuma durar de dez a quinze dias, ou menos; nos individuos porem enfraquecidos pelo edade, pelos excessos, privações, etc., pode durar mezes e mezes succedendo-se uma a outra erupção, sendo n'estes casos as vesiculo-pustulas muito maiores do que no primeiro caso. Á vezes o ecthyma complica-se com a sarna e o prurigo.

Nos casos em apparece a febre, o doente tem de guardar o leito, dieta e tomar *Aconitum*. Desapparecendo os symptomas febris, ou por *Aconitum* ou por *Belladonna*, deve dar-se *Arsenicum*, que é o melhor medicamento contra o ecthyma, ja na fórma aguda, ja na chronica. Se o calor e a comichão são muito intensos, bem como o ardor, deve dar-se *Rhus*; depois consultem-se, sobretudo nos casos chronicos, *Borax*, *Graph.*, *Merc.*, *Silic.*, *Staphys.*, *Sulph.* Nos individuos mal alimentados, sujos e escrofulosos, deve proporcionar-se-lhes uma boa alimentação, um aceio escropuloso e fato limpo, bem como uma casa bem ventilada e secca.

Eczema.

É uma molestia da pelle, não contagiosa, umas vezes aguda e outras chronica, que se caracterisa pela formação de vesiculas, com inchação da pelle, e de seguida uma superficie encarnada, humida, que segrega uma serosidade amarellada, pegajosa e por vezes sanguinolenta, que depois se secca e forma crostas, que caem deixando pequenas escamas no seu logar. Em geral esta molestia vem acompanhada d'uma forte comichão. Ha duas formas de eczema, o *agudo* e o *chronico*; o primeiro é pouco frequente e vem com febre; o segundo distingue-se pela grande comichão, ás vezes desesperadora, e pelas frequentes recidivas bem como pelo engrossamento da pelle. Alem d'isso, admittem-se quatro classes, o *simples*, o *rubrum* (com grande vermelhidão da pelle), o *impetiginoso* (com formação de tuberculosinhos e pustulas), e o *squamosum* (com formação de escamas).

As regiões mais atacadas pelo eczema, são: o couro cabelludo, as orelhas, o rosto, a barba, os orgãos genitaes e as extremidades.

Com esta doença deve haver a maxima limpeza e aconselhar os doentes a que se não cocem, porque a coceira augmenta a erupção. Se esta produz suppurações extensas ou ulceras, então deve-se curar duas ou tres vezes por dia com agua fria ou morna, segundo a estação, e depois cobrir a superficie escoriada com panno de linho ou pranchetas de fios com cerato, cobrindo tudo com um penso apropriado. Se não ha ulceração, mas vermelhidão, comichão e exsudação, polvilhar-se-ha a parte doente com pos finos de arroz ou amido. Se ha ligeira escoriação, impregna-se a parte com azeite lavado. Nas creanças é conveniente atar-lhes as mãos para se não arranharem e assim formarem ulceras. É absolutamente prohibido applicar pomadas e unguentos tão prejudiciaes aos enfermos.

No eczema agudo o primeiro remedio a applicar é *Acon.* emquanto durar a febre e demais symptomas agudos; depois *Bell.* e em terceiro logar *Dulc.*: estes são bastantes para o curar, e se assim não fôr, consultem-se *Merc.*, *Sulph.*, *Ars.*

Contra o eczema chronico recommendam-se muitos medicamentos, so nos occuparemos porem dos principaes.

Contra o do couro cabelludo, *Sulph.* e depois *Ars.*, *Phos.*, *Rhus* e *Sepia.*

Contra o das orelhas, *Nitri ac.* e em segundo logar *Merc.*, *Mexer.*, *Sepia* e *Sulph.*

Contra o da cara, *Natr. m.* e *Graph.*, *Hepar.*, *Rhus* e *Sulph.*

Contra o da barba, *Antim. crud.* e *Cicuta*, *Graph.*, *Hepar*, *Merc.*, *Rhus*, *Sarsap.*, *Sil.* e *Sulph.*

Contra o das extremidades, *Graph.* e *Ars.*, *Kreos.*, *Mexer.*, *Sil.* e *Sulph.*

Contra o dos orgãos genitaes do homem, *Dulc.*, e *Aur.*, *Hepar*, *Merc.*, *Nitri ac.*, *Petrol.*, *Sep.* e *Sulph.*

Contra o dos orgãos genitaes da mulher, *Sep.* e *Dulc.*, *Merc.*, *Natr. m.*, *Petrol.*, *Sulph.* e *Zinc.*

Em geral, se o eczema produz crostas espessas, applicase *Hepar*, se é humido e sangrento *Merc. subl. corr.*, se a exsudação escoria as partes, ha grande tumefacção e ardor, *Ars.*, se dá logar á formação de pustulas, *Graph.* e *Ars.*, *Merc.*, *Rhus*, *Sarsap.*, *Sepia* e *Sulph.*

Alem dos medicamentos indicados, podem consultar-se: *Baryt. c.*, *Borax*, *Clemat.*, *Lapa maj.*, *Lycop.*, *Madar*, *Staph.*, *Ustilago maïd.* e *Viola tricol.*

Elephantiasis dos arabes.

Esta doença distingue-se pelo augmento consideravel do tecido conjunctivo da pelle, do tecido celular subjacente e dos musculos, quasi sempre local, como por exemplo nas extremidades inferiores (que é o mais vulgar); a parte atacada deforma-se muito, e se, por exemplo, a doença invade os pés e as pernas, estas parecem-se muito com as patas dos elephantes e d'ahi o nome de elephantiasis.

A doença desenvolve-se lentamente, ou então de um modo agudo, que é o mais frequente. N'este caso apresenta-se como uma especie de erysipela que desapparece no fim de tres dias, deixando os tecidos infartados, rapidamente porem se succedem as recidivas, até que os tecidos ja muito infartados constituem a elephantiasis, que prosegue augmentando, sem novas recidivas da erysipela. A região ou regiões interessadas entorpecem-se, a pelle enche-se de rugas, gretas e d'estas escorre um liquido com mau cheiro, a seguir formam-se concreções verrugosas e tuberosidades, até que a inchação tão consideravel tira o movimento da parte affectada.

A principio a elephantiasis trata-se com os medicamentos apropriados á erysipela (veja-se este artigo), desenvolvida porêm completamente deve recorrer-se a *Calc. c.*, que deve applicar-se insistentemente, por algum tempo, e com a qual se conseguirá curar a molestia na maioria dos casos. Se não fôr sufficiente applica-se *Madar*, e depois estão indicados no caso de necessidade, *Graph.*, *Phos.*, *Sil.*, *Sulph.*

Deve-se recommendar ao doente um grande aceio com a pelle.

Embriaguez.

(Alcoolismo.—Delirium tremens.)

A embriaguez ou o envenenamento pelo alcool, é devida ao abuso das bebidas alcoolicas, vinho, aguardente, rhum, champagne, licores, cerveja, cidra, etc. É *aguda* e *chronica*. A embriaguez *aguda* pode ser *moderada* e *intensa*. A primeira distingue-se por peso, azamboamento e aturdimento de cabeça, loquacidade, alegria extraordinaria, pouca sensibilidade, passo pouco firme, caindo ás vezes, enjôo, afogueamento do rosto, palavras incoherentes, doces, tranquillas ou aggressivas, nauseas e vomitos, etc.; depois vontade de dormir e passadas seis ou oito horas o embriagado acorda perfeitamente bem, ou so com a cabeça um pouco estonteada. A embriaguez *intensa* reveste caracteres mais graves, chega-se a perder completamente os sentidos, o pulso é pequeno, lento, a respiração difficil e ruidosa, o rosto violaceo, as dejecções involuntarias, ha prostração ou convulsões e n'algumas occasiões sobrevêm a morte por paralysia do cerebro, do coração ou por apoplexia cerebral.

Tanto a embriaguez moderada como a intensa não se

podem confundir com outra molestia, pelo forte cheiro a alcool que os embriagados exhalam.

O *delirium tremens* é um estado pathologico muito grave causado ·pela embriaguez intensa, ou pela moderada mas mais ou menos repetida. O enfermo no fim d'um dos estados da embriaguez, ou então pouco a pouco, perde a tranquillidade e não dorme, tem grande loquacidade, ideias fixas e sem nexo, illusões opticas e auditivas, angustia, terror, ou irritação e desejo de bater, tremuras geraes ou so nas mãos e nos pés, olhar brilhante e sombrio, insomnia que afinal é constante, pulso frequente, suores, etc., e se com os medicamentos se consegue combater tal estado, realisa-se o cura por meio d'um somno profundo e prolongado; se os medicamentos porêm não dão o resultado que se deseja, declara-se o delirio mais ou menos furioso, o salto dos tendões e verifica-se a morte.

A embriaguez *chronica* adquirida pelos que se embriagam com frequencia e intensidade, reconhece-se pela palidez do rosto, pela emaciação e a côr encarnada do nariz, somno agitado, tremura das mãos, suores faceis; é desleixado, madraço, a sua intelligencia perverte-se, mingua, é subjugado pela paixão da bebida que prefere, o seu caracter é mau, brigão, ou então parece-se com uma creança, ou permanece insensivel revestindo um ar de estupidez. Accrescente-se a tudo isto os symptomas das diversas molestias causadas pela embriaguez chronica, como o catarrho da garganta, do estomago e intestinos, congestões cerebraes, pulmonares,· etc., o catarrho bronchico chronico e outras mais que seria prolixo enumerar.

Na embriaguez aguda o que primeiro se tem a fazer é deitar o doente, despindo-lhe o fato que lhe opprime o pescoço, peito e ventre, ficando com a cabeça bastante elevada, deixando-o dormir até que acorde: se a embriaguez porêm é intensa, respira dificilmente e não recobra de prompto os sentidos, então procede-se á lavagem do estomago com a sonda esophagiana ou dá-se-lhe a beber agua morna em abundancia para provocar o vomito que tambem pode ser provocado pela titilação da campainha com as barbas d'uma penna, não sendo isto possivel dão-se-lhe clysteres de partes eguaes d'agua e vinagre e friccionam se as fontes com vinagre e summo de limão, faz-se-lhe aspirar vinagre forte ou ammonia liquida, e quando seja possivel beberá um copo d'agua tendo em solução duas grammas d'acetato d'ammonia. Terminado o estado de embriaguez applica-se a *Nux vom.*, até que tenham cessado todos os symptomas consecutivos. Se foi adquirida n'uma refeição bebendo em excesso é melhor prescrever *Antim. crud.*

Contra o *delirium tremens* o melhor remedio é *Bell.* e se não fôr bastante *Hyoscyam.*; se o delirio é furioso e o enfermo canta, ri, alterca, cospe, morde, etc. prescreve-se *Stram.* Se sobrevem prostração, com suores frios e estado apparente de morte, recorra-se a *Veratr.*

Contra a embriaguez chronica o melhor é aconselhar o doente a abandonar o vicio da bebida, pintando-lhe com negras cores os seus funestos resultados; alem d'isso devemos com toda a cautela deitar cousas amargas as bebidas, com o fim de as aborrecer. As molestias causadas pela embriaguez chronica, tratar-se-hão com os remedios consignados nos respectivos capitulos.

Enjôo.

O principal medicamento contra e enjôo é *Cocculus.* Alguns medicos aconselham *Tabacum* para o enjôo causado pelo movimento d'um barco. Se os vomitos são muito tenazes dê-se *Ipecac.* e não bastando *Ant. crud.*

Se o onjôo vem com grande sêde ardente, alem dos vomitos, prescreve-se *Ars.*; se não ha sêde e a lingua tem uma camada branco-amarellada e havendo acidez, eructações, com ou sem nauseas e vomitos, dê-se a *Pulsat.*

Envenenamentos.

Em todos os casos de envenenamento, seja qual fôr a natureza da substancia que o produziu, o que primeiro se tem a fazer é procurar que o doente vomite o que ingeriu ou então fazer-lhe a lavagem do estomago com a sonda esophagiana. Para o fazer vomitar tomará agua morna com frequencia e em abundancia; titilam-se as fauces com as barbas d'uma penna ou qualquer outro meio; ou tabaco em po com sal pisado, cuja mistura se põe sobre a lingua e se não houver tabaco, farinha de mostarda.

Tendo conseguido que o doente vomite, procede-se em seguida á administração dos antidotos convenientes, consultando nos respectivos capitulos as substancias indicadas para cada veneno. Se o toxico empregado é desconhecido, dá-se-lhe com frequencia agua albuminosa se houver dôres de estomago e ventre; se estiver prostrado, somnolento, chavenas de café puro forte.

Ha casos em que sem se saber fixamente o veneno que se empregou, casualmente se sabe que foi um alcali, um acido, um metal, etc., e então resorre-se aos meios prescriptos n'esta obra nos respectivos capitulos. (Veja-se *Alcalis, Acidos mineraes corrosivos*, ou qualquer dos metaes ou metalloides *Arsenico, Cobre*, etc.).

Enxofre.

O melhor medicamento para antidotar os effeitos perniciosos do enxofre, bem como os da respiração do po, nos que o moem, enxofram o vinho, constructores de mechas d'enxofre, etc., é *Pulsat.* que se deve tomar aturadamente. Se *Pulsat.* não fosse sufficiente, applicava-se *Merc.*; e depois se fôr preciso, *Sepia* ou *China*.

Para os effeitos chronicos que sobrevem em seguida ao abuso do enxofre em doses allopathicas, consultem-se: *Merc., Puls., Silic.,* ou *China, Nux v.,Rhus, Sepia*.

Contra os maus effeitos das aguas sulphurosas ou abuso das mesmas, o melhor medicamento é *Pulsat.* e se este não corrige completamente os symptomas, dê-se *Sepia*, ou então *China, Lyc., Merc., Rhus*.

Epilepsia.

A epilepsia é uma doença nervosa que se distingue por convulsções com perda dos sentidos e insensibilidade geral, que se apresentam em epocas irregulares, em cujos intervallos os enfermos se encontram bem a principio; se a molestia porêm se torna chronica, têm n'esses intervallos desordens intellectuaes, que são as mais vulgares e por fim physicas.

Esta molestia, um tanto frequente, sobretudo nos grandes centros, pode ser herdada ou adquirida. As suas principaes causas são, uma má nutrição, as escrophulas, o abuso das bebidas alcoolicas, a syphilis, as lombrigas, o onanismo, os excessos sexuaes e as effecções moraes.

O ataque de epilepsia raras vezes se declara de repente, precedendo-o um conjuncto de symptomas, chamado *aura epileptica*: estes symptomas são, enjôos, mal estar, bocejos, suspiros, dôr de cabeça, uma corrente fria que parte das espaduas ou das extremidades á cabeça, formigueiro, visão de chispas, ruido nos ouvidos, oppressão do peito, etc. Passados alguns segundos, apresenta-se o ataque por meio d'um grito penetrante na maioria dos casos, e o doente cae no chão sem sentidos, e todo o corpo ou parte entra em convulsões, retorce-se, volta-se e estende-se, os olhos giram nas orbitas, a lingua contrae-se e ás vezes é apanhada entre os queixos, apparece e sae espuma da bocca, a respiração é accelerada, o rosto torna-se palido ou violaceo, o pulso é pequeno e frequente. No fim de dez, quinze minutos, quando muito meia hora, o ataque desvanece-se pouco a pouco e o doente recupera os sentidos, sente-se porêm cançado, como magoado, com dôr de cabeça, deixando-se por fim dormir por mais ou menos tempo.

Se os ataques se não curam de prompto e se repetem com frequencia, observa-se então que o doente pouco a pouco vae perdendo a memoria, muda de genio e chega a desenvolver-se a imbecilidade. N'algumas pessoas observam-se paralysias parciaes.

Para tratar a epilepsia o que se tem em primeiro logar a fazer é investigar qual seja a causa que a sustenta, e separal-a tão prompto quanto possivel, ja com um methodo hygienico, ja com os medicamentos apropriados. As pessoas sanguineas, fortes e robustas, não devem tomar alimentos succulentos, nem vinho, cerveja, aguardente, etc., mas preferencia uma alimentação vegetal. As debeis não devem cohabitar, nem entregar-se a trabalhos excessivos, ja physicos, ja intellectuaes, terão uma alimentação nutritiva, sobretudo animal e devem beber vinho bom de pasto, tincto, não porêm em excesso. Os banhos frios e os duches frios nas costas são de grande conveniencia nas pessoass nervosas, assim como os banhos de mar frios.

Toda a pessoa atacada de epilepsia deve ser deitada na cama de costas, com a almofada muito elevada se a cara está encarnada ou violacea e baixa se a cara está palida; se desapertarão os vestidos para que a respiração e circulação fiquem livres, tomando as devidas cautelas para se não causar damno algum, de nenhum modo porêm se sujeitará ou opprimirá; alem d'isso é conveniente introduzir entre os dentes um pano forte ou o rabo d'uma colher de madeira, etc., para que o paciente não morda a lingua e poder-lhe introduzir os medicamentos na bocca. Feito isto passa-se á escolha e administração dos medicamentos.

Nos casos agudos, que são os menos dificeis de curar, investigue-se a causa da molestia: e dê-se, quando a epilepsia provenha:

D'um *medo ou susto*:*Op.*, ou: *Ign.*, *Bell.*

D'uma *afflicção ou colera*: *Ign.*, *Cham.*

Da suppressão da menstruação: *Lach.*, *Puls.*

Nos casos recentes recorra-se a: *Bell.*, *Ign.*, *Nux v.*, *Opium.*

Nos chronicos dê-se primeiro *Sulph.*, e depois se não fôr bastante, consultem-se: *Calc.*, *Caust.*, *Cupr.*, *Sil.*; ou então *Bell.* seguida de *Lach.*, *Hepar*, *Sil.*, *Tarant.*

Se uma pouca d'agua tomada antes do accesso, o evita, dê-se: *Caust.* ou *Cupr.*; se os ataques so vem de noite, sobretudo durante a lua nova: *Silic.*

Se a epilepsia depende das lombrigas, o melhor medicamento é *Sulph.* e em segundo logar *Cicuta.*

De pancadas, contusões, quedas, etc. *Arnica* e depois *Angust,,* *Cicuta, Rhus.*

Do onanismo, *Sulphur* e depois *Calc. c.*, *Nux v.*, *Phos. ac.*

D'uma erupção bruscamente supprimida, *Sulph.* e dêpois *Calc. c*, *Nux v.* e *Stramon.*

Os medicamentos principaes contra esta molestia são:

Aconitum; nos casos em que um susto, medo ou terror,

tenha sido a causa, e o enfermo tenha symptomas congestivos, com pulso forte e frequente, cara e olhos encarnados; pessoas novas e plethoricas,

Angustura: nos casos em que uma pancada, uma queda ou uma ferida sejam a causa. Convulsões espasmodicas com rigidez tetanica, contracção extrema dos queixos e cabeça deitada para tráz.

Arnica: sempre que pancadas e contusões tenham sido a causa; convulsões com rigidez, palpitações fortes do coração, aperto das mandibulas, insensibilidade e cabeça deitada para tráz.

Belladonna: a convulsão começa pelas extremidades superiores, e anteriormente formigueiro e torpor n'ellas, cara encarnada e inchada, veias do pescoço e fontes dilatadas, olhos convulsos ou fixos, pupilas dilatadas, deglutição difficil e oppressão da respiração, augmento da convulsão com o tacto e a sujeição, perda total dos sentidos, gestos raros, gritos penetrantes e somno profundo ao terminar o ataque.

Chamomilla: medicamento muito indicado nas creanças durante o periodo da dentição e nas mulheres de parto, sendo a sua caracteristica durante o ataque, os gritos, desejo de bater, movimentos continuos, e uma face córada e a outra palida.

Cicuta: nos casos em que as lombrigas e pancadas ou contusões na cabeça sejam a causa: palidez ou côr amarella do rosto, aperto dos queixos, distorsão das extremidades, convulsões *excessivamente* violentas, gritos e salivação espumosa.

Cocculus: epilepsia durante a menstruação, causada pelas fortes dôres de ventre.

Cuprum: o ataque começa pela contracção das dedos das mãos e dos pés ou pelos braços e de preferencia pelos dedos pollegares; cara e olhos encarnados, dejecções involuntarias, sobretudo de urinas, suffocação, pranto, anciedade e gestos ridiculos.

Hyoscyamus: inchação e côr azulada do rosto, olhos salientes, espuma pela bocca, augmento consideravel da convulsão quando o enfermo vae a engulir um liquido qualquer, gritos, ranger de dentes, saida |involuntaria de urinas e symptomas congestivos.

Ignatia: Epilepsia que se distingue pelos movimentos convulsivos extremos dos olhos, das palpebras, dos musculos da cara e labios, cabeça deitada para traz, cara encarnada, ou palida d'um lado e encarnada do outro, contracção dos musculos do pescoço com accessos de suffocação e cara violacea, bocejos frequentes, suspiros e lamentos profundos.

Plumbum: epilepsia precedida de uma aura bem pronunciada, e em pessoas delgadas, com o ventre preso em geral e seguida de paralysia, com affecções cerebraes.

Stramonium: movimentos convulsivos consideraveis da parte superior do corpo, riso escarninho, cara palida, deslocada, gritos, accessos de furor, desejo de morder, agarrar, cuspir, cantar ou resar, risadas, lamentos, pranto e aggravação do ataque com o tacto, a sujeição e o encarar cousas brilhantes.

Sulphur: epilepsia chronica nas pessoas escrophulosas, herpeticas e que têm vermes; antes do ataque sensação como se um rato percorresse os musculos, gritos e fortes convulsões.

Alem d'estes medicamentos podem consultar-se nos casos chronicos *Curare*, *Gelsemium*, *Opium*, *Platina*, *Stannum*, *Tarantula*, *Veratrum*.

As pessoas atacadas de epilpsia chronica não devem casar-se, e as mulheres não devem amamentar os filhos.

Erupções.

Erupções da pelle.—Os medicamentos principaes contra as erupções chronicas em geral, são: *Ant. crud.*, *Ars.*, *Calc.*, *Caust.*, *Lyc.*, *Merc.*, *Rhus*, *Sep.*, *Sil.*, *Sulph.*

Erupções com dôres urentes: *Ars.*, *Rhus.*

Erupções com exsudação: *Carb. v.*, *Graph.*, *Lyc.*, *Rhus.*

Erupções acompanhadas de comichão: *Dolichos*, *Rhus*, *Sep.*, *Staph.*—*Caust.*, *Merc.*, *Sulph.*

Erupções dolorosas: *Arn.*, *Bell.*, *Phos. ac.*—*China*, *Dulc.*, *Hep.*, *Lyc.*, *Puls.*, *Sep.*, *Sil.*

Erupções sem dôres: *Lyc.*, *Sulph.*

Erupções com crostas: *Calc.*, *Con.*, *Graph.*, *Lyc.*, *Rhus.*

Erupções com dôres como de feridas: *Graph.*, *Hep.*, *Sep.*

Erupções da cabeça: n'estas erupções estão indicados os seguintes medicamentos (Raue):

Calc. ou *Lyc.*, se a erupção produz uma secreção espessa, e não corrosiva.

Rhus, se a pelle que rodeia a erupção está inflammada e ulcerada.

Baryt. c., *Graph.*, *Natr. m.*, *Phos.*,´ *Rhus*, se a erupção faz cair os cabellos.

Lyc., se a erupção exhala mau cheiro e é acompanhada de miseria.

Natr. m., se a erupção se circumscreve ás partes cobertas de pello e á nuca.

Clemat. e *Petrol.*, se a sua séde principal é no occiput e no pescoço.

Hepar, se ha comichão sobretudo pela manhã ao levantar; ao coçar *provocam-se* dôres urentes e uma sensação de ferida.—Quando exteriormente se usaram pomadas.

Clemat., *Graph.*, *Hep.*, *Lyc.*, *Natr. m.*, *Rhus*, *Staph.*, *Thuja*: erupções humidas.

Ars., *Calc.*, *Merc.*, *Sep.*, *Sil.*, *Sulph.*: erupções com crostas seccas.

O professor Guernsey recommenda como efficacissimos os seguintes medicamentos:

Arsenicum: pelle da cabeça secca e aspera e as partes cobertas de pello têm crostas seccas que podem prolongar-se á testa, cara e orelhas.

Graphites: as erupções da parte cabelluda da cabeça segregam um liquido claro e viscoso, que forma crostas.

Phosphorus: a pelle de cabeça está branca e lisa; os cabellos caem.

Calcarea carbonica: convêm ás creanças lymphaticas com fontanelas abertas: as crostas são tão grandes e grossas que só formam uma que muitas vezes cobre metade da cabeça. Um pus espesso sae d'estas crostas. Guernsey prohibe as loções, allegando que a vegetação das crostas e os pequenos cogumellos que em geral as determinam, mais se desenvolve.—Uma ou duas doses d'uma alta diluição, dadas a grandes intervallos, ou por uma vez, são bastantes para curar a molestia.

Erupções da cara.—As mais frequentes são as seguintes:

Crosta de leite das creanças: trata-se com: *Ars.*, *Baryt.*, *Calc.*, *Dulc.*, *Graph.*, *Hep.*, *Lyc.*, *Merc.*, *Rhus*, *Sep.*, *Sulph.*

Arsenicum: convem nas erupções seccas, escamosas, que até fazem cair os cabellos, quando se estendem ao couro cabelludo. *Ars.* é excellente tambem, quando a erupção se apresenta sob a forma de flores e pequenas vesiculas, cheias d'um liquido acre que causa ao doente picadas e ardor.

Baryta: convem ás creanças de má nutrição, ás creanças cujo desenvolvimento se acha retardado, ou que têm as glandulas infartadas e duras.

Calcarea carbonica: dá-se ás creanças obesas e escrophulosas; crostas grossas encobrem um pus amarellado.

Dulcamara: quando ha crostas grossas e escuras na cara, testa, fontes e barba; quando os bordos são vermelhos e sangram facilmente quando se coçam.

Graphites: quando a erupção segrega um liquido claro como agua, viscoso, que faz cair as crostas, que se renovam. O logar da erupção é d'ordinario na barba e detraz das orelhas.

Hepar: erupção que se estende sempre cada vez mais em forma de pequenas vesiculas.

Lycopodium: quando tem um cheiro fetido e sangra facilmente.

Mercurius: convem ás creanças com gengivas escorbuticas e quando ha salivação.

Rhus: erupção rodeada por toda a parte d'uma *aureola roxa e inflammada*, com forte comichão sobretudo durante a noite (G.). As glandulas do pescoço e barba estão infartadas e a nuca rigida (R.).

Sulphur: quando a erupção se estende cada vez mais por todo o corpo, e quando é a causa d'uma grande comichão (G.). Quando ha erupções vesiculosas com grande comichão e sangram quando se coçam (B).

É inutil observar, que quando os symptomas se não opponham, estes medicamentos podem ser empregados contra erupções que ataquem outra parte do corpo.

Mentagra (erupção no queixo, ou na barba).—Esta

23*

erupção ataca a região do rosto coberta de cabellos e consiste na formação de pustulas, pequenos tuberculos e grãos na pelle da barba, e que são atravessados por um cabello partido e inchado na raiz, tendo as paredes infiltradas por um liquido purulento. O conteudo das pustulas se secca formando crostas adherentes, que afinal caem e deixam uma mancha vermelha ou com pus e covas correspondentes a cada cabello caido; e ás vezes formam-se como verrugas atravessadas cada uma por um cabello. Observam-se duas formas, a *simples* e a *parasitaria*. A primeira distingue-se porque a doença começa no bolbo piloso e o cabello adoece mais tarde e morre. A segunda, devida a um fungo microscopico, similhante ao do herpes tonsurans, é mais rara do que a primeira e distingue-se porque n'ella os cabellos apparecem logo doentes, perdem o brilho, adelgaçam, tornam-se quebradiços e o bolbo piloso adoece posteriormente. A primeira tem uma marcha muito lenta e a segunda invade rapidamente.

Esta erupção é muito rebelde ao tratamento e é preciso, para a curar, ter paciencia e insistir no uso dos medicamentos. Para o seu tratamento se exige em primeiro logar que o doente se barbeie e se isto não fôr possivel, por impedimento da erupção, o doente deve trazer sempre a barba o mais cortada possivel. O primeiro medicamento a applicar na forma simples é *Graphites*, insistindo no seu emprego. Se não fôr bastante, devem consultar-se em segundo logar *Ant. crud.*, *Cicut.* e *Sulph.*; e em terceiro logar indicaremos: *Ars.*, *Carbo veg.*, *Clemat.*, *Dulcam.*, *Sarsap.*; *Sepia* e *Silic.*

A forma *parasitaria* exige *Kreosot.*, lavando tambem as pustulas todos os dias com a primeira diluição. Se não fôr bastante, devemos então recorrer a *M. subl. corr.*, lavando tambem as pustulas com a primeira diluição. Estas diluições misturam-se com maior ou menor porção d'agua distillada segundo a intensidade da erupção e a sensibilidade do doente. *Sulph.* é applicavel a seguir a *Kreosot.* e *M. subl. corr.*, se fôr preciso.

Couperose (*Pustulas roxas da cara*).—Exige com insistencia: *Ars.*, *Kreos.*, *Calc.*, *Carb. an.*; ou *Rhus*, *Ruta*, *Veratr.* (J.). Se vem com febre dê-se: *Ars.*, *Ign.*, *Natr. m.* e *Nux v.*

N. B. Os medicamentos dissolvem-se em agua e administram-se ás colhéres, duas ou tres por dia durante tres ou cinco dias; depois suspendem-se por algum tempo; nunca se repetirá o medicamento a não ser que a molestia se aggrave.

Erysipela.

Não é mais do que a vermelhidão da pelle, limitada, circumscripta, com tumefacção lisa ou brilhante, com vesiculas muitas vezes, febre na maioria dos casos e dôres no ponto atacado.

Os seus symptomas desenvolvem-se assim: apparece uma mancha roxa que vem acompanhada de uma inchação de côr mais desvanecida que se estende cada vez mais, ja em forma de linguetas, ja de tumores lobulados; ha febre e forte calor na pelle, nauseas e vomitos por vezes, dôr de cabeça, inquietação e agitação. Do terceiro para o quarto dia desapparecem os symptomas, nos casos ligeiros e o enfermo fica curado. Nos casos graves porêm a erysipela invade os pontos mais proximos e percorre largos espaços, desde a cara ao nariz, testa, couro cabelludo, orelhas, etc., etc., ou desde os pés ás pernas e côxas, etc.; formam-se vesiculas e empolas; costuma haver symptomas cerebraes, delirio tranquillo ou furioso, desejo de se lançar da cama abaixo, lingua e labios seccos, e a complicação cerebral pode causar a morte. Estes mesmos symptomas sobrevêm quando a erysipela impalidece e se retira bruscamente, e então, se os medicamentos como *Bell.* e depois *Stramon.* não a fazem sair de novo, a morte verifica-se causada por um ataque cerebral ou typho.

Outras vezes a erysipela é *edematosa* e os seus symptomas caracteristicos são uma infiltração profunda na parte atacada, com palidez e com pouca ou nenhuma dôr.

A erysipela *gangrenosa* quasi sempre se observa na erysipela subsequente a feridas, golpes ou operações, e tambem se costuma observar de quando em quando nos anciãos, creanças e pessoas mal humoradas, de um modo espontaneo. Os seus principaes symptomas são a gangrena local e os typhoides. Esta forma costuma ser mortal se não se combate a tempo e com grande cuidado.

Ha finalmente a chamada erysipela *chronica*, ou seja a erysipela que se repete com maior ou menor frequencia e que deforma as partes atacadas. As pessoas escrophulosas, herpeticas, mal humoradas e que vivem em sitios humidos e doentios, estão mais sujeitas a ella.

Logo que uma pessoa é invadida pela erysipela, deve deitar-se e pôr-se a dieta, não tomando alimento emquanto a febre não desapparecer e a erysipela não declinar; a temperatura ambiente deve ser de 18.º centigrados e o abrigo da cama moderado; o doente tomará agua assucarada ou panada como bebida usual.

Os melhores medicamentos contra as diversas formas da erysipela, são:

Aconitum: medicamento para o principio, quando ha febre, forte dôr de cabeça, sêde e quebrantamento geral.

Apis: indicado quando a vermelhidão da erysipela é palida e as palpebras estão edematosas.

Arnica e *Ruta*: quando a erysipela é consequencia d'uma ferida.

Belladonna: quando a vermelhidão da pelle da cara é brilhante e muito rôxa, sobretudo no lado direito (R.). Delirio excitação ou inquietação.

Borax: quando a erysipela invadiu o lado esquerdo da cara e quando o doente soffre horrivelmente se se ri.

Graphites: quando a erysipela é vesiculosa, sobretudo se o doente teve ja outras eguaes.

Lachesis: quando a pelle é de côr violacea; principalmente quando o doente tem accessos de delirio, logo que fecha os olhos (R.).

Phosphori acidum: erysipela que se declara em consequencia d'uma ferida do periosto.

Rhus: erysipela que ataca a principio o lado esquerdo e a seguir o lado direito da cara, formando vesiculas, invade o couro cabelludo e outras partes do corpo; delirio, febre intensa, lingua secca, sêde.

Silicea: erysipela que sobrevêm em seguida a uma ferida n'um osso.

Stramonium: erysipela tardando a sair, com delirio mais ou menos furioso, lingua secca, febre intensa, sêde e agitação continua.

Quando a erysipela ataca as membranas cerebraes, ou por não lhe ser facil sair para a pelle, ou pela sua suppressão mais ou menos repentina, o principal medicamento é *Stram.* ou *Bell.*, *Rhus* ou *Laches.*, *Camph.*, *Ars.*

A erysipeda *simples* cura-se depressa e bem com *Acon.*, *Bell.*, *Laches.* e *Rhus.*

A *fugaz*, com: *Apis* e *Rhus* e tambem *Graph.*

A *vesiculosa*, com: *Graph.*, *Rhus* ou *Lach.*, *Stram.*

A *phlegmonosa*, que ataca geralmente as extremidades, com grande inflammação, e que se estende muito, combate-se com *Acon.* a principio, e de depois com *Bell.*, *Graph.*, *Lach.*, *Puls.*, *Rhus* ou *Merc.*—Se sobrevem a suppuração: *Hepar* ou *Sil.* e *Graph.* se apparecer febre lenta com suppuração inexgottavel.

As erysipelas com edema cedem a *Apis* e *Rhus.*

As que ulceram as regiões que occupam: *Clematis*, *Rhus* e *Sil.*

O dr. P. Jousset tem colhido optimos resultados no tratamento da erysipela com a applição da *China* e manda tomar o remedio da seguinte maneira: China t. m. cinco grammas, agua distillada dusentas grammas, de que o doente tomará uma colhér das de sôpa de duas em duas horas.

Quando a *gangrena* apparece n'uma erysipela dar-se-ha desde logo e com insistencia *Ars.* e não dando resultado *Carbo veg.*; se o cheiro porém que exhala a parte gangrenada é muito fetido e insupportavel, prescrever-se-ha *Secale corn.* Se a gangrena tomar uma côr azulada está mais indicada a *Lach.* Se o enfermo está muito abatido *China.* Contida na sua carreira a gangrena, dar-se ha *Hepar* para apressar a cicatrisação. A ulcera resultante dos tecidos gangrenados e desprendidos deve ser curada de tres em tres ou de quatro em quatro horas, usando d'uma solução d'acido phenico a um por cento d'agua; logo que a gangrena desappareça, tratar-se-ha a ulcera com pranchetas com cerato.

A erysipela *traumatica* resultante de golpes, feridas, contusões e operações, deve ser tratada desde logo com *Rhus* e se este não basta recorre-se a *Apis.* No caso de necessidade consultem-se os medicamentos aconselhados atráz.

A erysipela *chronica* que se distingue pela frequencia dos ataques, deixando após de si a pelle rubicunda e algo inchada, combate-se com *Rhus* dado com insistencia se a tumefacção é rubicunda. Se ha tumefacção palida, o melhor é *Baryta carb.*; e *Apis* se a côr é como a cera.

Erythema.

O erytehma é uma molestia aguda de pelle, cujos symptomas principaes são uma tumefacção e uma vermelhidão limitadas ou extensas, mas que toma varias fórmas; em geral não vem com febre, mas com prurido e dôr urente ou comichão. Esta erupção ataca de preferencia as pessoas novas e especialmente na primavera e verão.

As formas mais communs, são:

A *papulosa ou tuberculosa*, que se apresenta com a forma de elevações isoladas, como a cabeça d'um alfinete grande ou uma ervilha, brancas ou roxo-escuras, com aureola arroxeada em volta, que desapparece de prompto para dar logar a erupções successivas, muito ardor e comichão e curando-se no fim d'uma semana ou mais por descamação.

A *annular*, em que a vermelhidão toma esta forma e os tuberculos são achatados.

A *iris* que vem com infiltração dos tecidos em volta das elevações, infiltração que deixa na pelle diversas côres. Esta forma ás vezes torna-se chronica e tambem se observa nos velhos.

A *serpenteada*, derivada da annular, convertendo-se a vermelhidão periferica d'esta em linhas serpenteadas.

A *nodosa* que é a forma mais insistente e duradoira. É formada por tumefacções roxeadas, desde o tamanho d'uma avellã ao de um punho, que d'ordinario apparecem nas extremidades inferiores; no fim d'alguns dias as elevações tornam-se escuras, esverdinhadas, amarelladas e as partes atacadas apresentam um aspecto raro, como se tivessem sido golpeadas. Raras vezes suppuram e desapparecem no fim d'um mez, pouco mais ou menos.

O melhor medicamento contra o erythema é *Acon.* e com elle o simples costuma curar-se. Se não bastar, recorre-se a *Bell.*; e se a comichão e ardor são consideraveis, dá-se *Rhus* e depois *Ars.* se *Rhus'* não fôr sufficiente.

O *erythema annular* e o *iris* cedem á *Sepia* e se esta não é sufficiente *Rhus* e depois *Ars.* na falta do *Rhus*; e no caso de necessidade consultem-se *Graph.*, *Mexer.*, *Merc.* e *Sulph.*

O *serpenteado* cede a *Nitri ac.*, e depois *Merc.* e *Sepia.*

O *nodoso* requer *Hepar* e havendo suppuração, *Sil.*; podem tambem applicar-se *Ars.*, *Dulc.*, *Merc.*, *Mexer.*, *Rhus*, *Sarza* e *Sulph.*

As pessoas atacadas de erythema devem abster-se do café, chá, licores, *vinho*, especiarias, carne de porco, cerveja, acidos e não se exporão ao sol.

Escarlatina.

É uma molestia da pelle muito conhecida, em geral epidemica; não começa como o sarampo pela constipação e a tosse, mas por enfermidade da garganta, que nos faz suspeitar ser uma angina simples. A erupção é sempre precedida de forte febre com dôres de cabeça e principia do segundo para o terceiro dia por manchas encarnadas, primeiro no pescoço e depois por todo o corpo. Estas manchas, de côr escarlate mais ou menos carregada, em geral confundem-se tanto, que grandes porções da pelle apparecem cobertas d'uma vermelhidão erysipelatosa. O caracter d'esta epidemia é muito variavel, umas vezes simples, outras maligno. O delirio e as convulsões precedem com frequencia a erupção; ás vezes vem acompanhada de graves symptomas cerebraes e de somnolencia.

A pelle descama-se d'ordinario do sexto ao nono dia e ás vezes antes, em pedaços maiores ou menores.

Ás vezes a inflammação da garganta torna-se maligna, diphterica (Veja-se: *Angina diphterica*). Ha tambem epidemias em que os rins são gravemente atacados, segregando uma urina albuminosa e a hydropisia consecutiva.

A propagação da escarlatina realisa-se por um contagio especifico, cujo desenvolvimento e natureza não estão ainda bem determinados. Este contagio, alem de estar na atmosphera, pode ser transportado pelos vestidos e objectos, transmittindo-se assim a terceira pessoa. Em geral ataca o homem só uma vez na vida e de preferencia na infancia e na mocidade. N'este ultimo caso costumam observar-se as complicações da escarlatina com symptomas typhoides.

Alem d'um regimen adequado e de uma temperatura uniforme de 16º C. no quarto do doente, é preciso conserval-o bem abrigado, que se não descubra, não se levante, que a transpiração seja accentuada ao brotar a erupção e menor emquanto subsistir. Na descamação é quando ha mais perigo de que sobrevenha a hydropisia e outras complicações, se não se tiver o cuidado preciso do doente se não esfriar e de se exceder na comida ou bebida. Todo o cuidado é pouco ao considerar os perigos a que o doente está exposto, ou por falta de observancia no regimen ou por uma demasiada alimentação, ou por ter tirado a roupa e levantar-se antes de tempo.

Pelo que respeita ao tratamento homeopathico Hahnemann foi quem primeiro recommendou a *Belladonna* como preservativo da escarlatina. Mais tarde comprehendeu que as epidemias de escarlatina não têm sempre o mesmo caracter e que a *Belladonna* somente estava indicada na escarlatina *lisa*. As experiencias dos medicos homeopathas demonstraram que a *Belladonna* não é o unico medicamento especial contra todas as classes de escarlatina, pois que pode haver casos e epidemias em que a *Bell.* não produza effeito, obtendo-o com qualquer dos medicamentos seguintes: *Apis*, *Hyosc.*, *Rhus*, *Stram.*

Para combater a febre e os outros symptomas que a acompanham antes da saida da erupção, dê-se *Acon.* uma colhér de tres em tres horas.

Para a angina com dôr intensa da garganta e difficuldade de engulir, *Bell.*, e se não bastar, *Merc.* e se este tambem não, *Baryt. c.*, ou *Hepar.*

Se a angina se tornar diphterica, recorra-se a *Merc.* ou melhor *Merc. cyan.*; e se não bastar a *Lach.* ou *Apis* (Veja-se: *Diphteria.*)

Se a angina se tornar gangrenosa: *Ars.* e depois *Carb. v.*, *Lach.*, *Sulph.*

Ás vezes apparecem vomitos tão violentos, com ou sem diarrhea, que tambem pode ser violenta, que é urgente combater estes symptomas, quando não a erupção deixa de se manifestar e o doente morre. N'estes casos o medicamento indicado em primeiro logar é *Ipec.* uma colhér de 2 em 2 horas ou de 3 em 3. Se não fôr bastante dê-se *Ars.*

Se ha grande difficuldade de urinar, ardor, a urina sae gotta a gotta, dê-se *Canth.* e se não fôr bastante recorra-se a *Cannab., Con., Dulc.*

A insomnia é um symptoma que frequentemente apoquenta muito os doentes, sobretudo as creanças; torna-as muito nervosas e é outro symptoma que impede a evolução da doença e faz estacionar a erupção se ja começou a romper. O melhor medicamento contra a insomnia é *Coff.* e se não bastar consultem-se: *Acon., Bell., Nux v.* Tanto *Coff.* como os outros medicamentos se dão de uma vez, uma dose sobre a lingua, a secco, ou em duas colhéres d'agua, antes da meia noite e sem interromper o medicamento que o doente toma para combater a molestia, esperando so que passem tres ou quatro horas depois de ter tomado *Coff.* ou qualquer outro. A insomnia ás vezes é um symptoma grave que se não deve desprezar.

Nos casos de *retrocessão* ou retirada brusca da erupção, situação gravissima que causa a morte do doente se não se acode a tempo, pode conseguir-se fazer reapparecer a erupção com: *Bry.* ou *Phos., Stram., Sulph.* Se se apresentam symptomas cerebraes com dilirio furioso, *Bell.* e se não se alliviar de prompto *Stram., Opium* convem quando os symptomas cerebraes vêm com grande somnolencia.

As seguintes indicações são as mais importantes no tratamento da escarlatina.

Aconitum: desasocego, mal estar, inquietação, insomnia febre, sêde, vomitos biliosos, dôr de cabeça, cara encarnada, vertigens, sangue pelo nariz; congestão ou inflammação da garganta.

Apis: escarlatina com angina diphterica, ou então angina com grande inflammação da campainha e véo do paladar; agitação, inquietação gritos, urinas raras e pouca ou nenhuma sêde; a erupção apparece por zonas, aggrava-se e ha prurido de noite, em especial na sua ultima parte e vem com insomnia; suor abundante que apparece e des-

apparece; respiração difficil; os doentes e em especial as
creanças, accordam de noite repentinamente dando gritos
agudos e penetrantes e mudam sem cessar de posição;
vermelhidão das conjunctivas oculares e inchação das palpebras inferiores. Convem tambem quando a erupção desapparece brusca ou lentamente e a inchação vem com
urinas muito raras e falta de sêde, com a pella branca,
como a cera e quasi transparente (Alvarez).

Arsenicum: perda completa de forças, prostração com
calor ardente, cara a escaldar; suores continuos ou nocturnos, decomposição do semblante, mãos e pés frios; angina gangrenosa, grande agitação e insomnia. Este medicamento convem no ultimo periodo da escarlatina maligna
e na hydropisia que sobrevem em muitos casos depois
d'acabada a erupção.

Belladonna: grande inflammação da garganta com difficuldade de engulir e dôres vivas e pungentes; grande dôr
de cabeça, sêde violenta; olhos congestionados e dolorosos,
com horror á luz, a cujo clarão se fecham involuntariamente; vertigens com obscurecimento da vista; lingua incarnada e secca; insomnia com inquietação, gritos e impossibilidade d'estar muito tempo na mesma posição; visões
raras, que assustam, fechando os olhos e ás vezes até
tendo-os abertos; sobresaltos dos tendões e estremecimentos
geraes ou locaes.

Capsicum: escoriação da garganta; contracção e espasmos da garganta; accumulação de mucosidades espessas na
garganta, bocca e nariz, com difficuldade para as expellir;
vesiculas na bocca e lingua; puxos para urinar; dôres ardentes ao urinar; somno agitado, cheio de sonhos; prostração e repugnancia a conservar-se na cama e a tomar o
que lhe dêm.

Mercurius: um dos principaes medicamentos quando
predominam os symptomas de inflammação da bocca, com
salivação, ulceras na bocca, que ás vezes se cobre d'uma
capa branca, juntamente com a lingua (inflammação cre-
mosa); angina diphterica, enfarte das glandulas do pescoço
e ulceras na garganta.

Muriatis acidum: medicamento indicado na escarlatina
com os seguintes symptomas: halito fetido, lingua e labios

seccos, gretados e ás vezes negros; corrimento de sangue das gengivas; faces de côr roxa carregada; côr livida da erupção, em especial no pescoço; urinas involuntarias; o enfermo escorrega pouco a pouco para os pés da cama; prostração, olhar baço, sentidos embotados; ulceras na bocca, garganta, narinas, com corrimento fetido ou corrosivo.

Phosphorus: corrimento frequente de sangue pelas narinas e ás vezes pela bocca, ouvidos e olhos; lingua e labios seccos, asperos, queimados, cobertos de crostas negras; perda da palavra e da audição; grande secura da bocca e garganta; incontinencia de urina; sêde ardente e calor urente; delirios tranquillos, ou somnolencia com immobilidade; queda dos cabellos durante a doença ou na convalescença.

Rhus: usa-se so nos casos raros em que a erupção se converte em erysipela vesiculosa, com somnolencia, sobresaltos, agitação, grande sêde e febre alta; ou nos casos em que a erupção se complica com symptomas typhoides, com grande prostração e fraqueza, urinas sanguineas com difficuldade de urinar; lingua e labios seccos, gretados, côr escura; e dentes cobertos de mucosidades escuras, que se tornam espessas e seccam, tornando-se negras; delirio furioso ou baixo, com palavras incoherentes e entrecortadas.

Stramonium: um dos principaes medicamentos para fazer sair a erupção, quando se torna difficil conseguil-o, ou nos casos de suppressão repentina da mesma, com delirio furioso, desejo de morder, cuspir, arranhar e sair da cama; perda dos sentidos, saltos musculares e de todo o corpo, medo de pessoas imaginarias, sêde violenta, frio geral ou febre intensa; palidez da pelle no caso de retirada da erupção; urinas supprimidas ou involuntarias; olhos encarnados com olhar baço, brilhante, ou cheio de mêdo; canto e riso involuntarios por vezes e secura da bocca, fauces, olhos e narinas (Alvarez).

Sulphur: nos casos complicados com symptomas typhoides, com lingua secca, gretada, encarnada e coberta de mucosidades escuras; sêde com febre ardente; delirios continuos ou somnolencia profunda, saltos dos tendões e olhos convulsos; cara roxo-carregada com grande secura e obstrucção das narinas pelas crostas que contêm; urinas raras e vermelhas.

No fim da escarlatina costuma apparecer a inflammação de uma ou ambas as parotidas; os principaes medicamentos para a combater são: *Bell.*, *Merc.* e *Rhus*; e se estes não fôrem sufficientes: *Carb. v.*, *Phos.*, *Sil.*, *Sulph.*

Tambem ás vezes apparece o corrimento purulento dos ouvidos *(otorrhea)* que se combaterá com: *Hepar*, *Merc.*, *Puls.*, *Sil.*, ou *Sulph.*—Se sobrevier inflammação d'um ou d'ambos os ouvidos: *Bell.*, *Cham.*, *Hep.*, *Pulsat.*

Para a hydropisia geral *(anasarca)* que sobrevem depois da erupção o medicamento principal ó *Ars.* Os medicos americanos recommendam *Apis.* Se *Ars.* e *Apis* não dão resultado, consultem-se: *Baryta m.*, *Bell.*, *Sil.*

Para as hydropisias parciaes do ventre *(ascite)*, da cabeça *(hydrocephalia)*, e do peito *(hydrothorax)*, dos pés, das mãos, cara *(edemas)*, etc., consultem-se os mesmos medicamentos que para a hydropisia geral, e mais: *Arn.*, *Bell.*, *Digit.*, *Senna*, *Squilla.*

Escorbuto.

Esta molestia pode começar por symptomas geraes ou locaes. Se começa pelos primeiros, o doente perdo gradualmente as fôrças e actividade; os olhos encovam-se e rodeam-se d'um circulo elevado; dôres fortes nas extremidades e articulações e grande abatimento. Os symptomas locaes quer precedam ou não os geraes, são os seguintes: tumefacção das gengivas, amollecimento ulceroso com hemorrhagia das mesmas; halito muito fetido; manchas e echymoses na pelle; tumores sanguineos no trajecto dos musculos, que se ulceram e exsudam sangue com maior ou menor profusão. Debilidade extrema com syncopes repetidas, oppressão constante, diarrhea fetida, ás vezes com sangue; se não se domina a molestia, a ulceração destroe as gengivas, os dentes ficam abalados e caem e até os ossos maxilares se chegam a cariar; a febre lenta e as hemorrhagias acabam afinal pouco a pouco com a vida do doente.

As causas que se devem evitar ou remover para o

tratamento d'esta molestia são: os alimentos salgados, a falta de vegetaes frescos e agua fresca, o frio e o calor humidos, casas humidas e mal arejadas, trabalhos rudes e excessivos com alimentação defficiente e impressões moraes tristes.

A molestia é *esporadica* quando ataca individuos isolados: *epidemica* quando ataca um grande numero ao mesmo tempo, como succede nos navios, guarnições, prisões, cidades sitiadas, etc.; e quanto mais fraco é o individuo mais a molestia o atacará.

Os medicamentos principaes para combater esta molestia com exito prompto e seguro, são: Kreos., Merc., Muriat. acid., Nux v., Sulph.

Kreosotum: vermelhidão inflammatoria das gengivas com prolongamento dos dentes; dôres tractivas e pungentes nas gengivas que se estendem até ás fontes; ulceras e fungosidades fetidas na bocca e gengivas, com hemorrhagias sero-sanguinolentas d'um cheiro fetido; accumulação de saliva serosa na bocca; ulceras putridas na lingua, gengivas, parte interior das faces e paladar, com grande fetido; augmento de todos os symptomas na parte superior da bocca e ao bocejar; aggravação pronunciada com a menstruação, depois d'esta e com o corrimento branco, que tambem é fetido e ás vezes sanguinolento; diarrhea putrida; febre com prostração; marasmo; lassidão e canceira sobretudo nas pernas; accessos de desmaio ao acordar pela manhã; abatimento e desesperança em se curar; melancolia com desejo de morrer.

Mercurius: prurido e vermelhidão das gengivas; gengivas fungosas, esponjosas e que sangram facilmente: descarnamento dos dentes, com dôr ardente e sensação de escoriação ao tocar-lhes e comendo; gengivas lividas, descoradas e muito sensiveis; ulceras nas gengivas; salivação; sêde ainda que haja muita saliva; a bocca exhala um cheiro fetido; gosto salgado, putrido; grande fraqueza nas articulações; lingua cheia de mucosidades espessas e ulcerada nos bordos e na ponta; saliva ás vezes com sangue; perda da palavra por causa da inflammação ou ulceração da bocca e lingua; tremura d'esta; o cheiro que a bocca exhala é cadaverico; aggravação de todos os symptomas

de tarde e á noite, deitando-se sobre o lado direito, com o
calor da cama e com o ar fresco da tarde; suores abundantes que não alliviam; suores na cara e na cabeça; todo
o corpo está como magoado; grande canceira e fraqueza
com tremuras em todos os membros; marasmo geral e aggravações vespertinas com suores, abatimento moral; apre-
hensões; morosidade e repugnancia á conversação.—Vacilação e queda dos dentes.

Muriatis acidum: grande ulceração da bocca e sensibilidade ao tacto; ulceras putridas, negras, que escorrem
sangue escuro; ulceras profundas e pustulas na lingua;
cheiro horrivelmente fetido; saliva viscosa, escura, fetida;
dôres pulsativas das gengivas e lingua, aggravando-se com
a agua fria; formigueiro e pressão nas gengivas; a bocca
toda tem um aspecto muito escuro ou negro; seccura da
bocca com impossibilidade de beber; aggravação de todos
os symptomas com o repouso; prostração excessiva com
urinas e dejecções involuntarias; horror ao movimento;
andar incerto pela grande fraqueza, tristeza, melancolia e
anciedade.

Nux vomica: ulceras com cheiro fetido, grãos e vesiculas dolorosas na bocca, e na lingua e paladar; dentes
abalados e queda dos mesmos (depois de *Merc.*); inchação
putrida e dolorosa das gengivas, ás vezes com dôres pulsativas como se houvesse um abcesso, ardor, picadas e
corrimento facil de sangue; as bebidas e alimentos quentes,
bem como a agua fria, o vinho e café, aggravam todos os
symptomas; gosto putrido; os alimentos não têm gosto; fome
com aversão aos alimentos; lingua escura e escoriada com
bordas roxas; aggravação pela manhã e á noite, ao engulir
os alimentos, comendo e bebendo cousas frias; grande
canceira e fadiga com repulsão ao movimento, que aggrava
todos os symptomas; perda rapida das forças e grande
fraqueza muscular; prisão de ventre ou dejecções frequentes, pequenas e fetidas; humor hypochondriaco, inquietação,
desespero, mau humor e receio da morte

Sulphur: inchação das gengivas com dôres pungitivas;
inchação dura com corrimento de pus e sangue; saliva
ensanguentada, salgada, acida ou amarga; vacilamento
doloroso, prolongamento, embotamento e queda facil dos

dentes; vesiculas, aphtas e empolas na bocca e lingua, com ardor e dôr de escoriação ao comer; esfoliação da membrana mucosa da bocca; tumores duros e redondos nas gengivas com corrimento de sangue, cheiro fetido, ás vezes acido, pela manhã, de tarde e depois das refeições; gosto putrido; perda do appetite; sêde; seccura da garganta; grande sensibilidade das gengivas e da lingua ao tacto; aggravação ao engulir a saliva e alimentos, falando, bebendo e comendo cousas frias; grande fraqueza e debilidade, desejo de estar sempre deitado, febre lenta com accessos, diarrhea fetida ou prisão de ventre pertinaz, andar impossivel pela grande fraqueza e impressão ao ar frio: melancolia, angustia, chôro e receio d'uma morte proxima.

Se estes medicamentos não fôrem sufficientes, consultem-se primeiramente: *Amm. c.*, *Caust.*, *Carb. v.*, *Nitri ac.*, *Staph.*, *Sulph. ac.*; e depois *Amm. m.*, *Canth.*, *Hepar*, *Natrum m.*

Escoriação.

(Intertrigo.)

Esta enfermidade, que se caracterisa por um roxo vivo e escoriação da pelle, com picadas, comichão e dôr por vezes e exsudação de uma serosidade amarellada e de sangue quando é grande a sua extensão, apresenta-se na parte interna das côxas, virilhas, axilas e collo das pessoas gordas; nas virilhas, côxas, pescoço e por detraz das orelhas e nos tornozellos das creanças; e na rabadilha das pessoas com decubito prolongado como em certas doenças chronicas e mesmo agudas como a febre typhoide e outras. N'estas pessoas a escoriação ou escoriações convertem-se por vezes em ulceras.

Os principaes medicamentos contra a escoriação, são: *Arn.*, *Ars.*, *Cham.*, *Graph.*, *Ign.*, *Merc.*, *Lyc.*, *Puls.*, *Sep.*, *Sulph.*

A escoriação nas pessoas gordas cede a: *Arn.*, *Baryt. c.*, *Lyc.*, *Merc.*, *Sulph.*

Nas creanças principalmente a *Cham.*; se este não bastar: *Merc.* ou *Hepar*, *Lyc.*, *Sulph.*

A da rabadilha nas doenças graves cede a *Arn.* e se não bastar, dê-se: *Secal. corn.* ou *Ars.*, *Carb. v.*, havendo ulceras.

A escoriação nos bicos dos peitos cura-se com: *Arn.* ou *Graph.*, *Merc.*, *Sulph.*

A das articulações, trata-se com: *Mang.*, *Merc.*, *Sep.*

Se a escoriação vem com dôres lancinantes e prurido, dê-se: *Phosph.*; sendo intenso o prurido, *Petrol.*; e com grande corrimento, *Baryt.* e *Petrol.*

As escoriações devem ser lavadas com agua fresca, enxutas com grande cuidado e cobertas com pó d'arroz fino, ou azeite virgem nas creanças se o primeiro não dér resultado. O mesmo se deve fazer com as escoriações da rabadilha, tendo alem d'isso o cuidado de as cobrir com panno de linho fino e usado para as preservar do roçar dos lençóes que devem estar sempre muito limpos; convertendo-se em ulceras, estas devem ser curadas duas vezes ou mais por dia, cobrindo-as com pranchetas finas de cerato.

Escrophulas.

As *escrophulas* ou *escrophulose* é uma molestia que ataca de preferencia na infancia, que é herdada ou adquirida e consiste n'uma alteração especial das glandulas lymphaticas, que se estende ás membranas mucosas e por vezes mesmo aos ossos. A herança é a causa principal d'esta molestia, transmittida por paes syphiliticos, diabeticos, rheumaticos, que abusaram das bebidas alcoolicas, etc.; tambem pode ser causada por uma nutrição insufficiente, não apropriada, pela miseria, residencia nos sitios humidos e insalubres e por tudo quanto debilite a constituição individual.

As escrophulas são precedidas pela fraqueza organica herdada ou adquirida. Ha preguiça, debilidade para tudo, outras vezes grande disposição para tudo; ou então ha deformidades organicas, intelligencia pouco desenvolvida, temperamento apathico, etc. É isto o que se chama habito escrophuloso. Este traz comsigo uma predisposição a padecer uma infinidade de doenças, como o enfarte e suppuração das glandulas lymphaticas, o corrimento purulento dos ouvidos, as inflammações chronicas dos olhos, inchação, gretas e suppuração dos labios e nariz, catarrhos, doenças chronicas da pelle, dos intestinos e ás vezes até dos ossos.

É uma doença muito rebelde ao tratamento, e as molestias concomittantes repetem-se com frequencia, até que chega a juventude, epoca em que desapparece, e se assim não succede é então substituida pela tuberculose pulmonar.

O tratamento hygienico da escrophulose deve ser aturado e não o abandonar um momento sequer. A primeira cousa a conseguir é que o enfermo se robusteça, alimentando-se bem, evitando a acção de todas as causas debilitantes e irritantes que possam causar incommodos a que estam sujeitos os escrophulosos. A residencia no campo, a maior parte do tempo, os banhos do mar, os sulphurosos, o uso do leite e um bom vinho velho ás comidas, a gymnastica, o montar a cavallo, a caça, os passeios diarios, etc., são os melhores meios para combater o progresso de tão tenaz padecimento. As creanças escrophulosas não devem dedicar-se a trabalhos intellectuaes excessivos nem prematuros, devem estar poucas horas nos collegios e deitar-se cedo, não lhes permittindo o uso excessivo de batatas, castanhas, pão de centeio e milho; permittindo-lhes que se entreguem aos seus brinquedos infantis por mais tempo que as demais creanças.

Os medicamentos usados com mais exito, até ao presente, contra esta molestia, são: *Sulph.*, *Calc. c.*, *Baryt. c.*, *Bell.*, *Merc.*, *Sil.*; e depois d'estes: *Ars.*, *Asa*, *Con.*, *Hepar*, *Iod.*, *Rhus*; ou *Aur.*, *Carb. an.*, *Dulc.*, *Graph.* Devem dar-se todos em altas diluições e poucas doses, esperando os seus effeitos, antes de passar a outro medicamento, ou repetir o mesmo se deu algum resultado.

Nas affecções da pelle de natureza escrophulosa, como erupções, herpes, ulceras, etc., dê-se: *Clem.*, *Dulc.*, *Hep.*, *Lyc.*, *Merc.*, *Rhus*, *Sepia*, *Sil.*, *Staph.*, *Sulph.*

Havendo suppuração das glandulas, devem estas ser curadas as vezes precisas durante o dia com pranchetas de fios com cerato, lavando-as antes com agua tepida e enxugando-as com panno de linho bem limpo. O melhor medicamento n'estes casos é *Mercur.* ou *Sil.*; e se estes não fôrem bastantes; *Asa*, *Hep.*, *Phos.*, *Sulph.*

24*

Havendo dôres intensas nas glandulas infartadas, com ou sem rubor da pelle, febre, sêde, etc., dê-se primeiro *Acon.* para rebater a febre, e depois *Bell.* Se esta não fôr sufficiente e houver tendencia para a suppuração, para a evitar dê-se *Hepar*; e se não fôr possivel ja, recorra-se a *Sil.* e depois a *Merc.*

Ás vezes as escrophulas, em especial nas pessoas muito lymphaticas e fracas, vêm com febre lenta com accessos e até suores nocturnos, falta d'appetite, morosidade, tristeza, etc. N'estes casos deve dar-se a principio *Ars.* e se este não fôr bastante, *Phos.*, *Sil.* ou *Sulph.*

Contra as inflammações das bordas das palpebras, *Merc.*, *Graph.*; e *Sulph.*, *Calc.*, *Hepar.*

Contra os terçóes, *Hepar* e *Merc.*, *Puls.*, *Staph.*

As inflammações dos olhos com grande horror á luz, demandam em primeiro logar *Acon.*, a seguir *Bell.* e depois *Sulph.*; tambem se podem consultar *Conium*, *Merc.*, *Nitri ac.* A inflammação chronica, lenta, dos olhos, requer primeiro *Sulph.*, uma so dose, cujos effeitos se devem esperar, sem a repetir; depois de *Sulph.* convem *Calc. c.* e *Ars.*, *Aur. f.*, *Merc.*

Contra as manchas e ulceras da cornea (meninas dos olhos), *Sil.* e depois *Hepar*, *Merc.*, *Nitri ac.*, *Sulph.*

Contra as molestias dos ossos, suppurações, ulceras, dôres, etc., o melhor medicamento é *Merc.* e depois *Phosph.*, *Sil*, *Sulph.*, *Aur. fol.* e *Asa foet.*

Para o corrimento purulento dos ouvidos, dôres, etc. o medicamento melhor é *Petrol.* e depois *Merc.*, *Puls.*, *Sepia*, *Sil.* e *Sulph.*

Contra a inchação do labio superior e das narinas, na epoca dos frios e humidade, deve dar-se *Rhus* e depois *Sulph.*, *Hepar*, *Merc.* e *Graph.*

As creanças escrophulosas devem tomar durante o inverno, de Novembro a fins de Março, o oleo de figados de bacalhau, uma colhér todos os dias em jejum, uma hora antes do almoço.

As que o não possam supportar, devem tomar leite quente com pão de trigo.

Esforços corporaes e intellectuaes.

O excessivo trabalho, tanto physico como intellectual e que exceda as forças individuaes, é causa de um grande numero de symptomas, como dôres musculares, cançeira, insomnia, suores, abatimento, etc., que precisam da intervenção da medicina homeopathica para combater as suas consequencias.

O tratamento hygienico consiste no descanço do individuo, até ficar curado, quando adoecer por causa de esforços corporaes; e na abstenção de todo o estudo, leitura e escriptura se a doença é devida a esforços intellectuaes e vigilias excessivas, que enfraqueceram o seu systema nervoso; sendo tambem necessarias n'estes casos as viagens e a residencia no campo por uma larga temporada, sobretudo quando o symptoma predominante é a insomnia.

Os medicamentos mais indicados para combater os symptomas causados pelo excessivo trabalho quer physico quer intellectual, são os seguintes:

Aconitum: trabalho corporal excessivo e em que se desenvolvesse muito calor, com forte dôr de cabeça, rosto córado, pulso cheio e forte, grande oppressão do peito, respiração curta, sêde, tosse e dôres por todo o corpo.

Arnica: dôres como de magoamento por todo o corpo e nas costas, depois d'um trabalho fatigante, ou de *uma jornada violenta* e *prolongada*, inchação dos pés—doridos; o doente acha muito duro o assento ou a cama quando se deita, não obstante a sua maciesa.

Belladonna: está indicada para combater os maus resultados do estudar excessivo; dôres violentas de cabeça e outros incommodos cerebraes, insomnia, falta de appetite, horror á luz, mau humor, e sensibilidade exaggerada; não quer que lhe toquem ou se approximem, nem se encostem á cama ou á cadeira.

Bryonia: nos casos em que *Aconitum* e *Arnica* não tenham dado resultado.

Calcarea carbonica: se depois de esforços intellectuaes, não se pode supportar a conversação nem o menor trabalho, sentindo-se logo fortes dôres de cabeça com frialdade humida nas pernas e pés.

Carbo vegetalis: medicamento principal para combater as más consequencias dos esforços corporaes e intellectuaes, depois de noites passadas em folias, bailes, etc., grande abatimento com pulso fraco, dôr de cabeça fortissima, que so allivia ao ar livre, nauseas, vomitos, diarrhea e grande desenvolvimento de gazes.

China: esforços physicos das pessoas enfraquecidas por doenças prolongadas, corrimentos, perdas de sangue, diarrheas, suppurações, etc. Suores geraes ao mais leve trabalho, falta de appetite, palidez e desejo d'estar deitado.

Cocoulus: consequencias de trabalhos excessivos e vigilias prolongadas. Muita fraqueza geral e intellectual, que se manifestam com o mais ligeiro trabalho, cabeça a tremer, vertigens, ruido na cabeça, gazes, falta de appetite, calor no rosto, nauseas, dôr de estomago, vomitos, tristeza, somno não reparador, oppressão do peito e aggravação ao ar livre, com a conversação e o café.

Coffea: consequencias de trabalhos physicos excessivos com alimentação insufficiente.

Lac caninum: consequencias de trabalhos physicos excessivos em pessoas debilitadas por longas doenças, sobretudo syphiliticas e rheumaticas, exhaustas, sem appetite e cujos symptomas mudam de logar todos os dias.

Nux vomica: consequencias de esforços intellectuaes e vigilias prolongadas, nos estudantes, escriptores, compositores, etc. e em todos os que para excitar ou sustentar as suas forças e não dormir têm abusado do café e das bebidas alcoolicas: dôres de cabeça fortissimas com sacudidelas violentas, cara palida, terrosa, varios soffrimentos gastricos, prisão de ventre ou dejecções pequenas e frequentes, tosse, dôres de dentes, aggravação ao ar livre, desejo de estar sentado, ou deitado, mau humor, más respostas, hypochondria e sensibilidade excessiva de todo o organismo.

Pulsatilla: esforços intellectuaes e vigilias prolongadas nas mulheres, as que não podem deitar-se até ao amanhecer, choram, lamentam-se e suspiram facilmente; desejo de mover-se continuamente, encontrando assim allivio, cabeça pesada, inchação da mesma, allivio ao ar livre e caracter brando e tranquillo.

Rhus: esforços physicos levantando ou carregando grandes pesos ou objectos pesados; quebrantamento e dôres nos musculos e articulações, sobretudo ao começar a mover-se e estando quieto.

Silicea: depois de uma marcha fatigante e excessiva, oppressão do peito, tosse, respiração curta e dôres nos membros.

Sulphur: nos mesmos casos que *Nux vomica* e em seguida a esta.

Veratrum: consequencias d'esforços physicos, grande fraqueza, suores geraes frios, viscosos, sobretudo na testa e cabeça, com grande debilidade, chegando a fazer cair o individuo.

Esophago.

As molestias que atacam o esophago (tubo que é o prolongamento da pharynge e termina no estomago, tendo 22 a 25 centimetros de comprido), são muito raras, pois que é um dos orgãos menos sujeito a doenças. As principaes são as seguintes:

Cancro: que se manifesta com a forma ulcerosa, no trajecto do orgão, sobretudo na sua parte media e acarreta comsigo o estreitamento do esophago. Os doentes engolem com difficuldade, accusam dôres lancinantes no sitio atacado, emmagrecem, têm nauseas e vomitos de materias mucosas e ensanguentadas; queixam-se de prisão de ventre e anorexia e de que não podem engulir e por fim o doente succumbe de inanição, de febre lenta ou da rotura do orgão.

O tratamento medico é inefficaz n'esta doença. Só o *Ars.* e ás vezes o *Kreos.* prestam bons serviços. A alimentação lactea e os ovos frescos podem prolongar a vida do paciente.

Corpos estranhos: que ao engulir ficam retidos no esophago e são sempre um obstaculo serio, devendo haver muito cuidado e habilidade na sua extracção. Os que ficam na parte superior podem tirar-se com o dedo ou umas pinças curvas; os que ficam na parte inferior, com uma sonda obrigam-se a penetrar no estomago. Os que permanecem na parte media e a que se não pode applicar qualquer dos meios acima indicados, têm de ser extrahidos pela esophagotomia, operação que so pode ser praticada pelo medico. Sendo espinhas de peixe ou ossos d'aves, etc., convem engulir bolas grandes de miolo de pão, bem mastigado e a seguir beber agua, para que arrastem comsigo a espinha ou o osso.

As moedas é melhor empurral-as para o estomago, quando se não possam extrahir com as pinças. Não se devem dar purgantes, mas uma alimentação solida e abundante, porque os excrementos que d'ella resultam, arrastam melhor as moedas atravez dos intestinos.

Esophagite.—Inflammação do esophago.—Catarrho do esophago: devido á propagação do catarrho da garganta ou estomago e a inflammação á deglutição de substancias causticas, como o acido nitrico, sulphurico, etc. Os symptomas são mais ou menos intensos segundo as causas.

Quando a molestia é leve, não ha febre geralmente; ha dôr pressiva ou lancinante em todo o esophago ao descer o que se enguliu, e espasmos ás vezes com impossibilidade completa de engulir, devolvendo o enfermo o que enguliu pela bocca e narinas, coberto de mucosidades e até de sangue. Nos casos graves ha febre e dôres fortes durante a deglutição, de forma que os doentes não querem nem beber agua, não obstante a muita sêde que têm. Se o catarrho ou a inflammação passam ao estado chronico a membrana mucosa do esophago engrossa e isto pode dar logar a ulceras e apertos do mesmo. Os espasmos, a difficuldade de engulir e a tosse, são sempre os symptomas mais culminantes.

Nas molestias do esophago ja com febre ja sem febre nunca os doentes devem tomar senão alimentos liquidos, emquanto durar a impossibilidade da deglutição. Nos casos de inflammações causadas pela passagem do acido nitrico, sulphurico, etc., dar-se-ha immediatamente aos doentes magnesia misturada com agua, com frequencia e depois agua gelada, chá d'althea e leite. Nos mesmos casos e passados os symptomas mais agudos, dar-se-ha *Cantharis*, uma colhér de tres em tres horas (oito globulos ou quatro gottas em meio copo d'agua pura).

Nos catarrhos deve dar-se primeiro *Acon.* por espaço de 24 horas e depois prescreve-se *Bell.* Estes dois remedios são sufficientes quasi sempre para curar o catarrho do esophago; se porêm não fôrem bastante pode recorrer-se a *Gelsem., Iris, Merc., Nux v., Sil.* e *Sulph.*

O catarrho chronico trata-se primeiro com *Sulph.* e depois podem consultar-se *Ars., Carb. v., Caust., Euphorb., Kali carb., Merc., Sep.* e *Zinc.* Se houver ulceras *Merc. subl. corr.* e depois *Hepar, Nitri ac., Sil., Sulph. ac.*

Apertos do esophago: molestia que é sempre grave, causada por um catarrho chronico, inflammação aguda pela passagem de causticos, corpos estranhos, infartes glandulares, etc., só pode ser tratada pelo medico, porque n'ella tem de intervir a meudo a cirurgia. Molestia que se forma geralmente d'um modo gradual; a principio sente-se pouco incommodo ao engulir, pouco a pouco porêm este augmenta a ponto dos doentes não poderem engulir senão liquidos, sentem dôr em certo ponto do esophago quando engolem e por fim são devolvidos os alimentos sem terem chegado ao estomago, terminando o paciente por não comer nada, nem mesmo liquidos; emmagrece pouco a pouco e morre de inanição.

O tratamento cirurgico consiste na introducção diaria no esophago das sondas esophagicas, de diversos calibres, começando sempre pela mais delgada, até chegar á mais grossa, com o fim de dilatar o aperto e chegar assim a uma cura radical.

Para tratamento interno, a principio emprega-se *Phosph.* e se o aperto depende d'um espasmo nervoso dá-se *Hyosc.* Não sendo sufficiente o *Phosph.* consultem-se: *Ars., Baptis., Calc. c., Hepar, Natr. m., Nux v., Sil., Stram.* e *Sulph.*

Os doentes não devem comer nem beber cousas irritantes e gordurosas, usando de preferencia o leite, a tapioca, semola, caldos substanciosos, ovos quentes, etc.

Espinhal medulla e vertebras.

*Apoplexia espinhal.—Congestão da medulla.—*As causas d'esta apoplexia são em geral, pancadas, contusões, quedas e partos difficeis.

Quando se verifica, distingue-se por dôres repentinas e muito fortes n'um ponto determinado da medulla, que augmentam com o movimento e pouco depois convulsões tetanicas, respiração difficil, paralysia parcial e até geral, sobrevindo a morte pouco a pouco. Esta apoplexia tem logar entre a medulla e as suas membranas.

Ha outra que se verifica na substancia mesma da medulla, formando focos do tamanho de dois tostões ou maiores. Os symptomas são então muito differentes da anterior. So ha pressão no ponto doente, formigueiro nas mãos e na pelle, convulsões parciaes e paralysia, sem perda dos sentidos. Segundo o ponto da medulla atacado, assim esta é mais ou menos grave e os doentes podem viver bastantes annos, quando a paralysia não ataca orgãos importantes á vida.

Para todos os casos o melhor medicamento é *Arnica* que se deve dar com frequencia. Apparecendo as convulsões tetanicas, *Bellad.* é o medicamento a prescrever, e se houver grande contracção na nuca *Nux v.*; se houver forte contracção das mandibulas *Angustura* e se não fôr bastante *Hypericum*.

Para as paralysias resultantes do ataque, estão aconselhados: *Caust.*, *Plumb.*, *Baryt. c.*, *Nux v.* e *Zinc.*

Os doentes podem usar os banhos medicinaes de *Alcaçarias*, *Amieira*, *Cucos*, e *Ledesma*, *Montemayor* em Hespanha.

Congestão espinhal.—A congestão da espinha é causada ou por um resfriamento ou pelo rheumatismo, pancadas, quedas, carie das vertebras, suppressão da menstruação e do suor dos pés, etc.

Os seus symptomas são raros e limitam-se a uma dôr surda na columna vertebral, maior na sua metade inferior, torpor e formigueiro nas extremidades, muito raras vezes ligeira paralysia nas pernas e tambem raras vezes convulsões. Por vezes se torna chronica e então observam-se mais as paralysias das extremidades inferiores, o que com mais frequencia se realisa nos antigos hemorrhoidarios.

Convem aos doentes o abster-se de todo o genero de excitantes e das bebidas alcoolicas, do café e dos acidos;

devem passeiar bastante ao ar livre e usar os duches dorsaes frios nos casos chronicos.

Nos agudos, se a causa é traumatica, deve dar-se *Arnica* e se não bastar *Rhus* e *Sulphuris ac.* Nos outros casos o medicamento principal é *Nux vom.*; recommendam-se para depois *Sulph.*, *Natr. m.*, *Ignat.*, *Ranunc. scel.*, *Phosph.*

Esclerose da medulla. — Amolleci-mento da medulla.—É uma molestia alguma cousa frequente, sobretudo nos homens, observando-se mais casos n'elles do que nas mulheres, causada por resfriamentos, quedas, esforços, trabalhos excessivos, pezares, etc. Avança muito vagarosamente e em geral dura muitos annos, sendo muito raros os casos agudos, em que então se manifestam com rapidez ataques de apoplexia, paralysia repentina e inesperada, etc.

Nos casos ordinarios ou lentos, a primeira cousa que se observa, segundo a localisação da doença, é uma fraqueza desusada nos braços e nas pernas, depois sobrevêm as desordens da sensibilidade, passo incerto, vertigens, dôr de cabeça, dôr na columna vertebral e nas pernas, caimbras em diversas partes, zumbidos nos ouvidos, insomnia, diminuição da visão, prisão de

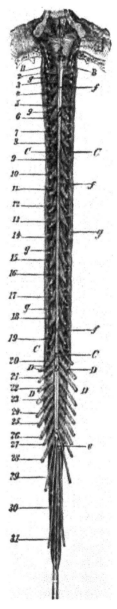

Fig. 18. A espinhal medula sem a duramater, com a medula alongada e as raizes dos nervos da medula. *A* Medula alongada. *B* Região cervical. *C* e *D* Regiões dorsal e lombar da espinhal medula. *a* Quarto ventriculo. *b* e *c* Prolongamento das partes cervical e lombar. *d* Cone da medula. *e* Fio terminal. *f* Sulco medular posterior. *g* Ligamento dentado. *1—8* Nervos cervicaes. *9—20* Nervos dorsaes. *30* Nervos coxigeos. *32* Nervo accessorio. *33* Nervo vago. *34* Nervo glosso-pharyngeo.

ventre, tremuras, balbuciação, mau humor, caracter impressionavel e tristeza. Estes symptomas que por vezes se aggravam ou minoram e até cessam por temporadas, augmentam por fim e associam-se a outros novos no fim de mais ou menos tempo, sendo estes ultimos primeiramente as paralysias d'uma perna ou de um braço, invadindo os outros pouco a pouco, contracções musculares, urina involuntaria, rigidez dos membros e finalmente a paralysia completa d'umas extremidades e a seguir das restantes; completando tão triste quadro o tremor continuo das extremidades e cabeça, que se aggrava com o movimento, diminue com a quietação e desapparece durante o somno e a pronuncia cada vez mais difficil das palavras chegando mesmo a completa impossibilidade. Passados bastantes annos, ás vezes quinze e ainda mais, de soffrimento, sobrevêm ataques de apoplexia, n'um dos quaes o doente succumbe.

O medicamento com que se deve começar o tratamento d'esta doença é *Plumbum*; depois estão recommendados *Aluminium* e *Platina*; e em terceiro logar *Argent. nitric.*, *Calc. carb.*, *Caust.*, *Coccul.*, *Ignat.*, *Nux v.*, *Sil.*, *Thuja* e *Zinc.* Nos ataques apoplecticos applicam-se os medicamentos indicados no art. *Apoplexia cerebral*.

Estes doentes devem abster-se dos trabalhos intellectuaes e manuaes; devem passeiar muito e evitar as impressões desagradaveis; devem alimentar-se bem, excluindo os picantes, alcoolicos, café, chá e acidos, bebendo ás comidas um pouco de vinho branco.

Espinha bifida. — *Hydrorachis.* — *Derrame d'agua na espinhal medula.*—Esta molestia pode ser adquirida e congenita. Na primeira encontra-se o derrame de serosidade entre a medula e as suas membranas. A forma congenita desenvolve-se dentro da madre, durante a vida fetal; deixam de desenvolver-se uma ou duas vertebras pela sua parte posterior e no seu logar fica uma fenda na columna vertebral, pela qual saem as membranas espinhaes com a medula na forma d'uma bexiga ou hernia, cujo tumor é formado pela accummulação da serosidade, sendo o seu tamanho variavel desde o ovo da galinha até ao da cabeça d'um recemnascido.

A forma adquirida pode ser aguda e chronica.

A aguda sobrevem logo em seguida ou como consequencia d'uma congestão da medula, ou d'uma pancada ou queda sobre a columna vertebral. Os seus symptomas, bastante difficeis de conhecer, consistem n'uma dôr surda, e peso na columna vertebral e rapidamente na rigidez e paralysia do movimento das extremidades do corpo, começando pelas pernas.

A forma chronica, muito lenta, constitue a verdadeira hydropisia da medula, que acompanha na maioria dos casos a hydropisia geral. Os seus symptomas caracteristicos reduzem-se á paralysia d'ambos os lados do corpo.

Os medicamentos da forma aguda são: *Rhus* em primeiro logar e *Arnica* se a causa foi traumatica; depois podem ser consultados *Kali carb.*, *Ars.*, *Phosph.*, *Apis*, *Plumb.*, *Natr. mur.* e *Sulph.*

Os medicamentos da forma chronica são: *Helleb. nig.*, *Merc.*, *Ars.*, *Calc. phosph.*, *Dig.*, *China* e *Lycop.*

A forma congenita, isto é a espinha bifida, é incuravel e a creança que nasce com ella não pode viver muito tempo e ainda que viva alguns annos, passa uma vida de soffrer constante. O tumor de que falámos augmenta cada vez mais depois do nascimento; apoquenta-a, a creança chora, é atacada de convulsões e somnolencia; outras vezes a creança não faz senão chorar; cria-se doentia, delgada, rachitica e por fim morre d'um ataque cerebral ou no meio d'uma convulsão, depois de muitos soffrimentos.

As operações preconisadas pela escola allopathica para curar esta doença, como a punção e a compressão methodica com uma pelota, dão sempre maus resultados e so se podem ensaiar no tumor ou espinha bifida muita reduzida.

O melhor medicamento para obstar aos progressos d'esta doença é *Silicea*, de que se deve dar todos os dias uma dóse de dois ou tres globulos a secco sobre a lingua ao doente, por espaço de quinze dias, a seguir descança oito e por fim se lhe dá a *Calc. phosph.* durante outros quinze dias, como se fez com a *Silicea*. Descança-se oito dias e repete-se outra vez a *Silicea* durante outros quinze dias e assim successivamente. Se a creança fôr atacada d'uma outra doença trata-se com os medicamentos indicados e curada ella, volta-se ao uso de *Silic.* e *Calc. phosph.* como se disse ja. Ás vezes convem dar uma dóse de *Sulphur*, depois dos oito dias de descanço, depois que se administrou a *Silic.*, tres globulos sobre a lingua, e deixam-se passar oito dias antes de dar *Calc. phosph.* medicamento a seguir. O *Sulph.* dá-se quando se vê que os medicamentos ja indicados não produzem o effeito desejado, o tumor escoria-se, ha erupções chronicas em qualquer parte do corpo ou a pelle se escoria.—*Alvarez.*

Mal de Pott.—*Inflammação das vertebras.*—*Spondilitis.* —Esta inflammação das vertebras observa-se com mais frequencia nas creanças escrofulosas, rachiticas, tuberculosas e syphiliticas; pouco a pouco converte-se em suppuração e esta arrasta comsigo em pouco tempo a flexão angular e o desvio das vertebras e a compressão de espinhal medula e por fim os abcessos por congestão nas regiões dorsal e lombar, por onde irrompem, sobrevindo afinal a morte se se não conseguiu deter a doença no seu curso e cural-a.

O primeiro symptoma e o mais caracteristico é uma dôr continua nas vertebras, fixa, profunda e que se complica com dôres que parecem de rheumatismo em todos os musculos visinhos da columna vertebral; esta dôr aggrava-se com a pressão e a palpação das vertebras, bem como com o decubito dorsal. O corpo dobra-se para a frente e a cabeça para traz, tomando aquelle uma forma rara e contrahida. Com os progressos da doença, sobrevem a compressão da medula e como consequencia a paralysia da sensibilidade e do movimento d'ambas as extremidades, com maior ou menor intensidade ou por regiões e por fim a inchação em angulo da porção vertebral atacada. Assim que se declara a suppuração começa a febre lenta que se aggrava todas as tardes, o abcesso que se forma, torna-se palpavel, irrompe para fora ou se reabsorve e o doente morre por causa da febre consumptiva e dos suores colliquativos.

Logo no principio da doença devem os doentes tomar o oleo de figados de bacalhau durante os mezes frios do anno e durante o verão os banhos dos Cucos, Caldas da Rainha, Monsão, os banhos de mar e a residencia no campo até á chegada do inverno: alem d'isso devem ter uma alimentação nutritiva e de facil digestão pois que são muito propensos a indigestões que sempre aggravam a doença e demoram a cura. Os filhos de individuos syphiliticos devem tomar durante o verão os banhos sulphuro-sodicos tepidos.

O primeiro medicamento a prescrever n'esta doença é o *Natrum muriaticum*; em segundo logar *Phosphorus*; e estes dois medicamentos applicados em intervallos adequados e observando bem os seus effeitos, bastam a principio para suster a doença e cural-a. Se não fôr assim, consultem-se depois: *Calc. carb.*, *Lycopod.*, *Nitri acid.*, *Phosph. acid.* e *Sulph.* em primeiro logar; e em segundo logar: *Asa foet.*, *Aur.*, *Iod.*, *Nux v.*, *Zinc.* Se se formarem abcessos por congestão *Silic.* e se abrirem, continua-se com o mesmo remedio. Se a suppuração é saniosa dá-se *Merc. subl. corr.*, depois se fôr preciso *Phosphorus* e por fim *Sulph.* seguido de *Calc. carb.* para ver se se consegue pôr ponto na suppuração e evitar a morte do doente. A este deve extrahir-se o pus, fazendo-lhe tres ou quatro curativos por dia, com todo o cuidado e aceio; empregando para o lavar a agua phenica a dois ou tres per cento, injectando tambem com a mesma os trajectos fistulosos para os lavar e desinfectar perfeitamente. Sobre os sitios donde irrompe o pus applicam-se compressas d'algodão phenicado para absorver o pus, e que se devem renovar a cado novo penso, que se sujeita com uma ligadura propria.

Meningite espinhal e Myelite. — Passamos a descrever ao mesmo tempo a inflammação das membranas que envolvem a medula e a d'esta ultima, porque as suas causas são as mesmas e os seus symptomas pouco divergem, e se as descrevessemos á parte, isto so serviria para lançar a confusão no espirito dos leitores não medicos.

Esta inflammação observa-se quasi exclusivamente nas creanças e jovens e é mui rara nos outros periodos da vida. As causas mais frequentes são os resfriamentos apanhados dormindo de costas nos sitios humidos e frios, a suppressão repentina do suor por um resfriamento, as pancadas e quedas sobre a columna vertebral, o rheumatismo e a carie das vertebras, bem como a propagação da inflammação do cerebro e das suas membranas.

Umas vezes a doença começa por calafrios e febre, outras por mal estar geral, peso, dôr de cabeça, frio e tremor ligeiro; no mesmo dia ou no seguinte o doente sente uma dôr aguda em toda a columna vertebral, ou n'um ou mais pontos determinados d'ella, que é a caracteristica do padecimento, cuja dôr augmenta com o movimento do tronco, com a pressão sobre a columna vertebral, estende-se aos braços e ás pernas e rodeia o tronco. Passados dois ou tres dias quando muito e ás vezes logo depois da dôr caracteristica, declaram-se fortes convulsões tetanicas, parecendo-se muito com o proprio tetano tão violentas são as convulsões. A cabeça e o tronco dobram-se para traz em forma de arco, emquanto que as extremidades estão em continua convulsão, ou então conservam a sua mobilidade normal; ha retenção de urina e prisão de ventre, perdas dos sentidos, delirio ou somnolencia, dôres nas extremidades, que se aggravam ao contacto, febre, suores e pulso accelerado. Se a doença não se domiua, sobrevêm a paralysia, dejecções involuntarias, respiração difficil, suores frios e a morte.

A inflammação chronica reduz-se a manifestações de paralysias das extremidades, começando pelas inferiores, sem que os doentes tenham outros soffrimentos e costuma durar muitos annos, até que são invadidas as partes da medula d'onde partem os nervos que se dirigem para o peito e ventre, e então verifica-se a morte por desordens da respiração, pela retenção da urina, ou então por um derrame seroso.

Os medicamentos da inflammação aguda, são:

Aconitum: no principio da molestia, quando ha frio, calafrios, febre, nauseas, vomitos, peso, mal estar e dôres geraes.

Belladonna: forte dôr de cabeça, delirio, convulsões, que augmentam com o movimento e ao contacto.

Nux vomica: medicamento principal n'esta doença. Convulsões tetanicas, cabeça e tronco dobram-se para traz, chegando a parte posterior da cabeça a tocar nas costas;

rigidez tetanica de todos os musculos; retenção d'urina e de excrementos, ou então dejecções involuntarias e urinas.

Com estes tres medicamentos, dieta absoluta, e não deixar que o doente se deite de costas, mas sim de lado, agua adoçada para bebida usual e quietação, curam-se a maioria dos casos d'esta doença.

Se não fôrem sufficientes, pode applicar-se *Arnica* e depois *Cicuta* ou *Conium* nos casos originados por uma queda ou pancadas; e nos demais *Mercurius*, *Rhus*, *Veratr.*, e depois *Coccul.*, *Ignat.*, *Phosph.*, *Sil.* e *Thuja.*

Nos estados chronicos, consequencia dos agudos ou que se formaram sem causa apreciavel, o melhor medicamento é *Calc. carb.*; depois estão indicados: *Arg. nitric.*, *Bell.*, *Coccul.*, *Lycop.*, *Nux v.*, *Oleand.*, *Plumb.*, *Rhus*, *Stan.*, *Sulph.* e *Zinc.*

A paralysia das extremidades superiores trata-se com: *Bell.*, *Calc. phos.*, *China*, *Coccul.*, *Ferrum*, *Nux v.*, *Plumb.*, *Rhus*, *Sepia*, *Sil.*, *Stan.*, *Veratr.*

A das extremidades inferiores combate-se com: *Anacard.*, *Ang.*, *Bell.*, *Chinin.*, *Coccul.*, *Natr. m.*, *Nux v.*, *Oleand.*, *Plumb.*, *Rhus*, *Secale*, *Stann.*, *Stront.*, *Sulph.*, *Zinc.*

Havendo dôres paralyticas, *Agaric.*, *Carb. v.*, *Natr. m.*, *Sepia*, *Sil.*, *Stann.*, *Sulph.* e *Veratr.*

m uanto a paralysia não impossibilitar o doente de andar, convem nos casos chronicos que passeie bastante, não porêm até á canceira e durante o verão que frequente as aguas da *Amieira*, *Cucos*, *Pedras Salgadas*, *Monção*, *Vizella*, etc.

Paralysia espinhal infantil. — Paralysia infantil essencial.—Esta inflammação especial da parte anterior da medula, ataca de preferencia as creanças durante o periodo da dentição quando esta é muito difficil ou no decurso d'uma doença aguda e grave (catarrhos, sarampo, escarlatina, etc.) e nas pessoas adultas com doença aguda ou chronica, posto que n'estas seja muito rara.

Nada mais facil do que conhecer esta doença mesmo para as pessoas que não sabem medicina.

Ataca as creanças tão repentinamente como o raio; apparece febre com symptomas de congestão cerebral, perdã dos sentidos, somnolencia, e não havendo perda dos sentidos os doentes queixam-se de dôres nas costas e extremidades; a seguir declaram-se as convulsões, que são pouco duradouras. Estes symptomas vão diminuindo e passado mais ou menos tempo o doente parece curado. Mas no primeiro dia que se levanta repara com extranheza que as pernas e os braços, ou uma perna ou um braço, etc. não se movem, parecem de trapo, estão paralysadas, não porêm insensiveis. Nos casos benignos esta paralysia vae desapparecendo pouco a pouco e no fim de tres ou quatro mezes, e ás vezes antes, o doente fica bom. Isto porêm infelizmente é o menos frequente. O mais vulgar é a paralysia ir progredindo e ainda que o doente readquira o movimento d'alguns membros, n'outros a paralysia é cada vez maior. Em todas as regiões paralysadas se declara a atrophia muscular com rapidez, até ao ponto de poder dizer-se que os musculos desappareceram. O mais notavel n'esta doença, é que, o resto do corpo não paralytico se nutre bem e engorda e d'esta forma as creanças desenvolvem-se e passam bem, com excepção das partes paralysadas, onde apparecem deformidades, como curvaturas, desvios da columna vertebral, pés deformados, etc. tendo de intervir a orthopedia para as corrigir. As creanças podem crescer e desenvolver-se com esta doença, que é compativel com a vida, á parte as paralysias e deformidades.

Nas pessoas adultas o quadro symptomatico é quasi o mesmo, faltando as convulsões e symptomas cerebraes.

Quando se chega a tempo de combater esta molestia no seu inicio, os medicamentos a empregar são os que indicámos na *meningite cerebral* e na *myelite*.

Para combater as paralysias, atrophia muscular e as deformidades, estão indicados: *Alumin. met.*, *Argent. nitr.*, *Baryta c.*, *Calc. phos.*, *Caust.*, *Ferrum*, *Nux v.*, *Oleand.*, *Plat.*, *Plumb.*, *Sil.*, *Stann.*, *Sulph.*, *Veratr.*, *Zinc.*

Os doentes devem alimentar-se bem e usar os banhos de mar e as affusões frias, os banhos d'aguas alcalinas, a gymnastica e as fricções seccas. Um bom orthopedista deve corrigir as deformidades.

Tabes dorsal. — *Consumpção da espinhal medula.* — *Tisica dorsal.* — Esta molestia é propria da juventude e

causada por resfriamentos, molhadelas, suppressão d'um suor
de pés habitual, excessos venereos, a syphilis e as escrophulas. Decorre muito lentamente.

A principio os doentes sentem formigueiro, torpor e
sacudidelas nervosas nas extremidades, dôres que se julgam
de rheumatismo, debilidade e peso, canceira repentina, e
um symptoma muito caracteristico d'esta doença e que consiste na insensibilidade da pelle das extremidades inferiores,
á pressão, picadas, calor, etc. Outro symptoma caracteristico é o modo especial d'andar dos doentes, movem os
pés com rapidez para deante e depois descrevem com elles
uma meia volta e assentam-nos fortemente com toda a
planta. Queixam-se alem d'isso de dôres em diversos orgãos, sobretudo do estomago e do ventre, de impotencia,
poluções, de insensibilidade nas extremidades superiores, de
fraqueza da vista, sobrevindo por fim a sua perda total,
pela paralysia dos nervos opticos; as dejecções têm logar
sem sentir, a urina sae do mesmo modo e para completar
o quadro vem a atrophia das extremidades paralysadas.
Temos pois que fixar-nos bem nos dois symptomas que
caracterisam esta doença, o modo singular d'andar dos doentes e a paralysia da sensibilidade, e não a do movimento
que caracterisa a myelite chronica.

Esta doença, que dura muitos annos, é incuravel depois
de completamente desenvolvida, so se cura no principio e
por isso os doentes devem recorrer immediatamente aos
medicamentos homeopathicos.

No principio do tratamento tem que se investigar as
causas que a produziram e a sustentam, como a masturbação, a syphilis, os resfriamentos, etc. supprimil-as quanto
antes. O enfermo deve sujeitar-se a um regimen hygienico
rigoroso, aconselhando-lhe a tranquillidade de espirito e um
bom methodo de vida; deve supprimir o trabalho intellectual,
so lhe permittindo os manuaes mas vigiando os seus effeitos; deve passeiar todos os dias, mas com moderação.

Não deve usar do tabaco, licores, chá, café e especiarias; o seu regimen alimenticio consistirá em bom leite,
carnes, aves, peixe e vinho branco ás refeições, sopas co-
loniaes e ovos quentes.

O melhor medicamento para esta molestia é *Argent.*

nitric.; se não fôr sufficiente consultem-se depois: *Alumina*, *Calc. carb.*, *Coccul.*, *Ignat.*, *Natr. mur.*, *Nux m.*, *Nux v.*, *Oxalis acid.*, *Phosph.*, *Staph.*, *Sulph.* e *Zinc.*

Nos casos em que a syphilis tenha sido a causa da doença, o melhor medicamento é *Kali hydroiodic.* Se este não bastar, recorre-se a *Thuja* e depois a: *Baryta carb.*, *Carbo v.*, *Caustic.*, *Phosph. ac.*, *Sulph.* e finalmente *Aurum mur.*

Se a causa foi a suppressão d'um suor de pés habitual, dar-se-ha *Silicea*; depois *Calc. carb.* e *Rhus*; e afinal, *Cuprum*, *Kali carb.*, *Natr. mur.*, *Nitri ac.* e *Sepia.*

As dôres tão incommodas, que ás vezes são verdadeiras nevralgias, tratam-se com *Arn.*, *Bell.*, *Caust.*, *Coff.*, *Plat.*, *Puls.*, *Rhus*, *Spig.*, *Stan.* e *Valer.*

Se houver convulsões, *Cicuta*, *Cupr. Hyoscyam.*, *Stram.*

Contra a incontinencia de urina *Zinc.* e tambem *Cicuta*, *Dulc.*, *Lach.*, *Lauroc.* e *Petrol.*

Contra a retenção de urinas, *Ars.*, *Dulc.*, *Hyosc.*, *Lyc.*, *Nux. v.*, *Op.*, *Puls.* e *Stram.*

Contra as poluções, *Alumin.* e tambem *Nux vomica*, *Phosph. ac.*

No verão os doentes devem usar os banhos medicinaes das seguintes aguas: *Cucos*, *Amieira*, *Alcaçarias* e *Monchique* e em Hespanha as de *Trillo*, *Alhama de Aragão* e *Caldas de Basaya*, não exedendo porem a 26ª a temperatura do banho e so no principio da doença. Os banhos frios de curta duração tambem estão aconselhados. Quando os doentes tiverem muitas dôres, os banhos devem ter a temperatura de 30 a 34.º centigrados. No ultimo periodo da doença são os banhos inuteis, e o melhor é o doente ir habitar no campo.

Esporão de Conteio.

O envenenamento por esta substancia narcotica, que produz nauseas e vomitos, dôres de ventre, diarrhea involuntaria, convulsões, delirio, estupor, hemorrhagias, suores frios, olhos cavados, prostração de forças, palpitações de coração e alteração do semblante, deve tratar-se, lavando o estomago com a sonda esophagica ou fazendo-o vomitar, dando-lhe a beber agua morna, titilando-lhe a campainha com as barbas d'uma penna ou pondo-lhe tabaco em pó na lingua, passado pouco tempo depois de ingerir o veneno. Depois de ter vomitado, deve tomar café bem quente e agua com vinagre, dando-lhe tambem clysteres com agua de tabaco, quinze gram. de tabaco para tresentas gram. d'agua. Se o veneno foi ingerido passado tempo bastante, so deve tomar café e clysteres de agua de tabaco.

Logo que tenham cessado ou diminuido os symptomas mais graves, o doente deve tomar *Camphora* com frequencia e se não fôr sufficiente devemos recorrer a *Solanum nigr.* e tambem *Ignat.*, *Laurocer.* e *Veratr.*

Contra o abuso das fortes doses allopathicas d'esta substancia e da *ergotina* o melhor medicamento é a *Camphora* e depois *Opium*, *Ignat. Veratr.*

Estanho.

Nos casos graves de envenenamento por este metal deve immediatamente dar-se ao enfermo agua albuminosa ou agua assucarada ou leite. Quando comecem a diminuir os symptomas dê-se com frequencia a *Ipecac.*; e depois para os restantes soffrimentos o melhor medicamento é *Pulsat.* Se este não lhe puzer termo, consultem-se: *Calc. carb.*, *Phosph. Rhus, Sulph.*, ou *Nux v.* e tambem *Lach.*

Contra a lenta intoxicação pelos vapores do estanho dê-se; *Puls.*, e se não bastar: *Ars.*, *Caust.*, *China*, *Ign.*, *Phosph.*, *Rhus, Stram.*, *Valer.*

Estomago.

Passando a occupar-nos da maior parte das doenças que se desenvolvem no estomago, não é possivel n'um manual popular fornecer detidas indicações acerca do diagnostico das diversas molestias do mesmo orgão. Quando a doença é aguda, é preciso primeiramente investigar a causa que a provocou ou aggrava.

Assim: depois d'uma colera, se dará: *Acon*; ou *Cham.*,

quando predomina o calor; *Bry.* ou *Veratr.*, quando predomina o frio; *Cham.* ou *Coloc.* quando vem com colicas.

Depois do uso de alimentos assucarados, manteiga ja rançosa e alimentos gordurosos: *Puls.* ou *Carb. v.*

Depois de uso da cerveja fermentada: *Acon.*

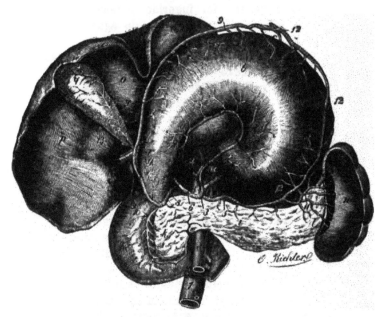

Fig. 19. Estomago, figado, baço e pancreas com as arterias; com o estomago e figado voltados para cima.

a Pedunculo interno do diaphragma. *b* Estomago. *c, d* Grande e pequena curvatura do estomago. *e* Fundo. *f* Cardia. *g* Pyloro. *h* Duodeno. *i* Pancreas. *k* Cabeça do pancreas. *l* Appendice do pancreas. *m* Baço. *n* Lobulo esquerdo do figado. *o* Lobulo quadrangular do figado. *p* Lobulo direito do figado. *q* Vesicula do fel. *r* Conducto hepatico. *s* Veia porta. *1* Aorta descendente. *2* Arteria diaphragmatica inferior. *3* Grande tronco celiaco. *4* Arteria coronaria esquerda do estomago. *5* Arteria splenica. *6* Arteria hepatica. *7* Arteria coronaria direita do estomago. *8* Arteria duodeno-gastrica. *9* Arteria gastro-epiploica direita. *10* Arteria pancreatico-duodenal. *11* Vasos curtos. *12* Arteria gastro-epiploica esquerda. *13* Arteria da vesicula biliar. *14* Arteria mesenterica superior.

Depois do uso de alimentos que incham (verduras, favas): *Bry., Lyc.*

Depois do uso do pão e pasteis muito quentes: *Bell.*

Depois de ter comido ou bebido cousas muito quentes: *Caust.*

Hepois de ter comido ou bebido muito depressa: *Silic.*

Depois de ter comido demasiado: uma chavena de café e depois *Ant. cr.* ou *Puls.*

Depois de uso do vinagre e alimentos muito acidos: *Ant. cr.*, ou *Ars.*, *Bell.*, *Ferr.*, *Sulph.*

Depois do uso de gelados ou de neve: *Ars.*, *Puls.*

Depois do uso de batatas; *Alum.*, *Sep.*, *Veratr.*

Depois do uso do leite: *Calc.*, *China*, *Con.*, *Sep.*, *Sulph.*

Depois do uso de fructas: *Ars.*, *Bry.*, *China*, *Puls.*, *Veratr.*

Depois do uso do repolho: *Bry.*, ou *China*, *Puls.*, *Lyc*,

Depois do uso d'alimentos doces: *Ign.* ou *Cham.*

Depois de beber vinho (nos borrachos): *Lyc.* ou *Ars.*, *Carb. v.*, *Nux v.*

Depois de beber vinho acido: *Ant. cr.*

Depois de beber vinho enxofrado: *Puls.*

Depois de ter comido cousas salgadas: *Carb. v.* ou *Ars.*

Depois de ter fumado: *Cocc.*, *Merc.*, *Ipec.*, *Nux v.*, *Puls.*, *Staph.*

Depois de apanhar calor excessivo: *Bry.*, ou *Sil.*

Depois de um resfriamenfo: *Ars.*, *Bell.*, *Cham.*, *Cocc.*, *Dulc.*, *Ipec.*

Depois de lesões mecanicas, como contusões, pancadas, quedas sobre o estomago e ventre: *Arn.*, *Bry.*, *Rhus*, ou *Puls.*, *Ruta*, *Sulph. ac.*

Depois de vigilias aturadas e estudos forçados: *Arn.*, *Nux v.*, *Puls.*, *Sulph.*, ou *Carb. v.*, *Cocc.*, *Ipec.*, *Veratr.*

Depois de causas moraes: *Cham.*, *Coloc.*, ou *Acon.*, *Bry.*, *China*, *Nux v.*, *Sulph.*

Depois de excessos sexuaes: *Calc.*, *Merc.*, *Nux v.*, *Phos. ac.*, *Staph.*

Se não se pode supportar a carne: *Ferr.*, *Ruta*, *Sil.*, *Sulph.*

Se tudo quanto o doente toma, lhe causa dôres: *Carb. v.*, *China*, *Lach.*, *Natr.*, *Nux v.*, *Sulph.*

*Dyspepsia.—Digestão difficil.—*Esta doença distingue-se pela morosidade da digestão, com pouco ou nenhum appetite, eructações, flatulencia, mau humor, somnolencia, prisão de ventre ou diarrhea e outros incommodos depois das comidas: disposição ás indigestões, acidez e saburra gastro-intestinal.

Os principaes medicamentos contra a dyspepsia são: *Hepar* e *Sulph.*, cujas doses se administram com grandes intervallos e em diluições altas esperando sempre que uma nova aggravação da doença indique a repitação da dose ou de outro medicamento.

Não sendo sufficientes estes medicamentos, consultem-se então:

Arnica: eructações frequentes e similhantes a ovos pôdres; desejo de cousas acidas; depois das comidas plenitude e peso na bocca do estomago; vertigens, cabeça pesada: côr amarella e terrosa; nauseas frequentes com desejo de vomitar sobretudo de manhã e depois de comer; humor hypochondriaco. Convem nos casos produzidos por golpes, commoções, sacudidelas, esforços, trabalhos intellectuaes e insomnia com irritação nervosa.

Bryonia: repugnancia aos alimentos até ao ponto de não poder supportar o cheiro; regurgitações frequentes, sobretudo depois das comidas e ainda mais em jejum; sensibilidade da bocca do estomago ao tacto e impossibilidade de supportar os vestidos apertados; prisão de ventre ou dejeções duras; desejo de vinho, café e acidos; indigestão frequente com o pão e o leite.

Calcarea: gosto acido e amargo; sêde continua com pouco appetite, accessos de fome devoradora; repugnancia á carne; nauseas e regurgitações acidas depois de ter tomado leite; dôres do estomago e ventre e somnolencia; depois das refeições calor, ruido de gazes, dores de cabeça e estomago; tensão nos lados do ventre; dejecções de dois em dois, de tres em tres ou de quatro em quatro dias; fraqueza geral, bocca pastosa e secca.

China: convem não so nas dyspepsias de causas debilitantes, como tambem nas causadas por exhalações perigosas, terrenos pantanosos e humidade. Indifferença aos alimentos e bebidas, como se estivesse saciado: gosto acido e amargo dos alimentos: indigestões frequentes e faceis, sobretudo ceiando tarde; depois de comer ainda que seja pouco; mal estar, somnolencia, plenitude do estomago, desenvolvimento de gazes, humor hypochondriaco, regurgitações, grande fraqueza com desejo d'estar deitado.

Hepar: indigestão facil e frequente, nauseas frequentes pela manhã com vontade de vomitar e regurgitações ou vomitos de materias acidas; accumulação de mucosidades na garganta; dejecções duras, difficeis e seccas; repugnancia á gordura: sêde pronunciada; desejo de vinhos, cousas acidas, picantes, e substanciaes, pressão e ruido de gazes, inchação da bocca do estomago; nos casos em que houve abuso do mercurio e nos cronicos antes ou depois de *Sulphur*, ou depois de *Mercurius*.

Lachesis: nos casos chronicos: appetite irregular, repugnancia ao pão e desejo de vinho e leite que muito prejudicam, nauseas, eructações e vomitos depois de ter comido; depois de cada refeição, preguiça, mal estar, peso, enchimento, somno, vertigens, dôres d'estomago e outros soffrimentos; arrôtos que alliviam, respiração difficil; prisão de ventre; dejecções duras, difficeis; rosto terroso e amarellado.

Mercurius: gosto putrido, adoçicado ou amargo, sobretudo pela manhã; repugnancia aos alimentos solidos, carne, cosidos ou quentes, com desejo somente de cousas frescas, leite vinho e aguardente; depois de comer pão, pressão na bocca do estomago; humor taciturno, susceptivel e irascivel.

Nux vomica: no principio do tratamento das dyspepsias recentes e nas pessoas que são hemorrhoidarias; gosto acido e amargo da bocca e alimentos, sobretudo do pão, desejo de cerveja e repugnancia aos alimentos; depois das comidas nauseas, eructações, regurgitações ou vomitos dos alimentos, flatulencia, cabeça pesada, vertigens e irascibilidade; grande sensibilidade da bocca do estomago ao tacto e vestidos, com peso e pressão; arrôtos e regurgitações acidas; calor e vermelhidão da cara durante a digestão: prisão de ventre e dejecções duras; canceira, preguiça e desejo de estar sempre sendato ou deitado.

Pulsatilla: nas mulheres ou pessoas de temperamento lymphatico, de caracter doce e afavel, com disposição á saburra gastrica e acidez, e gosto acido, putrido, amargo, dos alimentos e bocca; desejo de cousas acidas e picantes,

vinho, aguardente; falta de sêde; respiração difficil; desejos de vomitar, eructações, arrotos do gosto dos alimentos
ingeridos; soluçar frequente; dejecções diarrheicas; o pão
causa dôres; tristeza, melancolia e pranto.

Sulphur: na dyspepsia chronica deve começar-se por
este medicamento e nas pessoas muito irritaveis; gosto
putrido, acido da bocca; repugnancia á carne, leite e gorduras e desejo de cousas acidas; depois das refeições,
respiração trabalhosa, nauseas, dôres d'estomago, regurgitação dos alimentos, canceira, calafrios; acidez, pituitas;
flatulencia ou inercia intestinal; sêde pronunciada; humor
triste, hypochondriaco, moroseo, irascivel.

Se não forem sufficientes estes remedios, podem con-
sultar-esit ambem: *Carb. veg., Lycop., Natr. m., Rhus, Ruta,
Sepia, Sl.*

*Gastralgia.— Dôres do estomago.— Caimbras do esto-
mago.*—As verdadeiras dôres nevralgicas d'estomago, que
não dependem de uma doença organica d'este orgão, distinguem-se pelos accessos periodicos, em cujo intervalo o
doente não sente dôres. A gastralgia em geral anda ligada
a outra molestia. Frequentemente acompanha a anemia e
declara-se depois de grandes perdas de sangue, de molestias
debilitantes e uma lactação prolongada; ou então observa-
se nas pessoas chloroticas ou tuberculosas. A gastralgia
pode tambem ser consequencia d'uma doença localisada no
ventre. Vem com frequencia com doenças uterinas, menstruação muito abundante e adeantada, irritação da espinhal medula, etc. Em todos estes casos é preciso attender
á molestia fundamental, porque, curada esta, a gastralgia
cede rapidamente. Ha porêm gastralgias terriveis causadas pelas alterações organicas do estomago; são incuraveis,
ou pelos menos muito difficeis de curar: basta-nos citar a
ulcera redonda, perfurante, e o cancro do estomago.

Em todos os casos consultem-se os seguintes medicamentos:

Belladonna: que convem sobretudo ás mulheres e pessoas delicadas e sensiveis.—Dôres que parecem corrosivas,
pressivas ou crampoides.—*Diminuem quando o doente se
dobra ou retem a respiração.*—Dôres d'estomago que reapparecem sempre *durante a comida.*—Gastralgia que chega

a causar deliquios.—Sêde, as dôres porêm augmentam depois de ter bebido,—Insomnia nocturna com somnolencia durante o dia.—O dr. Well diz que *Bell.* é um medicamento especial contra as caimbras do estomago, quando as dôres se estendem á espinhal medula. Nos casos chronicos em que não bastar a *Bell.*, dê-se *Calc. c.*

N. B. Pela maior parte das vezes *Atropinum* allivia, pelo menos temporariamente, as dôres d'estomago violentissimas.

Bryonia: dôres pressivas ou lancinantes, ou sensação de inchação que augmenta durante ou depois das comidas. —Todos os movimentos agravam as dôres; a pressão exterior as allivia.—Dôres d'estomago com prisão de ventre. —Pressão nas fontes, testa e nuca, como se o craneo fosse a estalar, alliviando apertando a cabeça.

Calcarea carbonica: nas pessoas plethoricas, nas mulheres com menstruação muito abundante e depois de *Bell.*, quando esta não tiver acabado a cura.—Dôres pressivas, crampoides e *sensação de arranhadura e contracção no estomago* com anciedade.—Aggravação das dôres de noite e depois das refeições, com *vomitos dos alimentos.*—Prisão de ventre com hemorrhoidas dolorosas, ou então diarrhea chronica.

Carbo vegetalis: se *Nux. v.*, alliviou as dôres e não as curou.—*Accumulação excessiva de gazes no estomago*, com dilatação d'este, arrotos e acidez com opressão do peito.— Dôres contractivas, crampoides que obrigam a dobrar-se, com suffocação e aggravação estando deitado.—*Pressão dolorosa com anciedade*, sobretudo de noite e depois das refeições, augmentando com a pressão na bocca do estomago.

Chamomilla: sensação como se uma pedra carregasse sobre o estomago, com inchação, respiração curta e angustia. Grandes dôres com anciedade, inquietação e que obrigam o doente a dobrar-se.—N'este caso, se *Cham.* não allivia, dê-se *Coff.*—Aggravação das dôres depois das comidas e á noite, com grande angustia e movimento incessante,—Allivio passageiro bebendo café e encolhendose muito.—Gritos, desespero, humor irascivel, palavras mal soantes.

N. B. *A gastralgia durante a menstruação* cura-se d'ordinario com *Cham.* ou *Nux v.* se é abundante; com *Cocc.* ou *Puls.* se é escassa.

Cocculus: bom remedio para as pessoas de caracter sombrio, descontente e fleumatico.—Dôres pressivas, lancinantes, sobretudo ás refeições ou depois.—Sensação de plenitude e de belliscos no estomago com respiração opprimida. Dôres d'estomago e nauseas; a agua sobe á bocca (mas sem pyrosis). *A saide de gazes allivia.*

Coffea: bom remedio para as pessoas muito nervosas, impressionaveis e que têm insomnias muito frequentes. — Dôres lancinantes, pressivas, *dilacerantes*, tão intensas, que fazem gritar, arrastar-se pelo chão e retorcer-se. Se *Coff.* não as allivia, dê-se *Bell.*

Ignatia: dôres d'estomago em especial nas mulheres, depois d'um desgosto e de ter passado fome prolongada. —As dôres diminuem comendo, em geral vêm acompanhadas d'uma sensação de fraqueza e vacuidade na bocca do estomago ou como se este estivesse suspenso por um fio.—Soluços e regurgitação dos alimentos ingeridos.—Repugnancia aos alimentos, bebidas e tabaco.

Nux vomica: principal medicamento para as *caimbras do estomago das pessoas que tomam muito café e aguardente, das que soffrem de hemorrhoidas*, etc. — Caimbras ou pressão no estomago pela manhã em jejum ou depois das comidas. —Dôres urentes no estomago, oppressão e pressão. Estendem-se com frequencia ás costas, entre os hombros, ou até aos rins. São com frequencia acompanhadas de nauseas e a agua sobe á bocca, ou então os ataques de dôres terminam por um vomito. — Prisão de ventre, ventosidades e hemorrhoidas. — Os vestidos molestam na bocca do estomago.—Arranhadura e contracção do estomago.—Caracter vivo e provocador, moroso e irascivel, apprehensivo sobre a sua saude. Palpitações de coração com anciedade.—Depois de *Nux v.* dê-se *Cham.* ou *Cocc.*

Pulsatilla: dôres d'estomago depois de tomar alimentos gordurosos, pasteis, ou d'um resfriamento d'estomago.— Deve dar-se ás pessoas cuja constituição reclama a *Puls.* —Caimbras acompanhadas de nauseas que desapparecem depois de vomitar.—Pressão no estomago depois de ter comido pão.—Séde nulla, excepto quando as dôres são muito fortes.—Aggravação das dôres pela tarde e entrada da noite, com calafrios que augmentam em proporção das dôres.—Dôres lancinantes que se aggravam andando.—Humor triste, lacrimoso e caracter brando e tranquillo.

Sulphur: dôres pressivas como por uma pedra, principalmente depois das comidas, e nauseas, pituitas e vomitos. — Acidez, pyrosis, regurgitações frequentes. — Os vestidos incommodam no alto ventre, com tensão e inchação da mesma região.—Repugnancia aos alimentos gordurosos, acidos e doces.—Vertigens, estonteamento, hemorrhoidas, melancolia, hypochondria, com disposição tanto a incommodar-se como a chorar.

Em todos os casos em que os remedios atraz indicados não produzam allivio ou este seja passageiro, é para receiar que exista uma molestia organica do estomago e n'este caso deve ser consultado um bom medico homeopatha. Não sendo possivel podem ensaiar-se os seguintes remedios: *Ars.*, *Baryt. carb.*, *Bism.*. *Caust.*, *Graph.*, *Kreos.*, *Lach.*, *Lyc.*, *Magn.*, *Mezer.*, *Phos.*, *Sil.*, *Stann.*, *Staph.*, *Stront.*

Não se devem repetir os medicamentos emquanto houver allivios e não se devem mudar emquanto não houver uma aggravação ou mudança de symptomas.

Gastrite. — Inflammação do estomago. A verdadeira *inflammação do estomago* é em geral causada por substancias acres (venenos) introduzidas no estomago; não obstante, um grande resfriamento, o uso da agua nevada estando o corpo a suar ou o uso excessivo de certos estimulantes, podem causar uma irritação inflammatoria do estomago. Os principaes symptomas d'esta molestia são dôres no estomago, continuas, violentas, aggravação com o tacto e a pressão, e a ingestão de qualquer cousa; calor e pulsação na bocca do estomago; vomitos de tudo o que se ingeriu e grande angustia; extremidades frias; espasmos, grande fraqueza e prisão de ventre. As dôres em geral são urentes. É prolixo dizer que esta doença deve ser tratada segundo a causa. Se a gastrite é causada:

Pelo abuso das bebidas alcoolicas, dê-se: *Ars.*, *Nux v.*

Pelos gelados ou a neve: *Ars.*, *Puls.*

Pelas bebidas frias (estando a suar): *Bry.*

Temos ainda as seguintes indicações:

Aconitum: no principio do tratamento; forte febre inflammatoria; dôres violentas com vomitos e muita sêde.

Arsenicum: perda rapida das forças, eom rosto palido, alterado, extremidades frias. Se *Ars.* não bastar, dê-se *Veratrum*.

Belladonna: se aos symptomas vulgares se juntarem os cerebraes, com estupor, perda dos sentidos e delirio. Se não bastar *Bell.*, dê-se *Hyosc.*

Ipecacuanha: se predominarem os vomitos e a doença foi causada por uma indigestão, eom dôres violentas.

Se estes remedios não bastarem, consultem-se: *Bry.*, *Carb. v.*, *Cham.*, *Nux v.*, *Puls.*

As pessoas estranhas á medicina devem começar por dar *Acon.* 30ª, uma dose de hora a hora ou de duas em duas horas, sempre que a gastrite não seja a consequencia d'um envenenamento ou venha com diarrhea, frio e prostração (J.).

Pyrosis.—Acidez.—Azia.—Este incommodo caracterisase por um forte ardor de estomago, com desenvolvimento de gazes e liquidos acidos e acres que ás vezes sobem até á garganta, queimando por assim dizer as partes por onde passam, sobretudo durante e até depois da digestão, com prisão de ventre em geral, taciturnidade ou desesperação, combate-se perfeitamente com *Sulph. ac.* e se não fôr sufficiente com *Puls.*; e ainda com *Ars.*, *Carb. v.*, *Nux v.* e *Sulph.* Nos casos rebeldes em que falhem os medicamentos indicados, consultem-se: *Bell.*, *Calc. c.*, *Caps.*, *Cham.*, *China*, e *Staph.*

Pituitas.—Aguas do estomago.—Este incommodo em geral é um symptoma d'uma outra molestia, algumas vezes porêm apresenta-se isolado. Em ambos os casos se distingue pela accumulação e expulsão d'uma certa quantidade d'agua, ás vezes enorme, que sae do estomago e sobe á bocca, sem nauseas nem vomitos, insipida ou com varios sabores. Os principaes remedios para o combater, são: *Ipec.* e *Puls.* e depois, se estes não forem sufficientes, os seguintes: *Bry.*, *Calc.*, *Hepar*, *Merc.*, *Nux v.*, *Sep.*, *Sil.*, *Sulph.*

Pituitas, depois de comer causas acidas: *Phos.*;
> depois de tomar leite: *Cupr.*, *Phos.*;
> depois de beber agua: *Nitri ac.*, *Sep.*;
> pela manhã: *Sulph.*;
> de tarde: *Anac.*, *Cyclam.*;
> á noite: *Carb. v.*, *Graph.*;
> depois das comidas: *Sil.*, *Sulph.*;
> de dois em dois dias: *Lyc.*;
> acidas: *Carb. an.*;
> amargas e que se vomitam: *Lyc.*, ou *Anac.*, *Natr. m.*, *Sil.*
> com angustia, tremuras e calor: *Euphorb.*;
> com dôres de ventre: *Sulph.*;
> com dôres d'estomago: *Natr. m.*, *Sep.*, *Sil.*;
> acompanhadas de nauseas: *Cyclam.*;
> com frio: *Silic.*

Retracção do orificio do estomago e esophago.—A principio allivia-se com *Nux v.* ou *Ranunc. bulb.*, se os alimentos se demoram pouco no orificio do estomago.

Nos casos inveterados, B. alcançou bons resultados com *Zinc.*, *Carb. v.* e *Phos.* Guernsey recommenda *Baptisia*, se o doente não puder engulir senão os liquidos. Ja applicámos com exito este medicamento n'um caso egual. Os alimentos solidos, por menores que fossem, eram detidos no esophago e provocavam terriveis angustias.

Na retracção, aperto ou espasmo do esophago, o principal medicamento é *Hyoscyam.*, e se este não der resultado, dê-se: *Nux v.* ou *Bell.* e se fôr necessario, consultem-se: *Ars.*, *Bry.*, *Phos.*, *Rhus* e *Sulph.*; ou *Lach.*, *Plumb.*, *Stram.*, *Veratr.*

Se a retracção occupa a parte superior do estomago, dê-se *Crot.*

Saburra gastrica. — *Catarrho gastrico.* — *Indigestão.* — *Sujidade do estomago.* — *Catarrho chronico do estomago.* — Com estes nomes se designa a doença que em medicina se denomina *catarrho gastrico.* Pode ser agudo e chronico. Occupar-nos-hemos primeiro do agudo e depois do chronico.

O *catarrho agudo* é uma das doenças mais frequentes que affligem a humanidade e comprehende-se que assim deva ser, pois que o estomago é um dos orgãos mais exposto a enfermar por causa dos resfriamentos, molhas, excessos nas comidas e bebidas, o uso de alimentos indigestos, bebidas frias e geladas, causas moraes, etc.

O catarrho gastrico agudo pode vir *com febre* ou *sem febre.*

O *infebril,* que é sempre ligeiro, distingue-se por dôr de cabeça, mal estar geral, falta d'appetite e repugnancia aos alimentos, pressão no estomago, lingua suja, gosto amargo, nauseas, vomitos, sêde, arrotos acidos, insipidos ou com mau cheiro, prisão de ventre a principio e depois, ás vezes, diarrhea com dôr de ventre.

O *febril,* tambem denominado *febre gastrica,* declara-se com os symptomas seguintes: calafrios, frio, febre que se desenvolve rapida e intensamente, calor geral, secco, sêde ardente, pulso frequente, intensa dôr de cabeça, nauseas, vomitos, lingua suja e amarellada, urinas vermelhas, falta d'appetite e gosto amargo, nauseabundo, e ás vezes delirio, sobretudo á noite, que é quando a febre augmenta mais. Costuma terminar do terceiro ao oitavo dia por fortes suores entrando o doente em plena convalescença. Outras vezes costuma complicar-se com o catarrho dos conductos biliares e o doente torna-se amarello; ou com o catarrho intestinal e n'este caso ha diarrhea frequente com dôres de ventre, accumulação de gazes e borborygmas no abdomen. O catarrho gastrico infebril cura-se na maioria dos casos sem ir á cama, com o febril porém não acontece assim. O doente deve deitar-se logo, estar a dieta rigorosa, bebendo somente agua assucarada ou orchata d'arroz se houver diarrhea e não deve tomar alimento emquanto durar a febre e passada esta a alimentação deve ser muito cuidada a fim de evitar uma recaida. No infebril o doente deve estar a meia dieta, até que tenha recobrado o appetite e então poderá tomar a sua alimentação costumada. Na prescripção dos medicamentos devemos ter em linha de conta as causas productoras do catarrho e applicar os medicamentos em conformidade com ellas como se vê no principio d'este capitulo. Para o *Catarrho agudo* recommendam-se os seguintes medicamentos:

Aconitum: só nos casos em que haja febre com sêde;

lingua amarellada com gosto muito amargo; vomitos verdes ou mucosos e amargos; nauseas excessivas; forte dôr de cabeça e grande angustia

Antimonium: depois de ter comido muito; soluçar frequente; lingua branca com accumulação de saliva e mucosidades na bocca; arrôtos fetidos ou do gosto dos alimentos ingeridos: vomitos de alimentos, mucosidades ou agua; muita oppressão na bocca do estomago; sêde, accumulação de gazes no estomago e intestinos; diarrhea com gazes e sem dôres; dôres de cabeça com fortes enjôos sobretudo ao andar.

Arsenicum: nos casos d'um grande resfriamento, depois de ter bebido agua fria ou nevada, gelados e outros refrescos; sêde intensa com desejo continuo de beber, posto que pouco de cada vez; nauseas continuas e excessivas; vomitos dos alimentos, biliosos, verdes; dôres atrozes no ventre e estomago, com frio e calafrios geraes e ás vezes caimbras nos gemelos: grande e penosa angustia; grande ardor no estomago; prisão de ventre ou diarrhea aquosa e verde, amarella ou escura, com ou sem puxos; os vomitos e a diarrhea voltam bebendo ou movendo o corpo; suores frios.

Bryonia: quando a causa foi um resfriamento, no verão e em tempo quente e humido; lingua secca e amarella ou branca; sêde com sensação de seccura na bocca e na garganta; halito putrido; grande repugnancia aos alimentos; vomitos biliosos; tensão e enchimento na bocca do estomago; prisão de ventre; frio e calafrios ligeiros; cabeça estonteada, vertigens e dôr de cabeça pressiva, lancinante, sobretudo nos lados.

Chamomilla: quando uma colera, raiva concentrada, fortes disputas, etc. foram a causa do dessarranjo do estomago; gosto amargo, nauseas e vomitos amarellados, verdes ou acidos; grande anciedade e angustia; dejecções diarrheicas verdes ou acidas e mucosidades biliosas similhantes a ovos batidos; cara rôxa sobretudo nas faces; mau humor, irascibilidade, desesperação. Se os doentes abusaram já do chá de macella, em logar da *Cham.* dê-se a *Pulsat.*

Ipecacuanha: medicamento principal quando predominam as nauseas e vomitos, com ou sem diarrhea, sem symptomas geraes e se tomaram alimentos indigestos. Nos casos duvidosos, cuja causa é difficil de averiguar, deve sempre começar-se por este medicamento, escolhendo depois, se elle não bastar, o que esteja mais indicado. Desejo constante de vomitar, mesmo depois de o ter feito; nauseas continuas com embotamento dos dentes; vomitos faceis e violentos de alimentos e mucosidades; com os vomitos coincidem dejecções diarrheicas amarellas, ou com cheiro fetido, putrido, acido; cara palida, amarella; lingua coberta d'uma camada grossa amarellada, ou limpa e secca; halito fetido; á bocca vem do estomago um liquigo amargo, ou acido que faz vomitar; dôr de cabeça frontal; frio ligeiro ou calafrios.

Mercurius: lingua humida e branca ou amarellada; labios seccos, ardentes e gretados; gosto putrido e nauseabundo; vomitos mucosos, amarellados ou verdes; sensibilidade dolorosa da bocca do estomago e do ventre: somnolencia diurna com insomnia nocturna; sêde com repugnancia ás bebidas. Muito indicado quando ha vermes.

Nux vomica: lingua secca e branca, ou amarella com as bordas e a ponta vermelhas; sêde ardente; nauseas frequentes, sobretudo andando; vomitos dos alimentos ingeridos; forte dôr do estomago e pressão dolorosa na bocca do estomago e lados do ventre; prisão de ventre com desejo ainda que inutil de obrar; vertigens; prostração; desejo d'estar sempre deitado e não se mover; caracter inquieto, irascivel, provocador.

Pulsatilla: lingua coberta de mucosidades brancas; bocca pastosa; gosto putrido, repugnante; grande repugnancia aos alimentos, com desejo de cousas acidas; pituitas; azia; regurgitações; nauseas ou vontade de vomitar insupportaveis, sobretudo depois de comer e beber; vomitos alimenticios ou mucosos; arrôtos amargos; diarrhea mucosa; calafrios com lassidão; tristeza, pranto; disposição a incommodar-se facilmente, nas pessoas de caracter brando e tranquillo.

Tartarus emeticus: nauseas continuas com vontade de vomitar e grande angustia; vomitos violentos sem resultado; parece que o estomago e intestinos querem sair pela bocca; ou então evacuações mucosas por cima e por baixo.

Se os medicamentos que vimos de indicar não dérem resultado, consultem-se: *Arn.*, *Caps.*, *Carb. v.*, *China*, *Cocc.*, *Colocyn.*, *Hepar*, *Rheum*, *Rhus*, *Veratr.*

O *catarrho chronico* do estomago é tambem muito vulgar, talvez mais do que o agudo. Costuma ser a consequencia d'este e tambem de causas moraes repetidas, das bebidas alcoolicas nos beberrões, do mau costume de se purgar e tomar remedios allopathicos, que têm algumas pessoas, do rheumatismo, etc.

Os symptomas que se manifestam, são: pressão e dôr na bocca do estomago, com sensação de plenitude n'este, cujos symptomas augmentam pondo a mão sobre elle; duas ou tres horas depois das refeições, sentem-se uma infinidade de symptomas como azia, arrôtos, dôres, nauseas, vomitos, etc., uns alimentos digerem-se bem e outros mal e sente-se allivio expellindo gazes e depois de terminada a digestão: o appetite diminue mais ou menos e ás vezes desapparece, ha aversão á comida, o doente satisfaz-se por pouco que coma, appetece cousas esquisitas, picantes, acidas, etc.; ha prisão de ventre, dôr de cabeça, hypochondria, tristeza, somnolencia de dia e insomnia á noite, preguiça no trabalho, etc. Se se observa atonia no doente com aggravação do quadro symptomatico e a mais accessos febris e ausencia completa de appetite, ha que recear uma morte proxima, o que é mais vulgar nos borrachos de que em outra qualquer pessoa. Nos demais casos o catarrho chronico do estomago, com uma boa hygiene e acertado tratamento homeopathico, é uma doença que se cura frequentemente. Algumas vezes complica-se com a ulcera do estomago e o cancro de que logo trataremos.

O principal tratamento do catarrho chronico do estomago é o hygienico. O paciente não deve usar alimentos acidos, picantes, salgados, nem que levem condimentos; não deve usar bebidas alcoolicas, café e somente chá preto; deve tomar leite em abundancia se o digerir bem, porque é a melhor alimentação n'esta molestia; se produz porêm azias, dôres, gazes, etc. não se deve tomar.

Regra geral, deve fazer uso de todos os alimentos cuja digestão se faz com facilidade, não ingerindo nunca aquelles cuja digestão é trabalhosa. O gleitimo vinho de Collares

ou da Bairrada, ou um bom vinho de pasto velho ás refeições e em pequena quantidade podem usar-se. Deve
recommendar-se aos doentes que não tomem nada, nem
mesmo agua, no intervallo das refeições habituaes, que não
comam excessivamente, que mastiguem bem os alimentos e
não se deitem depois das comidas, passeiando de preferencia não lendo tambem nem escrevendo. Os legumes
seccos, as fructas, o pão quente, as batatas assadas e cosidas, o queijo e os pasteis, as verduras e o uso excessivo
do tabaco, devem prohibir-se rigorosamente.

Os passeios extensos, a residencia no campo por largas temporadas e no verão o uso das aguas medicinaes
das Pedras Salgadas, Vidago, Mondariz, Amieira, Caldellas, Vals e Vichy, são de grande utilidade na cura d'esta
molestia.

Os mehores medicamentos para o catarrho chronico do
estomago, são:

Arsenicum: symptomas muito intensos, como forte dôr
e ardor d'estomago, como se houvesse brazas no estomago,
ardor, arrotos ardentes, sêde que satisfeita aggrava os
symptomas, debilidade, atonia geral, accessos nocturnos e
diarrhea ás vezes.

Natrum mur.: prisão de ventre com grande densenvol-
vimento de gazes, gosto pastoso, azias, ardor d'estomago,
falta de olfacto, completa repugnancia ao pão, fome sem
appetite, saciedade immediata, arrôtos frequentes, pressão
no epigastro, como se ali houvesse uma pedra, nauseas
matinaes, accumulação d'agua na bocca, tristeza, mau humor; depois das comidas, nauseas, plenitude e elevação do
ventre, peso de cabeça, azia, palpitações do coração e pulso
intermittente.

Nux vomica: nauseas com desejos de vomitar, o que
o doente julga que o alliviará; accumulação de gazes sem
poder expelil-os, por causa d'uma especie de constricção
que se sente no esophago; vomitos de bilis e materias
acidas; forte dôr d'estomago passadas tres ou quatro horas
depois de comer, com prisão de ventre pertinaz; peso consideravel no estomago e ventre depois das comidas; pressão e dôr na cintura que augmenta tendo os vestidos
apertados; ligeiro ardor d'estomago; o pão e a agua ag-

gravam ou reproduzem os symptomas; sêde cuja satisfacção faz mal: depois das comidas, arrôtos, regurgitações, nauseas, vomitos, pressão e dôr no estomago, inchação do mesmo, dôr de cabeça, mal estar, mau humor, desesperação, desejo de estar só, vertigens e desejo de estar sempre deitado.

Pulsantilla: gosto pastoso, amargo, putrido, salgado, acido, nauseas e vomitos d'agua e materias mucosas, diarrhea mucosa com flatulencia fetida que, se não se expelle, produz dôres; arrôtos com sabor aos alimentos; falta de appetite e repugnancia aos alimentos; falta de sêde; desejo de cousas picantes, acidas, cerveja, verduras; depois das refeições nauseas, eructações, vomitos dos alimentos, gazes que dilatam o estomago e os intestinos, dôr de cabeça, oppressão da respiração, tristeza, desejo de chorar, pranto, queixumes, lamentações e outros padecimentos moraes e physicos.

Sulphur: grande aversão á carne, arrôtos a ovos putridos, nauseas e vomitos de materias acidas, gosto amargo, putrido ou adocicado sobretudo pela manhã ao acordar; falta d'appetite e repugnancia aos alimentos, sobretudo aos doces e acidos; sôde grande e continua; forte dôr d'estomago, angustiosa, irresistivel, que produz nauseas e vomitos d'agua e alimentos; grande fraqueza da digestão, tudo o que entra no estomago por pouco que seja, produz soffrimentos, sobretudo se fôr leite, pasteis, doces, acidos e alimentos farinaceos; depois das refeições, oppressão no peito, nauseas, dôr e pressão no estomago, cólicas e pressão no ventre, gazes, grande canceira, calafrios, oppressão de cabeça, calor na cara, ardor nas mãos, tisteza e vontade d'estar sentado ou deitado; prisão de ventre pertinaz.

Estes remedios devem usar-se com cautella, uma so dose e de diluição alta, esperando pelos seus effeitos, sem repetir de prompto as doses.

Alem d'estes podem consultar-se: *Ant. cr. Bismuth., Calc. c., Carb. v., China, Lach., Lyc., Lobel. infl., Sep., Sil.* e *Veratr.*

*Ulcera do estomago.—Cancro do estomago.—*No mesmo capitulo trataremos d'estas duas doenças, porque têm ambas quasi o mesmo tratamento e chegam a confundir-se os seus symptomas.

A ulcera do estomago depende de diversas causas ainda não bem conhecidas, sendo d'entre ellas a principial o vicio herpetico e tambem a syphilis, o catarrho chronico do estomago, o uso d'alimentos muito quentes, etc. É mais frequente nas mulheres do que nos homens.

A symptomas do catarrho chronico do estomago e a prisão pertinaz de ventre, são em geral a guarda avançada que anuncia esta doença. A estes se aggrega de prompto uma dôr pungitiva, surda ou dilacerante, que se sente n'um ponto limitado da região epigastrica (bocca do estomago), e que augmenta com a pressão, a ingestão de alimentos, emquanto dura a digestão e nas mulheres ao começar a menstruação. Depois declaram-se as nauseas e os vomitos, com os quaes se allivia a dôr, sendo alimentares, biliosos, aquosos ou mucosos; dôr incommoda na parte inferior da espadua, perda do appetite e finalmente a gastrorrhagia (vomito de sangue), sendo o sangue vomitado vermelho-escuro, arroxado, negro, côr de pé de café o que caracterisa completamente a doença; o sangue tambem costuma sair pelo anus em maior ou menor quantidade. Se a doença se não cura, augmentam os symptomas indicados, a falta de appetite e os vomitos de alimentos e de sangue alteram a nutrição e o doente se atrophia, apresentam-se os accessos febris e a morte sobrevem em pouco tempo. Outras vezes realisa-se em 24 horas, porque a ulcera perfurou os paredes do estomago, derramando-se o seu conteudo no ventre, o que se conhece pelas dôres agudissimas no estomago e ventre, o doente arrefece, o pulso quasi desapparece, a pelle cobre-se de suores frios, o ventre distende-se, o rosto se decompõe e a morte vem por termo a similhante estado.

O *cancro do estomago* depende tambem de causas ainda pouco conhecidas, sobresaindo d'entre elles a hereditariedade, os excessos repetidos da meza, o abuso das bebidas alcoolicas, etc.

Esta doença começa pelos symptomas que caracterisam o catarrho chronico do estomago, sendo o mais persistente e tenaz de todos a falta d'appetite, a este se reunem em breve a prisão de ventre, a pressão no epigastro, as dôres urentes, lancinantes, queimantes como se houvesse brasas no estomago, pyrosis, nauseas, vomitos, salivação; todos estes symptomas se aggravam com as comidas e as dôres costumam estender-se á espadua e ao ventre; ás vezes ha vomitos de sangue negro, como o pé de café ou cinzento, mas em pequena quantidade, o que o distingue da ulcera pois que n'esta as hemorrhagias são enormes. O enfermo tem uma côr amarellada, de limão, se atrophia, a pelle enruga-se e torna-se como suja, os olhos cavam-se, apparece uma diarrhea frequente, incham os pes, declara-se a febre lenta e o doente morre no meio de soffrimentos horriveis, se um derrame no abdomen, no cerebro ou no peito não puzer termo a um tal estado. Esta doença tambem pode ser reconhecida por um tumor, pouco sensivel á pressão e que se apresenta na bocca do estomago.

A *ulcera* e o *cancro* do estomago são molestias muito graves que so um medico homeopatha pode tratar. Nos logares em que não o haja, observar-se-ha no seu tratamento o que passamos a expôr.

Com respeito a hygiene observar-se-hão os preceitos que indicámos no tratamento do catarrho chronico do estomago. A alimentação deve ser frequente e de cada vez em pequena quantidade. Quando os symptomas se aggravem e d'entre elles os vomitos, convem que os doentes se sujeitem somente á alimentação lactea, sendo o leite frio, quente ou fervido, conforme o estomago o receber melhor, ovos quentes, leite creme, biscoitos de leite, gemmas batidas; se a doença se consegue dominar, começa-se a alimentação por caldos com pouca manteiga, vitella, frango, borracho e peixe. Os doentes devem beber pouco liquido e não devem encher muito o estomago, para que a digestão seja menos incommoda.

Os medicamentos a principio devem ser os mesmos da gastralgia e catarrho chronico do estomago, conforme os symptomas que predominarem. Alem d'isso, podem consultar-se as seguintes indicações.

Arsenicum: dôres intensas e ardentes no estomago, angustia mortal, sêde insaciavel, ardente, cuja satisfação aggrava os symptomas, vomitos depois de comer, sanguinolentos, negros, diarrhea, atrophia, marasmo e prostração.

Carbo veg.: depois de *Ars.*, quando ha desenvolvimento extraordinario de gazes, com mau cheiro, com oppressão da respiração, extrema fraqueza, pulso debil, filiforme brando.

Kreosotum: diarrhea putrida com gastralgia intensissima; a bocca exhala muito mau cheiro.

Lycopodium: dôres ardentes na bocca do estomago com grande desenvolvimento de gazes no ventre, vomitos sobretudo de noite e pelo manhã prisão de ventre com dejecções envolvidas em mucosidades, vomitos de materias acidas.

Phosphorus; vomitos d'alimentos e liquidos logo que estes aqueceram no estomago, vomitos de sangue e materias acidas; sensação de vacuidade, de desfallecimento no epigastro e ventre, com calor na espadua por entre as homoplatas, diarhea aquosa, debilitante em extremo, com tremuras das extremidades inferiores.

As hemorrhagias combatem-se primeiro com *Ipec.*; e se não fôr bastante *Secale corn.* se a hemorrhagia é consideravel e houver convulsões; *Veratr.* deliquio pelo excessivo sangue vomitado; *Ars.* angustia extrema, dôres ardentes, sêde devoradora, pelle fria e suores frios; *Hamamelis* se a hemorrhagia se repete com frequencia.

Nos casos em que a ulcera tenha perfurado o estomago, casos sempre mortaes, não se deve dar alimento nem bebida pela bocca, mas sim em clysteres que devem ser de leite fervido ou não, caldo de vacca com ovos diluidos e agua de arroz. O melhor medicamento n'este caso é *Bell.* e depois d'este pode recorrer-se a *Mercurius*.

O doente deve estar deitado de costas e guardar a maior quietação.

Estramonio.

Immediatamente a seguir ao envenenamento por esta planta narcotica que produz enjôos, vertigens, atordoamento, convulsões, perda da razão, loucura furiosa, congestão cerebral, soluços, frio geral, vomitos, dôres, etc., procura-se fazer vomitar o que contiver o estomago pelos meios ja indicados (veja-se *Envenenamentos*) ou então procede-se á lavagem com a sonda esophagiana para retirar do estomago todo o conteudo, conseguido isto, dar-se-lhe-ha agua com partes eguaes de vinagre com frequencia, limonada de summo de limão ou café forte e se tudo isto não fôr bastante para paralysar os symptomas agudos, dão-se-lhe então clysteres de tabaco (quinhentos grammas d'agua e quinze grammas de tabaco) de meia em meia hora e faz-se-lhe respirar tinctura de camphora.

Logo que desappareçam os symptomas agudos applica-se a *Nux vom.*, uma dose de tres em tres horas. Se predominam as convulsões, *Bell.*; se a somnolencia, *Opium*, Se ha espasmos no esophago, dilatação enorme das pupilas e mania, *Hyoscyamus*. Se sobrevier o espasmo dos musculos respiratorios, com respiração difficil, anciosa, *Tabacum*

Ether.

Contra a entoxicação por esta substancia, que produz os mesmos symptomas que o alcoolismo agudo (veja-se *Embriaguex*), deve dar-se primeiro, se houver perda dos sentidos, algumas gottas de ammoniaco diluidas n'um copo d'agua com assucar e se isto não fôr bastante para que o doente volte a si, deve dar-se-lhe uma chavena de café quente e bem forte. Depois de ter recobrado os sentidos, deve tomar leite em abundancia e tambem café

O melhor medicamento para combater os symptomas pathologicos das fortes doses do ether é *Nux vomica* e se este não os fizer desapparecer de todo, consultem-se depois: *Carbo veg. Hyosc.*, e *Laches.*

Febres.

Applicamos nos casos de febre:
    Catarrhal: *Bry.*, *Cham.*, *Nux v.*; ou *Beli.*, *Dulc.*,
        Puls., *Sulph.*
    Inflammatoria: *Acon.*, *Bell.*, *Bry.*, *Merc.*, *Nux v.*,
        Phosph., *Sulph.*
    Putrida: *Ars.*, *Bry.*, *Rhus.*

Biliosa: *Acon.*, *Ars.*, *Bell.*, *Cham.*, *Coloc.*, *Ignat.*, *Nux v.*, *Staph.*

Causada pela dentição: *Acon.*, *Calc.*, *Cham.*

Gastrica: *Bry.*, *Ipec.*, *Nux v.*, *Puls.*,

Hectica: *Ars.*, *Calc.*, *Kali.*, *Lyc.*, *Phos.*, *Puls.*, *Sulph.*

Do leite: *Acon.*, *Calc.*, *Puls.*, *Sep.* e *Bell.*

Mucosa: *Calc.*, *Phos.*, *Puls.*, *Sulph.*

Puerperal: *Acon.*, *Arn.*, *Bell.*, *Bry.*, *Cham.*, *Merc.*, *Nux v.*, *Puls.*, *Rhus.*

Rheumatica: *Acon.*, *Bell.*, *Bry.*, *Cham.*, *Rhus.*

Traumatica: *Acon.*, *Arn.*

Verminosa (de lombrigas): *Acon.*, *Calc.*, *Cina*, *Merc.*, *Sil.*, *Sulph.*, *Veratr.*

Febre amarella.—Este flagello dos tropicos, é uma doença epidemica e contagiosa, e ainda que o seu contagio não seja directo, no entretanto procede dos focos de infecção; e quasi nunca se repete no individuo que uma vez a teve. É endemica na ilha de Cuba, Veracruz, America ingleza, varios pontos dos Estados Unidos e do Brazil, etc., só atacando as povoações do litoral d'estes paizes e propagando-se a outras de diversos paizes da Europa e America, sendo importada pelos navios que arribam aos seus portos, em especial quando levam mercadorias dos pontos infestados e principalmente couros e lãs. Retirando-se para alguma distancia da costa, duas ou tres leguas para o interior, fica-se completamente liberto da sua influencia. Nos paizes em que é endemica, ataca de preferencia os estrangeiros, cevando-se de preferencia nos procedentes de climas frios e nos que abusem de bebidas alcoolicas, prazeres venereos e se resfriam estando e suar e ao relento. Reina nos mezes de calor, desde Abril ou Maio até Outubro, que é quando faz mais estragos, atenua-se e desapparece em geral nos fins de Novembro. Acontece o mesmo quando é importada nas nossas costas.

A duração media da molestia é de uma semana e a morte realisa-se geralmente entre o quarto e o setimo dia. A convalescença ás vezes é muito demorada.

Esta molestia costuma principiar com ou sem symptomas premonitorios. No primeiro caso, dois ou tres dias antes de começar o primeiro periodo, ha falta de appetite, dôr de cabeça, dôres nos joelhos ou nos lombos e uma lassidão e canceira tão grandes, que os doentes apenas podem mover-se.

Primeiro periodo.—A febre amarella apresenta-se muitas vezes de uma maneira brusca, começando por um frio repentino, em geral cerca da meia noite, e que é seguido de febre intensa, ardor na pelle, séde intensa, forte dôr de cabeça e nas espaduas, braços e pernas. Os olhos injectados, lacrimosos, o doente accusa um symptoma especial quasi sempre, que consiste em vertigens ou enjôos ao sentar-se. A lingua torna-se grossa, pontaguda e com as bordas encarnadas, com capa grossa, branca ou amarellada no centro; vomitos biliosos ou mucosos, nauseas tenazes, sensação de oppressão, agitação e inquietação, suppressão da urina, loquacidade, faces coradas, transpiração biliosa ás vezes, que mancha d'amarello a camisa do doente e expressão · triste melancolica, abatida ou dura do semblante. Este periodo dura de 24 ou 48 horas e se se chegou a tempo, pode-se fazer desapperecer a molestia na maioria dos casos, o que se realisa cedendo a febre e demais symptomas, que terminam por abundantes suores e somno sobrevindo uma rapida convalescença.

Segundo periodo.—Se a molestia passa ao segundo periodo, fal-o d'ordinario d'um modo terrivelmente insidioso e por uma especie de abatimento. Desapparece completamente a febre, a lingua torna-se quasi natural, o doente sente vontade de comer e.deseja vestir-se, emquanto que na realidade se estão realisando as mudanças mais temiveis, devendo então prescrever-se a mais rigorosa dieta, acompanhada dos mais sollicitos cuidados. Os symptomas que se desenvolvem immediatamente depois dos anteriores e que indicam a aproximação do terceiro periodo, são: fome canina, sensação dolorosa, mordaz no estomago, insomnia constante, esforços constantes para expelir as mucosidades da garganta, azia que sobe até á bocca, flatulencia e ruido do ventre, peso e debilidade no abdomen, camada ligeira de côr de limão na esclerotica (alva dos olhos), pulso lento, irregularidade nas ideias, delirio furioso ás vezes, ou então uma grande apathia com torpor nos movimentos e aspecto notavel de anciedade ou tristeza. Os vomitos são ás vezes d'um verde escuro e de consistencia oleosa ou com estrias de sangue; a pelle cobre-se de suor viscoso e com um cheiro especial, respiração agitada e dejecções pequenas e repetidas de materias eguaes ás dos vomitos.

Terceiro periodo.—A transição do segundo para o terceiro periodo é rapida. Os symptomas principaes, são: forte ardor na garganta e no estomago, dôres violentas no estomago e ventre, diarrhea de côr escura ou negra; urinas escuras ou amarelladas; côr da pelle amarella carregada, arrôtos e soluços, prostração profunda sem poder mover a cabeça nem os pés e delirio fraco. O doente quer saltar da cama, o pulso torna-se debil e frequente, confuso ou lento; hemorrhagias das gengivas, da garganta e do estomago, pelo anus e nas urinas ás vezes, agitação continua com insomnia; suores e extremidades frias; o delirio baixo ou mussitar torna-se furioso; vomitos frequentes d'um liquido amarello escuro ou de uma especie de agua da cor de vinho tincto ou de mucosidades misturadas com grande porção de manchas muito escuras, similhantes ao rapé, azas ou patas de mosca, ou boccados de teia de aranha e ás vezes de sangue, já puro, já misturado com as materias anteriores. Se ao chegar a este ponto se não consegue dominar a doença, ha a receiar os terriveis vomitos negros com precipitado egual ao pe de café, fuligem ou rapé e da consistencia de melaço. A suppressão da urina, o estupor e a immobilidade e as convulsões, precedem d'ordinario a morte. N'alguns casos o sangue das hemorrhagias da bocca e nariz é putrido e infesta toda a habitação do doente.

Ás vezes desenvolve-se o typho ou a febre typhoide sendo uma transição da febre amarella, com irritação gastrointestinal e cerebral por vezes, abatimento grande de forças e outros symptomas do typho.

Tratamento.—O doente deve ter uma dieta rigorosa e so deve tomar substancia ligeira d'arroz ou agua panada. Passamos agora a indicar os principaes remedios para combater tão terrivel molestia.

É um facto reconhecido por todos os auctores e medicos que têm tratado os doentes de diversas epidemias de febre amarella, que *Aconitum* é o melhor medicamento do primeiro periodo, quando ha frio, febre mais ou menos violenta, calor secco e ardente da pelle e os demais symptomas do primeiro periodo; e muitas vezes é o bastante para curar a doença, promovendo então suores copiosos, a que se segue debilidade e inappetencia que se curam com algumas doses de *China*.

Belladonna é o remedio que substitue *Acon.*, se este não atenua a febre e os symptomas concomittantes e ha grande excitação, delirio, forte dôr de cabeça, afogueamento do rosto, sêde abrasadora, olhar scintillante, pulso variavel, dôres fortes por todo o corpo, etc.

Se nem o *Acon.* nem a *Bell.* corrigirem a febre, recorra-se a *Bry.*, sobretudo quando ha fortes dôres d'estomago e ventre ou de todo o corpo; e se *Bry.* não dér resultado, recorra-se então a *Gelsemium*.

Ipecacuanha convem quando os vomitos e as nauseas são os symptomas que predominam, e não cederam a *Acon.* e não alliviam o enfermo. Quando são violentos e incessantes e a *Ipecac.* não os allivie, recorra-se a *Tart. em.*

Alguns authores aconselham *Pulsat.* depois de *Acon.*, se as dôres nos rins forem muito violentas, juntamente com os vomitos, ou *Argent. nitr.*

Estes medicamentos são em geral os do primeiro periodo e os que salvam a immensa maioria dos pacientes, evitando que a doença passe ao segundo periodo.

Se a molestia passar ao segundo periodo, é ja evidente o perigo. O doente deve estar quieto na cama e bem abrigado. Não se lhe deve consentir nenhuma das suas exigencias, como levantar-se, mudar de quarto e de cama, diversos alimentos, etc.; n'este periodo como no anterior so lhe é permittida a substancia d'arroz. O principal medicamento n'este periodo, reconhecido tambem por todos os authores, é *Arsenicum* e se não dér resultado e o doente se queixar de dôres agudas no figado, anciedade, insomnia e côr amarellada da pelle, dê-se então o *Mercurius*. Se a insomnia fôr constante e ao mesmo tempo grande inquietação e estado nervoso de noite, dê-se *Coffea*.

Se a doença infelizmente passar ao terceiro periodo, ha tres medicamentos para a combater, *Ars.*, *Veratr.*,

China; e em segundo logar *Laches., Crotalus* e *Carbo veget.*

Arsenicum é o primeiro medicamento a que temos de lançar mão e está indicado pela côr amarella ou azulada da cara, pelo cavado dos olhos e estes quasi extinctos, nariz, afilado, frialdade e suor pegajoso, labios e lingua denegridos, vomitos violentos, escuros, ou com materias negras, gritos e lamentações; pulso desigual, accelerado, fraco, grande prostração de forças, dôres ardentes no estomago, caimbras, diarrhea similhante aos vomitos, grande receio da morte e sêde ardente.

Veratrum nos mesmos casos que *Ars.* e depois d'este, quando o frio e os suores não foram dominados por este, antes pelo contrario augmentaram; mãos e pés frios, bem como as orelhas e nariz, tremuras e caimbras; sêde intensa, dejecções negras com vomitos de bilis; desassocego, perda dos sentidos ou modorra.

Alguns authores aconselham a que se dê *Laches.* quando *Ars.* não corrigir os symptomas e se a *Laches.* não fôr sufficiente, *Crotalus. Laches.* quando predominam os symptomas nervosos, com agitação, inquietação, lamentos, insomnia, seccura da lingua, que com difficuldade pode sair da bocca e ainda assim com tremura; *Crotalus*, quando predominam a atrophia, as hemorrhagias e a ictericia.

O caracter da epidemia influe immenso na indicação de remedios acertados para a combater, como temos dito em varias partes d'esta obra.

O dr. Holcombe de Nova Orleans, na epidemia que assolou esta povoação em 1867, curou a maioria dos casos com *Laches.* e *Crotalus.*

China convem para combater a fraqueza profunda que deixam as perdas causadas pelos vomitos e sobretudo pelas hemorrhagias e contribue para as atenuar.

Carb. veg. dá-se nos casos desesperados em que nenhum dos medicamentos anteriores produziram effeito algum; decomposição do semblante, extremidades e halito frios, pulso imperceptivel, olhos meio cerrados, enfim parece que o doente está na agonia. Uma ou varias doses d'este remedio produzem com frequencia uma reacção salutar, o que permitte de novo lançar mão dos medicamentos anteriores.

Segundo o dr. Carreira, do Rio de Janeiro, *Argentum* e *Ergotinum* são um poderoso correctivo dos vomitos negros.

Consultem-se alem d'estes:

Para a diarrhea dolorosa, escura ou sanguinolenta: *Phosph. ac.*, *Podoph.*, *Veratr.*, *Merc.*

Para a micção dolorosa ou suppressão de urina: *Canth.*

Quando predominam as hemorrhagias e *China* não bastar, dê-se *Ergotinum* ou *Carb. veg.*

Para a metrorrhagia com ou sem aborto: *Sabina*, *Secale*, *Hamamelis*.

Quando *Coffea* não minore o estado nervoso e este chegue a grande auge, dê-se: *Ign.* ou *Hyoscyamus* e *Stram.* se houver alem d'isso delirio ou convulsões.

Quando a febre amarella passar repentinamente ao estado *typhico*, com os caracteres d'uma febre typhoide intensa, o principal medicamento a dar, é *Rhus*. Os seus symptomas são: lingua secca e negra, labios seccos, denegridos, e fendidos, pulso debil, delirio ou modorra, respiração ruidosa, diarrhea, nauseas e vomitos, perda dos sentidos, palavras incoherentes e immobilidade sem desejo algum.

Se *Rhus* não fôr bastante, consultem-se: *Ars.*, *Natr. m.*, ou *Carb. v.* Se predominarem os symptomas nervosos, dê-se *Hyosc.* ou *Bell.* e tambem *Coffea*.

Na convalescença o doente deve ter a maxima cautella no regimen alimenticio para evitar uma recaida, não devendo pelo mesmo motivo levantar-se e sair sem ter recuperado as forças. *China* em solução, duas ou tres doses por dia, apressará a cura.

Febre intermittente.—Consiste em accessos regulares de frio, calor e suor, que se apresentam em periodos regulares e fixos, quero dizer, diariamente ou de dois em dois dias ou de tres em tres, havendo tambem casos de 4 em 4 e de 7 em 7 dias. Denominam-se assim quotidianas, terçãs, quartãs e semanaes as de 7 em 7 dias.

Ás vezes os accessos vêm mais tarde ou mais cedo que d'ordinario, ou então realisam-se dois ataques no mesmo dia e independentemente um do ontro.

A allopathia não conhece outro medicamento para com-

bater a febre intermittente que a *quinina*, que effectivamente corta d'ordinario os accessos por algum tempo; a
febre porem reapparece ao 19º, 21º, ou 28º dia, quando
não se continuar tomando a quinina como preservativo.

Na homeopathia tambem se emprega a quinina para
bombater as intermittentes, quando estas revistam os symptomas caracteristicos da sua indicação, e n'estes casos
uma so dose, forte, logo a seguir ao accesso, é o que a
clinica de medicos experimentados demonstra ser de grande
energia curativa. E isto explica-se muito facilmente; uma
dose forte de quinina um pouco antes do accesso so pode
aggravar este e não eliminal-o, ao passo que, se esta dose
fôr mais distante, ja não pode realisar-se tal aggravação,
e d'ahi a pratica de dar uma so dose logo a seguir ao
accesso, isto é o mais distanciada possivel do seguinte.

A homeopathia aconselha tambem que se escolha um
bom medicamento homeopathico que esteja indicado segundo
as circumstancias seguintes:

1) As differentes phases da febre: *frio, calor e suor*,
estão perfeitamente desenvolvidas? Falta alguma d'ellas?
Predomina alguma sobre as outras?

2) Em que occasião apparece a sêde? É antes da febre
ou durante o frio? É unicamente durante o accesso do
calor ou o do suor? É nos intervallos que separam as
diversas phases?

3) Quaes os symptomas concomittantes que se apresentam antes, durante ou depois das differentes phases da
febre?

Se quizessemos inserir aqui um repertorio da febre intermittente, isto, levar-nos-hia muito longe; assim so indicaremos os principaes medicamentos e sobretudo os seus
symptomas mais caracteristicos.

Os medicamentos principaes, são: *Ars., China, Ignat.,
Ipec., Lach., Natr. m., Nux v., Puls.* e *Sulph.*

Temos outros que não devem esquecer-se e são o: *Apis,
Bell., Bry., Calc., Caps., Carb. v., Eucalypt., Rhus, Sabad.,
Staph., Tarant., Veratr.*; e *Plantago*, para as intermittentes
apanhadas em terras d'irrigação.

Arsenicum: febre intermittente, irregularmente desenvolvida (quotidiana, terçã ou quartã).—Frio e calor simul-

taneos ou alternantes, ou frio interior e calor exterior e vice versa. Ou então frio (pela tarde) e calor (á noite), e logo suor.—Grande debilidade.—Dôres d'estomago violentas.—Predisposição ás inchações hydropicas.

Sêde: O doente so bebe no periodo de calor; bebe com frequencia mas pouco de cada vez.—Sêde inalteravel durante o suor.

Symptomas concomittantes (sobretudo durante o frio e o calor): Inquietação, angustia, dôres nos ossos e rins, nauseas, respiração difficil.

Depois da febre: violenta dôr de cabeça.

China: medicamento preservativo sobretudo nos sitios pantanosos, ou n'aquelles em que a febre é causada pela agua insalubre.

Antes da febre: Nauseas, sêde, fome canina, dôr de cabeça, angustia, palpitações do coração, espirros, etc.

Frio: Alterna com o calor (comp. com *Ars.*), ou calor que sobrevem muito tempo depois do frio.

Suor: Somente n'algumas partes do corpo, ou ·muito abundante (sobretudo de noite).

Sêde: D'ordinario entre o frio e o calor, ou depois do calor e do suor. O frio augmenta depois de ter bebido.

Durante a febre: Abatimento.

Depois da febre: Somno agitado e tez amarella (*Lach.*).

Ignatia: medicamento principal quando ha lombrigas, grande tristeza, pranto e oppressão do coração.

Frio: Nauseas e vomitos, tez pallida, dôr na espadua; allivio do frio com o calor exterior; frio parcial ou calafrio interior, com calor exteriormente.

Calor: Durante o calor, dôr de cabeça, vertigens, delirio, cara pallida ou alternadamente pallida e vermelha, rubor d'uma das faces.

Sêde: So existe durante o frio e desapparece com o calor.

Antes ou depois da febre: Dôr de cabeça e na bocca do estomago, grande canceira, somno profundo com ronquidos.

Ipecacuanha: frio interior que augmenta ao approximar-se o calor (*Nux v.*). Pouco ou nenhum somno durante o frio, sêde forte durante o calor.

Symptomas concomittantes: Nauseas e vomitos com lingua suja ou limpa. — *Oppressão do peito* antes ou depois da febre (*Ars.*).

N. B. Este medicamento é conveniente mesmo nos casos em que não esteja bem indicado, operando uma mudança favoravel para que depois *China, Ignat., Nux v.,* ou *Ars.,* curem mais facilmente os accessos.

Lachesis: renovação dos accessos pelos alimentos acidos.

Frio: que se apresenta em geral depois de comer ou pela tarde, com dôr nas extremidades e rins, que impedem o doente d'estar quieto, ou oppressão do peito com estremecimentos convulsivos.

Calor: Violenta dôr de cabeça, delirio loquaz, cara vermelha, grande agitação, ou frio interior com calor violento exteriormente; apparição do calor principalmente de noite, substituindo o suor até pela manhã.

Sêde: ardente durante o calor.

Depois dos accessos: tez descorada, terrosa, de côr pallida amarellada; dôr de cabeça, grande debilidade e falta de forças.

Natrum muriaticum: frio continuo, calor com atordoamento e dôr de cabeça fortissima, dôres nos ossos, aturdimento, obscurecimento da vista, vertigens e cara vermelha:

Sêde: grande sêde durante o frio e o calor.

Symptomas concomittantes: angulos dos labios ulcerados, grande fraqueza; bocca do estomago dolorosa ao tacto; gosto amargo e perda total do appetite.

Nux vomica: frio e calor ao mesmo tempo; ou *calor antes do frio*; ou calor exterior e frio interior e vice versa (*Ars.*). Frio que não allivia com o calor exterior. — Receio de se destapar, mesmo durante o periodo do calor e do suor. — Dôres lancinantes nas costas e no ventre (*Bry.*), com vertigens e anciedade durante o frio (*Ars.*). — Somno durante o frio; as unhas dos dedos das mãos tornam-se azues (Rowley). — Grande abatimento e debilidade paralytica, mesmo antes do accesso (B.).

Pulsatilla: especialmente indicada quando um excesso na comida provocou novos accessos de febre (*Lach.*). — Dôres d'estomago, gosto amargo; vomitos de mucosidades,

de bilis ou cousas acidas.—Frio seguido de calor com
sêde (ordinariamente ao cair da noite), diarrhea durante
a febre.—Calafrios que sobrevêm tambem durante os intervallos.

Sulphur: é conveniente sobretudo nos casos tenazes,
nas pessoas psoricas, ou quando a febre foi precedida de
erupções de pelle que se supprimiram (*Sepia*).

Devemos ter presentes tambem os seguintes medicamentos:

Belladonna: forte congestão sanguinea para a cabeça,
delirio ou somnolencia, horror á luz, etc.

Bryonia: predominio do frio; tosse com picadas no
peito ou debaixo das costellas. O movimento aggrava os
symptomas.

Calcarea carbonica: convem nos casos chronicos e
tenazes, ás pessoas escrophulosas e ás que o abuso da
quinina tornou surdas.

Carbo vegetalis: accessos de febres rebeldes ou completamente irregulares.—Dôres dilacerantes nos dentes e
extremidades antes da febre.—Sêde somente durante o frio
(*Ign.* e *Capsic.*).

Cina: vomitos e fome canina, antes, durante e depois
da febre.

Rhus: urticaria durante a febre ou colicas com diarrhea, pressão na bocca do estomago, palpitações do coração com angustia.

Sabadilla: a febre apresenta-se sempre á mesma hora.
— Frio seguido de calor com dôr de cabeça. — Febre
com symptomas gastricos; tosse secca e espasmodica durante o frio e sêde so entre o periodo do frio e do calor.

Staphysagria: febre intermittente que quasi se limita
ao frie.—Fome canina antes e depois do accesso.—Symptomas d'escorbuto durante a febre.

Tarantula: febre terçã chronica, rebelde a todos os
medicamentos e com symptomas moraes raros, com movimentos continuos da cabeça e membros; menstruação difficil.

Veratrum: frio exterior, suor frio e desejo de bebidas
frias. — Frio e nauseas, seguidos de calor e *sêde inextinguivel*, delirio, cara vermelha, somnolencia continua.—*Suor
sem sêde*, com grande pallidez da cara.

O *Eucalyptus globulus* é um medicamento usado ultimamente nas intermittentes, sobretudo quotidianas e mesma terçãs, apanhadas em terrenos pantanosos ou humidos.

Quando as intermittentes foram tratadas com grandes quantidades de quinina, dê-se em primeiro logar *Pulsat.* se ainda existe a febre; se ja não ha febre *Ars.* ou *Ipec.* e se estes não fôrem bastante fortes, *Carb veg.* e *Natr. mur.*

Não se dão medicamentos durante os accessos, mas logo depois; tambem se dá uma dose uma hora antes do accesso. As pessoas que queiram applicar os medicamentos dissolvidos em agua, devem dal-os aos enfermos nos intervalhos dos accessos, uma colhér de 3 em 3 horas ou de 4 em 4. Os doentes devem tambem observar uma dieta severa e abster-se de alimentos gordurosos e acidos e assim como os doces de pastelaria.

Febre intermittente larvada.—A febre intermittente larvada ou disfarçada declara-se em geral com os symptomas proprios d'uma nevralgia da cara ou cervical, ou do estomago, etc. a hora fixa, determinada. Outras vezes adopta as formas congestivas ou inflammatorias em diversos orgãos, sempre de caracter intermittente, que apparecem e desapparecem a horas fixas.

O melhor medicamento contra esta formas de intermittente, é *Chininum sulphuricum*; se este não as curar, podem consultar-se *Ars.* e depois *Puls., Spigel., Sulph.* e *Tarant.*

Febre intermittente perniciosa.—A febre intermittente perniciosa é a que põe em perigo a vida em qualquer dos periodos do frio, calor ou suor, ja pela intensidade e duração de qualquer dos periodos, ja pelo apparecimento n'um d'elles d'uma doença grave, o que nunca se dá com a intermittente simples. No primeiro caso podem observar-se: *no periodo do frio*, frio intensissimo, marmoreo, como no periodo algido do colera, congestões em diversos orgãos, angustias, dôres fortissimas no baço, accessos asthmaticos, convulsões, etc.; no *periodo do calor*, este pode ser tão intenso que dê logar a ataques de soffocação, dôres de cabeça irresistiveis em que o doente fica como louco, havendo dilirio e symptomas convulsivos; no *periodo do suor*, este pode ser tão consideravel e persistente que o doente enfraquecido cae no collapso (deliquio com morte apparente), ou então frio e em tão extrema debilidade, que o paciente não pode falar e cae em summa prostração.

No segundo caso apresenta-se em qualquer dos tres periodos uma doença grave, como convulsões, um ataque cerebral, somnolencia, paralysia, symptomas typhoides, etc., que desapparecem assim que termina o periodo do frio, do calor ou do suor durante o qual tiveram logar.

A intermittente perniciosa em geral não causa a morte no primeiro ataque, nem mesmo no segundo; o mais provavel é produzil-a no terceiro ou no quarto. Quando se cura, transforma-se em intermittente simples ou continua, ou então cura-se desde logo sem manifestação ulterior.

Para o tratamento de tão grave doença, que so pode ser dirigido pelo medico, respeitem-se as seguintes indicações:

Se os symptomas perniciosos se apresentam no periodo do *frio*, dar-se-ha em primeiro logar *Chininum sulph.* e depois *Ars.*, *Veratr.*, e a seguir *Bry.*, *Rhus.*

No periodo do *calor*, *Acon.*, *Bell.* e tambem *Opium*, *Lach.*, *Natr. mur.*, *Stram.*

No periodo do *suor*, *Chininum* e tambem *Ars.*, *Sambuc.*, *Veratr.*

Se houver *convulsões, delirio, furor.*, etc., *Bell.*, *Stram.* e tambem *Acon.*, *Opium*, *Puls.*, *Tarant.*

Se houver *somnolencia, lethargia*, *Opium* e tambem *Lach.*, *Nux mosch.*, *Tart. emet.*

Se houver congestão cerebral, *Acon.* e *Bell.* e tambem *Opium*, *Hyosc.*, *Rhus* e *Valer.*

Havendo symptomas typhoides, *Phos. acid.* ou *Opium* e *Rhus.*

Cephalalgia intensa que torna quasi louco o doente pela intensidade da dôr, *Natr. mur.* e tambem *Chininum*, *Bell.*, *Mezereum*, *Puls.*, *Stram.*, *Valer.*, *Veratr.*

Se sobrevier a asthma, *Ars.*, ou então *Ipecac.*, *Laches.*, *Phosph.*, *Puls.*, *Veratr.*

Se houver symptomas de pulmonia; *Phosph.* e tambem *Tart. emet.*, *Sulph.*

Se uma especie de sciatica, *Bell.*, *Coloc.* e *Rhus.*

Se uma diarrhea enorme, debilitante, *Ars.*, *Chininum*, *Phosph. acid.*, *Rhus* e *Veratr.*

Espasmos nas fauces, *Hyosc.*; no peito, *Cactus*; na laeynge, *Sambucus.*

Febre puerperal.—Desenvolve-se em geral nos primeiros oito dias que se seguem ao parto, fazendo-se notar pela violencia da febre, fortes dôres de ventre, suppressão completa ou quasi completa dos lochios (purgação), symptomas cerebraes, vomitos mais ou menos violentos, desejo de urinar e defecar e até movimentos convulsivos, convertendo-se por vezes em typhoide. Esta molestia exige muitos cuidados e é sempre gravissima, necessitando para o seu tratamento a assistencia d'um medico homeopatha experimentado.

Nos casos em que não fôr possivel encontral-o, ou emquanto não chega, consultem-se os medicamentos seguintes:

Aconitum: medicamento a empregar logo no principio e que muitas vezes impedirá que a doença progrida. Calor violento, secco e ardente; cara encarnada, vomitos biliosos, sêde inextinguivel, extrema sensibilidade da parturiente ás dôres; *angustia inconsolavel com receio da morte*; agitação e gemidos. Se a molestia ja está adeantada é inutil e até prejudical dar *Acon.*; e n'este caso dê-se um dos medicamentos seguintes.

Belladonna: ventre elevado, com dôres lancinantes, pungentes, *como se os intestinos fossem agarrados por garfos ou unhas*; pressão violenta nos orgãos genitaes como se tudo fosse a sair por elles; difficuldade de engulir e espasmos da garganta; cara e olhos vermelhos; bocca secca com sêde e lingua rôxa; symptomas cerebraes, com o delirio com furor e somnolencia profunda ou insomnia, hemorrhagias uterinas com sangue coagulado e fetido; peitos vasios e pendentes ou inchados e inflammados.

Bryonia: ás vezes convem depois de *Acon.* Ventre excessivamente sensivel ao mais ligeiro movimento ou contacto, com prisão de ventre; dôres lancinantes no ventre exasperadas pela pressão; febre intensa com calor urente geral, *sêde ardente* com desejo de bebidas frias; humor irascivel, apprehensão, receio de morrer e inquietação acerca do final da doença.

Hyoscyamus: nos casos em que *Bell.* não seja bastante contra os symptomas cerebraes e typhoides. Visões que assustam ou perda completa dos sentidos; tremor das extremidades sobretudo das superiores; convulsões e espasmos da garganta; homorrhagia uterina de sangue coagulado.

Mercurius: nos casos em que *Bell.* não basta, quando porem os symptomas cerebraes não existem ou são pouco pronunciados. Symptomas de derrame no ventre (de agua) com dôres lancinantes e pressivas; gemidos continuos; suores geraes, abundantes e dibilitadores; sêde ardente, inextinguivel; rosto alterado, terroso ou amarello; salivação abundante, dejecções mucosas e sanguinolentas com puxos: urinas muito fetidas e aggravação nocturna de todos os symptomas.

Nux vomica: *suppressão repentina dos locchios*; peso e ardor no ventre e orgãos genitaes; ou pelo contrario, os locchios são excessivamente abundantes e acompanhados de dôres de rins, difficuldade de urinar e as urinas ardentes; prisão de ventre com vomitos e nauseas; rosto vermelho; dôr de cabeça com vertigens; zumbido nos ouvidos, ataque de desfallecimento e obscurecimento da vista.

Rhus; indispensavel nos casos de symptomas cerebraes e typhoides; grande prostração; lingua, gengivas e labios seccos, gretados e denegridos: aggravação dos symptomas á menor contrariedade; os locchios brancos tornam-se sanguinolentos; hemorrhagias pelo nariz e utero, estas ultimas em coagulos.

Sulphur; nos casos mais desesperados e nas mulheres sujeitas a erupções chronicas. Colicas violentas com elevação excessiva do ventre e dôr de rins; locchios supprimidos ou quasi; puxos ao defecar e urinar; dôres violentas no baixo ventre, calor, frio e convulsões

Alem d'estes medicamentos dá-se tambem *Ars.* nos casos em que *Merc.* não tenha feito nada contra o derrame d'agua no ventre. Grande fraqueza, rosto palido, terroso, alterado; desejo constante de bebidas frias, a doente porem bebe muito pouco de cada vez; suores frios.

Alguns clinicos dão a preferencia a *Apis*.

Tambem se dá *Carbo v.* no fim, quando nenhum dos medicamentos ja indicados para o derrame excessivo da agua deu resultado.

Febre remittente.—A febre remittente é uma febre intermittente, na qual, depois de terminado o accesso do frio, do calor e do suor, o enfermo não se sente bem, tem uma febre ligeira continua, symptomas gastricos, mal estar, sêde mais ou menos forte, etc., até que volta a ter outro accesso á hora determinada e terminado este segue-se a febre e demais symptomas e assim successivamente. Ás vezes os periodos de frio, calor e suor não são bem definidos; sempre porem se percebe claramente a remisão da febre. Outras vezes desapparece a remittente e fica uma intermittente simples; outras, uma febre continua catarrhal ou gastrica.

Contra a febre remittente o melhor medicamento é *Belladonna*; tambem podem consultar-se, *Ars., Bry., Chinin., Nux v., Puls., Rhus, Veratr.*

Febre typhoide.—Typho.—Febre gastrica.—Febre adynamica.—Febre ataxica.—Sob todos estes nomes se comprehende a entidade morbida chamada typhoide, segundo as formas e gravidade que reveste. Não apresenta sempre o mesmo gráo de intensidade nem as mesmas formas, e por isso se denominou e se denomina como ja consignámos e tambem febre mucosa, febre dos navios, dos lazaretos, das cadeias, dos acampamentos, etc. A febre typhoide desenvolve-se ás vezes lentamente, outras declara-se subita e violentamente. Geralmente é precedida d'um periodo mais ou menos extenso de lassidão, abatimento e falta d'appetite. Depois sobrevêm calafrios seguidos de calor, ou um grande frio seguido d'um calor presistente com delirio e sonhos que debilitam. O doente encontra-se sobre a sua cama como que indifferente; os labios e os dentes tornam-se negros, como se estivessem cobertos de fuligem; a lingua está secca, como uma lingua do fumeiro.—Diarrhea ás vezes com dejecções parecidas com o puré; outras, prisão pertinaz do ventre.

Segundo os orgãos atacados, cerebro, pulmões ou intestinos, assim a febre typhoide ou o typho tem a forma cerebral, pulmonar, intestinal ou abdominal. Esta ultima é a mais frequente e tem a sua sêde na membrana mucosa dos intestinos; chega a produzir n'elles ulceras que causam uma diarrhea, ás vezes hemorrhagias muito perigosas.

Todas as molestias podem tomar um caracter nervoso ou typhoide, ou tornar-se typhoides. como se costuma dizer, se as circumstancias são desfavoraveis para o doente, ou o tratamento é mal dirigido.

O typho apresenta-se isolado (esporadico), ou sob a forma epidemica. As suas causas são muito variadas: assim, uma má alimentação ou insufficiente, a canceira, ou um esgottamento de forças, quer physico, quer moral, bem como os grandes desgostos e as desgraças que nos succedem, são as mais provaveis. A causa principal d'esta doença, para alguns e talvez a mais frequente, parece provir de substancias organicas que inquinam a agua que se bebe; e por isso o typho pode limitar-se ás casas que se servem da mesma agua.

A experiencia nos tem demonstrado quanto é veridica a asserção do dr. Wells, de que não ha doença alguma em que seja preciso escolher com o maior cuidado os medicamentos a principio, do que na febre typhoide. Assim aconselha que é preferivel esperar um ou mais dias, a applicar um medicamento cuja indicação seja incerta. É inutil observar que, em taes casos, as pessoas que não estudaram medicina tomam sobre si uma grave responsabilidade tratando uma molestia d'esta ordem, sem o concurso d'um medico homeopatha. Se á pouca attenção que se presta por vezes na escolha dos primeiros medicamentos, se deve attribuir esses casos graves de febres typhoides que, apesar do tratamento homeopathico, se desenvolvem de quando em quando. Se o medicamento é mal escolhido, a doença progride até ao ponto em que não é possivel detel-a e quando é ja irreparavel a falta que se commeteu a principio.

No principio d'uma febre typhoide esporadica, é muito difficil e até impossivel, em geral, indicar o medicamento especial; porque o doente d'ordinario não se queixa senão de symptomas geraes, que não permittem escolher com precisão um medicamento homeopathico. Pelo contrario, nas epidemias, já o medico tem tido occasião de observar e tratar outros casos mais adeantados e de conhecer os medicamentos que correspondem ao caracter da epidemia. O medico pois, pode encarregar-se, com esperanças de bom exito, do tratamento d'uma doença que está no seu principio; outra pessoa porem deverá esperar, antes de se expôr ao perigo de escolher mal um medicamento.

Quando na maioria dos casos a febre typhoide se desenvolve lentamente e se empregam a tempo os medicamentos homeopathicos indicados, então a doença cura-se facil e promptamente, no caso contrario o doente cae rapidamente no delirio, perde os sentidos e então á falta de medico homeopatha, temos de tratal-o homeopathicamente. Para estas occasiões vamos indicar os medicamentos mais efficazes, nas diversas formas de febre typhoide.

Quando predominarem os symptomas cerebraes (typho cerebral), empregam-se: Apis, Bell., Hyosc., Lach., Op., e Stram.

Se predominarem os symptomas pulmonares (typho pulmonar), consultem-se Bell., Bry., Merc., Phos., Puls., Rhus, Sulph., Tart. em.

Quando porem predominarem os symptomas do ventre (typho abdominal), dêm-se: Apis, Ars., Bry., Chelid., Carb. v., Muriat. ac., Phosph. ac., Rhus, Sulph., Veratr.

Se ha symptomas de dissolução do sangue: Ars., Carb. v., China, Laches., Phosph.

No typho com dôres nas extremidades: Bry., Rhus (B.).

No typho sem dôres: Phos. ac. e Phos. (B.).

Quando se trata o enfermo desde o principio da doença, dizem alguns authores que com Bry., ou Rhus se debella ou pelo menos se atenua a febre typhoide. Os homeopathas americanos e inglezes asseguram o mesmo a respeito da Baptisia tinctoria, a que tecem grandes elogios e que debella a febre no primeiro periodo, pois que no segundo so a diminue e a torna menos grave. Deve pois dar-se a Baptisia no primeiro periodo.

Nos casos gravissimos, na ultima extremidade, quando parece que a vida vae a extinguir-se, pode conseguir-se reanimar o doente e arrancal-o de tão precario estado com *Carb. v.*

No periodo de convalescença, quando ha uma grande fraqueza physica e nervosa, temos de auxiliar a natureza a vencer estes estados. Para isto dê-se primeiro *Cocc.* e não sendo bastante *China* ou *Veratr.*

Eis aqui uma breve indicação dos principaes medicamentos homeopathicos para a febre typhoide:

Apis: este medicamento parece que em certas epidemias dá bom resultado, emquanto que n'outras muito parecidas, não dá resultado algum. Uma indicação essencial de *apis* é a *seccura* da lingua (ou tambem vesiculas na lingua com sensação de feridas ou aspereza); a pelle está secca e quente: *falta de sêde.*

Arnica: somnolencia comatosa, embotamente, halito fetido, pelle coberta de grandes manchas verdes, tirantes a amarello; o doente affirma que está perfeitamente bem (Hg.); delirio, ronquido e dejecções involuntarias.

Arsenicum: symptomas de grande debilidade ou de forte dissolução do sangue.—Dejecções, escuras, putridas, que saem sem o doente dar por isso.—Sobresaltos frequentes e gemidos; mandibula inferior pendente, com olhos meio cerrados.

Se *Ars.* não produz um allivio immediato, recorra-se a *Carbo v.*

Baptysia: lingua coberta d'uma camada amarello-escura, mau gosto da bocca, gosto putrido, lingua inchada e aspera, causando difficuldade ao falar; cabeça estonteada; ventre doloroso ao tacto; cara encarnada, olhos injectados; prostração consideravel; indifferença; falando o doente cae em lethargia no meio da resposta; o paciente leva as mãos a toda a cama com o fim de apanhar o corpo que julga espalhado em pedaços; grande agitação, outras vezes, mudança de posição por julgar que a cama está dura como uma taboa.

Belladonna: vermelhidão e calor ardente da cara; olhar brilhante, olhos encarnados, sêde ardente com repugnancia ás bebidas; agitação, insomnia ou somno desassocegado com sobresaltos; murmurios; delirio leve ou violento, com vontade de saltar da cama e visões assustadoras; dôr de cabeça violenta, sobretudo de fonte a fonte; labios, dentes e lingua seccos e esta rôxa; urinas escassas e muito encarnadas, respiração rapida e pulso frequente. (Depois de *Bell.* dae-se-ha- *Hyosc.* ou *Stram.*)

Bryonia: medicamento dos mais importantes em todos os periodos do typho.—Lingua coberta d'uma camada branca, espessa ou amarellada, ou lingua secca.—Indicações *principaes*: Grande debilidade com desejo de repousar; dôres nas extremidades e na cabeça; dôres lancinantes no peito e na região do figado; aggravação das dôres com o movimento.—Prisão de ventre, com dejecções, seccas, como queimadas.—O doente tem delirio; quando se vira na cama tem nauseas ou desfallecimentos.—Bocca secca sem sêde; ou então forte sêde, o doente bebe muito de cada vez, mas a largos intervallos. (*Ars.* possue os symptomas contrarios.) Depois de *Bry.* a maior parte das vezes está indicado o *Rhus.*

Chelidonium: de grande vantagem em certos casos de typho epidemico.—Dejecções de côr clara, parda ou esbranquiçada, que saem muitas vezes insensivelmente, ainda que o doente esteja em seu perfeito juizo.—A urina, apesar da imperfeita secreção da bilis, é pouco escura, com frequencia palida.

Cocculus: muito efficaz em certos casos no principio da molestia.—Grande abatimento que, com o menor esforço, pode ir até ao desfallecimento; a cabeça está affectada, ha aturdimento, apathia, somnolencia sem verdadeiro somno; dôr d'estomago, paralysia das extremidades. Convem tambem nos casos adeantados e depois de *Rhus.*

Hyoscyamus: perda dos sentidos com delirio: o delirio não é tão violento como o de *Bell.*, é antes um murmurio incomprehensivel, ha porêm muitos saltos e palpitação de tendões e musculos. O doente responde em geral ás perguntas com coherencia, em seguida porêm perde de novo os sentidos ou cae no delirio.

Lachesis: todos os symptomas se aggravam ao despertar.—Mandibula inferior pendente; lingua secca, rôxa ou negra, com a ponta gretada.—A lingua treme ao sair da bocca, ou então a ponta fica detraz dos dentes inferiores. Olhar aparvalhado, os olhos parecem cheios de somno;

vertigens ao virar-se na cama; urinas vermelho-escuras e abundantes.

Mercurius: predominam os symptomas gastricos e pouco ou nada os cerebraes; grande sensibilidade da bocca do estomago ao tacto; lingua coberta d'uma camada espessa, amarella; as gengivas sangram; diarrhea amarella, verde; suores abundantes, debilitantes e que não alliviam.

Muriatis acidum: o doente escorrega pela cama abaixo até aos pés da mesma; urinas supprimidas; halito fetido com bocca denegrida; grande fraqueza e prostração, o doente suspira e geme durante o somno.

Nux vomica: sopor como por embriaguez com perda dos sentidos; faces e palmas das mãos rôxas e ardentes; lingua secca, com bordas e ponta encarnadas; labios seccos e fendidos; gosto amargo e putrido das bebidas; pressão e tensão dolorosa na bocca do estomago e nos lados do ventre; extremidades como paralysadas; humor irascivel, impaciente e indocil; prisão de ventre.

Phosphori acidum: grande apathia, indifferença, sentidos embotados: grande inflammação dos intestinos com borborygmas. — Diarrhea com dejecções aquosas, não dolorosa, brancas ou amarelladas (feculentas). — Laconismo e repugnancia á conversação; olhor fixo, estupido, com olhos cavados e embaciados; somnolencia invencivel e somno repleto de desvarios; ou delirio com murmurios; surdez; dejecções diarrheicas, urinas rôxo-escuras, ou prisão de ventre e urinas com sedimento vermelho; suor frio na cara, mãos e bocca do estomago com anciedade. (Convem antes ou depois de *Opium*.)

Rhus: como *Bry.* é um medicamento preciosa em todos os generos de *typhos*. — *Indicações principaes*: dôres nas extremidades que augmentam com a quietação; o doente move-se constantemente ou muda de posição. — Sangue pelo nariz sobretudo de noite; vermelhidão formando um triangulo na ponta da lingua. — Diarrhea (dejecções que saem involuntariamente) que augmenta de noite. — Somno agitado ou delirio; o doente fala comsigo mesmo, em geral porêm sem coherencia. — Grande debilidade e prostração que quasi não deixa mover-se na cama; somnolencia comatosa com murmurios e ronquidos; delirios loquazes com desejo de saltar da cama, alternando com movimentos lucidos; olhos injectados; lingua e labios seccos, gretados; surdez; lingua rôxa e com tremuras e sêde forte; urinas sanguinolentas e diarrhea por vezes tambem; suor viscoso com angustia.

Stramonium: o doente levanta a cabeça com frequencia da almofada (G.). Delirio violento, sendo preciso sujeitar o enfermo, porque quer saltar da cama impellido por visões que causam horror; canta, assobia, ou rasga o que pode alcançar; não reconhece nem parentes nem amigos; pupilas dilatadas, insensiveis; dejecções e urinas supprimidas; estado soporoso com ronquido que alterna com os delirios.

Alem d'estes medicamentos que são os principaes, ha ainda outros que podem prestar grande auxilio, d'entre elles indicaremos apenas tres, que são:

Opium: o doente dorme continuamente, tem uma especie de somnolencia comatosa; nada lhe chama a attenção: se accorda á força de o chamar ou agital-o, olha estupidamente e volta a dormir profundamente, bocca aberta com resonar forte.

Pulsatilla: o doente queixa-se e lamenta-se continuamente; não pode estar quieto, chora com frequencia e desespera-se ás vezes. Diarrhea, falta de sêde, bocca pastosa; e perda dos sentidos com delirio e cem gemidos.

Sulphur: medicamento especial para alguns casos, sobretudo se as pessoas atacadas são escrophulosas, sujeitas a erupções ou que se supprimiram. Convem quando a doença está ja em avanço e depois de *Nux vom.* ás vezes. Calor continuo sobretudo á noite; com rosto palido, pulso lento, accelerado; sêde intensa; lingua secca, côr de chocolate; urinas muito escassas d'um vermelho escuro, que se turvam immediatamente; insomnia, delirios com olhos abertos e prisão de ventre.

Com respeito á convalescença da febre typhoide, diremos que é preciso ter uma grande prudencia na alimentação, que é preciso abster-se de cousas doces, de pasteis e de frituras. Pelo que respeita aos medicamentos indicados para fazer progredir a convalescença, ja os indicámos a principio.

Febre urticaria. — Urticaria. — Esta erupção a maior

parte das vezes acompanhada de symptomas febris, sobretudo a variedade aguda, consiste na apparição de vesiculas òu papulas (elevações) lenticulares, ja disseminadas por toda a pelle, ja circumscriptas a certas partes e que se parecem com as causadas pelas picadas das urtigas, produzindo uma comichão urente, irritante, insupportavel.

Esta doença provem de excessos no regimen, d'uma intensa soalheira ou d'um calor abrasador e d'um exercicio violento.

Existem duas formas, uma aguda e outra chronica.

Na aguda, em geral acompanhada de febre, a erupção estende-se instantaneamente por todo o corpo e a sua duração é curta. Os medicamentos a empregar, são: *Acon.* se houver febre com muita agitação e sêde. *Camphora* se não houver febre. *Apis* se a febre não ceder a *Acon.* *Bry.* ou *Apis* não curou a erupção; e *Dulc.* se *Bry.* não fôr sufficiente, ou então *Rhus.*

Na forma chronica, assim chamada, porque dura varias semanas, não é acompanhada de febre, e somente ás vezes costuma haver accessos febris á noite. A erupção occupa d'ordinario o ventre, peito e orgãos genitaes, podendo ainda invadir outras regiões. O medicamento principal contra esta forma, segundo Teste, é *Croton tiglium*; este medicamento porêm costuma ser inefficaz em bastantes casos. Os medicamentos principaes que devem consultar-se pela sua ordem e pela sua importancia, são: *Lycop.*, *Calc. c.*, *Ars.*, *Rhus* e *Caust.* e tambem *Urtica urens.*

Se apparece ou se aggrava ao ar livre: *Nitri ac.*

Com o ar frio: *Calc. carb.*

Com o exercicio violento: *Con.* e *Natr. mur.*

Ferro.

Nas intoxicações graves causadas pelo abuso de ferro como remedio allopathico, convem tomar chavenas de chá forte, para combater os symptomas mais pronunciados. Para atenuar os diversos symptomas da intoxicação, são tres os principaes medicamentos: *China, Hepar* e *Puls.* que tambem servem para combater os maus effeitos do abuso das aguas ferrosas. Deve começar-se o tratamento por *Hepar* ou Puls. e depois recorrer a *China* se não dérem resultado.

Não sendo sufficiente nenhum dos tres, consultem-se: *Arn.*, *Ars.*, *Bell.*, *Ipec.*, *Merc.*, *Veratr.*

Nas intoxicações graves é conveniente que o enfermo viva no campo para conseguir mais depressa a cura, pois que nas cidades a intoxicação ferrica é mais difficil de curar.

Figado.

As doenças do figado são em geral de difficil diagnostico e tratamento, para as pessoas alheias ao exercicio da medicina; o seu tratamento requer sempre a assistencia d'um medico homeopatha experimentado. Como este livro porêm foi escripto para todos os adeptos da homeopathia, que necessitam saber applicar os remedios nos casos em que não se pode contar com a assistencia d'um medico homeopatha, occupar-nos-hemos das principaes doenças do figado, com a claresa sufficiente, para que tanto a sua pathologia como a sua therapeutica possam ser comprehendidas pelos profanos da sciencia de curar.

Calculos biliares.—Colicas hepaticas.— Colicas biliares. —Os calculos biliares podem existir sem padecimento algum; umas vezes produzem as chamadas colicas hepaticas, terriveis pelos soffrimentos que causam e outras são acompanhadas de symptomas confusos, como côr amarellada da pelle, augmento de volume do figado e dôres compressivas ou pungentes de quando em quando na região do figado; definitivamente porêm so se pode avançar com verdade que ha calculos hepaticos, quando apparecem as colicas hepaticas ou biliares ou os calculos saem juntamente com os escrementos e tambem quando produzem a suppuração do figado e saem com o pus para o exterior, atravéz da parede abdominal. Não trataremos, por não ser proprio d'este Manual popular, de dizer como se formam os calculos biliares, nem de que elles se compõem.

Esta molestia é tão frequente no homem como na mulher, sobretudo dos trinta annos por deante e as suas causas são até hoje desconhecidas, posto que lhe attribuam varias.

D'ordinario não manifestam symptoma algum, ou então os que existem são insignificantes e limitados a pequenos incommodos do figado, que desapparecem com a passagem do calculo para os intestinos, através dos conductos biliares.

Quando porêm o calculo por sua grandeza não pode passar pelos conductos biliares, desenvolve-se o que se chama *Colica hepatica ou biliosa.* Esta começa em geral por um calafrio, a que se seguem dôres terrivelmente agudas, perfu- rantes, urentes, pungitivas, etc., na região do figado,

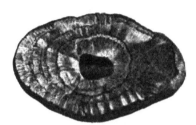

Fig. 20. Corte de um calculo biliar.

isto é na parte superior do ventre á direita e no estomago, que se entendem ao ventre, hombros e espadua, augmen- tando o ponto de lançar o doente no desespero e quasi na loucura, sobre- tudo sob a pressão das mãos e dos vestidos, etc. Estas dôres duram com mais ou menos intensidade e por mais ou menos tempo, até que

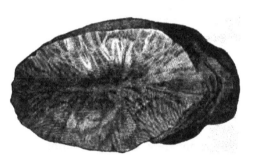

Fig. 21. Corte de um calculo biliar.

cessam completamente, o que indica que o calculo pene- trou nos intestinos. Com as dôres vêm nauseas, vomitos, retracção das paredes do ventre, frio, suores frios, icteri- cia, lamentos, desmaios, etc., e algumas vezes até a morte.

Outras vezes não ha colicas hepaticas, e os calculos formados longe dos conductos biliares e perto da parede do figado, inflammam esta que adhere á parede do ventre e suppura; e a suppuração, abrindo uma passagem através da pelle do ventre, arrasta os calculos para fóra, realisando- se então a cura, mas o mais provavel é que o doente morra, por persistir uma inflammação suppurativa do figado, succumbindo á febre lenta.

Para evitar a formação dos calculos biliares, é preciso observar uma boa hygiene na alimentação, abstendo-se do café, chá, alcoolicos, picantes, salgados, acidos, alimentos gordurosos e flatulentos. A vida sedentaria favorece a formação dos calculos, devendo o individuo predisposto a elles passeiar bastante e se fôr possivel no campo. Evitam tambem a formação dos calculos hepaticos as aguas de Carlsbade na Austria, as de Marmolejo e Mondariz em Hespanha e entre nós as de Caldellas, Moura, etc. Os enfermos devem tomal-as ás refeições e de verão ir bebel-as nas suas origens.

Durante a terrivel colica hepatica dar-se-ha ao doente *China* com frequencia, uma colhér de meia em meia hora ou de quarto em quarto de hora. Se depois de quatro ou oito horas do seu uso não houver allivio, recorra-se a *Ars.* sobretudo se houver frio, suores frios e alteração do semblante. Dar-se-ha *Bell.* se as dôres causarem tal excitação que parece que o enfermo se torna louco, ha dôr de cabeça e as dôres chegam até á garganta; causando a contracção da mesma.

Prescreve-se o *Merc.* se houver muitos vomitos, côr amarella da pelle e suores muitos quentes. *Colocynthis* convem quando as dôres causam tal agonia no ventre, que obrigam o doente a curvar-se e encolher-se, vendo-se obrigado a mover-se assim encolhido ou dobrado sobre o ventre. Temos alcançado bons resultados com o emprego da *Uva ursi* e *Veratrum*, alternados, para combater a colica hepatica, por indicação de D. A. Pessanha. Depois de curada a colica tomam-se os saes de Carlsbade em trituração.

Com estes medicamentos se dominam d'ordinario rapidamente e bem as colicas hepaticas, e não sendo assim podem tambem experimentar-se *Nux vom.*, *Podophyl.*, *Laurocer.*, *Carduus mar.*

Os estados inflammatorios e ulceras resultantes da saida dos calculos hepaticos atravéz das paredes do figado e do abdomen, tratam-se com *Silicea* e se não fôr sufficiente, consultem-se *Caustic.*, *Graph.*, *Hepar*, *Paeonia* e *Phosph.*

Cancro do figado.—O cancro do figado é uma doença pouco vulgar e que so costuma observar-se depois dos 50 annos d'edade. As suas causas são ainda pouco conhecidas e consideram-se como taes as affecções moraes, o abuso das bebidas alcoolicas e as pancadas e quedas sobre a região hepatica.

Esta doença manifesta-se por desordens gastricas, perda do appetite, prisão de ventre, mau humor, tristeza, e dôres na região do figado, não podendo o enfermo andar apertado. As dôres vão augmentando gradualmente e por accessos, estendendo-se por todo o ventre, costas e peito, a pelle torna-se amarella, e a consumpção do doente augmenta pouco a pouco. Depois apparecem nauseas e vomitos e o volume do figado augmenta consideravelmente, percebendo-se pela palpação na região do figado umas nodosidades maiores ou menores. A inchação do ventre e ás vezes de todo corpo, costumam complicar o cancro hepatico e se alem d'isso apparece a febre lenta, com accessos nocturnos e suores, a morte está proxima.

Esta doença costuma durar dois ou mais annos; ha porem casos d'um curso tão rapido, nos quaes o enfermo succumbe no fim de dois mezes.

Infelizmente não ha medicamento que possa curar o cancro do figado, tendo de nos limitar apenas a alliviar os soffrimentos que produz. No principio o melhor medicamento é *Bell.* Quando a doença avança e as dôres augmentam *Ars.* prestará bons serviços. Podemos tambem consultar o tratamento do catarrho chronico do estomago e dos intestinos, para corrigir os symptomas respectivos. Os homeopathas americanos recommendam muito *Hydrastis canadensis.*

A alimentação deve ser nutritiva e de facil digestão, devendo prohibir-se o uso do vinho, dos licores, do café, dos acidos e excitantes, da cerveja e do tabaco, so permittindo o uso do vinho branco ás comidas.

Congestão hepatica. — A congestão ou hyperemia de sangue no figado pode ser causada por uma insolação, pela suppressão d'um fluxo habitual, como o menstrual ou o hemorrhoidal, etc., por pancadas, quedas e contusões, pelo abuso das bebidas alcoolicas, por uma alimentação excessiva ou por uma vida sedentaria.

Os doentes queixam-se de pressão e plenitude no hypocondrio direito (parte superior e lateral do ventre) e na bocca do estomago e de dôres mais ou menos agudas, ha febre em geral, nauseas, vomitos, forte dôr de cabeça e sêde, agitação e receio de morrer, e inchação do figado devida á accumulação de sangue; uma ligeira amarellidão da pelle costuma por vezes acompanhar a congestão hepatica.

O primeiro medicamento a prescrever é *Acon.* durante 24 horas; depois dar-se-ha *Bell.* durante dois dias. Com estes medicamentos deve curar-se a hyperemia, mas, se houvesse necesidade, recorreriamos a *Merc.* para corrigir os symptomas restantes e depois a *China* ou *Lachesis.*

Ha pessoas que têm repetidas congestões hepaticas, que devem prevenir, para não sobrevirem doenças mais graves do figado e entre ellas a inflammação aguda e chronica. Estas pessoas devem corrigir o seu modo de vida e evitar as causas geradoras das congestões, como as bebidas alcoolicas, a prisão de ventre pertinaz, a alimentação excessiva, etc. Devem passeiar muito, fazendo uso ás comidas das aguas alcalinas de Vidago, Pedras Salgadas, Mondariz, Vals e Vichy, etc. Os medicamentos que devem tomar são *Sulphur* e depois *Nux vom.*; tambem se podem consultar *Cactus grandifl.*, *Ars.*, *Natr. mur.*, *Podophyll.*, *Lycop.* e *Kali carb.*

Hepatite.—Inflammação do figado.—Para melhor comprehensão dos nossos leitores reduziremos as diversas formas inflammatorias do figado, admittidas actualmente pela sciencia medica, a duas, a *hepatite aguda* e a *chronica.*

Hapatite aguda.—A inflammação aguda do figado pode depender de muitas causas, e d'entre estas as mais vulgares são os resfriamentos, os incommodos moraes, o abuso das bebidas alcoolicas, as pancadas, as quedas, etc.

Começa d'ordinario por frio com tremuras, febre, dôr de cabeça, sêde, nauseas, e vomitos aquosos e biliosos, verdes ou amarellados, forte dôr no figado, pungente e lancinante, que se estende ao peito e ao ventre, difficuldade de respirar, delirio ás vezes, tosse breve e fatigante e ictericia. Estes symptomas podem augmentar se a inflammação invadir todo o figado constituindo uma doença grave, que pode terminar pela morte, na maioria dos casos porem a doença segue um curso rapido e termina favoravelmento pela resolução.

Quando a causa da hepatite foi uma pancada, uma queda, a inflammação costuma terminar pela suppuração, constituindo então a molestia denominada pela sciencia *abcesso do figado* ou *hepatite suppurativa*.

O *abcesso do figado* manifesta-se por dôres muito agudas que se estendem á espadua e hombro direito, febre muito intensa, inchação do figado, nauseas, vomitos, ictericia, calafrios repetidos, sêde e consumpção. Umas vezes o pus reabsorve-se, outras enkista-se e os doentes queixam-se durante muito tempo de tosse, irritação, fraqueza do estomago e outros symptomas e atrophiam-se consideravelmente, tornando-se o rosto da côr da terra; outras vezes o pus abre passagem para fóra e ainda outras em que o pus penetra no ventre ou no coração, apparecendo então o delirio, a prostração de forças e a morte.

O doente, logo que se sinta com os primeiros symptomas, deverá metter-se na cama e abrigar-se bem para suar, guardará dieta absoluta emquanto durarem os symptomas agudos e so deve beber agua assucarada ou panada ou orchata d'arroz se fôr no verão. Nos casos em que o padecimento termine pela suppuração e o pus saia para fóra, far-se-hão durante o dia os curativos necessarios com o maximo aceio e extraindo o pus com toda a suavidade, pondo na apertura pranchetas com cerato e por cima algodão hydrophylo para absorver o pus.

Os melhores medicamentos contra a hepatite aguda, são:

Aconitum: no principio do tratamento, frio, calafrios, nauseas e vomitos, febre intensa com grande sêde, dôres fortes no figado, queixumes, agitação e medo da morte. Deve dar-se depois:

Belladonna: dôres pressivas e pungentes que se propagam á espadua e ao hombro direito, forte dôr de cabeça, cara e olhos vermelhos, sêde insaciavel, anciedade, vomitos biliosos, e impossibilidade de palpar a região do figado pela extrema tensibilidade que n'ella ha.

Bryonia: os mesmos symptomas de *Bell.* e a mais forte oppressão do peito, dôr na espadua direita ou em ambas ao mesmo tempo, respiração rapida e difficil e aggravação das dôres com o movimento, sêde insaciavel e prisão de ventre.

Mercurius: depois de *Bell.* e quando ha dôres pressivas, côr amarellada da pelle, impossibilidade d'estar deitado sobre o lado direito, lingua humida e amarellada, amargor da bocca muito pronunciado, calafrios e sêde. Se não fôr sufficiente dê-se depois *Lachesis.*

Nux vomica: dôres lancinantes e pulsativas, sêde, bocca secca, pressão e extrema sensibilidade na região hepatica, na bocca do estomago e no baço, até ao ponto de não poder supportar nem a propria roupa da cama, vomitos, respiração breve, mau humor, colera facil e desejo d'estar so e de que não lhe falem.

Com estes medicamentos curar-se-ha na maioria dos casos a inflammação aguda do figado e se não forem sufficientes podemos consultar *Ars., Cham.* (nas creanças), *China, Puls.* e *Sulph.*

Na hepatite suppurativa, de causa traumatica, põem-se sobre o figado pannos de linho imbebidos em agua arnicada e applica-se a *Arnica* internamente. *Acon.* dar-se-ha logo que haja febre assim como *Bell.*, etc. Logo que appareçam calafrios fortes, indicio da formação do pus, prescrever-se-ha *Mercurius.* Aberto o abcesso, dar-se-ha *Sil.* para esgotar a suppuração, e se não bastar empregue-se *Lachesis* e *Phosph.* Se o pus se enkistar dá-se *Sil..* e havendo grande fraqueza *China* e depois *Ars.* e *Carb. veg.* Se o pus se derrama na cavidade do ventre ou penetra no coração, o tratamento é inefficaz, pois que a morte está proxima. Se abre passagem para o intestino, ou atravéz do pulmão direito, saindo pela bocca ou pelo anus, dar-se-ha tambem *Sil.* e depois *Phosph., Ars.* e *Carb. v.*, sendo preciso.

Hepatite chronica.—Inflammação chronica do figado.—
As causas productoras d'esta doença costumam ser uma inflammação aguda, o abuso das bebidas alcoolicas, sobre-

tado da aguardente, o abuso de alimentos picantes; as febres intermittentes chronicas, os embaraços difficeis, etc.

O padecimento pode ter um curso lento, o que é mais vulgar, ou rapido, o que é mais raro.

No curso lento, apparecem primeiro os symptomas gastricos, como perda do appetite, nauseas, vomitos, prisão de ventre, urinas turvas e amarelladas, dôr á pressão no epigastre e região do figado, augmento de volume d'este, côr subicterica da pelle, magreza do doente, accessos febris, sêde e depois catarrho gastrico e intestinal. Se não se domina a molestia, apresenta-se depois o periodo mais grave, que é o segundo d'esta enfermidade: O figado diminue cada vez mais de volume, apresentam-se hemorrhoidas, enfarte do baço, inchação do ventre (*ascite*) e depois hydropisia geral, difficuldade de respirar, consumpção cada vez maior, a febre hectica e o doente succumbe no fim de dois a quatro annos de soffrimento.

No curso agudo a molestia apresenta-se de repente, sob a acção da causa geradora, principiando por desordens gastricas e côr amarellada da pelle, dôr de cabeça, vomitos, dôr do figado á pressão, augmento de volume do mesmo, e urinas que depositam um sedimento amarello-esverdeado, quando estão em repouso. Se estes symptomas não se dominam com a medicação, apresentam-se no fim de duas ou tres semanas a diminuição do figado e os symptomas cerebraes com ictericia muito pronunciada; os symptomas cerebraes consistem umas vezes na perda dos sentidos ou diminuição dos mesmos, ou então em delirio, convulsões, etc.; depois declara-se a prostação de forças, realisam-se hemorrhagias intestinaes, nasaes ou pulmonares, vaginaes, etc., e o doente morre n'um estado de anniquilamento completo de forças ou durante uma hemorrhagia.

A hepatite chronica de curso lento combate-se a principio com *Nux vom.* e depois *Sulph.* Estes medicamentos repetidos com largos intervallos devem produzir excellentes resultados e muitos casos se têm curados com elles. Se não fossem porem sufficientes e apparecessem os symptomas da diminuição do figado, dois medicamentos muito efficazes estão indicados, *Ars.* em primeiro logar é em segundo lovar *Chelidon. maj.* Se a inchação do ventre não diminuir com *Ars.*, consultar-se-hão *China* e *Carbo veg.* e se nenhum d'elles produzisse effeito, recorreriamos a *Cocous cacti.* O hemorrhoidal combate-se com *Lycop.* e *Muriatis acid.*

Os doentes devem evitar os alimentos picantes, o café, licores, especiarias e cerveja. Farão uso no verão das aguas medicinaes do Gerez entre nós, de Panticosa em Hespanha e as de Kissingen na Allemanha e Carlsbade na Austria, tomando-as nos estabelecimentos balnearios, residindo no campo na primavera, verão e outomno.

Na hepatite chronica de *curso agudo* o principal medicamento é *Bell.*, para corrigir os primeiros symptomas e evitar que se manifestam os cerebraes; se não se evitarem apesar do seu emprego, recorreremos então a *Digitalis.* O dr. Raue recommenda n'estes casos de preferencia *Leptandra virginica*, se ha delirio, repentina depressão de forças, dejecções fetidas e de côr de chá, ardor e seccura da pelle, frio das extremidades e lingua coberta d'uma camada espessa e linha negra no centro. Se predominam as hemorrhagias, com grande fraqueza, febre lenta e suores frios dar-se-ha *Phosph.* e se não fôr bastante *China.* Se o curso não é muito agudo e não ha symptomas cerebraes, mas sim no peito, como dôr na espadua direita, tosse, febre e ictericia, *Chelidon.* prestará muito bons serviços. *Carbo veg.* tambem está indicado no ultimo periodo da doença, na rapida prostração de forças, depressão do pulso e suores frios e depois *Veratrum* no caso de ser preciso.

Figado lardaceo ou coloide. Esta doença é uma degeneração do tecido do figado, ceruminosa, de caracter albuminoide e que costuma observar-se nas doenças organicas como a syphilis, a tuberculose, o mal de Bright, etc.

Esta degeneração do tecido do figado produz muito poucos symptomas observando-se somente um volume enorme do mesmo orgão, a ponto de chegar até ao umbigo. Atravez das paredes do ventre observa-se o figado augmentado de volume e pela palpação observa-se uma superficie *lisa*, como no figado adiposo, não molle como n'este, mas *dura.* Ha pressão e plenitude no sitio que occupa o figado e urinas albuminosas, ictericia, ou côr terrosa do semblante, grande enfraquecimento, anasarca e ás vezes vomitos e diarrhea persistente, sobrevindo a morte em pouco tempo.

É doença geralmente incuravel. O medicamento mais indicado é *Lycopodium*; depois podem consultar-se *Ars.*, *Calc. c.*, *Iod.*, *Kali hydriod.*, *Merc.*, *Silic.* e *Sulph.*

Devemos prescrever ao doente uma alimentação nutritiva e de facil digestão, a residencia no campo, o exercicio moderado e o uso das aguas medicinaes salino-iodadas e sulphurosas, quando a doença não estiver muito adeantada.

Hydatides do figado.—Echinococos.—Kistos do figado. — Os hydatides ou kistos do figado, consistem n'umas bexigas maiores ou menores, cheias d'um liquido claro em que sobrenadam umas outras menores. São constituidas pelo desenvolvimento d'uma tenia, conhecida scientificamente com o nome de *Taenia echinococcus*, pequena e cuja cabeça está armada de tres ou quatro anneis. Esta tenia costuma existir nos cães e os seus ovos penetram no figado do homem pela deglutição, o que succede ás pessoas que andam sempre com cães, dormem com elles e deixam que elles lhe lambam a cara e a bocca.

Os pequenos kistos ordinariamente não produzem symptoma algum e se não augmentam, o sujeito pode viver muitos annos sem incommodos perceptiveis. Quando augmentam, o primeiro symptoma que se observa é o crescimento do figado em diversas direcções, significando a direcção do augmento o ponto do figado onde está collocado o kisto; ha tambem pressão e peso na região do figado, difficuldade de respirar, augmento consideravel do volume do ventre, sobrevindo a morte ao cabo de mais ou menos tempo por asphyxia, anasarca, ou pelo rompimento dos kistos e penetração do seu liquido no ventre, peito, etc.

É uma doença incuravel para a medicina, e ainda que se tenha pretendido cural-a estirpando os kistos, esta cura nunca se alcançou e a morte é mais rapida do que não fazendo a operação. Pode-se obter um allivio temporario por meio da punção dos kistos com um trocater appropriado, com o qual se consegue esvasiar o seu conteudo e diminuir assim os soffrimentos do doente.

Pode-se dar *Terebinthina* com frequencia e por algum

tempo, e se não fôr sufficiente, *Mercurius* e *Lachesis* podem prestar bons serviços n'alguns cases. Quando os kistos se rompem e o seu conteudo penetra nas cavidades do ventre ou do peito, não ha medicamento que possa remediar isto e a morte verifica-se rapidamente.

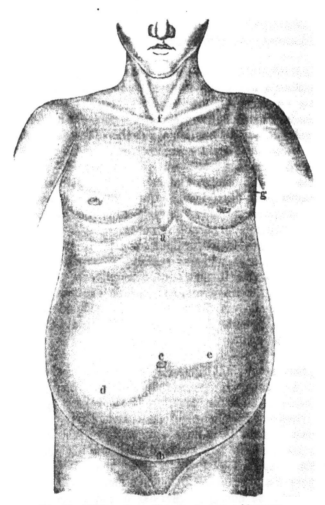

Fig. 22. Habito externo d'um doente com echinococos.
a, f Sterno. *b* Symphyse do pubis. *c* Umbigo. *d, c, e* Limite inferior do fígado *g* Sítio do pulsar do coração.

Flatulencia.

(Ventosidades.)

A flatulencia costuma quasi sempre ser o symptoma d'alguma doença como a dyspepsia, o hysterismo, etc. Sem embargo tambem pode subsistir por si só, independentemente d'outra molestia. É um symptoma incommodo e que ás vezes produz dôres e até colicas (véja-se: *Colicas ventosas.*)

Os principaes medicamentos para combater com exito a flatulencia e as ventosidades, são: *Carbo v.*, *China*, *Lycopod.*, *Nux v.*, *Puls.*, *Sulph.*; e *Asa foet.* nas mulheres que são muito hystericas.

Se são causadas por alimentos flatulentos, dê-se *China* e não bastando *Carbo v.*

Depois de bebidas em excesso, *Nux vom*, e depois *Puls.*

Depois de ter comido alimentos gordurosos, *Puls.* e depois *China.*

Nas creanças *Cham.*

Se augmentam estando deitado: *Phosph.*

Pela manhã, *Nux v.*—De tarde, *Puls.*—A noite, *Carbo v.*, *Merc.*

Se augmentam com o movimento, *Natr. m.*—Com a tosse, *Coco.*

Se alliviam com a pressão, *Helleb.*—Inclinando-se para deante, *Bell.* — Arrotando, *Natr. m.* — Com a saida dos ventos *Carb. v.*, *Natr. m.*

Acompanhados de angustias, *Nux v.*—De calafrios, *Mezer.*—De nauseas, *Gratiola.*—De oppressão da respiração, *Mezer.*—De dôr de cabeça, *Calc. phosph.*—De contracção dos intestinos; *China.*

Flores.

(Aroma das flores.)

O aspirar as emanações das flores em casas fechadas, o dormir onde ha plantas e flores, como açucenas, rosas, nardos, etc., costumam produzir symptomas de asphyxia, com perda dos sentidos e mesmo a morte, se de prompto não se accode a soccorrer o incauto.

O asphyxiado pelas emanações das flores deve ser retirado do logar onde teve logar o accidente e deve ser exposto ao ar livre e fresco, recostando-o com a cabeça elevada; friccionam-se-lhe as fontes com vinagre, dá-se-lhe a cheirar alcool camphorado ou vinagre, insufla-se ar nos pulmões, faz-se-lhe a tracção da lingua como ja n'outra parte dissemos e tudo o que seja preciso para o chamar á vida, como ja recommendámos no artigo *asphyxia*. Logo que tiver recobrado os sentidos, deve tomar repetidas chavenas de café forte.

Para os symptomas que costumam ficar, como estonteamento, mal estar, nauseas, vomitos, etc., dê-se *Ipecac.* Se ha convulsões *Bell.* e se não basta *Stram.* Se se apresentam ataques asthmaticos *Camph.* e depois *Ars.* Se se declaram symptomas congestivos ou forte dôr de cabeça, ruido nos ouvidos, etc., *Acon.* e depois *Bell.*, *Hyosc.*

Fluxão da cara.

(Fluxão da face.—Phlegmão da cara.)

A fluxão na cara ou phlegmão, causada pelas dôres de dentes, por um resfriamento, um forte incommodo, etc., com dôres mais ou menos insupportaveis, grande inchação e vermelhidão umas vezes e pallidez outras, combate-se rapida e felizmente com *Bell.*, *Hepar*, *Merc. Sil.* e *Acon.* quando ha febre.

Belladonna: quando as dôres são insupportaveis, causam desesperação, não deixam dormir; grande inchação com vermelhidão que se estende muito e parece erysipelatosa. Se *Bell.* não alliviar, dê-se *Cham.*

Hepar: quando as dôres são pungitivas, lancinantes e o phlegmão tende a suppurar.

Mercurius: se a dôr de dentes, por estes estarem cariados, produziu a fluxão, com fortes dôres queimantes, difficuldade de engulir, dôr de ouvidos, inchação das palpebras, dentes que vacillam e picadas nas gengivas.

Silicea: quando as dôres pungitivas, lancinantes, são tão vivas, que causam o desespero do doente e *Hepar* não as alliviou. Ha suppuração e o phlegmão não acaba de abrir; ou depois d'aberto não se esgota a suppuração.

São estes os remedios que triumpham quasi sempre em todos os casos. Quando depois de resolvido o tumor ou de ter suppurado, fica alguma induração do mesmo, combate-se com *Baryt. c.*, *Hepar*, *Staphys.*

Nos casos rebeldes a estes medicamentos, consultem-se: *Arn.*, *Puls.*, *Staph.*, ou: *Bry.*, *Nux v.*, *Sulph.*

Fome canina e inappetencia.

Vêja-se: *Appetite.*

Frieiras.

Os medicamentos principaes contra as frieiras, são:

Nitri acidum e *Petroleum*, não so internamente, como tambem externamente diluindo-os em espirito de vinho ou misturando-os com manteiga fresca á maneira d'unguento. A pomada oxygenada das pharmacias pode tambem servir; é melhor porêm preparal-a recentemente sempre que se queira empregar. Uma mistura de essencia de terebinthina e espirito de vinho tambem dá bom resultado.

Se as frieiras são dolorosas, estão indicados: *Nitri ac.*, *Petrol.*, *Phosph.*

Se ardem muito: *Nux v.*, *Sulph.*

Se têm uma côr rôxo-azulada: *Bell.*, *Kali.*

Se accusam uma sensação de queimadura: *Nux vom.*, *Puls.*, *Spigel.*

Se se inflammam: *Cham.*, *Puls.* e depois *Ars.*, *Lyc.*, *Nitri ac.*, *Rhus*, *Staph.*, *Sulph.*

Se se gangrenam: *Bell.*, *Camph.*, *Sabina*; e tambem, *China*, *Lach.*, *Mur. acid.*, *Rhus*, *Sil.*

Se se ulceram: *Ars.*, *Carb. v.*, *Cham.*, *Lach.*, *Merc.*, *Nitri acid.*, *Petrol.*, *Puls.*, *Rhus*, *Sepia*, *Sulph.*

Como preservativo das frieiras convem usar luvas de pelle de cão quando começam os frios do inverno.

Alguns medicos recommendam que, logo que as frieiras principiem a manifestar-se, se friccionem todos os dias com summo de limão ou colla forte; e tambem com a 3ª diluição de *Cantharis* e tomando o mesmo remedio em diluição mais alta.

Se as frieiras se ulceram, applica-se-lhes pranchetas de fios ou panno de linho com *cerato de hamamelis* e se as ulceras são profundas, curam-se com *oleo phenicado*.

Se se gangrenam, lavam-se com frequencia com agua phenicada, 10 gram. d'acido phenico para 500 gram. d'agua e curam-se com o *oleo phenicado*.

Frunculos.

(Frunculose.)

O frunculo é uma inflammação limitada da pelle, das chamadas phlegmonosas, devida a causas internas ou externas. É muito frequente n'alguns individuos, e tanto ás vezes, que constitue o que se chama *frunculose*, que consiste no desenvolvimento de frunculos que curados são logo substituidos por outros frunculos em diversos pontos da pelle.

O frunculo começa por dôr n'um ponto da pelle com tumefacção, a principio dura, limitada, augmentando a dôr com o roçar, o tacto e a pressão. Passados dois dias ou mais a tumefacção e as dôres augmentam, tornando-se a primeira muito encarnada e elevando-se em forma de abobada. O organismo participa rapidamente da molestia, mais ou menos, segundo a extensão que adquirir o frunculo; assim ha mal estar geral, desassocego, dôr de cabeça, febre, sêde, nauseas, vomitos, etc., e assim que começa a suppuração apparecem calafrios e a febre augmenta cada vez mais, com sêde ardente. Avançando a suppuração o frunculo apresenta-se brando n'um ou mais pontos, abre-se espontanemente, ou se faz a abertura com a lanceta ou bisturi quando o frunculo resista, havendo dôres urentes, lancinantes, insupportaveis, sae então um pus branco-amarellado ou sanguinolento e conjunctamente o chamado cravo do frunculo, que é um pedaço de tecido desprendido e que sustentava a inflammação. Realisado isto o tumor diminue gradualmente e por fim termina a suppuração e a ulcera fecha-se, ficando uma pequena induração, que desapparece pouco a pouco. Ás vezes é tão violenta a inflammação, que o frunculo é invadido pela gangrena; outras não chega a suppurar e o seu conteudo é reabsorvido. Ha tambem pessoas que são atacadas ao mesmo tempo de dois ou mais frunculos em pontos proximos ou distantes.

No tratamento do frunculo não devem empregar-se meios locaes, como cataplasmas, unguentos e outros, porque so fazem aggravar o padecimento e tambem as incisões no frunculo, de que os allopathas tanto gostam. Logo que o tumor esteja aberto, o pus deve extrair-se praticando, suaves pressões lateraes, limpando-o com cuidado e pondo-lhe depois uma prancheta de fios com cerato, cobrindo tudo com fios ou algodão hydrophylo para imbeber o pus e depois uma ou mais compressas, segurando tudo com um penso apropriado. Deve ser tratado de quatro em quatro horas ou mais segundo a abundancia do pus, e se este é de mau caracter ou tem mau cheiro e o doente se queixa de ardor ou queimar no sitio affectado.

Os medicamentos principaes para o tratamento do frunculo, são:

Aconitum: quando ha symptomas febris e as dôres são intensas.

Apis: se as dôres são pungentes e urentes.

Arnica: pequenos frunculos muito dolorosos.

Arsenicum: se são urentes, como se pozessem brazas sobre a parte doente.

Belladonna: dôres intensas e o frunculo está tão encarnado que a sua superficie parece uma verdadeira erysipela.

Hepar: convem depois de *Bell.* e quando ha dôres pungitivas, lancinantes e pulsativas, inchação consideravel terminando em forma de ponta. Evita muitas vezes a suppuração e reduz o frunculo, contendo o seu crescimento.

Lachesis: quando apparecem manchas ou pequenas empolas de côr azulada.

Mercurius: dôres latejantes e lancinantes, inchação dura, rôxa e reluzente, com prurido no frunculo e em volta.

Silicea: medicamento principal para apressar a suppuração, ou esgotar a do fnunculo ja aberto e concluir a sua cura. Dôres pungitivas, lancinantes, urentes, insupportaveis, com inquietação, grande inflammação com muito rubor, inchação excessiva do tumor e febre ás vezes.

Stramonium: medicamento efficacissimo quando as dôres são tão violentas que o doente fica como louco (R.). Este remedio faz diminuir os soffrimentos quasi instantaneamente e apressa a suppuração.

Lycopodium: quando se formam abcessos e não se pode supportar nada sobre o fnunculo, ou que augmenta consideravelmente a dôr (L.).

O grande fnunculo maligno que ás vezes se apresenta na espadua, exige de preferencia *Silic.* ou *Ars.* se ha prostração e as dôres são insupportaveis e febre intensissima com grande sêde e ardor e mais: *Hyosc.*, *Lyc.*, *Nitri ac.* (B.); *Apis*, *Lach.*, *Merc.*, *Stram.* (B.).

Para combater a predisposição aos fnunculos, consultem-se: *Arn.* ou: *Ars.*, *Calc.*, *Lyc.*, *Nux v.*, *Phosph. ac.*, *Sil.*, *Sulph.* (B.).

Alem d'isso, para combater os fnunculos com dôres lancinantes ao tacto, dêm-se: *Mur. ac.*, *Sil.*

Os periodicos ou que se apresentam em epocas fixas: *Lycop.*

Os pequenos: *Magn.*, *Zinc.*

Os que apparecem na primavera: *Bell.*

Os volumosos: *Ars.*, *Hyosc.*, *Lyc.*, *Nitri ac.*, *Sil.*

Gangrena.

A gangrena é a cessação da actividade vital nas partes affectadas por esta doença. A região interessada pela gangrena torna-se escura, parda, azulada, negra, amarellada-escura, enrugada na gangrena secca ou senil (Vêjase: *Vasos sanguineos*), e inchada na humida, deitando um cheiro repugnante, por causa da decomposição e da putrefacção, desprendendo-se os tecidos gangrenados e ficando a descoberto grandes ulceras e superficies extensas, que cheiram mal e suppuram. É uma doença sempre gravissima, não so pelos tecidos que pode destruir, mas tambem porque envenena o sangue e produz então a morte.

Quando se cura começa por limitar-se ou conter-se por meio d'uma linha que separa os tecidos sãos dos gangrenados, um sulco, e a gangrena ja não avança mais.

É preciso fazer um curativo frequente á região gangrenada e laval-a com desinfectantes, como agua de Labarraque e melhor ainda agua phenica (10 gram. d'acido phenico para 500 d'agua), pondo depois pranchetas de fios finos imbebidas na agua phenica para recolher a suppuração, compressas molhadas na mesma agua e tambem irrigar frequentemente a parte com a citada agua.

Nas localidades onde não haja medico homeopatha, podem ter-se em conta as seguintes indicações: se a gangrena fôr humida: *Apis*, *Ars.*, *Lach.* e *Phosph.*; se é secca: *Secale corn.* e depois *Ars.*, *Carbo v.*, *Sil.*

Se ameaça uma parte ou um membro do corpo, deve-se recorrer aos medicamentos seguintes: *Ars.*, *China*, *Lach.*, *Secale corn.* e tambem *Carbo v.*

Arsenicum: quando as dôres são muito violentas e o calor as allivia.

Lachesis: se a parte doente tiver uma côr azulada.— Depois da intoxicação pelo veneno d'um cadaver ou d'uma serpente. (*Ars.*)

Secale corn.: principalmente nos velhos e quando o calor aggrava as dôres.

Carbo veget.: convem quando ha suppuração muito fetida.

Glandulas lymphaticas.

As glandulas lymphaticas são uns corpos redondos ou ovaes, quasi achatados, vermelhos e duros, cujo tamanho varia desde uma lentilha ate ao de uma avelã e n'ellas desembocam os vasos lymphaticos, que levam a *lympha* ou *chylo* á torrente circulatoria. Estão envolvidas em tecido celular e situadas em diversos sitios do corpo e adherentes ás partes circumvisinhas. Estas glandulas adoecem com frequencia, sobretudo nas pessoas lymphaticas, escrophulosas e syphiliticas; pelos resfriamentos e humidade, pelas pancadas, feridas, etc. As mais sujeitas a doenças são as do pescoço, virilhas e axillas, sobretudo as primeiras. As suas doenças principaes são a inflammação, a suppuração e o infarte (sobretudo este).

A *inflammação* caracterisa-se por tumefacção, calor, vermelhidão e dôr mais ou menos aguda; e ás vezes quando a inflammação se propaga a muitas glandulas, febre, com grandes accessos nocturnos.

A *suppuração* é o termo muitas vezes da inflammação e costuma durar pouco com um tratamento adequado; algumas vezes porêm torna-se chronica e dura muitos mezes, dando muito trabalho a fazel-a desapparecer.

O *infarte* é o incommodo mais frequente das glandulas lymphaticas, quer como consequencia da inflammação ou suppuração, quer se inicie por si so e independente d'outra lesão, quer como consequencia d'esta. Os seus symptomas principaes são a tumefacção mais ou menos dura, pouco ou nada dolorida, e casualmente mal estar pouco acentuado, motivado pela difficuldade de mover a parte atacada. O infarte costuma durar muito tempo e é dos incommodos que mais resistem aos medicamentos.

Para combater a inflammação o melhor medicamento é *Belladonna* com que se deve insistir bastante, a seguir *Mercurius* o depois *Hepar s.*; a seguir podem consultar-se *Phosph.*, *Nux v.*, *Puls.*, *Sil.* e *Sulph.* Se houver movimento febril, deve dar-se *Aconitum.*

A *suppuração* deve tratar-se primeiramente com *Mercurius* e se houver picadas nas glandulas, repuxamento e grande pressão, *Hepar s.* e se este não fôr bastante *Silic.* Se a suppuração continuar, fôr saniosa, com mau cheiro e o doente se queixar de febre ou accessos febris de tarde e á noite, enfraquecer e não tiver appetite, está indicado *Phosph.* e se este não fôr bastante, consultem-se primeiro *Calc. carb.* e depois *Dulcam.*, *Iod.*, *Laches.*, *Nitri acid.* e *Sulph.*

O *infarte* trata-se de preferencia com *Carbo anim.* e depois com *Baryta carb.* e *Conium mac.*; em terceiro logar consultem-se: *Bell.*, *Calc. c.*, *Graph.*, *Iod.*, *Lycop.*, *Merc.*, *Phosph.*, *Rhus.*, *Silic.* e *Sulph.*

Tanto nas suppurações rebeldes como nos infartes chronicos, convem que os doentes tomem banhos de mar ou sulphurosos salinos; que residam grandes temporadas no campo e tenham uma alimentação sufficiente e nutritiva.

Gota.

(Arthrite.)

A gota é hereditaria em certas familias; ataca sobretudo as pessoas que gostam de comidas succulentas e passam um viver muito sedentario. Parece-se muito com o

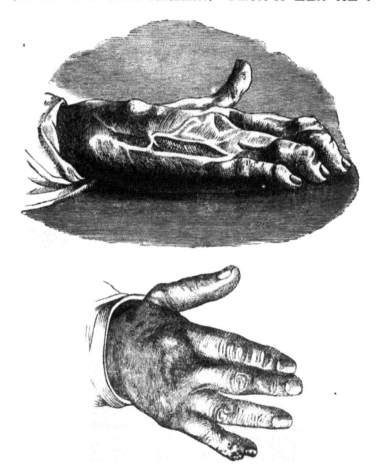

Fig. 23 e 24. Deformações das mãos por depositos e ulceras gotosas.

29*

rheumatismo, distingue-se porêm d'este pela inchação das articulações, causada pela deposição de substancias mineraes (tophos); o que não tem logar no rheumatismo. As dôres na gota augmentam d'ordinario de noite com o calor da cama. Distingue-se do rheumatismo por esta particularidade. As urinas dos gotosos contêm sempre um deposito de areiasinhas ou areia grossa, que reapparece de tempos a tempos, acompanhado das mais violentas colicas nephriticas.

Facilmente se comprehenderá que a gotta não se cura, se o enfermo não mudar de modo de vida, cessando immediamente com o uso das bebidas alcoolicas.

Nos casos agudos consultem-se os seguintes medicamentos.

Aconitum: se houver febre, pelle secca e quente; sêde, etc.

Arnica: um dos principaes medicamentos; dôres como se a parte enferma se apoiasse sobre um corpo duro.

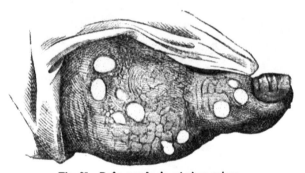

Fig. 25. Dedo grande do pé n'um gotoso.

Arsenicum: se as dôres diminuem com o calor exterior e se o doente está muito fraco e debilitado.

Bryonia: quando o menor movimento augmenta as dôres.

Ferrum: se as dôres augmentam de noite e se o gotoso experimenta um desejo continuo de mudar a posição da parte doente. (*Rhus.*)

Nux vomica: conveniente nas pessoas que comem e bebem muito.

Pulsatilla: quando a gota passa d'uma para outra articulação.

Rhus: grande inchação com ardor e comichão, impossibilidade de se mover, desejo de mudar continuamente de sitio a parte atacada; aggravação de todos os symptomas durante a noite.

Sabina: de muita vantagem na gota aguda e chronica, quando as dôres se tornam insupportaveis se o membro se tem em suspensão. Nos casos de verdadeira podagra (gota nos pés) os principaes medicamentos são (B.): *Arn.* e *Sabina.*

Na gota chronica com inchação e deformidade das articulações, dam-se com vantagem:

Calcarea carbonica: se a causa principal foi um resfriamento por humidade, ou se as dôres augmentam quando o tempo está chuvoso.

Lycopodium: se a urina contem um deposito consideravel de areia encarnada. (*Ant. cr.* e *Zinc.*)

Tambem se podem consultar: *Caust., Graph., Ledum pal., Natr. mur., Sil., Sulph.* (*Thuja*, Wolf.)

N'um caso de gota aguda que ainda não tenha sido tratado, dão-se os medicamentos indicados em doses fortes e com frequencia (da 6ª á 12ª diluição). Nos casos chronicos é melhor servir-se das altas potencias (da 30ª á 200ª) e esperar a sua acção sem repetir as doses, varias semanas.

Gravidez.

É sabido que sobrevêm durante a gravidez em muitas mulheres, um grande numero de padecimentos que antigamente se combatiam com as sangrias. Agora declaram os medicos allopathas, pelo contrario, que não se pode e tambem que não é necessario fazer nada. Isto não é mais que um pretexto para occultar a impotencia da sua therapeutica. Dá-se exactamente o contrario com a nossa. A experiencia tem demonstrado que não so a homeopathia cura os soffrimentos causados pela gravidez, sem perigo algum para a mãe e a creança, mas tambem que graves doenças chronicas desapparecem mais facilmente durante a gravidez; de forma que, com um tratamento cuidadoso e attento, a mãe e a creança podem ver-se livres de molestias cuja cura teria sido mais difficil ou impossivel, depois do parto. Eis aqui a razão por que é preciso aconselhar a assistencia immediata d'um medico homeopatha.

So aqui trataremos dos padecimentos mais vulgares na gravidez, indicando os medicamentos que a experiencia tem sancionado.

Para as veias dilatadas ou *varizes* durante a gravidez: *Arn.* ou *Puls.* ou *Carbo v.*, *Lyc.*, *Sulph.* (Compressão methodica com ligadura ou meias elasticas.)

Nos casos ligeiros de *diarrhea*: *Ant. cr.*, *China*, *Dulc.*, *Puls.*, *Rheum.*—Nos casos graves, resultado d'uma doença chronica: *Lyc.*, *Merc.*, *Petrol.*, *Phos.*, *Sep.*, *Sulph.*, *Thuja* (B.). (Compare-se: *Diarrhea*.)

Manchas da cara: *Con.*, *Sep.*, *Thuja*.

Desejo frequente e difficuldade de urinar: *Puls.* ou *Cocc.*, *Con.*, *Nux v.*, *Phos. ac.*, *Sulph.*

Saida insensivel da urina: *Phos. ac.*, *Rhus*.

Fome voraz ou bolimia: *Ars.*, *Magn. m.*, *Natr. m.*, *Nux v.*, *Petrol.*, *Rhus*, *Sep.*

Dôres d'estomago, más digestões, nauseas e vomitos: *Ipecac.*, ou *Con.*, *Ferr.*, *Kreos.*, *Lach.*, *Magn. m.*, *Natr. m.*, *Nux vom.*, *Petrol.*, *Phosph.*, *Puls.*, *Sep.*, *Veratr.* ou *Sulph.* (J.).

Nauseas e vomitos incoerciveis, *Ipecac.* e tambem *Nux v.*, *Puls.*, *Sulph. acid.*, *Sulph.* e *Zinc.*

Salivação: *Bell.* e *Ant. cr.*, *Bism.*, *Magn. m.*, *Merc. sol.*, *Puls.*, *Sulph.*

Prisão de ventre: *Bry.*, *Nux v.*, *Op.*, *Sep.* ou *Alum.*, *Lyc.*, *Sulph.*

Dôres no ventre: *Arn.*, *Bry.*, *Cham.*, *Nux v.*, *Puls.*, *Sep.* ou *Bell.*, *Lach.*, *Veratr.*

Dôres de dentes: *China*, *Sulph.*; ou *Apis*, *Calc.*, *Magn. c.*, *Nux m.*, *Nux v.*, *Puls.*, *Rhus*, *Staph.*, *Sep.*, ou *Alum.*, *Bell.*, *Hyosc.*, *Merc.*

Para as convulsões e espasmos nervosos: *Bell.*, *Cham.*, *Cic.*, *Hyosc.*, *Ignat.*, *Tarant.*; ou *Cocc.*, *Mosch.*, *Plat.*, *Stram.*

Para as dôres de cabeça: *Bell.*, *Bry.*, *China*, *Cocc.*, *Nux v.*, *Puls.*, *Veratr.*

Para o somno tenaz e pesado, que invade a diversas horas: *Op.*, ou *Acon.*, *Bell.*, *Lach.*

Para os affrontamentos: *Acon.*, *Bell.*, *Lach.*, *Puls.*

Para a canceira geral, com horror ao movimento, pulso cheio, desejo de estar deitada ou sentada continuamente: *Acon.*, *Bell.*, *Nux v.*, *Sep.* ou *Op.*

Para a tristeza e pranto sem causa apreciavel: *Ign.*, *Puls.* ou então: *Bell.*, *Phos. ac.*, *Staph.*

Os medicamentos devem dar-se com circumspecção e em doses fracas e pouco frequentes.

Nos quatro primeiros mezes da gravidez deve graduar-se um bom regimen; as mulheres gravidas não devem usar os vestidos muito apertados, devem andar pouco e sem se fatigar e não andar de trem se é possivel; devem evitar todas as emoções tristes e violentas e distrair o espirito com passeios agradaveis, visitas de museos, recreios divertidos e devem dormir muito e bem durante a noite. Passados os quatro primeiros mezes devem dar longos passeios, sem porêm chegar á canceira, não os interrompendo até que se annuncie o parto. A sua alimentação deve ser sã e nutritiva, não lhe é permittido tomar café, chá, infusão de macella, especiarias, acidos, laranjas e limões e somente ás refeições vinho de pasto mas velho. Não devem usar botas ou sapatos muito apertados nem ligas, para evitar a inchação das pernas. É lhes absolutamente prohibido usar dos banhos quer geraes quer parciaes.

Gretas.

Os medicamentos mais indicados para as gretas são: *Calc.*, *Puls.*, *Sep.*, *Sulph.*; ou *Arn.*, *Cham.*, *Hepar*, *Lach.*, *Lyc.*, *Natr. m.*, *Petrol.*, *Rhus*, *Zinc.*

Se as gretas são profundas e sangram: *Merc.*, *Sarsap.*; ou *Petrol.*, *Puls.* e *Sulph.*

Se apparecem ou se augmentam depois de se ter lavado: *Calc.*, *Sep.*, *Sulph.*; ou *Ant. cr.*, *Puls.*

Gretas nas pessoas que lidam com a agua: *Calc.*, *Hepar*; ou então: *Alum.*, *Merc.*, *Sarsap.*, *Sulph.*

As que apparecem no inverno cedem a *Petrol.* e a *Sulph.*

As do anus cedem quasi sempre a *Graph.* e á *Arn.*
Se estes não são sufficientes: *Calc.*, *Cham.*, *Hepar*, *Rhus*,
Sarsap., *Sulph.*

As dos bicos dos peitos cedem a *Arn.*; se esta não
basta, dê-se *Graph.* e no caso de ser preciso: *Cham.*,
Merc., *Sulph.* e tambem: *Calc.*, *Ign.* e *Puls.*

As das mãos a: *Alum.*, *Hepar*, *Petrol.*, *Rhus*, *Sulph.*
Se são profundas e sangram: *Merc.*, *Petrol.*, *Sarsap.*

As dos dedos: *Merc.*, *Petrol.*, *Sarsap.*

As das articulações dos dedos a: *Mangan.*, *Phosph.*

As que apparecem debaixo das unhas e em volta, a:
Natr. m.

As dos pés a: *Alum.*, *Aur.*, *Calc.*, *Hepar*, *Lach.*, *Petrol.*,
Sulph., *Zinc.*

As que apparecem na ponta do nariz a: *Carb. an.*

As das ventas e angulos do nariz a: *Ant. cr.*

As da cara, a: *Sil.*

As dos angulos dos beiços (commissuras), a: *Merc.*,
Mexer.

As dos beiços, a: *Amm. mur.*, *Arn.*, *Ars.*, *Bry.*, *Caps.*,
Croc., *Ign.*, *Merc.*, *Natr. mur.*, *Veratr.*, *Zinc.* Se se ulceram: *Merc.*, *Phos. ac.*

As dos orgãos genitaes tratam-se, se estão no prepucio
com: *Sulph.*; no trajecto do cordão espermatico com:
Cann., *Sulph.*; na glande com: *Kali c.*; no escroto com:
Arn., *Graph.*; no membro: *Arn.*, *Graph.*, *Kali*, *Mosch.*;
nos testiculos: *Caustic.*, *Graph.*, *Sulph.*

Grippe.

(Influenza.)

A grippe é um catarrho epidemico, que ataca muitas
pessoas ao mesmo tempo, complicando com symptomas
gastricos, prostração e fraqueza. Dura muito mais que o
catarrho ordinario. Começa d'ordinario por canceira, magoamento do corpo, dôr e peso da cabeça, dôres vagas,
tosse secca, febre, perda do appetite e outros symptomas
gastricos, somno inquieto, ligeiro delirio, lingua secca,
prostração de forças e debilidade, bastante pronunciada.

No fim de quatro semanas, pelo menos, termina a molestia por uma expectoração abundante, suores e urinas copiosas. Nas pessoas idosas, debeis e mal tratadas, pode prolongar-se a doença por seis ou oito semanas.

O tratamento d'esta doença é bastante difficil, pois que como succede em todas as doenças epidemicas é preciso primeiramente acertar com o medicamento ou medicamentos proprios da epidemia reinante. So um estudo assiduo dos symptomas da doença e dos medicamentos mais indicados, poderá facilitar a escolha dos que exige o typo epidemico.

Se sobrevêm complicações, como a hyperemia cerebral, a hepatica, etc., tem que se acudir primeiramente a estas.

Os medicamentos mais preconisados contra a grippe, são:

Aconitum: quando a doença tiver um caracter inflammatorio muito pronunciado, tosse secca violenta e que abala todo o organismo, com ou sem oppressão do peito; catarrho bronchico e congestão ou inflammação da garganta.

Arsenicum: grande prostração e debilidade aggravadas pela noite ou depois de comer; dôr violenta de cabeça com corysa, com fluxo corrosivo; tosse espasmodica com vontade de vomitar e até vomitos; affecção catarrhal dos olhos.

Belladonna: a tosse é espasmodica; a dôr de cabeça é insupportavel e aggrava-se com a luz, o movimento, a conversação; agitação, inquietação e até delirio.

Bryonia: dôres rheumaticas nas extremidades e no peito, que não permittem o menor movimento.

Camphora: se ha uma especie de asthma catarrhal, com accumulação enorme de mucosidades nos bronchios; ataques de suffocação; pelle secca e fria ao tacto; o doente deseja estar sempre destapado; dôr de cabeça que augmenta com a mudança de tempo, anciedade, insomnia.

Causticum: sensação de ferida no peito; dôres nas extremidades que impedem o movimento e nos ossos da cara; tosse secca, violenta, que se aggrava á noite com calor geral.

Ipecacuanha: se os ataques de tosse são acompanhados de vomitos, nauseas e vomitos seccos.

Mercurius: dôres de cabeça, cara, ouvidos, dentes e extremidades, com dôr de garganta; tosse secca, convulsiva, violenta e incessante e que não permitte falar; corysa; o sangue rebenta pelo nariz por causa da violencia da tosse; calor com suores geraes, abundantes, que não alliviam.

Nux vomica: nas pessoas biliosas, de caracter violento, hypochondriacas. Tosse grossa e rouca, dôr de cabeça, violenta, contusiva, oppressiva, em especial na parte posterior; vertigens; dôres de rins; insomnia, somno agitado; prisão de ventre pertinaz.

Pulsatilla: quando a tosse não deixa descançar nem de dia nem de noite o doente e augmenta estando deitado.

Sabadilla: corysa com fluxo abundantissimo; estonteamento de cabeça; tosse surda com vomitos, ou expectoração de sangue, desde que o doente se deita; aggravação de todos os symptomas se o doente se resfria, pela tarde e antes da meia noite.

Stannum: a tosse, a principio secca, torna-se humida com expectoração abundante; se o doente falla ou lê, sente uma grande debilidade no peito e garganta e até rouquidão: expectoração amarellada, verde, de mau cheiro; depois de tossir e expectorar, o doente sente-se muito prostrado e debil; aggravação dos symptomas bebendo, defecando, tornando-se muito pallido, fraco e o corpo coberto de suores frios, e suando.

m uanto durarem os symptomas agudos os doentes devem observar uma dieta rigorosa, logo porem que elles cedam devem tomar caldos substanciosos.

Declarada a convalescença a alimentação deve ser gradual, tendo todo o cuidado em que os convalescentes não comam em demasia, porque o estomago fica muito fraco n'esta doença. Os pacientes não devem sair de casa sem que tenham adquirido bastantes forças e a tosse esteja quasi extincta.

Hemorrhagias.

Em todas as hemorrhagias, cuja causa certa não se pode descobrir, servem de guia quasi segura na escolha dos medicamentos, a côr do sangue e os seus caracteres essenciaes.

Se o sangue é acre, dê-se: *Kali, Silic.*

Escuro: *Bry., Carb. v.*

Coagulado: *Cham., Plat., Rhus*; ou *Bell., China, Ferr., Hyosc., Ignat., Ipecac., Puls., Sabad.*

Negro: *Cham., Crocus, Lach., Nux v., Puls., Sep.*

Rôxo-claro: *Bell., Dulc., Hyosc.*; ou *Arn., Ipecac., Phos., Rhus, Sabina, Secale corn.*

Viscoso: *Croc.*

Se cheira mal: *Bell., Bry., Cham., Croc., Sab.*

Hemorrhagias por excesso de sangue: *Acon., Bell., Croc., Op., Sab.*

Hemorrhagias por fraqueza: *China, Ferr., Ipecac.* e *Secale corn.*

Epistaxis. — Hemorrhagia pelo nariz. — Corrimento de sangue pelo nariz. — Para esta hemorrhagia estão indicados os seguintes medicamentos:

Aconitum: nas pessoas sanguineas, com forte dôr de cabeça e cara encarnada. (*Bell.*)

Arnica: depois d'uma insolação. — Menstruação retardada pelo vicio rheumatico (N.).

Carbo vegetalis: hemorrhagia frequente e abundante, sobretudo de manhã e durante as dejecções.—Grande palidez da cara antes e depois da hemorrhagia.

China: hemorrhagia nasal em pessoas anemicas ou durante os accessos de fraqueza ou causada por perdas de sangue.

Conium: hemorrhagia nasal ao espirrar.

Crocus: sangue espesso, viscoso, negro.

Hamamelis virginica: sangue negro, delgado, e que corre abundantemente.

Mercurius: o sangue coagula-se logo e forma um tampão.

Nux vomica: se a causa fôr o abuso das bebidas alcoolicas ou trabalhos mentaes, tendo alem d'isso sido precedida de seccura nas fossas nasaes e occlusão das mesmas (Alvarez).

Phosphorus: sangue abundante, claro, em pessoas de constituição tisica, e rebelde a outros medicamentos; abparece de novo pela mais ligeira causa e mesmo sem causa manifesta (Alvarez).

Pulsatilla: menstruação supprimida ou muito escassa.

Rhus: hemorrhagia nasal de noite e inclinando-se.

Cocculus e *Sepia*: durante a gravidez ou nas pessoas predispostas a padecer de hemorrhoidas.

Sulphur: hemorrhagias chronicas, rebeldes a outros medicamentos e quando se supprimiram as hemorrhoidas ja antigas.

Gastrorrhagia.—Hematemese.—Melena.—Os vomitos de sangue proveniente do estomago podem ter a côr rôxa e n'este caso chamam-se *hematemese*; ou a côr negra e então denominam-se *melena* ou *vomito negro*.

Os principaes medicamentos contra a hematemese são: *Acon.*, *Arn.*, *Ferr.*, *Hyosc.*, *Ipecac.*, *Nux v.*

Aconitum: se houver febre, quebrantamento geral, sêde, e peso no estomago.

Arnica: nos casos de pancadas, quedas contusões e nos grandes vomitos de sangue rôxo e espumoso ou coagulado.

Ferrum: sangue sem côr, com fraqueza geral, palidez, tonturas, perda dos sentidos.

Hamamelis: sangue escuro, delgado, abundante; a hematemese provem de alterações do figado ou do baço.

Hyoscyamus: sangue descorado, côr azulada da cara: pulso duro e cheio; ardor no estomago como se estivesse inflammado; apparece durante a menstruação, no principio ou durante a mesma.

Ipecacuanha: vomitos de sangue vivo com alimentos; nauseas continuas; frio nas extremidades com suor na testa e na cara; os vomitos não tiram o desejo de vomitar, que augmenta cada vez mais; olheiras de côr azulada. Convem tambem se a causa foi uma indigestão ou se o enfermo abusou da quinina.

Nux vomica: é tão violento o incommodo do estomago, que o doente deseja vomitar e vomita afinal um sangue rôxo-escuro mesclado com bilis, alimentos ou materias acidas. Prisão de ventre. Suppressão das hemorrhoidas ja antigas.

Se estes remedios não fôrem sufficientes, consultem-se: *Bry.*, *Carbo v.*, *China*, *Lach.*, *Lyc.*, *Mezer.*, *Millef.*, *Sulph.*, *Veratr.*

Os principaes medicamentos contra a melena ou vomito negro são:

Arsenicum: vomitos negros, abundantes, fetidos, com angustia extrema, sêde ardente, palidez da cara e mesmo alteração das feições e frio geral com suores frios.

China: nos casos em que o doente está muito fraco, anemico, tendo syncopes, desvanecimentos, enjôo, e uma debilidade tão grande, que apenas pode falar.

Veratrum: nos casos em que *Ars.* não tenha dado resultado e augmentam consideravelmente os symptomas indicativos d'este medicamento.

No caso de necessidade, consultem-se: *Ipecac.*, *Nux v.*, e *m.*, *Sulph.*

Hemoptise.—Hemorrhagia pulmonar.—Expectoração de sangue.—Tosse sanguinolenta.—Investigue-se primeiramente a causa occasional.

Se a hemoptise foi causada:

Por um esforço, uma queda, ou uma pancada, dê-se: *Arn.*

Por uma congestão pulmonar com febre: *Acon.*, ou *Bell.*, *Bry.*, *Nux v.*

Por suppressão da menstruação: *Bry.*, *Hamam.*, *Nux v.*, *Puls.*, *Sulph.*

Deve-se reparar na côr e consistencia do sangue.

N'uma hemorrhagia abundante e perigosa, os principaes medicamentos, são: *Acon.*, *Arn.*, *China*, *Ipecac.*, *Op.*, *Puls.* (Hg.) Assim.

Aconitum: se o sangue é vermelho claro; anciedade, inquietação; fervor de sangue no peito antes da hemorrhagia; angustia mortal; expectoração de sangue abundante por intervallos, excitada não pela tosse, mas por uma ligeira tossiculação.

Arnica: expectoração facil de sangue negro e coagulado, com difficuldade de respirar, dôres no peito, ardor e contracção no mesmo, palpitações do coração, calor e ataques de desfallecimento; ou sangue vermelho claro misturado de coagulos e mucosidades, espumoso; ou expectoração de sangue escasso todas as vezes que se tosse e em forma de esputos, com dôr na cabeça ao tossir.

China: se o doente está tão fraco que parece vae desfallecer e sua muito. Gosto de sangue na bocca; expectoração de sangue com tosse violenta; calafrios alternando ao mesmo tempo com calor passageiro, tremor ligeiro, vertigens, tonturas, obscurecimento da vista.

Hamamelis: hemoptise supplementar da menstruação, por esta se ter supprimido. Sangue escuro, fluidificado e muito abundante, grumoso, que sae com violencia.

Ipecacuanha: se ha tosse espasmodica, suffocante, frequentemente acompanhada de vomitos; se a respiração é difficil e o sangue *rôxo-claro* (ou escuro). Convem depois de *Acon.* ou *Ars.*

Opium: nos casos mais graves e em especial se reeaem em pessoas que abusam das bebidas alcoolicas. Vomitos de sangue espesso e espumoso, misturado de viscosidades; a cara está inchada, ardente, muito vermelha ou de côr palida-azulada; aggravação da tosse depois de engulir; suffocação, respiração difficil e angustias, frio nas extremidades com calor no peito e tronco; somnolencia e sobresaltos.

Pulsatilla: nos casos graves e tenazes, com expectoração de sangue negro e coagulado; nos casos de suppressão da menstruação; anciedade e calafrios; dôres na parte inferior do peito.

Alem d'estes medicamentos e em casos de menor gravidade podem consultar-se: *Ars.*, *Bell.*, *Carb. v.*, *Dulc.*, *Ferr.*, *Hyosc.*, *Ign.*, *Nux v.*, *Sulph.*

Nas hemoptises causadas pela suppressão das hemorrhoidas, o principal medicamento é *Nux v.* e não bastando *Sulph.*

É inutil observar que o doente deve estar quieto na cama, evitar as emoções, abster-se de fallar alto, não beber nem comer cousas quentes, nem tomar bebidas fortes.

Para evitar a repetição das hemorrhagias ou o desenvolvimento dos tuberculos, consultem-se: *Ars., Calc. c., Lach., Nitri acid., Nux v., Phos., Puls., Sulph.*

Nos casos graves administram-se os medicamentos de meia em meia hora ou de hora a hora, segunda a gravidade e urgencia.

Metrorrhagia — Hemorrhagia uterina. — Corrimento de sangue do utero. — As hemorrhagias uterinas podem apparecer depois d'um parto ou aborto; n'este caso os principaes medicamentos são: *Arn., Bell., Chamom., Crocus, Ipecac., Plat., Sabina* (Vêde: Aborto). Nas menstruações muito abundantes (*menorrhagias*): *Bell., Calc. c., Ferr., Ipecac., Nux v., Plat., Sabina, Secal.* (Vêde: *Menstruação*). A hemorrhagia pode tambem ser causada por um tumor, um polypo ou outra doença grave, como por exemplo a febre typhoide. N'este caso dê-se: *Ars., China, Rhus, Secal.* (G.) (Vêde: *Hemorrhagias*). Para as mulheres sanguineas applica-se de preferencia: *Acon., Bell., Bry., Calc., Cham., Nux v.*; ou então: *Plat., Sabina, Sulph.* Nas pessoas muito debilitadas convem: *China* ou *Secale*; ou então: *Crocus, Ipecac., Puls., Sep., Sulph.*

Na escolha dos medicamentos observem-se as seguintes indicações:

Aconitum: de grande vantagem para as mulheres que têm vertigens quando se levantam, e que as obriga a deitar-se de novo.—Receiam morrer a cada instante.

Arnica: quando a metrorrhagia provem d'uma queda, d'uma pancada ou commoção violenta, por exemplo, indo de carruagem por um caminho pedregoso, em especial nas mulheres gravidas.

Belladonna: a mulher experimenta uma sensação nos orgãos genitaes como se os intestinos fossem a sair por elles, com dôres violentas nas cadeiras, como se as dilacerassem, e no baixo ventre.

Bryonia: dôres de cabeça; a doente julga que a cabeça vae estalar; o seu mal peiora logo que se move.— Tem vertigens ao levantar. Corrimento de sangue escuro com dôres de rins, nauseas, vertigens e accessos de desfallecimento.

Calcarea: convem as mulheres obesas, cuja menstruação é muito abundante e se adeanta.

Chamomilla: grande inquietação e anciedade.—Por intervallos sae um sangue negro e coagulado.

China: grande debilidade; zumbido d'ouvidos; angustias; nos casos mais graves, com cabeça pesada, vertigens, embotamento dos sentidos, somnolencia, palidez, frio nas extremidades e estremecimentos convulsivos.

Crocus: o sangue negro sae em filetes.—A doente diz que sente mover-se uma cousa no ventre. Sangue negro viscoso, misturado de coagulos; tez amarella e terrosa; grande fraqueza com vertigens, obscurecimento da vista e angustias; pulso apenas perceptivel; grande anciedade e inquietação; frio e suores frios. Nos casos mais graves e depois de *China*.

Hamamelis: hemorrhagias venosas; sangue escuro, delgado e grumoso, com muito calor nos orgãos genitaes, sêde insaciavel, canceira; corre em abundancia mas d'ordinario não forma coagulos.

Hyoscyamus: a hemorrhagia vem com delirio, convulsões e uma grande agitação.

Ipecacuanha: *medicamento principal*, segundo Hering, em todas as hemorrhagias grandes depois d'um parto.— Sangue descorado; *cólicas* na região umbilical; *nauseas* continuas (G.).

Platina: hemorrhagias de sangue negro, espesso, com dôres de ventre que partem dos quadris e tornam mui sensiveis os orgãos genitaes (G.) Hemorrhagia precedida de emoções violentas (Hg.).

Pulsatilla: hemorrhagias das pessoas cuja constituição indica este remedio.—A hemorrhagia cessa com frequencia por completo e volta de repente (G.).

Rhus: metrorrhagia causada por um esforço corporal.

Sabina: sangue ora espesso e negro, ora aquoso. Depois do parto ou do aborto; dôres de ventre e nos quadris, como as do parto; grande debilidade; dôres na cabeça e extremidades. As dôres partem da espadua e dirigem-se ao baixo ventre (pubis).

Stramonium: a doente fala excessivamente durante a hemorrhagia e entrega-se a estravagancias phantasistas.

Dissolvem-se os medicamentos em agua e dão-se de 2 em 2 ou de 3 em 3 horas, até que haja allivio; nos casos de metrorrhagia como de hemoptises, a pessoa estranha á medicina deve servir-se das atenuações medias; as baixas podem aggravar a hemorrhagia. A respeito das altas atenuações, curam frequentemente, é verdade, mais rapida e seguramente, exigem porém uma escolha delicadissima e minuciosa.

Otorrhagia.—*Corrimento de sangue pelos ouvidos.*— O principal medicamento contra esta hemorrhagia é *Merc.* e se não bastar *Puls.* No caso de precisão consultem-se: *Bry., Calc., Cicuta, Graph., Lach., Nitri ac., Petrol., Rhus, Sulph.*

Rectorrhagia.—*Corrimento de sangue dos intestinos.*— Os principaes medicamentos contra esta hemorrhagia, são: *Acon., Bell., Calc., China, Ipecac., Nux v., Sulph.*

Aconitum: picadas e pressão no anus; sensação de plenitude no ventre, com tensão, pressão e calor forte; dôres nos quadris e rabadilha; sêde; agitação.

Belladonna: hemorrhagia com dôres fortes nos quadris e ventre, cabeça e garganta; grande peso no ventre e anus.

Calcarea: nas pessoas plethoricas que têm rectorrhagias frequentes, que em geral apparecem depois de cada dejecção e seguidas de grande quebrantamento de forças.

China: grande fraqueza causada pela hemorrhagias anteriores ou pela constituição especial do individuo e que augmenta demasiadamente depois de cada hemorrhagia. Sangue fluido, descórado, aquoso, com suores frios, palidez geral e angustias.

Hamamelis: rectorrhagia supplementar da menstruação por esta ter desapparecido. Sangue abundante, escuro, delgado, com peso e calor no intestino recto. Convem sobretudo quando complica com as hemorrhoidas.

Ipecacuanha: o sangue sae juntamente com os excrementos e em grande quantidade, com vomitos, nauseas, dôres de ventre, frialdade da pelle, suor frio na cara e testa.

Nux vomica: prisão de ventre habitual; dejectos ensanguentados; puxos depois da deposição e desejo de defecar com grande queimor no anus; congestão de ventre e de cabeça, com grande calor n'aquelle e inchação; cabeça pesada, vertigens; sangue mucoso; aggravação com o movimento.

Sulphur: depois de *Nux v.* e nos casos em que este não tenha concluido a cura; prisão de ventre que alterna com hemorrhagia acompanhada de mucosidades e que causa erosões no anus pelo seu ardor; congestão frequente para a cabeça e grande peso no anus; indolencia geral, palpitações do coração, com angustia e nos casos em que uma erupção foi supprimida.

Alem d'estes medicamentos podem tambem consultar-se: *Ars., Carb. v., Merc., Nitri ac., Phos., Rhus, Tart. em.*

Uretrorrhagia.—Hemorrhagia da uretra.—Hematuria.— Urinas ensanguentadas.—Os medicamentos principaes d'esta molestia são os seguintes:

Aconitum: febre forte com sêde, com calor na uretra e desejos d'urinar e emissão de urina ensanguentada ou sangue puro, com calor nos rins e na bexiga.

Cannabis: emissão gota a gota de urina ensanguentada com dôres urentes ao urinar, retensão completa d'urina com hemorrhagia.

Cantharis: predominam dôres insupportaveis, urentes, lancinantes, que não deixam estar na cama, nem urinar; o sangue sae gota a gota, ou em abundancia. A dôr ao urinar é tal, bem como o ardor que o doente resiste o mais que pode primeiro que se determine a urinar.

Pulsatilla: emissão de urinas ensanguentadas com sedimento purulento. Dôres pressivas, urentes na bexiga.

Sulphur: as urinas saem misturadas com mucosidades e sangue. com ardor na uretra.

Hematuria com vontade de vomitar: *Ipecac.*; com ardor: *Puls.*; com dôres de estomago: *Ipecac.*; com dôres de bexiga e rins: *Ipecac.* e *Puls.*; com paralysia nas pernas: *Lycop.*; com prisão de ventre: *Lycop.*

No caso de necessidade podem consultar-se os seguintes medicamentos: *Arn., Ars., Calc., China, Con., Mezer., Millef., Phos., Zinc.*

Hemorrhoidas.

(Tumores hemorrhoidaes.)

Os tumores hemorrhoidaes provêm de que os orgãos do abdomen e principalmente as veias chamadas hemorrhoidaes, estão demasiado cheias de sangue e congestionadas. Estes tumores dão logar, de tempos a tempos, a abundantes fluxos de sangue. A disposição hemorrhoidaria é em geral herdada. Uma vida sedentaria e as comidas succulentas favorecem-na; encontram-se n'estes casos muitos symptomas d'uma congestão sanguinea nos orgãos abdominaes, como dôres nas espaduas e rins, flatulencia, prisão de ventre, ardor no anus, etc.; e tambem congestão no peito e cabeça ou então hypochondria e outros soffrimentos moraes. Estes symptomas diminuem d'ordinario quando sobrevem um corrimento de sangue pelo anus. Os antigos provocavam este corrimento pelas sanguesugas ou pelo aloés.

As hemorrhoidas caracterisam-se por um ou mais tumores brandos ou duros no anus, que cedem á pressão dos dedos e augmentam ao fazer esforços para defecar, causando por vezes hemorrhagias pelo anus ou secreção de mucosidades mais ou menos liquidas e dôres pungentes. Ao defecar costumam abrir-se os tumores e causar grandes hemorrhagias, que, se se repetem com frequencia, podem causar graves transtornos ou pelo menos a anemia. Outras vezes estabelecem-se hemorrhagias periodicas, muito favoraveis ao entretenimento da saude e que, quando não se apresentam no periodo fixado, determinam congestões no cerebro, pulmões, etc., que podem comprometter a vida; temos pois que respeitar taes hemorrhagias e não fazer nada que as possa supprimir. Em alguns doentes taes hemorrhagias são substituidas por um catarrho do recto, que se exacerba em certas epocas, dando logar á secreção de grande quantidade de muco.

Este padecimento nunca é grave senão quando ha hemorrhagias frequentes e excessivas, ou quando se estrangulam os tumores hemorrhoidaes, estes suppuram e gangrenam-se, ou se inflamma o intestino recto.

O tratamento hygienico d'esta doença é quasi tão importante como o therapeutico. A primeira cousa a que deve attender o que soffre de hemorrhoidas é o ter sempre desembaraçado o ventre, pois que a prisão de ventre é o symptoma mais pertinaz e incommodo; para a combater todos os dias antes de obrar se pode dar um clyster d'agua morna a que se pode juntar uma ou duas colhéres de azeite bom, sendo preciso, retendo-o por mais ou menos tempo segundo o caso. Não deve usar alimentos picantes, salgados, especiarias, licores, acidos, café, chá, cousas gordurentas, nem ceiar muito tarde, nem ingerir muitos alimentos sobrecarregando demasiadamente o estomago. O uso de alimentos de facil digestão, da cerveja clara e vinho branco; o passeiar moderadamente e o uso de cadeiras de madeira, com fundo de palha para os que estão muito tempo sentados, são regras que devem observar os que soffrem de hemorrhoidas.

Uma complicação frequente e a que ja nos referimos, é a estrangulação dos tumores hemorrhoidaes pelo esphincter anal. Causa taes suffrimentos que a primeira cousa a fazer é a sua introdução. Para isto o doente deve estar na cama, tendo a cabeça inclinada e os quadris elevados, as pernas separadas, colocado assim, outra pessoa, com o dedo index da mão direita untado de azeite, introduzirá suavemente e pouco a pouco os tumores estrangulados, até que os tenha introduzido todos. Conseguido isto o doente deve conservar-se deitado de costas durante um dia, fazendo applicações ao anus de pannos molhados em agua fria, que se renovam logo que sequem.

Para as hemorrhagias excessivas, inflammação do recto, etc., vêjam-se os capitulos *Rectorrhagia* e *Recto*.

Ás vezes não se consegue introduzir os tumores pelo processo indicado, por causa do muito espasmo que ha no anus, e n'este caso devem applicar-se ao anus pannos imbebidos em agua bem quente, e se isto não fôr sufficiente, far-se-ha sentar o doente n'um vaso grande e cylindrico meio d'agua bem quente, onde se deve conservar sentado por espaço de meia ou uma hora, com o que se conseguirá facilmente a desapparição do espasmo do anus e a introducção dos tumores hemorrhoidaes.

Os principaes medicamentos contra as hemorrhoidas são: *Nux v.* e *Sulph.* que alguns medicos mandam dar assim: Durante tres dias seguidos uma dóse pela manhá de *Sulph.* e outra de noite de *Nux v.*; depois descança-se por tres ou seis dias e repetem-se os mesmos remedios do mesmo modo e assim successivamente. Este methodo tem os seus partidarios, com elle porêm não se obtêm grandes resultados, sendo mais um palliativo do que outra cousa. Tem sempre que se attender aos symptomas que o doente accusa.

Os medicamentos indicados para esta doença, alem de *Nux v.* e *Sulph.*, são numerosos e d'entre elles mencionaremos em especial: *Acon.*, *Apis.*, *Bell.*, *Caps.*, *Carb. v.*, *Cham.*, *Lyc.* e *Aesculus.*

Se as hemorrhoidas são fluentes e com exsudação mucosa, dêm-se: *Ant. cr.*, *Caps.*, *Carb. v.*, *Graph.*, *Phos.*, *Puls.*, *Sulph.* e *Muriat. ac.*

Se o fluxo é de sangue abundante: *Acon.*, *Bell.*, *Calc.*, *China*, *Ipecac.*, *Phosph.* e *Puls.* ou *Hamamelis* se o sangue é escuro.

Se causam um forte ardor no anus: *Acon.*, *Nux v.*, *Sulph.*

Se os tumores hemorrhoidaes se inflammam: *Acon.*, *Cham.*, *Muriat. ac.*, *Puls.* ou *Ars.*, *Nux v.*, *Sulph.*

Para as consequencias que ás vezes sobrevêm pela suppressão das hemorrhoidas: *Nux v.* e *Sulph.* ou *Calc.*, *Carb. v.*, *Puls.*

Para combater a predisposição ás hemorrhoidas: *Nux v.* e *Sulph.*; ou *Calc.*, *Carb. v.*, *Caust.*, *Graph.*, *Lach.*, *Petrol.*, *Puls.*

Eis aqui as indicações mais essenciaes:

Aconitum: picadas e pressão no anus com pressão e peso no ventre, dôres de rins, cabeça e peito; molleza geral, as hemorrhoidas sangram facilmente; aggravação á noite e pela manhã, ao inclinar-se e com o frio; allivio com o calor.

Aesculus hypocastanum: tumores hemorrhoidaes externos e internos que sangram pouco ou nada, com ardor e constricção no recto, sensação como se saisse esta parte do intestino, seccura e prurido no mesmo, como se houvesse um corpo estranho, fazendo esforços inuteis para o expellir, com dôres fortes nos quadris e lombos. Como symptoma dos mais caracteristicos sobresae uma debilidade dolorosa na rabadilha (região sacro-iliaca) que apparece com o movimento e cessa com a quietação, obrigando o doente a deixar as suas occupações.

Aloë: tumores hemorrhoidaes externos, com a fórma de cacho d'uvas, dolorosos em extremo, ardentes, sensiveis e com grande calor; com aggravação pela tarde, estando de pé e sentado; alliviando com a applicação da agua fria.

Antimonium crudum: secreção abundante de mucosidades branco-amarelladas, com ardor, formigueiro, prurido e mesmo gretas no anus e dôr na rabadilha; aggravação pela noite e com o calor do verão e tambem depois do banho; allivio com a quietação e ao ar livre.

Apis: hemorrhoidas volumosas exsudando um sangue negro, em especial ao obrar e sem dôres; aggravação á noite e com o tempo humido; allivio com o calor e durante o dia.

Arsenicum: tumores hemorrhoidaes com dôres ardentes, são pequenos mas mui dolorosos; o sangue que escorrem é ardente; calor e agitação com ardor nas veias; deperecimento; aggravação á noite e com o frio; allivio com o calor.

Belladonna: hemorrhoidas fluentes com fortes dôres nos rins como se se rompessem; aggravação com o tacto, pela tarde e á noite; allivio estando de pé ou deitado.

Capsicum: tumores muito inchados com fluxo de sangue ou mucosidades sangrentas e dôres ardentes no anus; dôres nos rins e espaduas, estendendo-se ao ventre e durante as dejecções; aggravação com o contacto e o frio e no principio do movimento; allivio estando quieto e com o calor.

Carbo vegetalis: inchação volumosa e azulada dos tumores, com dôres de rins; prisão de ventre com corrimento de sangue pelo recto; ardor nas hemorrhoidas e no anus depois de obrar; flatulencia, inercia no ventre obrando com difficuldade, congestão de sangue na cabeça e corrimento abundante de mucosidades; aggravação pela manhã ao ar livre, applicando cataplasmas e com a pressão; allivio depois d'estar deitado.

Chamomilla: dôres compressivas no ventre, desejo continuo de obrar; diarrhea por vezes ardente e corrosiva; gretas dolorosas e ulceras no anus, com fluxo hemorrhoidal; aggravação á noite e deitado; allivio com o calor.

Hamamelis: tumores hemorrhoidaes fluentes, cujos botões ou cabecinhas se inflammam e congestionam com frequencia, inchando muito e deixando correr um sangue escuro, delgado, abundante, com muito calor e ardor no recto, canceira, prisão de ventre.—Convem sobretudo quando as hemorrhoidas e o seu fluxo supprem a menstruação, por esta ter desapparecido.

Ignatia: dôres violentas, profundas, no anus e tumores, prurido e formigueiro, corrimento abundante de sangue e saida do intestino recto ao obrar; desejo frequente de obrar e urgente com escoriação e contracção do recto, escorrendo somente mucosidades sanguinolentas; aggravação pela noite e de manhã e depois d'estar deitado; allivio dormindo de costas.

Muriatis acidum: remedio muito importante n'esta molestia; tumores hemorrhoidaes inchados, muito inflammados e de côr azulada ou arroxêada, dôres d'escoriação, picadas horriveis, insupportaveis e grande sensibilidade ao tacto; aggravação com o repouso e o tempo humido; allivio com o movimento; fraqueza excessiva com horror ao movimento e desejo d'estar constantemente deitado ou sentado, as dôres porêm e o ardor não o deixam.

Nux vomica: pessoas de vida sedentaria, dadas ás bebidas espirituosas e manjares succulentos; nas mulheres gravidas e em consequencia de doenças verminosas (lombrigas).—Dôres de magoamento que não permittem o menor movimento; prisão de ventre pertinaz, com vontade de obrar sem resultado e como se o anus tivesse uma rolha ou estivesse fechado; congestão frequente no ventre e na cabeça com elevação d'aquelle; cabeça pesada, vertigens, impossibilidade de trabalhos mentaes; corrimento de sangue e mucosidades pelo anus; hemorrhoidas dolorosas; aggravação pela manhã cedo, com o movimento e o mais leve contacto; allivio com o repouso e uma pressão forte.

Pulsatilla: pessoas lymphaticas, delicadas, sensiveis; dejecções difficeis com congestão de sangue no anus; hemorrhoidas com grande dôr de ulceração; que sangram facilmente, com grande prurido, comichão e escoriação; saem fóra do recto facilmente; aggravação á tarde, ao escurecer, até ás onze horas da noite e com o calor; allivio com o frio.

Sulphur: nos mesmos casos que *Nux vom.* e depois d'este; sobretudo se a prisão de ventre alterna com diarrhea; sensação de erosão no anus com prurido e picadas; congestão frequente na cabeça, palpitações de coração; dyspepsia, difficuldade de urinar; exsudação, ardor, saida frequente dos tumores hemorrhoidaes, com fluxo de mucosidades sanguinolentas; aggravação de tarde e á noite, com o calor da cama, com o trabalho, o contacto; allivio com o movimento e o calor. Depois de *Sulph.* convem *Calc. c.* nas pessoas plethoricas, sobretudo se o fluxo hemorrhoidal se supprimiu.

Pelo que respeita a dóses e repetição dos remedios, devem dar-se atenuações medias e baixas para se obter um allivio prompto. Para alcançar melhoras duradouras, devem-se empregar atenuações mais altas.

Não se alcançarão porêm resultados favoraveis se o doente não guardar um regimen severo·e se não tiver um modo de vida conveniente.

Hernias.

(Quebraduras.)

Dá-se o nome de *hernia* á saida d'uma parte do intestino ou do epiploon que o envolve, por qualquer das aberturas cobertas pela pelle abdominal, formando-se um tumor. Conforme a abertura por onde sae a parte intestinal, assim as hernias se chamam *inguinaes* (as que se formam nas virilhas), *cruraes* (na parte em que se une a côxa com o ventre) e *umbilicaes* (no umbigo); a inguinal pode tornar-se *escrotal* (quando a parte intestinal desce ao escroto). Ha ainda outras hernias muito mais raras e das quaes não nos occuparemos, por serem, as que enunciámos, mais communs e frequentes.

A hernia *inguinal* forma-se por cima da espinha do

pubis e constitue um tumor brando, elastico, prolongado como um ovo, que augmenta estando de pé, tossindo, espirrando e bocejando, e comprimindo o ventre, diminue e desapparece estando deitado. É a hernia mais commum nos homens.

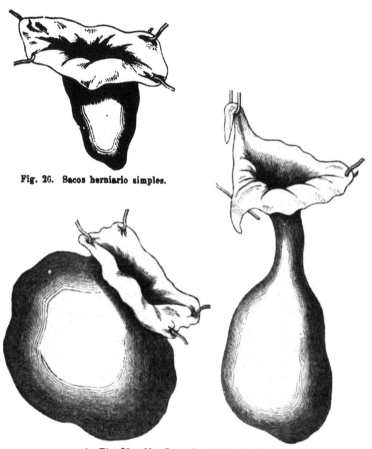

Fig. 26. Sacos herniario simples.

. '. Fig. 27 e 28. Sacos herniarios simples.

A hernia crural apparece mais abaixo da anterior, dois ou tres centimetros, no limite inferior do ventre e para fóra e abaixo. É a mais frequente nas mulheres obesas e que têm tido filhos.

A hernia *umbilical* forma-se no umbigo. É a mais frequente nos recemnascidos e nas pessoas obesas.

As hernias podem ser *reductiveis, irreductiveis e estranguladas* (que são as peiores). O tratamento principal nas reductiveis e irreductiveis é o contentivo por meio d'uma funda bem adaptada, a qual por si so cura a hernia nas creanças, e não nos adultos e anciãos. As fundas devem tirar-se de noite e colocal-as pela manhã depois de urienar Ants de colocar a funda deve-se reduzir ou introduzir a hernia. Para isso deita-se o doente de costas, eleva as côxas sobre o ventre e elle mesmo com os dedos,

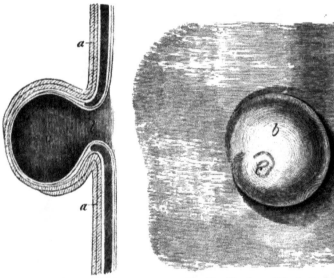

Fig. 29. Corte transversal da hernia umbilical adquirida.

Fig. 30. Hernia umbilical adquirida.

ou outra pessoa, introduz no ventre o conteudo da hernia, fazendo movimentes pressivos e intervallados; depois colloca-se a funda. A funda deve sempre trazer-se até completa cura da hernia, se não se quer que esta se torne irreductivel ou se estrangule.

As hernias estrangulam-se pelo augmento da porção intestinal herniada, por esforços, corporaes, pela acumulação de escrementos, gazes e corpos estranhos na dita porção, enrolamento d'esta, inflammação e inchação e doenças diversas dos intestinos. A estrangulação é mais ou menos grave segundo a classe das partes combrimidas e a sua duração. Manifesta-se por dôres agudissimas no tumor herniario, que se distende, doloroso ao tacto, não se deixa reduzir e a pelle que o cobre está avermelhada; as dôres estendem-se a todo o ventre, ha nauseas, vomitos, primeiro

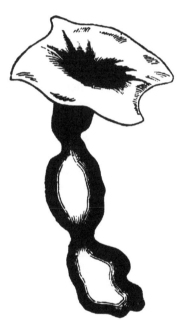

Fig. 31. Saco herniario estreito
e comprimido.

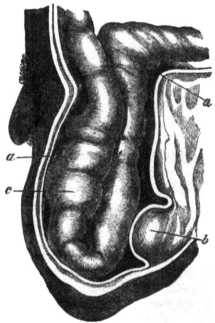

Fig. 32. Hernia escrotal.
a Escroto. *b* Testiculo. *c* Intestino.

de alimentos e depois de escrementos, prisão de ventre, os clysteres não dão resultado; ha febre, o pulso é pequeno e filiforme, sêde, suor, grande angustia e cara alterada e se tal estado não se atenua com os medicamentos e em caso extremo com a operação chamada da hernia estrangulada, sobrevêm a prostração do doente e a gangrena do tumor, a pelle que o cobre torna-se azulada ou negra e se verifica a morte. Ás vezes abre-se o tumor

inflammado, saem por elle os escrementos e sanie fetida e
so com os medicamentos e tratamento desinfectante se consegue conter a molestia, terminando pela cura e ficando em
seu logar uma fistula escrementicia.

Melhorada a estrangulação ou curada com os medicamentos, faz-se a reducção da hernia como ja se disse e
applica-se a funda. Quando se abre e saem pelo tumor
os escrementos, dar-se-ha *Sil.* com frequencia e depois
Calc. carb. e *Phosph.* depois.

Nas hernias estranguladas, com dôres violentas e vomitos, é preciso chamar o medico sem demora. m uanto
não chega, dão-se ao doente medicamentos bem indicados,
que podem facilitar a reducção da hernia.

Os medicamentos principaes são:

Aconitum: febre ou inflammação do tumor herniario.

Belladonna: se a hernia é mui dolorosa e se o mais
leve contacto augmenta as dôres.

Nux vomica; se um resfriamento, uma colera, uma indigestão, precederam o accidente.

Opium: se a hernia estrangulada promove vomitos cujo
cheiro é desagradavel, cara encarnada e ventre elevado.

Sulphur: se os vomitos são acidos.

Veratrum: se as extremidades estão frias e ha suores
frios.

Se a hernia tiver uma côr má, se se receiar a gangrena e se o medico se demorar ainda, dê-se *Ars.* alternado com *Laches.* Nos casos graves dar-se-ha uma dóse
de quarto em quarto ou de meia em meia hora.

As hernias das creanças e mesmo as dos adultos, se
não são muito antigas, podem curar-se com os medicamen-
tos. Nos casos agudos, em que a hernia é a consequencia
d'um esforço, dê-se *Rhus* e se não fôr sufficiente, *Nux v.*
Se a hernia saiu lentamente, á força d'estar em pé, dê-se:
Cocculus (Hg.); *Sulph. ac.* (B.). ou *Aurum, Borax, Calc. c.*,
Cham., Cina, Lyc., Nux v., Op., Sil., Stann., Sulph. e
Sulph. ac. (G.).

Os melhores medicamentos para curar as hernias ja
recentes ja antigas, são: *Aur., Cocc., Lyc., Magn., Nux v.*,
Sil., Sulph. ac., Veratr., Zinc.

Se a hernia é umbilical, dar-se-ha: *Gran.*, *Nux v.*, *Plumb.*, *Veratr.*, *Verb.*

Se é inguinal: *Amm. m.*, *Aur.*, *Lyc.*, *Nux. v.*, *Sulph. ac.*, *Zinc.*

Se é crural: *Nux v.*

Se é escrotal: *Magn. m.*, *Nux v.*

As hernias das creanças causadas pelo chôro curam-se com *Cham.* e se não bastar *Borax* e havendo necessidade *Aurum* ou *Nux v.*

Os symptomas geraes indicam o medicamento a escolher. (Vêjam-se: *Sympt. ger. car.* e *Doenças das creanças.*)

Herpes.

Os medicamentos principaes contra os herpes são *Ars.*, *Calc.*, *Clem.*, *Con.*, *Dulc.*, *Graph.*, *Merc.*, *Rhus*, *Sepia*, *Sil.*, *Sulph.*

Graph., *Lyc.*, *Rhus* contra os herpes humidos;

Rhus, *Sepia* contra os herpes que causam comichão;

Ars., *Calc.*, *Sil.* contra os herpes escamosos;

Calc., *Con.*, *Graph.*, *Lyc.*, *Rhus*, *Sulph.* contra os herpes com crostas;

Sepia, *Sil.* contra os herpes seccos.

Herpes zoster ou zona.—(Fogo de S^to Antonio.)—Esta molestia rara da pelle produz pequenas vesiculas, que so se notam em certas partes do corpo, sendo uma inflammação de caracter erysipelatoso. O liquido que encerram as vesiculas secca-se pouco a pouco e forma crostas. Estendem-se em forma de cinto sobre a metade do corpo, succedendo isto geralmente no peito. A erupção é acompanhada em geral de dôres ardentes, picadas,

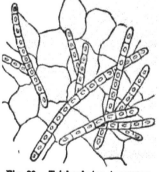

Fig. 33. Trichophyton tonsurans.

ardor e uma sensação como se houvesse escoriações.

Os medicamentos principaes são: *Graph.*, *Rhus* (J.); *Merc.*, (Gerhardt); *Ars.*, *Puls.*

Herpes tonsurans.—É uma doença propria do couro cabelludo, onde ha pêlo, e ás vezes, ainda que raras observa-se debaixo das unhas que torna deformes.

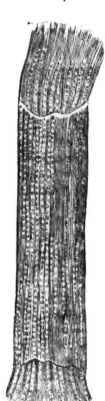

Fig. 34. Herpes tonsurans no cabello

É uma doença parasitaria, causada por um fungo vegetal, o *tricophyton tonsurans*, formada por fios de *mycelium* articulados, que se dividem e enlaçam bifurcando-se.

Esta doença reconhece-se pela formação de pontos circulares no couro cabelludo, isolados, cujo cabello depois de perder o lustro e tornar-se cinzento, cae por fim, quebrando-se facilmente e deixando á vista, no sitio que occupava, uma superficie similhante a uma coróa.

Esta doença cura-se facilmente lavando todos os dias os sitios atacados, cortando primeiro cabello, com uma solução d'acido phenico a um por cento. A tinctura de *Myroxylon peruiferum* e o nosso *Tonico homeopathico do cabello* curam-a tambem facilmente (F. J. Costa.) O tratamento interno a applicar consiste primeiramente em *Kreosotum* e se não fôr bastante *Sulph.*; depois consultem-se sendo preciso, *Graph.*, *Lycop.*, *Merc.*, *Rhus*, *Sarsap.* e *Sepia.*

Herpes annular. — Esta variedade rara de herpes apresenta a forma d'annel e de vesiculas que se seccam com rapidez formando crostas maiores ou menores ou uma só crosta. O medicamento principal para combater este herpes é *Sepia* e não bastando consultem-se: *Calc.*, *Caust.* e *Sulph.* (Schron.).

Hydrarthrose.

Esta doença, que consiste n'uma accumulação de sorosidade e excesso de synovia nas articulações depende em

geral do rheumathismo articular chronico, muitas vezes
porêm é causada por pancadas, quedas e por esforços das
cartilagens articulares e capsula synovial.

Ataca de preferencia a articulação dos joelhos e dos
pulsos, formando uma inchação maior ou menor, indolente,
sem mudança de côr na pelle e o entorpecimento dos
movimentos da articulação depende da quantidade de liquido derramado na articulação.

Esta doença não sendo muito antiga, é perfeitamente
curavel pelo tratamento homeopathico, e o melhor medicamento é *Rhus*, que se dará com insistencia e depois consultem-se, se *Rhus* não fôr bastante: *Calc. c.*, *Iod.*, *Merc.*,
Ruta, *Silic.* e *Sulph.*

Hydropisia.

A hydropisia não é uma doença idiopathica, é sempre
um symptoma ou a consequencia d'outra doença e frequentemente d'uma doença incuravel. As causas mais frequentes
da hypropisia geral (*anasarca*) são as doenças do figado,
dos rins e do coração. Eis porque não é possivel dar
n'um manual d'esta ordem todas as indicações necessarias
para o tratamento d'esta doença, porque é preciso primeiramente investigar a causa occasional.

Alem da hydropisia geral e da ascite, que d'ordinario
se chama simplesmente hydropisia, ha tambem derrame de
agua n'outras cavidades ou orgãos; como: a hydropisia do
cerebro (*hydrocephalia*), a do peito (*hydrothorax*), a do pericardio (*hyropericardia*), a dos ovarios, etc.

Portanto so podemos fornecer ligeiras indicações:

A hydropisia aguda do cerebro exige principalmente:
Apis e se não basta, *Helleb.*; ou *Acon.*, *Bell.*, *Bry.*, *Calc.*,
Sulph. A *hydropisia chronica*: *Calc. c.*, *Phosph.*; ou *Ars.*,
Helleb., *Sulph.*

A *hydropisia do peito*: *Bry.*, *Sulph.* e nos casos chronicos: *Ars.*, *Carb. v.*, *Dig.*, *Squilla.*

Se a ascite e a hydropisia geral foram precedidas de
perdas de sangue ou molestias debilitantes, empreguem-se
sobretudo: *Apis*, *Ars.*, *Bry.*, *Colch.*, *Dig.*, *Helleb.*, *Sulph.*; ou
então: *Bell.*, *Calc.*, *Coni.*, *Dulc.*, *Merc.*, *Rhus*, *Scilla*, *Sepia.*

A punção é um processo menos recommendavel.

Nos casos de hydropisia devidos á retrocessão do sarampo, da escarlatina, etc., chamamos a attenção para os respectivos artigos.

Eis os medicamentos mais indicados para a hydropisia em geral e a ascite (hydropisia do ventre):

Aconitum: nos casos de excitação geral com symptomas febris e sêde, hydropisias causadas ou aggravadas por um susto, medo e resfriamento.

Apis: nas mulheres na edade critica, ascite e hydropisia dos ovarios, anasarca completa sem sêde, a pelle apresenta-se muito pallida, transparente, como cera virgem.

Arsenicum: côr terrosa e pallida de pelle, sêde insaciavel mas o doente bebe pouco de cada vez, pelle do rosto de côr esverdinhada, debilidade e prostração grande de forças, lingua secca, symptomas asthmaticos, impossibilidade d'estar deitado de costas, extremidades frias e dôres em diversas regiões.

Camphora: anasarca com urinas vermelhas formando um deposito espesso.

Cantharis: hydropisia ligada a uma doença dos rins, puxos d'urina, urina escassa e saindo gotta a gotta, dôres nas extremidades, corysa chronica.

China: hydropisia, ascite, edemas (inchações locaes) causados por perdas debilitantes, doenças do figado e baço, doenças prolongadas, etc.

Digitalis: hydropisia causada por uma lesão organica do coração, com pulso pequeno e rapido.

Dulcamara: hydropisia causada pela suppressão da transpiração pelo frio humido, accessos vespertinos, urinas escassas e fetidas, dôres geraes, gazes, falta de appetite e outros symptomas gastricos.

Ferrum: hydropisia causada por perdas debilitantes, pelas intermittentes chronicas e pelo abuso da quinina, vomitos, diarrhea indolente, pallidez e inchação da pelle, grande fraqueza.

Helleborus: hydropisias agudas com grande fraqueza e prostração, somnolencia, febre, dôres geraes, diarrhea, suppressão quasi completa da urina, suores geraes e sobretudo na cabeça.

Kali carbonicum: hydropisia das mulheres idosas.

Lactuca; hydropisia em que se torna notavel a inchação dos pés, do ventre e das palpebras.

Ledum: *hydropisia* com dôres consideraveis em diversas regiões e seccura da pelle, os doentes não podem estar na cama, porque o calor aggrava os symptomas, sentem-se porêm sempre frios e calafrios; pessoas palidas, delicadas.

Mercurius: hydropisias agudas e chronicas dependentes de varias causas, oppressão de peito, suores geraes, tosse fatigante, angustia, lingua sempre humida, sensação de frio exterior e de ardor interno.

Phosphorus: hydropisia nas pessoas altas, delgadas, com augmento de inchação nas mãos, pés e cara, accessos nocturnos, tosse, diarrhea e suores quentes e abundantes, catarrho dos bronchios e urinas sanguinolentas.

Sulphur: nos casos chronicos e rebeldes aos medicamentos melhor indicados, hydropisias de curso lento e extenso; excita a reacção e abre o caminho á acção d'outros medicamentos, entre elles *Ars*.

Aos doentes debilitados deve-se-lhes recommendar uma alimentação sadia, a residencia no campo e que bebam sempre pouca agua.

Hypocondria.

A hypocondria é uma molestia do sexo masculino, que traz o enfermo sempre preoccupado com os seus soffrimentos e que sente ou julga sentir as mais violentas dôres ou as mais extraordinarias, sem que o medico possa, ainda mesmo com a inspecção mais escrupulosa, encontrar alteração alguma correspondente aos orgãos de que se queixa. O dr. Baehr chama com razão á hypocondria »*o egoismo enfermiço*«.

As causas d'este padecimento são a pouca actividade, uma vida sedentaria, a quietação, a indolencia, a vida conventual, um ensino supersticioso e fanatico, os desgostos, o abuso dos prazeres sexuaes, a leitura de livros de medicina, o viver com pessoas hypocondriacas e melancolicas, as desordens do estomago e intestinos.

A hypocondria principia pelo doente dar uma importancia extraordinaria a desordens insignificantes, preoccupa-se acerca da sua hypothetica doença, explica-a detalhadamente e recreiando-se com a sua descripção que parece não ter fim, consulta um medico após outro e outro, lê livros de medicina em que procura a sua molestia imaginaria. Pouco depois persuade-se de que tem uma doença muito grave, talvez mortal, e as suas preoccupações tornam-no triste, sombrio e melancolico, passando horas sentado ou na cama. Pouco a pouco desenvolvem-se symptomas nervosos, como dôres de cabeça e n'outras regiões, formigueiros, visões, etc. e depois nos orgãos digestivos, como dyspepsia, prisão de ventre, falta d'appetite, etc,; o doente se definha e torna-se um pouco amarello e successivamente, se não se curam os phenomenos ja enunciados, sobrevêm alterações serias em diversos orgãos, como figado, pulmões, coração, etc. Não sobrevindo estas alterações, a hypocondria não é doença mortal.

O tratamento principal d'esta molestia é o moral, procurando apoderar-se da imaginação do enfermo e convencel-o de que a sua molestia é leve, insignificante. Devemos dissuadil-o da leitura dos livros de medicina, aconselhando-o a que faça muito exercicio, que passeie, que faça gymnastica, que viaje e se distraia; devendo ao mesmo tempo tomar banhos, frequentar os theatros e a sociedade e não tomar licores, cerveja, vinho, café e especiarias. Podemos aconselhal-o que frequente as aguas medicinaes como as de Caldellas, Luso, Pedras Salgadas, Vidago e no estrangeiro as de Panticosa, Marmolejo, Marienbade, Carlsbade, Vals, Vichy, etc.

Quando a hypocondria provem de excessos sexuaes, perdas de sangue e outras causas debilitantes, os principaes medicamentos são: *Calc.*, *China.*, *Nux v.*, *Sulph.*; ou *Anacard.*, *Con.*, *Natr. m.*, *Phos. ac.*, *Sepia*, *Sulph.*

Se provem de desordens nos orgãos digestivos, d'uma vida sedentaria ou de trabalhos intellectuaes excessivos: *Nux v.*, *Sulph.*; ou então: *Aur.*, *Calc.*, *Lach.*, *Natr.* e *Silic.*

Os medicamentos principaes contra esta molestia tão difficil de curar, são:

Nux vomica e *Sulphur*: quando a causa é uma plethora abdominal, ou uma disposição ás hemorrhoidas.

Staphysagria: hypocondria causada pelo onanismo.

Conium: causada pelo onanismo e pela abstinencia muito prolongada, estando mui excitados os desejos sexuaes.

Anacardium: tristeza profunda com desejo d'estar só; aborrece-lhe a companhia dos seus similhantes.

Calcarea carb.; depois de *Sulph.* e se ha abatimento e tristeza com vontade de chorar, accessos de anciedade, desespero de obter melhoras e receio de ser desgraçado e tornar-se doido; incapacidade de trabalhar intellectualmente.

China: apathia consideravel e insensibilidade moral; dôr forte de cabeça, elevação do ventre, mau humor e digestões fracas.

Moschus: o doente queixa-se de soffrimentos excessivos, sem poder porêm precisar o seu logar, anciedade, palpitações do coração e sensação de grande plenitude no interior do corpo.

Natrum: quando *Anac.* não foi sufficiente e se exalta o sentimento de aversão á sociedade; todos os symptomas se aggravam ou apparecem depois das comidas.

Tambem estão indicados: *Natr. mur., Phos., Stann.* (Baehr e Hartmann).

Para combater a prisão de ventre estão recommendados os clysteres d'agua fria; alem d'isso, um regimen adequado ao doente, o movimento, a gymnastica de sala e a hydrotheraphia. (Vêde: *Hysteria* e *Hemorrhoidas.*)

Hysteria.

A hysteria é uma doença do systema nervoso e que ataca as mulheres. Tem analogia com a hypocondria. Desenvolve-se depois da puberdade e deve ter a sua origem nos orgãos genitaes (ovarios e utero). Os symptomas hystericos são ainda mais variaveis que os da hypocondria e têm portanto um caracter muito similhante. O seu tratamento é symptomatico, servindo de guia as indicações de momento, fornecidas pelas sensações morbidas ou pelo desarranjo das funcções. É muito difficil uma cura radical, que so é possivel quando o medico exerce uma influencia moral decidida sobre a enferma.

Os symptomas hystericos estão de continuo submettidos a uma transformação maravilhosa. A hysterica é debil, delicada, de imaginação viva, triste ou ardente, exagerada porêm nos seus extremos, não se occupando nem falando d'outra cousa com as pessoas que a visitam ou acompanham senão da sua doença; deseja ardentemente a companhia d'outras pessoas, ou então deseja estar só. Não tem vontade propria, está inquieta, excitada, e as cousas mais insignificantes a abatem ou a exaltam, ficando pouco depois socegada; discorre falsamente sobre o seu padecimento e julga que tem uma doença grave e incuravel. Queixa-se de dôres nervosas em diversas regiões e sobretudo na cabeça, constituindo o chamado *cravo hysterico* e sensações raras n'outras partes, sensações e dôres extremamente variaveis; dôres d'estomago e ventre, a bola hysterica (sensação como se uma bola subisse do estomago á garganta), dôres nas articulações, espasmos musculares, gazes em abundancia, exaltação dos desejos venereos, insensibilidade da pelle em certos pontos, etc., são outros tantos symptomas proprios d'este padecimento. Se a doença avança apparecem as caimbras, as convulsões e as paralysias, observando-se a epilepsia, a catalepsia, etc., ficando ás vezes após os ataques as doentes em extase, em somnambulismo ou estonteadas, estado que se prolonga por mais ou menos tempo. As doentes se definham, perdem a côr, queixam-se de frio nas extremidades e de insomnia; choram com facilidade, têm salivação e lacrimação abundantes e urinas frequentes e aquosas.

Em geral o hysterismo desenvolve-se lentamente, e raras vezes se observa d'uma maneira aguda. Dura quasi sempre toda a vida, a medicina porêm regista alguns casos de cura, devidos a emoções violentas soffridas pelas enfermas; a gravidez e a lactação tem curado tambem radicalmente esta molestia, mas na maioria dos casos aggravam-na. As solteiras têm mais probabilidade de curar-se, casando-se e tendo filhos; as viuvas, casadas e solteiras que passam dos trinta annos, são mais difficeis de se curarem. Muito poucas vezes e so por excepção, produz a morte, observando-se somente por complicações cerebraes graves, ou pelo desenvolvimento d'uma doença organica causada pelos symptomas hystericos.

O tratamento hygienico é o principal para este soffrimento. As hystericas não devem entregar-se a trabalhos intellectuaes excessivos, nem á leitura de romances e poesias; não tomar café, chá e especiarias, evitar as bebidas alcoolicas e fermentadas, jejuns e orações excessivas e permanecer pouco tempo nas igrejas, o contrario do que costumam fazer mulheres mal aconselhadas. Ás jovens deve-se-lhes aconselhar a gymnastica e os banhos frios, procurando depois a reacção com fricções geraes com a toalha turca, e envolvendo-se em cobertores, os passeios, as distracções e os bailes; e a todas, em geral, uma vida activa, os trabalhos manuaes, o repouso necessario e devido, os passeios a cavallo e a pé sem fatigar-se, os banhos de mar, o uso das aguas ferrosas nas fracas e anemicas, e que evitem todas as causas moraes que possam augmentar os seus soffrimentos. Nos casos em que haja muita excitação e insensibilidade locaes, convêm os banhos quentes em casa, e durante o verão os banhos de mar quentes e os medicinaes de Entre-os-Rios, Longroiva e das Caldas de Besaya e Alhama de Aragão.

Os principaes medicamentos para combater o hysterismo são: *Con.*, *Ign.*, *Nux m.*, *Plat.*, *Sep.*, *Valer.*

As principaes indicações que vamos transcrever, são copiadas da obra do professor Guernsey acerca das doenças das mulheres e das creanças. Este medico distincto que se dedica em especial ás doenças das mulheres, na sua larga pratica de 25 annos so tem empregado os medicamentos homeopathicos; pode pois ser considerado como uma áutoridade n'esta materia. No tratamento d'esta doença tem attendido sempre ás particularidades constitucionaes das enfermas; dando-se o caso de que as seguintes indicações não so são de um grande valor no tratamento da hysteria e molestias congeneres, mas tambem no tratamento de todas as doenças em que se encontrem estes symptomas.

Aconitum: mêdo d'estar em sociedade, de passar pelos sitios mais frequentados, pelas praças publicas, etc.—Vertigem quando se levanta depois d'estar deitada.—Receio de morrer, predicção do dia em que ha-de morrer (*Acon.* deve dar-se em alta diluição, não se repetindo so se a doença se aggrava de novo).

Arsenicum: uma emoção qualquer provoca um ataque de asthma hysterico.—Aggravação á noite, sobretudo depois da meia noite..—A doente não pode deitar-se com receio de suffocar-se.—Muito mêdo de morrer.—A doente pede de beber a cada momento, mas bebe mui pouco de cada vez.

Asa foetida: toda a excitação promove symptomas hystericos na pharynge (bola hysterica); seccura e dôres urentes no esophago, a doente sente como um bocado de comida que tem d'engulir.—Estes symptomas são geralmente seguidos d'uma respiração dificil, d'uma sensação de escoriação e picadas dolorosas, que vão do peito ao esophago.

Aurum met.: a doente tem sempre presente a ideia de se suicidar.—Palpitações do coração com desejo de suicidar-se.

Belladonna: congestão de sangue para a cabeça, com rosto e olhos encarnados.—Olhar feroz.—Pulsações dolorosas na cabeça, sobretudo por cima dos olhos.—Gemidos dia e noite: insomnia.—Desesperação.—A doente passa dias inteiros no mesmo sitio e quebra agulhas.—Somnolencia sem poder dormir.

Calcarea carbonica: convem ás pessoas hystericas e de temperamento leucophleugmatico.—A bocca do estomago está inclinada.—Vertigem ao subir uma escada.—A doente sente facilmente o frio, os pés estão frios e humidos, mesmo de noite.—Depois das tres horas da madrugada ja não pode dormir mais.

Causticum: *paralysia das palpebras superiores* que caem sobre os olhos; custa bastante á doente o conserval-os abertos.—Hemorrhoidas muito dolorosas ao andar.

Chamomilla: a enferma tem um genio obstinado e altercador; faz esforços para responder convenientemente ás perguntas que se lhe fazem.

Cocculus: sensação de aperto na parte superior da garganta.—Respiração opprimida e tosse com formigueiro.—

Menstruação atrasada que produz tão grande abatimento de forças que a doente quasi não pode falar.—Nauseas até ao desvanecimento.—Zumbidos e ruidos nos ouvidos.

Coffea: irritabilidade geral e sobrexcitação violenta.—Dôr de cabeça, como se mettessem um prego no cerebro e como se estivesse magoado e dilacerado.

Conium: *vertigem, sobretudo se a doente está deitada,* de forma que não pode voltar-se na cama sem sentir a vertigem.—*De quando em quando a urina supprime-se de repente; não volta a sair senão depois alguns momentos —A menstruação é precedida d'um enfarte doloroso dos peitos, de vertigens e de aggravação de todos os symptomas hystericos.*—Prisão de ventre, com vontade continua de obrar.—Bóla hysterica.

Hyoscyamus: caimbras e convulsões que se não distinguem da epilepsia, senão pela irregularidade dos seus ataques.—A doente torna-se lasciva e descobre-se com prazer.—Riso estupido e maneiras ridiculas.

Ignatia: angustia com oppressão do peito, obrigando a doente a gritar pedindo soccorro.—*Deglutição difficil.*—Os ataques espasmodicos são seguidos de suspiros profundos.—A enferma queixa-se muito d'uma *sensação de vasio no estomago, geme com frequencia* e abandona-se ao desespero, como se tivesse um pezar occulto.—A alegria degenera frequentemente n'uma grande desolação.—Pezares profundos.—A doente assusta-se facilmente.

Iodum: sensação extraordinaria de *debilidade e falta de alento ao subir uma escada. Corrimento branco que torna a roupa rija.*

Lachesis: sensação como se uma bóla subisse á garganta; esta sensação, ainda que desagradavel, supporta-a perfeitamente a doente, *não supporta* pelo contrario *pressão alguma exterior sobre o collo*; alem d'isso julga-se prestes a afogar-se.—Não pode supportar pressão no peito, ventre e quadris; julga alliviar-se desapertando os vestidos.—*Ao despertar,* augmentam os *symptomas* e o mau humor; a enferma tem então falta d'alento.

Lycopodium: *sensação* continua de *saciedade* e assim a doente recusa todos os alimentos, porque a cada boccado fica, como vulgarmente se diz, cheia até ao pescoço.—

Dôres de colica que partem da direita para a esquerda. —Ruidos de gazes, sobretudo á esquerda e debaixo das costellas.—*Sedimento encarnado nas urinas.*—*Aggravação* dos symptomas de tarde (desde as 4 ás 8 horas).—Emissão frequente e abundante d'uma urina pallida, sobretudo de noite.

Magnesia muriatica: medicamento importantissimo na hysteria.—Ataques frequentes de caimbras, diurnos e nocturnos, com grande insomnia.—Prisão de ventre; evacuação difficil d'uma grande quantidade de materias fecaes que se partem em pedaços ao sair do anus.—Accessos de desfallecimento á meza: as nauseas e o tremor alliviam-se eructando.

Moschus: a doente provoca e insulta de continuo as pessoas que a rodeiam, até que afinal cae sem sentidos. —Teme a morte e só falla d'ella.—Ataques repetidos de desfallecimento.—Grande desejo de cerveja e aguardente. —Oppressão do peito.

Natrum muriaticum: convem sobretudo ás pessoas cuja menstruação se vae alargando sempre, tornando-se de cada vez menor.—Dôr de cabeça violenta pela manhã ao despertar.—Sonhos agitados de noite, somno ligeiro; a doente sonha com ladrões e não fica tranquilla sem se passar revista a toda a casa.—Somnambulismo.—Desejo continuo de comer sal; grande repugnancia ao pão.—Todos os symptomas diminuem logo que a doente transpira.—Grande fraqueza e sêde.—Grande inclinação a chorar.

Nux moschata: a enferma passa repentinamente da seriedade á alegria; ri facilmente e parece que fica inchada depois das refeições.—Corrimento branco em logar da menstruação.—Bocca e lingua seccas depois de dormir (mas sem sêde).

Nux vomica: a doente em geral não pode dormir depois das tres horas da madrugada.—Está peior de manhã.—Prisão de ventre; dejecções difficeis mas abundantes.

Phosphorus: convem em especial ás pessoas delgadas, esbeltas.—As materias fecaes são largas, delgadas, seccas e duras; a sua evacuação é difficil.—A enferma tem uma sensação continua de debilidade no ventre, o que augmenta

e aggrava ainda mais os outros symptomas.—Somnolencia
e fortes arrôtos depois de comer.—Desejos sexuaes fortemente excitados.

Platina: presumpção e despreso pelas outras pessoas.
—Dôres fortes espasmodicas na raiz do nariz.—Um formigueiro singular sobe das partes genitaes ao ventre.—
Dejecções difficeis que se pegam ao anus como barro.—
Caimbras acompanhadas de gritos.—Menstruação excessivamente abundante de sangue escuro e espesso.—A doente
tem calafrios e ausencia completa de sêde; fica alliviada
ao ar livre.

Pulsatilla: grande variabilidade nos symptomas.—A
doente ri e chora facilmente.—Pode sentir-se muito mal,
uma hora depois de se ter julgado muito bem.—É timida
e preguiçosa, mas doce, boa e tratavel.—Ás vezes está
silenciosa e melancolica.—Tem mau gosto de bocca, sobretudo de manhã; ou então ha ausencia completa de gosto,
não appetecendo nada.

Sabina: a doente é nervosa e hysterica; quando está
gravida aborta quasi sempre depois do terceiro mez. *Sab.*
pode evitar o aborto e se a tomar com frequencia, pode
conseguir uma cura radical.

Sepia: dôres d'estomago que se estendem ao esophago;
a lingua torna-se rigida, a doente fica muda e rigida como
uma estatua.—Sensação de vacuidade no estomago.—
Urina com cheiro nauseante, contendo uma materia similhante ao barro que se pega fortemente ás bacias.—Mãos
e pés frios.—Debilidade subita, com grande transpiração.
—A doente está na plenitude dos sentidos, não pode porêm falar nem mover-se.—Tem ataques de riso e de chôro
involuntarios.—Sensação de frio nas costas, seguido de
convulsões no lado direito do corpo e de uma respiração
difficil.

Stannum: a doente sente uma grande fraqueza quando
desce uma escada, pode porêm subil-a sem difficuldade.
—Senta-se com difficuldade e deixa-se cair pesadamente
na cadeira; levanta-se porêm facilmente.—Quando lê ou
falla em voz alta, sente-se depois sem forças.—Os symptomas augmentam pouco a pouco e diminuem do mesmo
modo.

Staphysagria: a doente é muito susceptivel; a menor palavra inconveniente melindra-a profundamente: incommoda-se, indigna-se, arremessa tudo que tem nas mãos.— Os dentes sãos e maus são mui sensiveis ao contacto dos alimentos e bebidas.

Stramonium: a enferma entrega-se a toda a classe de caprichos extravagantes e absurdos.—É muita timida e assusta-se ao ver os objectos mais vulgares que encara com fixidez.—Grande chorrilho de palavras.—A enferma gosta da sociedade e do dia.—O rosto está inchado pelas congestões sanguineas.

Sulphur: os ataques espasmodicos são seguidos d'uma sensação de bem estar; tudo lhe parece bem.—Depois dos ataques deixa correr uma agua clara e abundante.—Sobrevêm-lhe affrontamentos repentinos; a sua fronte está quente, os pés molhados; a fome é tão urgente que não pode esperar pelas horas das refeições.

Valeriana: sensação como se uma cousa quente subisse á garganta; a respiração é entrecortada e na garganta sente-se um formigueiro seguido de tosse.—Sensação como se um fio se destacasse da pharynge para o esophago.— Timidez, sensação de tremor, palpitações de coração

Veratrum: *suor frio* por todo o corpo, *principalmente na testa.*—Pulso fraco; difficilmente se percebem as pulsações.

Viola odorata: a doente chora muito e não sabe porque.—Soffrimentos do peito com respiração dificil, angustia e palpitações do coração.

Zincum: grande agitação nos pés e pernas, obrigando a doente a movel-os continuamente.

Ichthyosis.

É uma doença chronica da pelle que se parece um pouco com a psoriasis, mas cuja differença consiste em que na ichthyosis a pelle não se inflamma e invade quasi todo o corpo, o que não acontece na psoriasis. Esta dermatose é ás vezes congenita, outras desenvolve-se na infancia, durando muitos annos e n'alguns individuos toda a vida.

Nos seus inicios a pelle apresenta nos sitios atacados uma aspecto como se estivesse coberta de farinha; depois estas pequenas escamas ficam adherentes á pelle pelo centro emquanto que as suas bordas se levantam em forma de triangulos e adquirem um brilho de côr de perola, e n'alguns doentes crescem em tal quantidade, que tomam a forma de cornos e elevações em ponta, gretando os espaços que ficam entre ellas; por fim esta erupção toma uma côr suja, verde pardacenta ou verde negra.

Esta doença exige o uso frequente de banhos tepidos, de cold-cream e oleo d'amendoas para untar as gretas e as escoriações que se formam. Temos empregado com bom resultado o *Glycereo d'ichthyol* em taes casos (F. J. Costa). Internamente o melhor medicamento é *Madar*; depois *Graphites* e *Phosph.*; e por ultimo, *Coloc., Hepar s., Plumb.* e *Sulph.*

Ictericia.

A ictericia, que consiste na coloração amarellada da pelle, dos olhos e da urina, é um symptoma de varias doenças do figado, que ja descrevemos no artigo correspondente. A ictericia de que vamos tratar depende somente d'um catarrho dos conductos biliares, causado por um resfriamento, pelo calor, por um susto, incommodo, etc.

Dando-se qualquer d'estas causas, manifesta-se perda d'appetite, nauseas, vomitos, dôres na bocca do estomago e na região do figado, côr amarellada da pelle, da conjunctiva e das urinas, prisão de ventre, sêde, coloração amarellada, verde ou azulada dos objectos, dôr de cabeça insomnia e mal estar e por vezes febre. No fim de quinze dias, pouco mais o menos, começam a diminuir os symptomas e o doente fica curado no fim de tres ou quatro semanas e mesmo antes, sem que fique signal algum da molestia que o atacou.

Se a ictericia se declara depois d'uma colera: *Cham.* ou *Acon., Nux v.* e no caso de necessidade *Lach.* e *Sulph.*

Na causada por um susto: *Op.* ou *Acon., Merc.*

Pelo abuso da quinina: *Merc.* ou *Bell., Calc., Nux v.*

Pelo abuso do mercurio: *China* ou *Hep., Lach., Sulph.*

Pelo abuso do ruibarbo: *Cham.* ou *Merc.*

Pelo uso das fructas verdes com diarrhea esbranquiçada: *Rheum.*

Pelo uso dos ovos ou se a côr amarella se apresentou no outomno: *Nitri ac.*

Nos casos chronicos, applique-se:

Lyc., quando os pés estão inchados.

Sepia, quando a lingua está coberta d'uma grossa capa branca; o doente não tem appetite e tem febre lenta (Hg.).

Lach. e *Sulph.* se os accessos de colera têm causado frequentes recaidas (Hg.).

Na ictericia vulgar (proveniente d'um catarrho do duodeno), o melhor medicamento é *Merc.* que quasi sempre curará a molestia, se é que o enfermo não abusou d'elle. N'este caso deve substituir-se por *China* e se este não fôr bastante *Lach.* ou *Hepar.* Quando o doente não tiver abusado do *Merc.*, deve dar-se este com insistencia e se no fim de seis ou oito dias não houver allivio algum, substitua-se por *China.* Se *Merc.* fizer desapparecer quasi a molestia, para combater o resto applique-se *China* e se não fôr bastante *Lach.*, *Hepar* ou *Sulph.*

Dissolvam-se os medicamentos em agua e applique-se uma colhér tres ou quatro vezes por dia, até que a urina se torne clara e as fezes comecem a tomar côr; n'este caso as colhéres devem ser dadas em intervallos mais largos.

Impetigo.

Esta doença da pelle caracterisa-se pelo desenvolvimento de pequenas pustulas, mais ou menos confluentes, que escorrem um liquido sero-purulento, o qual se concreta formando crostas amarelladas e melliformes. As suas causas são muito variadas, dependendo por vezes d'uma doença organica interna.

Sobrevem na maioria dos casos sem symptomas premonitorios, e quando muito um mal estar geral; e manifesta-se por manchas vermelhas, deformes, de tamanho variavel, sobre as quaes se desenvolvem depressa muitas pustulas pequenas, achatadas, amarelladas e de base inflammada. Atacam de preferencia a cara, o couro cabelludo, o tronco e mais raras vezes as extremidades e tomam uma forma regular redonda ou oval, ou então são irregulares (*figurata* no primeiro caso e *sparsa* no segundo). As pustulas rompem-se passados poucos dias e escorrem um liquido sero-purulento, que concretando-se forma crostas amarelladas ou esverdeadas, humidas e brandas, com base inflammada, com picadas e ardor incommodativo. Ás vezes produz febre e o infarte das glandulas lymphaticas proximas.

A sua duração é variavel e umas vezes termina no fim de dois a quatro septenarios, outras dura alguns mezes, outras a erupção repete-se a meudo, ja regular, ja irregularmente. Termina pela queda das crostas e pela suppressão gradual do liquido e a pelle readquire o seu aspecto normal. A sua cura é difficil, sobretudo quando depende d'uma disposição herpetica hereditaria.

O medicamento principal contra o impetigo é *Arsen.* e depois *Lycopod.*, *Silic.* e *Sulph.*

Contra o *figurata*, *Lycopod.* e *Sulph.*; contra o *sparsa*; *Cicuta*, *Laches.*, *Sulph.*

Se se fixar de preferencia em volta dos olhos: *Ars.*, *Calc. c.*, *Hepar s.*, *Merc.*, *Oleand.*, *Petrol.*, *Silic.*, *Staphys.* e *Sulph.*

Se se fixar em volta das orelhas ou n'estas: *Baryt. c.*, *Calc. c.*, *Graph.*, *Hepar s.*, *Lycopod.*, *Merc.*, *Mexereum*, *Oleand.*, *Petrol.*, *Puls.*, *Sep.*, *Staph.* e *Sulph.*

Na cara: *Ars.*, *Calc. c.*, *Cicuta*, *Graph.*, *Lycop.*, *Merc.*, *Rhus*, *Sarsap.* e *Sulph.*

Nos labios: *Bell.*, *Calc. c.*, *Caust.*, *Graph.*, *Hepar s.*, *Kreosot.*, *Merc.*, *Silic.*

Nos peitos: *Ars.*, *Cham.*, *Graph.*, *Hepar s.*, *Lycopod.*, *Sulph.*

Se durante a erupção apparecer febre, deve dar-se *Aconit.*

Indurações.

Depois de terminados os tumores inflammatorios, como frunculos, abcessos, etc., costumam ficar indurações, de que em geral se não faz caso pelo seu caracter indolente, mas que é preciso fazer desapparecer, porque ás vezes acarretam más consequencias (como as indurações resultantes da inflammação dos peitos das mulheres) com o tempo e quasi sempre reproduzem a molestia primitiva á menor causa occasional. Os melhores medicamentos contra as indurações (tendo sempre o cuidado d'evitar o roçar dos vestidos ou outros objectos) são: *Bell.*, *China*, *Clem.*, *Magn. m.*; em segundo logar podem consultar-se, não sendo sufficientes aquelles, os que se seguem: *Bry.*, *Baryt. c.*, *Carb. an.*, *Con. m.*, *Iodum*, *Kali c.*, *Sulph.*; e sendo preciso: *Cham.* (sobretudo nas creancinhas), *Dulc.*, *Nux v.*, *Plumb.*, *Rhus*, *Sep.* e *Sil.*

Insectos venenosos.

Para combater o envenenamento e inflammações mais ou menos graves que costumam apparecer em seguida a picadas dos insectos venenosos, empregam-se os meios indicados contra o envenenamento pelas cantharidas (Vêja-se: *Cantharidas*), applicando-os á parte picada e inflammada.

Os medicamentos principaes para combater os soffrimentos causados pelas picadas dos insectos venenosos, são: *Acon.* quando ha symptomas febris e depois *Arn.*, *Bell.*, e *Merc.* Quando não ha febre deve começar-se por *Arn.*

Nos casos de picadas em sitios mui sensiveis e delicados, seguidas de inflammação e febre, é preciso dar immediatamente *Camph.* e dar a respirar a tinctura forte da mesma e não bastando dê-se *Acon.* para evitar as consequencias que costumam sobrevir se não se acode a tempo.

Nas inflammações causadas pelas picadas das abelhas e vespas o melhor medicamento é *Lach.* que se deve dar com frequencia. Se *Lach.* não bastar, dar-se-ha *Bell.* e se fôr preciso *Merc.*

Nas picadas dos olhos causadas por aranhas e outros insectos emprega-se *Acon.* se houver febre e se não a houver *Arn.* que se deve dar com frequencia, pondo ao mesmo tempo pannos com agua arnicada no sitio picado, pannos que se renovarão logo que enxuguem. Se *Arn.* não bastar, applique-se *Bell.*, *Merc.*, *Puls.* e *Sulph. ac.* pela ordem aqui exposta.

Contra as inflammações ás vezes bastante sérias que produzem os pellos de certas plantas, quando se introduzem na pelle, o melhor é applicar compressas imbebidas em tinctura de camphora um pouco fraca, administrando ao mesmo tempo *Camph.*; se não bastar, dê-se: *Arn.* ou *Rhus.*

Insomnias.

A insomnia não é senão um symptoma d'outra doença, que é preciso curar para conseguir a volta do somno. Não obstante, a insomnia é um symptoma tão importante e molesto quasi sempre, que é preciso escolher um medicamento que a cure. Na escolha dos medicamentos é preciso sempre investigar a causa da insomnia, se é possivel.

Aconitum: depois d'um susto; insomnia causada por uma afflicção, ou pelo calor, com agitação, ou com dormir cheio de sobresaltos.

Belladonna: somnolencia sem poder dormir; não se pode dormir por causa de visões que assustam e cousas imaginarias.

Chamomilla: insomnia e colicas, sobretudo nas creanças.

Coffea: depois d'uma excitação, alegria excessiva (sobretudo nas creanças); depois da haver tomado chá.

Hyoscyamus: insomnia por sobreexcitação nervosa, sobretudo em consequencia de doenças graves, ou nas pessoas sensiveis e irritaveis.

Ignatia: depois d'uma inquietação d'espirito, d'um pesar; depois de ter tomado chá.

Moschus: insomnia com sobreexcitação nervosa, nas pessoas hystericas e hypocondriacas.

Nux vomica: depois de abuso do café, de ter bebido muito, de trabalhos intellectuaes; insomnia antes do amanhecer (*Calc.*). Grande affluencia d'ideias pela noite adeante, que tiram o somno.

Opium: depois d'um susto, por mêdo, nos velhos; quando ao doente se lhe apresentam toda a classe de apparições que o impedem de dormir.

Pulsatilla: depois de ter comido em demasia; affluencia de ideias que impedem de dormir; parece que o sangue ferve nas veias, calor com anciedade e congestão de sangue para a cabeça.

Sulphur: depois de grandes emoções, depois de ter perdido pessoas amigas, etc.; se se têm passado varias noites sem poder conciliar o somno (Hg.).

Thuja: medicamento com frequencia efficaz nas insomnias chronicas, cuja causa é impossivel determinar.

As insomnias nas creanças, que só por si e sem causa apreciavel constituem por vezes uma doença, combatem-se com:

Aconitum: se ha grande calor na pelle, febre, agitação, olhos encarnados e sêde.

Belladonna: quando a creança grita horas inteiras sem saber porque, leva as mãos á cabeça e agatanha-se, tem a cara palida e dôres de ventre.

Chamomilla: cara muito córada ou rosetas nas faces ou n'uma só, a creança leva as mãos á cabeça e em especial aos ouvidos, encolhe e move continuamente as pernas e grita sem cessar.

Coffea: agitação extraordinaria, pouca ou nenhuma febre com palidez do rosto; gritos e gemidos.

Opium: nos casos em que o rosto está congestionado, com grande excitação nervosa.

Pulsatilla: nas creanças muito sensiveis e lymphaticas, louras, com propensão ás doenças e corrimentos dos ouvidos; grande excitação durante a noite impedindo-as d'estar na cama, alliviando-as com os passeios, mas sem poder dormir.

Não se deve dar mais do que uma dóse de qualquer dos medicamentos anteriores, antes de deitar-se; não se repetirá, senão depois de passadas algumas horas sem que o enfermo possa conciliar o somno.

Em muitos casos a insomnia é a consequencia d'uma molestia chronica, e temos reparado que as doenças dos rins são a mais frequente causa. E então vem acompanhada d'uma grande agitação das pernas. Os medicamentos indicados para as doenças dos rins, produzem um grande allivio na insomnia; não podemos porêm falar mais d'este ponto, porque isto nos levaria longe.

Intestinos.

Cancro intestinal. O cancro intestinal pode desenvolver-se em qualquer parte dos intestinos, de preferencia
porêm ataca a união do colon com o recto, na parte in-

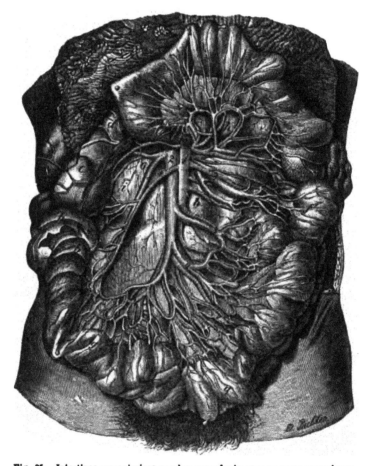

Fig. 35. Intestinos mesentericos e colon ascendente com os vasos sanguineos.

a Grande epiplon voltado para cima. *b* Intestino cego. *c* Colon ascendente.
d Colon transversal. *e* Principio do jejuno. *f* Jejuno. *g* Ileon. *h* Mesentereo
do intestino delgado. *i* Mesocolon. *1* Arteria mesenterica superior. *2* Grande
veia mesenterica. *3* Arteria e veia do intestino. *4* Arteria e veia do ileon.
5 Arteria e veia iliacas. *6* Arteria e veia rectas do colon.—As arterias estam em
linhas paralelas ≡ n'esta gravura.

ferior e esquerda do ventre. É uma molestia muito difficil de diagnosticar e só quando se forma no recto, é mais facil de conhecer e verificar, pelo tumor, pelas dôres, pelas hemorrhagias e pelo pus sanioso que sae pelo anus.

O cancro intestinal só causa a principio prisão de ventre e dôres no ponto em que se forma o cancro; as fezes são seccas, difficeis, delgadas, ou em forma de bolas; se o cancro é superficial, nota-se o tumor atravez das paredes do ventre; se é profundo não se percebe pela palpação. O doente enfraquece e definha rapidamente e a pelle toma uma côr terrosa suja. .Apparecem depois grandes ou pequenas hemorrhagias pelo anus e as fezes saem envolvidas em sangue negro ou arroxeado. Depois desenvolve-se a febre lenta com accessos e suores, ha grande quantidade de gazes nos intestinos, as dejecções são cada vez mais difficeis e mesmo impossiveis sem o auxilio dos clysteres d'agua de sabão, de sal, etc., e o doente morre no meio de soffrimentos continuos.

É incuravel esta doença e a missão do medico reduz-se portanto a sustentar as forças do doente e a alliviar os seus soffrimentos. Para sustentar as forças o doente deve tomar caldos com extracto de carne, sopas de pão, tapioca, sagu, semola e arroz, ovos quentes, leite e vitella, borrachos e pombos muito tenros, um pouco de vinho branco e cerveja. Prohibir-se-hão as carnes de vacca, coelho, perdiz e todas as de difficil digestão.

O tratamento a fazer é o seguinte:

Para a prisão de ventre pertinaz: *Plumbum, Opium, Natr. m., Nux v.* e *Sulph.*

Para as dôres, a principio, *Bell., Hep., Merc.* e *Sil.*; e depois quando se tornam ardentes, insupportaveis, *Graph., Ars., Veratr.* e *Con.*

Contra os puxos e desejo constante de obrar, *Nux v., Bell., Merc., Ign., Aloë., Staph.*

Contra as hemorrhagias intestinaes, *Sulph. ac., China, Carbo v., Ars., Phosph.*

Catarrho intestinal agudo.—Esta molestia costuma atacar a membrana intestinal de uma maneira aguda, com ou sem febre e quasi sempre com diarrhea. As suas causas são os resfriamentos, a propagação do catarrho gastrico, ou mólhas, uma má alimentação, alimentos indigestos, as bebidas frias, as fructas verdes, os purgantes, as lombrigas e como complicação de varias doenças.

Quando o catarrho é infebril, o symptoma unico é a diarrhea mais ou menos frequente, com ou sem dôres.

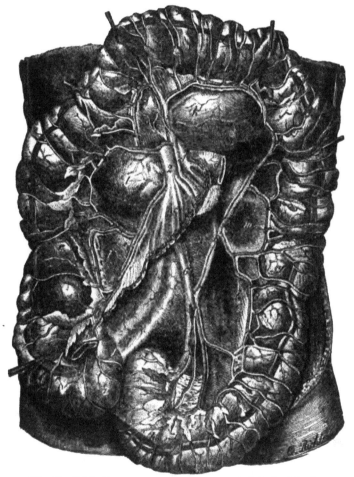

Fig. 36. O intestino grosso com os seus vasos isolado do delgado.
a Principio do jejuno. b Fim do ileon. c Mesenterio. d Cecum. e Colon ascendente. f Colon transverso. g Colon descendente. h S-romano. i Principio do recto. k Mesocolon transverso. l Direito. m Esquerdo. n Mesocecum. 1 Arteria mesenterica. 9 Veia mesent. 3, 5, 8 Arterias e veias celicas. 4 Arteria mesent. inferior, 7 Pequena mesenterica. 9 Arteria e veia internas rectaes.

32*

Se é febril, caracterisa-se por frio, bocejos, dôr de cabeça, nauseas e vomitos ás vezes, febre mais ou menos alta, falta d'appetite, lingua suja, sêde consideravel, dôres de ventre contorcendo-se, muitos gazes e borborygmos no ventre e diarrhea abundante, com dejecções aquosas e mucosas, frequentes, que molestam e enfraquecem o doente, sendo ás vezes sanguinolentas, sobretudo quando o catarrho invade o intestino recto. Quando o catarrho invade so o intestino delgado, então ha prisão de ventre, ictericia, muita febre e sêde e ás vezes delirio nas creanças, anciãos e pessoas fracas.

Esta molestia é muito facil de curar, exceptuando d'esta regra os anciãos e pessoas fracas e sobretudo as creanças em que costuma causar muitas victimas (colera infantil.)

Nos catarrhos infebris os doentes devem ter meia dieta e beber somente orchata d'arroz e guardar o descanso. No catarrho febril os doentes devem guardar a cama procurando suar, a dieta deve ser absoluta e so beber orchata de arroz ou d'amendoas. Declarada a convalescença, devem ter o maior cuidado com a alimentação, para evitar uma recaida.

Os medicamentos indicados contra o catarrho intestinal agudo são:

Aconitum: dôr de cabeça, frio, febre, nauseas, e vomitos, diarrhea abundante com fortes dôres de ventre, mêdo de morrer e agitação.

Arsenicum: as bebidas frias e geladas foram a causa da doença; grande sêde, dôres de ventre como se tivesse carvões accessos nos intestinos; grande angustia, mêdo de que os remedios não curem a molestia, diarrhea abundante com prostração de forças, dejecções escassas, ardentes e sanguinolentas, rosto alterado e caimbras nos gemellos.

Chamomilla: catarrho causado pela colera, por uma contrariedade, sobretudo nas creanças; dôres de colica sobretudo em volta do umbigo, diarrhea verde como se as dejecções arrastassem salsa pisada, ou um ovo escalfado, sêde, mau humor, vontade de pegar, morder e arranhar, grande irritação e chôro inconsolavel com inquietação e desejo de ser passeiado (nas creanças).

Colocynthis: dôres de ventre intensissimas que obrigam

o doente a mover-se continuamente e a andar curvado, encolhido, ou se agacha a um canto, gritando sem cessar e apertando o ventre e encolhendo-se cada vez mais; fezes brandas e esverdeadas com muitos gazes.

Dulcamara: catarrho em tempo humido, chuvoso e ennevoado; poucas dôres de ventre que so se sentem ao obrar e cessam depois d'obrar; dejecções aquosas, mucosas, com estrias verdes, que augmentam de tarde e á noite.

Ipecacuanha: predominam as nauseas e os vomitos, e conjunctamente uma diarrhea indolente, aquosa e d'alimentos por digerir.

Mercurius: dôres sobretudo no baixo ventre com borborygmas, diarrhea verde, sanguinolenta, e que escoria o anus, augmenta com o movimento e diminue com a quietação, sobretudo estando sentado, puxos e ardor no anus e ictericia.

Nux vomica: dôres de ventre que alliviam com a quietação e dejecções frequentes, em pequenissima quantidade, ás vezes so de mucosidades, com grandes puxos e contracção do anus.

Petroleum: catarrho pelo abuso dos purgantes.

Pulsatilla: os alimentos gordurosos, o queijo, os pasteis e as bebidas frias têm sido a causa da molestia; diarrhea abundante, aquosa e mucosa, sem sêde, com dôres que obrigam o doente a mover-se continuamente e a estar direito, a lamentar-se, queixar-se e chorar; vomitos mucosos e aquosos.

Rheum: diarrhea com muito mau cheiro, acida, nas creanças durante a amamentação, despedindo todo o corpo um cheiro fetido.

Rhus: diarrhea que augmenta so pela manhã nos catarrhos pertinazes.

Catarrho intestinal chronico. — É geralmente infebril, causado pelo agudo, por uma má alimentação, por comer doces em excesso e por doenças chronicas d'outros orgãos, etc.

O catarrho chronico caracterisa-se por uma prisão de ventre mais ou menos pertinaz, que alterna com diarrhea, ou então esta, ainda que de poucas dejecções ao dia, mais ou menos aquosas, e misturadas por vezes com fezes en-

dureoidas. Costuma haver dôres, pressão no ventre e
muitos gazes, que augmentam depois das comidas e cuja
expulsão allivia os soffrimentos. Os doentes conservam-se
tristes, mal humorados, hypocondriacos e quando a doença
avança, se definham, não têm appetite, perdem as forças
e incham-lhes os pés. Quando ha accessos febris, é signal
que se formaram nos intestinos pequenas ulceras, que se
se não curam produzem rapidamente a morte e se se ci-
catrizam causam apertos nos intestinos, de que trataremos
adeante.

É uma molestia que raras vezes se cura. O tratamento principal do catarrho intestinal chronico, é o hygienico. Os doentes devem evitar principalmente os resfriamentos, bem como o uso de bebidas irritantes e acidas,
o café, o chá e os pimentos, bem assim todos os alimentos
flatulentos. Os melhores alimentos são as carnes, o peixe,
a cerveja, a agua de Seltz, leite, vinho branco, ovos quentes e fritos. Ao mesmo tempo devem fazer um exercicio
regular, movimentos gymnasticos e estar pouco tempo sentados. Os que têm prisão de ventre devem ter o cuidado
de obrar todos os dias, dando a hora certa um clyster de
agua morna com azeite no inverno e d'agua fresca no verão. Os que tiverem diarrhea, devem de preferencia tomar
canja d'arroz, tapioca, sagu e semola, vinho tincto puro
ou misturado com agua, carnes assadas e fiambre. A vida
do campo é conveniente, a estes enfermos. No verão os
que padecem de diarrhea, devem tomar as aguas medicinaes de Bem Saude, Pedras Salgadas, Vidago, do Valle
de Ursa e as de Monsão e em Hespanha as de Mondariz,
Marmolejo, Panticosa, etc. Os que soffrem de prisão de
ventre as aguas de Fervença e Gerez e em Hespanha as
de Cestona, Zaldivar, etc.

Se no catarrho intestinal chronico predomina a *prisão
de ventre*, estão indicados:

Graphites: sobretudo nas mulheres que têm uma menstruação escassa e retardada, que têm hemorrhoidas, flatulencia e aggravação depois de obrar; materias fecaes muito
volumosas e duras, expulsão de muco com a forma de
fitas.

odium: flatulencia consider ve¹   eza extraordinaria, abatimento, mau humor, rosto amarellado ou de côr cinzenta suja, soffrimentos pela obstrucção dos gazes, que causam grandes ruidos intestinaes, prisão de ventre pertinaz, com desejo d'obrar sem o poder conseguir ou então com immensa difficuldade.

Magnesia muriatica: prisão de ventre tenaz por endurecimento dos escrementes nos intestinos, defecação difficil, conseguindo somente depois de muitos esforços que saia uma pequena quantidade de fezes duras, como bolas; ardor no anus depois de obrar, acidez no estomago.

Natrum muriaticum: prisão de ventre com dôr frequente de cabeça, muito incommoda e desesperadora, que torna quasi louco o doente; os escrementos saem cobertos de muco; desejo de obrar sem resultado algum ou muito escasso; fezes duras e que saem incompletamente, com picadas no anus; aborrecimento ao pão, falta d'appetite, gazes e outras molestias gastro-intestinaes.

Nux vomica: convem ás pessoas de vida sedentaria, que têm abusado do café, do vinho, das bebidas alcoolicas, dos prazeres da meza e dos venereos e que soffrem de hemorrhoidas, têm mau genio, hypocondriacos e dormem pouco, trabalhando muito intellectualmente. Prisão de ventre com vontade pressiva e constante de obrar, sem resultado, ou então sae um pouco d'escremento, fica porêm no recto uma sensação como se as fezes não podessem sair: fezes cobertas de muco ou de sangue; desejos de vomitar e vomitando crê ficar alliviado; accumulação de gazes que causam dôres não os expellindo.

Plumbum: fezes como as das ovelhas, que têm a forma de bolas agglomeradas e com grande difficuldade e ás vezes não saem pela dureza das materias fecaes; ventre humido e como pegado ás costas, magreza grande.

Sulphur: antes ou depois de *Nux v.* e quando nenhum dos medicamentos enumerados produziu effeito algum.

Se predomina a *diarrhea* ou a frequencia das dejecções, ainda que não sejam diarrheicas, estão indicados:

Argentum nitricum: fezes liquidas, aquosas, sem côr, que augmentam depois de comer e beber, com colicas e perturbações da visão e dos olhos; diarrhea verde e muito fetida, mucosa e sangrenta com fraqueza consideravel, que causa grande ardor no anus obrigando a coçar até fazer sangue.

Arsenicum: prostração de forças, consumpção, sêde consideravel, receio de se não curar, angustia extrema que augmenta quando os demais symptomas se aggravam, dôres urentes no ventre e no anus, com ardor, puxos e queimor, com carvões em braza; diarrhea e vomitos conjunctamente; diarrhea acre, ardente, acida, com alimentos por digerir, indolente, aquosa, amarellada ou esverdeada; diarrhea a horas certas.

Calcarea carbonica: diarrhea indolente, chronica, com enfraquecimento e sensação de humidade nas pernas.

Mercurius solubilis: diarrhea que augmenta de noite, dôres no baixo ventre, borborygmos; dejeções acres, sangrentas, purulentas, viscosas, com muito muco, puxos violentos, dôres antes e durante a defecação, que augmentam com o movimento e diminuem estando sentado.

Phosphori acidum: diarrhea debilitante, indolente, com muitos gazes e muito fetida; as fezes saem conjunctamente com os gazes sem que o enfermo dê por isso ou o possa evitar.

Pulsatilla: fezes excessivamente mucosas e como barrentas, com estrias de sangue, que augmentam de noite e pela manhã com dôres de ventre, muitos gazes e desejo de mover-se continuamente, com gemidos, pranto inconsolavel e desespero; expulsão de gazes muito fetidos causando por vezes obstrucção com grandes dôres: as fezes variam continuamente de côr e consistencia e não causam sêde.

Alem d'estes medicamentos podem consultar-se no catarrho intestinal chronico: *Alumina, Bell., Borax, Bry., Calc. phos., Kali carb., Kreos., Lach., Nux v., Moschus, Rheum, Sep., Sil., Sulph. acid., Veratr. e Zinc.*

Estrangulação intestinal.—Colica do miserere.—Volvö.— Esta doença causada pelo enredamento d'uma asa intestinal n'outra ou seja a sua estrangulação, caracterisa-se por vomitos d'escrementos, soluços, frios, suor frio e sêde insaciavel. Deve-se chamar immediatamente um medico homeopatha e emquanto não chega ou se o não ha no logar, escolha-se dentre outros medicamentos os seguintes: *Op.* que se deve dar em primeiro logar e se no fim d'algumas horas não houver allivio, dê-se *Plumb.* Se estes medicamentos falharem, empreguem-se: *Acon.* se ha grande febre, sêde, cara encarnada, agitação, angustia e mêdo de morrer; *Veratr.*, vomitos com suores frios, frio das extremidades e da lingua; *Bell.* nos mesmos casos que *Veratr.* e depois d'este, se não produziu effeito algum e tambem ha symptomas nervosos; *Sulph.* se os vomitos são acidos, amargos, insupportaveis por isso; *Nux v.* quando os vomitos são biliosos, menos violentos, a respiração porém é difficil e quando a causa foi um resfriamento, uma contrariedade, uma colera; *Lachesis*, quando ha symptoma de gangrena, com grande auciedade, pulso debil, imperceptivel; e *Ars.* depois de *Lach.* quando este não contem o caminhar da gangrena, frio geral, sêde intensa, lingua fria, cara alterada e olhos humidos.

Podem applicar-se clysteres d'agua quente com sabão e sal e por fim d'ar por meio d'um folle.

Apertos intestinaes.—Os apertos dos intestinos, raramente hereditarios, são antes causados pela pressão de tumores abdominaes, pelas cicatrizes d'ulceras curadas, por corpos extranhos, pelas fezes endurecidas e pelos engrossamentos intestinaes, dysenteria, etc. Se o aperto é pequeno, produz os mesmos symptomas que o catarrho intestinal chronico, como prisão de ventre, dôres, colicas, etc.; se é consideravel, ha um tumor sobre o aperto causado pelos intestinos dilatados pelos gazes e pelas fezes; e debaixo do aperto estão os intestinos contrahidos e a região submergida; se está perto do intestino recto, o ventre incha consideravelmente, ás vezes ha vomitos de fezes e as que saem pelo anus são tão delgadas como um lapis ou em fórma de fita.

Os apertos pequenos tratam-se com os mesmos medicamentos do catarrho intestinal chronico, devendo-se começar o tratamento por *Graphit.*; e sendo necessario dê-se *Plumb.*, *Lyc.*, *Magn. mur.*, *Alum.* e *Zinc.*, segundo os casos.

Nos grandes apertos pouco ou nada fazem os medicamentos e so ha o recurso de alimentar os doentes com substancias liquidas e dar-lhes clysteres frequentemente.

Se o aperto depender do endurecimento de escrementos accumulados, dar-se-ha *Nux v.* e se não bastar, recorra-se a *Colocynthis*, *Op.*, *Bell.*, *Veratr.*, *Graph.* e aos clysteres d'agua de sabão e azeite. Se sobrevem uma inflammação dos intestinos, deve tratar-se como a peritonite (vêja-se este capitulo).

Inflammações intestinaes.—As mais vulgares são as do intestino cecum e do recto.

A primeira, chamada *tiflite*, é uma inflammação do intestino cecum e do tecido que o rodeia, situados na fossa iliaca direita, e cuja causa pode ser a accumulação de fezes, pancadas, quedas etc. Começa por congestão, depois catarrho e a seguir inflammação das partes circumvisinhas. A principio ha prisão de ventre, e ás vezes diarrhea com escrementos como bolas, tumefacção do ventre, peso, eructações, mal estar, com ou sem febre, até que termina por defecações abundantes e successivas e o doente cura-se. Se não succeder assim e passar ao segundo periodo, ou a doença começar por este, declaram-se então fortes dôres no vasio direito, prisão de ventre rebelde, nauseas, vomitos, febre, agitação, vomitos de fezes, e o tumor correspondente ao mesmo lado. Se n'este periodo se não cura a doença e passa ao terceiro, a inflammação estende-se aos outros intestinos e ao peritoneo, o ventre incha consideravelmente, o semblante altera-se, ha frio e suores frios e a morte sobrevem rapidamente, ás vezes pela perfuração intestinal, saindo as fezes para fora.

A segunda, chamada *paraproctite*, é a inflammação do intestino recto e do tecido que o rodeia, causada por um resfriamento, montar a cavallo, etc. Manifesta-se por dôres lancinantes no anus que se aggravam defecando e sentando-se sobre objectos duros, prisão de ventre com puxos, formação d'um tumor em volta do recto, que por fim se abre vertendo pus abundante, communicando ás vezes com a vagina e com o recto, dando logar a uma fistula. O que de mais gravidade pode succeder é sobrevir a gangrena, e então quasi sempre o doente morre.

A *tiflite* deve tratar-se com clysteres frequentes d'agua de sabão e azeite e *Merc.*, uma colhér de tres em tres horas; se ha febre, prescrever-se-ha *Acon.* Se ha vomitos começa-se por *Bell.* e se são de fezes por *Opium.* Se apparece a diarrhea *Merc.* Se a inflammação se estende, consultem-se os medicamentos da peritonide e chame-se quanto antes um medico homeopatha. O doente observará uma dieta rigorosa, emquanto durarem os symptomas agudos.

A segunda, a *paraproctite*, trata-se a principio com *Bell.*, depois recorre-se a *Merc.* e a *Sulph.* depois para terminar. Se se forma pus dar-se-ha *Hepar* e depois *Sil.* para terminar a formação do pus e evitar a formação d'uma fistula. No caso de ser preciso e depois de *Sil.* recorre-se a *Paeonia*. Se a fistula chegar a formar-se, consultem-se *Berberis*, *Calc. carb.*, *Caust.*, *Nitri ac.* e *Sulph.*

Ulcera do duodeno.—É algo frequente nas pessoas fracas e que soffrem do catarrho chronico do duodeno (primeira parte do intestino a seguir ao estomago). É mui difficil distinguir os seus symptomas dos que produz a ulcera do estomago, e so ás vezes se distinguem, porque os vomitos do estomago, são brancos, e os do duodeno costumam ser materias fecaes de côr de chá; ainda assim tal diagnostico é muito difficil.

Trata-se como a ulcera do estomago.

Tisica intestinal.—Geralmente acompanha a pulmonar, ás vezes porêm apresenta-se só.

Os symptomas são os do catarrho intestinal chronico, com grande magreza, ventre cavado, accessos febris, suores, diarrhea, sobretudo pela madrugada e que no ultimo periodo da doença vem estriada de sangue, com pus, ou é de côr do chocolate. O seu curso é agudo e chronico e termina pela morte ao fim de mais ou menos tempo.

Começa-se o tratamento por *Phosph.* não o repetindo com frequencia para não aggravar os symptomas. Depois recorre-se a *Calc. phosph.* e por fim a *Ars.* e tambem a *Nitri ac.* se houver dôres de ventre com suores abundantes. Tambem se podem consultar *Phosph. ac.*, *China*, *Sil.* e *Veratr.*

Os doentes devem ter uma alimentação nutritiva e de facil digestão, evitando todos os alimentos que augmentem as dejecções.

Iodo.

Os melhores meios para combater os casos graves de intoxicação pelo iodo são: a agua de amido, a gomma d'amido, a farinha de trigo e as bebidas mucilaginosas.

Contra os soffrimentos consecutivos o melhor medicamento é *Bell.* que se deve dar com frequencia e se não bastar dê-se *Hepar* e se houver necessidade *Phosph.* Nos casos rebeldes consultem-se: *Ars.*, *China*, *Coff.*, *Spong.*, *Sulph.*

Para combater os symptomas causados pelas doses allopathicas de iodeto de potassio e o abuso d'este medicamento, o melhor remedio é o *Hepar*, que se deve tomar com frequencia. Se não fôr sufficiente, dêm-se: *Bell.*, *Merc.*, *Phos.*, *Spong.*, *Sulph.*

Joelhos.

Se a inflammação dos joelhos não é causada por uma lesão mecanica, ou pela gota ou pelo rheumatismo, é quasi sempre a consequencia d'uma dyscrasia; por isso é muito difficil sempre de curar.

Quando a inflammação é recente, os principaes medicamentos são: *Acon.*, *Arn.*, *Bry.*, *Led.*, *Lyc.*, *Puls.;* nos casos chronicos (*tumor branco*): *Calc. c.*, *Iod.*, *Rhus*, *Sil.*, *Sulph.*

Labios.

As diversas doenças que isoladamente podem atacar os labios, combatem-se com os medicamentos que indicamos adeante. As que atacam os labios e conjunctamente outras partes do corpo, devem subordinar-se no seu tratamento a estas; ás vezes porem são tão incommodas as primeiras que é preciso de preferencia attender a ellas.

Tanto n'um como n'outro caso prescrever-se hão:

Contra a *inchação escrophulosa* dos labios: *Rhus* e se não é bastante, *Merc.*, *Hepar* e *Sulph.*; ou então: *Aur.*, *Bell.*, *Iod.*, *Lach.*, *Sil.*, *Sulph.*

Se a inchação é causada pelo frio: *Dulc.* ou *Bry.* e tambem *Bell.*, *Puls.* e *Cham.*

Contra o *cancro* e *ulceras cancerosas*, *Conium* e se não fôr sufficiente, *Ars.*, *Bell.*, *Kreos.*, *Sep.*, *Sil.*, *Staph.* e *Sulph.*

Contra as *crostas*: *Graph.*, *Natr. m.*, *Sep.* e *Staph.*; ou *Merc. corr.*, *Hepar*, *Petrol.*, *Sil.*, *Sulph.*

Contra as *escoriações*: *Merc.*, ou então: *Cham.*, *Ign.*, *Lyc.*, *Phos. ac.*, *Plat.*, *Sabad.*, *Sil.*

Para as *gretas*: *Arn.*, *Ars.*, *Bry.*, *Caps.*, *Croc.*, *Graph.*, *Merc.*, *Petrol.* e tambem *Natr. m.*, *Nitri ac.* e *Sulph.* Se se ulceraram, dê-se *Merc.* e se não fôr bastante: *Sil.* ou *Phos. ac.*—As gretas das commissuras dos labios combatem-se com *Graph.*; e em segundo logar com: *Merc.*, *Mexer.*, *Nitri ac.*, *Rhus.*

As *indurações*, com: *Bell.*, *Carbo an.*, *Staph.* e *Sil.*

A *seccura* com: *Bry.* e *Veratr.*; ou *China*, *Kreos.*, *Lach.*, *Lyc.* e *Nux v.*

O *tremor* com: *Lach.*, *Hyosc.*, *Stram.* e *Sulph.*

A *palpitação* e *estremecimento* com: *Cham.*, *Dulc.*, *Ipecac.* e *Thuja.*

As *ulceras* com: *Merc. corr.*; ou então: *Ars.*, *Bov.*, *Clem.*, *Con.*, *Natr. m.*, *Nitri ac.*, *Sep.*, *Sil.*, *Staph.*, *Sulph.* e *Zinc.*,

Larynge.

Aphonia.—Perda da voz.—Paralysia das cordas vocaes. —Não vamos tratar da aphonia causada por um estado catarrhal agudo ou chronico, nem pelos polypos, tisica, etc., mas da aphonia que estando a larynge no seu estado normal, é devida á paralysia das cordas vocaes. Esta doença pode depender d'uma lesão do cerebro, de fortes impressões moraes, ser consequencia do typho, da dyphteria, etc.

A paralysia pode ser d'um lado so ou d'ambos da larynge, ou então dos musculos que a contraem ou a dilatam. A voz é rouca, elevada, aflautada, aguda, perdida completamente; ás vezes ha ataques de suffocação, esforços consideraveis para respirar, etc., quando a paralysia ataca os musculos da larynge. Esta molestia é incuravel quando depende de lesões de cerebro, é curavel porêm nos outros casos.

Causticum é o melhor medicamente para combater este mal e se não, fôr bastante, consultem-se depois *Ant. cr.*, *Bell.*, *Carbo v.*, *Phosph.*, *Spong.*, *Veratr.* e em segundo logar *Dros.*, *Cupr.*, *Mangan.*, *Stann.*, *Staph.* e *Sulph.*

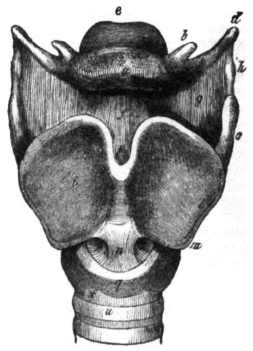

Fig. 37. Vista anterior da larynge com o hyoide.

a Corpo do hyoide *b* Pequena protuberancia. *c* Grande protuberancia. *d* Cabecinha. *e* Epiglote. *f* Ligamento medio hyoido-thyroideo, *g* lateral. *h* posterior. *i* Tyroide *k* Protuberancia superior da mesma. *l* A chamada linhap obliqua. *m* Protuberancia inferior da tyroide. *n* Ligamento conoide. *o* Grande protuberancia da tyroide. *p* Fenda da tyroide. *q* Cartilagem cricoide. *t* Ligamento cricoideo-tracheal. *u* Primeiro circulo cartilaginoso da trachearteria.

Cancro.—O cancro desenvolve-se na larynge sob a fórma d'um tumor achatado, como uma couveflor, ou então sob a fórma d'ulcera cancerosa, com perda subsequente dos tecidos, perda que vae augmentando e causando symptomas cada vez mais terriveis, propagando-se n'alguns

doentes o cancro á lingua, garganta, etc.; com difficuldade de respirar, rouquidão, difficuldade d'engulir, tosse,
expectoração purulenta, sanguinolenta e de mau cheiro,
dôres intensas, febre, consumpção e a morte passado mais
ou menos tempo.

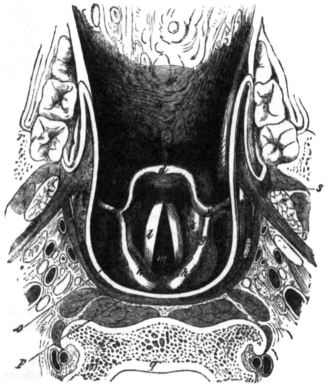

Fig. 38. Corte horisontal do pescoço por cima da lingua e larynge.

a Lingua. *b* Ligamento epiglotico-lingual. *c* Sinusidade epiglotico-lingual.
d Epiglote *e* Epiglote elevada. *f* Ligamento hioido-epiglotico. *g* Ligamento
epiglotico-aritenoideo *h* cabecinha da cartilagem de Santorin. *i* Ligamento
de união. *k* Ligamento bursiforme. *l* Corda bucal. *m* Fenda bucal. *n* Sinuosidade
piriforme. *o* Membrana mucosa. *p* Capa muscular da pharynge. *q* Vertebra cervical. *r* Mandibula inferior. *s* Musculo estylo-glosso.

Esta molestia é incuravel, portanto so devemos tratar
d'alliviar os terriveis soffrimentos do doente. O melhor
medicamento é *Hepar* e alem d'este *Sil.*, *Ars.*, *Phosph.*,
Spong. e *Sulph. ac.*

Catarro laryngeo agudo.—Laryngite catarrhal.—Angina da laringe.—O catarrho agudo da larynge é devido aos resfriamentos, esforços da voz, canto, bebidas frias, aspiração de substancias irritantes, etc. Vem quasi sempre sem febre, excepto nas creanças em que geralmente vem acompanhado de febre.

Manifesta-se por tosse, rouquidão, aspereza e titilação na larynge, voz aspera, rouca, sem timpre, respiração mais ou menos difficil, dôr de cabeça e outros symptomas menos importantes. A sua duração é d'uma semana e termina quasi sempre pela cura; so em casos especiaes passa ao estado chronico.

O doente deve guardar o leito, suar, não beber agua fria nem fumar. Os melhores medicamentos são:

Aconitum: febre com ou sem calafrios, dôr de cabeça, sêde; tosse rouca, metallica e rosto córado.

Belladonna: predominio da dôr de cabeça e se ao mesmo tempo ha angina da garganta, deglutição difficil, sêde intensa, olhos brilhantes e rosto ardente, tosse secca, forte e que provoca vomitos, espasmodica.

Bryonia: tosse secca, frequente, que augmenta com o movimento, com dôr na larynge, no centro do peito e nos lados ao tossir, sêde consideravel e expectoração escassa.

Hepar: depois de *Acon.* e *Bry.*, quando a tosse é menos frequente e a expectoração muito abundante.

Mercurius: suores que não alliviam com tosse secca, espasmodica, dôres urentes com sensação de ferida na larynge.

Nux vomica: aspereza e seccura consideraveis na larynge e na garganta, tosse secca, aspera, sem expectoração, titilação frequente na larynge e garganta.

Catarrho da larynge chronico.—Pode ser consecutivo ao agudo ou se apresenta desde o principio como tal, acompanhando outras doenças chronicas da larynge, como polypos, cancro, etc.

O symptoma predominante do catarrho chronico da larynge é a voz apagada, sem timbre, rouca que chega ás vezes á aphonia total. Ha alem d'isso na larynge sensação de aspereza e formigueiro, titilação, tosse, expectoração escassa, poucas vezes abundante, difficuldade de respirar, accessos de suffocação ás vezes. É uma doença de longa duração, que so costuma curar-se no fim de muito tempo, algumas vezes porêm não succede assim, sobretudo quando se formam ulceras na larynge, o que muitas vezes dá logar á tisica da larynge, se as ulceras não se curam a tempo. Outras vezes pelo engrossamento da mucosa pode sobrevir o aperto da larynge e como consequencia a morte por asphyxia.

So se pode obter a cura observando um regimen hygienico severo auxiliado pelos medicamentos. É conveniente habitar localidades temperadas durante as epocas frias do anno e no verão tomar as aguas medicinaes de Aguas Santas, Monção, Unhaes de Serra, Caldas da Rainha e em Hespanha as de Panticosa, Caldas d'Oviedo, etc.; as ligeiramente sulphurosas para os que soffrem de herpes e tiveram syphilis.

Arum triphyllum: nos cantores e oradores, com grande secreção de muco.

Belladonna: sensação de secura e oppressão na larynge, tosse secca, espasmodica, rouquidão, deglutição difficil, dôr de cabeça. Indicada nos casos recentes. '

Bryonia: aggravação dos symtomas com a mais leve corrente d'ar frio.

Carbo vegetalis: rouquidão e voz apagada, que augmentam ao anoitecer, com a conversação: aspereza, cocegas e formigueiro na larynge; aggravação de todos os symptomas n'uma casa quente; ulceração da larynge; queda rapida das forças e tosse aspera com dôr ardente na larynge e peito.

Drosera: catarrho da larynge chronico com ulceras; sensação como se houvesse uma penna na larynge, com formigueiro, tosse e picadas na larynge; seccura, oppressão e aspereza, com desejo de tossir; rouquidão com voz baixa e cheia; dôr na larynge falando; tosse secca, espasmodica, com vomitos, rosto azulado, respiração sibilante e accessos de suffocação.

Hepar: rouquidão e aphonia completa, tosse frequente com expectoração abundante, purulenta, estriada de sangue, que sae com facilidade; ataques nocturnos.

Manganum: catarrho antigo, tosse com expectoração

grumosa, seccura, aspereza e sensação de rapadura na larynge; sensação como se estivesse cerrada; tosse e rouquidão; os symptomas aggravam-se com a mudança de tempo, lendo em voz alta e falando muito.

Nux vomica: sensação d'ardor, aspereza e rapadura na larynge, com seccura constante, consideravel e como se houvesse um tumor ao engulir; tosse secca, aspera, com dôr na larynge e aggravada pela manhã, ao anoitecer e depois das comidas; expectoração escassa ou nulla e difficil de arrancar; aggravação com a leitura e o movimento; hemorrhoidas, prisão de ventre, vida sedentaria e nas pessoas que abusaram das bebidas alcoolicas, do café e do tabaco.

Phosphorus: larynge sempre aspera e secca; aphonia, sem poder falar senão cochichando; tosse, accessos de febre; sensibilidade dolorosa da larynge, que não deixa falar e com dôr queimante; expectoração escassa, sanguinolenta; pessoas altas e delgadas.

Sulphur: nos casos rebeldes e quando os outros medicamentos não déram resultado algum.

Podem tambem consultar-se: *Argent., Caustic., Dulc., Lyc., Merc., Nitri ac., Spong.* e *Stann.*

Corpos estranhos.—As espinhas, pedaços d'alimentos, etc., que penetram na larynge, podem ficar cravados em diversas partes da mesma e segundo o seu tamanho produzem symptomas mais ou menos incommodos e até a asphyxia, mas geralmente difficuldade de engulir, tosse, dôres na larynge, respiração difficil e outros symptomas, entre elles a inflammação e inchação da larynge.

O que se deve fazer primeiramente é examinar com o laryngoscopio o ponto da larynge onde se encontram os corpos extranhos e fazer em seguida a extracção com as pinças. Ha casos em que não é possivel fazer o exame com o laryngoscopio e outros em que sobreveio ja a inflammação da larynge, ou o corpo extranho se introduziu muito no orgão, ou a vida do enfermo periga pela asphyxia cada vez mais imminente, então tem o medico que proceder á laryngotomia ou abertura exterior da larynge, extraindo assim o corpo extranho e salvando a vida do doente.

Edema da larynge.—O edema ou inchação da larynge é uma infiltração d'este orgão por um liquido seroso, devida a diversas causas e sobretudo a soffrimentos chronicos do pescoço e difficuldades na circulação do mesmo, estreitando a larynge e até cerrando-a completamente.

Desenvolve-se rapidamente, manifestando-se symptomas como se existisse na larynge um corpo extranho, difficuldade de engulir e respirar, tosse rouca, como o latir do cão, rouquidão e até aphonia. A difficuldade de respirar vae crescendo, ha angustia e desespero no enfermo, a cara torna-se violacea, o pulso frequente e pequeno e o paciente cobre-se de suor, e se o edema não desapparece com rapidez, a morte sobrevem por asphyxia.

O medicamento principal contra o edema da larynge é *Apis*; se não fôr bastante recorre-se a *Iodium* e em ultimo caso a *Phosph. Moschus* ou *Sambuc.* Quando os medicamentos não dão resultado algum, recorreremos aos processos cirurgicos, para o que se chamará immediatamente o medico.

Perichondrite.—Inflammação das cartilagens da larynge. —Abcesso ou tumor laryngeo.—Esta doença, que ataca as cartilagens da larynge, costuma ser a sequencia de suppurações syphiliticas e outras, dando logar á formação d'um tumor ou abcesso, que se abre interior ou exteriormente.

Manifesta-se por oppressão, cocegas, sensação d'um corpo extranho na larynge e dôres pungentes mais ou menos intensas; dificuldade de engulir e respirar, voz rouca e sem timbre, tosse com expectoração mucosa e estriada de sangue e até purulenta, etc. Se o tumor rebenta interiormente saem com a tosse grandes porções de pus e pedaços de cartilagens da larynge, desapparecendo assim os symptomas. Se rebenta para fora, forma-se um tumor com infiltração serosa em volta e depois d'aberto fica ás vezes uma fistula difficil de curar. N'alguns casos sobrevem a morte por asphyxia, pela descida do pus aos bronchios, quanto o tumor se abre interiormente, ou pelo edema da larynge sem ter rebentado ainda o tumor.

Nos symptomas congestivos, que são os primeiros, deve dar-se a *Bell.*, estando ja formado, o melhor medicamento

33*

6 *Hepar*, para evitar a formação do pus e depois *Sil.* Abrindo-se o abcesso e saindo com a tosse pus e sangue, prescreve-se *Merc.*; formando-se a fistula para fora, deve dar-se *Sil.*, e se não fôr bastante dê-se depois *Fluoris ac.* e *Graph.*

Polypos. — Os polypos e outras tumores mucosos formam-se nas cavidades da larynge produzindo rouquidão e aphonia, como symptomas quasi exclusivos. So se podem diagnosticar observando a larynge com o laryngoscopio.

O melhor medicamento 6 *Calc. carb.* e se não fôr sufficiente podem consultar-se depois *Aur., Con. m., Graph., Staphys., Sulph.* e *Thuja.*

Se os medicamentos não dão nenhum resultado, recorra-se então aos processos cirurgicos, para o que se chamará um medico pratico n'esta especialidade.

Ulceras. — As ulceras que se desenvolvem na larynge são na sua immensa maioria herpeticas (consequencia d'um catarrho chronico), tuberculosas ou syphiliticas. Das tuberculosas, que precedem ou acompanham a tisica pulmonar, occupar-nos-hemos quando tratarmos d'esta.

As ulceras da larynge são acompanhadas dos symptomas d'um catarrho chronico da larynge e os mais persistentes são, rouquidão tenaz, rebelde, titilação ou cocegas na larynge muito desagradaveis, tosse com expectoração mucosa, purulenta ou sanguinolenta, tosse por accessos e espasmodica, perda mais ou menos completa da voz, difficuldade d'engulir, etc., e a morte passado um espaço de tempo maior ou menor, se os medicamentos não conseguem conter a molestia e conduzil-a a uma terminação favoravel.

O melhor medicamento 6 *Nitri ac.*; se este não fôr bastante, podem prescrever-se depois em primeiro logar *Hepar* e *Argent. nitric.*; em segundo logar, *Merc. iod. rub., Phosph., Sil.* e *Stann.* Prestam tambem bons serviços *Hyosc.* e *Dros.* e tambem *Cupr.* nos accessos de tosse espasmodica.

Os doentes devem alimentar-se com bons leites, ovos quentes, carnes assadas, e prohibindo-lhes os alimentos picantes, salgados e as verduras, bem como os alcoolicos e so beber um pouco de vinho branco ás comidas.

Tisica laryngea. — Esta doença acompanha quasi sempre

a tisica pulmonar, precedendo-a mesmo algumas vezes. Como ambas têm o mesmo tratamento e os mesmos symptomas, occupar-nos-hemos d'ambas ao tratar da pulmonar.

Lepra.

Esta doença epidemica nos tempos antigos e edade media, na actualidade é esporadica, mas endemica n'algumas localidades maritimas e em Hespanha nas provincias de Alicante e Oviedo, etc., nos povos da costa. Ha duas classes de lepra, a *tuberosa* e a *lisa*.

A *tuberosa* começa pela formação de tuberculos na cara, nas mãos e pés, acompanhados de manchas arroxeadas do tamanho d'uma ervilha e mesmo maiores; os tuberculos, agrupados em forma de cachos e muito encarnados, dão um aspecto asqueroso ao logar que atacam; no fim d'algum tempo tornam-se amarello-cinzentos, suppuram e cobrem-se de crostas seccas e pardacentas, ficando por fim cicatrizes esbranquiçadas.

A *lepra lisa* começa por dôres insupportaveis na pelle, que terminam por deixar insensivel toda a região que invadem, ou a pelle perde a côr; depois formam-se empollas e focos inflammatorios em regiões, que se gangrenam e causam o desprendimento de partes e até de membros inteiros.

É preciso isolar estes doentes das pessoas sans e tratal-os com esmero, observando uma grande limpeza e uma alimentação sadia, á excepção do peixe. As ulceras devem lavar-se com agua chlorada ou phenicada (10 gram. d'acido phenico para 500 gram. d'agua).

O melhor medicamento contra a lepra lisa é *Madar*, da terceira á sexta trituração, que se dará com frequencia. Se não produzir effeito algum, dá-se depois *Merc. iod. rub.*, das mesmas triturações. Sendo preciso podem consultar-se depois *Ars.*, *Carbo v.*, *Graph.*, *Natr. carb.*, *Petrol.* e *Sulph.*

Contra a lepra tuberosa o melhor medicamento é *Natr. carb.* e depois *Alum.*, *Hepar*, *Sil.* e *Sulph.*

Lesões mecanicas.

(Torceduras dos pés ou das mãos — Luxações — Fracturas — Contusões — Commoções — Derreamento — Ecchimoses — Feridas — Passos em falso — etc.)

Os medicamentos principaes contra todo o genero de lesões mecanicas, são: em primeiro logar *Arnica*, fomentações d'agua arnicada ao sitio affectado; e em segunda logar *Rhus*.

A tinctura d'arnica emprega-se contra todas as lesões dos tecidos brandos, como pancadas, quedas, pressões prolongadas, etc., sempre que não haja ferida na pelle e quando esta por causa de lesão recebida, se torna arroxeada e depois azulada, verde, amarellada ou negra. Fricciona-se primeiro a parte contundida, se não estiver muito dolorida, com a tinctura pura e applicam-se depois sobre ella pannos de linho imbebidos n'uma mistura d'uma parte de tinctura d'arnica e cinco partes d'agua fria.

Se a pelle ficou um pouco dilacerada, a mistura deve ser d'uma parte de tinctura para dez ou quinze d'agua.

Ás vezes é necessario dar antes de *Arnica* ou *Rhus*, algumas doses de *Acon.*, *Bell.* ou *Glonoïn.*, se houver atordoamento, dôres violentas de cabeça com congestão de sangue. Nos casos em que haja febre ou inflammação, dar-se-ha *Acon.* para as atenuar e depois *Arn.*

Se ha dôres violentes, irresistiveis nas partes contusas ou feridas, é frequentes vezes vantajoso *Hypericum* (vêja-se: *Trismo*).

Nos casos de lesões da espinha dorsal e espinhal medula, causadas por uma queda, golpe, pancada, etc., *Hypericum perfor.* é o melhor medicamento. *Conium mac.* é o medicamento das lesões dos peitos (N.).— *Cicuta virosa* é o medicamento das lesões da cabeça quando produzem uma commoção cerebral (N.).— *Conium mac.* e *Iod.* contra as lesões dos testiculos (N.).— *Calendula*, *Phosph. ac.* e *Ruta* contra as dos ossos (N.).— *Bry* e *Rhus* contra as das partes tendinosas (N.).— *Acon.* contra as dos olhos (N.).

Nos *derreamentos* causados por levantar grandes pesos

emprega-se *Rhus*. Se ha dôres lancinantes e violentas sobretudo nos rins e que augmentam com o movimento, dê-se *Bry.*; e se ambos não são sufficientes, consultem-se: *Calc.*, *Carbo veg.*, *Sulph.*

Para as dôres de cabeça depois d'um derreamento, dê-se: *Calc.*

Para combater a disposição aos *derreamentos*: *Sep.*

Passos em falso.—As commoções resultantes, d'um passo em falso, curam-se com *Bry.*, e se este não basta *Puls.* É raro ter de recorrer a *Rhus*. Os soffrimentos d'estomago tratam-se com *Bry.* ou *Puls.* A disposição a dar passos em falso cura-se com *Phosph.*

Commoções.—As consequencias d'uma forte commoção causada por uma queda, pancadas, etc., tratam-se a principio com *Arnica*; se ao mesmo tempo porem se experimentou um grande susto, dê-se *Opium* ou então *Acon.* se ha syncope. Se nas commoções cerebraes não fôr bastante a *Cicuta vir.*, dê-se *Bell.* ou *Phosph. ac.*

Contusões.—As contusões ou magoamentos exigem tambem *Arn.* interiormente e compressas imbebidas na agua d'arnica exteriormente. Para as das articulações convem *Rhus* em logar d'*Arn.*

Ecchimoses.—As que resultam das contusões combatem-se com *Arnica* e *Rhus*. Se não fôrem bastantes para as curar, consultem-se: *Bry.*; *Con.*, *Dulc.*, *Lach.*, *Nux vom.*, *Sulph.* e *Sulph. ac.*

Lesões dos ossos (pancadas, fracturas).—As lesões dos ossos, como pancadas na tibia e humero, etc., curam-se com *Ruta*, tanto interna como externamente (como *Arnica*), quando são acompanhadas de dôres que parece terem logar no proprio osso. Se as dôres são externas e sobretudo se a parte dorida tem uma vermelhidão erysipelatosa, dê-se *Symphytum officinale* da mesma maneira.

O professor Rapp e outras medicos homeopathas affirmam que as lesões ou contusões dos ossos da maior gravidade, mesmo sendo fracturas complicadas, que n'outros casos exigiriam a amputação, são rapida e facilmente curadas, se depois de ter limpado cuidadosamente a ferida, se envolve immediatamente o membro enfermo com algodão imbebido em tinctura d'*Arnica* ou de *Symphytum* e se coloca em boa posição. De forma alguma se deve tirar o penso; se o pus irrompe pelo penso collocam-se novas camadas d'algodão, sem tirar as primitivas. Se ha febre, dá-se *Acon.* e applica-se a *Arn.* em compressas ou em algodão segundo a lesão, o que se pode fazer em toda a classe de lesões em que haja febre com excepção das da cabeça. Affirmam que as mais graves lesões se curam assim, sem que haja quasi febre traumatica.

Na fractura dos ossos o que primeiro se deve fazer é transportar o fracturado a sua casa, deitando-o na cama onde se deve tratar. Se a fractura é d'um osso dos braços, o ferido pode ir a pé ou de carro, tendo o cuidado de segurar com o braço são o fracturado, ou então suster este com uma atadura formada d'um lenço.

Se a fractura é dos ossos do tronco ou das pernas, temos de recorrer a outros meios. Deve levantar-se o fracturado com todo o cuidado, para isso bastam quatro pessoas, das quaes duas se encarregam da parte inferior do corpo e as outras duas da metade superior. Ao mesmo tempo as quatro pessoas levantam o ferido, tratando as duas da parte inferior de sujeitar o membro ferido para que se não mova e se fosse possivel melhor era amarrar o membro ferido a uma taboa com um lenço ou uma ligadura; levantado o ferido por todos colloca-se n'uma maca, carro ou colchão, etc. e transporta-se a sua casa, tirando-o do vehiculo com todas as precauções e levando-o para a cama. Se só houver uma pessoa ao pé do fracturado, o melhor que pode fazer, se é robusta, é levar o ferido ás costas com as pernas suspensas; se ha duas, dar-se-hão as mãos e colocarão o fracturado em cima e este lançará os braços, ao pescoço dos que o levam. No transporte d'um ferido, seja por que meio fôr, não · se deve perder de vista o membro fracturado, para que o doente não soffra com os movimentos dos que o transportam.

Para o despir é preciso tambem muito cuidado; primeiro coloca-se na cama, depois principia-se a despir pelas regiões fracturadas e com uma tesoura se cortam as vestes até ficar o membro a descoberto, tudo isto devagar e cuidadosamente para não mover o osso partido, advertindo que se a roupa está agarrada á pelle com o sangue ou lama, deve lavar-se com uma esponja imbebida em agua morna. Despido o enfermo coloca-se o membro fracturado o melhor possivel, com o fim de preservar a lesão de novos soffrimentos, collocando de baixo uma almofada pequena, e espera-se assim a chegada do medico que deve operar o enfermo.

Acontece ás vezes que não ha medico na localidade, ou está a tal distancia que não poderá chegar senão no dia seguinte, e urge fazer o curativo ao doente. Para isso é preciso duas taboas delgadas de madeira, cartão, folha de lata ou casca d'uma arvore, que servem para fixar o membro fracturado, uma pelo lado interno outra pelo externo; cobrem-se ambas com algodão em rama ou pannos oblongos, para não ferirem a pelle. Para reduzir a fractura precisam-se de tres pessoas; uma colloca-se por detraz do ferido e puxa com ambas as mãos o osso fracturado para cima e para si; outra colloca-se por deante e pega no osso com ambas as mãos por baixo da fractura e levanta-o para si com cuidado; a terceira pessoa, depois que as outras puxaram em sentido contrario e reuniram os dois fragmentos do osso, o que se verifica passando a mão pelo sitio da fractura e percebendo que não ha desigualdade alguma, cinge com uma tira de panno ou uma compressa o ponto fracturado, colloca uma tala preparada como ja se disse no lado interno do membro e do comprimento d'este ou um pouco mais curta, arredondada nas extremidades, e outra egual no lado externo e sujeita-as com uma ligadura de varios metros de comprido dando-lhe voltas em espiral. Se, alem da fractura, ha feridas nas partes molles, não se collocará tala do lado das feridas. Colocado o penso, se fôr nos braços, suspende-se o antebraço por meio d'um lenço; e se fôr nas extremidades inferiores, colocar-se-ha a parte doente n'um pequeno colchão de feno, palha, algodão ou lã, fazendo-lhe no centro uma especie de cavidade, para que a perna fique bem sujeita.

Nos casos em que o medico se acha perto, applicam-se á região fracturada, até á sua chegada, compressas ou pannos imbebidos n'uma mistura de quarenta gotas da tinctura de *Symphytum* e meio litro d'agua.

Quando as fracturas são comminativas, quero dizer, que o osso foi fracturado em muitas partes, ha feridas dilaceradas, etc., não ha mais remedio senão esperar o medico, porque um profano não pode fazer o curativo, e so pode applicar as compressas imbebidas na supradita solução de *Symphytum*.

Luxações e torceduras de pés.—N'uma verdadeira luxação, o que primeiro ha a fazer é reduzir a deslocação, ou collocar o osso no seu logar. Applicam-se em seguida compressas d'agua arnicada, dando-se *Arnica* internamente e se não fôr bastante *Rhus*. Se ha febre, dá-se *Acon.* e depois volta-se a *Arn.* e *Rhus*. As dôres que ás vezes sobrevêm combatem-se com *Rhus*. Se fôr preciso recorra-se a *Bry*.

Nas torceduras de pés, ponham-se immediatamente compressas imbebidas em agua arnicada, que se renovam logo que estejam seccas e ao mesmo tempo dê-se a *Arn.* interiormente. Se sobrevier febre dê-se *Acon.* sem deixar de applicar as compressas d'arnica e logo que ceda, volte-se a *Arn.*—*Rhus* convem depois de *Arn.* se restam dôres e tumefacção no pé, que *Arn.* não chegou a debellar.

Mons. Rœdiger demonstrou que não ha melhor remedio n'um pé torcido, que um banho de pés, tão quente quanto se possa supportar, a uma temperatura de 30.° R. pouco mais ou menos, temperatura que se deve conservar juntando-lhe agua quente. Passada meia hora envolver-se-ha o pé em algodão imbebido de tinctura d'arnica e sujeito com um penso secco. Affirma que o doente pode andar passado um ou dois dias. Evite-se a applicação de sanguesugas e as compressas imbebidas em agua gelada, o que retarda a cura e aggrava a enfermidade.

Feridas.—A primeira cousa a tratar n'uma ferida é fazer sustar a hemorrhagia, tirar os corpos extranhos que tenha e fazer-lhe o curativo.

Se o sangue sae em borbotões da ferida, isto indica que ha uma arteria cortada; comprime-se então fortemente a arteria, mesmo na propria ferida com um ou mais dedos e sem interromper a pressão até que chegue o medico que deve fazer a ligadura do vaso ferido, ou então aperta-se fortemente o membro com uma ligadura por cima da

ferida e põe-se outra ligadura abaixo da ferida. Se a
arteria cortada é das pequenas, unem-se com força os
labios da ferida e no fim de meia hora se sustem a saida
do sangue. Nas feridas pequenas basta applicar um pedaço de taffeta d'arnica um pouco maior do que a ferida
e se segura applicado com força com os pollegares até
que adhira completamente; so com isto se susta o sangue
e cura-se a ferida.

Para limpar a ferida dos corpos extranhos que tiver,
como uma bala, pregos, terra, pedaços de vidro, etc.;
verificar-se-ha com o dedo index se a ferida é grande e
se é pequena com uma sonda, uma agulha das de crochet,
etc., e depois de reconhecidos os corpos extranhos retiram-
se com o dedo, uma sonda ou umas pinças e se não se
podem tirar por estarem profundamente situados ou pela
sua grandeza, tem que se dilatar com um bisturi as bordas
da ferida. Se esta está cheia de terra, areia, etc., lava-
se com jorros d'agua fria; se está cheia de coagulos de
sangue, extrahem-se estes.

Sustada a hemorrhagia e limpa a ferida, procede-se ao
seu curativo. Se a ferida foi causada por objectos que
produziram *contusões, cortantes* e *pungentes* e os tecidos
não foram dilacerados, proceder-se-ha assim: se a ferida
é de pequena extensão, põe-se por cima um pedaço de
taffeta d'arnica como ja indicámos. Se é de mediana extensão, lava-se primeiro a ferida com uma esponja imbebida
n'uma solução ou mistura de 20 gottas de tinctura de
Ledum ou *Staphysagria* para 200 gram. d'agua, segundo as
indicações abaixo exaradas e depois de bem lavada se enxuga
com um panno de linho fino; approximam-se depois as bordas
da ferida ao centro e põe-se ali a primeira tira de adhesivo,
previamente aquecida a uma luz ou ao lume e fixa-se de
travez; se a ferida tem de largura mais d'um dedo, temos de
pôr tres tiras de adhesivo, a do centro, outra superior e outra
inrerior, e se a ferida tem maior extensão, deve haver o
cuidado de approximar sempre as bordas, e sujeitar com
os dedos as tiras para que adhiram bem á pelle. Collocadas as tiras, põe-se por cima um parche de fios de linho
imbebido na solução ja citada, por cima do parche um
panno fino de linho dobrado (uma compressa), e depois um

penso que segure tudo bem. Este curativo, chamado de primeira intenção, deve permanecer sem lhe tocar durante quatro ou cinco dias, passados os quaes se tira o apposito, e se as tiras estão adheridas, torna-se a pôr um apposito egual ao precedente; se alguma tira do emplasto se desprendeu, substitue-se por outra.—Se a ferida é de grande extensão e profunda, não servem as tiras de adhesivo e tem de proceder-se á sutura cruenta, o que só pode fazer o medico, pelo que não trataremos d'ella; as tiras de adhesivo applicam-se tambem n'estas feridas, alem dos pontos de sutura, para approximar melhor os labios da ferida e evitar a formação de cicatrizes disformes.

As feridas *dilacerantes*, causadas por machinas, volantes, dentes de rodas, etc., e nas quaes as carnes foram rasgadas ou dilaceradas em todas as direcções, têm de ser tratadas d'outra maneira muito diversa. Primeiro susta-se a hemorrhagia e limpa-se a ferida como ja se disse. Depois tomam-se dois pannos de linho (compressas) um pouco maiores do que a ferida, dobram-se e imbebem-se n'uma solução de duzentas e cincoenta gram. d'agua e trinta gram. de *Calendula* e collocam-se sobre a ferida; põe-se por cima uma camada d'algodão em rama do mais fino, que se salpica com a solução anterior, e se sujeita com uma tira de adhesivo, posta como se disse ao tratar das feridas *cortantes*; depois cobre-se tudo com uma pasta d'algodão em rama, sujeitando tudo com uma ligadura. Se a suppuração é escassa e não humedece o apposito, não se toca n'este; se o humedece porêm, renova-se diariamente a camada de algodão que se infiltra de pus e preserva a ferida do ar exterior. A cicatrização avança quando a ferida dá pouco pus, não ha dôres e a região ferida não incha. Se a ferida alem de dilacerante é muito profunda e o doente se queixa muito de dôres que se estendem para cima parindo da ferida, far-se-ha o curativo com a tinctura de *Hypericum*, na proporção indicada para a *Calendula*.

Todo este tratamento deve ser acompanhado do respectivo tratamento interno, empregando o mesmo medicamento, nas dóses de dez a dôze globulos para meio copo d'agua, para tomar de tres ou de quatro em quatro horas uma colhér. A diluição deve ser da 3ª á 12ª.

As indicações para o tratamento das feridas tanto interior como exteriormente, são:

Os magoamentos e contusões, sempre que não haja ferida ou dilaceração das partes, tratam-se com *Arnica* interna e externamente como se disse ja.

As pancadas e contusões recebidas pelos ossos salientes (canellas, cotovellos, tornozellos, etc.) tratam-se com *Ruta*.

As fracturas dos ossos com *Symphytum*, bem como a demora na ossificação do callo que une as partes fracturadas.

As deslocações dos ossos, dintensão dos ligamentos das articulações, dos tendões e musculos com *Rhus*.

As feridas dilacerantes e cortantes, estas com dilaceração dos tecidos, com *Calendula*.

As feridas pungentes, o esmagamento e dilaceração das unhas e dedos, as mordeduras de ratas, de gatos, etc., com grandes dôres e sensibilidade ao tacto, com *Hypericum*.

As feridas incisas feitas com um sabre, bisturi, navalha ou vidro, com *Staphysagria*.

As feitas por instrumentos perfurantes, como sovélas, garras, pregos, espinhas, etc., com *Ledum*.

Se ha grandes hemorrhagias, dê-se *Diadema* e se não fôr sufficiente o *Phosph.*; se o doente está fraco, convem *Chïna* e depois *Crocus*.

Se a ferida se gangrena, dê-se *Chïna* a principio; se a pelle porêm toma uma côr negra ou violacea, prescreva-se *Laches.*; se ha prostração de forças com frio e sêde, *Arsen.* é melhor e se não fôr sufficiente, dá-se depois *Carbo veg.*

Se as feridas segregam muito pus, dê-se *Sil.*; se o pus é fetido *Phosph.*; para apressar a cicatrização *Hepar* e se não basta *Merc.* e depois d'este, *Sulph.*; e se ainda fosse preciso, dava-se *Calc. carb.*

Febre traumatica.—Aconteze ás vezes que por causa d'uma pancada, contusão, queda, etc., sobrevem uma febre mais ou menos intensa, que algumas vezes commette a vida do doente. N'estes casos se *Acon.* não fôr bastante, dê-se *Arn.* Se este tambem não dér resultado, dê-se: *Opium* se ha somnolencia, insensibilidade completa, rosto e ex-

tremidades azuladas ou lividas; frio exterior e respiração
estertorosa. *Camph.* se *Op.* não fôr sufficiente e se ha:
pés e mãos frias, tremor da lingua, das mãos e dos pés
ao levantal-os; frio de toda a pelle, cara pallida ou azulada: diarrhea: lividez dos labios; pulso debil; veias
distendidas; respiração não accelerada; dôres erraticas e
pungitivas.

Leucorrhéa.

(Flores brancas.—Corrimento branco.)

Tem de se escolher medicamento segundo a côr e a
natureza do corrimento. Assim dá-se quando é:

Acre: *Alum., Borax, Con., Ferr., Merc., Phos.*: ou *Ars.,
Carb. v., Iod., Sep., Silic.*;

Aquoso: *Graph.* ou *Puls., Sep.*;

Queimante: *Calc.* ou *Con., Kreos.*;

Escuro: *Nitri acid.*;

Verde: *Carbo veg., Sep.*;

Com ardor: *Calc.*, ou: *Kreos., Merc.*;

Leitoso: *Calc., Puls.*, ou: *Amm. carb., Sil.*;

Mucoso: *Bor., Magn. carb.*, ou: *Calc., Graph., Mezer.,
Stann., Sulph.*;

Purulento: *Cocc., Merc., Sab.*; ou: *Kreos., Lyc., Sep.*;

Que corroe a roupa: *Iod.* (G.), *Nitri ac., Phos. ac.*;

Tincto de sangue: *China, Cocc.*, ou: *Kreos., Nitri ac.*

Viscoso: *Borax, Stannum.*

Com mau cheiro: *Kreos., Nitri ac., Sabina, Sepia.*

Que põe a roupa rija: *Alum.*

Que sae ás golphadas: *Sil.*

De côr de carne: *Alum., Cocc., Nitri ac.*

Tinge a roupa de amarello: *Carbo an., Prunus.*

Amarellado: *Carbo v., Cham., Murex, Natr. m., Nux
vom., Sabina, Sepia, Sulph.*

Segundo as circumstancias concomittantes, applicam-se,
e quando o fluxo é acampanhado:

De dôres de ventre: *Con., Kreos., Magn. m., Puls., Sil.,
Sulph.*

De dôres como de parto: *Dros.*

De dôres de rins: *Caust.*, *Magn. m.*; ou *Baryt.*, *Graph.*, *Kali.*

De debilidade: *Alum.*, *Kreos.*, *Sep.*

De diarrhea: *Natr. m.*

De canceira: *Alum.*

De tremor: *Alum.*

De picadas nos orgãos genitaes: *Sepia.*

De rosto amarellado: *Natr. m.*

De dôr de cabeça: *Natr. m.*, *Puls.*

De inchação de ventre: *Sep.* ou *Amm. m.*, *Graph.*

Se o corrimento precede a menstruação: *Calc.*, ou *Alum.*, *Ferr.*, *Kreos.*, *Puls.*, *Ruta*, *Sulph.*

Apresentando-se depois da menstruação: *Alum.*, *Cocc.*, *Merc.*; ou *Kreos.*, *Phos. ac.*, *Sil.*

Juntamente com a menstruação: *China*, *Graph.*, *Puls.*

Logo que cessa a menstruação: *Ruta.*

Dêm-se os medicamentos dissolvidos em agua, pela manhã e á noite e durante tres ou cinco dias e depois suspendam-se durante oito ou quinze dias. Não se devem usar medicamentos externos, cuidar-se-ha porêm muito da limpeza dos orgãos genitaes, lavando-os frequentemente com agua tepida. G. até não aconselha as simples injecções d'agua.

Lichen.

O lichen é uma doença papulosa da pelle, de caracter inflammatorio. Admittem-se tres formas: o *escrofuloso*, o *rubro* e o *plano* ou *circumscripto*. O *escrofuloso* manifesta-se nos individuos escrofulosos, pela formação no tronco e parte cavada das articulações, de pequenos tuberculos do tamanho de um grão de milho, amarellados ou escuros, sob a forma de grupos, sem picadas e que desapparecem no fim de bastante tempo por resolução ou por descamação. O *rubro* caracterisa-se pela elevação na pelle de papulas do tamanho de um grão de milho, vermelho-escuras, cobertas de pequenas escamas delgadas. Nos espaços livres, desenvolvem-se depois outras eguaes, e a erupção torna-se por fim tão confluente que occupa uma extensa região da pelle, infiltrada, rubicunda e cheia de pequenas escamas, produzindo por fim gretas e erosões. N'esta especie de lichen umas vezes as picadas são poucas, outras porêm são muito agudas. Se se propagar muito, manifestam-se symptomas geraes com prostração, caindo o cabello e as unhas. O *plano* ou *circumscripto*, é uma inflammação circumscripta, sob a forma de efflorescencias separadas, do tamanho da semente de linho, vermelhas nas extremidades e no centro branco-azuladas, que augmentam de tamanho ate chegar a ter a circunferencia de meio tostão e com picadas agudas durante o crescimento. Sobre as efflorescencias formam-se depois pontos azulados, esbranquiçados, escamas e escudos. Passado mais ou menos tempo desaparecem, deixando na pelle maculas ou manchas escuras, ou um espaço deprimido.

O lichen escrofuloso exige o mesmo tratamento das escrofulas, como *Sulph.*, *Calc. c.*, *Iodium*, *Phosph.*, *Silic.*, etc.; e tambem o oleo de figados de bacalhau, os banhos de mar e os sulphuro-alcalinos.

O *rubro* cede a *Phosph.* e depois *Ars.*, *Iod.*, *Merc.* e *Sarsap.*

O *plano* combate-se com *Sulph.* e depois *Cicuta*, *Lycopod.*, *Mur. acid.*, *Natr. mur.*, *Phosph. acid.*, *Staphis.*

Os banhos medicinaes sulphurosos e arsenicaes são necessarios como auxiliares do tratamento na segunda e terceira especies do lichen.

Lingua.

Aspecto, côr, saburra, etc. da lingua.—As seguintes indicações são do tratado de pathologia e therapeutica do dr. Raue.

Bell., *Tart. em.*: lingua completamente rôxa, com papillas muito dilatadas.

Kali bichromic., *Lach.*: lingua de um rôxo brilhante.

Rhus: a lingua tem na ponta uma vermelhidão em forma de triangulo.

Sulphur: ponta da lingua encarnada (mal circumscripta), com bordos rôxos.

Ars.: lingua da côr do chumbo.

Dig., *Ars.*, *Mur. ac.*: lingua azulada.

Rhus: saburra branca n'um lado da lingua.

Caustic.: saburra branca nos dois lados.

Bry.: saburra branca so no meio da lingua.

Phosph.: saburra branca so no meio da lingua ou desapparecimento completo das papillas ficando a lingua lisa.

Sepia: lingua muito carregada so na raiz.

Ars., *Lach.*, *Natr. m.*, *Nitri ac.*: saburra em forma de manchas circumscriptas.

Lach., *Rhus*, *Sulph.*, *Kali bichromic.*: lingua secca, rôxa e gretada na extremidade.

Bry., *Puls.*: lingua secca, sem sêde.

Merc., *Rhus*, *Stram.*: lingua inchada, assignalando os dentes.

Ipecac., *Cina*, *Dig.*: lingua limpa, com soffrimentos gastricos.

Lach.: tremor da lingua, não a podendo fazer sair da bocca (febre typhoide).

Lycopod.: lingua pesada, com tremor, o queixo inferior caido; ou então o doente recolhe a lingua rapida e involuntariamente, ficando d'um ou d'outro lado (febre typhoide).

Cancro da lingua.—É uma doença bastante rara e mais propria da velhice. Começa por pequenos tumores ou pequenas indurações nos lados da lingua, em geral indolentes; no fim de mais ou menos tempo abrem-se as indurações e formam-se ulceras de mau caracter com dôres ardentes e lancinantes, com pus sanguinolento e bordas duras e talhadas a pique: as ulceras estendem-se sem cessar e a lingua infarta-se e tambem as glandulas lymphaticas do pescoço; a saliva e o pus sanguinolento escorrem da bocca escoriando os labios e a barba, o doente se definha e no fim de certo tempo, maior ou menor segundo a robustez dos doentes, estes morrem de consumpção.

O cancro da lingua só é curavel no principio, quando apparecem as indurações, mas, assim que se formam as ulceras, é incuravel, e então so se pode alcançar com o tratamento um allivio de pouca duração.

Para as indurações o melhor medicamento é *Conium*; se não fôr sufficiente, recorra-se a *Carbo animalis* e depois a *Aurum*.

Desenvolvido ja o cancro pode começar-se o tratamento por *Mercurius precipitatus ruber*; depois *Ars.* e a seguir *Thuja, Sil., Staph.* e *Tarant.*

Inflammação da lingua.—Glossite.—Esta doença começa por vermelhidão e inchação da lingua, que chega ás vezes a causar a asphyxia do doente pelo volume enorme que toma, obstruindo a bocca, comprimindo a larynge e conservando-se apertada entre os dentes; com dôres muito fortes que se estendem aos ouvidos e á cabeça, salivação espessa, viscosa e fetida, difficuldade de engulir e mastigar, enfarte das glandulas cervicaes, febre e inquietação.

Ás vezes nas pessoas herpeticas ou escrophulosas costuma ficar uma inflammação chronica, que so se distingue pela dificuldade da lingua para engulir e falar.

O primeiro medicamento a dar na glossite é *Acon.* Depois *Bell.* e se fôr preciso *Merc.*

Se a inflammação passar á suppuração dá-se *Hepar* e depois *Sil.* para terminar.

Alem de *Acon., Bell.* e *Merc.* que serão sufficientes na maioria dos casos, tenham-se em consideração os medicamentos seguintes:

Arnica: depois d'uma lesão

Apis: se ha vesiculas pequenas nas bordas da lingua ou sensação como se estivesse cosida, ou dôres ardentes e lancinantes.

Arsenicum e *Lachesis*: nos casos graves em que ha symptomas de gangrena.

Lesões da lingua.—Arn., Bell., Merc. ou *Phos. ac.* são os melhores medicamentos contra os lesões mecanicas da lingua, produzidas ou por têl-a mordido, ou por picadas d'insectos, etc. N'alguns casos quando sobrevem febre, temos de dar *Acon.*

Paralysia da lingua.—Baryt. c., Bell., Hyosc. ou *Caust., Coccul., Nux v., Opium, Rhus.*

Ulceras da lingua.—Agar., Ars., Bov., Graph., Lyc., Merc., Mur. ac., Natr. m., Nux. v., Op., Sil., Veratr.

Contra a *contracção espasmodica* da lingua deve prescrever-se *Lactuca* e se não bastar: *Hyosc.* e *Lach.*

Contra as *convulsões: Cham.* ou então *Lyc.* e *Ruta.*

Contra as *tremuras: Bell.*, e em segundo logar: *Calc. c., Iod., Merc., Rhus, Staph.* e sendo preciso *Ars.*

As *fendas e gretas* combatem-se com: *Cham* ou *Veratr.* e se fôr preciso, podemos recorrer a *Ars.*, *Bell.*, *Lach.*, *Nux v.*, *Plumb.*, *Paeonia.*, *Puls.*, *Spig.*, *Sulph.*

A *sensibilidade dolorosa* da lingua trata-se com *Bell.* e manifestando-se so quando se move, *Berberis.*

Lobinhos e Lipomas.

(Lupas—Tumores enkistados—Tumores esteomatosos, etc.)

Os lobinhos, lupas, etc. combatem-se admiravelmente com *Baryta carbonica*, que se dará com frequencia; o tumor desapparece pouco a pouco, ja por resolução, ja por suppuração. Se esta não se exgotta, dê-se *Sil.* e se não bastar *Phosph.* Nos casos que não cedem a *Baryta*, dê-se *Calc. carb.*

Os *Lipomas* são tumores adiposos que se desenvolvem em diversas partes do corpo e com mais frequencia nas costas, que crescem lentamente e que costumam adquirir grandes dimensões: a sua superficie é arredondada, lobulada, achatada; são indolentes e so causam incommodo quando se inflammam ou suppuram, difficultam os movimentos ou comprimem os nervos.

O melhor medicamento contra os lipomas é *Calc. carb.* dado frequentemente, não sendo sufficiente podem consultar-se *Ant. cr.*, *Baryt. c.*, *Graph.*, *Hepar* (se houver dôres e suppuração ou grande dureza), *Kali c.*, *Sabina*, *Sepia*, *Sil.* (se houver suppuração abundante, inexgottavel, fetida) e *Sulph.*

Os *Ganglios* ou tumores mais ou menos moveis que apparecem nas articulações e trajecto dos tendões, combatem-se com exito applicando *Rhus*, que é o melhor remedio. Nos casos raros em que *Rhus* não fosse bastante, deve dar-se *Arn.* e depois *Sil.* e *Zinc.*, se fôr preciso.

Lombrigas.

A *tenia* ou *solitaria* não se expelle facilmente com os medicamentos homeopathicos, posto que se registem bastantes casos de expulsão so com a medicação homeopathica.

34*

Sulph., e *Merc.* alternados, uma so dose d'um pelo espaço d'uma semana e outra do outro pelo mesmo tempo, costumam realisar algumas curas; se não forem sufficientes, podemos recorrer a *Calc.*, *Silic.* e *Thuja*, se alem d'isso estão indicados pelos demais symptomas. Os medicamentos allopathicos usados contra a solitaria e dados em atenuações baixas mas com persistencia e um regimen conveniente, actuam tão energicamente como as doses fortes.

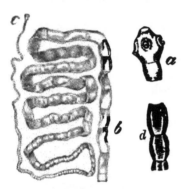

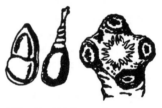

[Fig. 40. Cysticerco do porco.

Fig. 39. Tenia ou Solutaria.
a Cabeça sem circulo de garfos, augmentada. *d* Articulação da solitaria desenvolvida. *c* Cabeça de tamanho natural. *b*, *c* Cadeia formada pela tenia.

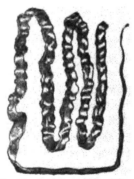

Fig. 41. Cabeça da tenia medio-canellada (augmentada 50 vezes).

Fig. 42. Bothriocephalus latus.

Tambem *Cupr. oxyd. nigr.* em baixa trituração expulsa frequentemente a solitaria.

O professor Hale recommenda muito as pevides de abobora cosidas com leite e depois o ether sulphurico. Effectivamente as pevides d'abobora é o remedio de maior confiança para expellir a tenia e nós ja ha muitos annos que preparamos o *extracto ethereo de cucurbita pepo* para o mesmo fim (F. J. Costa).

Os principaes medicamentos contra as lombrigas são:

Aconitum; febre com colicas, excitação, inquietação, sêde, nauseas, ventre duro e elevado, tosse intensa e rosto encarnado com pupillas dilatadas.

Belladonna: grande sobrexcitação nervosa, gritos, sobresaltos e mêdo, sede intensa e até convulsões. (Se não fôr bastante, dê-se *Laches.*)

Cina: tosse com vontade de comer a toda a hora, coçar continuo e involuntario do nariz, prisão do ventre, aggravação da tosse antes de comer e ao principar a comer; allivio depois de comer. A tosse é ás vezes tão intensa que se parece com a coqueluche ou tosse convulsa. Ranger de dentes. Vomitos de lombrigas.

Mercurius: falta completa d'appetite; diarrhea mucosa, tosse que se aggrava de noite; ranger de dentes, acordar sobresaltado, fallar dormindo.

Sulphur: convem quando diminuiram os symptomas causados pelas lombrigas com algum dos medicamentos anteriores. Deve dar-se uma dóse pela manhã em jejum, e esperar os seus effeitos sem a repetir.

Para combater a disposição aos vermes, alguns medicos aconselham que se dê *Cina, Merc.* e *Sulph.*; uma dose de cada um pela ordem da sua enumeração, n'um dia fixo de cada semana, e isto pelo espaço de dois ou tres mezes ou mais se fôr preciso. Na primeira semana *Cina*, na segunda *Merc.* e na terceira *Sulph.* e depois *Cina* e assim successivamente.

Recommendam-se tambem contra as febres causadas pelas lombrigas: *Cina, Cicut., Sil., Spigel.*

Contra as colicas e convulsões: *Cicuta.*

Contra as colicas com diarrhea, frio e fome voraz: *Spigelia.*

Contra e febre nas pessoas escrophulosas: *Sulph.*

Para o definhamento, o appetite voraz, a pallidez do rosto com olheiras profundas, unicos symptomas ás vezes das lombrigas, ou resquicios do estado agudo que as mesmas causam, dêm-se, depois da acção de *Sulphur* e se este não basta: *Baryt. c.*, *Calc.*, *Graph.*, *Lyc.*, *Natr. m.*, *Sil.*, *Veratr.*

Para os soffrimentos causados pelos *oxyuros vermiculares* e que se caracterisam por uma grande comichão no anus, ardor irresistivel, que á noite não deixa dormir e ás vezes produz convulsões nas creanças, ou inquietação, agitação, sem poderem estar quietas nem sentadas, o melhor medicamento é *Ignatia*, que se deve repetir frequentemente. Deve substituir-se por *Acon.* se ha agitação febril, sobretudo de noite, com insomnia. Atenuados os symptomas ou ja quasi extinctos, dar-se-ha *Sulph.*, so uma dóse e deixase actuar pelo tempo que fôr preciso emquanto durarem os allivios. Se não fôr sufficiente, dê-se *Calc.* do mesmo modo e depois *Ferr.* e tambem *China* ou *Filix mas.* Ás vezes convem *Merc.* depois de *Ignat.*

Para combater, a disposição a soffrer d'estes vermes que produzem soffrimentos tão variados, aconselham-se: *Ignat, Sulph.* e *Calc.* pela ordem enumerada, uma dóse d'um n'um dia fixo de cada semana por um espaço de tempo mais ou menos extenso, como dissemos a respeito de *Cina, Merc.* e *Sulph.*

Convêm abster-se, quando ha vermes, de leite, de doces, de pasteis e do pão, fora das horas das comidas.

Loucura.

(Alienação mental.—Mania.)

Os doentes devem seguir um tratamento dirigido por um medico homeopatha habil. Nas localidades em que não o houver e para os casos em que estes doentes não possam ser transportados aos pontos onde residam medicos homeopathas ou a um manicomio, exporemos aqui, o tratamento d'esta doença.

Os doentes devem ser vigiados constantemente por pessoas fortes e robustas e que tenham toda a cautella em não os contrariar, tratando da sua limpeza e aceio e evitando que não se firam, dando-lhes alimentos sãos e nutritivos, sem excitantes e condimentos, prohibindo-lhes o uso de licores, cerveja, vinho, café e chá. Devem acompanhalos a passeio todos os dias, tornando-o prolongado, afim de conseguir assim que durmam melhor de noite, evitando-lhes todas as excitações e a presença de pessoas antipathicas. Devem tirar-lhes todos os objectos que possam servir d'armas offensivas e os que tiverem a monomania suicida devem ser severamente vigiados e dormirem em quartos com paredes e soalho atapetados, em cama baixa, e tendo as janellas resguardadas por grades valentes. O carinho e a amabilidade, bem como uma vigilacia aturada, de noite e de dia, sobre o doido, são condições indispensaveis nos enfermeiros.

O tratamento homeopathico da loucura baseia-se especialmente em combater as causas que a produziram; como muitas vezes porem se ignoram, temos que nos guiar pelos symptomas que o doente manifestar.

Assim, quando as causas tenham sido emoções deprimentes, como pezar, humilhação, colera etc., os medicamentos a consultar são: *Bell.*, *Hyosc.*, *Laches.*, *Nux v.*, *Opium*, *Plat.*, *Stram.*, *Sulph.*, *Veratr.*

Para a monomania religiosa, consultem-se: *Ars. Aur.*, *Bell.*, *Lach.*, *Lycop.*, *Puls.*, *Stram.*, *Sulph.*, *Veratr.*

O excesso das bebidas alcoolicas: *Hyosc.*, *Lach.*, *Nux v.*, *Opium.*, *Stram.*

As desordens menstruaes: *Acon.*, *Bell.*, *Lach.*, *Plat.*, *Puls.*, *Stram.*, *Sulph.*, *Veratr.*

Os medicamentos mais indicados contra esta doença, são os seguintes:

Aconitum: presentimento e medo de morrer, predizendo o dia e hora da morte; desejo imperioso de fugir de casa; caracter sombrio, taciturno e laconico; excitação nervosa e impressionabilidade morbida a todos os ruidos e vozes; grande angustia, delirio, congestões sanguineas, palpitações de coração e insomnia.

Anacardium: Disposição a rir de tudo, ate das cousas mais graves e uma grande seriedade quando os outros riem; contradicções continuas; falta de sentimentos moraes e religiosos, blasfemando e jurando; ideia fixa de que tem o diabo no corpo.

Arnica: alegria extravagante com leviandade de caracter, frivolidade e maldade; caracter brigão, mettendo-se com toda a gente.

Arsenicum: angustia excessiva, inquietação e indecisão; vê espectros, ladrões e tem mêdo de estar so, querendo, esconder-se; repugnancia á conversação, grande susceptibilidade e desejo incessante de criticar tudo.

Belladonna: cara encarnada e olhos salientes, congestionados; olhar torvo, irritado; dysphagia, sêde ardente com repugnancia ás bebidas; angustia com agitação e inquietação; não conhece nem os parentes nem os amigos; visões aterradoras de espectros, de diabos, guerreiros, touros e outros seres que inspiram terror, desejando fugir e esconder-se; gritos, uivos, com vontade de cuspir, morder rasgar e ferir tudo e ate arrancar os dentes; caracter desconfiado e queixoso; desejo de estar so, repugnando-lhe a conversação e respondendo por monosylabos; baba e espuma na bocca, balbuciando; estremecimentos, tremuras, sobretudo nas mãos; insomnia com desespero.

Calcarea carbonica: o doente divagando incessantemente so fala em assassinios, incendios, ladrões e ratoneiros, com vontade de prejudicar, teimando, mau humor, repugnancia para a conversação, com tremura das extremidadas.

Cantharis: loucura excessiva, acções deshonestas, despe-se e dança com furia; gritos, latidos, atacando as pessoas que o acompanham, sobretudo á vista da agua e ao tocar-lhe no pescoço; sêde excessiva com repugnancia á agua e difficuldade de engulir.

Hyoscyamus: ataques de loucura alternando com ataques de epilepsia; insomnia com delirio falando da sua vida, angustia, medo de ser envenenado e desejo de esconder-se; visões de pessoas que mataram; loucura causada pelos ciumes; furor, com vontade de ferir e matar; actos ridiculos; tremura das extremidades e gargalhadas sem motivo que as justifique.

Lachesis: loucura das mulheres na idade critica; extasis e exaltação que acaba em chôro; grande loquacidade com discursos sublimes, palavras solemnes e pensamentos que passam rapidamente d'um para outro objecto; caracter muito susceptivel, grande amor proprio, orgulho demasiado, desconfiado e receioso; medo e pressentimento da morte.

Lycopodium: os ataques de loucura são acompanhados

de censuras aos que o rodeiam; manda fazer as cousas com arrogancia e despotismo.

Nux vomica: inquietação continua e angustia, com desejo de fugir de casa e andar errante por essas ruas e campos; insomnia com estremecimentos; nauseas, vomitos, pressão na bocca do estomago; prisão de ventre ou diarrhea; não conhece os parentes e amigos, divaga, vê cousas extranhas, responde e faz disparates; palavra balbuciante, tremor nas extremidades com cara palida ou encarnada; cabeça pesada e aturdida.

Opium: atordoamento com somnolencia, mas sem poder dormir; mania com ideias exquisitas, dizendo que não está em sua casa e que o levem para ella; visões aterradoras de animaes ferozes; movimentos convulsivos e estremecimentos; prisão de ventre com grande ruido de gazes; congestão de sangue para a cabeça com vermelhidão e inchação do rosto.

Platina: loucura no sexo femenino, com nymphomania, acções deshonestas, desejo de despir-se ao ver outras pessoas; grande angustia com palpitações de coração e medo da morte; divagações acerca de successos passados, canto, riso, chôro, dança, despindo-se para dançar, gesticulando e fazendo tregeitos; ou genio brigão, irascivel, desprezando toda a gente e dando uma grande importancia á sua pessoa; visões que causam espanto, medo de tudo, ideias fixas, tenazes, de que ha pessoas que querem fazer-lhe mal.

Pulsatilla: no sexo feminino, sobretudo se a loucura depende de desordens da menstruação, ou da edade critica. Loucura com aspecto tranquillo, em attitude meditabunda, com as mãos junctas, suspiros e dizendo que todos lhe querem muito e ninguem lhe faz mal; atordoamento, divagações nocturnas, visões que assustam durante a noite, com medo e desejo de esconder-se.

Stramonium: não reconhece os parentes nem os amigos; diz que tem o corpo dividido em dois; visões aterradoras, com medo e desejo de fugir, intentando deitar-se da janella abaixo; outras vezes reza, ajoelha e executa outros actos religiosos; outras, se apodera do doente um desejo immoderado de falar sem ordem e sentido, canta, ri, dança,

fala com seres imaginarios e logo a seguir entristece e
põe-se melancolico; outras, o acommette um furor terrivel,
agarra, morde, arranha e pode matar; a obscuridade e o
silencio aggravam os symptomas, assim como a estação do
outono; urina pouco, chegando a urina a supprimir-se ou
não quer urinar.

Silicea: ideias fixas e minuciosas; conta os objectos
detidamente e procura-os para os contar; genio taciturno,
laconico; indifferença e aversão ao trabalho; durante o
quarto de lua crescente a doença aggrava-se.

Sulphur: mania das grandezas, julga-se rico, millionario,
papa, rei, etc., e quer que todos lhe rendam homenagem;
equivoca-se e confunde uns com outros os objectos que o
rodeiam.

Veratrum: angustia com inquietação, medo e disposição
a facilmente se assustar, com frio e suores frios, viscosos;
desesperação e taciturnidade muito acentuada; juramentos
e respostas insolentes aos que fallam com elle, insultando-
os; assiduidade nas festas d'igreja, misticismo religioso,
sermões, preces, invocações e desejo continuo de ouvir
missas e receber os sacramentos; outras vezes ideias
lascivas, vontade de fugir de casa, cantos, assobios, risos
e embustes; prurido ao narrar que soffre de taes e taes
doenças que descreve minuciosamente; monomania religiosa.

Lupus.

(*Herpes corrosivo*.)

É uma doença muito similhante ao cancro, visto que
destroe os tecidos que ataca, não produz porêm as desordens do cancro, pois que os individuos que soffrem do
lupus, podem chegar a uma edade avançada. O curso do
herpes serpiginoso é chronico e indolente. Ataca de preferencia o nariz, a cara e os labios.

Ha formas de lupus, que só as pode distinguir o medico e das quaes trataremos extensamente, porque é um
soffrimento que convem que os profanos conheçam, por
ser algo frequente e para que se não descuidem no seu
principio, que é quando se cura mais facilmente.

A primeira forma, denominada *lupus vulgaris*, apresenta-se sob o aspecto de pequenos pontos roxeados, ou amarello-roxeados, como pequenos tuberculos que crescem lentamente e se cobrem de escamas brancas; transformam-se pouco a pouco em tumefacções semi-esphericas, do tamanho d'uma lentilha até ao d'uma castanha, de côr rôxo-escura, que se cobrem de escamas, unindo-se ás vezes e

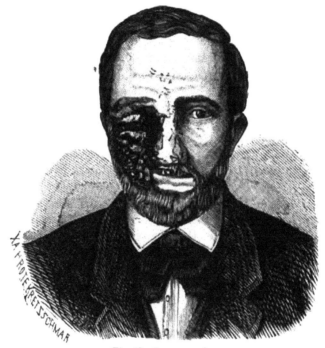

Fie. 43. Lupus excedens.

formando então uma so tumefacção lisa, muito encarnada, de que se costumam ás vezes despegar grossas escamas; por ultimo as tumefacções isoladas ou unidas ulceram-se e suppuram, e a ulcera ou ulceras progridem em extensão e profundidade, destruindo todos os tecidos, até deixar os ossos a descoberto, desapparecendo o nariz, palpebras, labios, faces, etc. Se com os medicamentos se consegue conter o lupus e este se cura, forma-se uma cicatriz defeituosa e repugnante, porque não ha regeneração dos tecidos.

A segunda forma, chamada *lupus erythematosus*, começa por uma mancha avermelhada, intensa, limitada por uma linha inflammatoria, com um aspecto muito raro, e cobre-se d'uma escama delgada ou crosta esverdeada-escura. O centro da mancha desapparece no fim de mais ou menos tempo, engrossando-se a pelle em forma de cicatriz e as extremidades estendem-se cada vez mais, sendo tudo isto acompanhado de uma comichão irresistivel, não chegando porem a ulcerar-se nem a suppurar. Quando se cura a doença, fica uma cicatriz branca ou escura e reluzente.

É um padecimento muito rebelde, para o qual é preciso dar os medicamentos com frequencia. Na primeira forma é preciso, quando se declara a ulceração e a perda dos tecidos, muita limpeza e fazer com frequencia os curativos, cobrindo as ulceras com pranchetas de cerato simples; se a suppuração é fetida, emprega-se a agua de chloro ou phenicada (10 gram. d'acido phenico para 500 gram. d'agua).

Os medicamentos principaes para combater a primeira forma no começo, são: *Sulphur* e *Aur. mur.* e depois *Baryt. c.* e *Calc. phosph.* Quando vem a ulceração e a perda dos tecidos, o melhor medicamento é *Merc. iod. rub.*, dado em baixas triturações da 3ª á 6ª; se não fôr sufficiente, podem empregar-se *Ars.*, *Hepar*, *Hydrocotyle as.*, *Sil.* e *Staphys.*

A segunda forma combate-se com *Graph.* em primeiro logar e depois *Sepia*; se estes não forem sufficientes, consultem-se *Calc. carb.*, *Lycop.*, *Merc. praecip. rub.*, *Rhus*, *Sarsap.* e *Sulph.*

Na primeira forma temos ás vezes de proceder á cauterisação, sem abandonar o tratamento interno, porque o processo destruidor é tão rapido, que não dá logar a que os medicamentos actuem e temos de cauterisar para sustar a rapidez destruidora do *lupus*.

Luz.

Photophobia.—Aversão á luz.— Os medicamentos principaes são: *Acon.*, *Bell.*, *Euphr.* e *Sulph.*
(Vêde: Doenças dos olhos e das creanças.)

Lycopodio.

Nos casos de intoxicação por esta substancia empregada como seccante, o que succede com frequencia nas creanças tratadas allopathicamente, dê-se a *Camphora* em olfacção e interiormente uma baixa atenuação. Se *Camph.* não fôr bastante, dê-se *Puls.—Nux v.* convem quando sobrevem uma prisão de ventre obstinada. *Aconit.* se ha febre com calor e agitação. *Cham.* nas creanças, quando *Acon.* não bastar, e se a creança gritar muito e so encontrar allivio passeiando-a o que se tem de fazer para a socegar, e se houver tambem espasmos ou convulsões.

Deve ter-se sempre na memoria que *Puls.* é o melhor antidoto do lycopodio.

Magnesia.

É tal o abuso que se faz dos preparados de magnesia para combater allopathicamente as doenças do estomago, intestinos e outras, que costumam observar-se com frequencia intoxicações pelas ditas substancias. Os melhores medicamentos para as combater são:

Arsenicum: dôres ardentes, violentas, que se aggravam de noite e obrigam o doente a saltar da cama.

Chamomilla: se ha dôres de colica, violentas, com ou sem diarrhea e com muitos gazes.

Coffea: insomnia com grande excitação nervosa.

Colocynthis: colicas com dôres insupportaveis, prisão de ventre.

Nux vomica: depois de *Colocynthis*, quando este não é bastante em especial para a prisão de ventre.

Pulsatilla: colicas com diarrhea; e se não fôr sufficiente, *Rheum*, em especial quando as fezes exhalam um cheiro a azedo.

Malaria.

(Vêde: *Febre intermittente*).

Manchas.

(*Manchas de nascimento e hepaticas.—Naevus maternus.*)

Para melhor comprehensão dos nossos leitores não medicos, trataremos sob o titulo de *manchas*, as diversas nuances doentias e persistentes da pelle, que o vulgo designa com os nomes de: *Manchas da pelle, manchas de nascimento ou nascença, hepaticas, naevus*, etc., e que não causam sensação alguma dolorosa, sendo por vezes dependentes d'alguma lesão dos orgãos internos (figado, estomago, etc.).

As *manchas vulgares ou da pelle*, que em geral são amarellas ou escuras, combatem-se com *Arn.*, *Sulph.* e *Veratr.*, e em segundo logar, *Bry.*, *Lyc.*, *Natr.*, *Puls.* e *Sepia.*

Se são causadas pelo ar e pelos raios solares no verão, *Phosph.* e *Sulph.*

Se houver *descamação* deve dar-se *Graph.* e se não fôr sufficiente, *Ars.*, *Lyc.*, *Phosph.*, *Sep.*, *Staph.*, *Sulph.*

Contra as *manchas hepaticas* (pardacentas, fulvas, amarellas e côr d'açafrão, maiores ou menores, de superficie levemente rugosa, e que ás vezes produzem uma pequena comichão e com uma descamação furfuracea) deve dar-se *Lyc.* e se este não basta, *Ant. cr.*, *Con.*, *Lach.*, *Merc.*, *Nitri ac.*, *Phos.*, *Sep.* e tambem *Natr. m.*

Contra as *manchas de nascença*, que a pathologia denomina *Naevus maternus*, cuja côr varia desde a do café até á da fuligem, do pardo escuro e da violeta até á completamente preta e que muitas vezes costumam cobrir-se de pellos sedosos, dando logar a hemorrhagia quando se ferem com as unhas, prescrever-se-ha: *Lycop.* que é o medicamento mais efficaz. Não obstante, deve dar-se *Bell.* quando as manchas apresentam raios avermelhados do centro para a circumferencia e depois *Platina.* No caso de necessidade, quando estes medicamentos não sejam sufficientes, podem empregar-se *Carb. v.* ou *Sulph.*, *Thuja*, *Sep.*, *Lach.*

Mandibula.

Contracção espasmodica da mandibula.—Trismo.—Este incommodo, muito perigoso ás vezes, é com frequencia causado por feridas, principalmente nas mãos, dedos e nos pés. Vem d'ordinario com o tetano. Assim, se em consequencia d'uma lesão se receiar o tetano, é preciso absolutamente encontrar o medicamento que o cure (vêde: Lesões).

Alem de *Arn.* que é principalmente indicado nas contusões, devemos mencionar.

Hypericum: lesões traumaticas de diversas classes, sobretudo se espinhas ou pregos penetraram na planta dos pés, ou agulhas por entre as unhas quebrando-se ao penetrar; ou se as extremidades dos dedos receberam uma contusão violenta, ou se um ou varios nervos foram feridos ou dilacerados; estas lesões são seguidas de *dôres excessivas que se prolongam na extensão dos nervos* (Hg., L.).

Os medicamentos principaes contra os primeiros symptomas do trismo são: *Angust., Bell., Ign., Nux v.*

Como o trismo não é ás vezes mais do que o primeiro symptoma do tétano e acompanha-o quasi sempre, ao tratarmos do tétano, daremos outras indicações acerca da pathologia e tratamento d'esta doença.

Mãos.

Das diversas doenças que costumam atacar as mãos, so mencionaremos as que se observam mais commummente e que são as seguintes:

Caimbras.— Se se apresentam nas mãos, deve dar-se *Bell.*, ou então *Anacard., Ang., Coloc., Graph., Lyc., Paeon., Plat., Secale, Sep.* e *Stram.*—Nos dedos: *Calc. c.* ou *Cannab.* e em segundo logar: *Arg., Coco., Lyc., Nux v., Phos., Plat., Secale, Stann.* e *Veratr.*

Se atacam de noite, *Sulphur* e depois *Nux v.*; se ao apanhar um objecto, *Ambra, Dros.*

Contracção.—Das mãos; *Graph., Nux v.,. Rhus, Solan. nigri, Sepia* e *Sulph.* Dos dedos: *Graph., Lyc., Merc., Puls., Rhus, Ruta, Spig., Stann.* e *Thuja.*

Convulsão. — Das mãos, *Ambra, Bell., Caust., Mosch., Natr. m., Plumb.* Dos dedos, *Hyosc., Ignat., Mosch., Stram.*

Estalidos (crepitação) *das articulações ou ossos das mãos.* — O medicamento principal é *Merc. s.*, e se não basta, dêm-se: *Caps., Led., Nitri ac., Petrol.*; e tambem *Acon., Calc., Rheum.*

Endurecimento da pelle. — O medicamento principal contra este soffrimento é *Sulph.* e não sendo sufficiente, consultem-se: *Amm. c., Graph., Natr. m., Sepia.*

Escoriações. — Se estas apparecem entre os dedos, combatem-se promptamente com *Graph.* e depois, se não cedem a este, *Ars.* ou *Selen.*

Estremecimentos. — Das mãos: *Bell., Iod., Kali c.* e *Mexer.*; pela manhã depois de se levantar: *Cupr. m.* ou *Nux v.*; ao apanhar um objecto: *Natr.* Dos dedos: *Lyc., Puls., Rhus*; ao coser: *Kali carb.*; movendo-os: *Bry., Sulph.*

Gretas. — As das mãos cedem a *Alum., Graph., Petrol., Rhus, Sil., Sulph.*; se são profundas e sangram, curam-se com *Merc. sol., Sarsap.* ou *Petrol.*; as que se formam no inverno cedem a *Nitri ac.* ou *Petrol.* As dos dedos tratam-se com *Merc., Petrol., Rhus, Sarsap., Sil.* e *Thuja.* As que se formam entre os dedos, com *Graph.* e *Zinc.*; nas cabeças dos dedos com *Amm. m.* e *Thuja*; ao lado das unhas, com *Natr. m., Sil.*

Paralysia. — A paralysia accidental, que não dependa d'uma lesão do cerebro ou da espinhal medulla, combate-se se é das mãos, com *Sil.* e *Zinc.* ou então: *Cocc., Cupr., Lach., Plumb. Rhus*; se é dos dedos, com *Calc. c.* e *phos., Phosph.*, ou *Carb. v., China* e *Cyclam.*

Retracção dos tendões. — Se prescreverão: *Amm. m., Caust., Colocynth., Graph., Natr. m., Sulph.* ou *Lach., Nux v., Spong.*

Suor. — O das mãos trata-se com *Calc. c., Natr. m., Nux v., Selen., Sep., Sulph.* e *Thuja.* O da palma das mãos com *Dulc.* ou então *Anac., Merc., Ranunc. b., Rheum Selen., Spig.* — O d'entre os dedos com *Sulph.* ou *Graph.* e *Selen.*

Em geral, se o suor é quente, *Ign.*, *Op.*; se é frio, *Cina*, *Hep.*, *Ipecac.*, *Sarsap.*, *Veratr.*; se é *amarellado*: *Graph.*, *Merc.*; se é *viscoso*: *Anac.*, *Lyc.*, *Phosph.*; se é *acido*: *Sepia*; se é *repugnante*, *Baryt. c.*, *Dulc.*; se so vem de *noite*, *Coloc.*; com *comichão*: *Sulph.* ou *Graph.*, *Rhus* e *Sepia*.

Tremuras.—Se são accidentaes e não dependem d'uma lesão do cerebro nem da medulla espinhal, tratam-se quando são das mãos, com *Agar.*, *Calc. c.*, *Cicuta*, *Lach.*, *Merc.*, *Op.*, *Phos.*, *Plat.*, *Puls.*, *Rhus*, *Stram.*, *Sulph.*, *Zinc.* Se são dos dedos: *Bry.*, *Iod.*, *Oleand.*, *Rhus*.

Em geral, se as tremuras são ao *escrever*, dá-se *Baryt. c.*, *Kali*, *Samb.*, *Thuja*, *Valer.*, *Zinc.*; com o menor *esforço*, *Rhus*, *Sil.*; depois de *comer*, *Bismuth.*; ao *apanhar* objectos, *Led.*, *Veratr.*; durante *trabalhos delicados*, *Sulph.*; *tendo* objectos nas mãos, *Coff.* e *Phosph.*; de noite, *Hyosc.*; *movendo* as mãos, *Led.*: *depois* de as ter *movido*, *Hyosc.*

Marasmo.

(*Enfraquecimento.*—*Atrophia.*)

O marasmo ou enfraquecimento é sempre a consequencia d'uma doença. Na escolha do medicamento para o combater, é preciso sempre ter em conta a doença principal e escolhe-se, se outros symptomas não se oppõem: *Ars.*, *China*, *Nux v.*, *Sulph.*; ou então: *Cham.*, *Calc.*, *Merc.*, *Puls.*, *Sil.*, *Staph.* e *Veratr.*

Se ha atrophia das partes doentes: *Puls.*, *Thuja*; ou *Carb. v.*, *Graph.*, *Kali c.*, *Led.*, *Mexer.*, *Phos.*

Indicações para a escolha dos seguintes medicamentos:

Iod.: enfraquecimento muito consideravel, bom appetite.

Podophyll.: athrepsia infantil com dejecções frequentes mas naturaes, ou com diarrhea, mas so pela manhã (G.).

Petroleum: atrophia geral com fome canina e prisão do ventre.

Arsenicum: atrophia sem appetite, diarrheas aquosas e frequentes, sobretudo nocturnas, accessos febris.

Sulphur: atrophia com accessos febris, prisão de ventre pertinaz, ventre duro e elevado.

Phosphorus: atrophia com diarrhea frequente, tosse frequente, accessos febris, suores e oppressão do peito ao mais leve movimento (Alvarez).

Meimendro.

O envenamento pelo meimendro caracterisado por convulsões, pupillas dilatadas, perda da vista, somnolencia, etc., tem que se combater immediatamente, fazendo a lavagem do estomago com a sonda esophagiana ou fezendo-o vomitar; logo que se tenha conseguido uma ou outra cousa deve-se fazer ingerir agua com vinagre, café forte, summo de limão e friccionam-se repetidas vezes as extremidades do paciente.

Combatidos os symptomas mais alarmantes, deve dar-se a *Bell.* com frequencia e se este medicamento não tirar os symptomas restantes, dê-se *Stram.* se continuam as convulsões; *Camph.* se houver somnolencia com pelle fria, suor abundante e urinas suprimidas ou involuntarias; *Opium* se houver somnolencia com rouquido e estertor; *China* na fraqueza pronunciada que fica ás vezes depois de terem desapparecido os symptomas do envenenamento, com falta d'appetite, dôr de cabeça, atordoamento e tristeza com canceira.

Melancolia.

(Vêde: *Soffrimentos moraes.*)

Memoria.

A memoria pode diminuir, enfraquecer ou perder-se por mais ou menos tempo e em resultado de causas diversas. Não trataremos das alterações da memoria, consequencia de lesões do cerebro, porque so devem ser tratadas por um medico homeopatha experimentado, que deve iniciar o tratamento conforme a causa.

Para combater com exito as alterações transitorias da memoria, deve-se em primeiro logar investigar a sua origem e administrar os medicamentos indicados. Assim, se prescreverão:

Se dependem de *hemorrhagias, sangrias, diarrheas,* ou outras *perdas de humores*: *China* e depois: *Cocc., Carb v., Nux v., Sulph., Veratr.* ou *Phosph. ac.*

De *lesões, pancadas, quedas sobre a cabeça,* etc.: *Cicuta,* ou então: *Arn., Hyperic., Merc., Rhus, Ruta, Sulph. ac.*

Do abuso das *bebidas alcoolicas*: *Nux. v.* ou *Ars., Bell., Calc. c., China, Coff., Hyosc., Lach., Op., Merc., Natr. m., Puls., Sulph.*

Da influencia da *humidade*: *Carb. v.,* ou *Calc. carb., Dulc., Puls., Rhus, Sil.* e *Veratr.*

De *trabalhos intellectuaes excessivos*: *Nux v.* ou *Aur., Calc. c., Lach., Natr. m., Op. Puls., Sil., Sulph.*

De *insomnias continuadas*: *Cocc.,* ou *Bell., Calc. c., Carb. v., Nux v., Puls., Sulph.*

De um *susto* ou *mêdo*: *Acon.* ou *Op., Samb., Veratr.*

D'um *incommodo* ou *indignações*: *Coloc.,* ou *Cham., Nux v., Plat., Staph.*

D'um *pesar profundo*: *Staph.,* ou *Ign., Phosph. ac.* e tambem *Ars., Graph., Lach.*

D'um *amor não correspondido*: *Hyosc.,* ou *Helleb., Ign., Posph. ac.*

D'uma *mortificação* ou *humilhação*: *Staph.,* ou *Aur., Bell., Coloc., Ign., Plat., Puls.*

D'uma *grande alegria*: *Coff.* ou *Op., Puls., Sulph., Veratr.*

Do abuso do *café*: *Nux v.,* ou *Cham., Cocc., Ign., Merc., Sulph.*

Se a memoria é a unica debilitada: *Anac., Bell., Hyosc., Lyc., Veratr.*

Se ha ausencia completa: *Bell., Hyosc., Veratr.*

Menstruação.

As diversas anomalias que acompanham e se seguem á menstruação, bem como os diversos soffrimentos que se apresentam antes, durante e depois da menstruação, têm-se tornado tão frequentes que a menstrução regular e sem dôres é uma excepção na actualidade.

Amenorrhea. — Falta da menstruação. — Quando se supprime a menstruação nas jovens, escolham-se:

35*

Para as jovens chloroticas e anemicas: *Puls.*, *Ferr.*, *Sulph.*

Quando ha hemorrhagias pelo nariz, em logar da menstruação: *Bry.* e depois *Lach.*

Quando ha tosse sanguinolenta em logar da menstruação: *Phos.* ou *Nux v.* se ha hemoptises; e se não forem sufficientes: *Opium*, *Puls.*

Quando ha soffrimentos no peito e grande fraqueza: *Cocculus.*

Quando ha vomitos e espasmos nas extremidades: *Cupr.*

Quando ha accumulação de sangue na cabeça ou plethora: *Acon.* e *Bell.*

Quando em logar da menstruação vem uma hemoptise abundante (hemorrhagia pulmonar), gastrorrhagia (hemorrhagia do estomago) ou rectorrhagia. (sangue pelo anus), o melhor medicamento é *Hamamelis.*

Se ha enfartes escrophulosos no pescoço: *Baryt. c.*, *Conium.*

Se existe grande prisão de ventre, muita debilidade, palpitações de coração e inchação de pés: *Plumb.*

Alem d'isso, nos casos rebeldes, dêm-se: *Caust.*, *Conium*, *Graph.*, *Kali*, *Sep.*

Não convem repetir muito os medicamentos, estes devem dar-se com grandes intervallos e a doses unicas.

Dysmenorrhea.—Menstruação dolorosa, com caimbras ou colicas. Eis os principaes remedios:

Belladonna: sensação de pressão violenta, como se tudo fosse a sair pelos orgãos genitaes; dôres que apparecem e desapparecem repentinamente; durante os accessos das dôres, a cara e os olhos tornam-se encarnados e percebe-se a pulsação das veias do pescoço.

Bryonia: nas mulheres rheumaticas, que têm soffrido de dôres rheumaticas ou se resfriaram; dôres como de caimbras no baixo ventre, que se estendem a todo elle, ás côxas e cadeiras e tão intensas que as obrigam a guardar a cama e a estar quietas; dor de cabeça e atordoamento; sêde e falta d'appetite, com prisão de ventre (Alvares).

Cocculus: medicamento principal contra a menstruação dolorosa (J.).—Debilidade paralytica nas espaduas e extremidades inferiores; soffrimentos hemorrhoidaes depois de cada epoca menstrual (G.).

Coffea: caimbras das mais violentas, de tal modo que a enferma fica como fora de si; grita, range os dentes, retorce-se. Não alliviando com rapidez, dê-se *Secale c.*

Pulsatilla: dôres nos rins e quadris; sensação de tensão até nas côxas, ou formigueiro.—Pressão no recto.—Mulheres cujo temperamento reclama *Puls.*

Veratrum: vomitos e diarrhea durante a menstruação, frio nas mãos, pés e cara, com suor frio na testa. Cara encarnada com suor quente reclama *Cham.*

Menorrhagia.—É o fluxo menstrual muito excessivo, que obriga a mulher a guardar o leito, pela abundancia com que corre o sangue, deixando-a muito debil e não podendo restabelecer-se com a frequencia de menstruações tão abundantes.

O melhor medicamento é *Nux v.* que deve administrar-se logo que começa a menstruação (Alvarez).

Se não fôr sufficiente, dar-se-ha *Bell.*, sobretudo se ha dôres de cabeça no baixo ventre e côxas. *Sabina* se ha dôres intensas em todo o ventre e o sangue é negro e coalhado. *Ferrum* nas mulheres fracas, anemicas, sangue como agua de carne e o rosto muito encarnado durante o fluxo. *China* grande debilidade com afflicções e gemidos, diminuição da vista. *Crocus* movimentos raros no ventre, zumbido d'ouvidos, prostração, fraqueza extrema, frio e suores frios: *Secale* o sangue sae sem dôres e sem se sentir, pulso intermittente, palpitações do coração, convulsões, pelle fria. *Ipecacuanha*, nauseas, vomitos, ardor interno com frio exterior, pressão uterina e sangue muito vivo.

Nos intervallos menstruaes as doentes devem tomar *Calc. c.* para tirar a propensão á menorrhagia.

Menstruação supprimida. Se a causa foi:

Um susto, dê-se: *Acon., Puls.* ou *Lyc., Plat.*

Uma colera: *Acon., Cham., Plat.*

Um resfriamento: *Puls., Sep.* ou *Dulc., Nux m., Sulph.*

Alem d'estes recommendam-se como efficazes: *Con., Graph., Kali, Lyc., Sil., Sulph.*, ou então: *Caust., Cocc., Natr. m., Phos.*

Duração e natureza da menstruação:

Menstruação adeantada: *Calc. carb.*, *Nux v.*, ou *Carb. v.*, *Ipecac.*, *Rhus*, *Sabina.*

Menstruação retardada: *Caust.*, *Cupr.*, *Dulc.*, *Graph.*, *Kali*, *Lyc.*, *Natr. m.*, *Puls.*, *Sep.*, *Sil.*, *Sulph.*

Menstruação muito curta: *Amm. c.*, *Puls.*, *Sulph.*

Menstruação muito extensa: *Cupr.*, *Lyc.*, *Natr. m.*, *Nux v.*, *Plat.*, *Secale*, *Sil.*

Menstruação muito escassa: *Con.*, *Dulc.*, *Graph.*, *Kali c.*, *Magn.*, *Puls.*, *Sulph.*

Menstruação muito abundante: *Bell.*, *Calc.*, *Ferr.*, *Ipecac.*, *Nux v.*, *Plat.*, *Sabina*, *Secale*, *Stram.*

Cessação da menstruação.—Edade critica.—Menopausa. —Os medicamentos principaes contra os soffrimentos que acompanham d'ordinario a retirada da menstruação são: *Lach.*, *Puls.*, *Sep.*, *Sulph.*, ou *Cocc.*, *Ign.*, *Sulph. acid.*— *Lachesis* é o melhor medicamento das affecções que se apresentam na edade critica. Contra o afogueamento ou affrontamentos com suor, dê-se: *Lach.. Sulph. ac.* ou *Calc.*, *Puls.*, *Sep.*

Mercurio.

É incontestavel que o medicamento de que mais abusam os allopathas é o mercurio. Por conseguinte, quando um doente tratado allopathicamente recorre á homeopathia, é preciso em primeiro logar, se tem abusado do mercurio, dar-lhe um antidoto, como adeante indicaremos.

Nos casos graves de envenenamento por esta substancia, e que geralmente costumam ser pelo sublimado corrosivo, empregue-se qualquer dos recursos seguintes: a agua albuminosa preparada com a clara d'ovo, a agua assucarada, leite ou agua de amido. A agua albuminosa e a assucarada, são as mais energicas e podem dar-se alternadas.

O antidoto principal, tanto para os soffrimentos consecutivos como para os casos em que se abusou do mercurio em doses allopathicas, é o *Hepar*, que se deve tomar dissolvendo-o na agua, uma colhér de 2 em 2, de 4 em 4, ou de 6 em 6 horas, conforme a urgencia. Se *Hepar* não fôr sufficiente, dê-se *Nitri acid.* se predominam os symptomas da bocca e da garganta, ou *Bell.* se ha as *tremuras chamadas mercuriaes.* Depois da acção de *Nitri ac.*, dado o caso de ainda restarem symptomas convem *Sulph.*; depois d'esgotada a sua acção deve dar-se *Calc. c.*

Quando o doente tenha conjunctamente abusado do mercurio e do enxofre, dê-se: *Bell.* e *Puls.*

Nos soffrimentos chronicos pelo abuso do mercurio, consultem-se, alem das anteriores indicações, as seguintes:

Para as affecções hydropicas: *China, Dulc., Bell., Sarsap., Sulph.*

Contra as affecções das glandulas: *Aur., Baryt. c., Carb. v., Dulc., Nitri ac., Sil.*

Contra as ulceras: *Aur., Bell., Hep., Lach., Nitri ac., Sarsap., Sil., Sulph.*

Contra a salivação e doenças da bocca e gengivas: *Carb. v., China, Dulc., Hep., Iod., Nitri ac., Staph., Sulph.*

Contra as dôres: *Carb. v., China, Dulc., Guai., Hep., Lach., Phos. ac., Sarsap., Sulph.*

Contra as affecções dos ossos: *Asa foet., Aur., Calc., Lach., Nitri ac., Phos. ac., Sil., Sulph.*

Contra a sobrexcitação nervosa: *Bell., Carb. v., Cham., Hep., Nitri ac., Puls.*

Contra a excessiva impressionabilidade ás mudanças de tempo: *Sulph.* e depois, *Carb. v., China, Dulc.*

Contra a fraqueza extrema que ás vezes sobrevem: *Carb. v., China, Hep., Lach., Nitri ac.*

Contra as affecções dos olhos: *Bell., Hepar, Nitri ac., Sulph.*

Miliar.

Denomina-se de *miliar, febre miliar* ou *sudamina,* uma erupção aguda, formando vesiculas do tamanho de grão de milho, sobrepostas n'uma superficie rôxa ou branca, que se apresentam com ou sem suores abundantes com crises favoraveis ou adversas no decurso de certas doenças agudas graves, como a pulmonia, o rheumatismo, a erysipela, a febre puerperal, etc., apparecendo primeiro no pescoço e peito e depois n'outras regiões da pelle. O seu curso é rapido e o seu conteudo que pode ser branco (*miliar branca*) ou avermelhado (*miliar vermelha*) se desecca, e a erupção desapparece por meio de escamas brancas e delgadas com ou sem comichão.

A insomnia permanente, a inquietação do doente, e ás vezes o delirio mais ou menos furioso, são os symptomas que costumam preceder a saida da erupção miliar nas doenças com que complica. A miliar vermelha e de prognostico mais favoravel do que a branca.

Os medicamentos principaes contra a miliar, são: *Acon.*, *Apis.*, *Ipecac.*

Aconitum: convem no principio da molestia, quando ha febre; emquanto que *Ipecac.* emprega-se principalmente nos casos em que a respiração é difficil, ou ha nauseas, vomitos, etc.

Apis e *Bell.* estão indicados quando a miliar se supprimiu e se apresentam symptomas cerebraes.—*Bry.* e *Ipecac.* convêm em especial na miliar das parturientes.—*Acon.*, *Bry.*, *Cham.*, *Ipecac.*, (*Apis, Bell.*), nas creanças. Nos casos graves, quando a miliar não quer irromper, dê-se *Cupr. acet.*, ou *Stram.* se ha symptomas cerebraes.

No momento em que a insomnia constante, a agitação e desassocego continuos, e o delirio com desejo de saltar da cama se manifestam nos doentes atacados de pulmonia, febre puerperal, rheumatismo articular, etc., dar-se-ha desde logo e com frequencia *Stram.*, com que se favorecerá a saida da miliar e não sendo sufficiente recorra-se a *Rhus.*

Quando a miliar é branca, o melhor medicamento para a combater é *Ars.* e se não basta *Apis.*

Mordeduras de animaes venenosos.

O dr. Hering aconselha a applicação do calor secco a distancia contra as mordeduras dos animaes venenosos, como as serpentes, caes raivosos, etc.

Um ferro, um carvão em brasa, ou mesmo charuto acceso ou um cigarro, não tendo á mão um dos meios anteriores, se approximarão da ferida quanto possivel, sem queimar a pelle, tendo porem todo o cuidado em que o foco de calor não perca a sua intensidade, para o que se devem renovar os meios de que disposmos. Tambem é bom untar com azeite, manteiga, sabão ou saliva, as bordas da mordedura, tendo o cuidado, d'untar de novo logo que se evapore o corpo empregado. Tudo o que segregar a mordedura se tirará com cuidado. Este curativo deve durar uma hora ou mais, até que os accidentes causados pelo veneno comecem a diminuir, e então suspendem-se as applicações do calor e as unturas.

Quando a mordedura é de serpente ou de cobra, é preciso que a pessoa mordida tome conjunctamente agua bem salgada e se não bastar, aguardente, vinho commum ou generoso ás colhéres, todos os quartos d'hora uma, até que diminuam os soffrimentos.

Se sobrevierem inflammações erysipelatosas, dê-se *Apis*.

Se as dôres se aggravam, partindo da ferida para o coração; e esta torna-se azulada, inchada e marmorea, com vertigens, nauseas e angustias, dê-se immediatamente *Ars*. frequentemente, diminuindo as doses logo que haja allivio. Se *Ars*. não for sufficiente, dê-se *Bell*. e depois *Secale*. *Lachesis* prestará bons serviços se *Ars*. não bastar, nos casos em que a mordedura não tenha sido feita pela serpente do mesmo nome. Contra as mordeduras do sapo o melhor medicamento é *Lachesis*.

Contra os soffrimentos chronicos causados pelas mordeduras das serpentes, aconselham-se *Merc*. e *Phosph. ac.*, este especialmente.

Para o tratamento das mordeduras de um cão raivoso, alem da applicação do calor a distancia, vede: *Raiva*.

Mormo e laparões.

Os cavallos, burros e mullas e ás vezes os gatos, os cães e outros animaes, são atacados d'um molestia virulenta por vezes; molestia que nasce n'elles espontaneamente ou então transmitte-se d'uns a outros e se distingue por erupções na pelle e membranas mucosas das vias respiratórias, exsudações especificas e tumores purulentos no tecido celular, nos vasos lymphaticos e nos musculos. Esta molestia denomina-se *mormo* quando ataca as vias respiratorias, e *laparões* quando ataca o tecido celular, muscular e os vasos lymphaticos, produzindo, ulceras, abcessos, tumores com crostas e suppurativos. Esta molestia transmitte-se ao homem, ja por inoculação, ja por infecção. Transmitte-se por inoculação, quando uma parte qualquer do corpo, escoriada, se põe om contacto com alguma das materias toxicas que expelle o animal laparo-mormoso, sobretudo as que expelle pelas ventas, ulceras e empollas. Transmitte-se por infecção vivendo e tratando d'animaes mormosos ou com laparões.

É uma doença que deve ser muito bem tratada e com muito cuidado desde o principio, porque se complica com frequencia, invade continuamente novos tecidos e o marasmo e a febre lenta esgotam as forças e a vida do enfermo nos casos chronicos; pois que nos agudos costumam morrer os doentes na terceira semana ou mais tarde, segundo os casos, por um estado typhoide.

Contra os diversos accidentes causados pela transmissão do mormo e dos laparões, empregue-se de preferencia *Phos. ac.* a principio e *Ars.* se *Phos. ac.* não corrige promptamente os symptomas. Depois de haver tomado estes medicamentos e quando não dêm resultado ou deixem ainda restos da molestia, pode dar-se *Sulph.* e mais tarde *Calc. c.*—*Merc.* convem nos casos agudos e ainda nos chronicos com inflammação dos vasos lymphaticos, tumores com crostas, ulceras e suppurações e depois *Sil.*

O enfermo deve occupar uma habitação bem arejada, mudar frequentemente a roupa, tanto a de vestir como a da cama, e usar d'uma alimentação sadia e na quantidade que exija o seu estado geral.

Nariz.

Cancro do nariz.—Os medicamentos principaes contra tão terrivel molestia, são: *Ars.* e *Carbo an.*, e depois *Aur.*, *Calc.*, *Sep.* e *Sil.* e tambem *Tarant.*

Carie dos ossos proprios do nariz.—Se a carie provem do vicio syphilitico, o principal medicamento é *Merc.*; se o doente porem abusou d'este medicamento em doses allopathicas, dê-se em seu logar *Aurum* e depois *Hepar* ou *Sil.* Se a carie é escrophulosa ou herpetica, o melhor medicamento é *Aurum* e se este não é sufficiente, temos *Asa foet.*, *Merc.*, *Sil.* e *Sulph.*

Catarrho nasal.—Vêde: *Coryza.*

Corpos estranhos no nariz.—Os corpos estranhos podem penetrar no nariz por deante, inadvertidamente ou intencionalmente, ou pela parte interna com as nauseas e vomitos, produzindo a sua implantação nas fossas nasaes, hemorrhagias, inflammação, inchação, suppuração, etc. O maior perigo que podem causar, é cairem e penetrarem na larynge, o que póde produzir a asphyxia; quando caem no esophago, não são perigosos, porque entram no estomago e são expellidos ou pelo vomito ou nas fezes.

A extracção dos corpos estranhos pode praticar-se com uma pinça ou com uma forquilha, a que se dá a fórma d'um gancho; introduzida a forquilha rodeia-se o corpo estranho com o gancho e extrae-se pouco a pouco. Só quando o corpo estranho esteja muito introduzido e se não possa extrair sem o empurrar para a pharynge, havendo porem todo o cuidado em que não penetre na larynge, o enfermo deitará a cabeça para traz e não respirará quando o operador empurrar o corpo estranho para a pharynge.

Sternutação espasmodica.—Se os espirros são frequentes e de larga duração, chegando a originar um grande mal estar, difficultando a respiração, a alimentação e a digestão, causando dôres muito intensas nos musculos que intervêm na sternutação, com enfraquecimento, pranto, hemorrhagias pelo nariz, etc.; os melhores medicamentos para os combater, são *Sil.*, *Conium m.* e *Kali c.* quando são moderados; se são excessivos, quero dizer, espasmodicos, *Stram.* e *Sulph.*

Se produzem nauseas ou vomitos, *Sulph.*

Se, pela sua violencia produzem grande commoção em todo o organismo e dôres nos musculos, *Rhus* e tambem *Acon.*, *Ars.* e *Sabad.*

Se têm logar de manhã, *Caust.*, *Kreos.*, *Puls.*

Se têm logar desde o anoitecer até ás onze horas da noite, *Puls.*, *Lach.*, *Rhus.*

De noite e na cama, *Merc.*, *Ars.*, *Kali c.*

Se produzem hemorrhagias nasaes, *Bell.*, *Con.*, *Croc.*, *Nux v.*

Nas gravidas e hystericas e pessoas muito nervosas, *Moschus*, *Amm. c.*, *Coco.* e *Nux v.*

Inchação e inflammação do nariz. —'A *inchação* que se apresenta nos individuos escrophulosos, combate-se com: *Asa foet.*, *Aur.*, *Hepar*, *Merc.*, *Rhus*, *Sulph.*—A proveniente d'uma lesão traumatica com: *Arn.* e se este não basta, consultem-se: *Hepar*, *Sil.*, *Sulph. ac.*, *Con. m.*—A inchação dos que abusam das bebidas alcoolicas, com: *Ars.*, *Lach.*, *Merc.*, *Puls.*, *Sulph.* ou então: *Bell.*, *Hep.*, *Phos.*, *Nux v.* —A inchação causada pelo frio intenso: *Rhus*, ou *Apis*, *Bry.*, *Caust.*, *Lach.*, *Merc.* e *Staph.*—Nas pessoas syphiliticas e que abusaram do mercurio: *Asa foet.*, *Aur.*, *Hep.*, *Lach.*, *Sulph.*

A *inflammação* do nariz com tumefacção, vermelhidão intensa e dolorosa, combate-se com: *Bell.*; se tomar uma forma erysipelatosa com: *Rhus*. Depois pode-se recorrer no primeiro caso e a seguir a *Bell.* a: *Hep.*, ou *Merc.*; e no segundo e a seguir a *Rhus* a: *Lach.* ou *Apis*.

Se tanto na inchação como na inflammação existem crostas, dê-se *Graph.*; e se não basta: *Rhus* ou *Carb. v.*, *Natr. m.*, *Sep.*, *Sil.*—Se a vermelhidão se tornar acobreada, dê-se *Ars.* ou *Cann.*; ou então *Lach.*, *Phos.*, *Staph.*

Olfacto.—O augmento, diminuição ou perda do olfacto, são symptomas na maior parte dos casos dependentes d'outras molestias, ja do nariz, ja dos orgãos digestivos, etc.; ás vezes porêm apresentam-se isolados e mesmo que o não sejam, causam tantos incommodos, que é preciso combatel-os. Eis aqui as suas indicações mais essenciaes.

Quando ha exaltação do olfacto ou sensibilidade excessiva do mesmo para os acidos, dê-se: *Dros.*—Para o vinho: *Nux v.*, *Tabac.*—Para os alhos: *Sabad.*—Para os ovos e gorduras: *Calc.*, *Puls.*—Para o fumo do tabaco: *Bell.*

Quando se percebem cheiros imaginarios, se são acidos: *Alum.*—De aguardente: *Aur.*—A chifre queimado: *Sulph.*— A queijo: *Nux v.*,—A almiscar: *Agnus c.*—A polvora: *Calc.* —A pus: *Senn.*—A enxofre: *Ars.*, *Nux v.*—A tabaco: *Puls.* —A ovos putridos: *Calc.*, *Puls.*—A morrão de vella recentemente apagada: *Nux v.*—A fumo: *Sulph.*—*Nauseabundos*; *Canth.*—A cousas podres: *Aur., Paris.*

Se o olfacto tem diminuido, consultem-se: *Alum., Calc., Cyclam., Kali, Mexer., Tabac.*

Se a perda do olfacto é completa, em primeiro logar dá-se *Sepia* e se este não é sufficiente: *Aur., Calc., Caust., Kali, Natr. m., Phos., Sil., Sulph.*

Oxena.—Esta molestia, verdadeira inflammação chronica da mucosa do nariz, acompanhada d'ordinario de ulceras, gretas e crostas nas narinas, bem como d'um corrimento mucoso ou quasi sempre purulento, trata-se com bom exito com os medicamentos seguintes: *Asa foet., Aur., Graph., Hep., Merc., Nitri ac., Puls., Sil., Thuja, Sulph.* As ulceras, gretas e crostas combatem-se com: *Aur., Graph., Merc., Nitri ac., Sil., Sulph.*—Se o corrimento purulento predomina: *Merc.* e se não é sufficiente: *Aur., Hep., Lach., Puls., Sil., Sulph.* — Se a molestia tem uma origem syphilitica ou mercurial, dê-se primeiramente: *Aurum*; se não fôr sufficiente, consultem-se *Merc.*, se o enfermo não abusou ja d'elle em doses allopathicas, e depois: *Asa foet., Hep., Lach., Nitri ac. Sulph.*

Polypos nasaes. — São quasi sempre o resultado de uma corysa ou catarrho nasal chronico, pelo que nunca se devem despresar estes catarrhos: são de duas classes, *brandos* ou mucosos e *duros* ou carnosos. Umas vezes são pediculados, outras de base larga. Quando são pequenos, causam poucos incommodos, se se tornaram grandes, difficultam a respiração porque estreitaram os conductos nasaes, tiram o olfacto, difficultam a deglutição e a falla torna-se fanhosa; os doentes dormem com a bocca aberta, acordam sobresaltados pela seccura da bocca e garganta e do nariz escorre quasi sempre uma mucosidade molesta, ás vezes com mau cheiro e até corrosiva.

Contra os polypos *brandos* o melhor medicamento é *Teucrium marum verum* e se não fôr sufficiente, consultem-se *Calc. c., Natr. carb., Puls., Sanguin., Staph.*

Contra os *duros Kali bichrom.* e depois *Ars., Phos., Sep., Sil., Sulph.*

Nevralgias.

A nevralgia é uma dôr muito aguda, que se apresenta por accessos e algumas vezes é continua, no trajecto d'um nervo e que se allivia com a pressão forte exercida sobre o ponto dorido. Isto, no entanto, não é regra geral, pois ás vezes é impossivel o contacto mais leve, bem como o mais forte. As suas causas mais frequentes são os estados de fraqueza, os resfriamentos, o rheumatismo, a hysteria, a retrocessão de erupções antigas, as hemorrhagias, as insolações, os desgostos, a suppressão da menstruação, etc.

As dôres nevralgicas, queimantes, tractivas, lancinantes, tensivas, com sensação de frio e até de paralysia ás vezes, atravessam como um raio o trajecto do nervo atacado, duram mais ou menos tempo, desapparecem, reapparecem com mais intensidade ou retiram-se repentinamente. A sua duração não se pode calcular, pois depende da causa que as promove e da boa escolha dos medicamentos. Ás vezes revestem a forma intermittente e apparecem em dias e horas fixas. Ainde que não sejam graves, costumam ser em compensação muito rebeldes ao tratamento e ha-as que se tornam incuraveis.

Antes de tratar uma nevralgia é preciso primeiro do que tudo averiguar a causa que a produziu ou a sustenta, e eliminar esta ultima quanto antes, se é possivel. Se resistir aos medicamentos, ainda os melhor indicados, é necessario aconselhar os doentes a que vão tomar os banhos das aguas medicinaes dos *Oucos*, Caldas da Rainha, Vizella, Moledo, S. Pedro do Sul e no estrangeiro as de Alhama de Aragão, Puente Viesgo, Caldas de Besaya, de Malabella, as de Teplitz ou Wiesbaden.

As nevralgias exclusivamente nervosas, que atacam as pessoas sensiveis e nervosas, combatem-se com: *Acon.*, *Bell.*, *China*, *Coff.*, *Ign.*, *Valer.* e *Veratr.*

As rheumaticas ou causadas por um resfriamento, com: *Acon.*, *Ars.*, *Bell.*, *Bry.*, *Cham.*, *Merc.*, *Phos.*, *Puls.*, *Rhus*, *Spig.* e *Sulph.*

As causadas pelo abuso do café: *Cham.*, *Ign.*, *Nux v.*, *Puls.*

As causadas por affecções moraes: *Cham.*, *Coloc.*, *Ign.*, *Nux v.*, *Staph.*

Pelo abuso do mercurio: *Carb. v.*, *Hyosc.*, *Lach.*, *Nux vom.*

Contra as nevralgias em geral, estão indicados de preferencia:

Aconitum: dôres tão fortes, tão insupportaveis, que o doente se torna agitado e desesperado, como louco, calor, angustia, queixumes, receio de morrer, sêde, rosto afogueado, insomnia e grande impressionabilidade de todos os sentidos.

Arnica: nevralgias depois de quedas, pancadas e contusões; agitação das partes doentes com desejo de as mudar constantemente de posição; aggravação das dôres com o mais ligeiro esforço e os ruidos.

Arsenicum: intermittencia muito pronunciada dos accessos nevralgicos; aggravação das dôres á noite e dôres tão fortes que causam o desespero, com angustia, mêdo da morte, fraqueza excessiva que augmenta com o movimento, com desejo d'estar deitado: sensação de frio na região enferma e allivio com o calor exterior.

Belladonna: dôres lancinantes e ardentes que se aggravam com o contacto, o ruido, a luz e o movimento das pessoas que rodeiam o doente, as correntes d'ar e o calor da cama; apparecem de repente, são muito intensas e a seguir desapparecem rapidamente.

Bryonia: dôres causadas por um resfriamento e ao mesmo tempo sentem-se dôres não nevralgicas n'outras partes do corpo; aggravam-se com o movimento, ainda o menor, alliviam-se estando quieto; causam a irascibilidade de caracter, prisão de ventre e tosse.

China: sensibilidade excessiva da região atacada, de tal forma que as dôres aggravam-se com o mais ligeiro contacto e a parte doente está fraca e como adormecida, rosto pallido, grande debilidade e agitação á noite.

Coffea: dôres insupportaveis por demasiado fortes, que obrigam o doente a chorar, desesperar-se, gritar, e arrastar-se pelo chão, com tão grande impressionabilidade do ouvido, que o mais leve ruido não se pode supportar.

Ignatia: dôres dilacerantes, com tristeza, suspiros e

pranto, pallidez do rosto, urinas como agua, aggravação
depois de comer, na cama, e ao levantar-se, allivio mo-
mentaneo mudando de posição; pessoas melancolicas, de
caracter affavel e propensas a chorar.

Mercurius: dôres dilacerantes e lancinantes, aggravadas
de noite com o calor da cama, suores nocturnos, sensação
de frio na região doente e grande fraqueza.

Nux vomica: dôres tractivas ou com estremeções, muito
fortes, que se aggravam desde o amanhecer até ás nove
horas da manhã, depois das comidas, ao ar frio, lendo e
estudando; nevralgias nos que têm abusado das bebidas
alcoolicas, cerveja, café, passam uma vida sedentaria ou
se têm entregado a trabalhos intellectuaes excessivos, são
de mau genio e soffrem d'ordinario de prisão de ventre
ou de hemorrhoidas.

Pulsatilla: indicado de preferencia nas mulheres louras,
lymphaticas, muito sensiveis, timidas, de caracter brando
e pallidas; dôres muito violentas, lancinantes, dilacerantes,
d'um so lado, que se aggravam na cama ou estando sentado e alliviam-se com o movimento, passeiando continuamente.

Rhus: dôres com formigueiro e ardentes, ou lancinantes, que se aggravam com o calor da cama e estando
deitado e se alliviam levantando-se e com o movimento e
causam angustia extrema.

Veratrum: dôres muito violentas, que quasi enlouquecem e fazem delirar e agoniar-se, frio e suores frios, sobretudo na testa, sêde intensa; aggravação com a quietação e na cama; allivio levantando-se e com o movimento.

Podem tambem consultar-se *Cham.*, *Coloc.*, *Con. m.*,
Kalmia, *Magn. c.*, *Mez.*, *Phos.*, *Ruta*, *Sep.*, *Sil.*, *Spigel*,
Stann., *Staph.*, *Stram.*, *Thuja*, *Valer.*, *Verb.*

Nevralgia cervico-bracchial.

Esta nevralgia começa na parte inferior de uma das
regiões lateraes do pescoço, corre obliquamente para o exterior, estende-se pelo hombro correspondente, a axila (so-

vaco), a parede lateral do peito e braço, chegando por vezes aos dedos das mãos.

As suas causas principaes são os resfriamentos, pancadas, quedas, trabalhos violentos dos braços, o rheumatismo e outras causas diversas. As dôres são muito agudas dilacerantes, perfurantes, como o raio, e ás vezes convulsivas, aggravando-se de noite. A pressão, o movimento, palpação, bem como o calor da cama aggravam-nas, deixando após do ataque nevralgico sensação de adormecimento e peso na mão, como se tivesse recebido uma pancada.

O medicamento principal contra esta nevralgia é *Arnica* e se não fôr bastante, consultem-se: *Arsen.*, *Calc. phosph.*, *China*, *Ferrum*, *Ignat.*, *Iodum*, *Lachesis*, *Merc.*, *Natr. mur.*, *Phosph.*, *Puls.*, *Rhus*, *Sepia* e *Sulph.*

Nevralgia lumbo-abdominal.

Principia na parte inferior e lateral da espadua e dirige-se depois ao ventre por uma das suas partes lateraes, chegando ás virilhas e orgãos sexuaes. É uma das nevralgias mais dolorosas e graves, porque na maioria dos casos invade os rins, impedindo a secreção da urina e os ovarios e o utero, ou os seus ligamentos, causando a inflammação dos mesmos, se não se dominar de prompto com os medicamentos indicados.

As suas causas principaes são os resfriamentos, os pezares profundos, as desordens da menstruação, o desapparecimento da mesma, o rheumatismo e outras.

As dôres são muito agudas, dilacerantes, lancinantes, acompanhadas de grande angustia, com lamentações e gemidos; causam grande frio geral, inquietação e insomnia e em geral são continuas, e algumas vezes produzem febre, urinas raras e desejo frequente de urinar.

O principal medicamento é *Ignatia*, que se deve dar com frequencia, pois que é urgente que a nevralgia desappareça, depressa, para evitar complicações. Se *Ignat.* não fôr bastante, recorre-se depois a *Belladonna*. Estes dois medicamentós levam quasi sempre de vencida esta nevralgia, mas se assim não succeder, consultem-se: *Ber-*

beris (se houver affecção renal com difficuldade de urinar), *Phosph. acid., Puls., Spigel.* e *Veratr.*

Ás pessoas que soffrerem d'esta nevralgia devem usar durante o verão os banhos dos Cucos, de Caldas da Rainha, de Vizella, etc. Devem alem d'isso usar um cinto que lhes comprima o ventre e evitar os resfriamentos, as molhadellas de pés e as emoções deprimentes.

Nevralgia facial.

(Nevralgia da cara.)

Esta nevralgia ataca quasi sempre um so lado, e mais raras vezes ambas as faces; d'aqui estende-se á palpebra inferior, ao nariz, labio e dentes superiores, lingua, fontes e cabeça, do mesmo lado. A natureza das dôres varia constantemente e vêm acompanhadas de frio ou de calor na parte atacada, de movimentos convulsivos e tractivos dos musculos do rosto e outros symptomas sympathicos nas regiões distantes, vermelhidão do rosto, insomnia, sêde, desespero, queixumes, pranto e contracção espasmodica das mandibulas.

Esta molestia parece-se muito com a dôr de dentes. Os medicamentos homeopathicos bem indicados a fazem desapparecer promptamente. Esta indicação porêm é muito difficil e reclama da parte do medico a maior attenção. So podemos indicar aqui os medicamentos principaes que são precisos nos casos agudos. Deve attender-se não so ás seguintes indicações, como á caracteristica dos medicamentos.

1) Na nevralgia facial que provem d'uma affluencia de sangue para a cabeça, devem empregar-se: *Bell., Bry., Glon., Nux v.*; ou *Acon., Lach., Phos.*

2) Na nevralgia rheumatica, muito dolorosa, causada por resfriamento: *Acon., Caust., Cham., Coloc., Merc, Puls., Rhus, Spig.*

Na nevralgia propriamente dita: *Spig.* ou *Bell., China, Coff., Hyosc., Nux v., Plat.*

Alem d'isso, emprega-se *Bell.* quando as dôres são do lado direito; *Spig.* quando são do lado esquerdo: *China* quando são provocadas pelo mais leve contacto.—Se as dôres se apresentam a hora fixa, dê-se *Spig.* e *Chinin.* e *Ignat.*; quando augmentam ou diminuem pouco a pouco; *Stann.* ou *Plat.*

Prescrever-se-hão nas dôres:

Contusivas: *Acon.*, *Bell.*, *Glon.*, *Puls.*, *Phos.*

Convulsivas: *Puls.*, *Spig.*

Pressivas: *Hyoscyamus*, *Plat.*, *Veratr.*

Cortantes: *Bell.*

Nas que parecem deslocar os ossos: *Bell.*, *Ign.*, *Plat.*, *Spig.*

Damos a seguir os principaes medicamentos usados contra esta molestia, com as suas indicações especiaes:

Aconitum: nevralgia do lado esquerdo, com calor e vermelhidão nas faces (R.).—O doente está como louco, agita-se na cama, dá gritos, etc.

Arsenicum: dôres periodicas com grande inquietação, angustia, prostração.

Belladonna: nevralgia do lado direito, com vermelhidão (ou pallidez) do rosto, e acompanhada de convulsões dos musculos da cara.

Bismuthum nitricum: o doente sente allivio passeiando ou gargarejando com agua fria.

Causticum: os musculos da cara estão em parte paralysados e não se pode abrir a bocca.—Nevralgia facial com dôres rheumaticas nas articulações.

Chelidonium: nevralgia que ataca o sobr'olho direito, periodica, quotidiana e progressiva, que se estende á testa do mesmo lado, aggravando-se ao ar livre, movendo e baixando a cabeça e alliviando quando se aperta o sitio da dôr. A nevralgia ás vezes invade a orbita e o olho direito, com abundante lacrimação e pupilas contraidas (Alvarez).

Coffea: dôres insupportaveis que partem dos braços até ás extremidades dos dedos.—O enfermo está como fóra de si, falla muito, está muito agitado, etc. (R.).

Conium: dôres dilacerantes sobretudo de noite.

Hepar: dôres que se localisam no osso pomulo e augmentam com o contacto.

Iris: nevralgia localisada nos nervos supra e infra-

36*

orbitarios e nos da mandibula inferior, principiando pela manhã depois do almoço, prolongando-se algumas horas e sendo acompanhada de dôr de cabeça com estonteamento.

Mercurius: dôres muito violentas que se estendem pela metade do rosto; augmentam com o calor da cama e são acompanhadas de salivação.

Mezereum: dôres espasmodicas, com adormecimento na região dos pomulos; estendem-se ás fontes, ouvidos, dentes, ao pescoço e costas.

Natrum muriaticum: ataques periodicos, sobretudo depois d'uma febre intermittente debellada (R.).

Nux vomica: o olho do lado atacado põe-se encarnado e lacrimoso (R.)—A constituição do doente deve tambem indicar a *Nux v.*

Platina: dôres pressivas.—Sensação de frio e insensibilidade na região dos pomulos.

Pulsatilla: quando a constituição do doente a reclama.

Sepia: este medicamento é com frequencia muito vantajoso contra a nevralgia e dôres de dentes das mulheres gravidas (Baehr).

Spigelia: nevralgia do lado esquerdo; vem acompanhada de convulsões e dôres dilacerantes; reapparece sempre ás mesmas horas e apresenta-se com palpitações de coração; rosto pallido, desfigurado a meudo e inchado.

Sulphur: nas pessoas psoricas, se os medicamentos anteriores não produzem effeito ou é passageiro.

Thuja: dôres que partem do pomulo esquerdo, perto do ouvido, estendendo-se ao nariz e dentes, ou aos olhos e fontes, e invadem a cabeça toda. — A parte atacada queima como fogo e é mui sensivel aos raios solares.

Verbascum: dôres estupefacientes, pressivas, tensivas e lancinantes, especialmente na face, ou que partem da articulação da mandibula inferior, que se aggravam apertando os dentes, com a pressão exterior, estando sentado e com a mudança de temperatura e alliviam-se levantando-se d'uma cadeira; forte tensão na pelle da barba e dos musculos da mastigação; vertigens, calor e peso na cabeça e frio geral.

Recommenda-se tambem o emprego alternativo de *Thuja*

e *China* ou de *Thuja* e *Coccus cacti.*—Wolf dá *Argent. nitr.* quando não ha indicação d'outro medicamento.—Tambem se empregam com vantagem as baixas triturações de *Zincum valerianic.* e *Ammonium valerianic.* O mesmo se dá com *China* e *Ferrum* administrados ás pessoas fracas e anemicas.

A respeito das doses dos medicamentos e da sua repetição, o proprio dr. Baehr, tão amigo das baixas atenuações, reconhece que, dando doses fortes e repetidas, podem aggravar-se as nevralgias perigosamente. Vale mais pois servir-se de atenuações medias ou altas, espaçar mais o remedio se ha allivio e não repetir as doses senão quando a doença se aggrava.

Nevralgia intercostal.

A dôr ataca em geral um só lado, começa na espadua, na raiz da columna vertebral e segue pela parte de fóra até adeante, em semicirculo, até ao esterno ou centro do peito; aggrava-se e produz-se com o contacto, a pressão, o roçar e allivia-se com a pressão muito forte; não ha febre nem dificuldade de respirar, o que distingue da nevralgia a pleuresia e o rheumatismo.

O melhor medicamento é *Borax* e se não fôr sufficiente, consultem-se: *Nux vom., Zincum, Mezer., Rhus, Staph., Ledum* e *Spig.*

Nevralgia occipital.

(*Nevralgia da nuca.*)

Esta nevralgia, chamada tambem cervico-occipital, é pouco frequente e costuma quasi sempre ser uma intermittente larvada ou occulta. Estende-se pela parte posterior da cabeça, nuca, hombros e ás vezes espadua. As suas causas são as das nevralgias em geral, e ás vezes depende da carie das vertebras.

A dôr é quasi sempre d'um lado, pode porêm ser tambem dos dois: apresenta-se sob a forma de accessos, d'ordinario n'um lado da nuca e d'aqui se irradia aos sitios ja mencionados e ainda até mais distante, aggravando-se com os movimentos, o contacto, o espirrar, o pranto, o riso, e tornando-se a nuca excessivamente sensivel.

O melhor medicamento contra esta nevralgia, é *Nux vomica*; se não basta, dá-se depois *Pulsatilla*, *Sep.*, *Rhus*, *Ign.* e *Stann.*; apresentando-se a horas certas com ou sem calafrios, dá-se *Chinin. sulph.*

Se depende d'uma carie das vertebras, *Asa foet.*, *Calc. c.*, *Phos.* e *Sil.*

Noz vomica.

A primeira cousa a fazer n'um envenenamento pela noz vomica ou a estrychnina, quando se chega a tempo de soccorrer a pessoa envenenada e que se manifesta por dôres de contracção agudissimas, tremor, convulsões tetanicas, gritos, contracção da cabeça para traz, dejecções involuntarias de urinas, fezes, vomitos, sêde insaciavel e respiração difficil e estertorosa, etc., é conseguir que o enfermo vomite quanto antes o veneno ingerido, o que se consegue titilando-lhe as fauces, fazendo-o beber agua quente, ou então fazer-lhe a lavagem immediata do estomago com a sonda esophagiana. Se o espasmo das fauces não permitte estas operações, dão-se-lhe clysteres d'agua e vinagre ou d'agua e tabaco (50 gram. de tabaco para 500 gram. d'agua). Se pode engulir dá-se-lhe a beber com frequencia café forte, agua e vinagre. Deve-se ter o cuidado de não dar o vinagre sem que o doente tenha vomitado. Se não ha á mão café, vinagre ou tabaco, se dará agua salgada ao envenenado. Alem d'isso, se apparecem symptomas de asphyxia, deve insuflar-se ar nos pulmões.

Dominados os symptomas mais graves, o doente deve tomar *Coffea* e se este não basta *Ignatia.* Depois podem consultar-se no caso de precisão, *Acon.*, *Camph.*, *Cham.*, *Cocc.*, *Puls.*

Logo que o enfermo comece a alimentar-se, deve beber vinho com agua e um pouco de rhum ou cognac.

Oïdium albicans.

(Muguet.)

O muguet é uma inflammação especial da membrana mucosa da bocca, que ataca de preferencia as creanças de peito no primeiro mez de nascidas, as fracas e doentias e as pessoas adultas syphiliticas, escrophulosas, mal humoradas e debeis; costuma tambem apparecer na convalescença de doenças graves e prolongadas; e quando se manifesta nos estados cachecticos, como o cancro, a tuberculose, a doença de Bright, etc., é um signal precursor da morte.

Esta molestia começa por uma rapida congestão da membrana mucosa da bocca, que engrossa, torna-se quente e dolorosa, de forma que a creança abandona logo o peito da mãe ou da ama pouco depois de começar a mamar e os adultos não podem comer. Passado pouco tempo apparecem na lingua, abobada palatina, na parte interna das faces e labios, elevações isoladas brancas, como grãos d'arroz, que se destacam facilmente com um panno ou com o dedo e que acabam por invadir toda a mucosa da bocca, como se estivesse coberta por uma camada de creme; de duração mais ou menos larga, esta camada desapparece n'alguns pontos, deixando logar a escoriações ou pequenas ulceras, que sangram facilmente. Não podendo mamar, a creança definha-se e se a molestia se propaga ás vias respiratorias, enrouquece e difficulta-se a respiração e ás vias digestivas, sobrevêm a diarrhea e a morte.

Esta molestia é curavel nas creanças na maior parte dos casos, acudindo-lhes a tempo e com os medicamentos adequados; nos adultos é quasi sempre o precursor da morte.

O tratamento hygienico é o mais essencial no principio d'esta doença. Deve lavar-se a meudo a bocca das creanças com o dedo index envolvido em panno de linho fino, molhado n'agua fria, logo que a creança deixe de mamar ou antes de mamar, para que não escorie os bicos do peito da ama, que tambem os deve lavar logo que a creança acaba de mamar. Esta mesma precaução se deve tomar na lactação por meio da mamadeira.

A creança deve tomar *Borax* em globulos, deitando-os sobre a lingua. Se a molestia avança, muda-se para *Sulphuris acid.* Se este tambem é inefficaz, e se observam escoriações ou pequenas ulceras na mucosa, prescreve-se *Mercurius subl. corr.* e não sendo sufficiente *Nitri acid.*

Se a creança se definha e ha prostração e diarrhea com mau cheiro, dá-se *Arsenicum* e depois *Carbo veg.* se fôr preciso.

Olhos.

Amaurose.—Ambliopia amaurotica.—Fraqueza da vista. —Os melhores medicamentos contra a amaurose são: *Aur., Bell., Calc., China, Dros., Merc., Natr. m., Nux v., Phos.,*

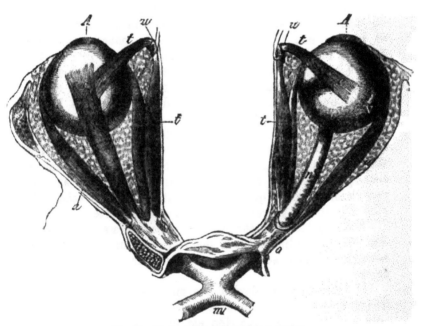

Fig. 44. Nervo optico e musculatura ocular.

Ruta, Sep., Sil., Sulph., Veratr. Ou então, em segundo logar: *Agar., Cann., Caust., Cina, Croc., Dig., Kali, Magn., Plumb., Spig., Zinc.*

Se a causa tem sido o haver-se dedicado a trabalhos finos, imperceptiveis, consultem-se *Ruta* e depois *Bell.*, e se estes não são sufficientes: *Carb. v., China, Spig.*

Se é devida a perdas de sangue, leucorrhea, diarrheas, excessos sexuaes: *China, Cina, Phos., Sep., Sulph.*

Se depende de ter apanhado fortes pancadas na cabeça: *Cicuta* e depois: *Arn., Con., Ruta, Staph.*

Depois da suppressão da menstruação, hemorrhoidas, hemorrhagias, etc.: *Calc.* e depois: *Lyc., Nux v., Phos., Puls., Sulph.*

Depois da suppressão d'uma erupção: *Bell., Calc., Caust., Lach., Merc., Phos., Sulph.*

Depois de molestias syphiliticas: *Sulph.* e em segundo logar: *Bell., Merc., Nitri ac., Sarsap., Sil.*

Pelo abuso do mercurio: *Hepar* e depois: *Bell., Nitri ac., Sil., Sulph.*

Se é devida a dôres de cabeça chronicas: *Aur., Bell., Calc., Nux v., Phos., Puls., Sep., Sulph.*

Nas pessoas que têm abusado das bebidas alcoolicas: *Lach.*; e depois: *Calc., Hyosc., Nux v., Op., Sulph.*

Blepharoespasmo.—O blepharoespasmo apresenta-se sob duas formas, ou por movimentos convulsivos das palpebras, ou por contracções espasmodicas das mesmas, que não deixam abrir os olhos, ou se os deixam abrir é por poucos momentos. É um soffrimento frequente nas pessoas muito nervosas e sobretudo nas mulheres hystericas e nas que soffrem de nevralgias da face e olhos.

O melhor remedio para o blepharoespasmo é *Agaricus muscarius*; se não fôr bastante deve experimentar-se: *Bellad., Hyosc.*, e *Ignat.*, e em terceiro logar pode-se consultar: *Cicuta, Nux vom., Puls., Spigel.* e *Sulph.*

Cancro e lupus das palpebras.—Têm os mesmos symptomas que designámos no *Cancro da pelle* e no *Lupus*; os medicamentos que lhes convêm, são tambem os mesmos que expozémos nos respectivos capitulos e recommendaremos tambem contra o cancro *Phytolacca* e *Tarantula*; e contra o lupus *Apis, Hydrocotyl. asiatica, Lycop., Merc. iod.* e *Sulph.*

Cataracta.—A cataracta é a opacidade da lente crystalina d'um ou d'ambos os olhos ou da capsula que a

envolve. A cataracta é curavel no principio, e a homeopathia regista nos seus annaes bastantes curas d'esta molestia; quando porêm adquiriu grande desenvolvimento, so
a operação pode fazer recobrar a vista, operação que consiste na extracção da cataracta.

Os melhores medicamentos para tratar a cataracta no
principio são:

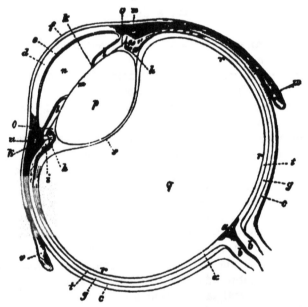

Fig. 45. Corte transversal do olho direito.

a Nervo optico. *b* Nevrilema do nervo optico. *c* Esclerotica. *d* Cornea. *e* Humor aquoso. *f* Conjunctiva. *g* Choroide. *h* Corpos ciliares. *i* Ligamento ciliar.
k Radiações do corpo ciliar. *l* Iris. *m* Pupila. *n* Camara anterior. *o* Camara
posterior. *p* Lente. *q* Corpo vitreo. *r* Hyaloide. *s* Conducto da lente. *t* Retina.
u Conducto sanguineo entre a cornea, a iris e a esclerotica. *v* Musculo recto
externo, *w* interno. *x* Mancha amarella.

Conium, quando depende de quedas, pancadas, e contusões nos olhos; se não bastar, empreguem-se depois,
Amm. c., *Euphr.*, *Puls.*, *Ruta.*

Cannabis, nos enfermos nervosos, rheumaticos, escrophulosos; depois podem consultar-se, *Phosph.*, *Sil.*, *Sulph.*

Causticum, de preferencia nas mulheres e pessoas fracas: depois, *China*, *Magn.*, *Seneg.*

Euphrasia, catarrhos frequentes dos olhos; depois *Puls.*, *Sil.*, *Sulph.*

Alem d'estes medicamentos, podem consultar-se *Baryt.*, *Calc. c.*, *Chelid.*, *Cimicif.*, *Colchic.*, *Digit.*, *Hep.*, *Hyosc.*, *Nitri ac.*, *Plumb.*, *Stram.*

Catarrho do saco lacrimal.—Desenvolve-se d'uma forma lenta ou rapida, constituindo n'este ultimo caso a inflammação do saco lacrimal (*dacriocistite*). Depende principalmente das doenças da conjunctiva, do escrofulismo, herpetismo, syphilis, da lacrimação exagerada e dos estados herpeticos das palpebras, sobretudo os ulcerosos.

Caracterisa-se por um leve incommodo na região do saco, lacrimação e se se comprime com o dedo, se vê sair pelo canto do olho um pouco de liquido, que pode ser aquoso, mucoso ou purulento; pouco a pouco se vae apertando o conducto nasal por tumefacção da membrana mucosa, não penetrando n'elle as lagrimas e dilatando-se por consequencia o saco lacrimal. Isto dá origem á formação d'um tumor no angulo interno do olho, pequeno a principio, mas que vae augmentando pouco a pouco e cujo conteudo se evacua pela pressão, enchendo-se de novo passadas poucas horas.

Uma causa qualquer, um resfriamento, uma pancada, etc., pode produzir a inflammação do saco lacrimal, que pode ou não ja estar affectado. Immediatamente incham as palpebras com dôres agudissimas, no sitio da lacrimal se forma uma tumefacção avermelhada, ou rôxo-azulada, dura, que suppura e abre-se espontaneamente ou artificialmente. O abcesso, situado por baixo da palpebra inferior e no angulo interno do olho, suppura durante mais ou menos tempo, fechando-se e deixando uma ligeira tumefacção que desapparece pouco a pouco sob a acção benefica dos medicamentos. Outras vezes, se bem que em menor numero com o tratamento homeopathico, forma-se uma fistula chamada lacrimal e que costuma ser bastante rebelde ao tratamento.

O melhor medicamento para o catarrho do saco lacrimal é *Pulsatilla* que se não fôr sufficiente se substituirá por *Apis mellif.* Se estes medicamentos não curarem a doença; consultem-se: *Argent nitric.*, *Aurum triph.*, *Ars.*, *Euphras.*, *Hepar sulph.*, *Merc.*, *Staph.*, *Sulph.*

Para a inflammação do saco lacrimal dar-se-ha primeiro *Aconitum* com frequencia; depois *Bellad.* com que se deve insistir muito, porque so ella é sufficiente para dominar a inflammação, em especial applicando-a a seguir ao *Aconit.* Se se declara a suppuração deve dar-se *Hepar s.* e depois *Silicea* para terminar com a suppuração e alcançar a cicatrização rapida. Se se formar a fistula lacrimal, *Fluoris acidum* será o medicamento melhor indicado e depois *Natrum carbonicum*; depois, se fôr preciso, podem consultar-se: *Calc. carb.*, *Merc. subl. corr.*, *Puls.* e *Sulph.*

Choroidite. — A inflammação da choroide pode ser aguda ou chronica e é uma doença gravissima que so pode ser bem tratada por um medico homeopatha experimentado. Entretanto, forneceremos algumas indicações para as pessoas que residem longe dos centros populosos e onde não hajam medicos homeopathas, as aproveitem.

A *choroidite aguda* é sempre suppurativa e acarreta comsigo a perda da vista no olho atacado, se não se atacar a tempo. D'esta inflammação, se é muito forte, participam todos os tecidos do olho doente e sobretudo a iris; a conjunctiva está fortemente injectada, as dôres são intensas e insupportaveis, a pupila está immovel e dilatada; a borda pupilar está adherente á lente do crystalino, a iris torna-se convexa, a cornea opaca, o doente vê faiscas, raios e corôas de fogo, as camaras do olho enchem-se de pus; e se a inflammação não se contem, o pus irrompe através da esclerotica, ás vezes, da cornea, minorando então as dôres, o olho porêm fica perdido e subsequente cegueira total.

Deve-se começar o tratamento por *Aconitum* que se deve dar com frequencia, durante um ou dois dias e depois *Bellad.* com insistencia. Se as dôres fôrem ardentes e muita intensas, pondo como louco o doente, então deve dar-se *Arsenic.* e no seu insuccesso *Stramonium.* Declarando-se a suppuração *Hepar* e depois *Silic.* se fôr preciso. A seguir podemos consultar: *Apis*, *Asa foetida*, *Merc. sol.*, *Phytolac.*, *Rhus* e *Sulph.*

A *choroidite chronica* tem uma marcha mui lenta e depende de estados congestivos permanentes nos olhos, produzidos por diversas causas. Principia por diminuição progressiva da vista, photophobia, visão de faiscas, raios, veus de varias côres e dôr de cabeça; pupilas dilatadas, irregulares, privadas no todo ou parte da sua mobilidade, tremura da iris e sujidade, a sclerotica tem as veias dilatadas e o olho endurece, acabando o olho por cegar, por causa da opacidade da lente crystalina e destruição da retina.

O que primeiro se tem a fazer é combater as causas que promovem a doença. Os melhores medicamentos são: *Bellad.*, *Merc. sol.*, *Nux vom.*, *Phosph.* e *Pulsat.*; depois *Aur. mur.*, *Bryon.*, *Gelsem.*, *Kali hydrodic.*, *Prunus spin.*, *Ruta*, *Staphys.*, *Sulph.* e *Veratr.*

Na forma aguda o doente deve conservar-se n'um quarto escuro, ao abrigo da luz solar e artifical, ate que desappareçam completamente os symptomas inflammatorios. Na forma chronica os doentes devem usar lunetas verdes ou azues.

Conjunctivite catarrhal. Ao iniciar o tratamento d'esta doença é preciso verificar a refracção e corrigil-a se fôr preciso. Asepsia e aceio rigorosos. Instillação no olho duas vezes por dia do collyrio inoffensivo de protargol a 5 para 100, ou de cyaneto de mercurio a o, gr. 50 para mil d'agua distillada. Internamente escolher um dos medicamentos a seguir: *Aconitum* e *Mercurius sol.* (C. agudas); *Aluminium* e *Sulphur* (C. chronicas); *Apis m.* e *Apium virus* (C. agudas com edema); *Argent. nitric.* e *Euphrasia* (C. com secreção); *Arnica* (C. traumaticas); *Arsenicum* (C. dos goltosos com ardor); *Belladonna* (C. dos myopes); *Duboisinum* (C. dos astigmatos e dos hypermetropes); *Chamomilla* (C. da dentição); *Pulsatilla* (C. coincidindo com desarranjos uterinos); *Ignatia* e *Ambra grisea* (C. sem grandes symptomas apparentes, mas com dôres e ardencia)·

Esta lista podia ser muito mais extensa, mas sendo a conjunctivite pela maior parte das vezes um accidente local, cura-se melhor por um tratamento local e externo.

A *conjonctivite purulenta* combate-se alem da medicação interna com *Apis m.* ou *Apium virus*, *Mercurius cyanatus*, *Belladonna* ou *Euphrasia*, com um tratamento local energico de cauterização pelo *Argentum nitricum* em solução de 1 a 3 por cento.

A *conjunctivite granulosa verdadeira*, cada vez mais rara exige tambem um tratamento local energico, que a pesar d'isso é muito problematico. Internamente applicar *Atropinum sulph.* 6ª e *Kali bichromic.* 6ª.

A *conjunctivite follicular* ou *falsa conjunctivite granulosa*, muito frequente, algumas vezes duradoura mas de pouca gravidade, trata-se com collyrio fraco de protargol, ou ainda melhor de sub-accetato de chumbo e internamente *Atropin. sulph.* 6ª, *Ranunculus b.* e *Calcarea carb.* 12ª

A *conjunctivite phlyctenular*, de natureza strumosa, pouco grave, tem o seu melhor remedio na pomada de *Praecipitatum flavum* de 1 : 10, mas cura-se tambem, ainda que com mais lentidão, com *Calcarea carb.*, *Iodum*, *Phosphorus*, *Sulphur* etc.

Corpos extranhos e lesões.—O pó, a areia, pedaços de vidro e de carvão, insectos, etc., penetram frequente e facilmente nos olhos. Para tirar os corpos extranhos introduzidos nos olhos, fecha-se o olho onde está o corpo extranho, e fricciona-se suavemente com um dedo a partir do angulo externo para o angulo interno do olho e ao mesmo tempo assoa-se com força, por este processo o corpo extranho é levado para o angulo interno do olho pelas lagrimas e a fricção e d'ali se tira facilmente com um panno de linho fino.

Se o corpo tem arestas cortantes, achamos preferivel supprimir a fricção externa ou pressão, fazer girar o olho na sua orbita até que o corpo extranho siga o caminho ja indicado e se houver embaraço a que isto se faça, levantar a palpebra agarrando nas pestanas e extrahir o corpo extranho com a ponta d'um lenço fino. É este um meio que sempre nos tem dado bons resultados.

Quando os olhos foram queimados, ou por faulhas, ou por cabeças de phosporos incendidas ou por pedaços de cal viva, etc. extraem-se primeiramente estes e lavam-se depois os olhos com oleo d'amendoas doces, evitando o emprego da agua. Se sobrevem inflammação, deve dar-se *Aconitum* com frequencia; se houver suppuração, prescreve-se *Hepar* e se não fôr bastante *Silicea*; e para evitar n'estes casos a adherencia das palpebras devem lavar-se os olhos quando suppurem com agua morna, abrindo as palpebras constantemente e pondo laminas muito delgadas de cera entre as palpebras e os olhos.

Apezar de acima se recommendar que n'estes casos se não empregue a agua, nós temos colhido bons resultados nas queimaduras dos olhos, usando d'uma solução de *Cantharis* na 2ª ou 3ª atenuação (6 gottas em 120 gram. d'agua), applicando-a com um copo proprio para collyrio e na sua falta instillando-a sobre o olho (F. J. C.).

As lesões causadas por instrumentos cortantes, curam-se, quando são *superficiaes* com *Aconitum* e depois *Staphys*. Se são *perfurantes*, tem o doente d'estar sempre deitado de costas e com as palpebras cerradas com uma tira ou duas de adhesivo, até que a ferida se cicatrize, tendo o cuidado de verificar o estado do olho ferido de dois em dois ou tres em tres dias, tomando somente *Staphys*. e se a ferida tarda a cicatrizar-se, *Silicea*.

Derrame de sangue na conjunctiva.—Ecchymosis ocular. —Apparece muitas vezes sem causa conhecida e outras devido a quedas, pancadas, contusões, tosses violentas, etc. e caracterisa-se por uma mancha na esclerotica (branco do olho), escura, rôxo-carregada ou rôxo-amarellada, que mais ou menos se estende até á borda da cornea, sem dôres nem incommodo algum.

Se foi o traumatismo que lhe deu causa, applica-se primeiro *Acon.* e depois *Arnic.* que o farão desapparecer depressa. Se não tem causa conhecida, *Nux vom.* é o melhor medicamento, que, se fôr preciso, se substitue por *Ledum*.

Ectropion.—Dá-se este nome ao reviramento da palpebras para fóra, que pode ser maior ou menor e que no primeiro caso pode ser quasi completo, a ponto da conjunctiva palpebral ficar a descoberto. É um doença propria dos individuos escrofulosos ou herpeticos, devida a soffrimentos chronicos dos olhos e sobretudo das palpebras. A palpebra atacada costuma inchar bastante, causando grande incommodo, photophobia por vezes, granulações que molestam muito, irritações da cornea e conjunctiva, etc. O melhor medicamento para combater o ectropion é *Apis m.*; se não fôr bastante consultem-se: *Arg. nitric., Arsen., Calc. carb., Hepar s., Merc., Nitri acid., Puls., Staphys.* e *Sulph.*

Eutropion.—Este soffrimento é o contrario do *ectropion*: é o reviramento das palpebras para dentro. As suas causas devem ser as mesmas das do ectropion e os seus symptomas tambem quasi eguaes, á excepção da lacrimação que no eutropion é abundante, aggravando assim o incommodo do doente.

O medicamento principal para o combater é *Calc. carb.*, e depois *Ars., Bell., Caust., Hepar s., Merc., Natr. mur., Puls., Sep.* e *Sulph.*

Diplopia.—A diplopia ou visão dupla dos objectos costuma ás vezes ser um symptoma da amaurose ou gota serena, como o vulgo lhe chama; tambem depende porêm muitas vezes d'um rheumatismo, estado nervoso, etc. O melhor remedio para a combater é *Hyoscyam.*; e se não fôr sufficiente, consultem-se *Bell., Cicuta* e *Stramon.* em primeiro logar e depois, *Digit., Euphorb., Natr. m., Puls., Rhus* e *Sulph.*

Edema das palpebras.—Inchação das palpebras.—Os principaes remedios contra o edema das palpebras são: *Apis* e depois: *Baryt. c.* e se fôr preciso, consultem-se: *Ars., Bry., Hepar., Merc., Rhus, Sulph.*

Epiphora.—Fluxo de lacrimas.—A saida gota a gota continuamente das lagrimas, pode ser devida a uma irritação dos nervos dos olhos, a fraqueza dos mesmos, ao vicio rheumatico, escrophuloso, etc.

O melhor remedio para este incommodo é *Fluoris acidum*; depois podem consultar-se: *Acon., Alum., Bell., Bry., Calc., Eugen., Euphr., Graph., Lach., Natr. m., Nux v., Puls., Ranunc. scel., Sulph.* e *Thuja.*

Se as lagrimas são acres, corrosivas: *Ars., Kreos., Natr. m., Puls., Zinc.*

Se são ardentes: *Arn.*, *Bell.*, *Eugen.*, *Kreos.*, *Rhus*, *Staph.*

Se são corrosivas: *Euphorb.*, *Euphr.*, *Ledum*, *Merc.*, *Sabina*, *Sulph.*

Se são frias: *Laches.*, *Veratr.*

Se são pegajosas, untuosas: *Sulph.*, *Calc.*, *Sil.*

*Estrabismo.—Ser vêsgo.—*O principal medicamento contra o estrabismo é *Hyoscyam.*; se não fôr bastante, consultem-se: *Alum* e *Bell.* Nas creanças depende muitas vezes das lombrigas e n'este caso combate-se perfeitamente com *Merc.* e *Sulph.*

Fistula lacrimal—Tumor lacrimal—Obstrucção do conducto lacrimal.

A fistula lacrimal combate-se perfeitamente com o tratamento homeopathico e os principaes medicamentos são, pela ordem como os deixamos enumerados: *Natr. carb.*, *Puls.*, *Sulph.*, *Calc.*, *Sil.*, *Petrol.*, *Lyc.*, *Stann.*

O tumor lacrimal, que tão doloroso é, e que, se não se combate acertadamente, evitando a sua frequente reproducção, costuma converter-se em fistula, trata-se principalmente com *Hepar* e se não basta, consultem-se *Bell.*, *Merc.*, *Puls.*, *Sil.*, *Sulph.*—Para evitar as reincidencias dê-se: *Sulph.* e depois: *Calc.*

A obstrucção do conducto lacrimal, causada a maior parte das vezés por uma suppuração devida a uma inflammação chronica do mesmo, ou ao engrossamento ou á tumefacção da membrana mucosa, combate-se com *Sil.* e se não fôr bastante, dêm-se: *Sulph.*, *Calc.*, *Lyc.*, *Natr. m.*, *Puls.*, *Sep.*

*Glaucoma.—Cataracta verde.—*Principia por uma fraqueza da vista, que augmenta muito lentamente, vendo como atravez d'uma nevoa, com dôres nos olhos e na testa e paralysia das pupilas que vae augmentando gradualmente. Declarada a cegueira, o fundo do olho adquire uma côr azulada ou antes gris verde, que se descortina atravez da pupila immovel e o olho endurece ao mesmo tempo.

O melhor medicamento para combater no principio esta

doença é *Phosphorus* e se não bastar, consultem-se: *Bry.*, *Cocc.*, *Colchic.*, *Kali nitric.*, *Op.*, *Phos. ac.*, *Sepia.*

Hemeralopia. — Cegueira nocturna. — O melhor medicamento para combater a cegueira que se declara desde que se põe até que nasce o sol, é *Veratrum* e se não fôr bastante consultem-se: *Bell.*, *Merc.*, *Puls.* ou *Hyoscyam.*, *Nux. v.*

Hemiopia. — A hemiopia isto é o defeito da visão em que só se vê metade d'um objecto ou d'uma pessoa, etc., pode ser um symptoma da amaurose, ou então resultar d'um estado nervoso, rheumatico, etc. dos olhos. O melhor medicamento para combater a hemiopia é *Lycopodium.* Sendo preciso podem consultar-se depois: *Aurum*, *Calc.*, *Caust.*, *Mur. acid.*, *Natr. m.*, *Sil.*, *Sulph.*

Hemorrhagia. — Causada por pancadas, suppressão da menstruação ou hemorrhoidas e outras origens que seria prolixo enumerar, costuma apparecer a hemorrhagia ocular, saindo o sangue mais ou menos abundantemente d'entre os globos oculares e as palpebras. O melhor medicamento para a combater é *Nux vomica.* Nos casos em que este medicamento falhe, consultem-se: *Bell.*, *Carb. v.*, *Cham.* e *Lach.*

Se a hemorrhagia é causada por pancadas, quedas, ou insolação, dê-se primeiro: *Acon.* e depois: *Nux v.* se fôr preciso. Se resulta da suppressão da menstruação, hemorrhagias hemorrhoidaes ou outro fluxo habitual, prescrever-se-ha em primeiro logar *Hamamelis* e sendo preciso *Nux v.*, *Sulph.*, *Calc.*

Hipo pupilar. — É uma rapida contracção e dilatação alternativas das pupilas, que molesta a visão e não permitte facilmente o trabalho visual.

Deve recommendar-se aos doentes o descanso de todo o trabalho visual e que usem lunetas azues ou verdes.

O melhor medicamento para o hipo pupilar é *Hyoscyamus* e se não fôr sufficiente, consultem-se depois *Bell.*, *Canth.*, *Digit.*, *Helleb.*, *Puls.*, *Staph.*, *Stram.* e *Veratr.*

Irite. A inflammação da iris pode ser aguda ou chronica. Começa por dôres no olho atacado, photophobia, vermelhidão da esclerotica, que rodeia a cornea circularmente, lacrimação, mudança da coloração da iris e exsudações que alteram o humor aquoso, dando-lhe o aspecto do pus; a pupila contrae-se e observam-se adherencias da mesma com a capsula do crystalino, diminuindo gradualmente a visão. A sua duração é pequena e ou se cura se a inflammação não é exaggerada, ou passa ao estado chronico, com symptomas que pertencem ás doenças mais graves dos olhos.

A *irite chronica* desenvolve-se lentamente sem que os symptomas sejam alarmantes, reduzindo-se a ligeiras dôres no olho atacado, photophobia, vermelhidão da conjunctiva, pupilas contraidas, descoloração da iris, exsudações e a pupila se fecha por completo, a iris torna-se convexa e o crystalino enferma e torna-se opaco. O outra olho não tarda a ser atacado do mesmo modo.

As causas da irite podem ser traumaticas, ou então o rheumatismo, a gota, a escrofula, a syphilis e a propagação, das inflammações das outras membranas dos olhos.

Na irite aguda o doente deve estar a dieta, de cama e n'um quarto escuro, ate que tenham cedido todos os symptomas; se não ha febre deve permittir-se uma alimentação ligeira, excluindo o vinho, os licores, picantes, café, chá e acidos. O primeiro medicamento a applicar é *Acon.*, depois *Ars.* se ha dôres ardentes; *Bellad.* se houver forte dôr de cabeça; *Bryon.* se a doença é causada pelo rheumatismo, dôres agudas, penetrantes, ate á nuca e que augmentam com os movimentos da cabeça; *Cedron*; se houver forte nevralgia supra orbitaria; *Clematis*, grande sensibilidade dos olhos á luz e ao frio; *Conium* se a irite é consequencia da inflammação da cornea; *Euphrasia*, irite durante o rheumatismo agudo; *Hepar s.* nos individuos escrofulosos; *Merc. subl. corr.* depois de *Bellad.* ou *Hep.*; *Nitri acid.* irite complicada com a blenorrhagia; *Rhus* irite rheumatica; *Spigelia*, irite com dôres atrozes, insupportaveis; *Terebinthina*, na irite com complicações de doenças dos orgãos urinarios. Na irite syphilitica o melhor medicamento é *Merc. sol.* e depois *Aurum, Kali hydriodic., Puls., Sarsap.* e *Sulphur*.

Na irite chronica o doente deve usar oculos azues ou verdes e dará aos olhos todo o descanso possivel, sendo completo durante a noite. O melhor medicamento é *Merc. subl. corr.* (alguns homeopathas preferem *Merc. praecip. rub.*);

37*

depois podem consultar-se; *Apis m.*, *Ars.*, *Bell.*, *Conium*, *Euphras.*, *Graph.*, *Iod.*, *Puls.*, *Rhus*, *Silic.*, *Sulph.* e *Thuja.* Quando a pupila se fechar por completo, tem de fazer-se a iridectomia (operação que deve ser feita por um medico oculista), a fim de que o olho doente readquira a vista.

Keratite. — *Inflammação da cornea.* — As suas causas mais frequentes são os resfriamentos, a escrofulose, o herpetismo, as pancadas, contusões e outras causas, que seria prolixo enumerar. Os seus symptomas são photophobia, dôres mais ou menos intensas, vermelhidão da cornea, espasmo das palpebras com sensação d'um corpo estranho no olho, ou como se estivesse cheio de areia, e lacrimação; symptomas que desapparecem se a inflammação diminuir; se augmentar porêm, aos symptomas enunciados se juntam com rapidez opacidades esbranquiçadas e amarelladas, formação de granulações, ulceras superficiaes e profundas e se a inflammação continuar a progredir, sobrevêm depois a perfuração da cornea, saindo para fóra as suas membranas posteriores sob a forma de hernia (*Keratocelo*). Se, pelo processo inflammatorio ulterior se romper, sae o humor vitreo arrastando a iris ou então esta fica por detraz da cornea, curando-se a ulcera resultante com adherencia da iris á cornea, deixando muito pouca vista, ou nenhuma, no olho doente. Ás vezes a iris e as bordas da ulcera da cornea enchem-se de formações de tecido conjunctivo, constituindo á vista um cone truncado (*estaphyloma*).

Com um bom tratamento homeopathico, que contenha a doença no seu primeiro periodo, é raro que sobrevenham as lesões do segundo e terceiro periodo. De todos os modos a inflammação da cornea, ainda que não passe dos primeiros symptomas, deixa no final quasi sempre manchas ou opacidades maiores ou menores, que para desapparecerem, precisam d'um tratamento ulterior.

O doente precisa de todo o socego, estar a dieta se houver febre ou comer pouco se a não tiver, residir em quarto escuro emquanto durar a inflammação e lavar frequentes vezes o olho atacado com agua tepida.

O primeiro medicamento a tomar na keratite é o *Aconitum*, que passadas 24 horas se mudará para *Belladonna* em que se deve insistir bastante; se não houver allivio e os symptomas se aggravarem, dar-se-ha *Merc. subl. corr.* e a seguir *Hepar s.* se as dôres forem muito pungitivas e continuas. Se se formarem ulceras, prescreva-se *Nitri acid.* e tambem *Ars.*, *Calc. carb.*, *Nux vom.*, *Silic.* e *Sulph.*

Se apparecer o *keratocelo* deve dar-se *Sepia* e se fôr preciso, consultem-se: *Euphrasia, Hepar s., Kali bichr., Lycopod., Natr. mur., Rhus, Silic., Staph., Sulph., Sulph. acid.* e *Zinc.*

As manchas da cornea subsequentes á sua inflammação, tratam-se com *Sulph., Calc. carb., Borax, Euphr., Kali carb., Laches., Nux vom., Puls., Sep., Sil.* e *Zincum.*

As perfurações da cornea com hernia da iris, exigem *Silicea* e depois *Calc. carb., Hepar s., Nitri acid., Sep.* e *Sulph.* Quando a hernia da iris é muito forte, devemos recorrer á operação.

Trichiasis.—Distichiasis.—Chama-se trichiasis o cresci-mento e a introducção para dentro das pestanas situadas na borda externa das palpebras, que vem a ser a sua si-tuação normal; e distichiasis, ao desvio de algumas pesta-nas para a borda posterior das palpebras, roçando e irri-tando os olhos, emquanto que as restantes então normalmente collocadas. Ambos os incommodos são devidos a doenças chronicas das palpebras e conjunctivas, a escrofulose, her-petismo e syphilis.

A primeira cousa a fazer é arrancar as pestanas des-viadas com uma pinça, para evitar a irritação das con-junctivas e sobretudo da cornea. O medicamento mais indicado é *Borax* em que se deve insistir bastante; se não fôr bastante, consultem-se depois *Bellad., Hepar s., Merc., Puls., Sil.* e *Sulph.*

Midriase. — Dilatação pupilar.—A midriase é uma di-latação enorme das pupilas, que difficulta a visão, causando até a cegueira e dôres nevralgicas nos olhos. Depende d'uma irritação dos nervos do olho, d'um susto, d'uma pancada, queda, etc. ou d'uma doença organica dos olhos.

Se a causa foi uma pancada ou um susto, deve dar-se *Acon.* e depois *Opium.*

Nos demais casos, o melhor medicamento é *Bell.* e depois *Calab., Calc., Hep., Hyosc., Spigel., Stram., Veratr.*

Myopia.—Vista curta.—Se não é congenita exige em primeiro logar: *Phos.*, *Puls.*, ou *Calc.*, *China*, *Con.*, *Euphr.*, *Hyosc.*, *Lach.*, *Lyc.*, *Phos. ac.*, *Rhus*, *Sulph.*

Myose.—Atrexia pupilar.—A contracção ou aperto das pupilas, scientificamente chamada *myose*, pode depender de esforços visuaes, ou d'outras doenças; no primeiro caso é passageira e no segundo a sua duração está subordinada á das molestias de que depende.

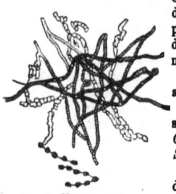

O melhor medicamento para a combater é *Nux vom.*

Depois podem empregar-se sendo preciso: *Anacard.*, *Chelid.*, *Cicuta*, *Coccul.*, *Senega*, *Sep.*, *Sil.*, *Sulph.*, *Veratr.*

Moscas volantes.—A visão deante dos olhos de argueiros, fios, etc., chamada pela sciencia moscas volantes, é devida a

Fig. 46. Moscas volantes.

esforços visuaes em geral e outras vezes á lesão de certas partes do olho.

Convem que os enfermos usem lentes apropriadas á sua vista e dêm descanso aos olhos.

O melhor medicamento é *Kali carb.*: depois podem prescrever-se *Amm. m.*, *Bell.*, *Phos.*, *Spig.*, *Sil.* em primeiro logar; e depois *Acon.*, *Agar.*, *Calc.*, *China*, *Con.*, *Nitri ac.*, *Ruta*, *Sep.*, *Stram.*, *Sulph.*

Nevralgia ocular.—Contra as dôres nevralgicas dos olhos ou nevralgia ocular, o principal medicamento é *Spigel.* e depois *Bell.* e se fôr preciso consultem-se: *Chelid.*, *Chinin.*, *Puls.*, *Hyosc.*, *Coloc.*, *Sulph.* e *Calc.*

Nictalopia.—Cegueira diurna.— O melhor medicamento contra a cegueira que se manifesta desde que nasce até que se põe o sol, é *Acon.* Se este não basta, dê-se *Merc.* e se este não dér resultado, podem consultar-se os seguintes: *Con.*, *Nux v.*, *Phos.*, *Sil.*, *Stram.*, *Sulph.*

Nistagmus.—É um movimento convulsivo e rebelde dos olhos, sobretudo quando os enfermos fixam a vista para ver um objecto, e que se declara na debillidade visual, nos estados nervosòs, myopia, etc.

O melhor medicamento contra esta molestia é *Chamomilla*; se não fôr sufficiente, consultem-se depois: *Acon.*, *Agaric.*, *Bell.*, *Cicut.*, *Hyosc.*, *Op.*, *Selen.*, *Seneg.*, *Stram.*

Ophtalmia e Blepharite. — *Inflammação dos olhos e das palpebras.* — Tratamos ambas estas molestias no mesmo capitulo, porque quasi sempre apparecem juntas, e mesmo quando assim não aconteça, a sua therapeutica é quasi a mesma em geral. So fazemos menção das ophtalmias mais frequentes e que os alheios á medicina podem tratar homeopathicamente, sobretudo se não houver medico homeopatha na povação.

A *ophtalmia dos recemnascidos* apparece geralmente nos primeiros oito dias depois do nascimento ou um ou dois dias depois. Uns attribuem-na á intensidade da luz a que se expõem os olhos; outros ao ar frio que toca os olhos das creanças. A causa mais frequente é sem duvida a infecção que se dá durante o trabalho do parto. Não é necessario que a mãe tenha padecido ou padeça de syphilis; a propria leucorrhea um pouco mais intensa pode causar esta molestia. As bordas das palpebras tornam-se encarnadas, incham, segregam um liquido mucoso, puriforme, amarellado, d'ordinario irritante e corrosivo, tornando-se cada vez mais espesso e purulento.

No tratamento d'esta doença é preciso lavar os olhos com cuidado (de hora a hora pelo menos), ou com uma pequena seringa de vidro, com a qual se injectam os olhos com agua morna, ou com uma pequena esponja fina imbebida na agua morna; enxugando-os logo com um panno de linho.; As pessoas que lavam os olhos das creanças, devem ter o cuidado de não chegar as mãos aos olhos, sem primeiro as lavar. Lavando-se com assiduidade os olhos, os medicamentos homeopathicos devem curar quasi sempre esta gravissima doença, tornando-a menos grave desde o principio e menos duradoura. Assim se evita que as creanças ceguem e não submettendo-as ás torturas do tratamento allopathico.

O medicamento principal contra a ophtalmia dos recemnascidos é *Chamomilla* que se deve dar com frequencia, de tres em tres ou de quatro em quatro horas, de cada vez dois globulos na lingua. Se houver febre com agitação, dê-se *Acon.* primeiro até atenuar os symptomas febris e depois *Cham.* Se estes medicamentos não bastam, consultem-se: *Apis, Ars., Bell., Hep., Lyc., Merc., Rhus, Thuja.* Se a secreção augmentar, tomando um caracter purulento, dê-se então *Merc.* e depois *Hepar* ou *Sil.* se *Merc.* não a corrigir. O dr. Goullon recommenda *Lycopodium* na 30ª interiormente e exteriormente injecções na 6ª. O dr. Wolf recommenda *Thuja* e *Apis* e alguns medicos americanos *Arsenicum.*

A *ophtalmia escrophulosa* é uma doença muito frequente; cura-se mais facilmente e com mais segurança pela homeopathia do que pela allopathia. Ataca d'ordinario as creanças e pessoas que têm soffrido por mais ou menos tempo de symptomas escrophulosos (enfarte das glandulas, erupções, etc.). O primeiro symptoma é quasi sempre uma grande photophobia (horror á luz) e é o mais difficil de curar. Os principaes medicamentos, alem d'uma boa alimentação, ar puro e aceio, são: *Acon., Bell., Calc., Con., Hep., Merc., Rhus, Sulph.*

Aconitum: convem no principio da doença, quando as conjunctivas estão muito injectadas, ha horror á luz, dôres, etc.

Belladonna: depois de *Acon.* e se persiste a photophobia, com forte e dolorosa inflammação dos olhos.

Conium (ou *Hyoscyamus*): inflammação e as dôres são de pouca importancia; um verdadeiro espasmo não deixa abrir as palpebras.

Mercurius e *Hepar*: ulceras na cornea, com erupção em volta dos olhos e comichão na pelle do rosto.

Sulphur e *Calcarea*: vêja-se: *Sympt. ger. car.*

Rhus: um forte rubor erysipelatoso invade as palpebras, com picadas (G.).

Os medicamentos devem dar-se duas ou tres vezes por dia, durante tres ou cinco dias, depois diminuir as doses e se houver allivio suspenda-se a medicação a não ser que se aggrave a molestia.

A *ophtalmia catarrhal* trata-se com: *Acon., Ars., Bell., Euphr., Hepar, Merc., Nux v., Puls.*

A *ophtalmia rheumatica*, com: *Acon.*, *Bry.*, *Euphr.*, *Merc.*, *Puls.*, *Rhus*, *Spig.*, *Sulph.*, *Veratr.*

A *ophtalmia syphilitica*, com: *Merc.*, *Nitri acid.*; ou *Puls.* se provem d'uma gonorrhea ou blennorrhagia supprimida.

A *ophtalmia blennorrhagica*, com: *Acon.*, *China*, *Nitri acid.*, *Puls.*, *Apis*, *Staph.*

A devida a *causas traumaticas* (pancadas, contusões, corpos extranhos [argueiros], com: *Acon.*, *Arn.*, *Hepar*, *Puls.*, *Ruta*, *Sulph.*

A devida ao *abuso do mercurio*: *Hepar*, *Nitri acid.*, *Puls.*, *Sulph.*

A devida a *fadiga dos olhos* por trabalhos excessivos: *Arn.*, *Bell.*, *Carb. v.*, *Ruta*, *Spig.*

Terçol.—O principal medicamento contra os terçoes é *Puls.* que se deve dar com frequencia e se não fôr bastante, dê-se: *Staph.* Se as dôres forem vivas, pungentes: *Hepar.* Se é acompanhado de inflammação da palpebra e injecção das conjunctivas: *Bell.* Sendo preciso consultem-se tambem: *Amm.*, *Graph.*, *Sep.*, *Sil.*

Paralysia das palpebras.—Os medicamentos principaes, são: *Veratr.*; se este não basta, dê-se: *Sepia*; e se este não fôr bastante: *Zinc.*

Sendo preciso, consultem-se: *Alum.*, *Bell.*, *Graph.*, *Lach.*, *Plumb.*, *Rhus*, *Spig.*, *Stram.*

Presbytia.—*Vista cançada.*—Os medicamentos principaes, segundo a ordem da sua enumeração, são: *Calc.*, *Carb. an.*, *Con.*, *Baryt.*, *Dros.*, *Sepia*, *Natr. m.*, *Sulph.*, *Sil.*, *Lyc.*

Ulceras, opacidade e manchas nas corneas.—Contra as ulceras da cornea, empregam-se: *Sulph.*, *Calc.*, *Sil.*, *Merc.*, *Euphr.*, *Natr.*, *Ars.*, *Hepar*, *Lach.*

Contra a *opacidade* ou *obscurecimento*: *Sulph.*, *Euphr.*, *Cann.*, *Puls.*, *Nitri ac.*, *Magn.*

Contra as *manchas*: *Sulph.*, *Sil.*, *Nux v.*, *Hepar*, *Puls.*, *Bell.*, *Nitri ac.*, *Sep.*, *Cina.*

Iriamos muito longe se tratassemos das outras doenças dos olhos menos importantes e menos frequentes de que as ja mencionadas. Contentar-nos-hemos em indicar os principaes medicamentos das doenças dos olhos, segundo Bœnninghausen e Lippe.

Aconitum: photophobia (*Bell.*); ophtalmia muito dolorosa e secreção abundante das palpebras; palpebras inflammadas, vermelhas e duras (*Thuja*).

Apis: inchação edematosa das palpebras.

Arsenicum: inflammação escrophulosa das palpebras, com ulceras nas bordas internas (B.).

Belladonna: horror á luz (*Acon.*); *ectropion*; hemeralopia; nictalopia; *vista dulpa*; *visão de faiscas*; os objectos parecem rôxos; estrabismo; paralysia dos nervos dos olhos.

Bryonia: ophtalmia nas pessoas que soffrem de gota; sensação como se os globos oculares saissem das orbitas.

Calcarea carbonica: manchas ou ulceras na cornea; os olhos choram pela manhã cedo, bem como ao ar livre (R.); dôres pungitivas nos olhos durante a leitura e á luz das vellas (*Merc.*).

Carbo vegetalis: dôres e fraqueza nos olhos, provenientes do doente forçar em demasia a vista ou em consequencia de trabalhos finos e delicados; hemorrhagias oculares (*Calc.*, *Cham.*, *Nux v.*).

China: fraqueza da vista causada pelas hemorrhagias.

Cina: fraqueza da vista causada pelo onanismo (L.); dôres nos olhos lendo á luz das vellas; allivio, enxugando os olhos.

Cocculus: *dôres como se arrancassem os olhos* (com dôres de cabeça ao mesmo tempo) (L.); impossibilidade de abrir os olhos durante a noite (*Sepia*).

Conium: cataracta em consequencia d'uma commoção cerebral ou de pancadas; os objectos parecem rôxos (*Bell.*, *Hyosc.*, *Hep.*, *Sulph.*); vista curta (*myopia*) (*Puls.*, *Phos.*).

Crocus: *palpebras agitadas por um movimento nervoso*; inclinação a comprimir ou enxugar as palpebras; *olhos que choram quando se quer ler* (dr. Bell); dôres lancinantes e calor nos olhos depois de operações cyrurgicas (L.).

Dulcamara: ophtalmia causada por um resfriamento; movimentos convulsivos das palpebras (e dos labios) ao ar frio.

Euphrasia: olhos pegados de noite; opacidade da cornea e ophtalmia causada por lesões mecanicas; photophobia; olhos com remélas, lagrimas, irritação e picadas.

Hepar: ulceras nas corneas; os objectos parecem rôxos (*Bell.*, *Con.*); as palpebras doem como se estivessem feridas.

Hyoscyamus: occlusão espasmodica das palpebras: estrabismo; hemeralopia.

Ignatia: inflammação da parte superior do globo ocular; movimentos convulsivos dos globos oculares.

Kali c.: *elevações* (como pequenos sacos) entre as palpebras e as sobrancelhas; sensação de frio nas palpebras.

Lycopodium: a luz do dia e mesmo a do sol affecta pouco os olhos, a luz porêm das vellas affecta-os consideravelmente (dr. Bell).

Mercurius: horror á luz e ao fogo; dôres agudas nas palpebras; ulceras e crostas nas bordas.

Nux v.: hemorrhagia ocular; suffusão de sangue sob a conjunctiva ocular.

Phosphorus: cataracta (ou glaucoma) no seu inicio: allivio se tem o cuidado d'estar na escuridão ou então nos dias nublados; perda momentanea da vista, como por deliquio; tudo o que se vê parece negro.

Pulsatilla: terçol (principalmente na palpebra superior); fistula lacrimal; olhos lacrimosos ao ar livre e ao vento.

Sepia: não se podem abrir os olhos de noite; palpebras que incommodam pela manhã ao acordar, como se fossem muito pesadas; terçol; grande sensibilidade á luz do dia (L.).

Silicea: vista cançada (presbytia) (*Sepia*), Deslumbramentos (*Kali c.*). *Cataracta* (*Euphr.*, *Puls.*, *Sulph.*, *Con.*). Enfarte da glandula lacrimal; olhos que choram ao ar livre.

Spigelia: dôres no fundo do globo ocular, principalmente movendo os olhos; palpebras caidas, duras immoveis; olheiras amarelladas.

Thuja: o enfermo passa melhor cobrindo com uma cousa quente os olhos (L.); amollecimento inflammatorio da parte interna das palpebras (L.); inchação inflammatoria e dura das palpebras (L.).

Veratrum: côr azulada e amarellada do branco dos olhos; contracção ou paralysia das palpebras superiores; o globo está todo virado para cima; olheiras esverdeadas.

Onanismo.

(Masturbação.)

A masturbação ou *vicio solitario* é o abuso mais perverso que tanto o homem como a mulher podem fazer do seu organismo e que não obstante está muito espalhado, sobretudo na infancia e na juventude, devido á indolencia dos paes e mestres encarregados da educação das creanças e jovens.

As causas do onanismo são uma sobrexcitação morbida dos orgãos genitaes, dependente d'um vicio congenito do systema nervoso e o contagio transmittido pela reunião d'um ou mais individios com outro que se masturba, o que se observa com mais frequencia nas escolas e nos collegios.

As creanças e jovens em que se suspeita a existencia d'este vicio, devem ser constantemente vigiados. Os signaes caracteristicos são os seguintes:

Tanto os meninos como as meninas apparentam um pudor improprio da sua edade, em tudo o que se relaciona com os seus orgãos genitaes; andam palidos e magros, com grandes olheiras escuras e olhos alguma cousa encovados; olhar incerto, temeroso; caracter apathico, inconstante, que de tudo se cança, aborrece os jogos e a companhia dos outros e busca a solidão; appetite voraz, mas apesar do que comem não se nutrem, ou então perdem o appetite e so desejam alimentos raros e extravagantes; o seu caracter torna-se depois voluntarioso, concentrado, taciturno, melancolico e afinal timido, dissimulado e falso, inventando mentiras continuas para enganar os que os vigiam, para que não suspeitem dos seus vicios; pouco a pouco as suas faculdades intellectuaes se vão ressentindo, apresenta-se a hemeralopia ou cegueira nocturna e a distracção e a preguiça apodera-se d'elles, a memoria debilita-se, apprendem com muita difficuldade o que estudam e se se castigam pelo seu abandono e falta d'applicação, terminam por aborrecer profundamente os mestres e os paes. Passados annos, se o vicio se não corrigiu, o organismo decae paulatinamente, os enfermos procuram a solidão afanosamente, evitam a companhia dos que não têm o mesmo vicio e so desejam a dos que o possuem, experimentando com isso grande alegria e não podendo separar-se d'elles; as consequencias não se fazem esperar por muito tempo. A debilidade dos sentidos, a confusão das faculdades mentaes e a fraqueza da memoria, annunciam o amollecimento cerebral; a corea, a epilepsia e as convulsões são as suas manifestações mais frequentes; e depois outra serie consideravel de doenças, como a tisica pulmonar, a imbecilidade, o marasmo dorsal, a febre hectica, etc.

O tratamento hygienico tem aqui a sua mais lata applicação. A creança em que se tenha descoberto o onanismo, deve isolar-se das demais, e submetter-se a um regimen especial e uma vigilancia incessante.

Ficam-lhe absolutamente prohibidos os alimentos salgados, picantes, e acidos, as especiarias, os doces, o café, o chá e os alcoolicos, permittindo-lhe somente um pouco de vinho de pasto velho ás comidas; o leite puro e abundante é o melhor alimento, depois de carne e do peixe fresco. Devem passeiar com frequencia e fazer muita gymnastica, para que chegando á noite se deitem extenuados para que tenham um somno tranquillo e reparador e não se entreguem á masturbação. Devem dormir sobre um estrado de madeira coberto apenas por uma manta, ou então sobre uma rêde de lona, cobrindo-os com roupas ligeiras para que o calor da cama não excite os desejos venereos, tendo a cuidado de não consentir os braços debaixo da roupa, podendo assim serem melhor vigiados durante o somno. Um systema completo de vigilancia tanto de dia como de noite, sem abandonar um momento sequer os doentes, nem mesmo quando vão á retrete, é o melhor em taes casos. Devem estar constantemente occupados, desviando-os das más companhias, das leituras de livros immoraes, dos espectaculos que os possam excitar, sob a direcção de pessoas que tenham autoridade sobre elles e que os admoestem, fazendo-lhes ver as funestas consequencias que lhes acarretará para a sua saude, se persistem no seu hediondo vicio. Finalmente, alem dos passeios largos, as occupações e trabalhos manuaes para cançar o corpo, convêm tambem os banhos e duches frios que devem ser dirigidos por pessoa competente, bem como os banhos de mar e o exercicio da caça.

O tratamento medico está aqui em segundo plano, e so se recorre a elle, quando o onanismo foi descoberto tardiamente e quando os estragos no enfermo são ja profundos e visiveis.

O principal medicamento a applicar em taes casos é *Phosph. ac.* uma dose de dois em dois ou de tres em tres dias. Se este medicamento não dér resultado algum *China* e *Staphysagria* devem dar excellentes resultados nos casos agudos.

Se apparecerem symptomas chronicos, como tosse, definhamento, accessos febris, etc., *Sulphur* e mais tarde *Calcarea c.* devem corrigir taes symptomas e depois *Nux v.* sendo preciso.

A diarrhea, canceira e falta d'appetite, como a tristeza e o desejo da solidão, combatem-se com *Phos. acid.* e *Staph.*

A fraqueza da memoria, as dôres de cabeça e a lentidão no andar, com *Cocculus*, *Natr. m.*, *Phos.*

A hemeralopia ou cegueira noturna, que se apresenta com o crepusculo vespertino e que se conhece nos jovens e creanças que se masturbam, porque se chegam uns para os outros ou para as pessoas que os acompanham quando o sol se põe, porque não vêm e receiam cair, combate-se com *Veratrum* e depois *Hyosc.*, *Stram.* (Alvarez).

Tambem podem consultar-se para tratar os effeitos perniciosos do onanismo em geral: *Ant. cr.*, *Carb. v.*, *Plat.*, *Puls.*, *Tarant*

Opio.

A primeira coisa a fazer n'um envenenamento pelo opio, é dar ao envenenado frequentemente chavenas de café forte, até que comecem a diminuir os symptomas principaes. Não havendo café á mão, pode dar-se em seu logar vinagre misturado com agua, havendo porem café é este preferivel. Logo que os symptomas mais graves tenham cedido, dissolvam-se oito ou dez globulos de *Ipecacuanha*, 4 a 5 gottas de tinctura, em meio copo d'agua de que o doente deve tomar uma colhér de tres em tres horas : seguindo com o mesmo remedio até cura completa, espaçando mais as dóses. Se *Ipecac.* não fôr bastante, recorra-se a *Bell.* que terminará a cura.

Para os soffrimentos consecutivos ao abuso do opio em dóses allopathicas, o principal remedio é *Bell.* Não sendo sufficiente, consultem-se *Nux v.* e *Merc.*—*Coffea* convem para a insomnia e agitação.

Ossos.

Carie.—A carie é a inflammação chronica d'um ou mais ossos, n'um ponto determinado dos mesmos. Começa por dôres profundas, lancinantes, na profundidade do osso, que duram por mais ou menos tempo, apresentando-se mais

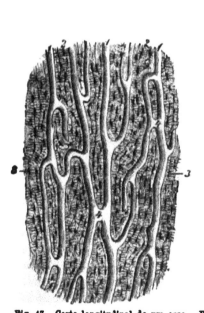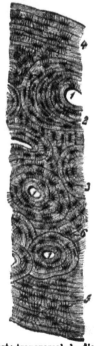

Fig. 47. Corte longitudinal de um osso largo, augmentado 60 vezes.

Fig. 48. Corte transversal da diaphyse d'um osso largo, augmentado 100 vezes.

1 Canaes de Haver. *2* As suas laminasinhas. *3* Corpusculos ossosos. *4* Anastomose dos canaes de Haver.

tarde a inchação ou tumefacção do osso, a abertura do tumor, a expulsão de pedaços de osso (sequestros) e a suppuração d'ordinario abundante, saniosa ou branca. Ha desvios e encurvamento do osso e necrose do mesmo, saindo para fora porções maiores ou menores. — As causas d'esta doença são a syphilis, as pancadas e quedas e com mais frequencia as escrophulas e o herpetismo. É uma molestia curavel excepto nos sujeitos mal alimentados, enfraquecidos por outras enfermidades e nos tuberculosos.

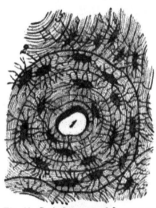

Fig. 49. Corte transversal de um osso *1* Canal de Haver e *2* Suas laminasinhas. *3* Corpusculos ossosos com os seus canaes.

O curativo na região atacada deve ser feito duas ou tres vezes por dia, com grande aceio, e se as ulceras exhalam mau cheiro, lavam-se e desinfectam-se com agua de chloro ou então com agua phenica da força de 1 : 100, e depois cobrem-se com pranchetas cobertas de cerato e por cima nova camada de fios para absorver o pus.

Os doentes devem estar quietos e usar d'uma alimentação nutritiva, beber vinho ás comidas e um calice de Porto velho ou Madeira. No verão devem fazer uso das aguas sulphurosas e as pessoas escrophulosas de banhos do mar.

Osteite e Periostite. — Como a osteite produz sempre a periostite e vice-versa, occupar-nos-hemos d'ambas ao mesmo tempo. Apparecem depois de resfriamentos, contusões, do vicio syphilitico, nos que abusaram do mercurio, etc. Começam por dôres agudissimas, irresistiveis ás vezes, febre, inchação da parte dolorida com vermelhidão, o doente não pode mover o sitio atacado, torna-se inquieto, mal humorado e ás vezes desesperado. Se o padecimento se resolve, diminuem pouco a pouco todos os symptomas e o doente fica bom, sem signal algum na parte enferma. Se passa á suppuração, a pelle torna-se d'uma côr violacea, escura, a inchação e as dôres acentuam-se cada vez mais, a febre augmenta e as articulações immediatas incham; o doente queixa-se de fortes calafrios e muitas vezes quando o tumor não rebenta espontaneamente, é preciso abril-o com o bisturi, para evitar males maiores, como a reabsorpção do pus, a febre hectica, etc. O curativo faz-se como dissemos a respeito da carie.

Outras vezes estas doenças apresentam-se sob a forma chronica. Em tal caso observam-se a principio ligeiras dôres, a inchação da parte enferma, que no fim de mais ou menos tempo desapparecem ficando o osso inchado, terminando assim a doença; esta porem não é a terminação mais vulgar; mais frequente é a suppuração, formando-se e abrindo-se um abcesso dos chamados frios, de que sae um pus grosso, caseoso, apparecendo então a carie de que ja tratámos.

Rachitismo.—Esta molestia especial dos ossos, que consiste na falta de saes calcareos sufficientes para o seu desenvolvimento normal n'uma extensão maior ou menor, tornando-se portanto brandos e defeituosos e engrossando nas extremidades, ás vezes d'uma maneira consideravel: os ossos brandos e deformados tomam as direcções mais variadas, para um lado do corpo ou para ambos ao mesmo tempo se curvam, desviam-se e torcem-se, observando-se conjuntamente um grande definhamento de todo o organismo, com excepção do craneo que augmenta de volume.

É uma molestia propria da primeira infancia, devida a vicios hereditarios, má alimentação e insufficiente, á residencia em habitações humidas e insalubres, etc. O seu desenvolvimento é sempre lento, a diarrhea, a fraqueza e os suores na cabeça, são os seus primeiros symptomas e depois o ardor e secura de pés e mãos e urinas fortemente coradas de amarello; o craneo avoluma-se, as suturas dos ossos separam-se, todos os ossos amollecem, a dentição retarda-se e as creanças gritam ao movel-as, porque todo o seu corpo se acha dorido; ha accessos febris quando a molestia avançou muito, e a creança apresenta o aspecto da velhice, com o ventre enorme e as pernas como vimes. A morte so se realisa se o doente se não trata ou se sobrevêm complicações.

O rachitismo é curavel na maioria dos casos, tratando-se os doentes desde o principio. Em primeiro logar têm de tomar alimentos de facil digestão, nas creanças de peito mudar-lhes a ama, dando-lhes bom leite, ovos quentes, batatas e assorda, carnes finas, como vitella, galinha e borrachos. Ás creanças que tenham tres annos ou mais não se lhes deve bar batatas, nem pão em excesso, nem vegetaes; a sua alimentação deve consistir em boas carnes, leite, ovos, vinho e o oleo de figados de bacalhau durante o inverno e da primavera até ao outomno, residir no campo e durante o verão tomar os banhos do mar. De oito em oito dias devem tomar uma dose de *Calcarea phosphorica*, seis globulos d'uma atenuação alta, dissolvidos em duas colhéres d'agua, uma hora antes do almoço. Devem usar os apparelhos ortopedicos necessarios para obstar aos desvios dos ossos.

Amollecimento dos ossos.—É uma doença muito rara e que ataca de preferencia as mulheres gravidas e depois do parto e os que têm padecido de syphilis. Consiste na perda que os ossos bem formados e nutridos experimentam, dos seus saes calcareos, tomando a forma de cartilagens. Começa geralmente pelos ossos das cadeiras e d'ahi propaga-se a outros, com dôres dilacerantes, continuas ou remittentes, paralysando os doentes que se vêm reduzidos a viver na cama. Os ossos amollecidos deformam-se d'uma maneira notavel e a morte sobrevem no fim de mais ou menos tempo pela febre hectica e o marasmo.

Os medicamentos homeopathicos mais indicados nas doenças dos ossos que acabamos de descrever, são:

Augustura: carie, sobretudo dos ossos largos e nos individuos que abusam do café.

Asa foetida: inflammação dos ossos (*osteite*), ou carie nas creanças escrophulosas e depois de abuso do mercurio; exostoses, carie e necrose em especial dos ossos das pernas e braços; *amollecimento dos ossos*.

Aurum: carie dos ossos do nariz, ulceras na abobada palatina (ceo da bocca), exostoses e outras doenças dos ossos curtos; abuso do mercurio.

Belladonna: exostose (tumor osseo) na testa, carie do paladar e desvio da columna vertebral.

Calcarea carbonica ou *phosphorica*: formação incompleta

dos ossos, sobretudo se depois de fracturas a ossificação se faz com muita lentidão. Desvio da columna vertebral e torcedura dos ossos largos das extremidades, sobretudo das pernas; inchação das articulações; amollecimento dos ossos; cabeça muito volumosa nas creanças com fontanellas abertas; exostoses e carie nos braços e pernas.

China: carie com suppuração abundante.

Dulcamara: exostoses com ulceras nos braços, em consequencia da repercussão da sarna.

Fluoris ac.: carie causada pela syphilis ou pelo abuso do mercurio; carie das ossos temporaes (fontes).

Lycopodium: exostoses, osteites e carie nos individuos escrophulosos.

Oleum jecoris aselli: doenças dos ossos nas creanças escrophulosas, sobretudo quando se localisam nas extremidades, com ulceras fistulosas com bordas elevadas e sangrando facilmente ou vertendo um pus de cheiro repellente.

Mercurius: osteites e caries, com dôres nos ossos como se rasgassem a parte doente. Dôres osteocopas.

Mezereum: exostoses nos braços e pernas dos individuos escrophulosos.

Nitri acidum: doenças dos ossos de causa syphilitica ou por abuso do mercurio.

Phosphorus: exostoses no craneo com dôres violentas, penetrantes, que augmentam de noite. Inchação das claviculas.

Phosphori acidum: osteite ou dôres depois d'uma lesão do periosto, como se raspassem os ossos com uma faca.

Pulsatilla: desvio da columna vertebral, com fontanellas abertas nas creanças.

Ruta: exostose e carie nas pernas e braços, sobretudo nas mulheres mães de muitos filhos e nas herpeticas.

Silicea: medicamento dos mais importantes em todas as doenças dos ossos, sobretudo quando ha fistulas que vertem um pus seroso que contem esquirolas (pedaços do osso); exostose, carie, necrose, suppurações chronicas inexgotaveis, fontanellas abertas, etc.

Staphysagria: remedio especial da osteite das phalanges dos dedos.

Sulphur: doenças dos ossos em consequencia d'uma

38*

sarna mal curada e outras erupções e abuso do mercurio; desvio, amollecimento, inchação, carie e outras affecções dos ossos. Applica-se na maioria dos casos no principio do tratamento, depois *Calc.* e a seguir *Sil.*, voltando se fôr preciso a *Sulph.*, *Calc.* e depois *Sil.* e assim sucessivamente.

Sulphuris acidum: indicado de preferencia quando um sequestro do osso se quer desprender e a causa da doença foi uma contusão, uma pancada, uma queda.

NB. As atenuações altas são preferiveis ás baixas e frequentes; dissolvem-se em agua e administram-se ás colhéres, uma pela manhã e outra á noite, com largos intervallos de descanço.

Ouvidos.

Otalgia.—Dôres dos ouvidos.—Os principaes medicaméntos contra as dôres dos ouvidos, são: *Arn.*, *Bell.*, *Cham.*, *Merc.*, *Nux v.*, *Puls.*, *Rhus*, *Sulph.*

Arnica: sensação de pressão, lancinante, de dilaceração e calor; sensibilidade ao ruido.

Belladonna: dôres que se apresentam por accessos, que augmentam com o contacto e o movimento. Depois de *Bell.* convem *Hepar.*

Chamomilla: fortes picadas como se fossem produzidas por facas; dôres tensivas que chegam até ao lobulo das orelhas.

Mercurius: sensação de frio nos ouvidos e aggravação das dôres com o calor da cama; dôres lancinantes, profundas, dilacerantes, que se propagam aos dentes e faces.

Nux vomica: pessoas cuja constituição exige *Nux v.*, dôres lancinantes e dilacerantes.

Pulsatilla: ouvido inchado e inflammado na sua parte exterior; pessoas cuja constituição reclama *Puls.*; dôres com sacudidelas e dilacerantes.

Rhus: dôres depois d'um resfriamento do corpo estando a suar.

Sulphur: dôres dilacerantes e lancinantes que se propagam á cabeça e garganta; sensibilidade excessiva do ouvido ao mais leve ruido.

Nos casos chronicos, ou se os medicamentos indicados ja não produzem effeito e se ao mesmo tempo ha erupções, dê-se: *Merc.* e *Sulph.* e mesmo *Calc.*; quando ha sensação de frio ou sensibilidade dos ouvidos: *Platina.*

Otite. — Inflammação dos ouvidos.— Contra a otite interna aguda o melhor medicamento é *Puls.* que deve ser dado com frequencia. Se o cerebro está tambem atacado e ha dôr de cabeça, delirio, angustia, vomitos, frio, etc., dê-se *Bell.*

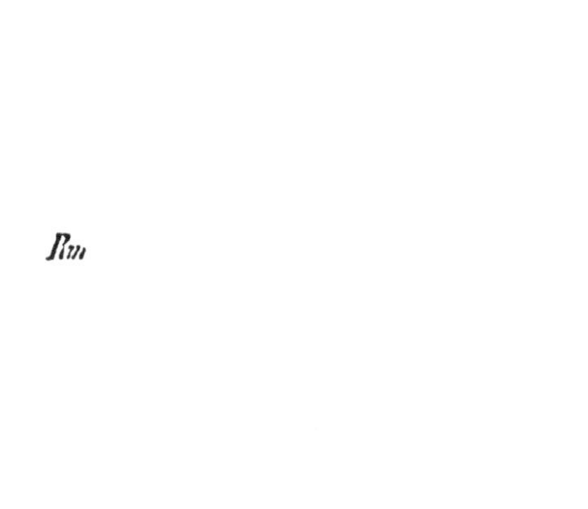

Rm

Quando ha febre, precedida ou não de frio ou calafrios, dôres intensas, dôr de cabeça, cara vermelha, agitação, etc.,

Fig. 50.   Corte transversal do ouvido externo e interno,

aθ Conducto auditivo externo.   *Tr* Membrana do tympano.   *H* Martello.   *Trsp* Tensor de membrana do tympano.   *P* Cavidade do tympano.   *EuC* Conducto de Eustachio.   *Rm* Abertura da trompa de Eustachio nas fauces.   *Pm* Abertura do conducto de Eustachio na caixa do tambor.

deve-se começar por *Acon.*, ou então dar-se-ha depois de *Puls.*, se apparecem os symptomas febris.

Se *Puls.* e *Bell.* não produzem effeito ou se não fazem terminar a doença, consultem-se: *Hepar*, *Merc.*, *Sil.* ou *Sulph.* que a debellarão e ajudarão o pus a sair.

Na otite externa *Puls.* é tambem o melhor medicamento e se não basta: *Bell.*, *Merc.*, *Sulph.*

*Otorrhea.—Corrimento dos ouvidos.—*Deve-se primeiramente investigar a natureza do corrimento e a sua causa. Deve dar-se quando o corrimento é:

De cera liquida: *Con.*, *Merc.*

De mucosidades: *Mercur*, *Puls.* ou *Calc.*, *Lyc.*

De pus: *Puls.*, *Sil.* ou *Calc.*, *Lyc.*, *Merc.*

De sangue: *Calc.*, *Merc.*, *Nitri ac.*, *Puls.*, *Sulph.*

De serosidades: *Caustic.*, *Merc.*, *Nitri ac.*

Amarellado: *Phos.*

Fetido: *Aur.*, *Carb. v.*, *Caust.*, *Hep.*, *Zinc.*

Depois do sarampo: *Puls.* ou *Sulph.*

Depois da escarlatina: *Bell.* depois *Merc.* e a seguir *Bell.*, *Hep.*

Depois das bexigas: *Merc.* ou *Hep.*, *Sil.*,

Se persiste depois de uma otite aguda: *Merc.*, *Puls.*, *Sulph.*

Depois do abuso do mercurio: *Aur.*, *Asa f.*, *Hep.*, *Nitri acid.*, *Sil.*, *Sulph.*

Depois do abuso do enxofre: *Puls.* ou *Merc.*

Coexistindo com o enfarte das glandulas do pescoço: *Puls.*, *Merc.* ou *Bell.*. *Hepar.*

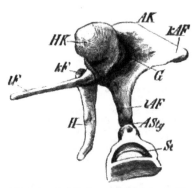

Fig. 51. Cadeia dos ossinhos do ouvido.
HK Cabeça do martello. *kK* Apophyse curta do martello. *lF* Apophyse larga do martello. *H* Cabo do martello. *AK* Corpo da bigorna. *G* Articulação do martello e da bigorna. *kAF* Apophyse curta e *lAF*. larga da bigorna. *AStg* Articulação da bigorna e do estribo. *St* Estribo.

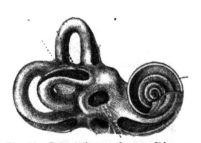

Fig. 52. Labyrintho membranoso $2^1/_2$ vezes augmentado e aberto em parte.
oA, *uA* e *hA* Vesiculas dos conductos semicirculares superior, inferior e posterior. *g* Ramo commum dos conductos semicirculares superior e posterior. *oF* Orificio oval. *rF* Orificio redondo. *Sm* Espiraes do caracol. *D* Resto da capa ossea das espiraes.

Se a otorrhea se supprime de repente, ja por um resfriamento, ja por outra causa: *Bell.*, *Merc.*, *Puls.*, ou *Bry.*, *Dulc.*, *Nux v.*

Polypos nos ouvidos.—*Calc.* e *Staphys.* são os medicamentos mais recommendados.—*Kali bichrom.* applicado externamente (na 1ª ou na 2ª atenuação) reduz e faz cair o polypo.

Surdez.—Se é congestiva, dêm-se: *Aurum*, *Bell.*, *Graph.*, *Merc.*, *Phosph.*, *Sil.*, *Sulph.*

Se é nervosa: *Caustic.*, *Mur. ac.*, *Petr.*, *Phos.*, *Veratr.*
Se é rheumatica; *Ars.*, *Bell.*, *Merc.*, *Puls.*, *Sulph.*

Se provem d'uma erupção chronica supprimida: *Sulph.* e se não bastar: *Antim.*, *Caust.*, *Graph.*

Depois da escarlatina: *Bell.*, *Hep.*—Depois do sarampo: *Puls.* ou *Carb. v.*—Depois das bexigas: *Merc.*, *Sulph.*

Depois de febres intermittentes ou outras, curadas com sulfato de quinina: *Puls.* e depois *Calc.*; ou então *Carbo v.*, *Hepar*, *Nux v.*, *Sulph.*

Pelo abuso do mercurio: *Hepar* e se não basta: *Asa foet.*, *Nitri ac.*, *Staph.*, *Sulph.* ou *Aur.*

Depois de febres lentas e de longa duração: *Phos.* e se não basta, dêm-se: *Arn.*, *Cocc.*, *Phos. ac.*, *Veratr.*

Se a surdez é incipiente, consultem-se: *Bell.*, *Calc.*, *Hyosc.*, *Lyc.*, *Nitri ac.*, *Op.*, *Petrol.*, *Puls.*, *Secale*, *Sil.*, *Sulph.*

Se parece que os ouvidos estão tapados: *Lyc.*, *Puls.*, *Silic.*

Se ha paralysia do nervo acustico ou auditivo: *Bell.*, *Hyosc.*, *Puls.*, *Sil.*

Para a sensibilidade extrema do ouvido aos ruidos: *Aur.*, *Coff.*, *Lyc.*, *Sep.*, *Spig.*

Cerumen endurecido nos ouvidos.—O cerumen ou cera endurecida do ouvido obstrue muitas vezes o conducto auditivo externo e produz ás vezes a surdez, o ruido dos ouvidos, etc. Se o cerumen está proximo da abertura do ouvido, extrae-se com uma pinça delgada, ou então instillam-se nos ouvidos umas gottas de azeite quente, ou faz-se uma injecção de agua quente com uma seringa de vidro e taba-se ouvido com um pouco d'algodão em rama ou fios finos, para que o cerumen amolleça e saia facilmente.

Do mesmo modo se extraem os corpos extranhos.

Zumbidos dos ouvidos.—O ruido e zumbido dos ouvidos são symptomas incommodos e posto que muitas vezes sejam manifestações de doenças graves e chronicas do ouvido e do cerebro, outras são symptomas isolados, nervosos, producto d'um resfriamento, ou d'uma insolação, etc. e que é preciso curar para o doente poder dormir e executar os seus trabalhos quer physicos quer intellectuaes.

Os medicamentos indicados geralmente contra o ruido e zumbidos dos ouvidos, são: *Acon.*, *Alum.*, *Ambr.*, *Ant. cr.*, *Ars.*, *Aur.*, *Baryt.*, *Bell.*, *Bry.*, *Carbo v.*, *Caust.*, *China*, *Conium*, *Croc.*, *Graph.*, *Hep.*, *Lyc.*, *Merc.*, *Natr. m.*, *Nitri ac.*, *Op.*, *Phos.*, *Puls.*, *Sep.*, *Stront.*, *Sulph.* e *Therid.*

Ruido como se entrasse ar no ouvido, *Graph.*

Ruido como se uma ave agitasse as azas dentro dos ouvidos, *Aur.*, *Caust.*, *Cham.*, *Magnes.*, *Puls.*, *Sil.*, *Sulph.*

Ruido de sinos, *Ambr.*, *Calc. carb.*, *Conium*, *Ledum*, *Natr. m.*, *Sarsap.*, *Sil.*, *Valer.*, *Zinc.*

Ruido de gritos: *Phos. ac.*, *Stann.*

Ruido de crepitação, *Baryt.*, *Calc. carb.*, *Graph.*, *Kali c.*, *Mosch.*, *Natr. m.*, *Nitri ac.*, *Petrol.*

Ruido de detonações, estallidos, *Graph.*, *Kali c.*, *Mang.*, *Sil.*, *Staph.*, *Zinc.*

Ruido de martellos, *Spigel.*

Ruido de trovões, de rodar de carros, *Calc. carb.*, *Graph.*, *Petrol.*, *Plat.*, *Rhod.*

Ruido de zumbidos, *Graph.*, *Kreos.*, *Mur. ac.*, *Nux v.*, *Silic.*

Ruido de tambor, *Lach.*

Ruido de chilrear, ranger os dentes, estalidos, *Baryt.*, *Calc. carb.*, *Graph.*, *Kali c.*, *Mosch.*, *Natr. m.*, *Nitri ac.*, *Sabad.*, *Sulph.*

Ruido de guizos, campainhas, musica, canto, etc., *Baryt.*, *Bell.*, *Calc.*, *Caust.*, *China*, *Graph.*, *Kali*, *Lyc.*, *Natr. m.*, *Nux v.*, *Puls.*, *Sil.*, *Sulph.*

Ruido de murmurios, *Puls.*, *Sil.*, *Sulph.*

Sensibilidade excessiva do ouvido á conversação e ruidos *Ars.*, *Bell.*, *Coff.*, *Phos. ac.*, *Puls.*, *Veratr.*; á musica, *Lyc.*, *Phos. ac.*, *Tarant.*

Ruido de vozes, *Cham.*

Confusão dos sons no ouvido, *Carbo an.*

Ovarios.

Inflammação dos ovarios.—Ovarite.—Em consequencia da suppressão repentina da menstruação, de uma congestão sanguinea, de um resfriamento, etc., pode sobrevir a inflammação d'um ovario ou dos dois ao mesmo tempo.

A principio ha poucas dôres, mas depois desenvolvem-se grandes dôres, com febre, nauseas, vomitos, pelle secca e quente, ardente, sêde, pulso frequente, dôr de cabeça, agitação e inquietação, propagação das dôres ao ventre e côxas, dôres que a principio se limitam aos ovarios e ás regiões lateraes do ventre. O ventre está elevado e sensivel ao tacto, na região porem dos ovarios ó onde está mais dorido e ás vezes se percebem nos lados do ventre e na sua parte inferior, os ovarios duros, inchados e doridos.

Termina em geral por resolução, mas se o faz por suppuração, as enfermas accusam frio ou calafrios intensos, com febre muito intensa, o que indica a formação d'um abcesso que sempre se abre no trajecto intestinal, para a bexiga ou para fóra.

Se desapparecem todos os symptomas, continuando porem as dôres dos ovarios, ó de presumir a inflammação chronica dos ovarios, que termina afinal pela formação dos tumores ovaricos: de que logo trataremos.

Quando apparecem os primeiros symptomas, e não havendo ainda febre, deve dar-se *Bell.* com frequencia; logo porem que se declarem os symptomas febris, devemos dar *Acon.*, uma colhér de tres em tres horas e se este não ó sufficiente, temos de recorrer a *Bry.*, sobretudo se as dôres se estendem aos quadris, a todo o ventre e ha prisão de ventre e sêde consideravel; ou a *Apis*, se as dôres são pungitivas, como produzidas por alfinetes ou como de parto, com sensação de descida on deslocação dos orgãos genitaes, urinas raras, falta de sêde e grande agonia com palidez da pelle; ou a *Cantharis*, se aos anteriores symptomas se aggregam os puxos da bexiga e dos intestinos, urina rara, gota a gota e ardente como se fosse uma brasa, dôres que se estendem aos rins.

Se estes medicamentos não fôrem sufficientes, applica-se *Merc.* e depois *Lach.* Se a suppuração se declara, dá-se primeiro *Hepar* e depois *Sil.*

Contra a inflammação chronica deve dar-se *Conium* e depois podem consultar-se *Platina*, *Zincum*, *Lach.*, *Graph.*, *Aur.* e *Staph.*, pela ordem em que os escrevemos.

*Tumores ovaricos.—Kistos.—Cancro.—Hydropisia.—*Os

tumores que se desenvolvem nos ovarios são geralmente
os chamados kistos, os tumores fibrosos ou carnosos e o
cancro, sendo este o menos frequente de todos e o kisto
o mais frequente.

Observam-se nas mulheres dos quarenta aos cincoenta
annos de edade, na epoca da retirada da menstruação, e
tambem podem apparecer n'outras epocas, atacando tanto

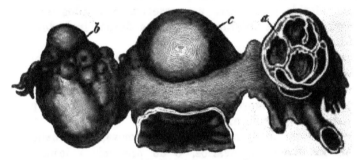

Fig. 53.   Kistos ovaricos compostos.

as solteiras como as casadas.   E d'ahi o não se conhece-
rem d'uma maneira fixa as causas dos tumores ovaricos,
por mais que as queiram attribuir de preferencia ás desordens menstruaes e á retirada da menstruação.

O symptomas dos tumores ovaricos variam infinita-
mente: umas vezes são indolentes, outras vezes causam
fortes dôres; n'alguns casos ha desordens da menstruação,
que é escassa e dolorosa, e n'outras experimenta ligeiras
modificações; formigueiro e magoamento nas côxas, peso no
baixo ventre, etc.   Á medida que o tumor vae crescendo
assim vae augmentando o volume do ventre como se a
mulher estivesse gravida, observando-se que, se só um
ovario está atacado, o ventre augmenta d'aquelle lado, e
as dôres e outros soffrimentos correspondem ao mesmo lado.
Ao mesmo tempo que o volume do ventre augmenta, vão-
se alterando as funcções digestivas, manifestando-se nauseas, vomitos, respiração laboriosa, fadiga, difficuldade
d'andar, palidez do rosto, insomnias, corrimento branco,
urinas raras e albuminosas, edemas ou inchação das extremidades, da cara e palpebras, até que se manifesta a

hydropisia geral e a enferma succumbe por causa d'esta, se antes não sobreveio a morte com a abertura do tumor ou por uma peritonite.

Os tumores ovaricos so são curaveis a principio, pois que, quando tomarem grande incremento, apenas se pode recorrer á ovariotomia, isto é, a extirpação do ovario doente, o que nem sempre é a cura e algumas vezes é a morte.

Se o tumor é de natureza cancerosa, não devemos pensar na sua cura, mas em somente alliviar os seus padecimentos, como as dôres lancinantes, a febre, o definhamento, etc., com *Conium* em primeiro logar e depois com *Ars.*, *Carbo an.*, *Kreos.* e *Staph.*

Como os tumores ovaricos mais vulgares são os kistos, e estes curam-se facilmente a principio com o tratamento homeopathico, d'elle trataremos exclusivamente.

O principal medicamento é *Apis*, que se deve dar com persistencia até o tumor se reduzir. Se *Apis* não for sufficiente, consultam-se depois *Canth.*, *Graph.*, *Iod.*, *Lach.*, *Lac caninum*, *Lycop.*, *Merc.*, *Nitri ac.*, *Palladium*, *Plat.*, *Rhod.*, *Rhus*, *Sabina*, *Sep.*, *Zinc.*

Se o tumor é no ovario direito, *Apis* e depois *Lac caninum*, *Lycopod.*, *Palladium*; se no ovario esquerdo, *Lach.* e depois *Caps.*, *Graph.*, *Lac canin.*, *Thuja*, *Zinc.*

Contra os tumores fibrosos ou carnosos dos ovarios, que se conhecem pela sua consistencia dura, pela palpação, deve dar-se *Conium* e não dando resultado *Lach.* e depois *Plat.*

É conveniente que as doentes usem cinto que lhes sujeite o ventre, o que lhes permitte que andem melhor e tenham menos dôres.

Quando apparece a menstruação, costuma haver muitas dôres n'alguns casos, então dá-se a *Bell.* para diminuir os soffrimentos e facilitar a saida do sangue e se não fôr bastante, dá-se depois *Coccul.*, ou *Coff.* se as dôres são insupportaveis, parecendo-se com a colica.

Palavra.

As diversas alterações por que passa a emissão da palavra, e que dependem d'um resfriamento, susto, colera, etc., tratam-se perfeitamente com os medicamentos homeopathicos. Não tratamos das que se filiam n'uma lesão do cerebro, ou na paralysia da lingua (vêde: *Paralysia da lingua*).

O melhores medicamentos contra a balbuciação, a gagueira, etc., são: *Bell.*, *Lach.* e *Merc.* Se estas não bastam, dêm-se: *Caust.*, *Cicuta*, *Euphr.*, *Graph.*, *Natr.*, *Nux v.*, *Sulph.* e os que vamos indicar:

Se a palavra é debil, baixa, entrecortada e se interrompe de repente e morosa ao ler, deve dar-se *Tabac.*

Se é fraca, arrastada: *Bell.*, *Canth.*, *Secale*, *Stann.*, *Staph.*; aos guinchos: *Cupr.*; como um murmurio: *Stram.*; resonante: *Lach.*; lenta: *Thuja*; sibilante: *Bell.*, *Caust.*, tremula: *Acon.*, *Ign.*; precipitada: *Ars.*, *Bell.*, *Lach.*

Contra a *balbuciação* ou *gagueira* devem applicar-se: *Acon.*, *Bell.*, *Bov.*, *Caust.*, *Euphr.*, *Sec.*, *Stram.*, *Veratr.*

Contra a emissão demorada ou difficil da palavra, appliquem-se: *Anac.*, *Aur.*, *Bell.*, *Cann.*, *Caust.*, *Graph.*, *Mezer.*, *Op.*, *Sec.*, *Stann.* Sendo somente para certas palavras: *Lach.*

Se é indistincta ou confusa: *Lach.* ou então: *Bry.*, *Calc.*, *Caust.*, *Lyc.*, *Sec.*, *Sen.*

Se se perdeu a fala, déve dar-se: *Op.* ou *Acon.* se foi por um susto ou terror, e nos outrás casos consultem-se: *Bell.*, *Cycl.*, *Cupr.*, *Hyosc.*, *Lach.*, *Laurocer.*, *Merc.*, *Plumb.*, *Stram.*; se a causa foi um resfriamento, *Dulc.*, ou então, *Bry.* e *Caust.*

Panaricio.

O panaricio é uma inflammação aguda das partes molles que entram na estructura dos dedos das mãos. D'entre as varias causas que o originam, sobresaem as feridas de instrumentos cortantes e as doenças das unhas. O panaricio pode ser *superficial ou profundo*. O primeiro ataca a pelle e o tecido celular subjacente; é leve e a sua cura realisa-se com rapidez. O segundo invade os tecidos profundos dos dedos e chega ás vezes a interessar os ossos, causando a inflammação dos mesmos e até a carie e a necrose; é grave e de duração mais extensa que o anterior. A inflammação estende-se com frequencia ás mãos e antebraço e as dôres prolongam-se até ao hombro do lado atacado.

O panaricio começa por uma inflammação circumscripta á cabeça d'um dos dedos das mãos, ou desenvolve-se na bainha dos tendões, com dôr violenta, rubôr e inchação, que se estendem pouco a pouco ou com grande rapidez, augmentando a dôr, que se torna intensa, e manifestando-se febre violenta, sobretudo de noite. O dedo e a mão incham e sobre o foco inflammado apparece em poucos dias um tumor que por fim se abre exsudando um pus com mais ou menos abundancia; passados alguns dias expelle um pedaço de tecido morto, que vulgarmente se chama cravo e o panaricio termina, cicatrizando-se a ferida. Infelizmente, o panaricio nem sempre termina assim, pois que muitas vezes a inflammação se propaga e profunda, manifesta-se a erysipela dos dedos e da mão, inchando o antebraço e braço até ao hombro, tornando-se insupportaveis as dôres, a febre muito intensa e as insomnias continuas. Propagada a inflammação ao periosto e ao osso dos dedos, sobrevem depois uma suppuração consideravel, formando-se um abcesso grande, que abrindo-se deita um pus sanioso em grande quantidade, com pedaços de tendões e até de osso, chegando por vezes a gangrenar-se e quando se cicatriza, o dedo ou dedos ficam disformes, golpeados e atrophiados e até sem movimento e não podendo servir, quando não se perde uma ou mais phalanges dos dedos.

No seu curativo evita-se sempre o uso de cataplasmas, porque aggravam a doença e retardam a cura; o que se deve fazer é preservar os dedos atacados das impressões do ar, e para isto envolve-se o dedo de algodão no inverno e de panno de linho no verão. Se o panarico chega a suppurar, far-se-ha o curativo com pranchetas de cerato simples, tudo com o maximo aceio.

Se o pus é fetido, sanioso e a gangrena se manifesta, tem de se lavar a ulcera com agua phenica da proporção de 1 : 100 e pondo tambem sobre a ulcera pannos de linho imbebidos na mesma agua, cobrindo com algodão em rama tambem imbebido e por cima de tudo um penso adequado.

Quando a causa do panaricio foi uma picada com uma espinha, garfo, agulha, ferro, etc., põem-se compressas imbebidas n'uma solução de dez gotas de tinctura de *Hypericum perf.* em cem gram. d'agua e ao mesmo tempo dá-se o mesmo remedio interiormente em diluição baixa; se foi um golpe deve usar-se a tinctura de *Staphys.* do mesmo modo; e se foi uma contusão, uma pancada, déve usar-se a *Arnica.*

Damos a seguir as principaes indicações para o tratamento homeopathico do panaricio.

Aconitum: este medicamento deve dar-se nos casos em que haja febre com dôres intensas e calor com rubôr nas mãos, antebraços e cara, sêde, dôr de cabeça e agitação. Evita o desenvolvimento ulterior do panaricio. (Alvarez.)

Bryonia: ligeiro rubôr palido; panaricio que se estende, torna-se diffuso, não é porem duro nem ardente; no seu maior desenvolvimento, dôres perfurantes, pungentes; se suppura, a vermelhidão estende-se cada vez mais; a principio as applicações frias mitigam, mais tarde as humidas e quentes; bocca secca sem sêde ou muita sêde; mau gosto de bocca; lingua suja; dejecções duras e seccas; urinas vermelhas; pelle secca; pulso cheio, frequente, forte (Schelling).

Graphites: quando a principio é superficial; inflammação ligeira na raiz da unha; ardôr grande, latejar, depois suppuração, a seguir abre-se e apparecem carnosidades (fungosidades). No principio cura com rapidez (Hg.).

Hepar: no panaricio profundo que occupa uma grande extensão, dôres pungentes com grande rubôr e formação de pus; circulo erysipelatoso e superficial em volta da unha; dôres pulsativas, cortantes, ardentes, das mais violentas; apressa a suppuração e diminue-a; articulações proximas vermelhas, duras e inchadas, tumor na axilla do mesmo lado, extrema sensibilidade ao tacto e ao frio. Predisposição a ter panaricios durante os invernos. Deve applicar-se depois de *Acon.* ou *Bell.* Depois de *Hepar* convêm *Lach.*, *Merc.* ou *Sil.*

Mercurius: quando a pelle está palida, não obstante o panaricio occupar uma grande extensão; mais latejar que picadas sem dôres violentas; ou então dôres profundas e do panaricio sae pus com sangue; sensibilidade extrema ao calor e ao frio; suores nocturnos e quentes.

Natrum sulphuricum: panaricio que se desenvolve nos indivíduos que trabalham com objectos duros e que habitam sitios humidos; aspecto palido do panaricio; empolas nos dedos, seguidas d'uma inchação rôxa-escura; nasce na raiz da unha; grandes dôres que alliviam saindo de casa; o doente levanta-se da cama com a cabeça pesada; falta de appetite; frio e febre nocturna.

Rhus: quando os panaricios provêm das frieiras e depois de *Bell.*, quando este medicamento não foi sufficiente; panaricio superficial com riscas encarnadas e inchação, dôres que chegam até ao hombro; rubôr intenso, similhante á erysipela, com pequenas vesiculas e frequentemente com edema; n'alguns casos as vesiculas podem ser negras; quando o doente se deita as extremidades estão cançadas e suam; dôres rheumaticas quando principia a andar.

Silicea: panaricio profundo que invadiu os ossos; inflammação muito profunda e extensa, dôres pungentes e violentas, insupportaveis, profundas, aggravando-se com o calor da cama; insomnias nocturnas; inappetencia; nauseas até ao desfallecimento; dôres insupportaveis com o exercicio physico; excitação geral até ás sacudidas ou estremeções nervosas; o panaricio retarda-se a abrir ou abre lentamente; o orificio está rodeado de carnosidades; a suppuração é fetida, maligna, inexgotavel, receiando-se que haja carie ou necrose dos ossos. Promove a expulsão dos ossos necrosados.

Depois de aberto o panaricio devem dar-se, se não se obteve o esgotamento da suppuração com os medicamentos ja indicados:

Asa foet: se houver violentas dôres nocturnas com carie ou necrose dos ossos e suppuração muito fetida e de má côr.

Lachesis: depois de *Hepar*, quando, ao abrir-se o pana-

ricio, este se aggrava, apresentando uma côr escura, azul-
purpurea e gangrenando-se. Se *Lach.* não fôr sufficiente,
deve dar-se *Ars.* se a gangrena apresentar manchas negras
e ardentes. Se tambem o *Ars.* não fôr sufficiente, recorra-
se a *Carbo veg.*, sobretudo se a suppuração fôr putrida e
negra.

Se a suppuração não termina e se formam fungosidades
(carnosidades), devem dar-se: *Sil.*, *Lach.*, *Ars.*, *Petrol.*,
Graph., *Sulph.*; se têm a forma de verrugas, *Caust.*; se
as fungosidades são palidas, esponjosas, sensiveis ao tacto
e facilmente escorrem sangue, *Thuja.*

Se o panaricio foi tratado allopathicamente e interveio
o bisturi dilatando-o ou escarificando-o, etc., dê-se: *Staphys.*
e se não bastar: *Phos.*, *Silic.*; se as dôres forem violentas,
dê-se primeiro: *Hyperic.*

Para evitar as recidivas dê-se: *Calc. carb.*

O preventivo do panaricio é *Apis.* e se não fôr sufficiente,
dê-se *Sulphur* (Hg.).

Paralysia.

Os medicamentos d'esta doença devem ser escolhidos
attendendo á sua causa e segundo as regiões ou os orgãos
atacados. Assim prescrevem-se:

Contra a paralysia que se segue á apoplexia: *Arn.*,
Coccul., *Lach.* ou então: *Bell.*, *Caust.*, *Nux vom.*, *Rhus*,
Sulph.

Contra a paralysia de natureza rheumatica (sobretudo
depois de ter molhado o corpo): *Rhus* ou: *Calc.*, *Caust.*,
Dulc., *Led.*, *Sulph.*

Na paralysia das palpebras superiores: *Caust.* (G.), *Sep.*,
Spig., *Veratr.*

Dos musculos da cara: *Caust.* e *Graph.*

Da lingua e orgãos da voz: *Bell.*, *Caust.*, *Dulc.*, *Hyosc.*,
Lach., *Stram.*

Da bexiga: *Ars.* (G.) ou: *Bell.*, *Dulc.*, *Hyosc.*

Não podemos tratar aqui da paralysia que provem d'um
envenenamento ou de doenças graves do cerebro ou da
medula espinhal.

Paralysia agitans. — É um tremor nervoso muito pronunciado, produzido por contracções musculares successivas, pequenas, rapidas e continuas, e devido a causas muito variadas que influem sobre os centros nervosos e que se converte pouco a pouco em paralysia, que é muito caracteristica. Os doentes andam sós ou apoiados a uma bengala, movem-se porem com difficuldade, de uma maneira agitada, percorrem uma distancia e precisam depois descançar para recuperar as forças; successivamente entram todos os membros a tremer, e o doente não pode conserval-os quietos, nem deitado nem levantado, o corpo inclina-se todo para deante, vacila, tem insomnias; a palavra é demorada, a mastigação e deglutição são difficeis, a intelligencia porem conserva-se intacta, até que a morte sobrevem por consumpção.

É uma doença quasi sempre incuravel, sobretudo quando acompanha as doenças da medula. O melhor medicamento para a combater é *Hyoscyamus*. Depois estão indicados: *Alum.*, *Ars.*, *Baryt.*, *Bell.*, *Caust.*, *Lyc.*, *Phosph. ac.*, *Sil.*, *Zinc.*

Parotidas.

(*Parotite.—Inflammação das parotidas.*)

As glandulas parotidas, situadas por detraz do angulo que forma de cada lado o queixo inferior, entre este e as orelhas, inflammam-se sob a influencia de diversas causas, das quaes a principal é o ar frio e secco ou frio e humido. Raras vezes se inflamma uma so, o mais vulgar é serem as duas atacadas. O tumor ou tumores inflammatorios que se tornam bem visiveis, são bastante volumosos e acompanhados quasi sempre de symptomas geraes e até de cerebraes que compremettem a vida dos doentes. Por isso as parotites graves exigem a presença d'um bom medico homeopatha.

Não trataremos aqui das parotites que apparecem durante a febre typhoide e outras febres graves, porque o seu tratamento tem de subordinar-se á estas.

Em muitos casos declara-se a inflammação d'uma ou d'ambas as parotidas sem febre, n'outros porem é precedida de mal estar geral, dôr de cabeça, nauseas e vomitos, febre e sêde; depois sobrevêm os symptomas locaes, que consistem em dôres pressivas, tumefacção debaixo das orelhas, que se estende ao pescoço e á cara, branda na sua circumferencia e dura no centro, sem côr especial da pelle, desfigura o rosto do enfermo, o qual não se pode deitar por causa das dôres produzidas pelos tumores que o obrigam a ter o pescoço rigido; a estes soffrimentos costumam aggregar-se a tosse, catarrho, forte dôr nos ouvidos, insomnias, enfarte de todas as glandulas do pescoço, etc. O tumor costuma terminar resolvendo-se, mas se é por suppuração, a febre e as dôres augmentam, tornam-se pungitivas, a pelle do tumor torna-se rubicunda, abre-se pelo centro ou para o ouvido ou para a bocca. Outras vezes as glandulas ficam enfartadas, o que succede nos individuos escrophulosos e syphiliticos, o que determina a alteração do rosto.

Aberto o tumor, extrae-se bem o pus, limpa-se com cuidado a ulcera e faz-se o curativo com fios de linho cobertos de cerato simples, fazendo durante o dia os curativos precisos.

Os medicamentos mais indicados na parotite são os seguintes:

Aconitum: febre, sêde, dôr de cabeça, dôres lancinantes, agudas e insupportaveis, mal estar geral, gemidos e insomnia, tumores volumosos e rubicundos.

Apis: a vermelhidão é pouco intensa, dôres lancinantes e urentes, urinas escassas e falta de sêde.

Belladonna: tumores muito volumosos, com vermelhidão como de erysipela, que se estende ao pescoço e á cara; dôr de cabeça consideravel, que obriga a apertar a cabeça contra a almofada, sêde, lingua secca, subdelirio, ou então delirio furioso com diminuição das parotidas, que alterna com somnolencia, apparecendo o ataque cerebral, que coincide ou succede á desapparição das parotidas; a febre é muito intensa. Convem depois de *Acon.* Depois de *Bell.* e se este medicamento não produziu allivio, dê-se *Hyosc.*

Mercurius: é o medicamento por que se deve começar em geral, quando não ha febre e os outros symptomas graves. Os tumores são pallidos e as dôres pouco intensas.

Rhus: deve dar-se depois de *Bell.*, se alem da vermelhidão erysipelatosa dos tumores e dôres urentes, somnolencia e lingua secca, esta se torna negra ou tostada e fendida, a vermelhidão dos tumores toma uma côr escura e formam-se vesiculas, ou então declara-se um calor intenso, insupportavel nas parotidas.

Alem dos medicamentos anteriores podem estar indicados:

Carbo veg.: se os tumores endurecem e se declara uma febre continua com accessos nocturnos, rouquidão e grande desenvolvimento de gazes no estomago.

Conium: se *Carb. v.* não deu resultado e depois de *Con.* dê-se *Cocc.*

Hepar: nos casos em que as dôres são pulsativas e o pus começou ja a formar-se. *Hepar* apressa a abertura do tumor e evita a formação de grandes quantidades de pus.

Pulsatilla: quando os tumores desapparecem e affectam os testiculos.

Silicea: os tumores tardam a abrir, as dôres pulsativas são muito vivas e urentes, e *Hepar* não deu resultado; ou então o tumor se abriu mas a suppuração não se esgota e ha febre lenta.—*Phosph.* convem depois de *Sil.*, se a suppuração, alem de não parar, fôr fetida, houver febre lenta e o doente emmagrece a olhos vistos.—*Merc.* convem se a suppuração fôr sanguinolenta, o sangue e o pus saem misturados e ha muitos suores, sobretudo no peito, pescoço, rosto e cabeça—(Alvarez).

Sulphur: nos doentes escrophulosos e herpeticos e se depois do tumor aberto se formam erupções pustulosas, borbulhas, etc.; e depois de *Puls.* nos casos de affecção posterior dos testiculos.

Contra o enfarte das parotidas prescreve-se *Baryt. c.*; depois podem consultar-se: *Carbo an.*, *Clemat.*, *Conium*, *Graph.*, *Hepar*, *Iod.*, *Sil.* e *Sulph.*

Se o enfarte se converte em cancro, deve dar-se *Conium* e depois *Ars.*, *Carbo an.*, *Kreos.*, *Staph.*

Parto e Sobreparto.

Os medicamentos principaes indicados contra os diversos accidentes que sobrevêm durante o parto e depois do parto são os seguintes:

Falta de dôres ou dôres muito curtas: *Puls.* de hora a hora e se não é bastante: *Sec.—Nux m.* é muito vantajoso se anteriormente ao parto houve um resfriamento. —Se ha symptomas de congestão cerebral, somnolencia, rouquidos: *Op.*

Dôres espasmodicas ou falsas.—Se a parturiente está muito agitada e desesperada: *Coff.* de meia em meia hora: se este medicamento não actuar promptamente, dêm-se: *Cham.* ou *Acon.* e *Bell.* segundo os symptomas. (Comp. *Caract. ger.*).—Desejo continuo de defecar: *Nux v.*

Se depois do parto as secundinas tardarem a sair ou houver adherencia da placenta, dê-se: *Puls.* e se não basta *Sec.* mas empregados com precaução; o dr. Nuñez recommenda *Calc. c.* n'estes casos, de preferencia a *Puls.* e *Sec.*

Se sobrevêm hemorrhagias durante o parto ou depois, o melhor medicamento é *Crocus* e se este não basta, *Plat.* Sendo preciso podem consultar-se: *Bell., Cham., China, Ferr., Sabina.*

Contra as convulsões que costumam ás vezes apparecer durante o parto ou depois d'elle, dê-se: *Ignat.*; se não é sufficiente: *Hyosc.*; ou então; *Cicuta, Bell.* e *Cham.*

Se houver rasgões em consequencia do parto laborioso ou causados pela cabeça volumosa do feto, dê-se *Arnica* e se este não bastar: *Sulph. ac.* Ao mesmo tempo é conveniente lavar as partes rasgadas com agua arnicada, morna, conservando a parturiente as côxas juntas.

Dôres chamadas de tórtos.—Apresentam-se depois do parto, e se não são muito fortes e de muita duração, não se devem combater porque são necessarias para as contracções uterinas. Só se deve dar *Arn.* em todos os partos, duas ou tres colhéres por dia, e por espaço de tres dias.

Se as dôres de tórtos são muito fortes dêm-se *Cb* . ou

Cham. ou então *Nux v., Puls.*; as mulheres cujas forças são precarias e têm uma apparencia de pobreza de sangue, devem tomar *Sec.*

Febre do leite.—Se se dá *Arn.* immediatamente depois do parto, não ha que receiar em geral da febre do leite ou pelo menos esta será de curta duração. Se se declara, deve dar-se *Acon.* e se houver grande excitação nervosa *Coff.* Se não fôrem sufficientes, recorra-se a *Bell., Bry.* e *Rhus.*

A erupção urticaria que ás vezes apparece depois do parto, cura-se em geral com *Apis*; se é miliar, *Bry.* e se não é bastante, *Ipecac.*

A prisão de ventre não deve nunca combater-se no sobreparto e muito menos com purgantes. Só no caso em que, passados 6 ou 8 dias a parturiente não tenha defecado, se dará *Bry.* ou *Nux v.*, ou se fôr preciso um clyster de agua morna.

A diarrhea durante o sobreparto é muito perigosa e exige muito cuidado na escolha dos medicamentos. Comparae os seguintes medicamentos indicados no artigo *Diarrhea: Ant. cr., Dulc., Hyosc., Puls., Rheum, Sec.*

As hemorrhoidas que ás vezes se formam durante o puerpereo, combatem-se com *Apis.*

A suppressão dos *lochios* ou *purgação* combate-se com: *Coloc., Hyosc., Nux v., Plat., Sec., Veratr., Zinc.*

A muita abundancia de *lochios* com: *Bry., Calc., Croc., Hep., Puls., Rhus.*

A insomnia e a inquietação com: *Coff.*, ou então: *Bell., Cham., Nux v., Puls.*

As colicas com: *Cham.* ou *Bry.*, ou então: *Bell., Nux v., Veratr.*

A queda dos cabellos com: *Calc., Lyc., Natr. m., Phos., Sulph.*

A falta de leite ou *o seu desapparecimento* exige: *Puls.* ou então: *Bell., Bry.*

Se é consequencia de uma forte commoção: *Bry., Cham., Coff.* Se d'um resfriamento: *Puls.* ou *Acon., Bell., Dulc., Merc.*

Se o leite se espalha pelo corpo, como vulgarmente se diz; isto é, a suppressão repentina do leite affecta diversos orgãos e especialmente os do ventre, deve dar-se: *Puls.* ou *Rhus, Bell., Bry.*

Quando a secreção do leite diminue, prescreva-se: *Dulc., Graph.*

Quando ha *galactorrhea* ou fluxo de leite pelos bicos dos peitos, dê-se: *Calc. c.*, ou *Bell.*; *Bry.* quando o fluxo é durante a noiţe e *China* se ha grande debilidade.

As *gretas dos bicos dos seios* previnem-se tendo o cuidado de os lavar todos os dias com agua fria, tres ou quatro semanas antes da epoca do parto: assim que se manifestam, lavam-se os bicos com uma solução de leite condensado e se não é bastante. com agua arnicada, prescrevendo-se tambem: *Cham., Calc., Sulph.*, ou então: *Graph. e Lyc.* — Se a *creança não quer mamar* porque o leite é mau, dê-se á mãe: *Merc.* e mais tarde: *Cina.* Se o leite é amarellado e amargo: *Rheum*; se é azulado: *Lach.*; se é muito grosso: *Puls.*; se se coagula facilmente: *Borax, Lach.*

Os *incommodos e dôres causadas pela lactação*, exigem:

Borax: se houver sensação de vacuidade no peito depois de dar de mamar.

Croton tigl.: dôres violentas quando a creança começa a mamar e que se irradiam para o hombro.

China: se ha fraqueza depois de dar de mamar.

A *mastite* ou inflammação das mamas ou peitos, apresenta-se com frequencia depois do parto, por um resfriamento, uma pancada, ou nas mulheres que não querem ou não podem criar. A inflammação é causada ou pelas gretas dos bicos, ou pela estancação do leite nos conductos lacteos. Começa por durezas dolorosas e moveis, inchação do peito, vermelhidão da pelle e endurecimento da mesma, grandes dôres ao dar de mamar e com o contacto, febre por vezes, sêde, dôr de cabeça e insomnias com agitação. Os symptomas augmentam, porque raras vezes a inflammação termina por resolução, e por fim forma-se o pus inchando cada vez mais o peito, até que depois de grandes dôres lancinantes abre-se espontaneamente o abcesso ou tem que se abrir com uma lanceta ou um bisturi, para dar saida ao pus, com o que a doente fica descançada, deixando de soffrer. Extrae-se bem o pus, e cura-se a ferida com um penso antiseptico. Ás vezes reproduz-se a inflammação n'outro ponto do seio.

O medicamentos principaes para combater a mastite, são:

Aconitum: febre, sêde, dôr de cabeça, dôres geraes, dôres intensas nos peitos com calafrios, dôres lancinantes, vivas, insupportaveis, agitação e insomnia; grande peso nos seios. Depois de *Acon.* convem *Bell.*

Belladonna: sensação de peso no peito inflammado, com inchação, dureza e vermelhidão.

Bryonia: sensação de peso e dureza, mas inchação com côr da pelle mais ou menos palida e a bocca e labios seccos.

Graphites: muitas cicatrizes nos seios de abcessos antigos e que impedem a saida do leite. Diz-se que em taes casos *Graph.* impede a formação de novos abcessos (G.).

Rhus: dôres rheumaticas e agitação nas extremidades.

Se apesar d'estes medicamentos se formar suppuração com abcesso, dê-se: *Hep.* ou *Merc.* ou *Sil.* se o abcesso se demorar a abrir ou se depois de aberto não se esgota a suppuração e o pus é fetido. Se sae misturado com sangue dê-se: *Merc.*—*Phos.* convem depois de *Sil.* quando a suppuração não pára e ha febre lenta.

Tumores e fistula lactea.—Os tumores lacteos são formados por uma porção de leite nas glandulas mammarias, tomando estas um volume consideravel, ás vezes porem derrama-se no tecido que envolve a glandula e o peito toma então um volume ainda maior. O tumor lacteo caracterisa-se por não ter symptomas inflammatorios.

Tem de se suspender a lactação, a doente deve estar a meia dieta e tomar *Puls.* com frequencia para retirar o leite e se não fôr bastante, dar-lhe depois *Calc. c.* e depois *Sil.*

Se se formar um abcesso deve tomar *Hepar* e proceder á sua abertura se não rebentar espontaneamente; para terminar a suppuração prescreve-se *Sil.* e se não fôr bastante, *Phos.*

Se ficar uma fistula lactea, applica-se *Sil.* e depois *Paeonia, Calc. c., Graph.* e a seguir *Sulph.*

Inchação puerperal.—Phlegmasia alba dolens.—A inchação branca das côxas e ás vezes de todo o corpo, observa-se depois do parto causada ou por um resfriamento, ou pela suppressão dos lochios, ou depois da febre puerperal; d'ordinario costuma ser benigna, senão é o symptoma d'uma metrite grave. Depende d'um obstaculo na circulação das veias das côxas. Quando é benigna limita-se á inchação branca (edema) das extremidades inferiores, dolorosa ou não; quando é grave vem acompanhada d'uma inflammação do tecido celular das côxas, que pode terminar por resolução, mas tambem por suppuração, o que é muito grave e pode determinar a morte.

O medicamento melhor para esta doenças é *Apis*, se não fôr bastante, pode recorrer-se a *Merc.*, e depois *Ars.*, *Helleb.*, *Iod.*, *Phosph.*, *Puls.*

Se apparecer a inflammação deve dar-se a *Bell.* e terminando pela suppuração, *Hepar*, *Sil.* e *Calc. carb.*

Tumores brancos nas articulações.—São tumefacções das articulações que se apresentam no sobreparto, sobretudo quando o leite se retira bruscamente. O melhor medicamento para os combater é *Puls.*; depois podem consultar-se, sendo preciso, *Ars.*, *Bell.*, *Calc. c.*, *Iod.*, *Lach.*, *Rhus*, *Sil.*, *Sulph.*

Peito.

Angina do peito.—Esta doença gravissima, chamada tambem nevralgia do coração, pode desenvolver-se por si so (*primitiva*) ou então depender d'uma lesão organica do coração (*secundaria*) que é o mais vulgar. Rapida no seu curso e instantanea no seu apparecimento, compromette em poucas horas a vida dos doentes, pelo que não deve ser tratada por uma pessoa alheia á medicina. Logo que se manifesta, é preciso immediatamente chamar o medico homeopatha; se não o houver porem na localidade ou emquanto não chegar, appliquem-se os medicamentos que vamos indicar.

Para que os profanos possam conhecer esta doença e combatel-a com os medicamentos acertados, indicaremos os seus principaes symptomas. As pessoas vêm-se repentinamente atacadas, ás vezes gozando da mais perfeita saude, d'uma dôr pungitiva e constrictiva na região do coração o de uma sensação de angustia e de suffocação extraordinarias; ficam como paralysadas, immoveis, palidas; as pulsações do coração são debeis, quasi imperceptiveis, desiguaes e intermittentes; a dôr estende-se a todo o peito ás vezes e ao pescoço, braços e ventre, sendo acompanhada em certas occasiões de nauseas, vomitos e soluços, sobrelevando a todos os symptomas enumerados uma angustia mortal. O ataque, que pode durar desde uns segundos até algumas horas, termina em geral bruscamente, cessando a dôr, sendo acompanhado ou não de eructações abundantes de gazes.

Os medicamentos principaes contra a angina de peito são: *Ars.*, *Samb.*, *Digit.* e *Mosch.* pela ordem em que os deixamos.

Arsenicum: dôr pungitiva com angustia extrema, desfallecimento, mêdo da morte desconfiando da cura, impossibilidade do doente se mover; ardor intenso no estomago, sensação de grande pressão no peito; pulso debil, imperceptivel; sêde e desejo de tapar-se. Convem em especial a pessoas idosas.

Sambucus: o ataque apresenta-se sob a forma de asthma intensa com suffocação, que parece imminente, da respiração: o doente cobre-se de suor e deseja estar tapado; a suffocação ataca de preferencia a garganta. Convem principalmente ás creanças.

Digitalis: alem dos symptomas notados no *Arsenicum*, apresentam-se a mais, rosto azulado, pulso pequeno, lento, intermittente, imperceptivel, urinas raras, desfallecimento consideravel que termina em syncope. Convem quando ha lesões de coração.

Moschus: a dôr vem acompanhada d'uma sensação de oppressão intensa e insoffrivel; sensação de plenitude no peito; frio geral exterior que causa tremuras; calafrios externos com calor interior; sente algum allivio com o calor. Convem ás pessoas nervosas e mulheres hystericas.

Se estes medicamentos não fôrem sufficientes, podem applicar-se, pela ordem em que os deixamos, os seguintes: *Laches.*, *Spig.*, *Aur.*, *Acon.*, *Ipecac.* e *Bell.*

Congestão pulmonar.—É uma doença que pode apparecer em todas as epocas da vida, mas com mais frequencia na mocidade. As suas causas mais frequentes são os esforços physicos, as insolações, uma colera, as pancadas, quedas, as bebidas frias estando a suar, etc. que determinam uma accummulação excessiva de sangue nos vasos e tecido pulmonares.

A congestão pulmonar pode ser gradual ou fulminante segundo a intensidade da causa productora; a segunda é mais rara do que a primeira. Os seus symptomas são: oppressão e grande peso no peito, tosse, fadiga, respiração rapida e difficil e expectoração ensanguentada; febre ás vezes, sêde e anciedade com dôr de cabeça, rosto afogueado, pulso cheio, grosso e dilatado, palpitações de coração e insomnia. Se a congestão é muito forte, augmenta a difficuldade de respirar até produzir quasi a asphyxia, a tosse e a expectoração são consideraveis, apresentam-se os pulmões edemaciados pela extravasação da agua do sangue no tecido pulmonar, e então a cabeça é atacada, o pulso torna-se frequente, debil, irregular e intermittente, ha frio e suores frios, a respiração torna-se estertorosa e o doente morre.

O que se deve fazer primeiramente nos casos de congestão pulmonar, é determinar, se fôr possivel, a causa que a produziu; e ás pessoas atreitas a esta doença aconselharemos a que mudem de vida, de occupação, de localidade; evitem os esforços physicos, o montar a cavallo, subir montanhas e em geral todos os exercicios violentos e os excessos sexuaes, etc.

Os melhores medicamentos contra a congestão pulmonar são:

Aconitum: se a causa foi uma colera, uma insolação, um esforço corporal ou um grande resfriamento; febre, sêde, grande fadiga e oppressão do peito, tosse, expectoração ensanguentada, pulso forte e cheio, rosto afogueado, ruido nos ouvidos e agitação com mêdo de morrer.

Arnica: congestão determinada por pancadas sobre o peito, quedas e contusões; dôres fortes na parte anterior do peito, hemoptises, a metade inferior do corpo frio e a superior quente; o doente queixa-se de que a cama está muito dura, perda dos sentidos; grandes dôres por todo o corpo e fraqueza extrema nas articulações.

Belladonna: depois de *Acon.* se este não foi bastante e houver afogueamento do rosto e olhos, difficuldade de engulir, forte dôr na testa e nas fontes, olhar brilhante, horror á luz, ao ruido e ao tacto, sêde e pressão grande no peito.

Bryonia: congestão causada por um resfriamento, com dôres nas costas, tosse frequente, secca e breve, expectoração ligeiramente ensanguentada, fadiga, sêde, febre ligeira e prisão de ventre.

Carbo vegetalis: nos casos graves e no ultimo periodo, quando o pulso filiforme, frequente e intermittente, prognostica um termo fatal proximo; este medicamento deve produzir uma reacção favoravel em muitos casos, o que permittirá o emprego ulterior d'um medicamento mais indicado. Convem depois de *Veratrum*.

Nux vomica: congestão devida a excessos alcoolicos, trabalhos mentaes fatigantes, a comidas succulentas e excessivas; tosse secca, frequente, muito incommoda, expectoração de sangue escuro, negro, de gosto acido, oppressão do peito, fadiga, respiração lenta e sibilante, calor e ardor no peito, picadas e dôr de magoamento no peito. Congestão por suppressão das hemorrhoidas

Opium: congestão muito pronunciada, respiração estertorosa, de rouquido, lenta, intermittente, como se os pulmões se fossem a paralysar: difficuldade de respirar com grande angustia, tosse com expectoração abundante de sangue espumoso; peso e oppressão com dôres no peito, dôr de cabeça, estonteamento e insomnia ou somnolencia com rouquido. Congestão pulmonar por quedas de grandes alturas.

Phosphorus: se a congestão é tão forte que sobrevem o edema dos pulmões: respiração difficil, anciosa, o doente vê-se obrigado a estar sentado na cama, ataques asphyxicos sobretudo de noite, calor no peito que chega até á garganta, dôres lancinantes nas costas, tosse com expectoração de mucosidades ensanguentadas e viscosas, provocada por titilação e picadas no peito, forte oppressão, peso, tensão e plenitude no peito e angustia extrema para poder respirar e tossir.

Pulsatilla: congestão pulmonar devida á retirada da menstruação: tosse frequente com expectoração de sangue puro e abundante, rôxo, negro e coagulado; respiração curta, anciosa difficil; oppressão consideravel do peito com soluços, dôr de cabeça e vertigens; falta de sêde, queixumes, chôro ou grande tristeza, palpitações de coração e impossibilidade de estar deitado sobre o lado esquerdo.

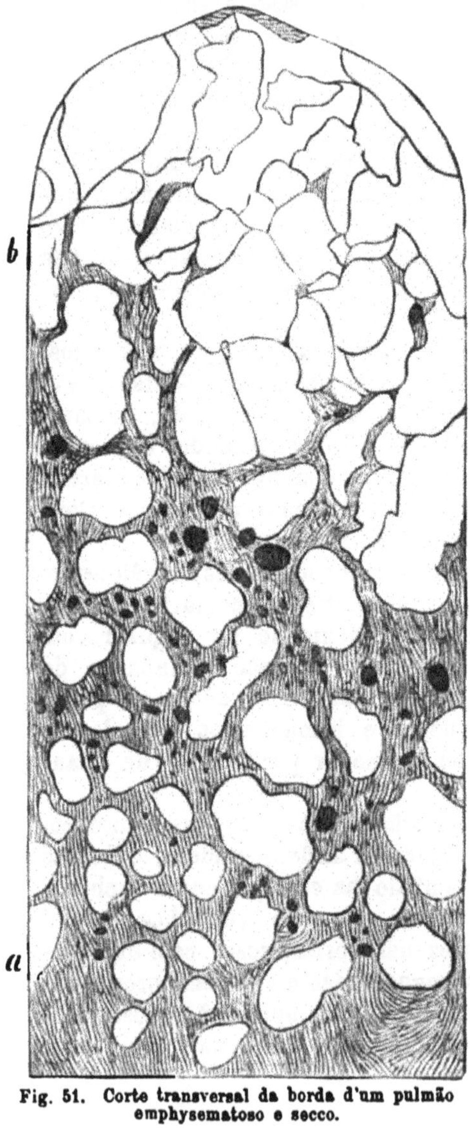

Sulphur: nos mesmos casos que *Nux vom.* e depois d'este medicamento que não foi bastante.

Veratrum: no ultimo periodo das congestões graves e se ha frio geral, suores frios, palidez do rosto, grande angustia, forte oppressão do peito com pontada quando respira e nauseas continuas, palpitações de coração desordenadas e ataques de suffocação que provocam suores frios e angustia mortal; tosse breve, curta, fatigante,

Fig. 51. Corte transversal da borda d'um pulmão emphysematoso e secco.

sem expectoração, ou com expectoração amarellada, viscosa.
Depois de *Veratr.* convem *Carbo veg.*

Emphysema pulmonar.—Esta doença pode ter origem
em duas causas, ou pela dilatação excessiva e constante
dos alveolos pulmonares, ou pela rotura dos mesmos e
penetração do ar no tecido que existe entre elles.

O emphysema pode ser devido á tosse ferina ou convulsa, ás tosses frequentes, fortes e espasmodicas, a tocar
instrumentos de sôpro, a um catarrho bronchico agudo ou
chronico (a mais frequente causa), a fabricar o vidro so-
prando, aos esforços que se fazem n'um parto difficil, ao
canto e ao uso da palavra, etc.

O emphysema é um padecimento que se desenvolve
paulatinamente e sempre sem febre, nem manifestando-se
por qualquer symptoma se é pouco extenso. Quando é
extenso, o primeiro symptoma que se apresenta é a dyspnea
ou difficuldade de respirar, que a principio é pouco gra-
duada, mas que pode chegar a produzir ataques asthmaticos, quando o emphysema occupa uma grande extensão,
com a dyspnea vem tosse mais ou menos intensa, com expectoração mucosa e espumosa e os demais symptomas do
catarrho bronchico que quasi sempre acompanha o emphysema, como canceira ao andar, voz rouca, aggravação
dos symptomas de noite e pela manhã, dôres na cintura e
no peito, etc. Quando o emphysema é muito intenso,
apresenta-se outro symptoma muito caracteristico e vem a
ser o peito revestir a forma d'um tonel, com a columna
vertebral e os ossos do peito arqueados para fora; alem
d'isto nos ataques de tosse e dyspnea o rosto torna-se
livido ou arroxeado, ha somnolencia e debilidade, más digestões, prisão de ventre, os doentes urinam-se com a
violencia da tosse, soffrem de hemorrhoidas e no fim de
mais ou menos tempo começam a definhar-se e por fim a
hypropisia; a morte realisa-se pelos enfartes do figado e
baço que complicam o emphysema.

Quando esta doença se desenvolveu completamente, é
incuravel e so se pode alliviar com um tratamento adequado.

O tratamento hygienico é de grande importancia n'esta
doença. Durante o verão estes doentes devem residir em

povoações situadas em montanhas altas, ou então á beira-mar. Devem evitar cautelosamente os resfriamentos, para não adquirirem novos catarrhos, que inevitavelmente aggravarão o emphysema.

O tratamento homeopathico do emphysema é o mesmo que o do catarrho bronchico chronico (vêde esta doença). Como os emphysematosos são muito propensos a apanhar catarrhos, estes devem ser tratados insistentemente, sobretudo a tosse, para assim evitar que o emphysema se estenda mais e as differentes tosses rebeldes, ja catarrhaes, ja espasmodicas, que ás vezes costumam atormentar os pacientes. Alem dos medicamentos que ja indicámos no tratamento do catarrho bronchico chronico, registaremos *Lobelia inflata*, *Lycopodium* e *Sambucus*. As exacerbações que sobrevierem, tratam-se primeiro com *Aconit.* e depois *Bell.* Se ha desordens no coração e urinas raras e com sedimento, deve dar-se *Kali carb.* e se não fôr bastante, *Cactus* e *Natr. m.* Se se declara a hydropisia, estão indicados *Ars.*, *China*, *Helleb.*, *Kali c.*, *Lactuca*, *Ledum*, *Merc.* e *Sambuc.*

Hydrothorax.—Derrame de agua no peito.—O hydrothorax que occupa somente uma metade do peito, é o derrame maior ou menor de liquido na pleura (saco membranoso que envolve os pulmões), em geral seroso e ás vezes até de pus e sangue. É sempre resultante de doenças organicas do coração, figado, utero, etc. e que sempre precede a morte.

Os seus symptomas mais vulgares são a difficuldade de respirar, a impossibilidade de estar deitado e se o doente o intenta, vem-lhe logo um ataque de asphyxia, o que o obriga a estar sempre sentado. O paciente não sente dôr, mas tem tosse, angustias, anciedade e inchação de varias partes do corpo (pernas, cara, mãos, etc.), palpitações do coração, vertigens, etc.

O tratamento do hydrothorax é o mesmo do que o da doença que o produz e tambem estão indicados especialmente, *Digitalis*, *Kali c.* e *Lach.*; e mais, *Ars.*, *Canth.*, *China*, *Phos.* e *Squilla.*

Pneumothorax.—Entrada do ar na pleura.—Este grave accidente verifica-se ás vezes nas feridas penetrantes do peito, nos tumores suppurativos das paredes do peito, ou dos pulmões, pela rotura das costellas, etc. Quasi sempre produz a morte, pois so quando o ar se enkista, ar que penetrou na pleura, se pode ter alguma esperança da cura, bem como quando se realisa um derrame seroso pleuritico que desaloja o ar.

O doentes sentem de repente como se estalasse alguma cousa dentro do peito e em seguida dôres teriveis no sitio affectado e grande difficuldade de respirar, que os obriga a estar sentados ou de pé e com o corpo muito direito, apparecem suores frios e frio e o doente morre com rapidez por paralysia do coração. Outras vezes estes symptomas apparecem lentamente e são substituidos pelo derrame pleuritico.

Os meios curativos do pneumothorax são muito difficientes, para não dizer nullos, pois que os medicamentos não podem actuar pela rapidez dos symptomas e imminencia da morte. O melhor medicamento é *Bell.* e se este não produz nenhum effeito deve dar-se *Bry.* e depois *Phos.* Quando apparecem o frio e os suores frios, *Ars.* é o melhor medicamento.

Peitos.

Inflammação dos peitos.—Vêde no artigo:
Parto e sobreparto a mesma secção.

A *induração* dos peitos exige: *Arn.*, *Carbo an.* e *Con.*, quando foi causada por uma pancada.

As *dôres*: *Phos.* ou *Murex*, *Rhab.* Se são lancinantes: *Con.*, *Kreos.*, *Murex*, *Natr. m.*, *Phos.*, *Rhab.*—Se são rheumaticas: *Bry.* ou *Arn.*, *Puls.*

As *gretas* dos bicos: *Caust.*, *Paeon.*, *Sulph.*

A *escoriação* dos bicos: *Arn.*, *Calc.*, *Caust.*, *Cham.*, *Ignat.*, *Merc.*, *Sulph.*

A *sensibilidade* excessiva dos peitos e bicos: *Graph.*, *Hep.*

As *indurações e nodosidades*: *Bell.*, *Carbo an.*, *Con.*, *Sil.*, ou então: *Apis*, *Ars.*, *Calc. c.*, *Clem.*, *Coloc.*, *Graph.*, *Lyc.*, *Lach.*, *Merc.*, *Nitri ac.*, *Oleum. jec.*, *Phos.*, *Puls.*, *Sep.*, *Sil.*, *Sulph.*

Os *kistos*, sacos cheios de liquido, do tamanho d'uma avellã ou maiores, que não doem e crescem lentamente, desapparecem com *Calc. c.*, e não sendo sufficiente, *Con., Kali c., Iod., Puls., Sep., Sil.*

Cancro dos seios ou peitos.—O cancro dos peitos é infelizmente uma molestia bastante frequente, cujas causas são desconhecidas, á excepção das pancadas, quedas contusões sobre os peitos. Começa em geral n'um dos peitos e é raro que ataque os dois. Principia por uma pequena tumefacção, arredondada ou designal, isolada e indolente, que augmenta gradualmente até adherir á pelle, que se torna vermelha, e por detrás dos tecidos que existem debaixo dos peitos. Á medida que o tumor vae augmentando, assim se declaram dôres pungitivas e lancinantes que não são continuas, não apoquentando a doente alguns dias, a pelle do peito retrae-se e o bico deprime-se, dando saida a um liquido amarellado ou ensanguentado; as dôres por fim tornam-se continuas e causam insomnias e o tumor, á medida que vae avançando, enfarta ao mesmo tempo as glandulas lymphaticas da axilla (sovaco) correspondente, symptoma caracteristico que distingue o cancro verdadeiro das simples indurações dos peitos. A todos estes symptomas vêm reunir-se as dôres no costado e braço correspondentes, as doentes não podem trabalhar e por fim abre-se o tumor canceroso, duro e deprimido no meio de grandes dôres escorrendo da ulcera um liquido sanioso-purulento e pedaços de tecido canceroso e algumas vezes hemorrhagias abundantes, que fazem desapparecer ou diminuir as dôres, a doença porem prolonga-se menos porque as enfermas perdem muitas forças com as hemorrhagias. Por fim a doente começa a definhar-se, declara-se a febre lenta e a morte sobrevem passados dois ou tres annos de soffrimentos continuos e ás vezes menos.

O cancro dos peitos só é curavel logo no principio, quando está já desenvolvido é incuravel e so se podem alliviar os soffrimentos. Logo que percebam um principio de tumefacção nos peitos, as doentes devem começar quanto antes a tratar-se e ao mesmo tempo não devem engommar, varrer, fazer a cama, nem outros exercicios em que os braços trabalhem com violencia, porque assim se estimula o cresimento do cancro; alem d'isso, as que tenham peitos volumosos devem suspendel-os com um lenço fino atando as pontas ao pescoço, para que o seu peso não augmente as dôres que o tumor causa. Quando este se abre, tem que se fazer duas ou tres vezes por dia o curativo da ulcera, lavando-a perfeitamente com agua e cobrindo-a com pranchetas de cerato e um penso adequado para recolher a suppuração. Se esta é fetida, sanio-purulenta, e a ulcera exhala mau cheiro, deve ser lavada com agua phenica de 1 : 100 e cobrir-se com prancheta de fios imbebida na mesma agua e por cima algodão em rama tambem regado com agua phenica e o penso adequado. Quando apparecem as hemorrhagias, combatem-se applicando. pannos de linho imbebidos d'agua phenica e se não fôr bastante cobre-se a ulcera com carvão em po.

Os melhores medicamentos contra o cancro não aberto são *Carbo an.* e *Conium mac.*

Carbo animalis: prescreve-se quando as doentes não sabem a que attribuir a tumefacção dos peitos, que começou espontaneamente e é dura como uma pedra, deprimida,. com dôres lancinantes e urentes que se estendem aos tecidos immediatos e se agravam com os movimentos dos braços; se conjunctamente ha hemorrhagias uterinas, ou corrimento branco aquoso e com mau cheiro; mulheres escrophulosas e n'aquellas cujo systema venoso é muito pronunciado; o peito doente é d'ordinario o direito.

Conium mac.: quando o tumor é devido a uma pancada, contusão ou queda sobre os seios; tumor duro, que não está encarnado nem deprimido, as dôres são pungentes exclusivamente e ardentes e aggravam-se de noite, ha ardor no tumor, grande tensão e peso nas regiões atacadas.

Se estes medicamentos não fôrem sufficientes, recommendam-se depois *Bell.*, *Clem. erect.*, *Hydrast. can.*, *Hepar*, *Silic.*, *Tarant.*

Contra o cancro aberto o melhor medicamento é *Ars.* e depois *Kreos.*, *Sil.* e *Thuja*; e tambem *Graph.*, *Phos.*, *Rhus* e *Tereb.*

. A alimentação deve ser nutritiva e de facil digestão.

Pelagra.

Esta molestia é frequente nos climas meridionaes e probres, onde predominam os ventos seccos e quentes e um calor ardente e onde a alimentação dos habitantes é pessima, predominando o pão de milho. É hereditaria n'estas povoações e n'outras transmittida ás creanças pelas amas procedentes das mesmas povoações

Apparece na primavera, verão e outomno, desapparece no inverno e volta a manifestar-se na primavera seguinte.

Em todas as partes da pelle expostas ao sol se observam manchas encarnadas que se descamam promptamente, deixando a pelle como se a tivessem molhado com agua de cal, de um branco brilhante, que a seguir engrossa e se torna escura e aspera. Com a repetição annual, a pelle acaba por adelgaçar-se e cobre-se de pontos negros, declaram-se graves symptomas moraes, como a melancolia, a tendencia ao suicidio, ou a maltratar as pessoas com quem trata, e a mania de se lavar continuamente; sobrevem tambem dôr de cabeça, vertigens, a rigidez muscular e afinal a febre lenta, a hydropisia e outras doenças que produzem a morte no fim de seis ou mais annos de soffrimento.

Os doentes devem abster-se do uso do pão de milho e não se expôrem aos raios do sol, ter uma alimentação nutritiva de carnes e bom pão de trigo; se é possivel, convem mudar de residencia e observar um tratamento hydrotherapico.

O melhor medicamento contra a pelagra, é *Arsenicum* e se não fôr bastante, consultem-se *Ant. cr.*, *Bell.*, *Lach.*, *Lyc.*, *Madar*, *Merc.*, *Phos.* e *Sulph.*

Para os symptomas moraes ja mencionadas *Aurum* e se não fôr bastante, *Natr. m.*, *Stram.*, *Veratr.*

Pemphigo.

O pemphigo é uma molestia da pelle propria da primeira infancia, mas que tambem costuma observar-se na segunda e na juventude, sendo por vezes nos recemnascidos companheira da syphilis hereditaria.

No pemphigo ha uma forma curavel e outra mortal. A primeira declara-se pela apparição de empolas isoladas maiores ou menores sobre a pelle erysipelada, nas extremidades inferiores, e que tambem costumam propagar-se a outras partes do corpo, ainda que não seja o commum; raras vezes são precedidas ou acompanhadas de febre e se existe é muito leve; as empolas abrem-se, derramando-se um liquido claro e desnudando-se a epiderme, não se formando de novo senão passados alguns dias. A erupção reapparece uma ou mais vezes, e em algumas acompanhada de grande prostração de forças.

A forma grave traz comsigo uma febre intensa, grande prostração de forças, grande confluencia de empolas, que abrindo-se desnudam a epiderme, ficando esta arrancada n'uma grande extensão, em carne viva, como costuma dizerse; isto so e demais aggravado com a febre intensa e prostração de forças, acarreta a morte.

Em primeiro logar os doentes devem observar uma grande limpeza e cobrir a pelle desnudada com panos de linho cobertos de cerato ou de manteiga fresca; se ha prostração de forças, devem reanimar-se com bons alimentos e de facil digestão.

Começar-se-ha sempre o tratamento por *Acon.* se ha symptomas febris; se não os houver, ou a seguir à *Acon.* deve dar-se *Rhus* frequentemente e se não bastar, recorrase a *Canth., Dulc., Sep.*; se a forma benigna se tornar chronica o melhor medicamento é *Ranunc. bulb*, e depois podemos recorrer a *Hepar, Merc., Rhus* e *Sulph.* Se o pemphigo fôr syphilitico, *Merc. subl. corr., Nitri ac., Sarsap.* e *Sulph.*

O tratamento da forma maligna deve principiar por *Arsenicum* e depois podem consultar-se *Rhus, Kreos., Secale corn.* e *Silic.*

Peritonite.

(*Inflammação do peritoneo.*)

O peritoneo é uma membrana serosa que reveste a cavidade abdominal e envolve todas as visceras que existem no ventre. Esta membrana pode inflammar-se de uma

40*

maneira aguda e chronica e limitar-se a inflammação a uma parte ou abrangel-a toda, em consequencia das mais variadas causas, das quaes enumeraremos o sobre parto, os resfriamentos, o andar descalço sobre a pedra ou o marmore, ladrilho, etc., o molhar os pés, os envenenamentos, a inflammação dos orgãos que envolve, etc.

A peritonite *aguda* começa em geral por um frio ou calafrio intenso, a que se segue uma febre elevada com sêde consideravel, dôr intensa n'um ponto mais ou menos limitado do ventre ou em todo, cortante, que não consente sobre o ventre o mais ligeiro contacto, nem mesmo o das roupas da cama e que augmenta com o movimento intestinal; o que dá logar a uma respiração curta e superficial; o ventre prende-se, incha e torna-se tympanico, quero dizer, que, percutindo-o, dá um som tympanico, cujo phenomeno dura até que se realisa a exsudação ou derrame no ventre, consequencia da inflammação e então o som torna-se mate ou opaco. N'esta inflammação nunca a intelligencia se perturba, a não ser que coincida com outra do cerebro, ou derrame seroso cerebral. Se a doença se consegue dominar com os medicamentos, cessam as dôres e depois a febre, diminue o volume do ventre, declaram-se suores e urinas abundantes e o ventre move-se, entrando o doente em convalescença aos dez ou doze dias; se a doença progride, augmentam o ventre, a febre e a sêde, o pulso altera-se, torna-se filiforme, ha perda dos sentidos, soluços, rosto alterado e retenção de urinas, não se demorando muito a morte.

A peritonite *chronica* procede sempre da aguda ou d'outra doença dos intestinos e outras visceras abdominaes, tambem de caracter chronico. N'esta doença as dôres apparecem sob a forma de ataques de colica, a febre é moderada e sem aggravações nocturnas, o ventre avoluma-se e incham os tornozellos; o doente definha-se lentamente, mas sem interrupção e por fim succumbe pela febre lenta ou por um ataque agudo de peritonite.

No tratamento da aguda o doente deve guardar a cama e suar, ter uma dieta absoluta, não lhe permittindo senão que beba agua assucurada tepida. O principal medicamento é:

Aconitum: em todos os casos, sobretudo se a causa foi um resfriamento, ha febre e sêde intensas, dôres de ventre muito agudas, irresistiveis, inchação do ventre e impossibilidade de lhe tocar; agitação, insomnia, inquietação, mêdo da morte predizendo o dia e a hora em que ha-de morrer, pranto, desconsolo, rosto encarnado, respiração difficil e opprimida. Convem dar frequentemente este medicamento e insistir com elle até desapparecerem os symptomas febris.

Arnica: somente nos casos em que a causa foi uma queda, uma pancada, uma contusão, etc.

Belladonna: depois de *Acon.*, se a peritonite vem acompanhada de symptomas congestivos na cabeça, com dôres violentas, rosto e olhos encarnados, olhar brilhante, difficuldade de engulir e vomitos violentos; febre intensa, dôres agudissimas de ventre como se arrancassem os intestinos com fateixas, elevação do ventre e extrema sensibilidade ao tacto, e até com a approximação das pessoas á cama do doente; bocca secca com lingua secca e vermelha, agitação, delirio, visões raras e pelle secca e ardente.

Bryonia: depois de *Acon.* nos casos de um resfriamento e quando predominam os symptomas de seccura da bocca, lingua e garganta (mas os cerebraes não), e a prisão de ventre; este está muito inchado e sensivel ao tacto, bem como a qualquer movimento do corpo, o que aggrava as dôres excessivamente, assim como a pressão; a febre é consideravel, com sêde insaciavel, o doente bebe sem descanço grandes quantidades de cada vez, ainda que isso lhe aggrave as dôres; a pelle está secca, ardente ou então ha suores que não alliviam; o caracter torna-se susceptivel e irascivel, havendo grande apprehensão e receio de se não curar.

Com estes tres medicamentos consegue-se na maior parte dos casos a cura da peritonite, evitando o derrame, se este porem se verifica, o que se conhecerá pela exposição que fizemos, prescreva-se um dos seguintes medicamentos:

Arsenicum: se predominar uma grande angustia e oppressão, com grande debilidade, que augmenta com o mais leve movimento do doente, mêdo da morte porque julga que os medicamentos são inefficazes; sêde ardente, bebe porem pouco de cada vez, porque augmentam os soffri-

mentos abdominaes e ha vomitos; febre que queima ao
tocar-lhe, dôres violentas de ventre como se existissem
n'elle carvões em brasa; inchação do mesmo e symptomas
typhoides ás vezes.

Merc. subl. corr.: predominam os suores geraes quentes,
a salivação e a diarrhea; elevação do ventre, dôres pressivas e penetrantes, sêde, febre, cara terrosa ou amarellada,
urinas escassas e aggravação nocturna de todos os symptomas.

Se estes medicamentos não forem sufficientes para conseguir a reabsorpção do derrame, consultem-se *Apis*, *China*,
Ferrum, *Helleb.*, *Silic.*, *Sulph.*, *Veratr.*

Contra a peritonite chronica o melhor medicamento é
Sulph. e depois *Calc. c.* e se não fôrem sufficientes, appliquem-se, *Cantharis*, *Hepar*, *Merc.*, *Phos.*, *Sil.* e *Coloc.* nas
recaidas ou ataques agudos.

Pés.

Edema dos pés.—O edema ou inchação dos pés, que
algumas pessoas costumam ter, sem que dependa de lesão
alguma do resto do organismo, combate-se com *Ferrum* e
se não fôr sufficiente, dê-se *China* e depois *Arsenicum*.
Se nenhum d'elles dér resultado, consultem-se *Kali c.*, *Lyc.*,
Merc., *Phos.*, *Puls.*, *Rhus*, *Sep.*, *Sil.*, *Sulph.* e *Veratr.*

Erysipela dos pés.—O melhor medicamento para esta
erysipela é: *Arnica* e depois *Rhus* ou *Bry.*, *Puls.*, *Apis*,
Graph.

Gretas dos pés.—O medicamento principal para as fazer
desapparecer é *Petrol.*; se não fôr sufficiente, consultem-se:
Alum., *Calc.*, *Hepar*, *Graph.*, *Laches.*, *Sulph.* e *Zinc.*

Paralysia dos pés.—Só falaremos da paralysia accidental,
essencial, não da symptomatica ou dependente d'uma lesão
da medula espinhal ou do cerebro. Contra a primeira, que
provem d'um resfriamento, d'uma convulsão, etc., deve
dar-se: *Plumb.* ou então: *Bell.*, *Oleand.* e sendo preciso:
Ang., *China.*, *Cocc.*, *Nux v.*, *Rhus*, *Sulph.*, *Zinc.*

Suor dos pés.—Se se supprimiu, dê-se: *Sil.*, e depois
Sep. ou então: *Cupr.*, *Kali c.*, *Merc.*, *Nux v.*, *Phos.*, *Rhus*,
Suor nas plantas dos pés somente: *Acon.*

Entre os dedos: *Acon.*, *Ferr.*, *Kali*, *Sil.*, *Tart. em.*, *Thuja.*

Suor de pés, corrosivo: *Iod.*, *Nitri ac.*, *Sil.*, *Zinc.*

   » » » fetido: *Baryt. c.*, *Cycl.*, *Graph.*, *Kali*, *Sep.*, *Silic.*

   » » » frio: *Lyc.*, *Merc.*, *Squilla*, *Sulph.*

Pesadelos.

Os medicamentos principaes contra os pesadelos, são: *Acon.*, *Nux v.*, *Puls.*, *Sulph.*

Aconitum: quando o pesadelo é acompanhado de congestão de sangue na cabeça, de sonhos angustiosos e que tornam a respiração difficil.

Nux vomica: convem se a doença é causada por uma vida sedentaria, estudos muito assiduos, alimentação exaggerada e succulenta e abuso de bebidas fortes.

Opium: quando o pesadelo se declara violentamente, o doente ronca e tem ruidos no peito, o rosto coberto de anciedade e de suor frio, as suas extremidades agitam-se convulsivamente.

Pulsatilla: se a doença provem de ter sobrecarregado demasiado o estomago. — Nos casos chronicos, dêm-se: *Sulph.* e *Sil.*

É mais raro usarem-se os seguintes medicamentos: *Nitri ac.* (e tambem *Tereb.*) quando o pesadelo se manifesta depois do doente estar dormindo. *Guaiac.* se o ataque sobrevem quando está deitado de costas. *Mezereum*, pesadelos depois da meia noite.

Pescado venenoso.

(Peixe em decomposição.)

No envenenamento pelo pescado venenoso deve dar-se carvão de sôbro em po misturado com aguardente: se isto não dér resultado o doente deve tomar café forte e se tambem não fôr bastante, tomar assucar em po ou agua bem adoçada. Finalmente, uma parte de vinagre e duas de agua, constitue uma poção que deve prestar muito bons serviços quando os meios anteriores não tenham sortido effeito. Logo que se atenuem os symptomas do envenenamento, applica-se: *Ipecac.* com bastante frequencia e se este medicamento não terminar a cura, prescreva-se então: *Puls.*

Se o envenenamento foi pelas ameijoas, não se mistura o carvão com aguardente mas com agua bem adoçada, devendo tambem o doente tomar café forte e respirar o espirito de camphora. *Ipecac.* e depois *Phos.* farão desapparecer o resto dos symptomas.

Se em consequencia do envenenamento das ameijoas, como dos outros peixes, apparecer uma erupção na pelle, uma vermelhidão mais ou menos intensa, dôr de garganta e de cabeça, comichão, etc., dê-se: *Acon.* se ha febre e agitação; *Bell.* se não ha febre, e *Hepar* ou *Merc.* depois de *Bell.* para terminar. Nos casos rebeldes consultem-se: *Ars., Dulc., Phos., Sep., Sulph.*

Peste bubonica ou oriental.

Esta doença vae-se tornando cada vez mais rara, em consequencia das medidas hygienicas tomadas no Oriente n'estes ultimos tempos, não se propagando aos outros paizes, sobretudo á Europa, pelos cuidados que se observam nas quarentenas impostas aos barcos.

Começa por febre e symptomas nervosos ou typhoides, manifestando-se promptamente a caracteristica da molestia, que consiste em carbunculos, bubões e petechias, suppurando aquelles, nos sovacos, virilhas e pescoço, e gangrenando-se, o que é um symptoma de morte proxima, que se verifica com vomitos negros e dejecções eguaes, ou então com os symptomas d'um typho accentuado. Quando os casos terminam favoravelmente, desapparecem os bubões suppurando pouco, e ao mesmo tempo todos os symptomas diminuem, realisando-se a cura.

Deve começar-se o tratamento pelo *Acon.*, depois deve dar-se a *Bell.* e em terceiro logar *Ars.* Se com este não se consegue dominar a doença, recorrer-se-ha a *Phos.* e depois a *Carbo v., Laches.* e *Chinin. sulph.*

Petechias.

As petechias são derrames de sangue na pelle, que tomam a forma de pontos, como picadas de pulgas. São consequencia de dilacerações dos vasos da pelle por pancadas, contusões, quedas, etc., ou de causas geraes nas doenças graves, como o typho, escorbuto, etc.

Para o tratamento das petechias, quando dependem de doenças graves, vêde os respectivos artigos; se dependem de pancadas, quedas, contusões, etc., deve dar-se primeiro *Arnica* e depois *Lach.*, *Sulph. ac.*

Pharynge.

. Este orgão, que se prolonga em forma de embude e que constitue o que se chama camara posterior da bocca, fauces, etc., está situado por detraz da bocca e fossas nasaes, unindo-se ao esophago. Duas doenças do mesmo, uma rara e a outra frequente, se observam n'este orgão e d'ellas nos vamos occupar minuciosamente.

Abcesso retropharyngeo. — *Tumor pharyngeo.* — Esta doença, que pode ser espontanea, ou secundaria, como no typho, erysipela, etc., invade a parte posterior da pharynge, que se prende com a columna vertebral e desenvolve-se n'um ou mais tumores, semiesphericos, roxo-escuros, que occupam mais ou menos a cavidade da pharynge, empurrando-a para a frente. Pode ser aguda e chronica. O abcesso agudo manifesta-se por deglutição difficil e summamente dolorosa, respiração breve e penosa, vomitos dos alimentos, sobretudo os liquidos, ataques convulsivos, por causa da respiração que é cada vez mais difficil, tosse sibilante, febre por vezes e dôres pungitivas. O chronico ou secundario forma-se lentamente na febre typhoide, hectica, na inflammação das vertebras, etc. O abcesso agudo como o chronico abrem-se sempre, vertendo grande porção de pus; o primeiro termina assim favoravelmente, o segundo porem quasi sempre perfura as vias aereas e invadindo-as de pus, causa a morte.

No abcesso agudo principia-se por dar a *Bell.* e se não evitar a formação do pus, recorreremos a *Hepar*. Se este tambem não a evita nem faz cessar as dôres e é preciso que o tumor rebente promptamente, dar-se-ha *Sil.* que acabará a cura.

No chronico deve dar-se *Hepar* com insistencia, se não fôr sufficiente, recorre-se a *Laches.* e depois a *Calc. c.*, *Phos.*, *Sil.*

Pharyngites. — *Catarrho pharyngeo.* — O catarrho da pharynge pode ser agudo ou chronico. Depois da syphilis, depois da ingestão de alimentos causticos e irritantes, bebidas alcoolicas, erupções, etc., a sua causa mais frequente são os resfriamentos.

O catarrho *agudo* distingue-se por uma viva ardencia da membrana mucosa da pharynge (fauces), dôr ao engulir e no pescoço, seccura na garganta, inchação das fauces e calor, calor nos ouvidos, sêde, dôr de cabeça, tosse e ás vezes febre.

Se ha febre o doente deve ficar de cama, suar e estar a dieta; se a não ha, a doença é leve e cura-se a pé. Os medicamentos mais indicados, são;

Aconitum: se a causa foi um resfriamento, insolação, um grande incommodo ou malhó. Febre, sêde, agitação, inquietação, rosto afogueado, forte dôr de garganta e difficuldade de engulir.

Belladonna: depois de *Acon.*; forte ardencia da pharynge, com grande difficuldade e dôr ao engulir, dôr gravativa da cabeça (testa e fontes), horror á luz, ao ruido e ao beber.

Lachesis: grande seccura da garganta com inflammação da pharynge d'uma côr de vermelho de cinabrio, a seccura é maior ao despertar.

Mercurius: depois de *Bell.*; accumulação de mucosidades na pharynge com inchação e pequena inflammação da mesma, salivação e mau cheiro.

Nux vomica: depois do abuso de bebidas alcoolicas, sobrevem o catarrho agudo mas sem ser febril.

O catarrho *chronico* é consequencia da repetição frequente do agudo, ou então é causado pelo uso excessivo e continuado das bebidas alcoolicas, alimentos picantes, do fumar, etc.

Os seus symptomas são: mucosa pharyngea inchada,

de côr vermelha ou roxo-azulada, tosse, expectoração, rouquidão, mucosa escoriada ou coberta d'uma capa grossa de muco branco-amarellado, granulações produzidas pela elevação dos folliculos da pharynge e paladar extincto ou diminuido. É uma doença rebelde, que mesmo conseguindo separar as causas geradoras, dura mezes e mezes.

N'estes catarrhos convem sempre começar o tratamento por *Bell.*, que se deve tomar durante seis ou oito dias. Depois prescreve-se *Merc.* que se deve tomar durante outros tantos dias.

Estes medicamentos devem produzir uma modificação favoravel na doença e depois d'elles podem consultar-se os seguintes:

Alumina: o muco que cobre a pharynge é tão espesso e pegajoso, que o doente não pode desprendel-o apezar de grandes esforços: aggravação comendo batatas e pão secco, prisão de ventre pertinaz.

Kali carbonicum: vontade permanente de expectorar e engulir, dôres pungentes, como produzidas por alfinetes, tosse, seccura de garganta.

Natrum muriaticum: pequenas ulceras e vesiculas na pharynge, com grande sensibilidade a todos os alimentos e bebidas, quentes e frias, prisão de ventre conjunctamente com catarrho do estomago, secreção na pharynge d'um muco crystalino que se expelle com a forma de fios, cephalalgia estupefaciente.

Sulphur: seccura na pharynge com numerosas escoriações espalhadas por ella, desejo constante de a humedecer porque so assim se encontra allivio, gengivas irritadas e inchadas, calor forte na garganta, hemorrhagia pelo nariz, sensação como se houvesse na pharynge um taco que a tapasse. Eis um dos caracteristicos d'este medicamento: o doente queixa-se de grande seccura na garganta, esta porem não está secca á vista de quem a examina, mas humida.

Tambem podem consultar-se: *Argent. nitric.*, *Hepar*, *Iodium*, *Nitri acid.*, *Phosph.*, *Plumbum*, *Sulph. acid.*, *Veratr.*

Nos catarrhos chronicos, rebeldes aos medicamentos, convem fazer uso das aguas medicinaes de Aguas Santas,

Caldas da Rainha, Amieira, Felgueira, Monção e em Hespanha as de Panticosa, Betelu, Ormaiztegui, Arecha-valeta ou Escoriaza.

Phosphoro.

A primeira coisa a fazer n'um envenenamento pelo phosphoro, se se chegar a tempo, é proceder á lavagem do estomago com a sonda esophagica e na sua falta fazer vomitar o doente, para o que se titila com as barbas d'uma penna a campainha, ou então põe-se sobre a lingua mostarda ou tabaco. Logo que se tenha alliviado o estomago do seu conteudo, da-se café forte e depois um pouco de magnesia. Evite-se cuidadosamente dar azeite ou outra qualquer substancia oleosa.

Se depois de ter tomado a magnesia existem ainda soffrimentos, o melhor remedio é *Nux v.*, que se deve dar com frequencia.

O vinho, sobretudo o generoso, é tambem um antidoto importante e deve dar-se com assucar ao envenenado.

Nos casos em que *Nux v.*, não corrija os symptomas, consultem-se: *Calc. c.*, *Camph.*, *Coff.*, ou: *China* e *Hamamelis* nas hemorrhagias que pelas aberturas naturaes se manifestam nos envenenamentos graves.

Pityriasis.

Ha duas classes de pityriasis, a *rubra* ou *herpes furfuraceo vermelho*, que não é contagiosa, e a *versicolor* ou *parasitaria*, que o é.

Pityriasis rubra. — Manifesta-se por uma vermelhidão escura da pelle, que desapparece comprimindo-a com os dedos, deixando logo uma côr amarellada que pouco a pouco se cobre de escamas muito delgadas, mas muito adherentes ás manchas, caindo no fim d'algum tempo em forma de farelo, causando seccura da pelle, ardor e comichão. Esta molestia em geral não é curavel e ao mesmo tempo é muito rara, principia pelo tronco e estende-se depois pelo resto da pelle, causando a morte no fim de muitos annos, com symptomas do marasmo.

O melhor medicamento é *Ars.* e depois convem *Sep.*; em terceiro logar podem consultar-se *Alum.*, *Bry.*, *Calc. c.*, *Graph.*, *Lyc.*, *Oleand.*, *Phos.*, *Staph.* e *Sulph.*

Pityriasis versicolor.—Esta molestia, produzida por um cogumello microsopico, é contagiosa. Toma a forma de manchas como gottas, redondas, amarelladas, que se elevam acima da pelle e quando se reunem fazem-no em grandes espaços, apresentando nas bordas manchas isoladas; picam pouco e o logar que atacam de preferencia é o peito, estendendo-se d'ali a outras partes.

N'esta doença a primeira cousa a fazer é destruir os parasitas geradores. Com este fim friccionam-se as manchas com sabão negro, depois lavam-se com agua

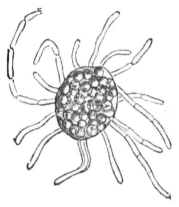

Fig. 55. **Pityriasis versicolor.**

phenica da proporção de 1 : 100; deve tambem haver muito aceio na região atacada.

Acompanhando o tratamento externo, o doente deve tomar *Phosphorus* e se não fôr bastante *Arsenicum*; em terceiro logar *Merc. subl. corr.* e em quarto *Graph.*, *Petrol.* e *Staphys.*

Plethora.

As pessoas atacadas d'esta doença accusam alem d'outros symptomas, os caracteristicos de dormir em qualquer parte, os movimentos são lentos e saboreiam com prazer a quietação e tendo aversão ao movimento.

Os principaes medicamentos para combater esta molestia, são: *Acon.* e *Bell.*; ou então: *Baryta c.*, *Arn.*, *Nux vom.*, *Op.*, *Calc.*, *Merc.*

Pleuresia.

(*Pleurite.*)

A pleuresia ou inflammação das pleuras (saccos membranosos que revestem os pulmões), é uma doença muito frequente, que pode ser aguda ou chronica e que pode ser causada por um resfriamento, pelo rheumatismo muscular, por pancadas, quedas, contusões etc., ou então pela propagação da inflammação dos orgãos immediatos; ou é symptomatica d'outra doença chronica ou aguda, como a febre puerperal, o escorbuto, o cancro do utero, etc.

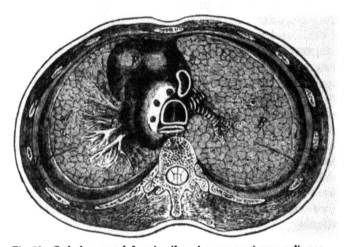

Fig. 56.   Corte transversal da caixa thoracica com as visceras peitoraes.
A Pulmão esquerdo.   *B* Pulmão direito.   *C* A pleura.   *D* Parede do thorax com as costellas cortadas.   *E* Bronchios.   *F* Coração e seus annexos.

Geralmente ataca so um dos lados e o mais frequentemente atacado é o esquerdo e so raras vezes ataca os dois lados.

Esta doença principia por um forte calafrio, ou pela pontada caracteristica do lado; os calafrios repetem-se por mais ou menos tempo, aos quaes se segue um grande calor geral, febre intensa, sêde grande, pulso cheio, duro e frequente e a dôr caracteristica do lado; dôr lancinante na parte lateral do peito e um pouco para a espadua, dôr fixa, que raras vezes se desloca, prolongando-se ao outro lado e augmentando com a respiração, a tosse e o movimento, fazendo gritar ás vezes os doentes pela sua intensidade e obrigando-os a estar quietos na cama, deitados ou sobre o lado da dôr, ou do lado são, ou de costas; a estes symptomas juntam-se forte oppressão do peito com augmento do numero de respirações ordinarias, tosse curta e secca e poucas vezes expectoração mucosa. No fim de tres a cinco dias cessa a febre e a dôr de lado porque se effectuou o derrame seroso na cavidade da pleura, o que constitue o segundo periodo da doença; a parte atacada eleva-se um pouco, o doente pode respirar melhor, sendo entretanto a sua respiração mais ruidosa, costuma haver nauseas e vomitos, se se ingerem liquidos e alimentos em demasia, e expectoração ás vezes abundante, de mucosidades espessas.

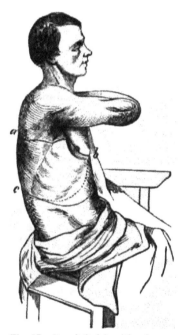

Fig. 57. Exsudado pleuritico demonstrado pela percussão.

a, b, c Situação do exsudado.

A reabsorpção dos exsudados realisa-se bem no fim do poucos dias nas pessoas novas, fortes e robustas, mas em pessoas debeis e prostradas por outras doenças chronicas é quasi sempre mortal ou então torna-se chronica; e ás vezes o derrame quando é purulento abre caminho para fora, apparecendo entre duas costellas uma fistula, pelo qual sae o derrame pleuritico. Outras vezes o derrame não é reabsorvido e o doente fica com canceira quando anda, quando sobe ladeiras, tosse, definhamento, febre ás vezes e pontada, resultando a pleuresia chronica, que impossibilita o doente de mais ou menos se dedicar ás suas occupações habituaes e por fim lhe acaba com a vida.

A primeira cousa a fazer a um doente atacado de pleuresia é ordenar que se deite, abrigal-o bem e pôr-lhe botijas de agua quente aos pés para que entre promptamente em reacção e sue; deve ficar a dieta e so deve beber agua assucarada um pouco tepida.

Os melhores remedios para a pleuresia são:

Aconitum: em primeiro logar, quando ha frio, febre intensa, pulso cheio, accelerado e duro, sêde consideravel, respiração frequente, dôr pungitiva n'um lado, que augmenta respirando e tossindo, tosse breve e secca, anciedade, inquietação, queixumes, gemidos, insomnia e mêdo da morte.

Belladonna: depois de *Acon.*, quando o doente não pode deitar-se sobre a dôr, porque esta augmenta e a respiração é mais frequente e dolorosa, so podendo estar deitado sobre o lado são, sentindo-se então alliviado; dôr intensa de cabeça, afogueamento do rosto e olhos brilhantes, bocca e lingua seccas, dôr de garganta, symptomas nervosos e ás vezes delirio e o ruido e a luz incommodam muito o doente.

Bryonia: depois de *Acon.*, quando o doente so pode estar deitado sobre a dôr, e se se deita sobre o lado são augmenta a dôr e a respiração torna-se offegante e dolorosa; febre consideravel, sêde intensa, bebendo muito de cada vez, lingua e garganta secca a ponto do incommodar e dôr muito intensa no lado ao tossir, respirar e com os movimentos.

Logo que se verifique o derrame seroso, o que se conhece pelo desapparecimento da dôr e da febre, é preciso applicar os medicamentos convenientes para a reabsorpção do derrame. O medicamento principal é:

Lachesis: nos grandes derrames, quando pela sua pressão o doente é obrigado a estar sentado n'uma cadeira, porque não pode respirar senão assim; grande difficuldade de respirar, seccura de bocca e garganta, agitação, oppressão de peito, sêde ardente, cara afoguedada, tosse forte e continua, expectoração de mucosidades espessas, aggravação de todos os symptomas ao despertar e lingua a tremer, sem poder sair da bocca.

Se este medicamento não dér resultado, appliquem-se;

Mercurius: se houver grandes suores que não alliviam, ulceração das gengivas e garganta, salivação, diarrhea aquosa com muitos gazes e urinas leitosas.

Kali carbonicum: respiração sibilante, forte oppressão do peito, pontada so quando falla, respiração difficil com anciedade e sobretudo quando o coração está tambem envolvido, havendo palpitações com angustia extrema, sobretudo ao despertar.

Cantharis: respiração difficil e grande oppressão de garganta e seccura consideravel do nariz, suspensão da respiração ao andar com ruido de mucosidades no peito e nauseas; urinas escassas, ardentes, que saem gotta a gotta com grande dôr; picadas no lado atacado; debilidade acentuada no peito quando falla e respira, com voz fraca e tremula.

Squilla: suffocação ao tossir saindo involuntariamente a urina, tosse com respiração curta, expectoração de mucosidades e dôr no lado atacado; ataques de suffocação que obrigam o doente a deitar-se com o peito e a cabeça muito altos; respiração com gemidos e bocca aberta, sensação de grande peso no peito e aggravação de todos os symptomas pela manhã e depois de comer ou beber alguma cousa fria.

Sulphur: nos casos chronicos quando os medicamentos ainda os melhor indicados não realisam a cura, e ha accessos febris nocturnos, tosse com ou sem expectoração e definhamento do doente, voz extincta, rouquidão e insomnia, difficuldade de respirar e ataques de suffocação, sobretudo de noite e estando deitado, ao fallar e ao andar; respiração curta, sibilante, suspirosa, com rouquido e ruido de mucosidades no peito; ao voltar-se na cama parece que caiu uma cousa na parede anterior do peito; o lado esquerdo é aquelle em que actua melhor este medicamento e o doente não pode deitar-se sobre elle.

Se a doença se complicar com a pulmonia, vêde o respectivo artigo, mas o medicamento principal em taes casos é *Phos.* e depois *Tart. emet.* se fôr preciso.

Quando a convalescença fôr demorada e o doente possa já sair, é conveniente que vá para o campo, para sitio ameno, se a epoca do anno fôr fria, e ali residirá uma larga temporada, até que as forças lhe tenham voltado completamente e não fique resquicio da doença.

Pleurodynia.

A *pleurodynia*, doença conhecida vulgarmente por *pontada, dôr de costas* e de caracter rheumatico, distingue-se por uma dôr viva, pungitiva, lancinante e ás vezes gravativa, fixa n'um dos lados do corpo, com febre umas vezes e outras sem ella, que augmenta com a tosse, a respiração, o movimento dos braços e ao voltar-se e metter-se na cama.

Esta doença, que leva o susto aos que a padecem, porque se julgam atacados de uma pulmonia ou uma pleuropneumonia, é de curta duração e cura-se com muita facilidade e rapidamente com os remedios homeopathicos.

O medicamento principal contra esta dôr é *Arnica*, que na maioria dos casos é sufficiente para a curar.

Se assim não succeder, dê-se *Bryonia*.

Nos casos em que a dôr. seja acompanhada de febre, recorra-se a *Acon.* que fará cessar em breve tanto a dôr como a febre.

Nos casos bastante raros em que *Arn.* e *Bry.* não curarem a pleurodynia, consultem-se: *Merc., Nux vom., Puls., Rhus, Sabad.*

Ha casos em que a pleurodynia acompanha o catarrho bronchico ou pulmonar e então o seu tratamento tem de se pautar com o do catarrho.

Podagra.

A *podagra* isto é a gota nos pés combate-se com *Arnica* e *Sabina*; ou então *Acon., Ars., Bry., Calc., Graph., Lyc., Natr. m., Rhus, Thuja* (B.).—Vêde: *Gota*.

Polysarcia.

(*Obesidade.—Gordura excessiva.*)

O melhor medicamento contra a polysarcia é *Aurum*; se este não fôr sufficiente, consultar-se-hão: *Ant.*, *Ars.*, *Baryt.*, *Calc.*, *Sulph.*

Prisão de ventre.

Como a prisão de ventre é uma molestia muito vulgar e os purgantes que se empregam para a combater não fazem senão tornal-a mais rebelde e difficil de curar, é necessario incutir no publico a ideia de que esta molestia não é tão perigosa como vulgarmente se julga. Pelo contrario as pessoas que a accusam, em geral, são mais ageis e vigorosas do que as que têm diarrhea, ou que usam purgantes continuamente para combater a prisão; estas ultimas envelhecem prematuramente. Um regimen apropriado, os alimentos vegetaes e fructas, em logar de carne, leite e manteiga, são de grande utilidade. Sendo preciso podem dar pequenos clysteres de agua fria ao deitar e conserval-os toda a noite dentro do intestino. Se isto não fôr sufficiente, pela manhã pode dar-se outro clyster de agua fria mais abundante, a que se pode juntar nos casos mais rebeldes um pouco de sal.

Os medicamentos principaes para curar radicalmente a prisão de ventre, são os seguintes, segundo o professor Guernsey:

Alumina: evacuação difficil, ainda que de dejecções brandas; de forma que é preciso fazer grandes esforços, devido á inacção do recto.

Belladonna: congestão de sangue na cabeça, rosto e olhos encarnados, calor na cabeça, pulsação das arterias do pescoço, perceptivel á vista desarmada; sensibilidade á luz e ao ruido. O professor Guernsey avança que tem curado com *Bell.* em altas atenuações prisões taes que não tinham cedido aos mais energicos purgantes.

Bryonia: dejecções escuras, seccas e duras, como tostadas.

41*

Graphites: dejecções formadas de grandes bolas unidas entre si por fios de muco; de quando em quando as dejecções são delgadas como fitas. *Graph.* convem sobretudo ás pessoas sujeitas a erupções que segregam um liquido aquoso e viscoso.

Lycopodium: sensação de movimento de gazes no ventre: borborygmas, sobretudo no lado esquerdo do ventre, debaixo das costellas; urina com deposito encarnado; violentas dôres dorsaes antes da emissão da urina.

Magnesia mur.: dejecções difficeis de grande calibre, que caem em pedaços logo que saem do anus.

Nux vomica: prisão de ventre nas pessoas cuja constituição reclama *Nux vom.*—Dejecções grandes e difficeis ou pequenas e dolorosas.

Opium: as fezes tomam a forma de grandes bolas negras. N'estes casos *Opium* em atenuação alta passa por um medicamento certo e especial.

Phosphorus: dejecções similhantes ás dos cães, ou seccas, largas e delgadas, que difficilmente saem.

Platina: dejecções viscosas, que se pegam ao anus como barro.

Plumbum: prisão com colicas violentas e o ventre como pegado ás costas. As fezes parecem-se com as do carneiro.

Sepia: sensação como *se houvesse no anus bolas pesadas*; os escrementos estão cobertos de mucosidades e não saem apezar dos maiores esforços. Nas creanças é preciso tiral-os frequentemente com os dedos. *Sepia* 200ª é um medicamento muito recommendado contra a prisão de ventre das mulheres gravidas.

Silicea: dejecções compostas de grandes massas duras que, á força de violentos esforços, saem em parte, mas entram de novo.

Sulphur: a primeira tentativa que se faz para obrar é tão dolorosa, que o enfermo não deseja renoval-a.

Thuja: dôres excessivas quando os escrementos passaram ja o anus.

Zincum: escrementos muito seccos, arenosos; são insufficientes e saem difficilmente.

Aesculus hypocastanum é um medicamento importante da prisão de ventre e que se pode dar com bom exito se existirem os symptomas seguintes: Prisão de ventre com dôr violenta no anus depois de obrar, como a que causam as gretas ou fissuras, estendendo-se aos quadris e aos rins; ardor e constricção no recto; fezes duras, seccas, volumosas, como bolas e saindo com difficuldade; fazendo esforços para obrar o recto parece que quer sair; e no mesmo parece que ha um corpo estranho prestes a sair. (Alvarez.)

A prisão de ventre nas creanças pequenas cura-se com: *Bry.*, *Op.*, *Nux v.*, *Sep. Nux v.* sobretudo quando a mãe ou a ama abusam do café ou de alimentos muito condimentados, etc.

A prisão de ventre que alterna com diarrhea, cura-se com *Nux v.*, ou então *Ant.*, *Lach.*, *Tart.*

Depois de ter havido uma pollução ou varias (prisão de ventre pertinaz): *Thuja.*

Prisão de ventre viajando: *Plat.*

Prisão de ventre com suores: *Bell.*

Com frequente desejo de urinar: *Sarsap.*

D'ordinario é mais segura a cura da prisão de ventre com poucas doses de altas atenuações, do que com doses fortes e frequentes das baixas; estas so produzirão um effeito palliativo.

Prostata.

A prostata é uma glandula importante que rodeia a uretra logo á saida da bexiga, communicando com aquella por conductos especiaes. A prostata pode encatarrhoar-se, inflammar-se, diminuir de volume (*atrophiar-se*) e augmentar de volume (*hypertrophiar-se*).

O *catarrho agudo* pode ser causado por uma mólha de pés, por um banho frio, ou sobrevir com a parotite. O seu principal medicamento é *Pulsatilla* se ha dôr ao urinar e ligeiro augmento de volume da glandula e se não fôr sufficiente, recorra-se a *Bryonia* e depois *Hepar*, *Thuja*.

O *catarrho chronico* so se observa nas doenças chronicas e debilitantes dos orgãos genitaes, como na impotencia, polluções, espermatorrhea, etc. e que se distingue por um corrimento abundante, incolor, filiforme, que augmenta ao obrar e depois de urinar. O melhor medicamento é *Sepia*, depois podem consultar-se, se *Sepia* não dér resultado, *Calc.*, *Conium*, *Hepar*, *Nitri ac.*, *Phos. ac.*, *Sil.*, *Staph.* e *Zinc.*

Se o corimento prostatico sae ao fazer de ventre, deve dar-se *Alum.*, *Hepar*, *Phos. ac.*, *Sepia*, *Sil.* e *Sulph.*

Ao urinar, *Anacard.*, *Calc.*, *Natr. m.*, *Sepia*, *Sulph.*

Depois de urinar, *Mezereum*, *Kali carb.*

Com flacidez do membro, *Aurum*, *Bell.*

Depois de cada commoção, *Con.*, *Phos. ac.*, *Staphys.*, *Canth.*, *Alum.*, *Hyosc.*

Pela expulsão de gazes pelo anus, *Magnes. carb.*

A *prostatite* ou inflammação da prostata, devida a resfriamentos, quedas e á blennorrhagia, caracterisa-se por dôr no collo da bexiga e anus, difficuldade de urinar e de obrar e dôr andando e estando sentado. Se a causa foi uma queda, convem dar *Arnica* com frequencia e não sendo sufficiente *Conium*. Se depende d'uma blennorrhagia, exige os mesmos remedios. (Vêde: *Blennorrhagia*.) Se depende d'um resfriamento, deve dar-se *Pulsatilla* e se não fôr sufficiente *Thuja* e depois *Benz. ac.*, *Staph.*, *Sulph.*, *Zinc.*

A *atrophia* da prostata é incuravel; acompanha d'ordinario os calculos vesicaes (mal de pedra), a atrophia dos testiculos, apertos da uretra, etc., e chega a diminuir tanto, que nenhum resquicio, fica d'ella. O medicamento mais aconselhado é *Iodium* e depois *Calc. phosph.*

A *hypertrophia* da prostata é uma molestia muito vulgar nos velhos. A principio incommoda pouco, quando porem é acentuada, origina grandes soffrimentos, sobretudo ao urinar e obrar. As fezes saem como prensadas, e a urina sae depois de muitos esforços, terminando por não sair, a não ser por meio da algalia; sente-se como que um corpo estranho no recto, puxos e dôres agudas sobretudo de noite, que obrigam o doente a levantar-se a meudo com desejo de urinar, julgando ficar assim alliviado, não o conseguindo afinal.

Esta doença deve ser tratada logo a principio, pois que quando se desenvolveu completamente é incuravel. O melhor medicamento é *Benzoës acid.* que deve dar-se persistentemente. Se não fôr sufficiente, podem consultar-se depois, *Aurum, Calc., Cannab., Copaiv. b., Hippomanes, Iodium, Selen., Thuja.* Se ha ardor na parte atacada, *Copaiv. b.* Se ha picadas ao andar, *Kali bichrom.*— (Alvarez.)

Prurigo.

(*Prurido.—Comichão na pelle.*)

O prurigo é constituido por pequenas elevações do tamanho d'um grão de milho ou de canhamo, so perceptiveis ao tacto e que se apresentam em diversas partes do corpo, augmentando a comichão que causam, sobretudo com o calor; quando o doente se coça muito, a parte doente cobre-se de crostas escuras, em geral muito pequenas, excepto quando o doente faz sangue e escoriações coçando-se.

É uma doença da pelle que resiste aos medicamentos melhor indicados, sobretudo quando ataca os orgãos genitaes, as margens do anus e nos velhos.

Deve recommendar-se aos velhos uma grande limpeza local, a abstenção de alimentos e bebidas excitantes, que se cocem o menos possivel e que tragam sempre as unhas aparadas para não fazerem sangue e escoriações ao coçar-se.

Esta doença tão desagradavel pode facilmente curar-se com os medicamentos homeopathicos; não obstante, por vezes é bastante tenaz. Fixem-se com attenção os signaes caracteristicos que vamos apresentar.

Se a comichão se allivia *coçando-se,* dê-se: *Calc. phosph.*

Se muda de logar: *Ign.* ou *Mex., Spong., Staph., Sulph. ac.*

Se não diminue coçando-se: *Puls., Spong.*

Se pelo contrario augmenta: *Puls.* ou *Caps., Caust., Con., Led., Mexer., Sil.* (B.).

Se á noite ao despir-se e metter-se na cama, a comichão parece ser causada por picadas de pulgas por todo o corpo: *Ars., Nux v.*

Se a comichão é provocada pelo calor da cama: *Carb. v., Merc., Puls., Sulph.* (Hg.).

Se depois de se ter coçado ha comichão: *Lach.,* ou *Caust., Lyc., Puls., Sulph.*

Se depois de ter-se coçado apparecem elevações: *Dulc., Lach., Mexer., Rhus.*

Se sae sangue: *Merc.*, *Sulph.* ou *Dulc.*, *Lach.*

Se sente dôres urentes: *Caust.*, *Lach.*, *Rhus*, *Sulph.*

Se depois de coçar-se ha uma sensação como a causada por uma ferida: *Sep.*, *Sulph.*, ou *Hepar*, *Mexer.*, *Oleand.*, *Rhus.*

Em geral o melhor medicamento contra o prurido é *Mercurius*; depois *Alum.*, *Ars.*, *Dulc.*, *Graph.*, *Lyc.*, *Natr. mur.*, *Nitri ac.*, *Rhus*, *Sep.*, *Sil.* e *Sulph.*

Contra o prurigo do escroto, *Petrol.* e depois *Dulc.*, *Graph.*, *Merc. subl. corr.*, *Nitri ac.*, *Rhodod.*, *Sulph.*, *Thuja.*

Contra o da vulva, *Sepia* e depois *Alum.*, *Ambra*, *Carb. v.*, *Con. m.*, *Dulc.*, *Graph.*, *Iod.*, *Lach.*, *Lyc.*, *Merc.*, *Natr. mur.*, *Nitri ac.*, *Petrol.*, *Rhus*, *Sil.*, *Sulph.*

Contra o das margens do anus, *Nitri ac.* e depois *Acon.*, *Baryt. c.*, *Calc.*, *Caust.*, *Graph.*, *Lyc.*, *Merc. subl. corr.*, *Phos.*, *Sep.*, *Sil.*, *Sulph.*, *Thuja*, *Zinc.*

Contra o dos velhos: *Ars.*, *Baryt. c.*, *Carbo v.*, *Con.*, *Crot. tigl.*, *Mexer.*, *Sulph.*

Se a comichão se apresenta a horas fixas: *Arn.*, *Chin.*, *Sulph.*, *Natr. mur.*

Se acorda o doente de noite: *Ars.*, *Graph.*, *Hep.*, *Merc.*, *Sil.*, *Sulph.*

Se coçando-se se formam escoriações e crostas: *Graph.*, *Merc.*, *Nitri ac.*, *Oleand.*, *Petrol.*, *Sarsap.*, *Sep.*, *Staph.*, *Sulph.*

Se a comichão começar quando a pelle sua, *Merc.*, *Rhus.*, *Sep.*, *Sil.*, *Sulph.*, *Veratr.* e tambem *Cham.*, *Led.*, *Op.*, *Sabad.*

Se é acompanhada d'uma sensação voluptuosa, *Anacard.*, *Merc.*, *Muriat. ac.*, *Sep.*, *Sil.*, *Spong.*, *Sulph.*

Se apparece ao despir-se: *Cocoul.*, *Mexer.*, *Oleand.*, *Puls.*, *Rhus*, *Sil.*, *Stann.*

Psoriasis.

(*Herpes escamoso.*)

Esta molestia da pelle ataca do preferencia o homem e raramente se observa na mulher. Caracterisa-se por elevações ou pequenos tuberculos como uma cabeça de alfinete ou uma semente de canhamo, brancos, cobertos de escamas brandas amontoadas, que augmentam e reunem-se, formando varias figuras, como moedas, gotas, circumvoluções, bandas, etc. Esta erupção chronica é acompanhada de ardor mais ou menos intenso e se os doentes se coçam muito, produzem-se escoriações, gretas e hemorrhagias na pelle, tomando esta diversas côres e com a queda das escamas a pelle fica com a côr vermelho sanguinea.

Se o ardor é pouco ou nenhum, os doentes não se queixam de soffrimento algum, pois que esta molestia não produz desordens no organismo.

O melhor medicamento para a combater é *Ars.*; depois então indicados, *Calc.*, *Cicut.*, *Clematis*, *Dulc.*, *Led.*, *Lyc.*, *Merc.*, *Oleand.*, *Sep.* e *Sulph.*

Contra a psoriasis dos labios, *Merc.*, *Natr. m.*, *Rhus*, *Sep.*, *Sil.*

Contra a da cara, *Calc.*, *Graph.*, *Lyc.*, *Sep.*, *Sulph.*

Contra a chronica, *Clematis*, *Merc.*, *Petrol.*, *Rhus. Sep.*, *Sulph.*

Contra a da palma das mãos, *Clematis*, *Graph.*, *Hep.*, *Merc.*, *Mur. ac.*, *Petr.*, *Sarsap.*, *Sil.*, *Sulph.*, *Sulph. ac.*, *Zinc.*

Pulmonia.

(Pneumonia. — Pleuropneumonia.)

A pulmonia é uma das doenças mais frequentes que atacam a humanidade, em todas as epocas da vida. As pessoas fracas e doentias, as que soffrem de molestias chronicas e as que têm tido hemorrhagias, estão mais sujeitas a serem atacadas de pulmonia; nas demais pessoas apresenta-se em consequencia das mudanças bruscas de temperatura, dos resfriamentos, pancadas, quedas sobre o peito, etc. As epocas do anno em que é mais frequente são o inverno e a primavera. O que uma vez teve uma pulmonia fica sempre sujeito a que se repita.

A pulmonia é uma doença que deve ser tratada por um medico homeopatha experimentado; mas podendo dar-se o caso de não o haver na localidade, entendemos dar desenvolvida ideia da pathologia e therapeutica d'esta molestia, para que possa ser tratada por pessoas illustradas, se bem que alheias é medicina.

A sciencia admitte hoje tres classes de pulmonia, a *catarrhal*, a *fibrinosa* e a *intersticial*. Como as tres têm

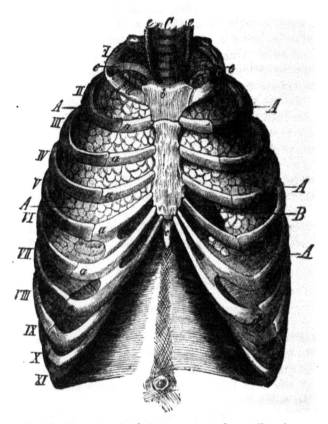

Fig. 58. Caixa thoracica do homem com as visceras thoracicas.
I—XI 1—11 Costellas (a 12 não é visivel). *a* Cartilagens costaes. *b c* Sterno. *c* Processo xyphoideo. *A* Pulmões. *B* Coração. *C* Tracheartéria. *e* Veias jugulares.

quasi o mesmo tratamento homeopathico, so nos occuparemos de uma, da pulmonia typo, isto é *fibrinosa*, que é a mais frequente, para que os nossos leitores possam apreciar melhor e estudar esta doença.

A pulmonia pode invadir um pulmão ou os dois ao mesmo tempo, e dos tres lobulos ou partes que tem o pulmão, invade uma ou duas e raras vezes as tres, isto é todo o pulmão. A pulmonia percorre no seu curso tres estadios ou etapas. O primeiro é o hyperemico ou congestivo, em que o sangue em excesso se acumula nos vasos e no tecido dos pulmões, derramando-se nos alveolos do tecido pulmonar um liquido viscoso; no segundo, chamado de hepatisação, coagula-se o liquido derramado (*fibrina*) tapando os alveolos e os bronchios pequenos, dando ao tecido pulmonar o aspecto da superficie granulada do figado; no terceiro, chamada de resolução, penetra o soro do sangue nos alveolos e amollece os coagulos fibrinosos, que se tornam liquidos e são reabsorvidos pelos vasos lymphaticos dos pulmões ata-

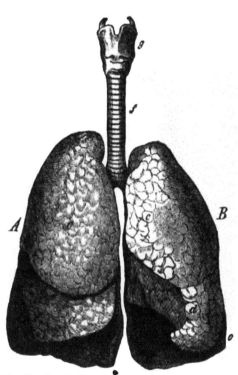

Fig. 59. Os pulmões com a trachearteria e a larynge vistos fora da caixa thoracica.
A Pulmão direito. B Pulmão esquerdo. C Logar do coração. c, d, e Lobulos pulmonares. f Trachearteria. g Larynge.

cados, ou então expellidos pela tosse, ficando o pulmão completamente livre de todo o derrame, quando a pulmonia segue regularmente e o seu termo é favoravel.

Quando a terminação não é favoravel, verificam-se no terceiro periodo as seguintes complicações; os tampões ou coagulos fibrinosos não se liquifazem, antes pelo contrario convertem-se em uma massa dura, que não pode ser reabsorvida nem expectorada e que causa uma irritação continua no tecido pulmonar, e uma inflammação chronica do mesmo que termina pela morte, como a tisica pulmonar: os coagulos fibrinosos produzem pela sua pressão a morte

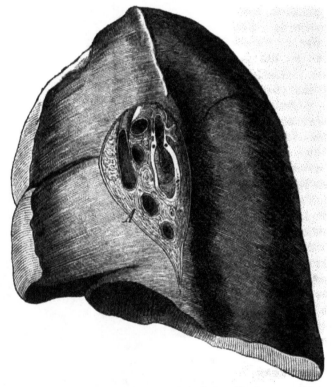

Fig. 60. Um pulmão em estado de hepatisação.
A Bronchios e vasos sanguineos,

do tecido pulmonar proximo, o qual se converte em pus, formando uma ou mais collecções, que se abrem, expectorando-se ou reabsorvendo-se, ou então enkistando-se e causando a morte quando a collecção de pus é consideravel. Quando se verifica o derrame ou exsudado fibrinoso nos alveolos, acompanham-o muitos corpusculos vermelhos do sangue, que ao coagularem-se entram em putrefacção, realisando-se então a terminação sempre fatal da pulmonia pela gangrena pulmonar; e finalmente a pulmonia chronica, que é uma das terminações mais frequentes da pulmonia, nas pessoas debeis, doentias, mal tratadas e quando a causa da doença foi uma queda ou pancadas sobre o peito, e em taes casos a pulmonia é caracterisada pela formação d'um tecido fino chamado conjunctivo, que atravessa o tecido affectado do pulmão e o inutilisa para a respiração.

Devemos tambem fazer notar que na immensa maioria dos casos, para não dizer em todos, tambem se inflamma a parte da pleura que está em contacto com o lobulo do pulmão atacado e d'ahi o nome de *pleuropneumonia* que tambem se dá á pulmonia.

Consignados aqui estes dados anatomo-physiologicos que julgamos importantes para as pessoas que não estudaram medicina, vamos occupar-nos dos symptomas que caraterisam a pulmonia.

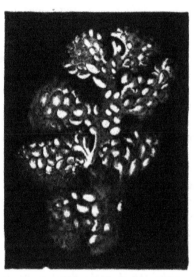

Fig. 61. Bursiculas ou saquinhos terminaes dos pulmões.

A inflammação dos pulmões começa ou por mal estar geral, calafrios, tosse, corysa, nauseas e vomitos, ou então por um frio intenso ou calafrios, que se repetem por duas vezes e são mais ou menos duradouros, nunca mais porêm de quatro horas, apparecendo depois uma febre intensa, com pulso duro, cheio, frequente, de 108 a 120 pulsações por minuto, rosto afogueado e sêde intensa, que se não sacia; a pelle torna-se ardente, secca ou resudativa e se se lhe applica um thermometro á axilla, verifica-se que o doente tem uma temperatura de 39 a 40 gráos centigrados e que nos casos graves, quando o termo é fatal sobe a 41

e até 42 gráos; estas temperaturas baixam pela manhã de
meio a um gráo e de noite sobem um ou um e meio gráo.
Pouco a pouco, depois de declarada a febre, accelera-se a
respiração, o doente queixa-se de peso e oppressão no
peito, sente picadas nas costas, ou uma dôr fixa e lancinante n'um dos lados (pontada), cerca do peito correspondente, apresenta-se uma tosse secca e depois humida com
expectoração sanguinolenta e se uma pessoa intelligente o
percute suavemente no lado atacado, pondo-lhe sobre este
dois ou tres dedos da mão esquerda e batendo sobre elles
com o index e o dedo medio da direita, notará um som
mate pela percussão no sitio em que o doente se queixa;
ao mesmo tempo ouve-se um ruido de mucosidades quando
o doente respira, e se uma pessoa pratica applica um ouvido sobre o lado doente perceberá um ruido subcrepitante
ou crepitante, como quando o sal é atirado sobre brasas;
a estes symptomas aggrega-se ás vezes a insomnia, a seccura da bocca e ataques de tosse incommoda, que fazem
com que o doente expilla esputos sanguinolentos, amarello-
avermelhados, de côr de summo de damasco ou de conserva
de ameixas, e ás vezes purulentos e afinal espumosos ao
terminar a doença e muito abundantes. No curso normal
e desde o quinto ao setimo dia quando muito, começam a
diminuir todos os symptomas, apresentam-se suores quentes
profusos e urinas abundantes com sedimento encarnado, a
febre e a tosse diminuem, a expectoração augmenta tornando-se mucosa, o doente dorme algumas horas, a sua
respiração é mais facil e no fim de dois ou tres dias da
remissão dos symptomas entra em franca convalescença,
recobrando o appetite e a normalidade de todas as funcções.

Infelizmente porem isto não se passa assim em todos
os casos, pois que a pulmonia ás vezes adopta outra via,
cujos desvios mais vulgares passamos a descrever:

Um d'elles é produzido pelo apparecimento da miliar;
o doente accusa uma insomnia constante (symptoma caracteristico) desde o terceiro ou quarto dia da doença,
agitação, excitação cerebral, lingua secca, delirio mais ou
menos violento com ou sem vontade de saltar da cama,
urinas escassas ou supprimidas e sêde ardente; se estes

symptomas cedem aos medicamentos indicados, vê-se apparecer a miliar rôxa (pequeninos grãos encarnados) no peito, pescoço e ventre e ás vezes em todo o corpo, fazendo assim crise a doença e curando-se o enfermo realisando-se ao mesmo tempo a descamação da erupção. Se esta não irrompe, o doente morre por motivo das desordens cerebraes ou typhoides que se manifestam. O mesmo acontece quando se apresenta a miliar branca (os grãos d'esta estão cheios de serosidade), pois que é indicativa do estado de decomposição do sangue do doente.

Um outro desvio tem logar quando a pulmonia se complica com symptomas typhoides (pulmonia adynamica); os symptomas proprios da pulmonia seguem um curso muito lento, a febre estaciona, o doente fica abatido, o pulso é debil e lento, sobrevem a somnolencia e o sopor, o sub-delirio, a perda dos sentidos, as dejecções e urinas involuntarias, a diarrhea, e o doente morre do duodecimo ao decimo quinto dia.

Outro desvio consiste no desenvolvimento desde o principio dos symptomas cerebraes, predominando sobre os especiaes da pulmonia; ha delirio consideravel, perda dos sentidos, desejo de saltar da cama e outros symptomas da meningite cerebral; este desvio é proprio dos que abusam das bebidas alcoolicas e dos que têm soffrido fortes impressões moraes.

Ainda outro é a presença d'um catarrho intestinal agudo, com insomnia, agitação e diarrhea frequente e abundante.

Outro manifesta-se pela lentidão no decurso dos symptomas, pela escassez da tosse e da expectoração, pela febre intensa, suores que não alliviam, pela sêde intensa e outros symptomas que demonstram que a doença é insidiosa.

Outro desvio muito grave e quasi sempre mortal, é quando a pulmonia toma um caracter intermittente; começa por frio consideravel e duradouro, com os demais symptomas da pulmonia, depois sobrevem o calor e finalmente o suor, com o qual desapparece todo o quadro de symptomas alarmantes, para voltar no fim de vinte e quatro ou quarenta e oito horas; durante o segundo ou terceiro ataque costuma morrer o doente.

Ja anteriormente falámos da terminação da pulmonia quando se cura e ao presente trataremos dos symptomas das restantes terminações, mortaes d'ordinario.

Se a molestia se encaminha ao estado chronico, desapparecem os symptomas agudos, o doente levanta-se, mas a tosse e a expectoração não o abandonam aggravando-se de noite, accessos nocturnos, emmagrecimento, respiração laboriosa, fadiga, sobretudo ao subir ladeiras pouco appetite, etc., até que a febre lenta ou a reproducção da pulmonia aguda ponham termo á vida.

Quando termina pela chamada pulmonia caseosa, assim chamada por se converter o derrame fibrinoso n'uma massa caseosa, apresentam-se os symptomas da tisica pulmonar. (Vêde este artigo.)

Se termina pela formação d'um ou mais abcessos, o doente queixa-se repentinamente de grandes calafrios ou de frio, que se renovam, acompanhados de tremuras geraes ás vezes, e a seguir o doente expelle com a tosse grandes quantidades de pus com pedaços de tecido pulmonar. Se o abcesso é limitado ou circumscripto, ainda o doente se pode curar; se é porem diffuso ou extenso, ou se abre caminho para a pleura e o pus se derrama n'esta, o doentê morre depressa por asphyxia ou febre consumptiva.

A terminação pela gangrena, que é muito rara, manifesta-se pela rapida prostração de forças, pulso pequeno, debil e intermittente e saida com a tosse de esputos negros, quasi liquidos, de um cheiro repugnante, e muito abundantes, morrendo o doente com todos os symptomas d'uma febre, putrida, typhoide.

Durante o tratamento da pulmonia tem de se observar uma rigorosa hygiene. Os doentes devem conservar-se de cama desde os primeiros momentos da invasão da doença, abrigando-os bem e pondo-lhes aos pés botijas d'agua quente, para que suem rapidamente, devendo continuar a suar até ao desapparecimento dos symptomas agudos; devem observar uma dieta rigorosa, não os deixando beber senão agua tepida ligeiramente adoçada, o ambiente do quarto deve conservar-se com a temperatura de 18 a 20°

centigrados, renovando cautelosamente o ar para não prejudicar o doente. Logo que este entre em convalescença deve alimentar-se prudente e gradualmente para evitar uma recaida, começando pelos caldos, depois sopas, galinha e assim successivamente até que a convalescença tenha terminado e o doente recuperado as forças. Nos doentes fracos, velhos, nas creanças e nas pulmonias adynamicas e typhoides não se pode observar uma dieta rigorosa, e tem de se dar aos doentes caldos e leite com agua e mesmo puro, para sustentar as forças bem como um pouco de vinho velho no caldo.

Os medicamentos mais indicados na pulmonia são:

Aconitum: frio e calafrios, nauseas e vomitos, seguidos de febre intensa com grande calor, sêde forte, rosto afogueado, dôr de cabeça, pulso duro, cheio e frequente, pontada do lado, oppressão do peito, fadiga, tosse com expectoração mucosa e espumosa, insomnia, agitação, urinas escassas e vermelhas, mêdo da morte e insistencia em predizer o dia e a hora em que ha-de morrer.

Belladonna: depois de *Acon.* e quando predominam os symptomas cerebraes, com excitação geral, afogueamento ou palidez do rosto, horror á luz e ao ruido, aversão a que se approximem e lhe toquem na cama, seccura da bocca, delirio mais ou menos forte, tosse e expectoração escassas, pontada do lado com impossibilidade d'estar deitado sobre esse lado, e allivio deitando-se sobre o lado são, febre muito intensa, insomnia ou modorra e desejo de destapar-se, sêde intensa mas bebendo pouco de cada vez e urinas raras e muito encarnadas.

Bryonia: depois de *Acon.* e se a pontada do lado obriga a doente a estar deitado sobre esse lado pois que se se deita sobre o lado são a pontada augmenta e conjunctamente a tosse e a fadiga; febre e sêde muito intensas, que obrigam o doente a beber com frequencia e grandes quantidades de cada vez; tosse frequente, dolorosa e secca, ou então tosse com esputos ensanguentados, que augmenta quando o doente fala ou se move; respiração accelerada e superficial; suores que não alliviam ou pelle secca; urinas raras e vermelhas, lingua secca e dôr de cabeça com grande pressão; qualquer movimento do doente, por mais ligeiro que seja, aggrava todos os symptomas, sobretudo a pontada, a tosse e a fadiga.

Mercurius: emprega-se geralmente depois de *Bry*: expectoração de sangue puro ou de côr de conserva de damasco; tosse frequente, humida e branda com expectoração abundante, que aggrava os suores e os demais symptomas; suor quente, muito abundante, pegajoso, que não allivia, mais abundante na cabeça, pescoço e peito; oppressão do peito e fadiga, que augmentam de noite, bem como a tosse, os suores e a expectoração; sêde pouca, diarrhea por vezes, dôr no centro do peito, so podendo estar deitado de costas, pois que se se deita sobre qualquer dos lados augmentam as dôres, a tosse e a fadiga; escoriações e irritação nos labios e na bocca, lingua humida e salivação ás vezes.

Phosphorus: quando a prostração de forças vem com grande rapidez; tosse secca, frequente com expectoração sanguinolenta, purulenta, viscosa, pegajosa, verde, amarellada expellindo-a com grande difficuldade, grande oppressão do peito com canceira extraordinaria, que obriga ás vezes o doente a ter a cabeça muito alta para poder respirar melhor e se aggrava falando e bebendo, assim como a tosse; pelle secca e ardente, ou suores viscosos, pegajosos; palidez do rosto, delirio sob a forma de murmurio, indifferença, insomnia, agitação, seccura de bocca e garganta com sêde intensa, o doente porem recusa beber ou bebe pouco de cada vez, porque o beber lhe aggrava a tosse e a fadiga; urinas turvas com sedimento avermelhado, grande prostração com somnolencia, diarrhea, e urinas e dejecções involuntarias ou com a tosse.

Sulphur: depois de *Merc.* ou *Phos.*, quando estes medicamentos minoraram os symptomas mais agudos; tosse frequente, consideravel, secca, ou com expectoração côr de conserva de ameixa, amarello-esverdeada, fetida, purulenta, espessa e viscosa; fadiga e ataques de suffocação, sobretudo de noite, a ponto de que o enfermo não pode fazer inspirações profundas porque sente o peito opprimido; ruido no peito ao respirar, so podendo estar deitado de costas, sensação de plenitude no peito com afogueamento do rosto; urinas muito raras demoradas e escuras, leitosas e turvas, fetidas; debilidade, prostração de forças, falta de appetite e accessos nocturnos. Este medicamento convem mesmo depois do doente curado quando lhe ficam restos de tosse e de fadiga ao andar.

Com estes medicamentos cura-se geralmente a pulmonia que segue um curso normal, ainda que seja lento e insidioso. Contra os desvios do curso normal e suas complicações, estão indicados os seguintes medicamentos:

Arsenicum: doentes fracos, cachecticos, com symptomas de grande debilidade e prostração de forças, que augmentam com o mais leve movimento; sêde ardente, mas bebendo pouco de cada vez, e grande magreza; mêdo da morte, com anciedade extrema, angustia e sensação como se houvesse no estomago e ventre carvões em brasa; tosse fatigante pela debilidade e prostração, e que se aggrava com o movimento, falando e bebendo; expectoração com má côr, fetida, de um verde sujo ou escuro, indicio da gangrena do pulmão atacado; grande oppressão do peito com anciedade, respiração sibilante, com gemidos, entrecortada; ataques de suffocação com frio e suores frios; respiração difficil com resfriamento das extremidades e grande angustia; agitação e desasocego com anciedade inconsolavel. Nos casos de gangrena se este medicamento não fôr sufficiente, devemos recorrer a *Lachesis* e depois a *Kreosot*.

Carbo vegetalis: depois de *Ars.* e quando a prostração de forças é tão intensa que parece que o doente vae morrer; o pulso torna-se debil, quasi imperceptivel, intermittente, ou desapparece; a expectoração supprime-se, a pelle torna-se fria, a voz extingue-se, ha suores frios e a respiração extremamente difficil e suspirosa. Algumas doses d'este medicamendo devem produzir no doente uma reacção salutar e facilitar depois o caminho para a acção de *Ars.*, *Rhus*, *Laches.* etc., o melhor indicado.

China: nos casos em que o doente tenha sido sangrado, ou tenha soffrido perdas de liquidos de qualquer natureza. Debilidade e grande prostração com suores, gemidos, symptomas biliosos ou de gangrena do pulmão; diarrhea, impossibilidade de se mover devida á fraqueza, debilidade da vista, ruido nos ouvidos e na cabeça; impossibilidade de supportar a conversação, os ruidos e a

42*

luz forte; tosse curta, sem força, expectoração difficil e fetida, escura, respiração difficil, angustiosa e alento frio.

Lachesis: quando a pulmonia termina por gangrena, e nos esputos saem particulas negras, como a fuligem, ou esputos como se fossem pura fuligem, negros e fetidos; symptomas typhoides, com lingua secca, com impossibilidade de sair para fora dos dentes e tremente; prostração de forças, com bocca aberta e queixo inferior caido; aggravação ao despertar; ranger de dentes durante o somno.

Lycopodium: a pulmonia termina pela formação de abcessos; expectoração purulenta, cinzenta, de pus puro, fetido, abundante, com prostração de forças, oppressão do peito, tosse com dôres no peito; o gosto da expectoração é salgado; respiração com muito ruido de mucosidades; febre com pelle secca, ardente, ou suores pegajosos no peito e costas; respiração tão difficil que as azas do nariz se movem como um folle (symptoma caracteristico). Se não basta *Lycop.*, deve dar-se depois *Sil.* e depois d'este *Sepia*; se o pus vier misturado com sangue deve dar-se *Merc.* de preferencia.

Rhus: nos casos em que appareçam os sypmtomas typhosos com grande prostração de forças (pulmonia typhoide ou adynamica); grande prostração de forças que não permitte ao doente movimento algum, está deitado de costas e com modorrha, somnolencia e immovel; tosse rara, falta de expectoração, respiração lenta e difficil; calor secco com angustia, estupidez ou ideias confusas, delirio em forma de murmurio, persistencia de arranjar as cobertas da cama e apanhar objectos imaginarios; olhar fixo, estupido ou indifferente; lingua e labios seccos, gretados, negros e lingua tremente, forte sêde, diarrhea ensanguentada ou prisão de ventre com sensibilidade da bocca do estomago á pressão; suores viscosos, petechias, ruido nos ouvidos e surdez.

Stramonium: predominio das insomnias, com delirio furioso, persistindo em saltar da cama abaixo, em morder, cuspir, cantar e assobiar; nos casos em que a miliar custa a irromper; tosse e expectoração raras ou nulas; suppressão das urinas, pupilas dilatadas, insensiveis, respiração estertorosa com rouquido e visões de espectros.

Tartarus emeticus: depois de *Merc.* e *Phos.*, symptomas de paralysia dos pulmões, que se conhece pelo augmento da fadiga e difficuldade da respiração; ruido de mucosidades no peito ouvindo-se a grande distancia; tosse pertinaz sem o doente expectorar cousa alguma, com suores nas mãos, cabeça e testa; ataques de suffocação que obrigam o doente a sentar-se na cama, tornando-se a respiração cada vez mais difficil; quando respira ouve-se um grando ruido no peito; somnolencia, peso de cabeça, angustia mortal, cara palida, alterada e fria ou encarnada e inchada; urinas involuntarias; symptomas de asphyxia.

São estes os medicamentos mais usados contra a pulmonia em geral, e ao presente daremos algumas indicações mais para o tratamento d'esta doença, segundo as suas causas.

Se é devida a pancadas, quedas, contusões, deve dar-se *Arnica*.

Nos que abusam das bebidas alcoolicas, *Nux v.*, e depois *Lachesis* e *Ledum*.

Se toma o typo intermittente deve dar-se *Chininum sulphuricum* e se não bastar consultem-se os medicamentos da febre perniciosa e sobretudo *Ars.*

Se depende da presença do sarampo *Puls.* e depois *Bry.* e *Phos.*

Se é consequencia da suppressão da menstruação, *Puls.* e depois *Bry.*, *Lach.* e *Sulph.*

A pulmonia dos velhos cede a *Merc.* depois de ter tomado *Acon.*, e depois de *Merc.*, *Phos.* e *Tart. emet.*

A pulmonia das creanças trata-se com *Ipecac.* e depois *Chelidonium.*

A pulmonia typhoide, em que parece os symptomas d'aquella serem substituidos pelos d'um typho pronunciado, deve tratar-se com *Opium* e depois consultem-se *Arn.*, *Bry.*, *Rhus*, *Veratr.*

Se a pulmonia se tornar caseosa, como ja fizemos notar, o que ás vezes acontece, posto que seja muito rara, deve dar-se primeiro *Sulphur* e depois *Lycopod.*, *Kali carb.*, *Ars.*, *Nitri ac.* e *Stann.*

Purpura hemorrhagica.

Esta molestia que costuma acompanhar outras doenças graves como o escorbuto, o typho, etc., tambem costuma apparecer por si so nas pessoas pobres, doentias, mal alimentadas e na convalescença das doenças prolongadas e n'aquellas em que o doente perdeu muitas forças.

Os symptomas que a caracterisam, são os seguintes: é precidida de tonturas, falta de appetite, nauseas, vomitos, diarrhea, magoamento do corpo, etc., e por fim apresentam-se na pelle manchas de um rôxo azul-escuro, pequenas e grandes, tomando depois varias nuances, amarella, acobreada, escura, etc.; entre as manchas grandes observam-se outras como bicos de alfinete; as manchas apparecem no decurso da doença, nos olhos, narinas, labios e bocca, etc. e d'esta ultima sae sangue pelas manchas; ha hemorrhagias pelo nariz, pelos ouvidos, olhos, anus, vulva, etc. e d'ahi resulta a anemia, a prostração de forças, os deliquios e a morte afinal, se não se combatem os symptomas adequada e promptamente.

Quando o doente se cura, a convalescença é longa e difficil por causa da falta de appetite.

O tratamento d'esta molestia deve começar sempre por *Rhus*, e se não fôr bastante, consultem-se depois *Ars.*, *Bry.*, *Ledum* e *Secale corn.*

Quando se manifestam as hemorrhagias deve dar-se *Phos.* com insistencia e não sendo sufficiente daremos *Hamamelis* e *Aran. diad.*

A purpura dos velhos combate-se com *Conium* e tambem *Baryt. c.*, *Phosph. acid.*, *Rhus* e *Secale corn.*

Quando ha hemorrhagias devem preferir-se os alimentos liquidos e frios. O doente deve allimentar-se convenientemente, segundo as suas forças e não deve tomar alimentos excitantes como o café, os licores, etc.

Pustula maligna.

A pustula maligna não é mais do que uma especie de carbunculo e por assim dizer a sua forma mais benigna: apresenta-se nas partes da pelle habitual ou accidentalmente descobertas, sobretudo onde a pelle é mais fina. A pustula provem do contacto com animaes que têm o carbunculo, do sangue e despojos dos mesmos, mortos da mesma doença e sobretudo manejando as pelles dos animaes que o tiveram. Ataca os pastores, carniceiros, vaqueiros, curtidores, alquiladores, cardadores, etc.

No ponto onde se ha-de desenvolver a pustula, declara-se um ardor ligeiro, formando-se uma empola que se estende e augmenta o ardor. A empola é substituida por uma mancha livida em cujo fundo ha um pequeno tuberculo; o ardor, calor e comichão augmentam, ha tensão na pelle com inchação e vermelhidão. A mancha torna-se negra e cresce, ha inchação das partes subjacentes e a vermelhidão transforma-se n'uma erysipela com grande inflammação. A inchação é enorme, estende-se a grande distancia, desenvolve-se a gangrena que penetra muito e apparecem os symptomas geraes de prostração e podridão, com febre lenta, sêde, abatimento, suores frios, pulso fraco e concentrado, etc. Tal é o percurso de tão grave molestia, se não se cura no seu primeiro periodo.

Para o seu tratamento vêde o artigo *Carbunculo*, porque se tratam do mesmo modo, não olvidando que *Arsenicum* é o principal medicamento tanto do *carbunculo* como da *pustula maligna*.

Quadris.

Inflammação da articulação do quadril. — É uma doença que se observa com alguma frequencia na primeira e na segunda infancia e mesmo na puberdade. Desenvolve-se lenta e regularmente depois d'uma queda (quiçá insignificante), depois d'uma pancada, d'um resfriamento, etc.; no fundo porêm pode descortinar-se uma dyscrasia. Em geral é producto do vicio escrophuloso, da syphilis hereditaria e tambem do herpetismo, posto que o primeiro seja mais frequente. A principio o doente queixa-se de dôres no joelho e começa a coxear. Em consequencia da inflammação da articulação do quadril e do tumor maior ou menor e ás vezes bastante volumoso, que se forma, a perna doente incha e quando se aperta a cabeça do osso femur contra a sua cavidade cotyloidea, sentem-se dôres fortes. Se a doença progride, a cabeça do femur desloca-se e a perna encurta-se. No fim de mais ou menos tempo e se a doença não se cura, ou se estaciona, como ás vezes succede, sobrevem a suppuração e a carie do osso e o doente morre, depois de deitar grandes quantidades de pus, de fraqueza e inanição.

No principio da doença deve dar-se principalmente *Bell.*, depois *Merc.*, e se não bastarem *Sulph.*; se não produzirem effeito algum, *Coloc.* e depois *Rhus*: mais tarde *Calc.*, *Sil.* ou *Kali c.*, *Lycopod.*, *Phos.* (R.).

Quando a suppuração é muito abundante, e o doente está muito fraco, extenuado, com accessos febris nocturnos, suores, diarrhea, etc., consultem-se: *Asa foet.*, *Phos.*, *Sil.*, *Sulph.* (Alvarez).

Segundo o dr. Jeanes, *Stram.* é o melhor medicamento contra a inflammação do quadril esquerdo. R. recomenda-o para todos os abcessos que taes dôres causam aos doentes que se tornam loucos.

Se a perna incha, dê-se: *Coloc.*, *Kreos.*, *Rhus.*, *Sulph.* (B.) e *Thuja* (Wolf).

Se se encurta: *Ambr.*, *Coloc.*, *Mexer.*, *Oleand.*, *Phos.*, *Sep.* (B.).

Para a *coxalgia*, ou dôres nervosas e rheumaticas, que atacam as articulações dos quadris e regiões circumvisinhas, podem empregar-se os medicamentos consignados no artigo *Sciatica*; e se não bastarem, consultem-se: *Bry.*, *Calc. c.*, *Canth.*, *Hep.*, *Merc.*, *Sep.*, *Staph.*, *Sulph.*

A *claudicação* ou *coxeadura* espontanea depende na maior parte dos casos d'uma affecção da articulação dos quadris, ás vezes porém apresenta-se sem outros symptomas nem geraes nem locaes. Observa-se de preferencia nas creanças. Quando de facto é expontanea, sem outros symptomas, dê-se *Merc.* e se não fôr bastante, prescreva-se *Bell.* ou então *Calc.*, *Coloc.*, *Rhus*, *Sil.*, *Sulph.*

Se depende d'uma coxártrocace ou coxalgia, prescrevam-se os medicamentos d'estas doenças.

Para a inflammação rheumatica ou rheumatismo agudo da articulação do quadril, consultem-se os medicamentos do artigo *Rheumatismo*.

Queimaduras.

Nos casos de queimaduras de muita extensão e com muita suppuração, applique-se a *Calendula*, do mesmo modo que a *Arnica* nas pancadas e contusões, e prescreva-se tambem interiormente em baixa diluição, de duas em duas ou de tres em tres horas uma colhér. Passadas algumas horas, substituem-se as applicações da *Calendula* pela applicação d'uma mistura de azeite bom e clara d'ovo bem batidos, cobrindo depois tudo com um panno de linho ou melhor com uma pasta d'algodão fino imbebido n'esta mistura. Esta applicação renova-se quando está secca, até que a ferida se cicatrize completamente. Por este methodo as dôres desapparecem de prompto e a superficie queimada, por mais extensa e profunda que seja, cicatriza com rapidez, e a cicatriz resultante fica menos perceptivel do que por qualquer outro meio.

Quando não houver á mão *Calendula*, pode usar-se a *Arnica*, ou a *Urtica* ou a *Cantharides*, mas a melhor é a *Calendula* e na sua falta a *Arnica*.

Tambem se pode substituir a *Calendula* interiormente por qualquer dos remedios seguintes:

Aconitum: se ha febre com sêde, inquietação e insomnia.

Arsenicum: se ha sêde urente desejando beber pouco de cada vez.

Belladonna: se ha forte dôr de cabeça com delirio, agitação continua; a luz e todos os ruidos incommodam muito. (Se não fôr bastante, dê-se *Hyosc.*)

Hepar: se ha dôres pungitivas, como se introduzissem facas na superficie queimada; latejar profundo.

Mercurius: se ha suores abundantes e a superficie queimada verte um pus sanioso.

Silicea: se *Hepar* não basta e a cicatrização não avança porque a suppuração não termina e é de mau caracter.

Quinina.

Os principaes medicamentos contra os soffrimentos causados pelo abuso da quinina em doses allopathicas, são: *Ipecac.*, *Ars.*, *Puls.*

Ipecacuanha: a principio na immensa maioria dos casos, quando ha symptomas gastricos, dôres vagas, zumbidos nos ouvidos e dôr de cabeça.

Arsenicum: sêde intensa, inchações nos pés, pernas, ventre, cara ou mãos; respiração penosa, tosse secca e fadiga.

Pulsatilla: que esta indicada especialmente nos soffrimentos consecutivos a uma febre intermittente cortada com doses enormes de quinina. Dôres de dentes, ouvidos e cabeça e tambem nas extremidades; tristeza, pranto, desejo de estar constantemente sentado ou deitado; o movimento moderado mesmo produz suores, anciedade e grande canceira.

Alem d'estes medicamentos, podem estar indicados:

Belladonna: se ha accumulação de sangue na cabeça com calor na cara, ardor e dôr na garganta, dôres de cabeça muito fortes.

Calcarea: se a *Puls.* não fôr bastante.

Ferrum: inchação dos pés, côr palida mate da pelle com perda do appetite, tristeza e desejo de estar deitado.

Mercurius: se se declarar a ictericia, com prisão de ventre ou diarrhea biliosa, suores incommodativos e ulceras e erupção miliar na bocca, com ou sem salivação.

Veratrum: frio intenso em todo o corpo ou só nas extremidades; suores frios, sêde, prisão de ventre e até caimbras.

Raiva.

(*Hydrophobia.*)

A raiva ou hydrophobia é uma molestia que ataca espontaneamente certos animaes e que estes transmittem ao homem pela mordedura. O virus ou veneno rabico desenvolve-se, segundo parece, espontaneamente no cão de preferencia, depois no lobo e finalmente no gato. Estes transmittem-no pela mordedura a outros animaes e ao homem. A sua transmissão por meio de mordeduras depende de que o virus rabico se encontra na saliva e no sangue dos animaes raivosos e para que o contagio tenha logar é preciso que a mordedura do animal raivoso rasgue ou penetre a pelle do mordido, sausando a chamada solução de continuidade ou ferida.

A primeira cousa a conhecer é quando um cão está raivoso, porque é elle que geralmente communica a raiva ao homem e aos outros animaes. A raiva manifesta-se no cão a principio por agitação, virando-se e revirando-se constantemente no canil e quando anda na rua, vae sempre d'um para outro lado como se buscasse alguma cousa, umas vezes pára, estremece e morde o vento, outras precipita-se contra alguma cousa uivando e ladrando; perde o appetite e morde os moveis, as roupas, etc., a saliva escorre da bocca e ainda reconhece a voz do dono, trata porêm de o evitar e so obedece lentamente e ladra lastimosamente elevando o tom do ladrido e prolongando-o. Passados dois ou quatro dias e ás vezes menos, destroça todos os objectos, os olhos injectam-se de sangue, leva as patas da frente á bocca aberta como para arrancar alguma cousa, o pello eriça-se e emmagrece; abandona a casa do amo e anda pela rua sem rumo determinado com a cabeça baixa e o poscoço pendente, começa a morder os outros cães, signal muito caracteristico, foge da agua e dos objectos brilhantes e finalmente morde tudo quanto se lhe põe na frente e até os proprios donos; por ultimo, acocora-se n'um sitio pouco frequentado e alli morre paralysado ou no meio de convulsões. Algumas vezes, mas muito raras, a raiva manifesta-se no cão pelo ultimo periodo e so morde as pessoas e animaes que ficam ao alcance da sua bocca.

Logo que um cão apparece atacado de raiva, deve ser morto immediatamente a fim de evitar maiores desgraças.

A raiva manifesta-se no homem da seguinte forma. A ferida causada pelo animal raivoso doe, sangra, inflamma-se ou não, segundo a extensão da ferida, ou torna-se de uma côr azulada, escura, amarellada, etc., suppura e cicatriza-se, ou então produz poucos soffrimentos, que se reduzem a dôres mais ou menos fortes, e o doente permanece bem apparentemente. Passado um certo tempo, oito dias pelo menos e um anno o maximo, apresentam-se os primeiros symptomas da hydrophobia ou raiva, abrindo-se ás vezes a ferida ja cicatrizada. O doente sente dôres ardentes na garganta e estomago e suspira tristemente, symptomas que duram dois ou tres dias, passados os quaes se desenvolvem os ataques de hydrophobia com toda a intensidade e que se caracterisam por espasmos da garganta e da respiração, sêde intensissima com horror á agua e aos objectos brilhantes, os ataques augmentam sobretudo ao querer engulir a agua, convulsões com distensão das extremidades, espuma na bocca, insomnia, delirio, desejo vehemente de morder tudo o que fica ao alcance da bocca, até que afinal, a somnolencia, os ataques de suffocação e o delirio acabam com a vida dos doentes ao cabo de dois ou tres dias do ataque declarado de hydrophobia.

No momento em que uma pessoa é mordida por um cão raivoso, deve sugar-se immediatamente a ferida ou o que é melhor ainda applicar uma ventosa se a houver disponivel, procurando assim extrair o virus rabico; depois lava-se a ferida com uma solução alcoolica d'acido phenico (cem grammas d'alcool e dez grammas d'acido phenico) e se os tecidos foram muito dilacerados pela mordedura, deve lavar-se a ferida com uma solução de 500 gram. de agua e 10 gram. d'acido phenico crystalisado. Isto deve ser feito immediatamente, pois que passadas poucas horas depois de praticada a mordedura o virus foi ja completamente absorvido. Depois a ferida é tratada como outra qualquer e se suppurar e o pus fôr fetido, lavar-se-ha com agua phenica na proporção de 1 por cento e cobrir-se-ha com compressas imbebidas na mesma agua e por fim um penso d'algodão phenicado para absorver o pus.

Praticado este primeiro curativo, o doente começará a tomar *Bell.*, oito globulos ou 6 gottas em meio copo d'agua, uma colhér de quatro em quatro horas, durante os tres primeiros dias, depois tres colhéres por dia durante seis dias e depois uma dose de quatro globulos diariamente por espaço de oito dias e afinal uma dose do mesmo medicamento de tres em tres, de quatro em quatro ou de seis em seis dias, até passarem tres mezes. Se no fim dos tres mezes não se tiver apresentado a hydrophobia, segue-se dando ao enfermo uma dose de *Bell.* todos os quinze dias até que tenham passado seis mezes depois da morde-dura.

Se apesar dos meios indicados a hydrophobia se de-clarar, dá-se ao enfermo *Hyosc.*, uma colhér de tres em tres horas e se não puder engulir a agua, põem-se-lhe os globulos sobre a lingua, humedecendo-a com um lenço molhado. Se se manifestarem os ataques de hydrophobia deve dar-se immediatamente *Stram.* que se applica como *Hyosc.* e suspendendo este.

Em ultimo recurso, quando os medicamentos não pro-duzem effeito algum, mette-se o doente n'um banho de vapor russo, em que se conserva todo o tempo que possa e se repete quantas vezes fôr preciso; os medicos dizem que conseguem grandes resultados com os banhos de vapor.

Para acalmar a sêde raivosa que têm os enfermos e que não podem saciar pelo horror que a agua lhes causa e a aggravação que sentem ao engulil-a, aconselham-se os clysteres d'agua fria.

Alem dos medicamentos ja mencionados, alguns medicos homeopathas recommendam *Allium sativum, Cantharis, Cuprum aceticum, Euphorbia villosa,* etc.

Resfriamento.

Os principaes medicamentos contra as consequencias d'um resfriamento são: *Acon., Ars., Bry., Calc., Carbo v., Cham., Coff., Dulc., Ipecac., Merc., Nux v., Puls., Rhus, Sulph.*

Se os soffrimentos em consequencia do resfriamento são agudos, febris e dolorosos: *Acon., Ars., Bell., Cham., Coff., Merc., Nux v., Puls.*—Se as dôres são insignificantes e não ha symptomas febris: *Dulc., Ipecac., Puls.*—Se os soffrimentos são *rebeldes*, chronicos: *Carb. v., Calc., Sil., Sulph.* e até *Ars.*

Se o resfriamento foi contraido na agua, ou por um frio humido: *Calc. Dulc., Puls., Rhus, Sulph.*

Para o resfriamento da *cabeça*: *Bell.*, *Glonoïn*, (depois de cortar o cabello) *Sep*.

Do *estomago* com gelados, agua fria estando a suar e fructa: *Ars.*, *Bry.*, *Puls.*, *Veratr.*

Dos *pés*: *Sil.* ou *Puls.*, *Cham.*

Depois de ter molhado os pés: *Sil.* ou *Puls.*, *Sep.* e *Rhus.*

. Depois de ter molhado todo o corpo: *Calc.*, *Sep.*, *Rhus*, ou *Bell.*, *Bry.*, *Puls.*, *Nux mosch.*

Depois de ter molhado todo o corpo estando a suar: *Rhus* ou *Acon.*, *Bry.*, *Dulc.*, *Sep.*

Resfriamento por ter molhado a cabeça: *Puls.* ou *Bell.*, *Bry.*, *Dulc.*, *Rhus.*

Para as pessoas que se resfriam facilmente porque transpiram muito: *Carbo v.*, *China*, *Hep.*, *Merc.*, *Phosph. ac.*, *Rhus*, *Veratr.*

Para as que facilmente se resfriam ficando então doentes: *Bry.*, *Calc.*, *Carb. v.*, *Merc.*, *Rhus*, *Sil.*, *Veratr.* *Ars.* quando o frio provoca dôres: *Cham.*, e *Nux v.*, quando provoca calafrios.

. Para as erupções supprimidas por um resfriamento: *Ars.*, *Bry.*, *Ipecac.*, *Phos.*, *Puls.*, *Rhus*, *Sulph.*

Para os resfriamentos em tempo humido e frio: *Calc.*, *Carbo v.*, *Dulc.*, *Merc.*, *Puls.*, *Rhus*, *Veratr.*

Durante uma tempestade: *Bry.*, *Rhod.*, *Sil.*

Os resfriamentos a cada mudança de temperatura cedem a: *Calc.*, *Carbo v.*, *Dulc.*, *Lach.*, *Merc.*, *Rhus*, *Sil,*. *Sulph.* e *Veratr.*

Com o frio secco: *Acon.*, *Bell.*, *Bry.*, *Ipecac.*, *Sulph.*

Com o calor: *Ars.*, *Bell.*, *Bry.*, *Carbo veg.*, *Dulc.*, *Merc.*, *Ipecac.*, *Veratr.*

Rheumatismo.

Actualmente o rheumatismo em medicina é considerado como uma inflammação especial causada por um resfriamento, que ataca os musculos e articulações de preferencia, bem como os nervos e ossos, com dôres mais ou menos agudas e um caracter especial de mobilidade e translação facil d'uma parte para outra, por mais distantes que sejam. Para melhor comprehensão e estudo do rheumatismo trataremos primeiro do rheumatismo articular e depois do muscular.

Rheumatismo articular.—Arthrite rheumatica.—É uma molestia muito frequente, que apparece em todas as epocas da vida e sobretudo dos 15 aos 50 annos, devida aos resfriamentos estando o corpo a suar, a mólhas, banhos frios, habitar quartos baixos o humidos, etc. Pode tomar a forma aguda ou a chronica.

Rhematismo articular agudo.—Costuma começar geralmente por quebrantamento de forças, mal estar geral, dôres vagas, frio, calafrios, dôres de cabeça, náuseas e vomitos ás vezes; um ou dois dias depois fixam-se as dôres

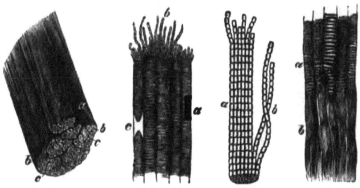

Fig. 62. Corte transversal d'um musculo.
Fig. 63. Fibras musculares augmentadas 250 vezes.
Fig. 64. Feixesinho primitivo isolado augmentado 450 vezes.
Fig. 65. Tecido tendinoso.

n'uma ou mais articulações, sendo muito agudas e impossibilitando os movimentos do enfermo; ao mesmo tempo desenvolve-se uma febre violenta, o pulso torna-se forte, cheio e dilatado, ha sêde consideravel, agitação, insomnia, gritos por causa das dôres e as articulações inflammadas incham e a pelle que as reveste, torna-se encarnada: qualquer movimento, qualquer pressão, ainda mesmo a da roupa da cama, augmentam as dôres e tambem de noite e a certas horas do dia, o que tambem acontece com a febre, a sêde, a agitação e as insomnias. Quando estas são constantes, ha a receiar a complicação com a miliar, que costuma apparecer n'esta molestia como na pulmonia, e que pode comprometter a vida do enfermo se não irrompe bem; se irrompe bem, accelera o curso do rheumatismo e este finalisa depressa e bem, sem voltar a atacar o doente, como o ensina geralmente a pratica. Se a miliar desapparece bruscamente, pode causar a morte do enfermo por congestão cerebral, bem como quando não irrompe francamente. Suores abundantes, urinas raras e com sedimento côr de tijollo, fadiga e ás vezes um ligeirissimo delirio costuma acompanhar o rheumatismo articular agudo. No decurso normal, no fim de dôze dias, pouco mais ou menos, começam a diminuir todos os symptomas e o doente fica curado no fim de tres semanas, restando-lhe somente alguma rigidez e difficuldade em mover as articulações doentes, cuja rijidez e difficuldade desapparecem em breve.

Quando não é normal, o rheumatismo abandona uma articulação para invadir outra e não desapparece sem ter invadido todas as d'uma extremidade ou d'ambas, etc.; outras vezes, quando o doente se julga curado, apresenta-se de novo a inflammação na mesma articulação ou n'outra distante, etc.; o que faz com que um ataque de rheumatismo agudo dure d'um a dois mezes e ás vezes mais. N'alguns casos o rheumatismo complica-se com a pulmonia, a pleuresia, a endocardite ou a pericardite, cujas complicações são geralmente mortaes; ou então passa ao estado chronico, o que succede quando o seu curso não é normal. N'alguns casos, ainda que muito raros, as articulações suppuram, abrem-se e formam-se ulceras, sobrevindo a carie, em geral incuravel.

As pessoas que soffrem de dôres rheumaticas musculares antigas, ou são propensas aos resfriamentos, devem andar bem abrigadas nas epocas frias do anno, usar meias de lã e calçado grosso, camisolla interior de lã ou de baêta, evitar as molhas, sobretudo as dos pés, passeiar, montar a cavallo, fazer gymnastica; usar as abluções e fricções da pelle, não estar em habitações muito quentes e ao lado de estufas e chaminés que dêm excessivo calor e evitar as influencias e as variações bruscas de temperatura.

Logo que uma pessoa se sinta atacada pelo rheumatismo agudo ou por um resfriamento precursor do mesmo, deitar-se-ha e procurará suar o mais depressa possivel, para o que se cobrirá com os cobertores sufficientes, e pondo botijas d'agua quente aos pés. Deve observar uma dieta absoluta durante os symptomas agudos, bebendo somente agua adoçada e tepida nas epocas frias do anno. Logo que entre em convalescença, deve alimentar-se cautelosamente para evitar uma recaida, não se deve levantar senão quando tenha adquirido bastantes forças, abrigando-se bem para evitar um resfriamento, e conservando os pés sempre quentes.

Os medicamentos indicados no rheumatismo articular agudo, são:

Aconitum: que é o primeiro medicamento a empregar; mal estar geral, frio, calafrios, dôr de cabeça, sêde, nauseas e vomitos, urinas raras, dôres e tumefacção das articulações, febre intensa com vermelhidão do rosto, agitação, insomnia, mêdo da morte, calor secco, e grande sensibilidade ao tacto e ao movimento.

Arnica: sensação como se as articulações estivessem deslocadas ou quebradas, com sensação de adormecimento frequentes vezes ou de formigueiro, e sobretudo quando o doente se queixa d'uma *sensação como se a parte doente estivesse sobre um corpo duro.*

Belladonna: vermelhidão erysipelatosa das partes inflammadas ou febre com symptomas cerebraes. — Forte accumulação de sangue na cabeça, pulsação, perceptivel á vista, das arterias do pescoço e vermelhidão do rosto e dos olhos.

Bryonia: dôres urentes, pressivas, lancinantes, dilacerantes, que atacam mais os musculos do que os ossos, com impossibilidade de se mover; inflammação local palida ou brilhante com tensão da parte atacada; suor geral; frio e calafrios; febre intensa com sêde enorme, bocca secca, dôr de cabeça, aggravação dos soffrimentos com o movimento, .o frio, o ruido, a tosse; nem mesmo pode sentar-se na cama para beber agua; ás vezes, o mais leve movimento causa ao doente uma especie de syncope pela aggravação que lhe produz nas dôres.

Chamomilla: dôres rheumaticas que augmentam de noite, com sensação de torpor das partes atacadas e dôres dilacerantes na cabeça, ouvidos e dentes.

Cimicifuga: rheumatismo agudo com febre nas mulheres que soffrem do utero. Durante o ataque de rheumatismo desapparecem quasi de repente as dôres articulares ou musculares, com afflicção, oppressão maior ou menor na região precordial, palpitações do coração, torpor nos braços, suor frio nas mãos, não podendo mover-se nem falar e suffocação.

Colchicum: dôres dilacerantes com febre regular, pequena inchação das articulações, urinas com muito deposito branco, aggravação de todos os symptomas do anoitecer ao amanhecer, com o movimento, o contacto e o tempo humido e quente; o doente não pode mover-se sem se queixar.

Lac aninum: medicamento muito importante quando o rheumatismo é alternante, quero dizer, que occupando n'um dia uma articulação, no seguinte desapparece para atacar uma opposta e assim todo os dias; o doente está muito fraco e prostrado, aggravando-se as dôres com o mais leve movimento.

Mercurius: rheumatismo com abundantes suores que não alliviam: inchação edematosa das partes atacadas, que experimentam com frequencia uma sensação de frio.

Nux vomica: rheumatismo nos borrachos e nas pessoas de vida sedentaria, principalmente se ataca os hombros, as costas e os rins.

Pulsatilla: rheumatismo que muda de uma parte para outra; aggravação ao cair da tarde, ou de noite com o calor da cama.

Rhododendron: rheumatismo articular com nodosidades; dôres intensas que se aggravam com a quietação e se reproduzem ou aggravam com um tempo chuvoso, humido e tempestuoso, ainda que o doente se não exponha ao mesmo e não saia da sua habitação temperada e esteja bem abrigado.

Rhus: rheumatismo depois de ter molhado o corpo todo estando a suar, ou então depois de ter feito grandes esforços physicos; sensação de deslocação, adormecimento

e paralysia ou verdadeira paralysia das partes doentes.—
Aggravação com a quietação, allivio com o movimento

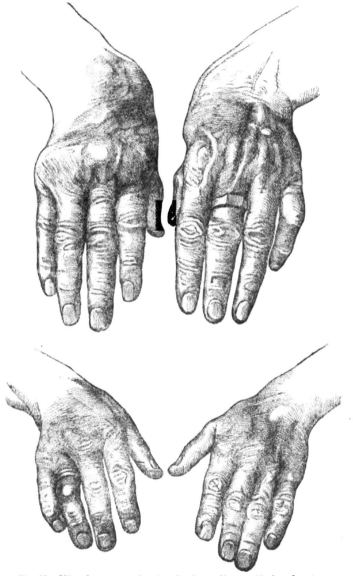

Fig. 66. Mãos de pessoas atacadas de rheumatismo articular chronico.

43*

suave mas continuo, emquanto o enfermo soffre quando principia a mover-se, por ex: quando se levanta do seu assento.

Sulphur: nos casos rebeldes, quando os medicamentos indicados tenham alliviado sem comtudo curar completamente.

Veratrum viride: rheumatismo articular, principalmente do lado esquerdo do corpo, com dôres agudissimas que se exacerbam com o movimento; inchação dos pontos atacados; febre com pulso cheio, frequente, tenso e como aos saltos; lingua branca com bordas amarelladas e uma cinta roxa no centro; nauseas e vomitos; aggravação á noite de todos os symptomas.

Rheumatismo articular chronico.— Como anteriormente dissemos, o rheumatismo articular chronico é consequencia do agudo, ou então manifesta-se isoladamente. Por isso mesmo que quasi nunca vem com febre, o seu curso prolonga-se muito e muda frequentemente de sitio, acabando por fixar-se n'uma ou duas articulações quando muito. Caracterisa-se tambem por ser muito rebelde ao tratamento e tanto que algumas vezes so se consegue alliviar os symptomas sem se conseguir cural-o.

Os symptomas principaes são a rigidez, as dôres e a inchação das articulações e tendões e dos musculos cuja inserção lhe fica perto e rigidez muito incommoda, pois que ás vezes basta ella para impedir o movimento da parte doente. As dôres não costumam ser muito agudas, acham-se porêm sob a influencia das mudanças atmosphericas, sobretudo quando chove, ha humidade, muito frio, neva e ha tempestades, augmentam muito, e ás vezes recidivam declarando-se um ataque de rheumatismo agudo; com o tempo secco e quente diminuem e até desapparecem. A inchação é o principal symptoma e o que nunca falta na immensa maioria dos casos; a inchação é devida a um derrame de serosidade dentro da articulação e ás vezes adquire grandes dimensões e causa o adelgaçamento das partes que rodeiam a articulação doente e deformações dos membros em que a mesma está situada, como mãos, pés, etc., por motivo dos engrossamentos e desvios dos ligamentos articulares.

Com este padecimento costumam os doentes viver muitos annos, mais ou menos impedidos nos seus movimentos, a não ser que sobrevenha uma complicação com uma doença do coração, do figado, ou do cerebro, que acabe com a vida.

O tratamento hygienico do rheumatismo articular agudo, é applicavel ao chronico, com a differença de que n'este os doentes devem alimentar-se bem e durante o inverno viver em clima temperado.

No rheumatismo articular chronico deve começar-se sempre o tratamento por *Sulphur* e depois dar a *Calc. carb.* Com estes medicamentos não so se conseguirá allivio seguro, como ficará aberto o caminho á acção dos demais. Depois podem consultar-se:

Arnica: inchação com nodosidades, deformação das articulações, dôres laucinantes e de magoamento, sendo impossivel ter quieta a parte atacada, ainda doendo ao mover-se, porque parece que é muito duro o sitio em que repousa.

Arsenicum: dôres urentes e intoleraveis, que augmentam de noite e com o frio secco, alliviam com o calor exterior.

Causticum: dôres insupportaveis ao descobrir a parte atacada e na rua com o ar frio e que alliviam com o abrigo, na cama e dentro de casa; debilidade do membro atacado, rigidez e curvatura da articulação, semiparalysia.

China: as dôres aggravam-se ao mais leve contacto, o membro doente sua e está quasi paralysado; as dôres augmentam de noite e são dilacerantes.

Iodum: estalido nas articulações, aggravação das dôres á noite, com o calor da cama e o movimento, com a pressão exterior e a roupa da cama, e alliviam-se levantando-se da cama; extrema magreza do doente e principalmente da parte atacada.

Mercurius: inchação completamente branca da articulação atacada e pouco consideravel, dôres lancinantes e arthriticas nas articulações, que se aggravam de noite e com o calor da cama, antes de dormir, com o frio, com o suor e deitando-se sobre o lado direito; sensação de frio exteriormente e de calor interiormente; allivio com a quietação e pela manhã.

Rhododendron: um dos melhores medicamentos contra o rheumatismo articular chronico, quando se reproduzem ou aggravam os seus symptomas com as mudanças bruscas de temperatura e sobretudo com uma tempestade e fortes ventos frios; nodosidades nas articulações; dôres dilaceran-tes com formigueiro e picadas, que se aggravam durante a noite e alliviam com o movimento.

Rhus: dôres como se separassem os ossos da articula-ção enferma e que augmentam com a quietação, o calor da cama e ao começar a andar e alliviam-se depois de andar um pouco, ao ar livre e mechendo-se na cama; o tempo chuvoso e humido aggrava todos os symptomas, bem como as mólhas e o viver nos quartos humidos e baixos.

Alem d'estes medicamentos podem consultar-se: *Caulo-phyllum*, *Clem.*, *Dulc.*, *Lach.*, *Lyc.*, *Natr. m.*, *Phos.*, *Plumb.*, *Sep.* e *Thuja*.

Se os medicamentos dão pouco resultado, os doentes devem, durante o verão, usar as aguas minero-medicinaes do Arsenal, Caldas da Rainha, Moledo, Vizella, Monchique, Cucos, etc.

Rheumatismo muscular.—Dôres rheumaticas.—É o mais frequente dos processos rheumaticos e caracterisa-se por dôres fixas ou ambulantes, etc., surdas, ou lancinantes, tensivas, dilacerantes, etc., que atacam um ou varios mus-culos d'uma região, de uma extremidade ou d'um lado do corpo, trazendo comsigo a paralysia accidental mais ou menos completa dos musculos interessados. Ao contrario do que succede no rheumatismo articular, no muscular não ha inchação nem rubor da região atacada, mas somente grande sensibilidade á pressão, ainda que esta algumas vezes allivie as dôres; tambem costuma haver rigidez das partes enfermas, frio ou calor nas mesmas; não costuma haver febre, n'algumas occasiões porém os symptomas tomam um caracter muito agudo e a febre é muito in-tensa.

Como o rheumatismo articular o muscular pode ser agudo e chronico, durando este por muitos annos com inter-vallos de bem estar.

O rheumatismo muscular prefere certos sitios, como a cabeça (*cephalalgia rheumatica*), o pescoço (*torticolis*), as costas (*pleurodynia*), o ventre, as extremidades e os lombos (*lumbago*). Da cephalalgia, torticolis e pleurodynia nos occupamos nos respectivos artigos e aqui so o faremos do:

Lumbago. — Este rheumatismo ataca a parte inferior da columna vertebral (lombos e quadris), e ás vezes vem acompanhado de febre ligeira e grande rigidez do tronco, de modo que ao baixar-se, levantar-se e outros movimentos, estes são dolorosos, difficeis e ás vezes impossiveis, tendo d'estar quieto o doente durante tres ou quatro dias ou mais. É uma affecção rheumatica frequente e ás vezes rebelde para se curar, sobretudo nas pessoas muito rheumaticas.

As prescripções hygienicas que recommendámos no rheumatismo articular agudo e chronico, são tambem applicaveis ao rheumatismo muscular agudo e chronico.

Os principaes medicamentos são:

Aconitum: rheumatismo agudo com febre, sêde, agitação e dôres insupportaveis.

Belladonna: rheumatismo dos musculos da cabeça e pescoço, que se aggrava de noite, causando dôres, ao engulir, da cabeça e dos olhos, com horror á luz e ao ruido.

Bryonia: dôres que se aggravam com o mais ligeiro movimento, a quietação e o calor da cama.

Calcarea phosphorica: dôres rheumaticas nos hombros com parlaysia da parte atacada.

China: dôres rheumaticas nos braços com paralysia dos mesmos.

Causticum: dôres urentes com rigidez das partes, que alliviam com a quietação e o calor e aggravam-se com o movimento e o vento.

Dulcamara: rheumatismo em tempo humido, e quando as dôres alliviam com o calor exterior.

Gelsemium: rheumatismo do couro cabelludo, sobretudo na parte posterior da cabeça, causando dôres com vertigens e desfallecimento.

Mercurius: rheumatismo com grandes suores quentes que não alliviam, e o movimento allivia as dôres, sendo estas aggravadas pelo calor da cama e durante a noite.

Nux vomica: medicamento principal contra o lumbago, com tensão, dôres espasmodicas, curvatura e rigidez das partes e impossibilidade de andar; prisão de ventre, urinas raras e desejo de comprimir as partes doloridas contra um objecto duro.

Pulsatilla: rheumatismo erratico, que se fixa hoje n'um ponto, amanhã no outro, com inquietação, desejo de mover-se e horror á quietação e á cama; caracter susceptivel, pranto, gemidos e desesperação.

Rhus: rheumatismo muscular com paralysia, como no lumbago e quando as dôres não deixam o doente estar na cama, porque n'esta se aggravam extraordinariamente; tambem se aggravam ao começar a andar, pouco depois porêm alliviam ou desapparecem; recommenda-se tambem depois d'uma mólha, de dormir e habitar em sitios humidos e contra o rheumatismo dos musculos do ventre e do peito, que causa dôres fortes com grande difficuldade de respirar.

Tartarus emeticus: rheumatismo causado por um esforço physico (depois de *Rhus*); dôres que de preferencia se fixam na espadua e extremidades inferiores, com tosse, oppressão do peito, nauseas e vomitos e suores que não alliviam; tambem indicado no lumbago depois de *Rhus*.

Tambem podem consultar-se *Arn.*, *Baryt. c.*, *Hydrastis can.*, *Lycop.*, *Sep.*, *Sil.*, *Spig.*, *Veratr.*, *Zinc.*

No rheumatismo muscular chronico e para evitar os ataques do agudo, convem que os doentes no verão usem os banhos medicinaes de Aguas Santas, Caldas da Rainha, Gayeiras, Monchique, etc.

Rins.

Abcessos nos rins. — Nephrite suppurativa. — A inflammação purulenta dos rins ou a formação de abcessos ou collecções de pus nos mesmos, depende quasi sempre de quedas e pancadas sobre os rins, ou do encravamento d'un calculo (pedra) na substancia do rim, o que determina a inflammação e suppuração do mesmo; outras vezes produz-se esta doença sem causas conhecidas, comquanto lhe attribuam diversas, como a retenção de urinas, catarrho renal e vesical chronicos, etc. Segue um curso agudo ou chronico.

O curso *agudo* observa-se sempre quando as causas geradoras são uma queda ou pancadas sobre os rins ou o encravamento d'um calculo. Os symptomas começam por calafrios, febre intensa, nauseas e vomitos, dôr aguda no rim atacado, que se estende até á bexiga, partes genitaes e côxas, desejo continuo de urinar, urinando o doente gotta a gotta uma urina misturada com sangue; os sym-

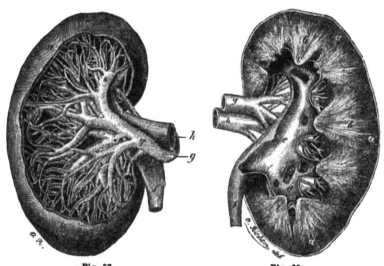

Fig. 67.   Fig. 68.

Rins com a sua substancia cortical e pyramidal, ureteres e vasos sanguineos.
a Substancia cortical. *b* Substancia tubular. *c* Mamillas renaes. *d* Calices dos rins. *e* Pelvis dos rins. *f* Ureter. *g* Arteria renal (cortada ||||||). *h* Veia renal (cortada ≡).

ptomas aggravam-se gradualmente, ha completa retenção de urina pela formação d'um ou mais abcessos ou collec-ções de pus, e então manifesta-se a febre lenta com frio por intervallos, pulso pequeno e frequente, suores, diarrhea; e se o abcesso se abre, o pus passa para a bexiga e a urina sae misturada com o pus ou sae somente pus; e afinal em consequencia da febre lenta e da suppuração continua a morte sobrevem em poucos dias. Nos casos em que os medicamentos conseguem dominar a doença antes da formação do pus, observa-se menos desejo e frequencia de urinar, a urina torna-se pouco a pouco normal, as dôres renaes cessam e apparecem abundantes suores quentes, que exhalam mau cheiro, o que indica que a doença termina favoravelmente.

O curso *chronico* caracterisa-se pela escassez ou ausencia de symptomas no principio, e se os ha, como dôres, difficuldade de urinar, etc., attribuem-se a outras doenças; por fim apresentam-se as urinas purulentas e pouco depois a febre lenta, o marasmo geral, a retenção de urinas e a morte que se verifica com os symptomas typhoides ou por abundantissimos suores que simulam uma tisica no seu ultimo periodo.

No curso agudo o principal medicamento é *Arnica*, nos casos de quedas e contusões sobre os rins; se depois apparecer a febre deve dar-se *Acon.*; depois de *Arn.* e se esta não dominar os symptomas, dar-se-ha *Rhus*; se este tambem não produzir effeito e houver calafrios, urinas raras e com sangue ou supprimidas, deve dar-se *Merc.* com frequencia; se a urina fôr purulenta deve dar-se logo *Hepar* e depois *Sil.* para conseguir exgottar a suppuração.

Se a doença depende do encravamento de calculo, deve dar-se *Lycopod.*; se este não dominar os symptomas prescreve-se *Bell.* ou *Acon.* se houver febre, depois os medicamentos indicados.

Se um catarrho vesical acompanha a molestia, a urina sae gotta a gotta e ha dôres ardentes na urethra ao urinar, deve dar-se *Canth.* e depois *Puls.*

No curso chronico o melhor medicamento é *Lycopod.*, depois convem *Phos.*: quando apparece a febre lenta *Ars.* e depois *Sil.* prestará bons serviços; bem como *Nitri ac.*, *Rhus* e *Lach.* se se declaram os symptomas typhoides.

Tanto no curso agudo como no chronico os doentes devem estar a dieta se tiverem febre, no curso agudo comer pouco e no chronico bastante, prohibem-se porém o vinho, os licores, a cerveja, as aguas gazosas, o chá e o café, bem como os alimentos excitantes.

A urina deve extrahir-se com uma algalia sempre que haja retenção.

Calculos renaes.—Pedras nos rins.—Colica nephritica.

— *Areias na urina.* — A formação de *areias* (granulações pequenas como grãos de areia) e *calculos* (massas calculares) nos rins (que o vulgo chama *dôr de pedra e pedras nos rins*), observa-se mais geralmente na segunda infancia e dos 40 annos em deante e com mais frequencia no homem do que na mulher. A *lithiase urica* costuma ás vezes ser hereditaria e tambem pode ser causada pelo abuso das bebidas alcoolicas, das carnes vermelhas e pela vida sedentaria, por mais que na maioria dos casos seja impossivel averiguar a causa geradora d'esta molestia tão grave e dolorosa.

As areias e calculos pequenos são arrastados pela urina para a bexiga e d'aqui saem com a mesma para fóra, com ou sem dôres, segundo o seu tamanho; os calculos porêm maiores encravam-se no rim ou no urether correspondente e produzem a inflammação, o espasmo e até a suppuração da parte obstruida.

Sendo improprio d'um Manual popular o tratar da formação dos calculos e da sua composição chimica, limitar-nos-hemos aos symptomas e ao tratamento d'esta doença.

O mal de pedra ou lithiase urica manifesta-se por tres classes de symptomas diversos, que são: pela presença de areias e pequenas pedras na urina, pela colica nephritica e pela pyelite calculosa (vêde: *Pyelite*).

A saida das areias com a urina pode ser constante ou apparecer de dias a dias e n'essa occasião, as urinas são muito encarnadas e até ensanguentadas (quando a saida é dolorosa), e logo que esfriam, observa-se n'ellas um sedimento ou deposito de areia mais ou menos fina e até pequenas pedras. A saida faz-se geralmente sem dôres, n'alguns casos porêm os doentes sentem dôres mais ou menos intensas, que não chegam nunca a ser as da colica nephritica, não havendo symptomas geraes, até que a pedra pequena sae, e cessando em seguida.

Quando se forma um calculo ou uma pedra grande, desenvolve-se a chamada *colica nephritica*, em consequencia do encravamento do calculo, que pela sua magnitude não pode ser arrastado pela urina, embaraço que tem logar nos ureteres. Precedida ou não de areias nas urinas a colica apresenta-se repentina e inesperadamente e muitas vezes quando o doente está dormindo, despertando sobresaltado e sentindo as mais acerbas dôres. Estas são muito violentas, excessivas, partem dos rins, seguem por um ou pelos dois lados do ventre, conforme o encravamento se realisar n'um ou nos dois ureteres e terminam nos orgãos genitaes externos e na parte superior da côxa correspondente. Alem das dôres manifesta-se uma angustia inconsolavel, que não deixa ao doente um momento do repouso, nauseas, vomitos, frio geral, suores frios, desejo continuo de urinar irrealisavel ou quando muito consegue deitar umas gottas, com grande ardor, dôr e puxos desesperadores e tambem ás vezes sangue. Passadas umas horas de soffrimentos insupportaveis e sob a acção benefica dos medicamentos, o enfermo entra em reacção, o calor volta á peripheria, diminuem as dôres, e manifesta-se uma febre mais ou menos intensa, com sêde, ardôr na pelle e suores quentes e no fim de 24 horas ou um pouco mais cessa completamente o quadro symptomatico, e o doente considera-se bom, ainda que muito quebrantado pelo muito que soffreu em tão pouco tempo; isto indica que o calculo desceu á bexiga ou saiu para fora, arrastado e desfeito parcial ou totalmente pela urina. Quando os calculos são muito volumosos, o enfermo pode morrer durante a colica nephritica, ou então desenvolve-se a pyelite ou a hydropisia do rim correspondente; isto porêm succede muito raras vezes.

No tratamento da *lithiase urica* ou *pedra nos rins*, a hygiene é de summa importancia. Como esta molestia depende do excesso de urea no sangue, o doente deve abster-se de todos os alimentos e bebidas que a augmentem, evitando assim a formação de areias e de calculos. Convem evitar o uso excessivo de carne de vacca, de porco e da do fumeiro e em absoluto o uso dos vinhos, da cerveja, dos licores, dos picantes, do chá, do café e dos alimentos salgados, recommendando o uso frequente dos vegetaes, uma vida, activa, passeios repetidos, a gymnastica e a agua da fonte em abundancia. Alem d'isso, convem que os doentes com posses usem com frequencia ás comidas das aguas alcalino-gazozas, como as das Pedras Salgadas, Vidago, Mondariz, Vals, Vichy, Ems, Carlsbade, etc.; e os pobres que não têm recursos para tomar as ditas aguas, podem tomar ás comidas a agua bicarbonatada, deitando em cada copo grande de agua uma colhér das de chá de bicarbonato de soda. Os enfermos que o possam fazer, devem ir todos os verões a qualquer das aguas ja mencionadas e usal-as durante quinze ou vinte dias. Os que soffrem d'esta molestia devem evitar o molhar-se, o apanhar humidade e no inverno devem usar roupa interior de lã ou baeta e calçado forte.

Logo que uma pessoa note areias ou pequenas pedras na sua urina, deve começar a tomar *Sarsapar.* frequentemente; se com este medicamento não se obtem resultado algum, deve depois tomar *Lycopod.* e depois *Zinc.* se fôr preciso. Estes são os tres medicamentos melhores para obstar á formação das areias e dos calculos, mas se não forem sufficientes, podem tambem consultar-se: *Argent.*, *Benz. acid.*, *Calc. c.*, *Cann.*, *Canth.*, *Chinin. sulph.* (grãos vermelhos nas urinas), *Lith. c.*, *Natr. mur.*, *Nitri acid.*, *Nitrum*, *Puls.*, *Ruta*, *Selen.* (grãos vermelhos nas urinas), *Sep.*, *Sil.*, *Thuja.*

Se as areias saem misturadas com sangue, devem consultar-se *Canth.*, *Dulc.*, *Phosph. ac.*, *Puls.*, *Sep.* e *Sulph. ac.*

Logo que um individuo seja atacado da colica nephritica, deve deitar-se immediatamente e abrigar-se bem, deve pôr aos pés botijas d'agua quente, para conseguir que entre rapidamente em reacção e assim combater o frio e calafrios e so lhe permittindo que tome o remedio. Este deve ser *Lycopod.*, do qual se deitarão 5 gottas ou dez globulos em meio copo d'agua, para o doente tomar uma colhér de hora a hora, de meia em meia hora, ou de quarto em quarto de hora, segundo a gravidade dos symptomas. Este medicamento triumpha quasi sempre promptamente d'esta doença, e passadas quatro ou seis da sua applicação, quando muito, cessa a colica e o doente entra em franca reacção, sentindo-se bem. Se assim não succedesse, recorreriamos a *Terebinthina* e depois a *Sarsaparilla* ou *Cantharis*; ou então *Belladonna* se houver symptomas congestivos cerebraes. Quando se declara a reacção costuma ás vezes apparecer uma febre muito intensa, que devemos combater com *Aconitum*. Se a colica produz convulsões e *Lycopod.* não as debellar de prompto, deve dar-se *Zincum* e se este tambem não der resultado, dê-se *Cuprum.*

Logo que o doente entre em reacção, devem-se espaçar mais as doses do medicamento, permittindo-lhe que beba agua; e assim que desappareçam os symptomas febris, alimentar-se-ha cautelosa e gradualmente.

Cancro dos rins. — O cancro renal, que ataca ja um, ja ambos os rins, apresenta raros symptomas, sendo os primeiros urinas com abundancia de sangue de tempos a tempos e ás vezes hemorrhagias pela urethra, sendo as urinas normaes; os segundos, umas dôres ardentes, lancinantes que partem dos rinz e se estendem ás costas, aos orgãos genitaes externos e côxas; e os terceiros, um emmagrecimento consideravel do doente, com uma côr terrea amarellada da pelle e febre hectica, sobrevindo a morte no fim de um ou dois annos de soffrimento, porque esta doença é incuravel.

So se pode tentar um tratamento palliativo, a fim de diminuir os padecimentos dos enfermos; e os primeiros remedios a empregar são: *Ars.*, *Bell.*, *Kreos.*, *Phos.*, occupam o segundo logar, *Canth.*, *Merc. subl. corr.*, *Nux v.*, *Sarsapar.* e *Terebinth.*

Catarrho renal agudo. — *Nephrite catarrhal aguda.* — O catarrho renal agudo é uma doença algo frequente e as suas causas mais vulgares são os resfriamentos, as molhas estando o corpo a suar, e o uso de alimentos picantes e substancias que excitam os rins, como as cantharidas, as cubebas, a copahiba, a aguardente em excesso, a pimenta, pimentões, etc.; tambem se desenvolve no decurso d'algumas doenças agudas.

Os symptomas d'esta doença são poucos e bem notorios, reduzem-se a frio, calafrios, mal estar geral, dôres geraes e de preferencia as lombares, sensibilidade á pressão nos rins, diminuição das urinas, saindo ás vezes com um pouco de sangue e depositando um sedimento mucoso esbranquiçado ou encarnado; e se o catarrho é causado por substancias irritantes, ha então retenção de urinas e puxos (stenesmo vesical); e a doença termina promptamente des apparecendo todos os symptomas e com uma secreção abundante de urina.

Nos casos de curso irregular este catarrho costuma converter-se na *doença de Bright* (vêde *Albuminuria*), ou então passa ao estado chronico.

Assim que appareçam os primeiros symptomas convem que o doente se deite e sue e tenha uma dieta absoluta, bebendo somente agua assucarada, até que desappareçam os symptomas principaes.

Os melhores medicamentos contra esta doença são:

Aconitum: com que se deve iniciar o tratamento, sobretudo quando os resfriamentos sejam a causa da molestia: febre, sêde, agitação, dôres ao urinar e nos rins, retenção e puxos de urina, dôr de cabeça, insomnia e rosto muito encarnado.

Belladonna: fortes dôres de cabeça e rins, rosto esbraseado ou palido, pelle muito quente e coberta de suor, horror á luz e ao ruido, sêde e agitação, desejo frequente de urinar e pressão nocturna na bexiga, sedimento encarnado ou branco na urina.

Camphora: medicamento essencial quando as cantharidas ou outra substancia caustica déram origem ao catarrho.

Cannabis: se as cubebas ou a copahiba, ou então a suppressão d'uma blennorrhagia são a origem do catarrho; dôr tensiva desde os rins até aos orgãos genitaes, grande anciedade e mal estar, com dôres agudas ao urinar, vontade pressiva e frequente de urinar, difficuldade de urinar, retenção de urina, urina turva, branca, vermelha, misturada com sangue ou pus, incontinencia de urina.

Cantharis: dôres urentes, lancinantes, dilacerantes e abrasadoras, a urina sae gotta a gotta e com muitas dôres, urina ensanguentada, retenção de urina com dôres ardentes, desejo frequente e inutil de urinar e ás vezes em logar da urina sae sangue.

Nux vomica: catarrho produzido pela suppressão das hemorrhoidas ou por comer pimentões picantes ou por excessos nas bebidas alcoolicas; tensão, pressão e dôres nos rins, pressão e dôr ao urinar, urina escassa e espessa, ou frequente e aquosa ou palida e ás vezes misturada com muco ou pus; urina encarnada com sedimento de côr de tijollo; impossiblidade d'estar deitado de costas pelas dôres que se sentem nos rins, prisão de ventre e puxos rectaes e vesicaes conjunctamente ao urinar.

Pulsatilla: medicamento para as pessoas lymphaticas, sensiveis, delicadas, louras e que choram facilmente, mulheres cuja menstruação é escassa, irregular; urinas com sangue e sedimento purulento; desejo frequente de urinar com puxos; saida involuntaria da urina ao andar, tossir, saida de gazes estando sentado; urinas abundantes com diarrhea, pressão no ventre e muitos gazes; deposito encarnado, de côr de tijollo ou violeta na urina; falta de sêde e retenção de urina com anciedade e dôres angustiosas no ventre.

Tambem podem consultar-se *Apis, Ars., Caps., Colch., Dulc., Lycopod., Merc., Sarsapar.* e *Zinc.*

Catarrho renal chronico.—Nephrite catarrhal chronica.— É sem duvida alguma a doença mais frequente dos rins; pode ser consequencia do catarrho renal agudo ou então desde o principio que toma o caracter chronico; é tambem producto dos resfriamentos, de comer e beber por muito tempo substancias irritantes e excitantes, da blennorrhagia chronica, do catarrho chronico da bexiga, e dos intestinos, etc.

Os symptomas que caracterisam o catarrho renal chronico residem na propria urina e maneira de a expellir; a quantidade de urina é menor do que a normal e não é proporcional á agua ingerida, é vermelha, com sedimento mucoso, branco, encarnado, leitoso, etc., com mau cheiro, e ardor com comichão e dôr quando se expelle; ao mesmo tempo as regiões renaes costumam estar doloridas, ha catarrho intestinal chronico, sêde, dôr no collo da bexiga, puxos de urina, desejo frequente de urinar com micção escassa, sobretudo de noite, o que obriga o doente a levantar-se frequentemente da cama para urinar; algumas vezes, posto que raras, costumam observar-se suores, diarrheas ou prisão de ventre pertinas e inchação das extremidades e até hydropisia, mais vulgarmente porem o emmagrecimento do doente, quando o catarrho renal dura ha muito tempo; enfim, com a aggravação gradual dos symptomas descriptos, apparecem complicações do lado da medula espinhal, figado e coração, etc., e o doente morre em consequencia d'essas complicações causadas pela doença renal.

O catarrho renal chronico costuma ás vezes ser tambem a causa da formação de areias e a sua explusão com a urina. Isto augmenta os soffrimentos causados pelo catarrho e ainda mais quando se formam areias grossas que produzem a colica nephritica (vêde: *Colica nephritica*) ou um ataque de catarrho renal agudo.

Como n'esta doença são muito frequentes os ataques agudos, devidos aos desvios do regimen que os doentes soem ter, deve recommendar-se a estes que tenham todo o cuidado em se não resfriar ou molhar, que não urinem fora de casa, sobretudo nas epocas frias do anno, que não comam alimentos picantes, salgados e condimentados, nem bebam vinhos fortes, licores, cerveja e todas as bebidas fermentadas, bebendo somente agua pura; alem d'isso devem evitar todos os exercicios violentos e passeiar com moderação; e no outomno, inverno e na primavera usar roupa de flanella ou baeta.

O melhor medicamento contra o catarrho renal chronico é *Dulcamara*. Em segundo logar podem ser consultados *Coccus cacti*, *Lycopod.*, *Nitri ac.*, e *Phosph.* e em terceiro logar *Calc. c.*, *Canth.* (dôres agudas e puxos ao urinar e a urina sae gotta a gotta), *Con.*, *Hep.*, *Lith c.*, *Natr. m.*, *Nux v.*, *Puls.*, *Sulph.*, *Thuja* e *Zinc.* (Vêde: *Urinas.*)

Quando a doença resista aos medicamentos convem que os doentes façam uso das aguas medicinaes de Bem Saude, Campilho, Moura, Pedras Salgadas, Vidago, em Hespanha as de Mondariz, Marmolejo, Sobron e as de Vichy, Ems, Carlsbade.

*Congestão renal.—Hyperemia dos rins.—*A congestão renal pode ser causada por um resfriamento, pelas comidas picantes, pelo uso das cantharidas, etc.

Os seus symptomas são muito escassos; os rins doloridos, dôr de cabeça, febre, se bem que raras vezes, augmento da secreção urinaria, que é muito vermelha, depois de ter sido aquosa, depois torna-se sanguinolenta, saindo com calor e até ardor nas vias urinarias.

Apis mellifica é o melhor medicamento a principio, se a causa foi um resfriamento, a urina é aquosa, a pelle está palida e a região renal está dolorida.

O melhor medicamento porem contra a congestão renal é *Cantharis*, porque quasi sempre os doentes chamam o medico quando deitam a urina vermelha e ensanguentada, deixando passar desappercebidos os primeiros symptomas que exigem *Apis*. Se *Cantharis* não fôr sufficiente, dá-se depois *Terebinthina* e depois *Nux vom.* se fôr preciso.

Quando a molestia tenha sido produzida pelas *Cantharidas*, deve dar-se somente *Camphora*.

Deve dar-se tambem *Acon.* se houver symptomas congestivos geraes, como dôr e peso na cabeça, rosto esbraseado, sêde, etc.

Doença de Adisson.—Molestia bronzeada.—Esta enfermidade tem o nome de Addisson, por que foi este o primeiro medico que a estudou e descreveu como uma degeneração das capsulas suprarenaes que as destroe completamente, causando, a morte. Felizmente é uma doença muito rara.

Desenvolve-se com uma grande lentidão, apparecendo primeiramente em certos pontos da pelle umas manchas escuras, que vão augmentando e reunindo-se lentamente, até que por fim occupam toda a pelle, offerecendo então o doente o aspecto d'um mulato; o doente vae emmagrecendo pouco a pouco e fica exhausto de forças, e apenas com uns leves soffrimentos realisa-se a morte no fim de dois ou tres annos.

N'esta doença devemos attender primeiramente a sustentar as forças do doente com uma alimentação sadia e nutritiva.

O melhor medicamento para a conter é *Plumbum*, depois *Phosph.* e a seguir podem consultar-se: *China*, *Cuprum*, *Iod.*, *Lycopod.*, *Natr. m.* e *Thuja*.

Hydropisia dos rins.—Hydronephrose.—A causa unica da hydropisia renal é a retenção da urina causada pela obstrucção dos ureteres (conductos membranosos que levam a urina dos rins á bexiga) pelos calculos, ou então dos proprios conductos dos rins tambem pelos calculos, ou então por tumores dos orgãos proximos que comprimem os ureteres, como os dos ovarios, utero, etc.; por isso se observa esta doença mais na mulher do que no homem.

Os symptomas que caracterisam a hydropisia dos rins, que em geral ataca um so rim, raras vezes os dois ao mesmo tempo, são muito escassos, ás vezes nullos, sobretudo quando um so dos rins é atacado, e não gravemente, pois que o rim são redobra de esforços e suppre a inutilidade do outro. As alterações da urina são mais seguras; a sua frequencia é inconstante, n'um dia o doente urina muito e no outro muito pouco ou nada, até que se nota uma inchação na parte inferior da espadua, no sitio dos rins, d'um so lado ou dos dois ao mesmo tempo, inchação desigual, immovel, não doendo pela pressão, nem com o movimento. Como a doença depende das causas que a produzem, se estas desapparecem (como nos calculos), desapparece tambem aquella, no caso contrario porem vão manifestando-se novos symptomas, a urina escasseia cada vez mais até faltar de todo e realisa-se a morte por *uremia* (envenenamento do organismo pelos saes da urina não expellida).

Sendo esta molestia incuravel geralmente, so se curando, quando as causas, que a produzem, desapparecem, temos de dirigir o tratamento contra essas causas, aconselhar tambem os doentes que se abstenham de todos os alimentos e bebidas excitantes que podem augmentar a secreção urinaria, como picantes, alcoolicos, chá, café, etc., etc. Se a causa é a presença de calculos e areias grossas, podem consultar-se: *Lycopod.*, *Sarsap.*, *Argent.*, *Zinc.*, *Canth.*, *Nitri ac.*

Paranephrite.—Os rins estão rodeiados de um tecido especial coberto de gordura que os prende ás partes immediatas e quando este tecido se inflamma, denomina-se esta inflammação de *paranephrite*. Esta doença pode ser causada, por um resfriamento, é porem mais geralmente pelas pancadas e quedas sobre os rins.

Principia por calafrios ou frio, febre, sêde, pulso fraco e accelerado, nauseas, vomitos, dôr de cabeça, dôr pressiva ou lancinante nas regiões que occupam os rins, aggravando-se com a tosse, o movimento, o tacto, urinas raras, vermelhas e até ensanguentadas; passados tres dias ou

44*

mais forma-se um tumor no sitio da dôr, que se torna
encarnado, fluctuando o seu conteudo e augmentando
cada vez mais; por fim abre-se e o pus sae para fóra,
ficando então o doente sem dôres, ou então infiltra-se o
pus nos tecidos immediatos, formando-se collecções de pus
de difficil tratamento e cura, ou então o pus penetra
na cavidade do ventre ou do peito, sobrevindo rapidamente a morte; se a inflammação termina por resolução,
a cura é rapida e se termina por suppuração e o pus sae
para fóra, a cicatrização demora bastante a fazer-se.

O doente deve ficar de cama e guardar dieta absoluta,
não se movendo muito.

O tratamento deve começar por *Aconitum* e depois
deve dar-se *Belladonna* para combater as dôres agudas.
Se uma pancada ou uma queda fôr a causa, deve começar-se por *Arnica* e depois *Aconitum* apresentando-se a
febre. Se se formar o tumor e houver pus, applique-se
Hepar para evitar a sua abertura, se esta se verificar
deve dar-se *Silicea* para esgottar a suppuração e se não
fôr sufficiente *Calc. c.* e depois *Phosph.* se o doente manifestar uma especie de febre lenta com accessos nocturnos.
Se o pus vier misturado com sangue dar-se-ha *Mercurius*
e se este não fôr bastante recorra-se a *Lachesis*.

A ulcera deve ser curada varias veves durante o dia,
havendo grande aceio nos curativos, lavando-a com agua
morna extraindo o pus.

Logo que cessem os symptomas febris, o doente deverá alimentar-se pouco a pouco e segundo os symptomas
que ainda restem.

Pielite.—Inflammacão da pelvis dos rins.—A *pelvis* dos
rins é uma especie de embude membranoso formado pela
reunião dos calices (tubos membranosos que partem do
tecido dos rins), que sae do rim até abaixo e se prolonga
com o *ureter*; quando inflamma, denomina-se *pielite.*

As causas mais frequentes são o encravamento dos
calculos na pelvis, ou a irritação produzida pela sua presença e a retenção de urina. Pode ser aguda e chronica.

A aguda caracterisa-se por febre intensa, dôr nos rins,
em geral d'um so lado, e que augmentam com o movimento, o tacto e a vontade d'urinar, urina gotta a gotta,

com comichão ou dôr á entrada da uretha, muito encarnada e ás vezes com sangue e mucosidades, ou então retenção de urina por encravamento d'um calculo e se a doença se prolonga muito, urina purulenta.

A forma chronica pode ser a continuação da aguda, e se se torna chronica desde o principio, observam-se poucos symptomas, estes são: frio na região lombar, cocegas á entrada da urethra, desejo frequente de urinar e sêde; urina abundante, turva com sedimento branco, leitoso, ou escuro e com mau cheiro e até com pus; depois, dôres nos rins, orgãos genitaes e no espaço entre estes e o anus; finalmente retenção d'urina em certas occasiões, febre, accessos, e se a retenção de urina se ameuda, o doente morre de uremia, de febre lenta ou da formação d'um abcesso.

Na *pielite aguda* o tratamento começa-se por *Aconitum*, depois *Belladonna* e a seguir *Terebinthina*.   m uanto a urina tiver pus deve dar-se *Hepar* e depois *Silicea*, consultando sendo preciso a *Cann.*, *Canth.*, *Clemat.*, *Lycopod.*, *Puls.* e *Sep.*

Contra a *pielite chronica* o melhor medicamento é *Lycopod.*, depois *Phosph.* e afinal *Calc. carb.* Depois podem consultar-se: *Con.*, *Dulc.*, *Lach.*, *Natr. m.*, *Puls.*, *Rhus*, *Sarsap.*, *Sil.*, *Thuja* e *Zinc.*

Para as demais doenças dos rins, consultem-se os artigos: *Albuminuria*, *Hematuria* e *Urinas*.

Roseola.

A roseola é um exanthema contagioso, como o sarampo e a escarlatina e por vezes epidemico, outras apresenta-se isolado, ou como consequencia d'outra doença das vias digestivas, dos orgãos sexuaes, da dentição, d'uma insolação, etc.

A maior parte das vezes é infebril, algumas porêm vem esta erupção acompanhada ou precedida de symptomas febris ligeiros; apresenta-se sob a forma de manchas pequenas de côr de rosa mais ou menos intensa, em geral pouco numerosas; deixando entre si intervallos em que a pelle está completamente só. As manchas, em geral irregulares e superficiaes, apparecem primeiro no rosto, no pescoço e d'aqui se estendem ás restantes regiões da pelle. A sua disposição mais caracteristica é sob a forma de anneis roseos, cujo centro conserva a côr da pelle; ás vezes as manchas vem muito proximas, um pouco elevadas, e parecendo-se com as do sarampo e escarlatina; propagam-se com rapidez e acompanhadas de prurido e formigueiro. Apparece tambem, em alguns casos na garganta e na bocca, causando varios incommodos e sobretudo dysphagia.

Passados poucos dias da sua invasão, tres ou quatro, raras vezes sette, impallidecem e desapparecem as manchas, com uma ligeirissima descamação; n'alguns casos se observa uma desapparição brusca, seguida de symptomas varios; como dôres, quebrantamento, affecções do estomago, etc., que desapparecem voltando a erupção.

O tratamento deve começar por *Aconitum* durante 24 horas e depois deve dar-se *Belladonna*, até desapparecer a roseola. É raro que se tenha de recorrer a outros medicamentos, mas se fôr preciso, sobretudo quando a erupção se recolher bruscamente, *Stramonium* é o melhor remedio a applicar. Depois de *Belladonna* estão indicados *Merc.*, *Puls.* e *Sulph.*

Os doentes devem guardar o leito e alimentar-se pouco emquanto durarem os symptomas agudos.

Rosto e physionomia.

Quando n'uma doença faltam os symptomas caracteristicos, o rosto e a physionomia do enfermo offerecem com frequencia ao medico preciosas indicações para a escolha dos medicamentos.

A inchação do rosto exige: *Ars.*, *Bell.*, *Cham.*, *Kali c.*

O edema em volta dos olhos: *Ars.*, *Phos.*;

Por baixo dos olhos: *Phos.* ou *Ars.*;

Por cima dos olhos: *Sepia*;

Nas palpebras e nas sobrancelhas: *Kali c.*

As rugas profundas da cara: *Lyc.*, ou *Sep.*, *Stram.*

A côr palida: *China*, *Cina*, *Phos. ac.*, *Sep.*, *Sulph.*

   » » azulada: *Camph.*, *Con.*, *Cupr.*, *Dig.*, *Hyosc.*, *Op.*, *Veratr.*

A côr azulada em volta da bocca: *Cupr.* ou *Cina.*

> » terrosa: *China, Ferr., Merc.*

Se a pelle do rosto esta unctuosa: *Natr. mur., Rhus, Selen.*

> » » » » » amarellada: *Con., Ferr., Nux v., Sep., Sulph.*

Circulos amarellados em volta dos olhos: *Nitri acid., Nux v., Spigel.*

Côr amarellada em volta da bocca e nariz: *Sep.* ou *Nux v.*

> » nas fontes: *Caust.*

Tez esverdeada: *Ars., Carbo v., Veratr.*

Vermelhidão do rosto: *Acon., Bell., Cham., China, Hyosc., Nux v., Op.*

azulada: *Bell., Bry., Cupr.*

limitada ás faces: *China, Ferr., Lycopod., Phos., Sulph.*

Tez tornando-se ora palida ora vermelha: *Bell., Ignat., Phos., Plat.*

Mandibula inferior caida: *Bell., Ars., Hyosc., Lyc., Op.*

Rouquidão.

Nos casos agudos de rouquidão catarrhal, eis aqui os medicamentos principaes: *Carbo v., Cham., Dulc., Hepar, Merc., Nux v., Puls.* —Nos casos chronicos: *Carbo v., Caust., Hepar, Phosph., Sil., Sulph.*

Quando a voz é cava, cavernosa: *Spong., Veratr.* ou *Acon., Dros., Samb., Stann.*

Quando é muito sumida: *Dros.* ou *Cham., China.*

Se ha aphonia completa: *Carb v., Phos.* ou *Ant. cr., Caust., Hepar, Merc., Puls., Spong., Veratr.*

Se a rouquidão é causada por esforçar muito a voz: *Carbo v., Phos.* (nos cantores).—Lippe recommenda *Arum triphyl.*

Se é consequencia do sarampo: *Carbo v., Puls.* e *Ant. cr., Sulph.*

Se é consequencia do crup: *Phosph.* e *Brom., Hepar, Spong.*

Na escolha dos medicamentos attenda-se ás seguintes indicações:

Antimonium crudum: indicado quando a aphonia é causada por uma insolação ou pelo calor, ou então a rouquidão aggrava-se com o calor do sol ou com o augmento da temperatura.

Carbo vegetalis: quando a rouquidão augmenta de noite e depois de ter cantado ou falado, ou quando é causada pelo sarampo.

Causticum: rouquidão e aphonia que, parece, dependem d'uma debilidade dos musculos da larynge. — Sensação de feridas na larynge.

Chamomilla: em especial nas creanças que sentem umas cocegas que causam a tosse e que são atacadas d'uma rouquidão com picadas e ardor doloroso.

Drosera: o doente está rouco, tem a voz cava e soffre quando fala.

Kali carbonicum: garganta secca, rouquidão com grandes espirros (B.).

Nux moschata: rouquidão dando o vento no rosto.

Nux vomica: rouquidão proveniente d'um resfriamento, com sensação de arranhadura na garganta.

Phosphorus: rouquidão chronica (mesmo depois do crup); seccura e aridez da garganta.

Pulsatilla: rouquidão que impede o doente de falar em voz alta.

Ruibarbo.

A therapeutica allopathica e mesmo as pessoas alheias á medicina abusam tanto d'esta substancia, em especial no tratamento das doenças das creanças, que por veves produzem com ella uma verdadeira intoxicação, dando logar a soffrimentos dolorosos e variados. Os medicamentos principaes para os combater são:

Camphora: diarrhea com dôres como as da colica; dôres no ventre como se este estivesse magoado, insomnia, anciedade; frio na pelle com calor interior; caimbras nas pernas; dôr de cabeça; aggravação com o frio e allivio com o calor.

Chamomilla: colicas violentas com dejecções diarrheicas verdes; gritos, insomnia, agitação; humor desesperado; não pode estar na cama nem sentado; deseja passeiar continuamente.

Colocynthis: colicas intensas, insupportaveis, que obrigam o doente a estar quieto e curvado sobre o ventre, ou então obrigando-o a andar curvado.

Mercurius: diarrhea verde de cheiro acido, ou ensanguentada; suores, muitos gazes ao evacuar e dôr no baixo ventre, antes de evacuar forte irritação na bocca.

Nux vomica: diarrhea frequente e em pequena quantidade, com mucosidades e flatulencia; lingua secca e inflammada nas bordas e na ponta; tosse secca e sede.

Pulsatilla: vomitos de materias acidas, diarrhea aquosa, com mucosidades; muitos gazes; falta de sêde; lingua branca, pastosa.

Sarampo.

O sarampo é uma febre eruptiva summamente contagiosa, como a escarlatina, e cujo contagio se propaga pela atmosphera que rodeia os enfermos e cuja toxina existe no sangue, no muco nasal e nas lagrimas dos atacados d'esta erupção. Esta toxina adhere tambem ás roupas, camas, moveis, paredes das habitações, etc., que o recebem da expectoração, espirros, lagrimas, diarrhea dos doentes, etc.

O sarampo ataca de preferencia as creanças, havendo algumas que são atacadas mais d'uma vez, invadindo porem ambos os sexos em todas as edades. N'alguns annos reveste a forma epidemica e é maligno, causando numerosas victimas.

Esta febre eruptiva começa em geral por uma corysa, com lacrimação, espirros, tosse, symptomas catarrhaes e ás vezes gastricos com vomitos e nauseas persistentes, dôr de cabeça, perda do appetite, mal estar geral, insomnia ou vontade de dormir. Depois de passados um ou dois dias, pouco mais ou menos, declara-se a febre e a seguir irrompe a erupção, sendo aquella moderada ou muito intensa segundo a gravidade dos casos; a erupção apparece primeiro na cara e d'ahi desce ao pescoço, peito e extremidades, sob a forma de manchas rôxo-claras do tamanho d'uma lentilha, que se tornam palidas quando se carregam com a ponta do dedo, a vermelhidão porem volta immediatamente do centro para a peripheria (na escarlatina da peripheria para o centro). As manchas reunem-se brevemente em grupos, estes unem-se, estendem-se por toda a pelle e ás vezes formam um conjuncto, que quasi se assimelha á escarlatina, tomando então uma côr rôxo-escura. Passados dois dias ou tres quando muito, a erupção começa a impalidecer e a febre desce rapidamente até que desapparece e a pelle começa a desfazer-se sob a forma de farello, cessando os symptomas catarrhaes e os restantes, e o doente fica curado, so lhe ficando a tosse, que é o symptoma mais rebelde.

Esta é a forma normal do sarampo, que não faz victimas; quando porem não acontece assim, o que infelizmente acontece algumas vezes com frequencia, sobrevêm as complicações que passamos a referir.

Uma das mais graves complicações é o ataque cerebral, que se manifesta por insomnia, delirio, convulsões, somnolencia, etc., parecendo pelos symptomas uma congestão cerebral ou uma meningite. Depois seguem-se a bronchite, a pulmonia, o typho, o crup ou garrotilho, o catarrho gastro-intestinal com diarrhea, hemorrhagias pelas manchas (sarampo hemorrhagico), a eclampsia, etc. N'estes casos a erupção desapparece bruscamente.

O sarampo, depois de curado, deixa em certos casos molestias consecutivas ás vezes bem rebeldes e algumas mortaes, como a tosse convulsa, a surdez, a suppuração dos ouvidos, ophtalmias chronicas, a tisica, o emphysema pulmonar, lesões do coração, intestinos, etc.

Para evitar o contagio d'esta doença, as creanças doentes devem estar isoladas das sans, logo que appareçam os primeiros symptomas. A creança atacada de sarampo deve guardar o leito e estar abrigada sufficientemente, para suar com rapidez e facilitar assim a saida da erupção, deve observar uma dieta absoluta, so lhe permittindo que beba agua adoçada e um pouco tepida no tempo frio, porque a agua fria augmenta os symptomas catarrhaes, o que é prejudicial n'esta doença.

Quando tiver cessado a febre e pronunciado bem a descamação o doente deve começar a comer com precaução, não o deixando levantar da cama, sempre bem abrigado, para não apanhar algum resfriamento, até que tiver adquirido forças. O quarto do enfermo deve conservar-se sempre a uma temperatura de 16 a 20^0 centigrados e a meia luz, renovando-se porem o ar duas vezes por dia com toda a cautela.

Os medicamentos principaes para o sarampo e as suas complicações, são os seguintes:

Aconitum: medicamento essencial a principio quando ha dôr de cabeça, corysa, espirros, lacrimação, tosse, rosto encarnado, sêde, febre, insomnia, pranto, gritos, inquietação, photophobia, dôr de garganta, rouquidão, dôres de ventre com diarrhea e calor secco na pelle. Symptomas de garrotilho.

Belladonna: se predominam os symptomas cerebraes, impedindo a erupção de romper ou supprimindo-a; forte dôr de cabeça com photophobia (horror á luz) muito intensa, dôr de garganta com difficuldade em engulir, calor ardente com febre muito intensa, delirio, estremecimentos musculares, convulsões, sêde consideravel bebendo muito pouco de cada vez, insomnia de noite e somnolencia de dia, agitação extrema.

Bryonia: predominio dos symptomas catarrhaes que simulam uma bronchite e obstam á saida da erupção; tosse forte, constante, secca, pontadas nos lados quando respira e tosse, pulmonia, pleuresia, dôres rheumaticas geraes ou locaes, prisão de ventre, dôr nas fontes ao tossir, que faz gritar o doente, sêde intensa não saciada mesmo bebendo grande quantidade de agua. Retrocesso do sarampo dando logar a uma bronchite, pleuresia, pulmonia, ou por um resfriamento.

Coffea: predominio da insomnia, constante, molesta, acompanhada de agitação e sensibilidade extraordinaria dos sentidos, sem outros symptomas graves.

Ipecacuanha: predominio dos symptomas gastricos, como nauseas, vomitos incessantes, incommodos, com grande angustia e mal estar, febre, tosse, respiração frequente, diarrhea, e lingua coberta de uma capa branca e suja.

Pulsatilla: sarampo benigno, quasi sem febre, corysa intensa, lacrimação consideravel, tosse fraca com expectoração facil, dôr e corrimento d'ouvidos, surdez e photophobia.

Stramonium: se *Bell.* não dominar os symptomas cerebraes, a erupção não romper ou tiver desapparecido repentinamente, sobrevindo o ataque cerebral e a *Bell.* não produzir resultado favoravel; delirio furioso com vontade de saltar da cama, cantando, assobiando, agarrando, mordendo, cuspindo e arranhando, visões que assustam e o doente procura evital-as, urinas raras ou supprimidas, deglutição difficil, olhar torvo, somnolencia alternando com delirio e sêde intensa.

Alem d'estes medicamentos podem tambem consultar-se:

Apis: suppressão e palidez da erupção, sêde e urinas raras, ou falta de sêde com urinas raras e sedimento esbranquiçado, inchação geral com palidez da pelle como cera, gritos ao despertar: inquietação sobretudo de noite, com mudança continua de posição, que não allivia, meningite cerebro-espinhal.

Arsenicum: suppressão da erupção com rosto palido e terroso, com olheiras azuladas e verde-escuras, crostas nos labios, symtomas typhoides, vomitos, diarrhea, ardor como se houvesse brazas no estomago e no ventre, frio e suores frios, sêde insaciavel, bebendo porem pouco de cada vez.

China: colicas violentas com sêde consideravel e gazes no ventre, diarrhea com dejecções frequentes e grande fraqueza, rosto palido e emmagrecimento, pelle secca, palpitação do coração intermittente.

Phosphorus; symptomas typhoides com atrophia intellectual, diarrhea aquosa, labios e lingua negros, somnolencia com queixumes, grande debilidade e prostração de forças, tosse secca com vomitos, dejecções involuntarias e abundantes, formação de pustulas na pelle, sonhos com ancidade, suores viscosos e indifferença.

Sulphur: sujeitos herpeticos e escrophulosos; forte inflammação dos olhos com erupção pouco desenvolvida; dôres d'ouvidos com corrimento, intensa dor de cabeça, dilacerante e pulsativa, dôres nas extremidades e fraqueza consideravel; e tambem quando ha symptomas typhoides, tosse secca ou humida com expectoração abundante ou escassa.

Quando sobrevier o garrotilho ou crup e *Acon.* não tiver obviado a esta complicação, dar-se-ha *Spong.* e depois *Phos.* se fôr preciso; ou então *Brom.*, *Hepar* e *Merc. cyan.*

Se se desenvolver a bronchite, deve dar-se primeiro a *Bell.* e depois *Bry.* e a seguir *Merc.*, *Sulph.* etc.

Se apparecer a pulmonia, depois de *Acon.* deve dar-se *Bry.* e depois *Phos.*, *Sulph.*, *Tart. emet.* etc.

Se se declarar a pleuresia, *Acon.* e depois *Bell.* ou *Bry.*, *Laches.* etc.

N'estas complicações devemos consultar os respectivos artigos: *Bronchite, Pulmonia, Pleuresia* etc.

O sarampo hemorrhagico combate-se com *Rhus* e *Sulph. acid.* se fôr preciso.

Quando a erupção impallidecer sem se saber a causa, deve dar-se logo *Arsenicum* para evitar as complicações do coração.

Para qualquer outra complicação que apparecer, consultem-se os artigos respectivos.

Para combater os padecimentos resultantes do sarampo, recommendam-se:

Contra a surdez: *Calc.*, *Puls.*, *Sil.*, *Sulph.*

Contra a parotidite: *Rhus*, ou então: *Arn.*, *Carbo v.*, *Merc.*

Contra a miliar branca: *Nux v.*, ou *Ars.*

Contra o corrimento purulento dos ouvidos: *Puls.*, ou *Carbo v.*, *Sil.*, e tambem: *Lyc.*, *Merc.*, *Nitri acid.*, *Phos.*, *Sulph.*

Contra as diarrheas: *China* e *Merc.* e tambem: *Puls.*, *Calc.* e *Sulph.*

Contra a prisão de ventre: *Op.*, ou *Bry.*, *Lyc.*, *Plat.*, *Nux v.*

Contra a tosse em geral: *Bry.*, *Cham.*, *Dros.*, *Nux v.*, *Phos.*, *Sulph.*

Contra a tosse cheia, cavernosa: *Cham.*, *Ign.*, *Nux v.*, *Spong.*

Contra a tosse espasmodica: *Bell.*, *China*, *Hyosc.*, *Lach.*, *Spig.*, *Stann.*

Contra a rouquidão: *Carb. v.*, *Caust.*, *Hep.*, *Phos.*, *Sulph.*

Contra os edemas: *Apis*, *Ars.*, *China*, *Bell.*, *Samb.*

Contra a photophobia: *Bell.*, *Puls.*, *Sulph.*, ou: *Phos.*, *Merc.*

Contra a falta de appetite e a tristeza: *Ign.*, ou então: *Merc.*, *Phos.*, *Puls.*, *Sulph.*

Sarna.

Desde a descoberta do acarus da sarna, que esta não é considerada como uma verdadeira doença, mas como

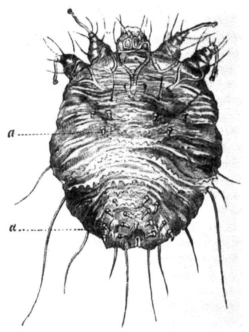

Fig. 69. Acarus femea visto pelo dorso.
a Procidencias conicas.

uma consequencia natural de uma irritação causada por um pequeno animal, o acarus, que forma sulcos na pelle. Logo, o melhor medicamento deve ser o que destruir o acarus. Os medicos antigos tinham observado que depois de ter feito desapparecer a molestia por meio de medicamentos externos, sobrevinham doenças internas muitas vezes mortaes. Tem-se dito que estas observações não eram mais do que illusões, ou então que esses medicos tomaram por sarna outras erupções.

Nós porêm sabemos que Hahnemann foi o primeiro que demonstrou que a lepra, de que se faz menção na biblia, e a sarna, são molestias identicas. As investigações que

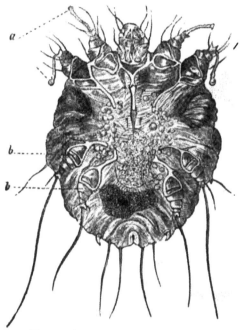

Fig. 70. Acarus femea visto pelo abdomen.
a Patas anteriores providas de discos chupadores pediculados. b Patas posteriores com sedas.

se têm feito nos leprosos das costas da Noruega e da Suecia, demonstráram effectivamente que as crostas dos leprosos continham milhares de acarus mortos. Alem d'isso, qualquer medico pode facilmente verificar que, ainda mesmo que os insectos tenham sido destruidos, fica na pelle um prurido ou comichão que se reproduz durante muitos annos, ou então sobrevêm doenças internas que com frequencia revestem um caracter muito grave, como observamos depois

da cura de outras erupções ou ulceras da pelle com medicamentos externos, ou depois d'uma suppressão do suor
dos pés. Não tratamos aqui de apreciar nem pro nem
contra a *theoria da psora* de Hahnemann; basta-nos indicar como se cura a sarna rapidamente e sem más consequencias.

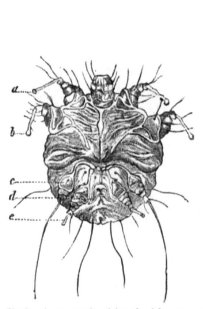

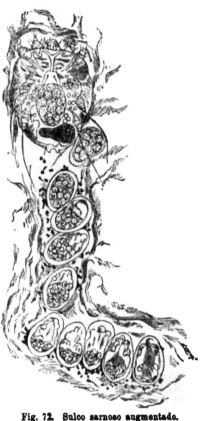

Fig. 71. Acarus macho visto pelo abdomen.
a e *b* Patas anteriores providas de discos
chupadores pediculados. *e* Patas posteriores como as primeiras. *c* Patas posteriores
com sedas. *d* Orgão da fecundação no
macho.

Fig. 72. Sulco sarnoso augmentado.

O acarus deve destruir-se com fricções; é uma condição essencial para a cura. Os meios mais seguros são:
o *Balsamo peruviano*, o unguento de estoraque (Estoraque
liquido: 30 gram.; Azeite: 7 gram.; Alcool rectificado:
3 gram.) e o Vinagre parasiticida de Cramoisy; com os
dois primeiros fazem-se fricções nas partes da pelle ata-

cadas e com o ultimo imbebe-se um pincel fino que se passa sobre essas partes. Quanto mais depressa se empregarem estes meios, melhor será o resultado obtido. Para evitar as consequencias d'uma applicação externa exclusiva, convem dar interiormente o *Sulphur*, nas atenuações da 12ª á 30ª, uma dose pela manhã e outra á noite, passados uns dias dar so uma dose e á medida que o doente fôr melhorando, espaçar então mais o remedio. Se a comichão não desapparecer completamente, deve dar-se: *Merc.*, ou *Calc.*, *Sep.*, *Sil.* (B.). Nos casos de sarna secca, dá-se a principio: *Carbo v.*, depois *Hep.* ou *Caust.* (Hg.); ou *Kreos.*, *Merc.* e *Sep.* (B.).

Quando a sarna foi mal tratada, sobretudo quando se usaram fricções de mercurio e enxofre, os melhores medicamentos são: *Caust.* e *Sepia* (B.).

Sciatica.

A sciatica é uma dôr nevralgica que parte da nadega e da parte superior da côxa do mesmo lado para baixo até á curva e barriga da perna e ás vezes até ao pé. Esta dôr invade quasi sempre um so lado, rapida como o raio, percorrendo o trajecto ja indicado, com intervallos de allivio, como em todas as nevralgias, em cujo intervallo a coxa fica como adormecida e rigida; ou então a dôr é continua, ardente, e aggrava-se por intervallos. Ás vezes vem acompanhada de caimbras nos gemellos, nauseas, vomitos, insomnia, inquietação e desespero. É uma doença bastante rebelde revestindo a forma chronica.

A sciatica é uma verdadeira nevralgia do nervo sciatico na qual a articulação do quadril nada soffre. (A chamada sciatica da parte anterior da coxa, não é, falando com propriedade, uma verdadeira sciatica; mas sim uma nevralgia do nervo crural.) Esta doença dolorosa e tenaz é geralmente de natureza rheumatica e é causada por um resfriamento. Os medicamentos principaes são: *Bell.*, *Canth.*, *Cham.*, *Cimicif.*, *Coff.*, *Coloc.*, *Ign.*, *Nux v.*, *Puls.*, *Rhus*, nos casos agudos; *Ars.*, *Calc.*, *Caust.*, *Lach.*, *Lyc.*, *Merc.*, *Sep.*, *Sulph.*, para os casos chronicos.

O dr. Hering dá as seguintes indicações:

Belladonna: sciatica com dôres no quadril, sobretudo de noite; as dôres obrigam o doente a mudar de posição; grande sensibilidade ao tacto, mesmo pelo contacto do fato; as dôres so são supportaveis conservando a perna suspensa.

Chamomilla: sciatica (do lado esquerdo); dôres tractivas desde o quadril até ao joelho ou até ás plantas dos pés; as dôres augmentam de noite e fazem gritar o doente com o mais leve movimento; depois dos ataques ha uma sensação de adormecimento nas partes atacadas.

Coffea: nevralgia do nervo crural; as dôres vêm por accessos; são dilacerantes e lancinantes, aggravam-se de tarde e durante a noite, com inquietação e insomnia.

Colocynthis: sciatica (do lado direito); dôres lancinantes no osso sacro, obrigando o doente a guardar o mais absoluto repouso, porque qualquer movimento as augmenta; ferroadas tensivas no quadril, no joelho e no tornozello, rapidas como o raio, desde o osso sacro até ao calcanhar; os symptomas aggravam-se de tarde e á noite; o doente sente um grande desejo de beber agua. Quando cessam as dôres, a parte atacada fica como morta e insensivel.

Ignatia: sciatica chronica, intermittente, diminuindo no verão e aggravando-se no inverno; palpitações violentas como se o quadril fosse a saltar; frio e sêde seguidos de calor, sobretudo no rosto, com ausencia de sêde.

Iris: sciatica do lado esquerdo com paralysia; as dôres aggravam-se com o movimento moderado e alliviam com o accelerado; a dôr causa vomitos de materias doces, grande alteração do estomago com prostração extrema.

Lycopodium: sciatica chronica, com a particularidade das dôres se aggravarem ou apparecerem com as mudanças de tempo, sendo ardentes e pungitivas, intermittentes, de cima para baixo, com adormecimento das partes atacadas e sensação de frio.

Nux vomica: sciatica com dôres desde os dedos do pé ao quadril, ou do quadril á curva; augmentam de noite, com o movimento, levantando a perna; o doente soffre mais sobretudo quando tem necessidade de obrar.

Pulsatilla: sciatica (na perna esquerda) em toda a extensão do nervo; as dôres obrigam o doente a mudar de posição, ainda que o movimento as augmente; as angustias são tão fortes que o doente chora com frequencia; não tem sêde. A doença augmenta de noite. Quanto mais fortes são as dôres mais calafrios ha.

Rhus: sciatica depois d'uma molha, depois d'um esforço; dôres com adormecimento, formigueiro ou tensão paralytica no membro atacado; augmentam com o repouso e no momento em que o doente se move (*Ferr.*); diminuem com o calor secco (R.).

Ruta: parece que o logar das dôres é no osso, como se este tivesse sido magoado, batido ou quebrado; o doente tem que mover-se de continuo, quando se senta aggravam-se as dôres e deitando-se sobre a perna enferma.

Sepia: sciatica nas mulheres hystericas.

Sulphur: sciatica chronica, nos casos rebeldes e em individuos escrophulosos e herpeticos.

Os que soffrem de sciaticas chronicas, resistindo a todo o tratamento, devem no verão tomar os banhos thermaes sulphurosos, como os do *Arsenal, Caldas da Rainha, Vizella*, etc.; e em Hespanha os de Archena, Ledesma, Montemayor, etc.

Settas.

A primeira cousa a fazer n'um caso de envenenamento pelas settas é fazer vomitar immediatamente o doente, fazendo-o ingerir grande quantidade de agua fria, titilando-lhe ao mesmo tempo a garganta com as barbas d'uma penna e prescrevendo-lhe uma poção de azeite e carvão vegetal em po. Não sendo sufficientes estes meios dê-se a *Ammonia liquida*. Atenuados os symptomas mais graves, o doente deve tomar repetidas vezes o café e vinho, para evitar os soffrimentos consecutivos. Manifestando-se estes, dê-se: *Ipecac.* e *Puls.* que devem dominal-os bem, ou então: *Nux v.* e *Carbo v.*

Soffrimentos moraes.

As commoções violentas provocam com frequencia doenças corporaes e mentaes. O medicamento deve

45 *

escolher-se attendendo ás causas e symptomas concomittantes.

Se a commoção é resultante 'um *despeito* e é acompanhada:

De colera, arrebatamento, irritação, dá-se: *Cham.*

De medo e anciedade: *Aconitum.*

De um pesar occulto, afflicção ou vergonha: *Ign.*

Se ha indignação e despeitos, excessivos, até ao ponto de arrojar o que se tem á mão: *Coloc.*, *Staphys.*

Perturbação nas ideias e no espirito: *Veratr.*

Inquietação, receio, indifferença: *Ars.*

Se a doença foi causada por um grande susto, depois d'este dê-se: *Opium*; mais tarde: *Acon.* e *Bell.*

Depois d'uma violenta commoção causada pela alegria: *Coffea.*

Convulsões e sobresaltos ao despertar: *Hyosc.*

Loucura, mania de discursar e declamar e grande sensibilidade no pescoço: *Laches.*

Se a menstruação foi muito abundante: *Plat.*

Se desappareceu: *Puls.*

Se o doente soffre de anciedade, sobretudo durante a noite: *Merc.*

Se tem dejecções involuntarias, suor frio ou frio glacial: *Veratr.*

Quando a doença tenha sido causada pelos ciumes: *Hyosc.* ou *Lach.*

Por uma afflicção ou pezar: *Ign.*, *Phos. a.*, *Staph.*

Por uma humilhação ou mortificação: *Coloc.*, ou *Bell.*, *Ignat.*, *Plat.*, *Puls.*, *Staph.*

Por um amor desgraçado: *Ignat.*, *Phos. ac.* — Sendo acompanhado de ciumes: *Hyosc.*

Por uma colera ou contrariedade: *Nux v.*, ou: *Bry.*, *Cham.*, *Acon.*, *Plat.*, *Staph.*

Sobre os padecimentos que podem originar as causas moraes, *diremos*:

Se causaram perda dos sentidos, deve dar-se *Opium*, e depois *Bell.*, *Hyosc.*, *Lach.*, *Nux v.*

Palpitações do coração: *Acon.* e *Cham.*, *Hep.*, *Ignat.*, *Lach.*, *Op.*, *Puls.*

Queda dos cabellos e calvicie: *Graph.*, *Phosph. ac.*, *Staph.*

Acumulação de sangue na cabeça, cara e olhos: *Acon.*, *Bell.*, *Ign.*, *Op.*, *Nux v.*, *Puls.*

Nauseas, vomitos e perda do appetite: *Puls.*, *Bry.*, *Cham.*, *Coloc.*, *Ign.*, *Natr. m.*, *Nux v.*, *Staph.*, *Sulph.*

Diarrhea: *Cham.*, e *Ars.*, *Coloc.*, *Ipecac.*, *Merc.*, *Puls.*, *Veratr.*

Dôr do estomago: *Nux v.*, *Carb. v.*, *Cham.*, *Coccul.*, *Graph.*, *Lach.*, *Puls.*

Urinas e dejecções involuntarias: *Op.*, *Ars.*, *Phos. ac.*, *Veratr.*

Dôres de dentes: *Cham.* e *Antim. cr.*, *Bell.*, *Merc.*, *Spigel.*, *Staphys.*

Nevralgias: *Colocynt.*, e *Cham.*, *Mezer.*, *Mosch.*, *Staph.*, *Verb.*

Angustias: *Opium* e *Camph.*, *Coff.*, *Ign.*, *Veratr.*

Insomnia: *Aconit.* e *Bell.*, *Capsic.*, *Coff.*, *Nux vom.*, *Puls.*

Angustia e medo persistentes: *Acon.* e *Bell.*, *Ignat.*, *Op.*, *Plat.*, *Staph.*, *Veratr.*

Indignação persistente: *Staph.* e *Cham.*, *Hyosc.*

Estonteamento: *Hyoscyam.* e *Helleb.*, *Phos. ac.*, *Rhus*, *Veratr.*

Convulsões: *Bell.* e *Cicut.*, *Cupr.*, *Hyosc.*, *Ignat.*, *Op.*, *Samb.*

Prostração e melancolia, tristeza, pranto, suspiros, etc.: *Aur.* e *Bell.*, *Ignat.*, *Phos. ac.*, *Plat.*, *Puls.*, *Staph.*, *Veratr.*

Grandes suores: *Phos. ac.* e *Merc.*, *Samb.*, *Veratr.*

Em geral devem consultar-se os seguintes medicamentos.

Aconitum: febre, dôr de cabeça, e affluencia de sangue á cabeça; grande e inconsolavel angustia com um grande medo; debilidade e falta de appetite, medo de sair de casa e receio de não recobrar a saude predizendo o dia da morte; o medo reconhece-se na sua physionomia, está triste e afflicto; convem depois de *Op.* e quando este medicamento não se deu logo depois d'um susto ou terror.

Belladonna: convulsões, delirio, desarranjo mental, angustia continua, perda ou fraqueza da memoria, illusões phantasticas, imbecilidade, insensibilidade, aggravação com a luz e o ruido, forte dôr de cabeça e garganta, medo, gritos, pranto, e desejo de agarrar, morder, cuspir, etc., depois de *Op.* e *Acon.* nos casos de um grande medo ou terror.

Bryonia: nos casos de uma grande colera e depois de *Cham.* Frio e calafrios geraes, com caracter irascivel, falta de appetite, prisão de ventre, nauseas, vomitos e dôres, desejo de estar em casa; aggravação com o movimento e o ruido, que é insupportavel.

Chamomilla: medicamento principal nas más consequencias de uma colera, rixa, ou disputa; nauseas e vomitos com amargor da bocca, dôres de ventre e diarrhea, febre, sêde, angustia, inquietação, côr amarella da pelle, tosse, convulsões, fadiga; caracter muito irritavel, desespera-se, responde inconvenientemente, fala pouco e não faz senão passeiar, a mais leve contrariedade o exalta e aggrava todos os symptomas.

Coffea: maus resultados d'uma grande alegria, que causou uma forte excitação do systema nervoso, com tremuras, e predisposição a agoniar-se; insomnia com movimento e agitação constantes; grande alegria, excitação cerebral e sobretudo mental; grande sensibilidade do ouvido, cujo sentido augmenta d'uma maneira notavel, bem como o do olfacto.

Colocynthis: maus resultados d'uma colera com indignação e mortificação, quando o individuo não poude desabafar por causas alheias á sua vontade; mortificação causada por uma offensa que não poude ser vingada; colicas, nauseas, vomitos, insomnia, caimbras, vontade de mover-se e d'estar curvado, alliviando-se assim as dôres e os demais symptomas.

Hyoscyamus: maus resultados d'um amor infeliz com ciumes consideraveis e depois d'um susto, convulsões, excitação geral, constricção espasmodica da garganta que impede de engulir, estremecimentos e risos involuntarios, desejo de fugir, imbecilidade, fraqueza e perda da memoria, chôro inconsolavel, ataques epilepticos, ou desejo de estar sempre descoberto na cama.

Ignatia: maus effeitos d'uma afflicção, pezar, tristeza, desgostos ou da perda d'uma pessoa muito querida, e de um amor infeliz o que causa profunda tristeza e pezar;

tristeza inconsolavel, com falta de appetite, nauseas, vomitos, sêde, dôr de cabeça, oppressão de peito, palpitações do coração, pranto, suspiros, insomnia, falta de esperança, espasmos hystericos, illusões phantasticas e desejo d'estar só e deitado, sem querer pessoa alguma a seu lado.

Nux vomica: depois de *Cham.* e *Bryon.*, quando estes medicamentos não foram sufficientes e o doente comeu ou bebeu immediatamente depois de uma colera; deseja estar so, não fallar nem ver a ninguem, responde inconvenientemente, não quer que lhe toquem, as suas palavras são breves, causticas ou insultantes.

Opium: más consequencias de um medo, susto o terror profundos, devendo ser applicado immediatamente; diarrhea, nauseas e vomitos, dôr de cabeça, atordoamento e perda dos sentidos, calor na cabeça, frio, suores frios, oppressão do peito, fadiga, convulsões, somnolencia, tremuras, gritos, pupilas dilatadas, respiração estertorosa, com rouquidos, urinas e dejecções involuntarias; as objecções e censuras aggravam os symptomas assim como o somno.

Phosphori acidum: nos mesmos casos que *Ignat.* e depois d'este quando não foi sufficiente; caracter taciturno, triste, laconico, apathia intellectual, queda dos cabellos e calvicie, desejo continuo de dormir, suores abundantes, completa indifferença para tudo, não deseja nem pede nada, comprehensão difficil, esquecimento do que tem de fazer e fallar, o que lhe repugna.

Platina: emprega-se de preferencia nas mulheres e sobretudo nas hystericas, depois de uma colera ou mortificação: grande orgulho com desprezo pelas outras pessoas; fortes ataques de hysterismo, tristeza, prisão de ventre, bocejos espasmodicos e grande palidez da pelle.

Pulsatilla: recommenda-se em especial ás pessoas de caracter affavel, muito sensiveis e impressionaveis que se assustáram ou tivéram um grande desgosto, que lhes produziu diarrhea com frio, pranto inconsolavel, ais, gemidos e suspiros; a tudo que lhes dizem respondem com lagrimas e lamentações e ao mesmo tempo estão n'uma constante agitação.

Staphysagria: consequencias morbidas d'uma grande mortificação, quando o offendido não pôde tirar uma des-

forra immediata, defender-se ou vingar-se, porque o offen-
sor foi um superior a quem deve respeito e acatamento;
sensibilidade extraordinaria ás acções ou palavras menos
offensivas, com vontade de arrojar tudo para longe; mau
humor, desespero e tristeza, hypocondria, insomnia e grande
receio do futuro.

Veratrum: resultados perniciosos d'um susto, ou mêdo,
com diarrhea, frio, suores frios, alteração do semblante,
oppressão da respiração, voz fraca e baixa, sêde ardente,
aborrecimento á vida, ao mesmo tempo porem receio de
morrer, tristeza, sensibilidade, memoria fraca e até perdida.

Os doentes devem ser desviados das causas que mo-
tivaram os seus soffrimentos, distrail-os e aconselhal-os a
que viajem, não voltando por algum tempo á localidade
em que soffreram a influencia da commoção moral.

Melancolia.—Os principaes medicamentos contra a me-
lancolia, são: *Aurum, Ign., Natr. mur., Nux v., Veratr.*
Tambem podem consultar-se: *Anac., Ant. cr., Ars., Bell.,
Lach., Puls., Stram., Sulph.*

Para a *melancolica negra* aconselham-se: *Aur., Nux v.*;
ou *Ars., Lach., Graph., Merc., Sulph.*

Para a *melancolica doce*: *Ign., Phos. ac., Puls., Veratr.*

Para a *melancolica religiosa*: *Aur., Lyc., Puls., Suiph.
Veratr.*

Nostalgia. — Saudades do paiz natal. — Os melhores
medicamentos, são: *Caps.* se ha vermelhidão nas faces;
Merc., se ha angustia e suor durante a noite; *Phos ac.*
se o doente se definha e alem d'isso ha febre lenta com
suores abundantes pela manhã.

Se estes medicamentos não fôrem sufficientes, consultem-se depois: *Aur., Bell., Helleb., Ign., Puls., Sep., Sil.*

Deve-se permittir aos doentes que vão passar uma
temporada no seu paiz, porque é este o melhor meio de
curar a doença, quando se tornou rebelde.

Soluços.

O soluço é um symptoma molesto quer seja idiopathico
quer symptomatico d'uma doença mais ou menos grave.
So trataremos aqui do primeiro, pois que o segundo re-

lacionando-se com a doença que o produz, tem de sujeitar-se ao tratamento especial d'esta.

As causas do primeiro podem ser nm susto, o riso excessivo, um resfriamento, etc., e ás vezes é tão incommodo e repetido, que pode fazer quebrar a pessoa que o padece, fazendo-a vomitar tudo quanto tem no estomago, não consentindo que tome alimento algum, nem mesmo agua.

Os medicamentos principaes para o combater são: *Hyosc.* em primeiro logar e se não bastar, *Nux v.* Se com estes medicamentos não se cura, consultem-se: *Acon.*, *Bell.*, *Bry.*, *Ign.*, *Magn. m.*, *Puls.*, *Stram.*, *Zinc.*

Se é espasmodico, dê-se: *Bell.*, *Nux v.*, *Stram.*—Violento: *Hyosc.*, *Nux v.*, *Stram.*

Se apparece ou se aggrava depois de beber: *Ignat.*, *Puls.*—Depois das comidas: *Cycl.*, *Hyosc.*, *Merc.*, *Zinc.*—Durante as comidas: *Magn. m.*, *Merc.*, *Teucr.*—Com o movimento: *Carb. v.*—De noite: *Ars.*—De tarde: *Puls.*, *Silic.*—Depois de fumar: *Ant. cr.*, *Ign.*, *Puls.*

Se vem com dôr no estomago: *Magn. m.*—Com dôr no peito: *Amm. m.*—Com suor: *Bell.*—Com convulsões: *Bell.*, *Stram.*—Com pancadas na bocca do estomago: *Teucrium.* —Com accumulação de agua na bocca: *Lobel.*—Com suffocação: *Puls.*—Com desespero: *Agnus*, *Hyosc.*

Somnolencia.

Não vamos tratar da somnolencia que apparece no decurso das febres graves, como a typhoide, as affecções cerebraes, etc., mas da propensão inevitavel para dormir, de que soffrem algumas pessoas, a horas certas; gozando não obstante, ao que parece, d'uma saude perfeita.

A primeira fica sob a alçada do tratamento instituido nas mesmas doenças e por isso não a tratamos aqui.

A propensão inevitavel a dormir de que soffrem algumas pessoas, é sempre tão incommoda, que so por si constitue uma doença, que altera a vida do que cae sob o seu influxo e difficulta e entorpece as suas occupações habituaes. A homeopathia combate com exito esta propensão, que costuma apresentar-se justamente nas horas mais precisas para os affazeres individuaes.

Os medicamentos principaes para combater a somnolencia são pela sua ordem numerica: *Opium*, *Phos. ac.* e *Laches.* Se estes não forem sufficientes, consultem-se: *Ant. cr.*, *Bell.*, *Calc.*, *Carb. v.*, *China*, *Croc.*, *Kali c.*, *Merc.*, *Natr. m.*, *Nux v.*, *Phos.*, *Puls.*, *Sulph.*

A somnolencia pela *manhã* deve tratar-se com: *Calc. c.*, *Graph.*, *Hep.*, *Natr. m.*, *Nux v.*, *Sepia.*

Pelo *meio dia*: *Ant. cr.*, *Natr. s.*, *Sabad.*, *Tabac.*

De *tarde*: *China*, *Nux v.*, *Rhus*, *Sulph.* ou *Laches.*

Logo á *entrada da noite*: *Ars.*, *Calc.*, *Kali c.*, *Nux v.*

Propensão a dormir *estando sentado*: *Brucea*, *Petrol.*, *Tart. em.*

>   »   *lendo e escrevendo*: *Natr. sulph.*

>   »   *andando na rua*: *Acon.*, *Tart. em.*

>   »   »   *estando a trabalhar*: *Sulph.*

Se o somno so desapparece movendo-se, voltando porem logo que o sujeito se senta, ou volta a trabalhar, ler ou escrever, etc., dê-se: *Mur. ac.* ou *Carbo v.*

Suffocação pelo calor.

Nos casos de suffocação pelo calor em geral devem applicar-se: *Ant. cr.*, *Bell.*, *Bry.*, *Carbo v.*

Suffocação pelo fogo: *Ant. cr.*, *Zinc.*

Soffrimento pelos calores do verão: *Bell.*, *Bry.*, *Carbo v.*, *Puls.*

Soffrimentos causados por grandes trabalhos feitos sob a impressão d'um sol canicular: *Ant. cr.*, *Bry.*, *Camph.*, *Laches.*, *Natr. c.*, *Puls.*

Por uma insolação: *Acon.* e *Bell.* e se não fôrem sufficientes: *Camph.* e *Glon.*

Sumagre venenoso.

Se do contacto com a pelle, d'este vegetal irritante, sobrevêm inflammações erysipelatosas, erupções diversas, etc., não se applicará medicamento algum externo, prescrevendo somente a *Bell.*; e se não fôr sufficiente, dê-se depois a *Bry.*, *Merc.* e *Sulph.*

Se houver symptomas de envenenamento, causados pela

ingestão da tinctura ou do extracto d'este vegetal, como vertigens, paralysias, dôres rheumaticas, inchações, nauseas e vomitos, grande prostração com lingua secca, symptomas typhoides, etc., proceder-se-ha immediatamente á lavagem do estomago ou então far-se-ha vomitar o doente titilando-lhe a garganta e dando-lhe a beber agua com assucar, depois camphora emulsionada com uma gemma d'ovo e em olfação, chavenas de café e tambem em clysteres. Depois de atenuados os symptomas predominantes, deve prescrever-se a *Camphora*, uma colher de tres em tres horas.

Se houver delirio e convulsões dá-se a *Bell.* e se não fôr sufficiente *Stram.* Declarando-se fortes dôres de ventre e dôres rheumaticas, deve dar-se *Bry.* Se restarem na pelle erupções rebeldes, manchas, etc., dar-se-ha *Sulph.* Se houver insomnia, agitação, com sensibilidade excessiva de todo os sentidos, *Coffea.*

Suor.

Em geral o suor é uma crise ou symptoma d'alguma doença: ás vezes porem apparece e apodera-se de certos individuos, sobretudo os escrofulosos e herpeticos, com tal insistencia, que constitue por si so uma doença bem impertinente e nada aceiada. N'alguns individuos diminue ou desapparece, dando logar ao desenvolvimento de diversas doenças, que so se curam restabelecendo-se o suor supprimido ou diminuido.

Os suores anomalos ou sem causa apparente que os produza (*hyperydrosis*) combatem-se com: *Acon., Ars., Bry., Calc. c., Carbo veg., Cham., China., Coff., Graph., Hepar s., Kali c., Lycop., Merc., Op., Phos. acid., Rhus, Samb., Selen., Silic., Stann., Staph., Sulph.* e *Veratr.*

Se tem *cheiro acido*: *Ars., Asar., Caust., Ferr., Iod., Ipecac., Kali c., Lycop., Merc., Nitri ac., Sepia., Silic., Sulph.,* e *Veratr.*

»   »   »   *amargo*: *Veratrum.*

»   »   »   *aromatico*: *Copahib., Rhod.*

»   »   »   *a sangue*: *Lycopod.*

»   »   »   *empyreumatico*: *Bell., Sulph.*

Se tem *cheiro fetido*: *Ars.*, *Baryt. c.*, *Canth.*, *Dulc.*, *Fluor ac.*, *Graph.*, *Guaiac.*, *Hepar s.*, *Kali c.*, *Lycop.*, *Magn. c.*, *Nitri ac.*, *Nux v.*, *Phos.*, *Pulsat.*, *Rhus*, *Selen.*, *Sep.*, *Sil.*, *Spig.*, *Staph.*, *Sulph.*, e *Zinc.*

» » » a *camphora*: *Camphora.*

» » » a *queijo*: *Plumbum.*

» » » a *ovos podres*: *Sulph.*

» » » a *mel*: *Thuja.*

» » » a *mofo*: *Nux v.*, *Puls.*, *Rhus*, *Stann.*

» » » a *almiscar*: *Puls.*, *Sulph.*

» » » a *cebolla*: *Bovista*, *Lycop.*

» » » a *rhuibarbo*: *Rheum.*

» » » a *urina*: *Berb.*, *Canth.*, *Coloc.*, *Nitri ac.*,

» » » a *enxofre*: *Phosph.*, *Puls.*

Se são *viscosos*: *Acon.*, *Ars,*, *Camph.*, *Carbo an.*, *Cham.*, *Ferrum*, *Lycop.*, *Merc.*, *Phos.*, *Phosph. acid.*, *Plumb.*, *Secal.*, *Spig.*, *Veratr.*

» » *oleosos*: *Bry.*, *China*, *Magn. c.*, *Merc.*, *Stram.*

» » *sanguinolentos*: *Crotal.*, *Lach.*, *Nux mosch.*

» » *mordicantes*: *Cham.*, *Con.*, *Ipecac.*

» » *pruritosos*: *Coloc.*, *Fluor. ac.*, *Mangan.*, *Paris.*, *Rhodod.*

» » *só d'um lado do corpo*: *Ambra.*, *Baryt. c.*, *Bry.*, *Cham.*, *Lycopod.*, *Nux m.*, *Nux v.*, *Puls.*, *Rhus* e *Sulph.*

» » » » *direito*: *Nux v.*, *Puls.*

» » » » *esquerdo*: *Fluor. ac.*, *Phos.*

» » *na parte anterior do corpo*: *Arg.*, *Calc. c.*, *Merc.*, *Selen.*

» » » » *posterior do corpo*: *China*, *Nux v.*, *Puls.*, *Sep.*, *Sulph.*

» » » » *superior do corpo*: *Arg.*, *Asar.*, *Cham.*, *China*, *Cina*, *Dulc.*, *Lauro c.*, *Rheum*, *Sep.*, *Spig.*, *Sulph. acid.*, *Valer.*, *Veratr.*

» » » » *inferior do corpo*: *Cinnab.*, *Croc.*, *Cyclam.*, *Euphorb.*

» » » » *isolada do corpo*: *Merc.*

Suores que tornam as roupas amarellas: *Ars.*, *Bell.*, *Carbo an.*, *Graph.*, *Merc.*, *Nux v.*, *Rheum*, *Selen.*

Suores que tornam as roupas *manchadas*: *Selen.*

» » » » » *tesas*: *Merc., Selen.*

Suores *quentes*: *Ant. cr., Bell., Bry., Camph., Cham., Op., Phosph., Sabad., Sep., Stann., Stram.*

 » *frios*: *Ars., Bry., Camph., Carbo v., China, Chin. sulph., Cuprum, Digit., Dulc., Hyosc., Ignat., Ipecac., Lycop., Merc., Puls., Rhab., Sabad., Secal., Stram., Sulph. ac., Tart., emet., Veratr.*

 » *debilitantes ou colliquativos*: *Ars., Calc. c., Carbo an., China., Ferrum, Lycop., Natr. mur., Nitrum, Phosph., Sambuc., Sep., Sil., Stann., Sulph., Veratr.*

Quando os suores se apresentam de *manhã*: *China, Nux v., Phosph., Sep., Spong., Stann., Sulph., Sulph. acid.*

» » » *ás seis horas da manhã*: *Silicea.*

» » » *uma manhã sim, outra não*: *Ant. cr.*

» » » *um meio dia sim, outro não*: *Ferrum.*

» » » *durante o dia*: *Calc. c., Carb. an., China, Dulc., Ferrum, Graph., Lycop., Natr. c., Natr. m., Rheum, Selen., Sep., Staph., Stram., Sulph., Tart. em., Veratr.*

» » » *ao meio dia*: *Cinnab.*

» » » *depois do meio dia*: *Berb., Magn. mur.*

» » » *de tarde*: *Mur. acid., Sulph.*

» » » *das 3 ás 5h. da tarde*: *Silic.*

» » » *uma tarde sim, outra não*: *Baryta c.,*

» » » *de noite*: *Ambra, Amm. mur., Anacard., Calc. c., Carbo veg., Coloc., Con. m., Dulc., Graph., Hepar s., Kali c., Mag. c., Merc., Mur. acid., Natr. c., Nitri ac., Phosph. ac., Samb., Sep., Sil., Stann., Staph., Stront., Sulph.*

» » » *ás onze da noite*: *Silic.*

» » » *ás tres* » » *Calc. c.*

» » » *antes da meia noite*: *Muriat ac.*

Quando os suores *se apresentam depois da meia noite*: *Alum.*, *Ambra*, *Amm. mur.*, *Clem.*, *Dros.*, *Magn. mur.*, *Nux. v.*, *Phosph.*

Quando se manifestam pelo menor *exercicio ou esforço*: *Agaricus*, *Ambra*, *Calc. c.*, *Carb. v.*, *China*, *Graph.*, *Kali c.*, *Lycop.*, *Merc.*, *Natr. c. e m.*, *Phosph. ac.*, *Puls.*, *Rheum*, *Sep.*, *Sil.*, *Stram.*, *Sulph.* e *Veratr.*

> *estando sentado*: *Anacard.*, *Rhus*, *Sep.*, *Staph.*

> *comendo*: *Borax*, *Calc. c.*, *Carbo v.*, *Conium*, *Graphit.*, *Natr. m.*, *Nux v.*, *Phosph.*, *Sarsap.*, *Sep.*, *Sulph. acid.*

depois das comidas: *Lycop.*, *Nitri ac.*, *Sepia.*

com os trabalhos mentaes: *Borax*, *Graph.*, *Hepar s.*, *Kali c.*, *Sep.*, e *Sulph.*

durante o somno: *Bell.*, *Carb. an.*, *Chelid.*, *Cicut.*, *China*, *Cycl.*, *Euphorb.*, *Ferr.*, *Hyosc.*, *Merc.*, *Mur. acid.*, *Nitri acid.*, *Phosph.*, *Plat.*, *Puls.*, *Selen.*

falando: *Graph.*, *Iod.*, *Sulph.*

com a tosse: *Bry.*, *Merc.*, *Samb.*, *Sulph.*

com dyspnea: *Anac.*, *Merc.*

com as dôres: *Merc.*, *Natr. c.*, *Rhus.*

andando: *Agar.*, *Ambra*, *Kali c.*, *Led.*, *Natr. mur.*, *Selen.*, *Silic.*

com palpitações do coração: *Merc.*

antes de evacuar: *Merc.*

A diminuição ou suppressão do suor (*anhydrosis*) observa-se frequentemente causada por resfriamentos, e nos individuos escrofulosos e herpeticos. N'estes casos os banhos quentes, os duches e as fricções da pelle com uma toalha turca molhada em agua quente, bem como os banhos de mar quentes, devem produzir excellentes resultados, sendo tambem poderosos auxiliares da acção dos medicamentos.

O medicamento mais indicado para combater os maus effeitos da suppressão do suor; é *Silicea*; se este medicamento não o restabelecesse, consultem-se primeiramente: *Bell., Bry., Calc. c., Cham., China, Colchic., Dulc., Kali. c., Led., Lycop., Nux v., Oleand., Op., Phosph., Sec. c., Seneg., Sulph.*; em segundo logar: *Acon., Amm. c., Ars., Coff., Ipec., Laches., Nux v., Plat., Puls., Rhus, Sabad., Scilla, Spong., Staph., Verbasc.*

Se depois da suppressão do suor a pelle se tornar secca e ardente, estão indicados em primeiro logar: *Acon., Arn., Bry., Lach., Lycop., Nux v., Op., Phosph., Puls., Rhus*; em segundo logar: *Ars., Bell., Calc. c., Croc., Coff., Dulc., Helleb., Kali c., Led., Merc., Phos. acid., Samb., Scilla, Secal., Sep., Silic., Stann., Staph., Sulph.*

Suppurações.

Se bem que nos respectivos artigos, se tenha dito o que se deve fazer para o tratamento hygienico e medicinal dos tecidos que suppuram, com o mesmo fim daremos aqui algumas regras geraes e a indicação ampliada dos medicamentos segundo as diversas qualidades de pus.

Fica estabelecido como regra geral que deve sempre haver o maior aceio quando se faz o curativo das partes que suppuram¦, empregando ferros, fios, panno de linho, algodão, etc., bem limpos e que não tenham servido. Os fios e pannos devem ser usados e de linho, tirados de lençóes, camisas, etc., velhos mas bem lavados e enxutos; o mesmo se praticará com o restante penso.

Quando as feridas ou ulceras expillam um pus fetido sanguinolento, de má natureza, devem ser bem lavadas com agua phenica da proporção de 1 : 100.

Quando a ferida ou ulcera suppure abundantemente e e pus seja de mau caracter, o curativo deve ser feito varias vezes por dia, para evitar os maus resultados da suppuração e do pus accumulado.

Para as diversas suppurações estão indicados os seguintes medicamentos:

Se a suppuração é escassa, benigna: *Hep.*, *Sil.*, e *Lach.*, e tambem *Calc. c.*, *Merc.*, *Phos.*, *Rhus*, *Staph.*, *Sulph.*

Se é abundante: *Asa foet.*, *Merc.*, *Phos.*, *Puls.*, *Sil.* e tambem *Calc.*, *China*, *Lyc.*, *Rhus*, *Sep.*, *Sulph.*

Se é de má natureza: *Ars.*, *Phos.*, *Sil.*, e tambem *Asa foet.*, *Calc.*, *Carbo v.*, *Caust.*, *Kreos.*, *Merc. subl. corr.*, *Nitri ac.*, *Sulph.*, *Sulphuris ac.*

Se se supprime bruscamente: *Sil.* e tambem *Calc.*, *Hep.*, *Lach.*, *Merc.*, *Sulph.*

Se o pus é acre, corrosivo: *Ars.*, *Merc.*, *Nitr. ac.*, *Sil.*; e tambem *Caust.*, *Cham.*, *Lyc.*, *Rhus*, *Sep.*, *Sulph.*, *Sulph. ac.*

Se é fetido: *Asa foet.*, *Carbo v.*, *China*, *Merc. subl. corr.*, *Sil.* e tambem *Ars.*, *Calc.*, *Carbo v.*, *Graph.*, *Hep.*, *Kreos.*, *Lach.*, *Lyc.*, *Phos. ac.*, *Sep.*, *Staph.*, *Sulph.*

Se é sanguinolento: *Ars.*, *Merc.*, *Sil.* e tambem *Asa foet.*, *Carbo v.*, *Caust.*, *Hep.*, *Iod.*, *Kreos.*, *Nitri ac.*, *Puls.*, *Rhus*, *Secale*, *Sulph.*

Se é sanioso: *Ars.*, *Asa foet.*, *Carb. v.*, *China*, *Merc.*, *Rhus*, *Sil.* e tambem *Calc.*, *Kreos.*, *Nitri ac.*, *Phos.*, *Scilla*, *Sulph.*

Se é verde: *Asa foet.*, *Caust.*, *Merc.*, *Puls.*, *Rhus*, *Sil.*

Se é amarellado: *Sep.* e tambem *Ars.*, *Calc.*, *Caust.*, *Hep.*, *Kreos.*, *Merc.*, *Puls.*, *Sil.*, *Staph.*, *Sulph.*

Se é cinzento, sujo, negro: *Caust.*, *Sil.*, e tambem *Ambra*, *Ars.*, *Calc.*, *Carbo an.*, *China*, *Graph.*, *Lycopod.*, *Merc.*, *Phos. ac.*, *Sep.*, *Staph.*, *Sulph.*

Se é seroso: *Asa foet.*, *Merc.*, *Sil.*; e tambem *Caust.*, *Graph.*, *Nitri ac.*, *Puls.*, *Rhus*, *Staph.*, *Sulph.*, *Thuja.*

Tabaco.

Segundo a natureza dos symptomas que o tabaco produz, assim se devem escolher os medicamentos:

Aconitum: violenta dôr de cabeça e nauseas.

Bryonia: dôr de dentes depois de ter fumado (*China*).

Chamomilla: vertigens até produzirem a perda dos sentidos: sêde, vomitos de bilis ou diarrhea.

Cuprum: ataques espasmodicos.

Ignatia: nauseas e outros soffrimentos nas pessoas que não estão habituadas a fumar (*Cocc.* ou *Puls.* e *Staph.*).

As doenças chronicas dos operarios das fabricas de tabaco, são mais difficeis de curar; os melhores medicamentos são: *Ars.*, *Coloc.*, *Cupr.* A recommendação mais acertada é que o doente abandone a fabrica.

Tabes mesenterica.

(*Tisica mesenterica.*—*Tisica infantil.*)

(*Tuberculose mesenterica.*)

Com estas designações e com a de atrophia infantil, se distingue a tuberculisação dos ganglios do mesenterio (prega do peritoneo que envolve os intestinos).

Esta doença pode ser innata ou adquirida.

A primeira observa-se nas creanças filhas de paes herpeticos, escrophulosos e syphiliticos, ou que padeceram de albuminuria ou diabetes ou cujos organismos se debilitaram com as hemorrhagias, doenças chronicas, pelo abuso do mercurio ou da quinina, pelos excessos sexuaes, pelo abuso das bebidas alcoolicas, pela miseria e pezares profundos. A adquirida pode sel-o pela lactação insufficiente ou artifical, pela lactação da mãe ou ama gravidas, ou o uso de alimentos solidos, como carne, grão de bico, etc., a alimentação insufficiente, a lactação de amas herpeticas, escrophulosas ou syphiliticas, ou que soffram de hemorrhagias e corrimento branco abundantes, diarrhea chronica, a dentição difficil e prolongada, etc.

Do segundo mez ao nono, nos filhos de paes syphiliticos e do decimo aos tres annos de edade, é quando se apresenta geralmente a tabes mesenterica; do terceiro ao quinto anno é menos frequente e do sexto em deante muito rara. Ataca de preferencia os meninos e menos as meninas.

Esta doença tem tres periodos bem assignalados; o primeiro o de invasão, torna-se notavel pela prisão pertinaz do ventre, pouca vontade de brincar cançando-se depressa se o fazem; depois observa-se o adelgaçamento das pernas, palidez da cara e olheiras, lentidão nos movimentos, sêde, ardor nas palmas das mãos, pouco appetite ou fome voraz, sobretudo para o pão. O segundo periodo caracterisa-se por uma insomnia rebelde, com pranto e gritos de noite e bebendo agua continuamente, tendo de levantar e passeiar as creanças, se são pequenas; somnolencia durante o dia; o ventre augmenta de volume, põe-se duro, quente e tenso, especialmente em volta do umbigo, resistindo um pouco á pressão; appetite voraz, insaciavel, sobretudo para o pão, com emmagrecimento grande de todo o corpo, sêde intensa, côr terrosa e livida do rosto com olheiras azul-escuras, olhar triste, olhos proeminentes, aspereza do pelle com calor pronunciado durante a noite e inchação ligeira dos tornozellos; fezes brandas, esverdeadas, acidas, com alimentos por digerir; mau humor, gritos, chôro e desespero, repellindo as brincadeiras e as diversões. Se a doença passa ao terceiro periodo apparecem as complicações, que costumam ser a tisica pulmonar, a intestinal ou a peritoneal, que depressa dão cabo da vida da creança; a febre lenta com accessos nocturnos e a diarrhea, são os symptomas caracteristicos d'este periodo, a que devemos juntar o marasmo, o maior augmento do ventre ficando as pernas reduzidas a um delgado pau secco, suores viscosos, etc., até que sobrevem uma morte proxima.

Esta doença é curavel no primeiro periodo, difficil de curar no segundo e incuravel no terceiro. O tratamento dietetico é aqui d'uma grande importancia; os filhos de paes syphiliticos e escrophulosos, etc., devem ser entregues a uma ama robusta e sã, levando a latação até aos dois annos e meio; logo que cesse a amantação devem ter uma alimentação sã, substancial e de facil digestão, com um pouco de vinho ás comidas; exercicio ao ar livre, residencia no campo e banhos de agua fria com sal commum; ficando prohibidos de comer pasteis, doces cobertos, pão molle, fructas, condimentos em excesso. Quando se perceba que uma creança não se nutre com o leite da ama, entregar-se-ha a outra que seja sã e robusta. As creanças não devem habitar ou frequentar as praias de mar, pois que o ar humido aggrava a doença; e durante o inverno devem trazer o ventre coberto com uma flanella forte.

Finalmente durante os mezes mais frios as creanças podem tomar o oleo de figados de bacalhau.

Com respeito ao tratamento medico devemos dizer que pode ser prophilatico e curativo. O primeiro reduz-se a dar os medicamentos indicados para evitar o desenvolvimento da molestia nas creanças debeis, filhos de paes com maus precedentes pathologicos. Aos filhos de paes syphiliticos é conveniente dar-lhes todos os quinze dias ou todos os mezes uma dose de *Sulphur* em alta diluição, alternando-o com outra dose de *Mercurius* nos mesmos espaços de tempo segundo os casos; e assim se proseguirá dandos uns mezes *Sulphur*, outros *Mercurius*, até que as creanças se apresentem sans e bem nutridas. Nas creanças de paes escrophulosos, herpeticos, etc., deve empregar-se *Sulphur*, *Calcarea carb.* e *Silicea*, uma dose cada mez ou de quinze em quinze dias, pela ordem em que os deixamos, até obter o resultado desejado.

Para o tratamento curativo os melhores medicamentos são os seguintes:

Arsenicum: ventre elevado e duro, calor ardente no ventre com dôres quando tosse, accumulação e rugido de gazes que augmentam os soffrimentos do ventre; dejecções diarrheicas verdes ou escuras, ardentes corrosivas, ensanguentadas, com alimentos por digerir, angustia extrema, nauseas e vomitos, magreza, cara alterada, suores frios, sêde ardente, falta de appetite, desejo de agua fria e cousas acidas, bocca secca, grande fraqueza, olhos encovados, marasmo, febre lenta, pelle como pergaminho, de cor terrosa, inchação dos tornozellos, insomnia com agitação e angustia, voz debil e a tremer; tosse secca e breve, respiração difficil, pés e mãos frias.

Baryta carbonica: ventre inchado, duro e tenso, muito sensivel quando se lhe toca, aggravando-se os symptomas com accumulação de gazes e alliviando-se com a sua expulsão, prisão de ventre com dejecções difficeis, duras como bolas, produzindo calafrios ou ardor, picadas, escoriações e queimor no anus; appetite escasso e se come muito sobrevêm soluços, abatimento, tristeza, sêde, eructações, calor; emmagrecimento com inchação da cara e enfarte das glandulas do pescoço; prostração, os joelhos vergam,

46*

tremor geral; desejo continuo de dormir e d'estar deitado, somnolencia durante o dia e insomnia á noite; accessos febris nocturnos, ardor e calor secco; suores nocturnos especialmente na cabeça, com grande debilidade, tosse frequente e palpitações de coração; indifferença e aversão a todas as diversões infantis, com mau humor, indolencia e aversão ás pessoas extranhas.

Calcarea carbonica: grande elevação do ventre com tensão e sensibilidade dolorosa á pressão, accumulação de gazes com borborigmas, expulsão de gazes fetidos; no principio da doença prisão de ventre, mas em periodo avançado diarrhea fetida, acida, esbranquiçada ou amarellada, que escoria o anus, os orgãos genitaes e as coxas; bocca secca, sêde intensa, fome canina sobretudo para o pão e quanto mais emmagrece mais fome tem; debilidade com frouxidão nas extremidades, especialmente nos joelhos; o movimento fatiga e causa suores; a creança não quer andar nem estar de pé; grande definhamento, cabeça volumosa com fontanellas abertas; pelle secca e pallida; febre lenta com calafrios ou accessos nocturnos, com suores na cabeça, pescoço e peito, que encharcam as almofadas; tristeza, melancolia, apathia a principio, mais tarde porêm mau genio, caprichoso e irritando-se facilmente; olhos encovados e sem brilho; rosto macilento, coberto de rugas e decrepito; dentição difficil e tosse curta durante os accessos.

Phosphorus: ventre inchado, duro, tenso e muito sensivel ao tacto, em especial á roda do umbigo, a elevação do ventre é as vezes tão consideravel que difficulta a respiração; sensação de frio e calor ardente alternando no ventre, com tão grande fraqueza no ventre e costas que a creança tem de se deitar; a principio prisão de ventre que quando resolve, expelle escrementos compridos, duros, delgados e seccos, com suores e tremuras e no periodo avançado diarrhea intensa, aquosa, verde, com alimentos por digerir, com sangue, e grande prostração, até que se torna involuntaria e parece que o anus está sempre aberto; a principio fome canina que, se não se satisfaz de prompto, produz uma especie de deliquio com frio ou calor e suor; avançando mais a doença, desapparece o appetite e só deseja beber agua, pela sêde continua que o devora; vomitos d'agua e alimentos meia hora depois de ingeridos; desfallecimento e grande debilidade com tremuras e suor; prostração geral com grande calor na cara, somnolencia e falta de appetite; voz quasi extincta com oppressão de peito e definhamento progressivo; marasmo e febre hectica com hemorrhagias pelas aberturas naturaes (narinas, olhos, anus, etc.), suores frios, tosse e respiração difficil; rosto palido, macilento, terroso; olhos encovados e com olheiras azuladas e rosetas nas faces durante os accessos febris; inchação nos tornozellos.

Alem d'estes medicamentos podem tambem consultar-se: *Arnica*, *Bell.*, *Cina*, *Conium*, *Iod.*, *Lycopod.*, *Merc.*, *Nux v.*, *Sil.*, *Staphys.*, *Sulph.*, *Viola tr.* e *Zincum.*

Os medicamentos devem usar-se em altas atenuações e a doses unicas, esperando os seus effeitos, não os repetindo muito e so os mudando quando haja aggravação dos symptomas ou se manifestem outros.

Testiculos.

A atrophia dos testiculos (diminuição progressiva) observa-se quasi exclusivamente nas pessoas syphiliticas ou nas que abusam dos prazeres sexuaes; os testiculos chegam a ficar reduzidos ao tamanho d'um grão de bico ou d'uma avelã. O melhor medicamento é *Iodium*; depois podem consultar-se *Calc.*, *Conium*, *Lycop.*, e *Plumb.*

No *cancro* dos testiculos, estes tornam-se avultados, duros, redondos, a principio não doem, mas depois apparecem dôres lancinantes, intensas, que sobem pelos cordões espermaticos ás virilhas e ao ventre; depois abrem-se e formam-se ulceras cancerosas e o enfermo depressa morre. O melhor medicamento é *Arsenicum* e depois *Aur.*, *Clemat.*, *Conium*, *Kreosot.* e *Sil.*

O *espermatocelo* é um tumor que se forma pela retenção e acumulação de semen nos cordões espermaticos e sobretudo no epididimo. Observa-se nos rapazes como resultante de leituras eroticas ou relações com mulheres, não satisfeitas e sempre que se exalta o desejo sexual e não se satisfaz ou por uma continencia muito aturada. A principio apparece sempre por accessos; primeiro observa-se uma tensão molesta, que se estende dos quadris ao ventre e aos testiculos e n'estes apparecem dôres incommodativas que invadem tambem o membro viril; o testiculo invade o anel inguinal e o epididimo torna-se tres a quatro vezes maior bem como o cordão espermatico, manifestando-se dôres mais ou menos agudas, que chegam a invadir o ventre,

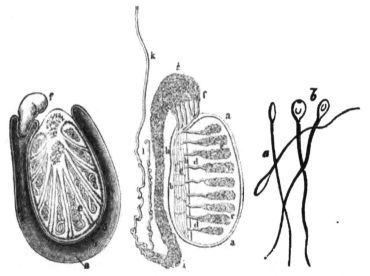

Fig. 73. Corte horizontal de um testiculo. Fig. 74. Schéma da constituição do testiculo e do seu epididimo. Fig. 75. Espermatozoides.

andando ou estando de pé; o membro viril torna-se rigido e no fim de algumas horas cessam todos os symptomas, voltando tudo ao seu estado anterior.

Se estes ataques porêm se repetem com frequencia, forma-se o espermatocelo permanente, isto é a tumefacção chronica do epididimo e cordão espermatico, que em geral é indolente, mas que se pode complicar por vezes com outras doenças dos testiculos.

O melhor medicamento para curar esta doença é o casamento. Quando apparecem os ataques, o melhor remedio é *Pulsat.* e se este não der resultado, devemos lançar mão de *Cantharis* ou *Nux vom.*

Epididymite.

Como meio preventivo, os doentes atacados de blennorrhagia devem trazer um suspensorio. *Pulsatilla* é o
nosso medicamento tradicional para combater a epididymite, sendo preferivel *Hamamelis* nos casos em que a dôr
é muito aguda e a inchação enorme; a dôr produzida nos
experimentadores com este medicamento manifesta-se no
testiculo e no cordão, tornando-se tão aguda que a experimentação teve de suspender-se (Burk.). *Rhododendron*
apresenta um quadro completo da epididymite blennorrhagica: inchação, dôres sobretudo do lado esquerdo e
o medicamento convem sobretudo quando as dôres agudas
se curaram com os medicamentos precedentes e persiste
a inchação, estando tambem indicado para provocar a
resolução nos casos tornados chronicos. *Clematis* 3ª a
1ª dec. convem quando a dôr predomina no trajecto do
cordão, convindo tambem nos casos chronicos por insuccesso do *Rhododendron*. *Aurum* 30ª tem dado bons resultados em iguaes circunstancias. Guardar a cama, conservando as bolsas assentes sobre uma pequena almofada
durante o periodo agudo; depois, repouso n'uma cadeira
de braços.

A *tuberculose dos testiculos* é uma doença muito rara e
que so se observa nos mancebos syphiliticos e que se
complica com a tuberculose dos orgãos immediatos. Os
seus symptomas principaes são o infarte e prolongação dos
epididimos, que são atacados de preferencia, com dôres
supportaveis ou nulas; uma ou outra vez chegam a suppurar e isto juncto aos symptomas geraes, como febre,
suores colliquativos, etc., causando a morte no fim de mais
ou menos tempo.

O melhor medicamento para combater esta doença é
Iodum; depois podem consultar-se *Aurum*, *Brom.*, *Phosph.*,
Sulph. e *Thuja*. A abstenção das relações sexuaes, a residencia no campo e uma alimentação nutritiva, são indispensaveis.

O *hematocelo* (derrame de sangue nos testiculos) é um
derrame consideravel de sangue nos testiculos e no escroto,
causado quasi sempre por pancadas, quedas, etc. Deve
applicar-se *Arnica* interna e externamente e o doente deve

usar um suspensorio até completo desapparecimento da molestia.

As causas mais frequentes da inflammação dos testiculos (*orchites*) são as lesões mechanicas causadas por pancadas, contusões, a gonorrhea e a blennorrhagia.

No primeiro caso deve dar-se a *Arnica* a principio. Se ha febre deve dar-se *Acon.* Se não fôrem sufficientes, consultem-se: *Conium, Puls.* e *Zincum.*

Quando a causa é a gonorrhea ou a blennorrhagia, dê-se: *Puls.* e se não basta: *Clematis* e *Merc.* ou então: *Aur.* e *Nitri ac.*

Quando os testiculos ficam indurados depois de terminada a inflammação, consultem-se: *Agnus, Ars., Aur., Clem., Con., Graph., Rhod.*

O *Hydrocelo* é uma doença que até pode atacar as creanças, curando-se então facilmente com os medicamentos, sendo mais difficil de curar nas pessoas adultas. Os melhores medicamentos são: *Arn., Calc., Graph., Nux v., Puls., Rhod., Sil., Sulph.*

O hydrocelo causado pela suppressão d'uma erupção herpetica cura-se com: *Graph.* (N.).

O hydrocelo nas pessoas escrophulosas trata-se com: *Sil.*

A *erysipela do escroto*, cura-se com: *Merc.* ou *Ars.*

O *prurigo do escroto* cambate-se com: *Nitri acid.* e se não bastar, recorra-se a: *Ambr., Cocc., Dulc., Graph., Merc., Petrol., Rhod., Rhus, Sulph.* e *Thuja.* Se produz um *prurido voluptuoso*, deve dar-se: *Euphorb.* ou então: *Merc., Staph., Sep.* e *Tarant.*

O *engrossamento rijo* da pelle do escroto, com: *Clem.* e *Rhus.*

As *escoriações* com: *Arn.* ou então: *Petrol., Plumb., Staph., Sulph.*

As *gretas* e as *fissuras* com: *Arn.* e tambem: *Graph., Paeonia.*

A *exsudação* da pelle do escroto com: *Merc.*; se tem cheiro fetido: *Carb. v., Sulph.*

Os *herpes* com: *Petrol.* e tambem *Graph., Merc., Sep., Sulph.*

A *nevralgia* dos testiculos, que quasi sempre ataca um d'elles, manifesta-se por uma dôr forte e muito sensi-

vel, inchando pouco, aggravando-se com a pressão e estendendo-se pelo cordão espermatico, até á espadua e
coxas, com retrahimento do testiculo para cima. O melhor
medicamento é *Nux v.* e se não bastar, podem consultar-
se: *Bell., Calad., Coff., Phosph., Sel., Zinc.*

O *varicocelo* ou dilatação varicosa das veias do escroto,
affecta todos os tecidos dos testiculos, e distingue-se por
uma dôr lenta, incommoda e ás vezes intensa, que invade
os testiculos e lombos e augmenta com a pressão e com tumefacção da parte atacada; o tumor desapparece á compressão e reapparece quando esta cessa. O melhor medicamento é *Hamamelis* e se não basta, recorre-se a *Arn.,
Lycop., Puls., Staph.* Alem d'isso deve aconselhar-se o
doente que traga um suspensorio bastante apertado, ou
um lenço grande de sêda que apertando os testiculos se
segure bem nos quadris.

Tétano.

O tétano é uma doença nervosa produzida pela irritação consideravel da medula espinhal e dos nervos do
movimento e que se caracterisa por contracções persistentes e convulsões de todos os musculos ou d'alguns, sem
que por isso o doente perca a sensibilidade e o movimento.

As suas causas são as feridas, as contusões e magoamento dos nervos das extremidades, introducção de corpos
extranhos, o rheumatismo, o envenenmento pela noz vomica ou pela estrychnina, feridas do cordão umbilical (nos
recemnascidos), etc.

O primeiro symptoma que se apresenta é a deglutição
difficil com dôres e rigidez do pescoço e nuca, ou contracções espasmodicas da parte ferida. Passadas poucas
horas ou um dia, o maximo dois, declara-se a contracção
dos musculos massetéres (musculos que partem de cada
lado do queixo superior para o inferior e presidem aos
movimentos da mastigação), isto é o *trismo*, comprimindo-
se uma contra a outra as mandibulas e ficando rigida-
mente fechada a bocca; se esta contracção se propaga a
todos os musculos do corpo, chama-se tétano; se invade

um so lado do corpo, pleurostotonos, se são invadidos os da parte anterior do corpo, emprostotonos; se são os da parte posterior, opistotonos. As contracções manifestam-se por accessos precedidos de convulsões, persistem por mais ou menos tempo e depois sobrevem um estado de relaxação relativa mas em que não desapparece completamente a contracção. O corpo põe-se rigido como um pao, duro e contraido, ás vezes em semicirculo e o doente experimenta uma angustia extraordinaria, os olhos ficam fixos e immoveis, a testa enrugada e os dentes da frente a descoberto; a respiração faz-se trabalhosamente e o corpo cobre-se de suor viscoso; ha sêde, frio ou febre intensa, insomnia, prisão de ventre e se os medicamentos não dominam de prompto os symptomas, passados dois ou tres dias sobrevem a morte, pela contracção dos musculos da respiração e da larynge, que impedem a entrada do ar nos pulmões.

Para evitar o tétano em todo o genero de feridas e depois da dilaceração do cordão umbilical, deve-se ter o maior cuidado e aceio na cura das feridas, devendo renovar-se com frequencia o ar das habitações, lavar a ferida com agua quente em tempo frio e com agua fresca quando haja muito calor.

Se o tétano se manifesta so pelo trismo, como succede algumas vezes, tratar-se-ha com exito com o *Hypericum perforatum* e se não fôr sufficiente, recorra-se logo a *Lachesis* ou *Angustura*. No tétano geral applica-se primeiro *Angustura* e não bastando dá-se depois *Nux vom.*, *Arnica*, *Moschus* e *Gelsemium*. Sé ataca os musculos anteriores do corpo (emprostotonos), deve dar-se *Bell.* e se fôr preciso, *Cicuta*, *Opium*, *Platina*. Se ataca os musculos posteriores (opistotonos) e lateraes (pleurostotonos), *Nux v.* e depois *Angustura*, *Hypericum*, *Ignatia* e *Stramonium*. Quando a morte se, approxima e alem da rigidez muito pronunciada de toda a musculatura houver frio marmoreo, suores frios e viscosos, sêde ardente, suppressão de urina e soluços, prescrever-se-ha *Veratrum* e se não produzir effeito algum *Camphora*.

Tinha.

A tinha caracterisa-se pela erupção no couro cabelludo e ás vezes n'outras partes do corpo, de numerosas e pequenas saliencias encarnadas, que em breve são substituidas por pequenas pustulas amarellas, cujo vertice logo se cobre de crostas muito adherentes, irregularmente circulares, a principio amarellas e depois cinzento-escuras e deprimidas em forma afunilada ou cavada. Ás vezes estas pustulas apresentam-se isoladas, outras porém cobrem toda ou parte da cabeça e invadem o pescoço, enfartando quasi sempre as glandulas do mesmo. Em geral exhalam mau cheiro e produzem a queda dos cabellos se não se curam de prompto.

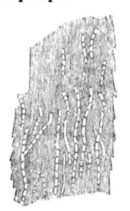 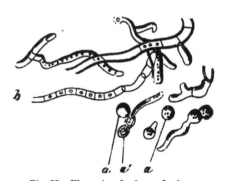

Fig. 76. Cabelo do favus tratado com a potassa caustica.

Fig. 77. Elementos do fungo do favus.

A tinha é tão contagiosa como a sarna e transmitte-se pelo fato, pentes, toalhas, almofadas, escovas do cabello, etc.

O principal medicamento contra a tinha, que a cura depressa se é recente, é *Lycopod.*, se não fôr bastante, dê-se *Sulphur.* ou então *Rhus* e *Sepia. Hepar* convem quando a erupção tenha invadido o pescoço.

Outros medicos homeopathas recommendam tambem para os casos rebeldes: *Ars., Baryta c., Graph., Oleander, Staph., Viola tr.* e *Dulc.*

O dr. Cramoisy recommenda a applicação do seu *Vinagre parasiticida* sobre as partes invadidas pela tinha, depois de ter feito cair as crostas por meio de cataplasmas emollientes. Podemos assegurar a efficacia do *Vinagre parasiticida*, que preparamos na nossa Pharmacia Homeopathica (F. Costa). Ao mesmo tempo podemos applicar internamente os medicamentos ja indicados.

Ha tambem uma tinha secca, chamada amyanthacea ou furfuracea cujas delgadas crostas se desprendem e pegam aos cabellos. Os principaes medicamentos para a combater são: *Ars.*, *Calc.*, *Graph.*, *Phos.*, *Sulph.*

Tisica.

(*Tisica pulmonar.—Tuberculose pulmonar.*)

A tisica pulmonar é uma doença causada pelo desenvolvimento ou presença no tecido dos pulmões dos chamados *tuberculos*, *tuberculos miliares* (por serem como grãos de areia), que se multiplicam indefinidamente, sob a forma de granulações,

É uma doença infecciosa (contagiosa) como se tem demonstrado n'estes ultimos tempos e pode ser herdada ou adquirida.

A tuberculose desenvolve-se quasi sempre conjunctamente com as inflammações que atacam os bronchios e os pulmões, e d'est'arte se observa que a tisica costuma principiar depois d'um catarrho bronchico, depois d'uma pulmonia, que parecem curadas ou passaram para o estado chronico.Nas pessoas sans e robustas a bronchite, a pulmonia, etc., curam-se sem deixar após si lesão alguma, emquanto que nas pessoas com predisposição á tuberculose, são a causa determinante do desenvolvimento da tisica.

Estas pessoas trazem pela maior parte retratadas no semblante o que se costuma chamar *habito* ou *conformação tisica.* Crescem rapidamente ao chegar aos quatorze annos, são altas, delgadas, de peito estreito e omoplatas salientes, soffrem com frequencia de catarrhos, hemorrhagias pelo nariz, enfarte dos ganglios lymphaticos, diarrheas, palidez da pelle, etc. A tisica manifesta-se dos 20 aos

30 annos de edade, geralmente, não respeitando muitas vezes edades, sobretudo quando o individuo são foi contagiado. Toda a pessoa que na sua infancia teve escrofulas persistentes com suppuração dos ganglios lymphaticos, é quasi certo que virá a ter a tisica na sua juventude, pelo menos na maioria dos casos. Observa-se tambem frequentemente que pessoas que não tiveram escrophulas na

Fig. 78. Nódulos tuberculosos.

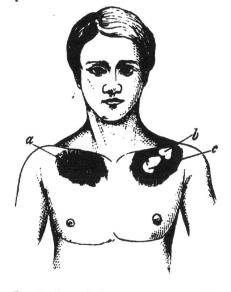

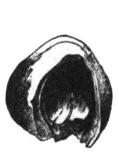

Fig. 80. Cavernas com paredes fortes.

Fig. 79. Formação das cavernas no vertice dos pulmões.

a, b, c Cavernas.

infancia e que têm gosado d'uma saude regular, são atacadas da tuberculose ao chegar á juventude ou á virilidade, sem saber a que attribuir a causa. As hemorrhagias frequentes e abundantes, a miseria, as doenças prolongadas, os excessos sexuaes, a masturbação e emfim todas as causas debilitantes que actuem por muito tempo sobre o organismo, podem chegar a produzir a tuberculose pulmonar.

Esta doença é uma das que produz mais victimas, sendo a sua cura uma excepção e a morte a regra geral. A sua marcha é lenta ou aguda, como depois dizemos, e muitas vezes o termo fatal adeanta-se quando sobrevem uma pulmonia, uma pleuresia, uma bronchite capilar, etc., causadas pela inflammação dos tuberculos. A cura realisa-se nos casos raros em que se eliminam as massas tuber-culosas, cessando assim o desenvolvimento ulterior dos tuberculos.

A tuberculose pulmonar desenvolve-se de quatro mo-dos: podendo ser *circumscripta*, quando se limita a um ponto pequeno, em geral no vertice dos pulmões; *progressiva*, quando invade o tecido d'ambos os pulmões; *secundaria*, quando não é mais do que um symptoma da tuberculose geral; *geral e aguda* de marcha rapidissima, febril e que termina pela morte ao fim de dez a quatorze dias e ás vezes menos.

Umas vezes a tisica começa por catarrho chronico dos bronchios e outras por uma tosse rebelde, sem symptomas catarrhaes, ou por accessos febris nocturnos, ou por hemo-ptises sem causa apparente. gozando da mais perfeita saude. O mais geral porem é que o seu desenvolvimento seja precedido d'um estado morbido especial, que dura mais ou menos tempo, até que se manifeste a tisica mércé de causas determinantes ja physicas, ja moraes. Este estado morbido caracterisa-se pela palidez da pelle nos homens e a chlorose nas mulheres; estas pessoas fatigam-se facilmente e supportam com difficuldade os passeios longos, têm hemorrhagias nasaes, mau humor, más di-gestões, etc. Passado um maior ou menor lapso de tempo apparecem de repente as hemoptises, mas o mais vulgar é uma tosse secca, curta, tenaz, ou acompanhada de ex-pectoração ensanguentada e precedida de cócegas na larynge, com magoamento do corpo e principio de con-sumpção geral. A tosse é muito variavel, apparece, des-apparece, e torna a apparecer, deixa por largos intervallos o doente, até que por fim se torna continua e summamente incommoda, ou então é assim desde o começo. Com a tosse costuma tambem observar-se uma rouquidão maior ou menor, pressão e dôres erraticas no peito, e fadiga ao subir as escadas ou os montes.

As pessoas alheias á medicina que tenham aprendido a auscultar e percutir o peito dos doentes, notarão pela auscultação do vertice d'um ou d'ambos os pulmões um ruido sibilante e aspero, ruido de fricção e que o ar passa com difficuldade pela parte affectada, que é sempre ou quasi sempre a principio no vertice dos pulmões e sobretudo no direito; se percutem o vertice do pulmão debaixo da clavicula, notarão um som mate.

Se n'este estado os medicamentos não fazem retroceder a doença e pelo contrario avança, a consumpção é o symptoma apparente que se nota no doente, a pelle torna-se secca e aspera, observam-se tambem accessos febris de tarde e á noite e que terminam de madrugada por suores quentes, ficando o doente sem febre até á tarde seguinte; a expectoração augmenta e torna-se purulenta e ás vezes com mau cheiro, com gosto adocicado, salgado ou metallico, etc. Deve notar-se que quando a expectoração cessa de repente, é mau signal, porque então a morte está proxima. Finalmente declara-se a febre continua, hectica, com os accessos ja mencionados, a diarrheia, a fadiga augmenta cada vez mais e a morte realisa-se por consumpção ou então por uma hemorrhagia pulmonar.

Se a tuberculose invade tambem a larynge com os symptomas anteriores apparecem os seguintes: rouquidão, tosse aspera, dôres ardentes na larynge, difficuldade de engulir e por fim perda total da voz.

N'alguns casos conjunctamente com a tuberculose pulmonar manifesta-se a intestinal, a da pleura, a do peritoneo, a das meninges, etc.

Ás vezes costuma observar-se a tisica chamada vulgarmente *florida*, *galopante* e que, tendo a forma chronica, de repente e sem causa conhecida, se torna aguda, com febre intensa, suores abundantes, respiração difficil, ruidosa, estertorosa, prostração rapida e a morte em poucos dias.

A tisica *geral*, *aguda*, é muito rara e só costuma observar-se na juventude atacando os filhos de paes que morreram tisicos e outras vezes individuos que parecem gosar de boa saude.

Tem uma marcha muito rapida, incuravel, havendo casos em que os doentes succumbem ao septimo dia de invasão. Apresenta-se com os symptomas d'uma febre typhoide, sempre porêm a acompanha um catarrho bronchico mais ou menos intenso e ás vezes insignificante. Os seus symptomas são: frio insistente, febre intensa, pulso muito frequente e variavel, prostração de forças, emmagrecimento que se torna reparado pela sua rapidez, delirio, somnolencia, bocca e labios seccos, escuros, suores, respiração superficial e difficil, tosse breve e frequente e voz rouca, sobrevindo a morte no meio d'uma enorme prostração de forças.

O tratamento hygienico desempenha um papel muito importante n'esta doença e deve começar-se assim que as creanças nasçam. As mães fracas não devem amamentar os filhos, mas sim entregal-os a amas sans e robustas. Na primeira e na segunda infancia devem combater-se de preferencia os estados geraes de debilidade, por meio d'uma alimentação abundante, sadia, nutritiva, em que entrem de preferencia as carnes, o leite e os ovos. Não devem entregar-se prematuramente aos estudos, devem estar poucas horas na escola e brincar todos os dias e sempre que seja possivel ao ar livre. Se as creanças se tornarem palidas e enfezadas, diminue-se-lhes as horas de trabalho e augmenta-se-lhes as das diversões, não as obrigar a apprender officios ou dedicar-se a trabalhos em que tenham de estar encerradas em sitios estreitos e onde aspirem po de substancias prejudicaes. Quando chegarem á juventude, dos 14 para os 15 annos, aconselhar-se-hão que evitem a vida desregrada, os exercicios violentos, o excesso de prazeres sexuaes, o excesso dos trabalhos intellectuaes, o correr desordenadamente e subir ladeiras á pressa, etc. Devem alimentar-se bem e fazer exercicios ao ar livre, gymnastica, a vida do campo no verão, caçar, montar a cavallo e dançar moderadamente, como meio de desenvolver a musculatura. As mulheres debeis so se devem dedicar a trabalhos manuaes e não devem coser á machina.

Qualquer estado de debilidade que sobrevenha nos jovens depois de doenças graves, partos, trabalhos intellectuaes excessivos, excessos venereos, etc., sobretudo se houver tosse, devemos abrevial-o com rapidez, aconselhando aos doentes que renunciem a todo o genero de occupações e se dediquem ao restabelecimento da sua saude e forças, indo viver para o campo, viajar e alimentar-se bem e com substancias nutritivas e reparadôras, distraindo o espirito com diversões agradaveis e frequentes, andar bem abrigado para evitar os resfriamentos e viver durante o outono, a primavera e o inverno nos climas temperados e no verão nos climas frescos.

As habitações dos doentes delicados e com predisposição á tisica devem estar viradas ao sul e ter quartos quentes, em que entre o sol, limpos e espaçosos; no inverno os quartos devem conservar uma temperatura uniforme de 18 a 20.º centigrados e a renovação do ar deve ser feita com precaução. Ao sair dos theatros, reuniões, etc., os doentes devem abrigar-se bem evitando com cuidado os resfriamentos, as mólhas e o conservar os pés frios, devendo usar meias de lã. Durante o inverno, e sempre que disponham de recursos para isso, devem residir nos climas temperados, nas chamadas estações de inverno, como a Madeira, Algarves, Nice, Cannes, Alicante, Malaga, etc., Tendo-se porêm sempre em vista, que um bom ar temperado, uma alimentação sadia, nutritiva e de facil digestão, são os melhores meios para os individuos debilitados e com predisposição á tuberculose pulmonar, aos quaes convem tambem um pouco de vinho velho ás comidas e a cerveja fraca.

Os melhores medicamentos para combater a tisica pulmonar são;

Aconitum: so no principio da doença, quando a hemorrhagia pulmonar vem acompanhada d'uma forte congestão dos pulmões, com tosse, expectoração de sangue, rosto encarnado, pulso frequente e febre.

Calcarea carbonica: medicamento muito importante quando se declara a expectoração purulenta, e depois de haver dado *Sulphur* e esperado a sua acção; diarrhea, congestões pulmonares, hemorrhagias pelo nariz em logar da menstruação, nas jovens que têm crescido muito e nas jovens cuja menstruação é excessiva e muito frequente.

Carbo vegetalis: grande fraqueza que não deixa o doente mover-se, com pulso fraco, frequente e intermittente, tosse, violenta, espasmodica, secca e dolorosa, ou seguida de esputos purulentos misturados com materia tuberculosa.

China: medicamento interrcorrente que se deve dar depois das grandes hemorrhagias pulmonares ou sangrias praticadas pelos medicos.

Ferrum: tisica, depois da terminação d'uma pulmonia ou d'um catarrho despresado, predominando a fadiga com vomitos alimentares, ou fezes com alimentos por digerir.

Hepar: nos jovens escrophulosos no primeiro periodo da doença, antes ou depois de *Spongia*: ataques de suffocação com ruido de mucosidades no peito, respiração com o mesmo ruido, expectoração muito abundante pela manhã e nulla á noite; voz fraca, baixa.

Kali carbonicum: medicamento importante tanto na tisica no seu principio como depois de declarada; tosse com expectoração sanguinolenta, acre, purulenta; dôres lancinantes, como picadas de agulhas na cabeça e no peito e tambem nas articulações.

Lycopodium: um dos melhores medicamentos quando a tisica se manifesta depois d'uma pulmonia e na tisica infecciosa, geral e aguda; tosse com expectoração purulenta; tisica que começa por expectoração de sangue e de preferencia no pulmão direito; respiração com ruido de mucosidades; expectoração cinzenta, como pus, gosto salgado dos esputos; expectoração de mucosidades esbranquiçadas muito abundantes; fome canina, prisão de ventre e muitos gazes nos intestinos; accessos febris e suores profusos.

Nitri acidum: tisica em que predomina a diarrhea e nas pessoas morenas e que tem a pelle amarellada: sensação como se uma cinta apertasse fortemente o peito; accessos febris com suores muito abundantes e que exhalam mau cheiro; ao acordar é quando o doente se sente peior, complicação com a tisica laryngea.

Phosphorus: um dos melhores medicamentos contra esta doença, quando se manifesta em individuos que têm crescido muito em pouco tempo, altos, delgados, louros, muito affeiçoados aos prazeres venereos, nos adolescentes e mulheres novas de pelle muita fina e constituição fraca; tosse secca, curta, respiração breve, emmagrecimento consideravel, diarrhea e suores á mais ligeira transgressão da hygiene; o ar livre aggrava a tosse; expectoração com gosto salgado, purulenta, com sangue; esputos de sangue puro, rouquidão que se aggrava de noite; aphonia completa; voz muito rouca; oppressão da respiração com anciedade; accessos febris e febre lenta.

Sambucus: medicamento intercorrente para moderar os suores exessivos que enfraquecem muito os tisicos.

Silicea: indicado depois de *Phosph.* e nos mesmos casos.

Spongia: medicamento proprio da tuberculose pulmonar lenta progressiva, que se deve dar antes ou depois de *Hepar*; rosto palido com olhos tristes e com olheiras escuras; rouquidão, tosse secca profunda, aspera, metallica, com dor de ferida no peito; respiração difficil, fadiga depois do mais leve esforço physico; sensação como se o sangue fervesse no peito e palpitações do coração; falta de ruido de mucosidades no peito, tisica secca; grande consumpção.

Stannum: tisica com tosse extremamente violenta, depois d'um catarrho abandonado, expectoração mucosa abundante; a tosse ás vezes é tão forte, que a sua violencia provoca a saida do sangue.

Sulphur: medicamento com que se deve começar o tratamento, tanto nas tisicas incipientes como nas ja desenvolvidas, em consequencia de pulmonias, de catarrhos chronicos, etc.; tosse secca ou com expectoração abundante sanguinolenta, purulenta, etc.; accessos febris, emmagrecimento, pessoas escrophulosas, herpeticas e em cuja familia a tisica é frequente. Depois de esgotada a acção de *Sulph.* podem dar-se, segundo os symptomas, *Calc. carb.*, *Kali c.*, *Phosph.*, *Sil.*

O melhor é dar uma so dóse do medicamento indicado, esperar a sua acção por quinze dias ou um mez e ás vezes mais, se o allivio continuar; se este cessar ou os symptomas mudarem, devemos recorrer a um outro medicamento.

Os doentes devem alimentar-se bem e observarem um aceio inexcedivel, lavando-os com agua morna para os limpar da sujidade dos suores excessivos e evitar que se formem ulceras por estarem muito tempo deitados na mesma posição. Como a expectoração, a diarrhea. etc. dos

47*

tisicos são infecciosas (contagiosas) devemos desinfectal-as
com agua phenica ou melhor ainda com agua de sublimado
corrosivo na proporção de 1 : 2000; o mesmo se deve fazer
ás suas roupas, que se devem lavar á parte levando-as
á barrela, desinfectando-as depois, bem como as mãos de
quem as lavar.

Não se deve permittir que alguem durma com os tisicos nem mesmo em cama separada, se fôr no mesmo
quarto, nem servir-se dos mesmos pratos, colheres, roupas,
etc. que usam os tisicos. A agua phenica para desinfectar,
deve ser na proporção de vinte gram. d'acido phenico
cristalisado para mil d'agua. Os quartos devem andar
muito aceiados e ser arejados com frequencia. Quando
os doentes tiverem a febre hectica e os suores, não se devem
beijar ou com elles cohabitar. As escarradeiras devem
conter agua com sublimado e lavarem-se com agua quente,
passando-as depois pela mesma agua.

Torticolis.

Este incommodo quasi sempre causado por um resfriamento ou devido ao rheumatismo e que consiste no espasmo
ou contracção espasmodica do mais importante musculo das
regiões lateraes do pescoço, impossibilitando o movimento
d'este, cura-se com: *Bryonia*, ou então: *Rhus* e *Arnica*.

Se nenhum d'estes medicamentos curar o torticolis,
deve dar-se então a *Cimicifuga*, se a dor não permitte o
mais ligeiro movimento e o pescoço se conserva muito torcido; sobretudo nas pessoas rheumaticas e nas mulheres
que sofirem de desarranjos nas funcções menstruaes.

Tosse.

A tosse não é mais do que o symptoma d'outra doença; acompanha geralmente as inflammações dos pulmões,
da trachea, larynge, etc. A importancia d'este symptoma
(tosse) e o tratamento variam segundo a natureza da doença fundamental que provoca e entretem a tosse.

A tosse mais funesta é a causada pelos tuberculos nos
pulmões, porque mais cedo ou mais tarde conduzem á suppuração dos pulmões (tisica).

Como a tosse é muito commum e é impossivel, a quem não estudou medicina, appreciar na justa medida o perigo maior ou menor que possa ter, aconselhamos a todos que possam vir a tel-a, sobretudo se vier acompanhada de expectoração ensanguentada e com grande debilidade, que se façam observar por um medico logo que seja possivel. Quanto mais tarde o fizerem, peior é para os doentes, porque menos probabilidades têm de se curar.

Apresentamos aqui um curto repertorio dos medicamentos da tosse; a ordem n'elle adoptada indicará em que circumstancias devemos applicar os diversos medicamentos.

Quando a tosse é *secca, sem esputos*, dêm-se principalmente; *Acon., Ipec., Phos., Spong.*: ou *Bell., Bry., Carb. v., China, Cina, Hyosc., Ign., Nux v., Rhus, Sulph., Veratr.*

Se ha esputos: *Ars., Calc., Lyc., Phos., Puls., Sep., Stan.*

Natureza da expectoração.

Se a expectoração é:

Acre dê-se: *Alum., Ars., Caust., Merc., Puls., Sil.*;

Albuminosa: *Ars., China, Ferr.*;

Aquosa: *Cham., Graph., Magn. c., Stann.*;

Esbranquiçada: *Lyc., Sep.*;

Espumosa: *Ars., Phos., Puls.*;

Granulosa: *Phos.*;

Cinzenta: *Lyc.*, ou *Ambr., Ars., Thuja*;

Amarellada: *Calc., Phos., Puls., Stann.*;

Leitosa: *Ars., Sulph.*;

Escura: *China, Nux v.*, ou *Lyc., Rhus*;

Purulenta: *Calc., China, Con., Kali c., Lyc., Phosph., Sep., Sil.*;

Ensanguentada: *Ferr., Ipec., Nitri ac., Phos., Puls., Sulph.*;

Verde: *Puls., Sep.*;

Viscosa: *Kali bichr., Stann.*, ou *Ars., Cham., Phos.*

Gosto da expectoração.

Se o gosto da expectoração é:

Azêdo, dê-se: *Calc., Nux v., Phos.*, ou *Bell., China, Kali c., Puls., Sulph.*;

Amargo: *Cham.*, *Puls.*, ou *Ars.*;
Desagradavel: *Puls.*, ou *Ars.*, *Iod.*, *Merc.*, *Stann.*;
Adocicado: *Phosph.*, ou *Calc.*, *Plumb.*, *Puls.*, *Sabad.*,
      Scilla, *Stann.*;
Insipido: *Bry.*, *Calc.*, *China*, *Ign.*, *Staph.*;
Com gosto a hervas: *Nux v.*;
A gordura: *Caust.*, *Puls.*, ou *Asa foet.*, *Magn. m.*;
Metalico: *Cupr.*, *Ipec.*, *Rhus*;
Putrido: *Arn.*, *Ars.*, *Carb. v.*, *Cham.*, *Puls.*, *Sep. Stann.*;
Salgado: *Ars.*, *Lyc.*, *Phos.*, *Puls.*, ou *China*, *Merc.*, *Natr. c.*
Mau cheiro da expectoração: *Calc.*, *Natr.*, *Sanguin.*, ou
      Ars., *Lyc.*, *Phos. ac.*, *Sep.*, *Stann.*, *Sulph.*

Occassiões em que a tosse augmenta, quer de dia, quer de noite.

Quando a tosse augmenta:
pela manhã: *Cham.*, *Cina*, *Euphr.*, *Ipec.*, *Lyc.*, *Natr. m.*,
      Phos., *Puls.*, *Rhus*, *Sep.*, *Stann.*, *Veratr.*;
á tarde: *Bry.*, *Nux v.*;
durante a primeira parte da noite: *Bell.*, *Bry.*, *Calc.*, *Nux
      v.*, *Rhus*, *Sep.*:
durante o resto da noite: *Bell.*, *Baryt.*, *Calc.*, *Dulc.*, *Hyosc.*,
      Nux v., *Phos.*, *Puls.*;
antes da meia noite: *Hepar*, *Rhus*;
depois da meia noite: *Bell.*, *Nux v.*
durante o dia: *Euphr.*
durante o dia e a noite: *Dulc.*, *Lyc.*, *Stann.* ou *Cham.*, *Ign.*

Causas occasionaes.

Se a tosse é causada:
pelo ar frio: *Bry.*, *Phos.*, ou *Acon.*, *Carb. v.*, *Hep.*, *Spong.*,
bebendo: *Bry.*, *Cocc.*, *Nux v.*, ou *Acon.*, *Ferr.*, *Ars.*, *Lyc.*, *Op.*;
pelo calor da habitação: *Puls.*, ou *Bry.*, *Croc.*, *Spigel.*;
pelo calor da cama: *Nux m.*, *Puls.*;
por um prurido na garganta: *Ambra*, *Calc.*, *Zinc.*, ou *Bry.*,
      Caust., *Hep.*:
por um prurido na bocca do estomago: *Bell.*, *Bry.*, *Hepar*,
      Natr. m., *Phos. ac.*;
por um prurido na cavidade do pescoço; *Lach.*, ou *Bell.*,
      Cham., *Cocc.*, *Ign.*, *Phos. ac.*, *Puls.*;

por demasiada concentração do espirito: *Nux v.*, ou *Cocc.*;

estando deitado: *Ferr.*, *Hyosc.*, *Puls.*, *Rhus*, ou *Ars.*, *Bell.*, *Cham.*, *Cocc.*, *Con.*, *Dros.*, *Ign.*, *Ipec.*, *Merc.*, *Phos.*, *Sabad.*;

estando deitado de costas: *Nux v.*;

pela dentição das creanças: *Cham.*, *Cina*, *Ipec.*, ou *Hyosc.*, *Rhus*;

por um despeito: *Acon.*, *Bry.*, *Cham.*, *Ign.*, *Nux v.*, *Staph.*;

por fortes dôres de peito: *Acon.*, *Bry.*, *Nux v.*;

por uma suffocação pelo calor: *Acon.*, *Nux v.*, *Thuja*, ou *Bry.*, *Ipec.*;

por trabalhos intellectuaes: *Ign.*, *Nux v.*;

pelo fumo do tabaco: *Acon.*, *Coloc.*, *Spong.*, *Staph.*, ou *Bry.*, *Ferr.*, *Ign.*, *Nux v.*;

por uma irritação do estomago: *Bell.*, *Bry.*, *Merc.*;

por uma irritação da larynge: *Cham.*, *Cina*, *Hep.*, *Ipec.*, *Merc.*, *Nux v.*, *Spong.*, *Sulph.*;

por uma irritação do peito: *Bell.*, *Cham.*, *Merc.*, *Stann.*, *Veratr.*;

pela leitura: *Nux v.*;

pelo movimento: *Arn.*, *Ars.*, *Bry.*, *Nux v.*;

tocando piano: *Calc.*;

por picadas dolorosas no pescoço: *Cham.*, *Stann.*;

pelo pranto (nas creanças): *Arn.*, *Cham.*, *Dros.*;

por um resfriamento: *Bry.*, *Dros.*, *Ipec.*, *Nux v.*, *Rhus*;

por uma inspiração forte: *Bry.*, ou *Cina*, *Ipec.*;

por uma sensação de aperto na garganta: *Cocc.*, *Ign.*;

pela conversação: *Anac.*, *Cham.*, *Lach.*, *Merc.*, *Stann.*, *Sulph.*;

pelo riso: *China*, *Dros.*, *Phos.*, *Stann.*;

bebendo vinho: *Borax*;

durante o somno: *Cham.*, *Lach.*, *Verb.*;

depois do somno: *Lach.*

Se a tosse se apresenta:

ao ar livre: *Ipec.*, *Nux v.*, ou *Ars.*, *Bry.*, *Cocc.*, *Lyc.*, *Phos.*, *Rhus*, *Spig.*;

ao acordar: *Nux v.*, *Rhus*, ou *Ign.*, *Puls.*;

durante ou depois da comida: *Bell.*, *Bry.*, *Ferr.*, *Nux v.*, *Zinc.*;

durante o repouso: *Puls.*, *Rhus*, ou *Ferr.*, *Hyosc.*;

depois de se deitar: *Nux v.*, *Puls.*, *Sabad.*, ou *Rhus*, *Ruta*, *Staph.*;

durante o somno: *Arn.*, *Bell.*, *Calc.*, *Cham.*, *Laches.*, *Nitri ac.*, *Sep.*;

depois de dormir: *Laches.*

Demos a seguir a lista dos medicamentos mais usados contra as diversas especies de tosse.

Aconitum: tosse secca, breve, com symptomas febris; tosse depois d'um aquecimento ou um resfriamento, ao ar secco e frio: no principio das doenças inflammatorias do peito.

Belladonna: tosse espasmodica, secca, rouca, convulsa, que provoca cocegas na trachea, respiração breve, corysa, espirros, dôres de cabeça como se estivesse a estallar, dôr na nuca, dôres dilacerantes no peito ou pontadas nos quadris, ou então sensação como se arrancassem alguma cousa do ventre.

Bryonia: tosse secca, com titilação na garganta, que augmenta depois de comer até fazer vomitar o doente; pontadas dos lados, na cabeça, no pescoço ou no peito; ataques violentos de tosse, durante os quaes a cabeça e o peito doem; doenças inflammatorias do peito, com expectoração de mucosidades amarelladas ou misturadas com sangue negro e coagulado. *O doente deseja que o deixem socegado.*

Chamomilla: *tosse secca nas creanças, causada por um resfriamento no inverno*; tosse secca provocada por titilação na cavidade do pescoço, com sensação como se uma cousa subisse á garganta ou empecesse a respiração; augmenta cocegas causada especialmente pela conversação; tosse com se o doente se zanga, se permanece ao ar frio, ao vento, se come, se bebe; diminue com o calor da cama.

Dulcamara: tosse proveninente d'um resfriamento (sobretudo com a humidade) com grande secreção de mucosidades, e com frequencia acompanhada de rouquidão; aggrava-se estando quieto na habitação; allivia-se com o movimento.

Hepar: tosse similhante á do crup, sobretudo se o doente ingere bebidas frias ou se resfria, ainda que seja um so o membro resfriado (por ex. as mãos).

Hyoscyamus: tosse secca, espasmodica, excitada por titilação na trachea; augmenta de noite e se o doente está deitado: diminue quando se senta.

Ignatia: tosse espasmodica, grossa, de dia e de noite; parece que ha uma penna na garganta; quanto mais tosse mais a tosse o persegue.

Ipecacuanha: tosse que ataca de preferencia as creanças, quando parecem ameaçadas de *suffocação causada pela acumulaçāo de mucosidades* (*Tart. em.*); tosse secca, espasmodica; o rosto torna-se vermelho e azulado; a creança reteza-se; tosse acompanhada de nauseas e vomitos ou com dôres no umbigo; desejo de urinar; respiração breve; tosse provocada andando ao ar livre frio; *tosse durante o sarampo* (nas creanças pequenas), *continua, muito violenta, a cada respiração*. Segundo G. *Ipec.* allivia immediatamente.

Nux vomica: tosse secca provocada por uma sensação de oppressão e arranhar na garganta; dôres como se a cabeça fosse a estalar; sensação de magoamento no epigastro: tosse que faz despertar cedo, ou então pela manhã cedo torna-se mais intensa; tosse nas pessoas cuja constituição exige *Nux v.*

Pulsatilla: tosse de differente natureza, secca de tarde e á noite e pela manhã com expectoração; tosses que vêm todas as vezes por accessos; tosse que augmenta com o calor do quarto e da cama e que cessa ao ar livre.

Rhus: tosse que se contraiu por uma mólha ou n'um banho frio quando o corpo estava suado, ou por outra forma; a tosse augmenta d'ordinario á tarde e antes da meia noite; abala fortemente a cabeça e o peito; augmenta quando se deita e diminue quando o doente se volta na cama; é acompanhada de vomitos (que sobrevêm sobretudo se está deitado de costas); cessa geralmente depois dos vomitos. Ha certas epocas em que *Rhus* allivia todos os doentes atacados de tosse. Vêde o artigo seguinte).

Tosse convulsa.

(*Coqueluche.*—*Tosse ferina.*—*Tosse nervosa.*)

A tosse convulsa ou coqueluche é uma tosse espasmodica que reina epidemicamente entre as creanças em certas epocas e ataca tambem com frequencia as pessoas adultas.

Tem de particular, como todas as doenças epidemicas, o mudar frequentemente de caracter e d'ahi que os medicamentos que a curaram em determinadas occasiões e localidades, não produzem effeito algum em outras occasiões e localidades. Tem sido esta a causa d'algumas confusões entre os medicos homeopathas, que recommendam como efficazes medicamentos differentes que em determinadas epocas lhes deram bom resultado curativo. Porque, verdadeiramente, não havendo medicamentos especificos para as epidemias, o dever do medico consiste precisamente em investigar e escolher os medicamentos que correspondam ao caracter da epidemia reinante. Logo que os tenha encontrado, pode applical-os no principio de todos os casos da mesma especie, não se esquecendo que em todas as epidemias ha casos particulares em que, ja pelas suas complicações, ja por dyscrasia, etc., não são sufficientes os medicamentos que d'ordinario se mostram efficazes.

Assim, no principio da doença, antes da tosse se tornar espasmodica, devem applicar-se os medicamentos que correspondam aos symptomas. (Vêde: *Tosse e catarrho do peito*.)

A coqueluche, caracterisada por ataques de tosse espasmodica, com inspirações como as dơ gallo e expulsão de abundantes mucosidades cristalinas e nos intervallos estado relativamente satisfactorio da creança, percorre tres periodos, o catarrhal, o convulsivo e o de descenso, que nos casos muito agudos costumam suceder-se com rapidez. O catarrhal apresenta os symptomas d'um catarrho ordinario mas com os ataques de tosse ja citados, nos quaes a creança se torna livida e com a tosse expelle muitas mucosidades viscosas pela bocca e pelo nariz, ficando depois o doente relativamente bem, até á repetição do ataque. O convulsivo distingue-se porque os ataques de tosse são precedidos de inspirações sibilantes e expirações extensas, succedendo-se com frequencia e sendo a tosse tão forte, tão convulsiva, que se julga que a creança vae asphyxiar-se, expectorando por fim mucosidades cristalinas e ás vezes deitando sangue pelo nariz; ha vomitos, urinas e dejecções involuntarias, o rosto torna-se rôxo-azulado e o sangue chega a saltar pelos ouvidos. O descênso conhece-se porque os ataques de tosse são menos intensos e com maiores intervallos e a expectoração diminue progressivamente.

Quanto mais nova é a creança mais temivel é esta doença e sobretudo nas creanças de peito o periodo convulsivo é quasi sempre mortal. As complicações que vulgarmente produzem a morte são: a bronchite capillar, a pulmonia, as convulsões, a eclampsia e a congestão cerebral e pulmonar.

Os clinicos recommendam sobretudo os medicamentos seguintes: *Acon.*, *Bell.*, *Coral. rubr.*, *Carb. v.*, *Cina*, *Cupr.*, *Dros.*, *Ipec.*, *Kali c.*, *Kali bichr.*, *Sep.*, *Sulph.*, *Thuja*, *Veratr.*, *Verb.* E tambem: *Atropin.*, *Coccionella*, *Ledum*, *Mephites*, etc.

Aconitum: convem no principio da doença quando ha symptomas febris e inflammatorios correspondentes ao *Acon.* O dr. Fischer deu n'uma epidemia durante oito dias, pela manhã e á noite, uma dose de *Acon.* 200ª e assim alcançou excellentes resultados.

Arnica: especialmente se as creanças choram antes ou depois da tosse.

Arsenicum: grande fraqueza, rosto côr de cera e frio na pelle (G.).

Belladonna: indicado quando durante a tosse, o rosto e mesmo a esclerotica (o branco dos olhos) se tornam encarnados (G.). (Vêde: *Sympt. ger. car.*). •

Bryonia: quando os ataques de tosse se manifestam principalmente depois de ter comido ou bebido e vomitando o que se ingeriu.

Calcarea carbonica: sobretudo para as creanças durante a dentição e se a tosse se manifesta sempre depois que comeram e é acompanhada de vomitos (Hg.).

Carbo vegetalis: grande prostração depois dos ataques de tosse, pelle azulada, cabeça e rosto quentes; o doente tem 3 ou 4 ataques d'uma tosse espasmodica durante o dia e de noite não cessa (B.).

Causticum: quando uma tosse secca persiste durante muito tempo depois da coqueluche (G.).

Chelidonium: quando persiste por muito tempo uma tosse humida, cheia.

Cina: convem ás creanças que coçam muito o nariz;

põem-se rigidas durante os ataques de tosse e têm fome canina; sobretudo indicada nas creanças que são caprichosas, com os cabellos e os olhos pretos (emquanto que *Belladonna* convem ás creanças socegadas, que têm o coração sensivel e os cabellos louros, Hg.). Depois de *Cina* deve dar-se *Mercurius*.

Conium: os ataques de tosse manifestam-se sobretudo durante a noite (G.).

Corallium rubrum: ataques violentos de tosse espasmodica; tosse curta, rouca, continua durante o dia; ao anoitecer degenera n'um espasmo violento que dura perto de meia hora (G.).

Cuprum: durante cada ataque de tosse a creança torna-se rigida, como se estivesse morta (G.).

Drosera: indicada se a creança peiora á meia noite e accusa uma febre intensa; a tosse vem acompanhada de violentos ataques espasmodicos e a creança fica como suffocada; sangra tambem com frequencia pela bocca e nariz (G.).

Dulcamara: se a doença se aggrava quando a temperatura passa do calor para o frio, ou se o doente se resfriou com o ar humido e frio.

Ferrum: a tosse obriga o doente a vomitar os alimentos ingeridos.

Hyoscyamus: a tosse augmenta muito quando o menino está deitado; diminue quando está sentado.

Ipecacuanha: a cada ataque de tosse a creança sente tal oppressão na garganta, que quasi suffoca e o rosto se torna azulado.

Kali carbonicum: inchação com a forma de saco entre as palpebras e as sobrancelhas (B. e G.).

Kali bichrom.: tosse suffocante acompanhada de mucosidades viscosas.

Lachesis: a creança ao despertar é accommettida d'um accesso de tosse; parece muito doente e fraca (G.).

Mephites put.: parece ser um medicamento especial para certas tosses espasmodicas (G.).

Mercurius: a creança sua muito de noite e deita sangue pelo nariz e bocca a cada ataque de tosse; tem sempre, durante o dia e a noite, dois ataques de tosse separados por um intervallo de repouso (G.).

Nux vomica: tosse violenta, secca, que se aggrava depois das 4 horas da manhã e é acompanhada de prisão de ventre. O rosto torna-se azulado; o sangue corre pelo nariz e pela bocca (G.).

Phosphorus: rouquidão que chega á extincção completa da voz, por causa da tosse.

Pulsatilla: tosse grossa com expectoração e vomitos de mucosidades e com diarrhea que augmenta durante a noite.

Sepia: a tosse augmenta durante as manhãs, mas é humida e termina por vontade de vomitar.

Silicea: bom medicamento para as creanças que soffrem de vermes, quando *Cina* não produziu effeito.

Sulphur: quando ha frequentes recaidas sem que se possa averiguar a causa; pode dar-se tambem ás creanças escrophulosas que têm uma tosse secca e entrecortada, com suffocação.

Squilla: a creança espirra quando tosse; lacrimação, corrimento mucoso pelo nariz; durante os ataques de tosse a creança esfrega continuamente o nariz, os olhos e a cara.

Veratrum: depois de cada ataque de tosse a creança fica rendida e exhausta de forças; a sua testa cobre-se d'um suor frio.

Verbascum: tosse sobretudo de tarde e á noite sem cessar um momento, com oppressão do peito e suffocação, que acorda a creança e é de caracter aspero e secco, ou grossa e apagada; mau humor e caracter irascivel; symptomas de vermes coçando continuamente o nariz; durante os ataques a creança deita a mão á garganta como se quizesse arrancar alguma cousa e ás vezes chega a arranhar-se (Alvarez).

Estes medicamentos devem ser dados dissolvidos em agua, tomando o doente tres ou quatro colheres por dia, durante alguns dias. — *Caust.*, *Drosera*, *Kali c.*, *Merc.*, *Phosph.*, *Sep.*, *Sil.*, *Sulph.* so devem ser dados pela manhã e á noite durante tres dias; se houver allivios, deve esperar-se o seu effeito.

Quando por felicidade se encontrou logo o medicamento apropriado, a tosse convulsa que dura geralmente de dezeseis a vinte e cinco semanas, terá uma duração mais breve e nunca se tornará tão grave que possa comprometter a vida da creança.

Quando apparecer alguma das complicações que ja mencionámos, consultem-se para o seu tratamento os artigos respectivos.

Ás vezes é conveniente, quando a tosse convulsa resiste aos medicamentos, tirar a creança da localidade onde foi invadida pela doença e passar para outra que não seja humida e muito elevada.

Trichinose.

A trichinose é uma doença infecciosa produzida por comer carne de porco crua, pouco cosida ou frita e que contem *trichinas* em maior ou menor abundancia. A *trichina* é um parasita animal de forma espiral, de millimetro e meio de comprido o macho e a femea de dois a tres millimetros. As infecções de que são victimas os individuos, so se observam depois de terem ingerido carne de porco crua, mal curada ou sem sal, pouco cosida, frita ou assada; e como as trichinas

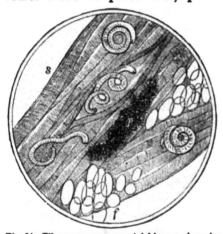

Fig. 81. Fibras carnosas com trichinas emigrantes e uma que se enkista.
s Fibra muscular. / Vesiculas gordurosas.
p Corpusculos de Miescher.

so atacam espontaneamente os gatos, coelhos e ratas e nunca a vacca, devemos aceitar que são transmittidas aos porcos quando comem ratas, de que tanto gostam. Cada trichina femea gera approximadamente mil trichinas, o que ainda não está bem demonstrado.

Depois de oito ou dez dias de ter comido carne com trichinas, os embriões trichinas, perfuram as paredes intestinaes, penetram no tecido muscular e quando entram na torrente circulatoria são levados por ella ás partes mais distantes do corpo. Chegados aos musculos penetram no interior dos mesmos e causam uma inflammação do tecido muscular, enrolando-se ali em espiral e formando um kisto em volta, nutrindo-se finalmente por uma rêde vascular de nova formação que envolve o kisto. Isto dá logar á alteração da circulação muscular e d'ahi as inchações da pelle e tecido cellular e as dôres musculares proprias da trichinose.

A carne de porco que contem trichinas apresenta um aspecto ponteado fino e branco, não apresenta porem á vista desarmada ou armada nenhum signal especial, se as trichinas não se enkistaram. Com um microscopio que augmente sessenta vezes os objectos podem reconhecer-se perfeitamente e se verão em grande quantidade nos pontos em declive ou de deposito dos musculos, pois ás vezes no espaço que occupa uma cabeça de alfinete se encontram 16 a 20 trichinas. A sua resistencia

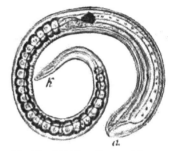

Fig. 82. Trichina femea, 200 vezes maior.
k Cabeça. a Terminação anal.

vital é extrema, pois vivem na carne congelada, na de fumeiro ou na pouco frita; mas com uma cosedura completa, salmoura prolongada, assada e frita a fogo forte morrem seguramente.

A trichinose pode-se evitar sempre, com tanto que as pessoas se sujeitem a não comer carne de porco crua, mas so cosida, assada ou frita completamente, ou então previamente examinada e com consciencia.

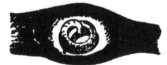

Fig. 83. Trichina enkistada e augmentada.

Não obstante, tenha-se em conta que tal investigação não offerece segurança absoluta, pois, quando a carne de porco tem muitas trichinas, ha porções d'ella que as não contêm e se o exame microscopico não se faz com consciencia e em diversas partes do porco e feito por pessoa practica, pode-se dar o caso de passar desapercebida a presença das trichinas. Nas povoações em que não houver quem faça o exame microscopico das carnes de porco, é perigoso comer estas carnes não sendo bem cosidas, fritas ou assadas.

Os symptomas da trichinose principiam por uma tristeza pronunciada e grande debilidade que persistem durante a doença; a debilidade é tão grande que os doentes não podem mexer-se nem levantar os braços e as pernas; perda do appetite, diarrhea, gemidos, febre intensa e inchação das palpebras, seguem de perto a tristeza e debilidade. Depois apresenta-se o symptoma mais constante da trichinose, as dôres musculares no trajecto dos diversos musculos do corpo, dôres que se aggravam com o movimento e a pressão e se alliviam com a quietação; ha oppressão do peito, impossibilidade de mastigar, rouquidão, etc.; segundo os musculos invadidos pelas trichinas; finalmente o marasmo agudo, uma pulmonia, os frunculos, etc., acabam com a vida do doente passados quinze ou vinte dias depois de ter comido a carne trichinosada. Nos casos favoraveis, quando o organismo foi invadido por pequeno numero de trichinas e o enfermo tem uma grande resistencia vital, a cura realisa-se diminuindo gradualmente os symptomas, cessando pouco a pouco as dôres musculares, terminando a febre e readquirindo lentamente as forças; o doente porem fica para toda a sua vida com dôres rheumaticas musculares, sobretudo nas mudanças de tempo.

Não ha medicamento que possa curar a trichinose, so se pode estabelecer um tratamento symptomatico. — *Ars.* deve dar-se a principio para a grande tristeza e debilidade que sentem os doentes; *Bry.* para as dôres musculares que se aggravam com a pressão e o movimento e *Arn.* e *Bell.* se *Bry.* não fôr bastante; *Acon.* para combater a febre intensa; *Carb. v.* e *Phos. acid.* para a prostração de forças e diarrhea, com pulso debil e oppressão do peito: *Apis* e *Rhus* para as inchações que apparecerem, e *Veratr.* depois de *Merc.* contra os suores a principio quentes e depois frios; e se a doença se fôr dominando até á sexta ou oitava semana com estes medicamentos, pode ser que se cure, o que por desgraça é pouco commum.

Devemos reanimar constantemente as forças do doente com alimentos de facil digestão, vinhos generosos, leite, ovos frescos, etc., para que melhor resista á doença.

Trismo.

(Contracção espasmodica do queixo inferior.)

O trismo é uma molestia perigosa causada frequente-mente por feridas principalmente nas mãos, nos dedos, nos pés, etc. Succede pois que, em consequencia de lesões, é para receiar o tétano, sendo preciso absolutamente encon-trar o medicamento indicado para o evitar. (Vêde: *Lesões.*) Alem de *Arn.* que está muito bem indicado nas lesões, devemos tambem mencionar: *Hypericum*: lesões mecanicas de natureza diversa, sobretudo se espinhas ou pregos se introduziram no sabugo das unhas quebrando-se, ou as cabeças dos dedos foram contundidas violentamente, ou os nervos foram feridos ou dilacerados; estas lesões são se-guidas de *dôres excessivas que percorrem toda a extensão dos nervos* (Hg., L.).

Os medicamentos principaes contra os primeiros symp-tomas do trismo são: *Angust.*, *Bell.*, *Ign.*, *Nux vom.*

Vêde o artigo *Tétano* de que o trismo não é mais do que um symptoma.

Tympanite.

Este molestia, que consiste n'uma dilatação considera-vel das paredes do ventre e inchação enorme d'este pro-duzidas pelo desenvolvimento extraordinario de gazes, de-pende muitas vezes de lesões mais ou menos profundas do figado, baço, utero, ovarios, etc. Outras vezes é acci-dental, e so depende do desenvolvimento dos gazes e subsequente dilatação dos intestinos, causados por um res-friamento, pela ingestão de certos alimentos, etc. Só trataremos agora da tympanite accidental ou essencial, pois que a secundaria ou dependente d'uma lesão organica, corresponde ao tratamento d'esta.

A tympanite essencial domina-se bem e depressa com: *China*; se este não dér resultado, recorra-se a *Carbo v.*, *Cocc.*, *Kali c.*, *Lyc.*, *Nux v.*, *Plumb.*, *Puls.*, *Staph.*

Ulceras.

Denomina-se ulcera a uma perda de substancia da pelle e tecidos que ficam debaixo da mesma, que se estende pela suppuração e destruição d'estes e quando se cura deixa uma cicatriz maior ou menor e disforme. As ulceras que se curam mais promptamente são as que têm bordas superficiaes e lisas e as que mais demoram a cicatrizar são as de bordas deseguaes, sinuosas, duras e callosas.

As ulceras chronicas, que resistem *tenaxmente* á cura, originam-se quasi sempre n'uma doença interna (discrasia). Devem ser tratadas internamente, pois que os medicamentos externos podem acarretar maus resultados.

Sendo a causa occasional uma molestia chronica, o tratamento mais adequado é o emprego das altas diluições com grandes intervallos, muito superior ás doses frequentes de baixas diluições.

Ulceras rodeadas d'uma aureola rôxa: *Ars., Hep., Puls., Sil.*

>   de grãos: *Lach., Sulph;*
>   com carnosidades: *Ars., Sep., Sil.,* ou *Petrol., Sulph.;*
>   azuladas, cheias, rodeadas de vesiculas: *Lach.;*
>   com bordas duras: *Ars., Lyc., Merc., Sil.;*
>   urentes: *Ars., Caust., Lyc., Merc., Rhus, Sil.;*
>   cancerosas: *Ars., Sil., Sulph.*
>   sem dôres: *Lycop., Phos. acid.*
>   inflammadas: *Acon., Ars., Hep., Merc., Sil.;*
>   fungosas: *Ars., Carb. an., Lach., Sil.*
>   gangrenosas (necrose): *Ars., China, Lach., Secal., Sil.* e *Plumb.;*
>   com bordas grossas: *Merc.;*
>   profundas: *Calc., Puls., Sil.*
>   que sangram facilmente: *Ars., Carb. v., Lyc.;*
>   >   segregam pus abundante: *Puls., Sep.:*
>   >   >   aquoso: *Caust., Merc.;*
>   >   >   corrosivo: *Arsen., Caust., Merc., Rhus, Sil.;*
>   >   >   fetido: *Hepar, Phos. acid., Sulph.;*
>   >   >   sanguinolento: *Ars., Hepar, Merc.;*
>   >   >   sanioso: *Ars., Carbo veg., Merc., Nitri ac., Rhus, Sil.;*

Ulceras que segregam pus seroso: *Asa foet., Caustic., Merc.*;

> » não segregam pus: *Calc., Lach., Merc., Sil.*;
> com a forma de verrugas: *Ars.*;
> dolorosas: *Conium, Sil., Sulph.*;
> esverdeadas: *Ars.*

As ulceras calosas, isto é com bordas, fundo e tecidos adjacentes duros, cartilaginosos, devem ser lavadas frequentes vezes com agua quente para amollecer as bordas e estas approximarem-se com tiras de adhesivo. Os melhores medicamentos para ellas são *Sulphur* e depois *Silicea*; depois podem consultar-se *Ars., Carb. v., Caust., Kreos., Sep., Thuja* e *Zinc.*

As ulceras fistulosas e sinuosas, cujas bordas são subcavadas, e profundando muito nos tecidos, devem lavar-se e limpar-se bem, para impedir que o pus se accumule nas cavidades. Os melhores medicamentos para estas ulceras são *Asa foet.* e *Sil.*; depois *Calc. c., Phos., Paeon., Sulph.* e *Thuja.*

O curativo deve ser feito com todo o cuidado, limpando bem o pus, duas ou tres vezes por dia segundo a abundancia de suppuração e empregando sempre agua morna; exigem geralmente o chamado curativo simples, que consiste, depois de feita a lavagem da ulcera, em cobrir esta com uma prancheta de fios com cerato simples, por cima uma camada de algodão para absorver o pus e depois o penso adequado.

Quando o pus fôr fetido, sanioso, e as ulceras gangrenosas, devem lavar-se com agua phenica da proporção de 1 d'acido phenico cristallisado para 100 gram. d'agua.

Unhas.

Onychomykosis.—É uma doença parasitaria que ataca as unhas e é causada por um fungo, chamado *onychomykosis tonsurans*, proliferações de tricophytos.

As unhas atacadas por estes fungos se deformam, tornam-se desiguaes, amolgadas, d'um branco sujo e quebradiças; apresentam á vista estrias de varias côres, devidas á presença dos fungos, que atravessam toda a substancia das unhas, que em taes casos caem aos pedaços.

48*

O tratamento deve ser interno e externo. O externo consiste em cortar os pedaços das unhas atacadas e lavar

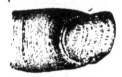

Fig 84. Onychomikosis tousurans.

os pontos atacados com uma solução forte e alcoolica de acido phenico, na proporção de dois para cem, até desapperecer a doença. O *Vinagre Parasiticida*, do dr. Cramoisy, deve ainda dar melhor resultado (F. J. Costa).

O tratamento interno consiste em dar *Graphites* com frequencia; e depois, sendo preciso, estão indicados: *Arsen., Caust., Merc. subl. corr., Staph.* e *Sulph.*

Doenças das unhas das mãos.—Escolham-se os medicamentos segundo as indicações seguintes:

Unhas azuladas; *Chel., China, Digit.*;

> descoradas; *Ars.*;
> deformadas: *Graph*;
> dolorosas: *Ant. cr.*;
> com espigas: *Natr. m., Rhus, Sulph.*
> que se esfoliam: *Merc.*;
> amarelladas: *Con.*;
> com manchas brancas: *Nitri ac.*;
> com dôres pungitivas em volta: *Graph., Hep. Sil.*;
> com suppuração em volta: *Merc., Sil., Sulph.*;

Doenças das unhas dos pés.—As principaes indicações são as seguintes:

Unhas com carnosidades por cima: *Petrol., Sil., Staph.*;

> grossas: *Graph.*;
> azuladas: *Dig., Mur. ac.*;
> dolorosas: *Bell., Hep., Sil., Teucr.*;
> descoradas: *Ars.*;
> deformadas: *Graph., Sep.*;
> encravadas: *Staphys.*

Urinas.

Em geral as *molestias das vias urinarias* não podem ser tratadas por qualquer pessoa, porque o seu diagnostico e a justa appreciação da doença fundamental são aqui da maior importancia. A doença fundamental pode ser da maior importancia, como dissemos e de natureza muito differente. Pode haver uma affecção dos rins ou da bexiga. calculos nephriticos ou vesicaes, apertos da uretra ou molestias da prostata, etc. So o medico pode distinguir estes casos. Aqui pois trataremos das doenças menos graves e mais communs das vias urinarias, nas quaes as pessoas que não têm conhecimentos medicos, deverão guiar-se pela causa que as produziu, para as poder tratar com mais exito.

Se a causa é:

Um resfriamento, estão indicados: *Acon.*, *Bell.*, *Calc*, *Dulc.*, *Nux v.*, *Puls.* (Vêde *Resfriamento*.)

Uma queda, uma pancada, uma sacudidela: *Arn.*, *Con.*, *Rhus*, *Puls.*

O abuso das bebidas alcoolicas: *Nux v.*, ou *Ars.*, *Bell.*, *Calc.*, *Coff.*, *Ign.*, *Lach.*, *Op.*, *Puls.*, *Zinc.*

O abuso das cantharidas (nos vesicatorios, por ex.): *Camphora*, ou *Acon.*, *Nux v.*, *Puls.*

Se o *corpo foi completamente molhado* ou se o padecimento é causado por trabalhar na agua: *Puls.* ou *Bell.*, *Calc.*, *Hep.*, *Lyc.*, *Nux m.*, *Rhus*, *Sep.*, *Sil.* (*Cepa*, quando os pés se molharam). Vêde *Resfriamento*.

Se a causa depende de hemorrhoidas mal tratadas: *Acon.*, *Arn.*, *Apis.*, *Merc.*, *Sulph.* (Hg.).

Applicam-se tambem nos seguintes casos:

Desejo inutil de urinar: *Cant.*, ou *Acon.*, *Arn.*, *Camph.*, *Caust.*, *Coloc.*, *Hyosc.*, *Nux v.*, *Puls.*, *Sulph.*

Quando ha desejo nocturno e frequente de urinar: *Bry.*, *Caust.*, *Kreos.*, *Graph.*, *Hep.*, *Lyc.*, *Nux v.*, *Rhus*, *Spigel.*, *Sep.*, *Sulph.* (B.).

Quando a urina sae gotta a gotta: *Canth.*, *Sulph.*, ou *Arn.*, *Camph.*, *Dulc.*, *Staph.*

Quando ha retenção de urina: *Canth.*, *Lyc.*, *Stram* ou *Acon.*, *Arn.*, *Camph.*, *Hep.*, *Hyosc.*, *Op.*, *Puls.*, *Stram*, quando ha completa suppressão de urina.

Se os soffrimentos têm logar:

Antes de urinar: *Borax*, *Coloc.*, *Nux v.*, *Puls.*, ou *Arn.*, *Bry.*, *Rhus*, *Sulph.*, e *Merc.* se se apresentam ao começar a urinar.

m uanto urina: *Cann.*, *Canth.*, *Hep.*, *Lyc.*, *Merc.*, *Phos. ac.*, *Puls.*, *Thuja.*

Depois de urinar: *Canth.*, *Coloc.*: *Hep.*, *Natr. m.*,

Muitas vezes a *qualidade e sedimento* das urinas levam com segurança á indicação exacta do medicamento homeopathico.

Pelo que respeita á qualidade devem dar-se: se as urinas são *acres*; *Hep.*, *Merc.*; com *cheiro ammoniacal*: *Asa foet.*; *ardentes*: *Ars.*, *Canth.*, *Hep.*; *ensanguentadas*: *Canth.*, *Puls.*; *escuras*: *Acon.*, *Bell.*, *Bry.*, *Colch.*, *Merc.*, *Sep.*, *Tart. em.*, *Veratr.*; *emmaranhadas* (como lã ou algodão): *Canth.*, *Mexer.*; *esverdeadas*: *Camph.*; *leitosas*: *Phosph. ac.*; *mucosas*: *Natr. m.*, *Puls*; *palidas*: *Con.*, *Nitr.*, *Phosph. ac.*; *purulentas*: *Canth.*, *Clemat.*; *repellentes*: *Dulc.*; *turvas* (ou espessas): *Cina*, *Con.*, *Merc.*, *Sabad.*; se chegam a *turvar-se*: *Bry.*, *Cham.*, *Phosph. ac.*, *viscosas* (pegajosas): *Coloc.*

Com respeito ao *sedimento* ou depositio que deixam no fundo do vaso, devem dar-se; para as urinas *sedimentosas* em geral: *Canth.*, *Coloc.*, *Lyc.*, *Phos. ac.*, *Puls.*, *Sep.*, *Valer.*, *Zinc.*; se o sedimento é *sanguinolento*: *Canth.*, *Phos. ac.*, *Puls.*, *Sep.*; *barrento*: *Zinc.*; *emmaranhado*: *Canth.*, *Mexer.*; *mucoso*: *Puls.*; como *pus*: *Canth.*, *Clem.*; *avermelhado*: *Canth.*, *Natr. m.*, *Puls.*, *Sep.*, *Valer.*; *arenoso*: *Sarsap.* *Esbranquiçado*: *Phos.*, *Rhus*; como *cristaes*: *Chin. sulph.*; *gelatinoso*: *Berb.*, *Phosph. ac.*, *Puls.*; *terroso*: *Mang.*; de côr de *violeta*: *Mang.*, *Puls.*

Indicamos a seguir os medicamentos principaes contra as molestias das vias urinarias e contra a secreção anormal da urina.

Aconitum: urina encarnada, quente; micção com angustia e frequentemente com uma transpiração abundante: é o melhor remedio para os recemnascidos que não podem urinar nos primeiros dias (G.).

Apis: ardor e picadas dolorosas na uretra, antes, durante e depois de uriuar (G.); *doenças das vias urinarias* depois de erupções supprimidas, depois da urticaria, (por ex.), ou se as erupções não irrompem completamente; o ventre é muito sensivel á menor pressão e ao mais leve contacto (Hg.).

Arnica: depois d'uma queda, uma pancada ou uma commoção; quando ha symptomas febris e inflammatorios, alterna-se com *Acon.*; retenção d'urina causada pelo espasmo do esphyncter da bexiga; vontade inutil de urinar (B.).

Belladonna: retenção de urina ou emissão de urina difficil e misturada com sangue; com picadas dolorosas que partem dos rins e vão até á bexiga, angustia, inquietação colicas. Se *Bell.* não fôr sufficiente, dá-se *Hepar* (Hg.). Retenção de urinas nas creanças, com gemidos e gritos repentinos (G.).

Cantharis: desejo frequente de urinar com dôres ou colicas tão violentas que fazem gritar o doente; urina misturada com sangue; emissão frequente de urina com colicas e dôres ardentes; nas *creanças* que gritam muito ao urinar uma gottas somente.

Chamomilla: desejo de urinar, com angustia; urina quente: emissão frequente de uma grande quantidade de urina aquosa (G.).

China: a urina torna-se espessa, como a neve.

Conium: a emissão da urina não é continua, mas muito intermittente.

Hepar: urina acida, urente, corrosiva, miturada com sangue.

Lycopodium: emissão de urina precedida de fortes dôres dorsaes que desapparecem urinando (G.). Urinas com areias encarnadas; muitos borborygmas no ventre.

Mercurius: urina acre, corrossiva, com cheiro azedo ou nauseabundo; desejo continuo de urinar, transpirando frequentemente.

Incontinencia de urina.—Observa-se com mais frequencia nas mulheres. — Quando seja provocada pela tosse, estão indicados: *Ant. cr.*, *Bry.*, *Caust.*, *Natr. m.*, *Puls.*, *Spong.*, *Staph.*, *Veratr.*; pelas ventosidades: *Puls.* Se se verifica durante o dia: *Ferr.*; durante o primeiro somno: *Sepia* (Hg.).

Para *os que urinam na cama* recommenda B. os seguintes medicamentos: *Sepia* nos onanistas; *Kreosot*: quando a emissão se realisa dormindo profundamente; *Puls.* quando este incommodo augmenta no outomno; *Silic.* para as creanças com lombrigas e se não dér resultado, *Cina* con-

cluirá a cura (Alvarez).—Tambem· podem empregar-se com
vantagem os seguintes remedios:

Sulphur: creanças palidas, magras, cujo ventre é volumoso, que têm horror á agua e que appetecem alimentos
acidos e doces (Hg.).

Calcarea: creanças gordas, obesas, com rosto córado,
que suam e se resfriam facilmente (Hg.)

Mercurius: creanças que transpiram muito e cujas urinas são calidas, acres, de cheiro forte (Hg.).

Silicea: creanças de cabellos louros e olhos azues, especialmente se se tornaram doentias depois de serem vaccinadas, têm glandulas enfartadas, ou se têm os dedos
ulcerados na raiz das unhas (Hg.).

Causticum: creanças com olhos e cabellos negros, que
urinam durante o primeiro somno; não podem obrar senão
de pé (Hg.).

Bell., Cina, Ferr., Puls., Rhus, tambem são uteis. Segundo Wolf *Thuja* é o medicamento principal e o dr. Smith
diz que só produz effeito nas pessoas que têm as mãos
cheias de verrugas.

É preciso observar que posição tem a creança durante
o somno. Se está de costas: *Puls., Rhus,* ou *Calc., Ferr.,
Nux v., Sulph.*; sobre o ventre: *Bell.,* ou *Calc., Puls.*

N'esta doença os medicamentos em altas diluições e
espaçados, dão melhor resultado, do que em baixas diluições e frequentes.

Utero e vagina.

Queda da matriz.—Descida do utero.—Prolapso uterino.
—O prolapso do utero é devido a uma infinidade de causas, como os catarrhos d'este orgão, os partos, levantar
pesos, esforços corporaes, etc. Os seus symptomas mais
communs são: peso nos orgãos genitaes, desejo frequente
de urinar, prisão de ventre, corrimento branco, dôres leves, etc., e quando o prolapso é muito grave e o collo da
matriz está á entrada da vagina, impossibilidade de andar
e mesmo de se sentar. Ás vezes o utero sae pela vulva
(prolapso total do utero).

No prolapso completo ou saida para fora, da matriz, a

mulher deve deitar-se de costas e elevar os quadris pondo uma almofada por baixo, devendo primeiro ter urinado e defecado. Deve levantar e separar as côxas e feito isto, outra pessoa, se não houver medico na localidade, tomará com os cinco dedos da mão direita, previamente untados com azeite, a parte do utero que tiver saido e separando com a mão esquerda os grandes labios ou abertura da

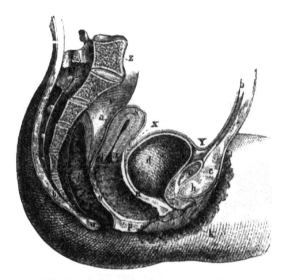

Fig. 85. Corte vertical da pelvis da mulher.

a Symphyse do pubis. *b* Parede anterior do abdomen. *c* Almofada gordurosa do monte de Venus. *d* Bexiga da urina. *e* Abertura do ureter esquerdo. *f* Uretra *g* Abertura externa da uretra. *h* Clytoris com o prepucio. *i* e *k* Grande e pequeno labio esquerdo. *l* Abertura da vagina. *m* Superficie interna da vagina com as pregas transversaes. *n* Tabique anterior em relação com a parede posterior da bexiga *o* Tabique posterior em relação com a parede anterior do intestino recto. *p* Perineo *q. r* Labios anterior e posterior da bocca do utero. *s* Fundo ou base do utero. *t* intestino recto. *u* abertura do anus. *v* Coberta peritoneal na terminação superior do recto, *w* Escavação recto-uterina. *y* Espaço do peritoneo desde o vertice da bexiga á parede anterior do ventre. *z* Ultima vertebra lombar. *a₁* Sacro. *b₁* Coccix.

vagina, introduzirá lentamente a matriz, com um so dedo, até que ella chegue á sua posição normal. A mulher deve continuar na cama durante quadro ou cinco dias e se o utero se deslocar de novo, convem usar um *pessario* para evitar que o utero desça. Ha mulheres que não podem supportar os pessarios, devido ás molestias de que soffrem como corrimento branco intenso, etc. e aos incommodos que o mesmo lhes causa.

Os melhores medicamentos para o prolapso do utero, são: *Aurum, Bell., Calc. carb., Carbo v., Cauloph., Collinson., Nux v.*, (prisão pertinaz de ventre), *Natr. mur.* (grande maureza da doente e soffrimentos gastricos) e *Plat.*

Queda ou descida da vagina.—Este padecimento é raro

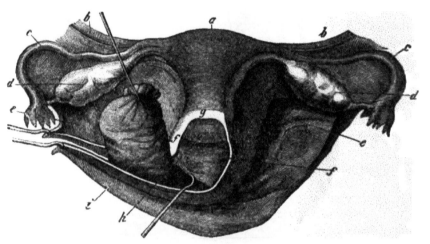

Fig. 86. Superficie posterior do utero com as suas dependencias.
a Utero. *b* Ligamentos redondos. *c* Trompas de Falopio. *d* Ovarios. *e* Laminas posteriores dos ligamentos largos do utero. *f* Ligamentos de Douglas. *g* Ligamentos da união do utero com o sacro (cortados pelo terço superior do collo). *h* Parte lateral posta a descoberto por se ter separado o peritoneo. *i* Intestino recto.

que exista isolado, quasi sempre acompanha o prolapso uterino. O melhor medicamento para o combater é *Kreos.* e tambem *Merc.* e *Nux v.*

Cancro do utero.—O cancro uterino desenvolve-se geralmente no collo da matriz, na parte chamada vaginal e ataca de preferencia o chamado labio posterior do utero. Apresenta-se sob tres formas, o cancroide, o carcinoma e o fibro-sarcoma. A mais frequente é o cancroide.

O cancro começa por um endurecimento do collo do utero, que se diffunde e acaba por abrir-se, formando uma ou mais ulceras, que se alargam e escorrem um pus sanguinolento, ou um corrimento como agua de carne, geralmente com mau cheiro. Como este soffrimento principia sem dôr na maior parte dos casos as doentes não recorrem á medicina no começo; outras vezes ha dôres muito agudas em epocas não determinadas. As enfermas sentem peso e incommodo nos orgãos genitaes, têm difficuldade de urinar, defecar e estar sentadas; soffrem de fluxos sanguineos frequentes que as enfraquecem muito, até que se tornam quasi continuos. Finalmente com os fluxos saem pedaços, de tecido canceroso, ha grande prostração, pelle amarello-terrosa, inappetencia, sêde, insomnias, accessos de febre e as doentes succumbem n'um fluxo ou então em consequencia do marasmo.

As doentes devem observar um grande aceio, lavando-se e fazendo todos os dias injecções com agua morna; se o corrimento é fetido, as injecções devem ser feitas com o soluto de chloro ou com agua phenica da proporção de 10 para mil. As enfermas devem alimentar-se bem, procurando exonerar o ventre

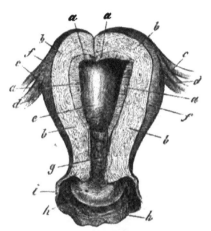

Fig. 87. Utero.
a Mucosa da cavidade uterina. b Capa muscular. c Ligamento redondo do utero. d Trompa de Falopio. e Cavidade do utero. f Coberta peritoneal. g Canal da porção vaginal do utero. h Vagina. i Labios do orificio uterino.

todos os dias, dando clysteres de agua morna e azeite e o ar das habitações deve renovar-se com frequencia, bem como os lençoes da cama, trazendo sempre um penso com fios de linho para imbeber o liquido que sae da vagina.

O principal medicamento contra o cancro uterino (doença quasi sempre incuravel) é *Graphites*, depois *Kreosotum* e *Thuja*. Com estes tres medicamentos, se não se consegue curar o cancro, pode-se pelo menos atenuar os soffrimentos e as hemorrhagias. Se não são sufficientes podemos consultar depois a *Ars.*, *Bell.*, *Carbo an.*, *Clemat.*, *Conium.*, *Hydrocotyl. as.*, *Sepia* e *Staph.*

Catarrho agudo uterino e vaginal.—Este catarrho é devido em geral a resfriamentos, mólhas de pés, a excessos venereos, á suppressão da menstruação, ao contagio

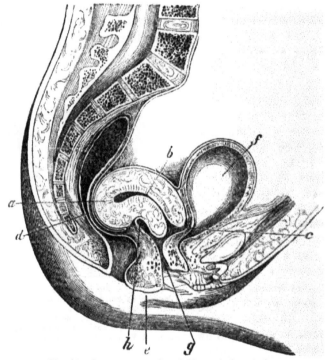

Fig. 88. Cancro occupando o labio posterior uterino.
Tumor canceroso. *b* Corpo do utero. *c* Labio uterino anterior. *d* Conducto vaginal comprimido. *e* Bexiga. *f* Intestino recto.

blenorrhagico, a um susto, a uma colera, etc.

A doença começa a manifestar-se por dôres vagas, calor e peso no baixo ventre, mal estar geral, prisão de ventre, difficuldade e dôres ao urinar; depois sae pela vagina um corrimento branco, que logo se turva e torna-se leitoso e muitas vezes sae com estrias de sangue; se os symptomas não se corrigem a principio, o catarrho augmenta e ha dôres muito intensas no baixo ventre e o corrimento torna-se ardente e escoria as côxas. Se a vagina tambem é atacada, o que acontece quasi sempre, accusa muito calor e sensibilidade, ardor e dôres quando o catarrho é muito intenso, desejo frequente de urinar e fluxo amarellado que suja a roupa.

O primeiro medicamento a empregar é *Acon*:, depois deve dar-se *Bell.* se o peso e as dôres no baixo ventre se accentuarem. Depois de terem cessado as dôres devemos recorrer a *Hepar. Arnica* se o catarrho é devido ao abuso dos prazeres venereos e se não fôr sufficiente devemos recorrer a *Aran. diad.* Se o corrimento é ardente e estriado de sangue *Merc.* Se a vagina é a mais atacada, daremos *Kali. c.* e depois *Kreos.*

A enferma deve guardar o leito e uma grande quietação até que desappareçam os symptomas agudos. Se o corrimento tem mau cheiro e escoria as partes, as doentes devem fazer todos os dias tres ou quatro lavagens com agua morna. Para mais informações vêde o artigo acerca do *Corrimento ou fluxo branco.*

Catarrho chronico, uterino e vaginal.—É uma das molestias mais frequente na mulher e que vulgarmente é conhecida sob o nome de *corrimento branco.* As suas causas são muito variadas, como o catarrho agudo tornado chronico, o abuso dos prazeres venereos, repetidos resfriamentos, diversos padecimentos do utero, etc.

O symptoma principal é o corrimento branco, que é continuo, ou então intervallado, se bem que não muito, é branco, amarellado ou esverdeado, etc., variando muito a sua côr, abundancia e espessura e sendo ás vezes tão abundante que as doentes não podem andar e se vêm obrigadas a trazer panos para· receber o fluxo. D'ordinario não ha dôres, mas prisão de ventre, menstruação escassa e dolorosa, urinas ardentes e dolorosas, escoriação das partes quando o corrimento é muito acido, emmagrecimento das doentes, anemia, symptomas nervosos e ás vezes o hysterismo quando a molestia tem ja alguns annos de existencia. N'algumas mulheres so existe o corrimento branco e n'algumas gravidas produz o aborto.

Para alcançar bom resultado com o tratamento, devemos primeiramente distinguir as causas que sustentam o catarrho uterino chronico. Alem d'isso é preciso que as doentes tenham o maximo cuidado com a limpeza das suas partes, lavando-as com frequencia e fazendo injecções vaginaes todos os dias com agua morna. Não devem usar alimentos ou bebidas acidas, picantes e salgados, antes ter uma alimentação sadia e abundante e abandonarem os prazeres venereos.

Os melhores medicamentos contra o catarrho uterino são, pela sua ordem: *Sepia, Calc. c., Puls., China, Graph., Alumin., Coccul., Borax, Kali bichr., Kreos., Merc.* e *Natr. mur.*

Contra o catarrho chronico da vagina: *Calc. c., Kali c., Sepia, Kreos.* Vêde: *Corrimento branco.*

. *Dilatação uterina ou da matriz.* — Tem logar nas mulheres de edade avançada, que pariram muito ou o utero não se contraiu bem depois d'um parto. O symptoma principal é uma grande elevação de ventre e os incommodos subsequentes a esta elevação. O medicamento essencial contra esta molestia, é: *Sep.* que se deve dar com frequencia. Se não fôr sufficiente, vêja-se segundo a indicação os seguintes: *Bell., Calc., China, Lach., Nux vom., Puls.*

Gazes na matriz. — A introducção de ar no utero é um accidente que produz quasi sempre a morte e d'ordinario costuma succeder isso nos partos. Outras vezes desenvolvem-se gazes dentro do utero que causam grandes incommodos, dôres, dilatação do orgão, symptomas sympathicos no estomago, etc. O melhor medicamento para os fazer expellir é *Phos.* e se não fôr sufficiente *Lycopod.* e sendo preciso *China.*

Hydropisia uterina. — *Hydrometra.* — É a accumulação de liquido na cavidade da matriz, de que ás vezes costumam soffrer as anciãs, quando padecem de catarrho uterino e outras molestias. Esta molestia forma-se muito lentamente e o liquido accumulado pode chegar a muitos litros. Dilata consideravelmente o utero e como symptomas manifestam-se colicas uterinas intensissimas. Ás vezes é o sangue d'uma menstruação ou mais que se accumula em logar da agua, o que se observa de preferencia nas jovens que ainda não foram menstruadas.

Esta doença so pode ser curada por uma operação cirurgica que faça sair o liquido contido no utero, ja pela introducção d'uma sonda uterina, ja por meio da punção da matriz, etc.

Metralgia.—Caimbras uterinas.—Espasmos da matriz. — *Dôres nervosas do utero.* — O medicamento principal contra a metralgia ou nevralgia uterina é *Cocculus*. Se as dôres não cederem, recorra-se a *Coffea* e se tambem não dér resultado, consultem-se: *Bell., Cham., Con., Hyosc., Ign., Magn. m., Nux v., Sepia, Stann.*

Metrite.—Inflammação do utero.—Apresenta-se geralmente depois do parto e ás vezes reina epidemicamente. (Vêde: *Febre puerperal.*) Tambem se pode observar n'outros casos como no resfriamento, na suppressão rapida da menstruação, etc.

Os seus symptomas se caracterisam por dôres em todo o ventre que se aggravam com o tacto e a roupa da cama, dôres cortantes que se propagam aos rins, côxas e partes genitaes; calafrios, febre, sêde, pulso frequente, prisão de ventre ou diarrhea, nauseas e vomitos e puxos ao urinar, muito incommodos. Estes symptomas, acompanhados da tumefacção da matriz o que se nota pela palpação no baixo ventre, duram alguns dias, terminando a doença por resolução e ás vezes por um corrimento branco-amarellado, que dura pouco tempo.

As enfermas devem conservar-se na cama e observar uma dieta absoluta, emquanto durarem os symptomas febris e agudos, tendo muito cautella com a alimentação durante a convalescença.

Os melhores medicamentos contra a metrite são:

Aconitum: no principio quando ha uma febre intensa e inflammatoria, grandes dôres no baixo ventre, sêde, dôr de cabeça, anciedade e mêdo da morte.

Belladonna: pressão, peso e contracção no baixo ventre, como se a matriz fosse a sair pela vagina, com dôres lancinantes no ventre e quadris e sendo impossivel mover-se e tocar na parte doente: forte dôr de cabeça de fonte a fonte.

Chamomilla: se a causa foi uma grande contrariedade ou uma colera e as dôres são dilacerantes, e a doente não pode estar quieta muito tempo.

Mercurius: quando as dôres são lancinantes, pressivas ou terebrantes e sobretudo se ha suores frequentes com ou sem calafrios e pouco calor.

Nux vomica: dôres pressivas, violentas, no baixo ventre, que se aggravam com a pressão e o tacto; dôr violenta nos rins; difficuldade de urinar e urina dolorosa e gotta a gotta; aggravação todas as manhãs e á bocca da noite.

Metrite chronica.—Enfarte uterino.—Inflammação chronica da matriz. — É uma molestia algo frequente depois dos partos, abortos (de preferencia nos occultados), congestões da matriz nas epocas menstruaes nas solteiras, nas estereis, etc.   •

Geralmente começa por poucos symptomas, quando muito peso e incommodo ao andar, como se houvesse no baixo ventre um corpo extranho, que ao tossir, espirrar, etc., parece que quer sair pelas partes. A menstruação a principio é abundante e de larga duração e a seguir no avançar da doença torna-se irregular, com dôres antes e depois do periodo menstrual e quando este cessa, apparece um corrimento amarellado; finalmente, a menstruação desapparece de todo quando o enfarte da matriz é total. Coincidindo com o augmento do volume uterino, observam-se desordens nos orgãos digestivos, abatimento, debilidade, aversão aos prazeres sexuaes (outras vezes desejo immoderado dos mesmos), o hysterismo, a esterilidade e o aborto se a enferma se tornar gravida, o que é muito raro.

A marcha da metrite chronica é muito lenta, e a sua cura é impossivel quando chegou a um periodo muito avançado. N'esta molestia a matriz está sujeita a frequentes congestões agudas, que podem vir sobretudo depois de esforços corporaes, quedas, pancadas, excessos sexuaes, etc.

As mulheres que soffrerem de metrite chronica devem observar uma hygiene rigorosa e renunciar aos prazeres sexuaes. Não devem fazer esforços corporaes nem levantar pesos, não devem montar a cavallo nem andar muito de carruagem; os passeios a pé devem ser curtos evitando as subidas e devem viver em casas que tenham poucas escadas ou então habitar casas baixas. Durante o verão devem fazer uso dos banhos de mar e tambem de qualquer dos minero-medicinaes seguintes: Amieira, Cucos, Fervença e em Hespanha os de Carratraca, Caldas de Cantis, Hervideros de Fuensanta, Zaldivar, etc.

O melhor medicamento para esta doença é *Carbo animalis* que deve ser administrado a largos intervallos e esperar os seus effeitos, sem repetir muito as doses. Se não fôr sufficiente, devemos lançar mão de *Aurum muriaticum* e depois temos a *Platina* (desejos sexuaes augmentados); *Calc. carbon.* (corrimento branco leitoso); *Natr. mur.* (predominio das desordens gastro-intestinaes); *Belladonna* (dôres muito fortes durantes a menstruação); *Cocculus* (colicas menstruaes excessivamente dolorosas); *Kali carb.* (dôres pungentes que se estendem ás côxas, rins e virilhas e sobretudo á vagina, intervallos largos e irregulares entre os periodos menstruaes).

Perimetrite. — Demonina-se assim a inflammação dos *ligamentos largos* do utero. É devida a diversas causas, como resfriamentos, desgostos, suppressão da menstruação, excessos venereos, etc., e tambem como complicação de nevralgias abdominaes.

Os seus symptomas mais caracteristicos são: calafrios ou frio intenso, nauseas, vomitos, febre mais ou menos forte, dôres agudissimas cortantes n'um lado ou nos dois da parte inferior do ventre, que se estendem aos rins, virilhas e perineo; sêde intensa, angustia, inquietação, urinas raras e frequentes, prisão de ventre ou diarrhea (o mais frequente), puxos de urina, gemidos e queixumes continuos. Pouco a pouco se manifesta n'uma das fossas iliacas uma tumefacção molle, que resulta do liquido derramado producto do estado inflammatorio e que desapparece pouco a pouco quando a doença termina prompta e favoravelmente. Ás vezes ficam adherencias das partes inflammadas com as visinhas, como o utero e os ovarios, cuja posição alteram, e com os intestinos. Outras vezes fica, como resultado da inflammação, uma tumefacção chronica das partes atacadas, que demora a desapparecer e que exige um tratamento assiduo e bem dirigido. Se a inflammação termina por suppuração, o que é raro quando se emprega um bom tratamento homeopathico, annuncia-se esta por repetidos calafrios e dôres locaes muito pungitivas, abrindo-se o tumor e derramando-se o pus pela vagina ou pelo intestino recto.

Toda a doente de perimetrite deve ficar de cama e a dieta rigorosa; procurará entrar logo em reacção abrigando-se bem, pondo-lhe botijas com agua bem quente aos pés, etc. Para bebida usual deve usar-se a agua panada.

O primeiro medicamento a prescrever é *Aconitum*, que deve tomar com frequencia e por espaço de 24 horas; depois recorreremos a *Belladonna*, que deve tomar até os symptomas cederem por completo. Se as dôres forem tão intensas que se tornem insupportaveis á doente, devem combater-se com *Ignatia* e logo que cedam, continua-se com *Bellad*.

Se *Bellad*. não acabasse de curar a doença, dar-se-ha *Mercurius* e depois *Pulsat*. se fôr preciso. *Hepar s*. primeiro e depois *Silicea* devem acabar com a suppuração e quando assim não fosse e a doente tivesse febre continua com aggravação para a tarde, deve dar-se *Phosphorus*.

Se a doença passar ao estado chronico, com tumefacção maior ou menor, percebendo-se pela palpação, n'uma das fossas iliacas e ás vezes no baixo ventre, os melhores medicamentos para a combater, bem como as adherencias, são *Carbo animalis* e *Conium maculatum* em primeiro logar; depois estão indicados *Aurum, Bell., Laches., Nux vom.* e *Pulsat*. Tambem convem que as doentes usem dos banhos chloretados da Amieira, Cucos e Fervença e os sulphurosos Aguas Santas, Moledo, Vizella, Entre Rios, etc.

*Polypos uterinos.—Hydatides.—*São pequenos tumores brandos, encarnados, do tamanho d'uma ervilha ou d'uma noz, ou maior, que se desenvolvem no collo uterino a que adherem por um pediculo. O seu symptoma quasi isolado é a metrorrhagia, que ás vezes é consideravel e quasi continua; poucas vezes produzem dôres, mas quasi sempre a esterilidade.

O melhor medicamento para os combater é *Staphysagria* que devemos prescrever com frequencia. Se não fôr sufficiente, recorreremos a *Calc. curb*. e depois a *Thuja* (sobretudo nas grandes hemorrhagias) e finalmente a *Kreos.*, *Nitri acid.* e *Teucrium m. v.*

Se em logar de polypos existirem *hydatides*, pequenas ou grandes vesiculas que produzem dôres, hemorrhagias e corrimento branco e se saem sob a forma de grandes vesiculas ou bolsas, deve dar-se *Cantharis* e se não fôr sufficiente, *Bell.* e *Cham.*

Ulceras da matriz. — As ulceras formam-se no collo uterino ou nos labios da matriz e são causadas por um catarrho chronico do utero, pela syphilis e pelo herpetismo e tambem pelas verrugas que se ulceram. Adoptam diversas formas e são lineares, arredondadas, festonadas, etc., e algumas tornam-se corrosivas, que são as mais graves e parecem-se com o cancro; são sempre acompanhadas do corrimento branco e de dôres mais ou menos intensas.

As mulheres que tem este soffrimento, devem dar frequentes injecções d'agua morna, para lavar a vagina e o collo do utero e quando o corrimento fôr fetido as injecções d'agua phenica morna na proporção de 10 para mil.

O melhor medicamento pelo qual devemos sempre começar o tratamento é *Nitri acid.* e em segundo logar *Thuja.* Se o corrimento branco se tornar ensanguentado e a doente se queixar de dôres pungitivas, internas, deve dar-se *Merc. subl. corr.* Se as dôres e o corrimento fôrem ardentes *Ars.* e depois *Kreos.* Tambem pedem consultar-se: *Bell., Hydrast. c., Carbo v., Sepia* e *Sulph. acid.*

Vaginismo. — *Vaginodynia.* — *Nevralgia da vagina.* — As causas d'este doloroso soffrimento são muito variadas, como o catarrho da vagina, os excessos venereos, a lactação prolongada, as deslocações da matriz, etc.

Esta doença manifesta-se por uma dôr na vagina, forte, intensa, que se propaga ao utero, quadris e até ás côxas, por uma contracção da vagina e pela exacerbação da dôr vaginal ao querer introduzir alguma cousa na vagina. Estes são os unicos symptomas, pois não ha inflammação, calor nem prurido, e algumas vezes somente um leve corrimento. Ha outros symptomas, moraes, por assim dizer, pelo pezar que causa ás enfermas o seu padecimento, pois que ás vezes se excita o seu appetite venereo e todo o contacto lhes é impossivel, porque nem mesmo o mais delgado corpo pode tocar na vagina, pelas dôres insupportaveis que a seguir se sentem.

m uanto durar esta doença ficam prohibidas as relações sexuaes, sendo conveniente o uso dos banhos de assento e os geraes, frios nas mulheres delgadas e quentes nas gordas.

O melhor medicamento para combater o vaginismo é *Platina*; se não fôr sufficiente recorra-se a *Kali hydrobromicum*; depois podem consultar-se: *Coffea, Cedron, Graph., Sulph., Tarant.* e *Zinc.*

Valeriana.

Esta planta de que tanto abusam os allopathas, quer em po, infusão, extracto ou xaropes, quer addicionada ao ammoniaco, á atropina, á quinina e ao zinco, para combater e hysterismo, as convulsões, as febres intermittentes, etc., produz intoxicações molestas e symptomas rebeldes, d'entre os quaes sobresaem as colicas, a aggravação das febres intermittentes, as enxaquecas nocturnas e por accessos, as diarrheas verdes e sanguinolentas, a angustia e oppressão do peito, as insomnias, etc.

O melhor medicamento para combater a intoxicação pela valeriana é a *Camphora*. Depois estão indicados: para combater as insomnias *Coffea*; para a diarrhea, symptomas nervosos, dôres de ventre, *Chamomilla*; para as aggravações das febres intermittentes, *Pulsatilla* e se não é sufficiente, *Nux vomica*; para as enxaquecas, *Nux vomica, Coffea* e *China*; para a oppressão do peito, angustia e demais symptomas rebeldes, *Sulph.* e tambem *Nux v.*

Variola.

(*Varioloide. — Varicella.*)

Distingue-se com o nome de variola uma febre eruptiva extremamente contagiosa, que se apresenta isolada ou epidemicamente e é muito mortifera. A varioloide é uma doença produzida pelo mesmo virus da variola, sendo porem muito mais benigna do que esta. Finalmente a varicella, ainda que produzida pelo mesmo virus, não tem gravidade alguma. é uma forma ligeirissima e que se observa tambem depois da vaccinação, causada por esta.

O contagio da variola é dos mais certos de todas as molestias contagiosas; existe nas pustulas da variola, nas crostas que se despegam ao secar, no sangue, nos liquidos que o enfermo expelle, nas roupas dos doentes e dos que o tratam, podendo assim leval-o a toda a parte; penetra pelos pontos da pelle com solução de continuidade e especialmente com o ar que penetra nos pulmões.

A marcha da variola divide-se em quatro periodos.

No primeiro, isto é os *prodromos*, ha enjôos, dôr de, cabeça, frio, dôres lombares, ás vezes bastante intensas, mal estar, nauseas, vomitos, delirio n'alguns casos, salivação, etc.; depois manifesta-se a febre, em geral, bastante intensa, que aggrava todos os symptomas e depois pequenas manchas encarnadas na membrana mucosa da boca e na garganta.

Dois ou tres dias depois da apparição dos symptomas mencionados apresenta-se o segundo periodo, isto é o *eruptivo*, ás vezes bastante difficil e no qual morrem alguns enfermos por não brotar a erupção por causa do desenvolvimento de symptomas cerebraes, hemorrhagias, *typho*, etc. A erupção apparece sempre primeiro na cara sob a forma de pequenos botões encarnados, duros, profundos, que logo se vão estendendo pelo resto da pelle, sobre pequenas manchas, como picadas de pulga; os botões transformam-se em vesiculas brancas, aplanadas, e deprimidas no centro sob a forma de umbigo. A erupção invade a boca, garganta, larynge, bronchios, etc. e a febre torna-se mais intensa, durando de quatro a seis dias.

Depois sobrevem o terceiro periodo, o da *suppuração*, no qual o conteudo das pustulas variolosas se converte em pus; dura uns seis dias porque a suppuração principia pelas primeiras bexigas que irromperam e percorre as demais lentamente.

O quarto periodo, ou o da *deseccação*, dura de duas a tres semanas e caracterisa-se porque se secca o pus das bexigas, formando-se crostas pardacentas e ás vezes negras, que por fim se desprendem pela sua base, deixando manchas grossas, rôxo-escuras que desapparecem passado pouco tempo, deixando uma cicatriz branca mais ou menos profunda, o que depende da extensão e profundidade das pustulas variolosas.

A varioloide percorre os periodos com mais rapidez e os seus symptomas não são tão graves.

A varicella ainda é mais rapida na sua evolução e os seus symptomas são insignificantes e quasi sempre sem febre.

Segundo a evolução e extensão da variola assim se admittem as seguintes formas:

A variola *discreta*, cujas pustulas são escassas, separadas e isoladas e a variedade *corymbosa* cujas pustulas se apresentam isoladas por zonas e cujo curso febril é moderado.

A variola *confluente* em que a pelle se cobre toda ou na sua maior parte de bexigas, mais ou menos junctas, sob a forma de cachos n'algumas regiões, com grande vermelhidão na pelle e communicando umas com as outras; esta confluencia é maior ou menor segundo os casos e assim os casos são mais ou menos graves.

A variola *negra* ou *hemorrhagica*, quasi sempre mortal, caracterisa-se pela saida de sangue pelas pustulas variolosas, o que faz com que estas se tornem negras, havendo entre ellas tambem petechias.

A variola *gangrenosa*, extremamente rara, mas sempre mortal, conhece-se porque as pustulas cobrem-se de manchas negras, escuras, que tambem se formam na pelle sã; o enfermo fica prostrado, apresenta os symptomas do typho e morre.

Na variola, sobretudo na confluente, dão-se complicações na maior parte dos casos, as mais vulgares são: a inflammação dos ouvidos, olhos, garganta, membranas cerebraes e intestinos; as pulmonias, as parotidas, etc., que complicam gravemente a variola, sendo as que mais contribuem para a mortandade d'esta doença.

Regra geral a variola é tanto mais grave e mortal quanto mais confluente fôr e mais complicações apresentar.

O tratamento da variola divide-se em prophylactico e curativo, de que nos occuparemos desenvolvidamente.

O verdadeiro tratamento prophylactico da variola consiste na vaccinação na infancia, quando as creanças têm seis ou oito mezes de edade e ainda não começaram com o trabalho da dentição. Se bem que todas as epocas do anno são boas para a vaccinação, as melhores são nos mezes de Setembro, Outubro, Março, Abril e Maio. Nunca se deve vaccinar nas epocas em que houver epidemias de variola, porque a vaccina pode favorecer a saida das bexigas, como se observa com frequencia. N'estes casos é prudente dar ás pessoas não vaccinadas uma dose diaria de *Vaccininum*, até ao fim da epidemia. Terminada esta pode-se então vaccinar sem receio.

Não se deve permittir a vaccinação de braço a braço, porque isto dá logar a que se transmittam d'umas creanças para outras as escrophulas, os herpes, a syphilis, etc., que uma ou mais creanças podem ter, não obstante o seu apparente estado de saude. A vaccinação deve ser feita directamente da vitella e onde a não houver, dos tubos de lympha obtida da vitella, que se podem requisitar dos Institutos de vaccinação ou dos seus depositos nas pharmacias.

A creança deve ser vaccinada na parte superior d'um so braço onde se praticarão tres inoculações com o vaccinador, separadas umas das outras convenientemente. Depois da inoculação deixa-se seccar a materia inoculada e veste-se a creança sem lhe pôr penso algum. Passados tres dias ou mais o sitio vaccinado torna-se vermelho, passados outros tres apresenta-se um grão pequeno e duro sobre cada mancha, grão que passados quatro dias se enche de serosidade com depressão no centro, como as bexigas, formando-se uma aureola encarnada, a pelle incha e ás vezes ha febre, sensibilidade e enfarte das glandulas axillares, erysipela que invade o antebraço e todo o braço, etc., isto porem em menor numero de casos e nas creanças escrophulosas e fracas. Passados dez ou doze dias os symptomas inflammatorios diminuem e as pustulas da vaccina começam a seccar e depois de vinte dias de vaccinação pouco mais ou menos cae a crosta das pustulas deixando cicatrizes caracteristicas, brancas e ponteadas. Algumas vezes a vaccina não pega ou por a lympha não ser boa, ou por a operação não ser bem feita, ou por ter sido feita n'um organismo refractario á variola, como se observa algumas vezes.

Se apparecerem symptomas febris, com agitação, insomnia, pranto, etc., deve dar-se *Acon.* ao vaccinado; se apparecer a erysipela no braço vaccinado, dá-se primeiro *Bell.* e depois *Rhus.*

Se ha inchação so no braço vaccinado, prescreve-se *Ars.* Se sobrevêm ulcerações, erupções, etc., recorrer-se-ha a *Thuja.*

Os variolosos devem estar isolados tanto quanto possivel das pessoas sans e sobretudo das creanças, mulheres novas e das pessoas que em geral são fracas e doentias. Devem ser tratados por pessoas sans e robustas, ja na edade viril ou que tenham padecido da variola, ou estejam vaccinadas ou sejam refractarias á vaccina. No quarto do enfermo e nos outros da casa, devem collocar-se vasilhas com acido phenico ou agua com chloro, ou agua de cal quando não haja qualquer das duas. Os doentes devem observar uma dieta rigorosa emquanto durarem os symptomas febris, não abrigando demasiado o doente. O quarto deve ser arejado com frequencia, sobretudo logo que comece a suppuração e os doentes podem tirar alguma roupa da cama e mesmo passeiar pelo quarto quando principiar a deseccação, embrulhados n'um lençol e apoiando-se ao enfermeiro, para poder respirar melhor. Logo que desappareçam os symptomas febris os doentes devem alimentar-se com precaução, para evitar complicações. Quando as crostas começam a formar-se, desenvolve-se uma grande comichão e então deve ter-se a maior vigilancia para os doentes não se coçarem e assim causarem cicatrizes maiores. Desprendidas naturalmente as crostas, o doente pode sair e passeiar.

Ja recommendámos que quando principia n'uma povoação a variola se dê ás pessoas não vaccinadas, emquanto durar a epidemia, *Vaccininum.* Para preservar da infecção as pessoas vaccinadas, os medicos homeopathas preconisáram varios medicamentos como *Thuja, Caust., Merc. subl. corr., Clematis er., Sarracenia purp.*, a verdade porem manda que se diga que nenhum deu os resultados preconisados. O medicamento que melhores resultados nos tem dado é *Sulphur* e os seus bons effeitos são certificados até ao presente por uma longa experiencia. Quando uma pessoa apparece atacada da variola n'uma casa, mandamos tomar a todos os membros da familia uma dose diaria de *Sulphur*, hora e meia aotes do almoço, até que o enfermo entre em plena convalescença, saia á rua e se tenham lavado na barréla todas as suas roupas e caiado ou estucado a casa onde se passou a doença. (Alvarez.)

Os melhóres medicamentos contra a variola e a varioloide são:

No periodo dos prodromos:

Aconitum: dôr de cabeça espadua e nos lombos, alquebramento geral, symptomas catarrhaes, frio, febre, sêde, agitação, insomnias, nauseas, vomitos, dôr de garganta e enjôos.

Belladonna: se predominam os symptomas nervosos, a excitação cerebral, a dôr de garganta ou angina, delirio, vontade de saltar da cama, olhos brilhantes e encarnados, sêde, agitação, febre e calor consideravel e demora na saida da erupção. Applica-se a seguir a *Acon.*

Bryonia: quando predominam os symptomas catarrhaes, com tosse frequente, dôres nas costas e no ventre, sêde insaciavel e dôr de cabeça.

Ipecacuanha: se predominam os symptomas gastricos, como nauseas e vomitos frequentes, de tudo quantó entra no estomago, salivação, diarrhea e estado nauseoso continuo.

Opium: sopor e somnolencia com rouquidos, symptomas de congestão cerebral com modorra e respiração ruidosa, boca aberta, queixo inferior caido, suspiros ou palavras inintelligiveis.

Stramonium: depois de *Bell.* e quando esta não foi sufficiente; exacerbação dos symptomas cerebraes com desapparição, palidez ou difficuldade na saida da erupção; delirio loquaz, furioso, com tendencia para saltar da cama e atirar-se da janella abaixo, risadas, canto, pranto, desejo de morder, agarrar, cuspir, etc., suppressão das urinas, terror, desejo de fugir de cousas imaginarias que o assustam, sêde com mêdo de beber, olhar brilhante e sombrio.

No perido eruptivo:

Belladonna: é quasi sempre o unico medicamento que se toma n'este periodo para apressar a sua duração e a franca e total saida da erupção.

Bryonia: quando apparecerem symptomas catarrhaes.

Coffea: para combater a insomnia continua, com vomitos e loquacidade incessante.

No periodo suppurativo:

Mercurius subl. corrosivus: é o medicamento principal d'este periodo para appressar a suppuração; salivação abundante e aquosa, irritação de todas as membranas mucosas, especialmente dos olhos, boca, nariz e garganta, com ulceras n'estas partes, diarrhea, grande vermelhidão da pelle, calor intenso, febre alta, sêde e lingua coberta de grãos ou ulceras. Sendo preciso tambem podem consultar-se:

Aconitum: para combater a febre se é muito forte e se ha delirio e depois *Bell.* e *Stram.* se fôr preciso.

Arsenicum: quando as bexigas da garganta se ulceram e o doente parece asphyxiar-se e ha n'ellas tendencia para a gangrena, o doente custa-lhe a engulir e a respirar; symptomas de prostração e putridos, pustulas negras e hemorrhagicas, sêde e diarrhea.

Rhus: a variola complica-se com symptomas typhoides e torna-se hemorrhagica. Se não fôr sufficiente, consultem-se *Phosph. ac.* e *Tart em.*

Secale cornutum: quando a variola toma a forma gangrenosa, diarrhea escura, indolente, com muito mau cheiro, com cheiro cadaverico.

No periodo de *deseccação*:

Sulphur: é o medicamento que se applica nos casos sem complicações, para apressar a secca; se não fôr bastante consultem-se:

Aconitum: como intercurrente se sobrevierem symptomas febris muito graduados, ou o prurido é tão forte que não deixa um momento de descanço ao doente.

Thuja: se as crostas se não desprendem, exhalam mau cheiro e um liquido esverdeado.

China: se as crostas se tornarem negras, se houver diarrhea, grande debilidade e oppressão. Depois dá-se *Tart. em* e *Carbo veg.*

Chininum sulphuricum: prurido extraordinario que põe como louco o doente, pela excitação e insomnia que lhe produz.

Graphites: crostas que caem e são substituidas por outras mais delgadas, grande prurido.

Phosphorus: se se apresenta a hemorrhagia pelas crostas que gretam ou se desprendem.

Para o tratamento da varicella deve-se applicar primeiro *Acon.* se ha febre e depois *Bell.*; mas *Merc.* é o medicamento principal e que a cura em poucos dias, sobretudo quando não ha febre ou *Acon.* ja a fez desapparecer. Se se formam crostas dá-se *Sulph.*

Varizes.

(Dilatação das veias.—Ulceras varicosas.)

As varizes, isto é a dilatação das veias superficiaes, são cordões formados pela plenitude das veias de côr azulada ou violacea, ou formando tumores ou nodosidades, que diminuem com a pressão e quando se deixam de comprimir voltam a encher e a tomar o seu volume anterior. Podem apparecer em todas as partes do corpo, mas o mais vulgar é nas pernas e nos pés. Todos os obstaculos que impedem a circulação do sangue pelas veias como o estar muito tempo de pé, a gravidez, etc., podem dar logar á formação das varizes; quando são antigas, não se curam.

Muitas vezes ha infiltração dos tecidos que envolvem as varizes e então a pelle ulcera-se pela irritação e pressão local e formam-se as chamadas *ulceras varicosas*, que geralmente se observam nas pernas e nos pés. Estas ulceras complicam a situação do doente, pois que quasi sempre causam dôres que costumam ser muito agudas e que somente cessam tendo a perna collocada n'outra cadeira defronte e na cama posta sobre uma almofada; a pelle das pernas endurece e o doente anda com muita difficuldade ou não pode andar; as ulceras varicosas, alem d'isso, exsudam um pus sanioso, fetido e são rebeldes á cura.

Quando as varizes appareçam, com ou sem nodosidades, os doentes devem usar meias elasticas que produzam uma compressão suave e progressiva. Se isto não fôr sufficiente, ligar-se-hão os pés e as pernas até ao joelho, com uma ligadura de linho ou de gomma elastica.

Quando as varizes se rompem e sobrevem uma hemorrhagia, se não se consegue estancar com pannos imbebidos em agua arnicada ou agua com vinagre, applicados com frequencia, devem então applicar-se pannos imbebidos n'uma solução fria de per-chloreto de ferro na proporção de 5 gram. para 500 gram. d'agua. Contida a hemorrhagia põe-se uma ligadura de gomma elastica.

Os medicamentos principaes para combater as varizes são: *Arn.*, *Hamamelis virg.* e *Puls.* Se não fôrem sufficientes, recorra-se a: *Ars.*, *Calc.*, *Carb. v.*, *Clemat. vit.*, *Ferr.*, *Graph.*, *Fluor. ac.*, *Lyc.*, *Nux v.*, *Sulphur*, *Zinc.*

Se causam dôres tensivas, dê-se: *Graph.*; se são dilacerantes: *Sulph. ac.*

Se se inflamam o melhor medicamento é: *Hamamelis virg.* e se fôr preciso: *Ars.*, *Puls.*

Se suppuram, deve dar-se: *Lyc.* ou *Hamamelis.*

Se causam *hemorrhagias*: *Hamamelis* insistentemente, ou então: *Veratr.*, *Phos.*, *Puls.*

Se se formam ulceras varicosas: *Hamamelis* e não sendo bastante: *Ars.*, *Caust.*, *Lyc.*, *Sulph.* Nos casos chronicos, uma dose so de *Sulph.* em alta potencia, esperando o desenvolvimento da sua acção, sem a repetir, o que muitas vezes dá resultados surprehendentes. Deve haver um grande aceio no curativo das ulceras varicosas e fazel-o sempre que seja necessario; a limpeza evita muito a sua extensão.

O curativo far-se-ha lavando a ulcera com agua muito quente, de 30 a 33.º centigrados e depois com agua phenica da proporção de 10 para mil. Depois applica-se uma ligadura imbebida previamente em agua phenica, com a qual o doente pode andar, estando pouco tempo de pé. Á noite tira-se a ligadura quando se deitar e sobre a ulcera se colloca um panno imbebido em agua phenica da proporção de 10 para 500 gram. Para substituir a agua phenica preconisa-se uma solução de 10 gram. de *Clematis vitalba* T. M. em mil gram. d'agua ligeiramente alcoolisada. Ao levantar da cama repete-se o curativo ja mencionado, colloca-se a ligadura e á noite repete-se o curativo anterior e assim successivamente até curar-se a ulcera, usando internamente da medicação ja indicada.

Alem dos medicamentos de que fallámos e quando as ulceras sejam rebeldes, podem consultar-se *Nitri acid.*, *Graph.*, e *Merc. subl. corr.*

Vasos lymphaticos.

Inflammação dos vasos lynophaticos e das suas glandulas.—Lymphangite.—Lymphadenite.—A inflammação dos vasos lymphaticos e das suas glandulas observa-se frequentemente nas pancadas, quedas, feridas, na syphilis, ulceras irritadas, pannaricios, etc., estendendo-se ás vezes a glandulas situadas a muita distancia.

Esta inflammação apresenta-se sob a forma de um cordão ou cordões de côr rôxa mais ou menos pronunciada, muito sensiveis ao tacto e doloridos; o doente tem frio, febre, nauseas, vomitos, dôres de cabeça e prostração de forças. Com o tratamento homeopathico quasi nunca chegam a suppurar e a sua cura faz-se por resolução. Se a suppuração se manifestar, a pelle toma uma côr rôxa muito carregada e incha em grande extensão, a tumefacção dos cordões augmenta bem como a febre e o doente sente calafrios: passados alguns dias rebentam os tumores e sae o pus, realisando-se a cura ainda que demoradamente. Se sobrevem a gangrena e não se conseguindo dominar esta complicação, a morte está imminente.

O melhor medicamento contra a inflammação dos vasos lymphaticos é *Bell.* e *Acon.* se houver febre; se *Bell.* não fôr sufficiente, dá-se *Merc.*; se a inflammação se tornar erysipelatosa, dá-se *Apis* e tambem *Rhus*; se houver formação de pus *Hepar* e depois *Sil.* para pôr termo á suppuração. Contra os enfartes glandulares que algumas vezes costumam ficar depois de terminada a inflammação, consultem-se: *Calc. c.*, *Carbo an.*, *Con.*, *Iod.*, *Phos.*, *Sulph.*

Vasos sanguineos.

Arterite.—Inflammação das arterias.— Gangrena senil.
—A inflammação d'uma arteria pode ter logar nas suas membranas externas ou na interna; a primeira é muito rara e a segunda observa-se com alguma frequencia: d'esta pois nos occuparemos, por que é frequente na mocidade, sobretudo nos que abusam das bebidas alcoolicas.

Esta inflammação, que avança lentamente, acarreta consigo a degeneração da arteria e até a sua ossificação. Os symptomas são tanto mais difficeis de reconhecer quanto mais profundamente situada está a arteria passando desapercebidos, de forma que o doente pode chegar a uma edade avançada sem dar pela sua doença. Só quando as arterias affectadas se apresentam sob forma de cordão duro, se enroscam ou torcem, formando uma espiral, etc., como no pescoço, nas fontes, etc, é bem evidente.

Conhece-se tambem esta doença, porque ás vezes vem acompanhada d'uma lesão organica do coração, produzida pela degeneração ja mencionada e então de que primeiro se queixam os doentes é da sua lesão do coração, que é o effeito e não a causa da sua doença. Se a degeneração arterial existe no cerebro, declaram-se ataques apoplecticos, ou symptomas de amollecimento cerebral.

Quando a degeneração das pequenas arterias se converte em ossificação, sobretudo nos pés, declara-se a chamada *gangrena senil*, que pode vir com dôres intensas, urentes, que é o mais frequente ou pode ser indolente, sempre porem com sensação do entorpecimento e adormecimento das pernas e dos pés atacados; tambem ha frialdade dos membros, côr rôxa ou violacea dos mesmos e pelle enrugada. Passado pouco tempo apparecem nas regiões invadidas manchas negras, sobre as quaes se formam umas pequenas bolhas cheias d'um liquido sujo; a pelle enruga-se cada vez mais e os membros ficam frios como gelo, e como mumias, caindo aos pedaços, e desprendendo-se ás vezes dois e tres dedos dos pés ao mesmo tempo.

Juntamente com estes symptomas ha febre intensa, séde, insomnia, as dôres são insupportaveis, sobretudo de noite, diarrhea e agitação extrema com gemidos continuos. Se os medicamentos consaguirem dominar a doença, apresenta-se uma linha rôxa que limita a gangrena, esta cessa e os tecidos voltam a regenerar-se nos limites do possivel, desapparecendo a febre e os outros symptomas geraes e curando-se o doente. O mais certo porem é que isto não succeda: a gangrena progrida cada vez mais desprendendo-se sem cessar novos tecidos, até que se declare a febre hectica e o doente falleça com todos os symptomas typhoides.

A arterite é uma doença incuravel e contra ella só podemos lançar mão de *Lachesis*, *Lycopod.* e *Madar*, para atenuar quanto possivel os seus effeitos lentos e progressivos.

Contra a gangrena senil o melhor medicamento é *Secale cornutum* que se deve dar insistentemente e sempre que não haja dôres muita intensas, se estas existirem deve dar-se *Apis* e depois *Ars.*, se aquelle não alliviar; quando as partes gangrenadas se desprendam com cheiro fetido, deve prescrever-se *Carbo veg.* e se não fôr sufficiente, recorrer a *Lachesis*. Ao mesmo tempo durante o dia devem fazer-se os curativos necessarios se se desprenderem os tecidos gangrenados, lavando as partes ulceradas com agua phenica na proporção de 10 gram. para 500 gram. d'agua e cobrindo-as depois com pannos imbebidos na mesma agua.

Estes doentes devem conservar-se quietos, e alimentar-se bem, não bebendo vinho, cerveja, café, chá, nem substancias e bebidas irritantes e acidas.

Phlebite. — *Inflammação das veias.* — Esta doença é causada por pancadas, contusões e feridas das veias, ou pela propagação da inflammação dos tecidos immediatos ás veias.

Os seus symptomas são: dôres mais ou menos agudas na extensão das veias inflammadas e suas collateraes, dureza em forma de cordão, inchação consideravel das veias interessadas e tumefacção dos tecidos que os rodeiam com uma côr rubicunda ou rôxo-escarlate, o que impede que a parte atacada, como um braço, uma perna, etc., se mova

com facilidade. Se os medicamentos dominam a inflammação com rapidez todos os symptomas vão diminuindo e o
doente fica curado passados poucos dias, se não acontece
porem assim, apresenta-se a suppuração com augmento de
todos os symptomas ja indicados e dôres lancinantes, formando-se um tumor cheio de pus que se abre e suppura,
inchando os tecidos immediatos.

Juntamente com estes symptomas, ou antes, declara-se
a febre que augmenta cada vez mais, ha calafrios, agitação e insomnia, e pode sobrevir a morte pela penetração
infecciosa do pus no sangue, ou pela formação de coagulos (embolia) que chegando ao figado, pulmões, coração,
etc., causam inflammações rapidas e mortaes; ou então a
morte verifica-se pela invasão d'uma febre typhoide, desenvolvida na plenitude da suppuração.

A phlebite causada pelas pancadas, quedas e feridas
deve tratar-se com *Arnica* e se não fôr sufficiente, dá-se
depois *Hamamelis*. Se os tecidos immediatos se inflammam
tomando uma côr de rosa palida, prescreve-se *Apis*; *Bell.*
se o aspecto é erysipelatoso e depois *Rhus*. Se a suppuração se apresentar emprega-se *Merc.* e se este a não
evitar, dá-se *Hepar* e depois *Sil.* sendo preciso. Se houver
symptomas de prostração e o pus fôr fetido, recorre-se a
Ars., sobretudo se houver angustia, fadiga, mêdo da morte,
sêde abrasadora, frio e suores frios; depois applica-se
Lachesis se os symptomas não cederem a *Ars.* Ás vezes
são convenientes algumas doses de *Chinin. sulph.* para
reanimar as forças dos doentes e quando os accessos febris
tomarem o caracter intermittente. Os curativos devem
fazer-se com agua phenica da proporção de 10 gram. d'a-
cido phenico para mil d'agua, havendo uma grande limpeza.

Se houver prostração de forças, deve dar-se aos doentes uma alimentação reparadora.

Rheumatismo blennorrhagico. N'esta complicação da
blennorrhagia o *Aconitum* 3ª dec. está indicado pelos symptomas inflammatorios muito pronunciados. *Pulsatilla* 3ª
tambem tem sido administrada n'estes casos, mas a sua indicação não é muito firme. *Sarsaparilla* 3ª e 6ª conta alguns successos clinicos a seu favor. Pode instituir-se um
tratamento alternado do rheumatismo e da blennorrhagia.

Venereo.—Syphilis.

Blennorrhagia. — Gonorrhea.— Blennorrhea.—Purgações.
— A blennorrhagia é um fluxo causado por um coito
impuro; sente-se na uretra, calor, ardor e picadas, desejo
frequente de urinar e dôres causadas pela passagem da
urina pela uretra e depois de urinar; no dia seguinte principia a correr pus da uretra em maior ou menor abundancia, podendo ser de côr amarellada, esverdeada, branca
ou ensanguentada, etc., augmentando as dôres ao urinar
até tornarem-se ás vezes insupportaveis; a estes symptomas costumam juntar-se de noite erecções dolorosas, que
obrigam o doente a levantar-se da cama e passeiar, uma
hora ou duas depois de se ter deitado. Estes symptomas
costumam durar de oito a quatorze dias, passados os quaes
a doença começa a diminuir, ficando o doente curado completamente passados vinte ou trinta dias de tratamento.
Outras vezes, cessando os symptomas agudos, como a dôr,
as erecções, o ardor e prurido, continua saindo pela uretra
um corrimento branco ou amarellado, que pode durar
muito tempo, tomando então a doença o nome de *gonorrhea.*

As molhas, os excessos no regimen, o uso do coito e
outras causas, podem aggravar a blennorrhagia, sendo
mais frequentes as seguintes complicações:

O catarrho vesical (produzido tambem pela copahiba,
cubeba e outras drogas allopathicas); a inflammação do
membro viril, que incha e toma uma côr rôxo-escura,
apresentando no dorso um cordão doloroso desde o prepucio, extremamente inchado, até á raiz do mesmo; a inchação e inflammação das glandulas inguinaes (bubão),
que quasi nunca suppuram e terminam por resolução, ao
contrario do que succede no cancro que sempre suppuram;
a uretrorrhagia que é escassa quasi sempre e o sangue sae
no fim da micção; a prostatite; a orchite ou inflammação
dos testiculos, que se caracterisa por dôres tensivas e
sensação de peso, inchação maior ou menor, vermelhidão,
sensibilidade ao tacto, etc., cujos symptomas se aggravam
se o doente não usar suspensorio: esta doença termina
sempre pela resolução e é raro que d'ella resulte o enfarte

ou a atrophia dos testiculos; a phymosis, que se distingue pela grande inchação do prepucio obstando a que o doente se abaixe; a paraphymosis, isto é o estado contrario, em que baixado o prepucio, este incha formando uma grossa rodella que estrangula a glande; a blennorrhagia da glande e prepucio, chamada *balano-postite*, que acompanha a blennorrhagia da uretra e outras vezes apresenta-se isolada, acompanhando-a a phymosis ou a paraphymosis, dôres, prurido, e secreção d'um corrimento abundante, amarello-esverdeado.

A *blennorrhagia da mulher* manifesta-se pelos seguintes symptomas:

Passados tres a sette dias d'um coito impuro sente a doente grande calor, dôr e ardor na vagina e até na matriz e passado um ou dois dias apparece o corrimento vaginal amarellado, esverdeado ou sanguinolento, que escoria os orgãos genitaes e até as coixas; se a doença invade a uretra, a mulher sente dôres urentes quando urina e puxos violentos, o que lhe impossibilita ou difficulta os movimentos e muito mais se a blennorrhagia se complica com os bubões e com a inchação da vulva, causada pela corrimento blennorrhagico.

Tanto nos homens como nas mulheres costumam ás vezes apparecer as chamadas *vegetações* ou *verrugas*, como complicação da blennorrhagia, sendo na mulher o sitio d'elles na vulva e no homem no prepucio, adoptando varias formas como morangos, framboesas, couve-flôr, etc.; umas vezes são seccas e outras escorrem um liquido branco-amarellado ou esverdeado.

Os enfermos d'esta molestia devem observar a maior quietação possivel, não sair de casa, não bailar, nem montar a cavallo, nem fazer exercicios violentos e os homens devem trazer um suspensorio emquanto durar a molestia. Deve prohibir-se-lhes o uso das bebidas alcoolicas, do café, do chá verde, cerveja, d'alimentos picantes, acidos e salgados e so devem beber agua com assucar ou de cevada, mas não em excesso, para não augmentar a secreção urinaria, cuja emissão é tão dolorosa. Devemos aconselhal-os a que se não molhem, nem lavem os pés, nem levem os dedos aos olhos depois de lavarem o membro viril; n'este devem pôr pannos finos de linho sujeitos com uma pequena ligadura, para recolher o pus que sae da uretra, mudando-os duas ou tres vezes por dia, lavando então bem a glande e o prepucio com agua quente.

Havendo symptomas de uma grande inflammação deve dar-se *Aconitum*; não havendo symptomas febris ou então depois do uso do *Acon.* prescreve-se sempre *Cannabis*, tres colhéres por dia durante tres ou quatro dias e depois o doente deve descançar esperando a acção do medicamento. O enfermo deve conservar-se quieto e no maior socego possivel. ·Cortados os symptomas mais culminantes, para terminar com o corrimento deve dar-se *Merc.* se é verde ou puriforme e *Sulph.* se é branco, não dando doses muito repetidas, porque a doença pode aggravar-se.

Se a pesar do uso do *Cann.* ha dôres violentas, erecções dolorosas, difficuldade immensa de urinar, ou a urina sae gotta a gotta ou sanguinolenta, se prescreverá *Canth.*, uma colhér de 4 em 4 horas, até que desappareçam os ditos symptomas. Se *Canth.* não fôr sufficiente, dê-se: *Merc.* ou *Sulph.*

Contra a gonorrhea chronica: *Sulph.* ou *Caps.*, *Natr. m.*, *Nux v.*, *Sep.*, *Thuja.*

Contra as consequencias da suppressão brusca da blennorrhagia, como dôres rheumaticas, hemorrhagias, etc., dê-se em primeiro logar *Cann.* para restabelecer de novo o fluxo, que depois se trata como ja dissemos. Se *Cann.* não fôr sufficiente, consultem-se: *Merc.*, *Puls.*, *Sulph.*

As gonorrheas mal tratadas allopathicamente pela copahiba, pelas cubebas, pelo sandalo e pelas injecções, etc., devem tratar-se a principio com *Sulph.* e depois consultem-se: *Caps.*, *Natr. mur.*, *Nitri ac.*, *Nux vom.*, *Sepia* e *Thuja.*

As vegetações ou verrugas tratam-se com *Thuja* e se este não fôr bastante, recorre-se depois a *Cinnab.*, *Merc.*, *Nitri ac.*, *Staph.* e *Sulph.*

O catarrho vesical cura-se com *Cann.* e se não basta *Canth.*, *Nux v.*, *Puls.*

As erecções tão dolorosas n'esta doença cedem a *Canth.* e tambem a *Merc.* e *Nux v.*

As hemorrhagias tratam-se com *Canth.* e tambem *Nux v.* e *Terebinthina.*

A inflammação do membro com *Merc.* e tambem *Hep.* e *Sil.*

A prostatite (vêde: *Prostatite*) trata-se com *Bell.* e se não fôr sufficiente, applica-se depois *Caps.*, *Merc.*, *Puls.* e *Thuja.*

A orchite trata-se com *Puls.* e depois sendo preciso, *Clemat.*, *Con.*, *Merc.* e *Sulph.*

A balano-postite trata-se primeiro com *Merc.* e se fôr muito dolorosa e sanguinolenta *Merc. subl. corr.* e depois *Sulph.* Se ha phymosis, dá-se *Merc.* e não sendo sufficiente *Hepar.* A paraphymosis cede a *Bell.* e *Hep.*

Na blennorrhagia da mulher empregam-se os mesmos medicamentos.

A blennorrhagia chronica, ou que se chama vulgarmente *a gotta militar*, trata-se primeiro com *Sulph.* e depois consultam-se *Calc. c.*, *Cann.*, *Con.*, *Kali carb.*, *Natr. m.*, *Nitri ac.*, *Plumb.*, *Puls.*, *Thuja* e *Zinc.*

Os *apertos* da uretra são devidos a blennorrhagias repetidas, rebeldes e sobretudo chronicas e mais ainda ao tratamento allopathico, quando houve exaggero de processos locaes, como as injecções adstringentes, causticas, etc. São causados por novas formações de tecido conjunctivo, depositadas ou distribuidas pela membrana mucosa da uretra, que produzem o engrossamento e aperto do canal da uretra. Os apertos são geralmente de um quarto a meio centimetro de largura e ficam situados na porção membranosa da uretra. Conhece-se que ha aperto, porque a urina não sae como d'ordinario, mas em forma de um fio muito delgado, interrompendo-se por vezes, e outras sob a forma de dois fios separados e tenues. O reconhecimento dos apertos faz-se com uma sonda ou algalia de gomma elastica ou com uma corda de guitarra, untadas previamente com vaselina ou com oleo phenicado. Deve-se escolher a algalia d'uma grossura que não seja facil nem difficil de penetrar na uretra e introduzindo-a pouco a pouco, assim adquiriremos a certeza da existencia do aperto, pela resistencia que este offerece á passagem da mesma, alem dos symptomas ja enunciados.

O medicamento principal contra os apertos da uretra é *Clematis erecta*, com que devemos insistir, com intervalos de descanço. Se não fôr sufficiente, devemos então recorrer a *Petroleum*; e depois podem consultar-se: *Arg. nitric.*, *Bell.*, *Bry.*, *Digit.*, *Dulc.*, *Graph.* e *Pulsat.*

Alem do tratamento interno, devemos usar outro externo, que consiste na dilatação gradual dos apertos, por intermedio da introducção das sondas, tratamento que deve ser feito por um medico especialista d'estas doenças. Nas localidades porem em que o não haja, o proprio doente o pode fazer pela forma seguinte:

Adquirida uma collecção de sondas, é preciso escolher uma cujo calibre corresponda ao da uretra do doente, tendo o cuidado de escolher uma um pouco mais delgada. Untada com vaselina ou oleo phenicado ou azeite virgem e deitado o doente com as pernas levantadas, pega no membro com a mão esquerda e com a direita introduz a sonda pela uretra até que a sonda penetre na bexiga. Se a sonda não passar o aperto, tira-se e introduz-se outra mais delgada e assim a seguir até que se encontre uma que passe o aperto e penetre na bexiga e verificando então qual o seu numero, tomar-se-ha nota d'elle, para evitar equivocos. Logo que a sonda entre na bexiga, retira-se um pouco e deixa-se na uretra durante dois ou tres minutos, tirando-a de todo em seguida. Segue-se o mesmo processo nos dias successivos e de cada dia se vae demorando a sonda na uretra um pouco mais, até chegar a dez minutos. Quando se percebe que a sonda entra e sae com facilidade, passa-se a fazer o mesmo com a sonda do numero immediatamente superior e assim successivamente até chegar á sonda de maior calibre e alcançar a cura. Se o aperto é devido a um calo, a cura é muito difficil, porque os calos resistem tenazmente ja á acção dos remedios, ja ao das sondas. Nos casos em que as sondas mais delgadas não possam passar o aperto, introduzir-se-ha uma corda de viola, untada com vaselina ou oleo phenicado, quentes, até que se possa metter a sonda mais delgada.

Os doentes devem privar-se de alimentos picantes, salgados e acidos, de licores, vinho, cerveja, café, gazosas e liquidos acidulados; não devem montar a cavallo, nem andar de velocipede, passeiando apenas moderadamente. O frio nos pés, a humidade, as molhadellas, o abuso do coito e tudo o que excite a uretra, são muito prejudiciaes e o doente deve evitar todo isto.

Os doentes devem considerar que os apertos não podem ser abandonados nem descurados sequer, pois que, quando se aggravam, causam a retenção da urina, o que pode dar logar a doenças dos rins e da bexiga. Nos casos em que estes meios não dêm resultado, temos de proceder á secção dos mesmos, operação que deve ser feita por um medico especialista.

Bubão.—O bubão agudo que sobrevem ja n'uma virilha ja nas duas, em consequencia da blennorrhagia ou do cancro, no tratamento a fazer, está subordinado ás doenças que o originam. Não obstante, ás vezes pelas suas dôres, magnitude ou induração, exige uma attenção especial. Eis aqui as indicações geraes:

Bubão inflammado: *Hepar, Merc., Sil., Sulph.*;
> indurado: *Carbo an., Hepar, Merc., Sulph.*; ou *Aur., Staph., Thuja*;
> dolorido: *Merc.*ou então: *Carbo veg., Hep.,Nitri ac.*;
> ulcerado: *Merc. pr. rub.* (baixa trit.), *Hepar, Sulph.* ou *Nitri ac.*

Cancro.—Ulcera syphilitica.—Passados tres ou quatro dias do coito com outra pessoa que tenha cancros, apresenta-se este no prepucio ou na glande do homem, e na mulher na parede interna dos grandes labios, á roda da uretra e em todo o trajecto da vagina, etc., sendo precedido d'um ardor incommodo e a seguir apparece uma mancha redonda que se salienta sobre a pelle ou membrana mucosa; sobre a mancha se desenvolve uma empolla ou crosta que se abre ulcerando a pelle, formando-se o cancro ou ulcera syphilitica, maior ou menor e com bordas molles e cavando-se mais ou menos profundamente. Esta ulcera exsuda um pus amarellado e ás vezes corrosivo, causando dôres em geral de pouca intensidade. No fim de duas semanas começa a ulcera a diminuir e passadas quatro ou cinco quando muito, realisa-se a completa cura. Não obstante, ha casos que resistem mais tempo sem cicatrizarem, ou então a suppuração produz novas ulceras que prolongam a doença. O bubão ou enfarte das glandulas inguinaes costuma acompanhar o cancro na maior parte dos casos e inflammar-se e suppurar, formando-se ulceras em certas occasiões no centro dos bubões, que custam a cicatrizar. A suppuração dos bubões é contagiosa como o dos cancros e n'alguns casos, ainda que são raros, apresenta-se a gangrena nos bubões ulcerados.

A ulcera syphilitica pode desviar-se do curso normal e apresentar as seguintes formas, sempre graves: a *phagedenica*, que destroe muito tecido em volta, destruindo ás vezes a glande e parte do membro; a *serpiginosa*, que destroe em linhas irregulares e curtas, cicatrizando por um lado e estendendo-se pelo outro; e a *gangrenosa*, que adquire uma côr escura e causa dôres intensas, hemorrhagias e perda dos tecidos.

Temos de observar n'esta doença as mesmas prescripções hygienicas que recommendámos para a blennorrhagia. A ulcera syphilitica deve ser curada duas ou tres vezes por dia, tendo grande limpeza e lavando-a com agua morna, deve cobrir-se com uma prancheta de fios muito finos coberta de cerato. Quando a gangrena apparecer nos cancros, devemos laval-os de tres em tres ou de quatro em quatro horas com agua phenica da proporção de 30 gram. d'acido phenico crystalisado para mil d'agua, pondo em seguida sobre os tecidos gangrenados pannos finos de linho imbebidos na mesma agua.

Os cancros agudos, profundos e as ulceras que tambem aprofundam muito, curam-se depressa e bem com *Merc. praecip. rubr.* 3ª ou 6ª trituração, uma dose todas as manhãs. Se se abusou do mercurio, ou se a ulcera é superficial, dê-se: *Nitri ac.*; se a ulcera é elevada, papillar: *Thuja* e mais tarde: *Nitri ac.* ou *Staph.* Se *Merc.* é insufficiente para curar o cancro ou se formam crostas em volta da ulcera, e se o doente teve anteriormente erupções na pelle, dê-se primeiro: *Sulph.* ou *Hepar* em trituração e volta-se a *Merc.* Tenha-se cuidado com a frequente repetição dos medicamentos, que costuma produzir fortes aggravações.

Se com o cancro se apresentam os bubões, deve dar-se *Merc.* e depois *Hepar*; mas se ha dôres muito agudas nos bubões e se a pelle se torna como erysipelatosa, extão prescreve-se *Bell.*; se se forma pus, *Hepar* e depois *Sil.* para terminar a suppuração; se no bubão apparecem vegetações dá-se *Thuja* e *Nitri ac.* se *Thuja* não fôr sufficiente; se se demora a cicatrização depois de abertc, recorre-se a *Sulph.*; se fica enfartado, duro, prescreve-se *Carbo an.* e depois *Aurum* se fôr preciso.

Se o cancro se enche de vegetações ou verrugas, que retardam ou impedem a sua cicatrização, dá-se *Nitri acid.* e se não bastar consultem-se, *Cinnabaris*, *Staphys.*, *Thuja.*

A phymosis tão frequente combate-se com *Hep.*, *Merc. subl. corr.*, *Nitri ac.*, *Sulph.*

As hemorrhagias que ás vezes produzem os cancros, tratam-se com *Cinnabaris* na 3ª trituração e ao mesmo tempo põe-se sobre a ulcera pranchetas de fios de linho imbebidas n'uma solução aquosa da primeira trituração do mesmo medicamento e se não fôr sufficiente lançamos mão de *Nitri acid.*, *Millefol.*

As ulceras que gangrenam, alem de cural-as como ja dissemos, tratem-se com *Merc. cyan.* da 3ª trituração e se não fôr sufficiente, recorre-se a *Lach.* se a gangrena tem uma côr azulada ou violeta, ou a *Carbo veg.* se a côr é completamente negra.

O cancro serpiginoso como o phagedemico curam-se com *Nitri acid.* e se este não sustar os seus progressos, prescreve-se depois *Hepar*, ou *Merc. iod. rub.*, *Sulph.*

Tanto o tratamento do cancro das mulheres como o d'outras partes do corpo, é mesmo.

Quando os doentes se debilitam e ha prostração de forças, convem que tomem alimentos substanciosos, nutritivos e de facil digestão, recommendando de preferencia o leite e os ovos frescos.

A syphilis ou virus syphilitico nem sempre se limita á manifestação local nos orgãos genitaes, por meio do cancro, mas tambem em muitos casos, ou pelo mau tratamento das ulceras, ou por outras causas desconhecidas, se desenvolvem symptomas syphiliticos ulteriores, que invadem diversos tecidos do organismo. Estes symptomas dividem-se em quatro cathegorias: *primarios*, constituidos pelo cancro nos orgãos genitaes; *secundarios*, symptomas das glandulas lymphaticas, da pelle e das membranas mucosas; *terciarios*, padecimentos dos ossos e dos orgãos internos como figado, larynge, etc.; *cachexia syphilitica*, na qual o doente se atrophia, torna-se anemico, etc. Os symptomas secundarios apparecem com a ulcera cancerosa, quando esta se prolonga ou se complica; os terciarios depois de tres ou quatro mezes dos secundarios e a cachexia syphilitica depois de um ou dois annos dos padecimentos syphiliticos terciarios. Temos a observar que os symptomas terciarios e a cachexia raras vezes se observam quando os doentes se sujeitam estrictamente ao tratamento homeopathico e são frequentes com o tratamento allopathico e o abuso dos preparados mercuriaes.

Como a descripção de todas as manifestações syphiliticas secundarias, terciarias e da cachexia syphilittca occuparia muitas paginas, indicaremos respectivamente a estas manifestações os medicamentos que as combatem, para que os nossos leitores os prescrevam com acerto.

Aconitum: inflammações syphiliticas dos olhos com grande photophobia e dôres muito fortes.

Arsenicum iodatum: ozena · syphilitica.

Asa foetida: syphilis do nariz e padecimentos syphiliticos dos ossos das extremidades; sarcocelo syphilitico; carie dos ossos, sobretudo dos queixos e dedos.

Aurum muriaticum: doenças dos ossos, tumores nos mesmos, sobretudo no craneo; nariz e queixos, ozena; ulceras nas bordas da lingua, queda do cabello, sobrancelhas, pestanas, etc.; melancolia suicida de desordens nervosas.

Belladonna: depois de *Acon.* nas inflammações dos olhos, com grandes dôres e photophobia, lacrimação, etc.

Carbo animalis: gommas (pequenos tumores molles) debaixo da pelle.

Carbo vegetalis: bubões indolentes ou que suppuram pus e sangue.

Cinnabaris: canero serpiginoso, destruição do tabique das fossas nasaes; papulas (elevações na pelle) que não se reabsorvem; syphilis dos recemnascidos; erupções syphiliticas sob a forma de crostas e annulares; corona veneris (erupção syphilitica na testa sob a forma de corôa); dôres osteocopas, vegetações ou verrugas.

Clematis erecta: depois de *Bell.* para corrigir os symptomas restantes da inflammação dos olhos.

Corallium rubrum: erosões syphiliticas, ulceras avermelhadas com carnosidades que exsudam um pus amarello-sanguinolento, com o aspecto como se a pelle não tivesse epiderme.

Fluoris acidum: gommas na lingua, erosões syphiliticas e tumores na pelle; fistula lacrimal.

Guaiacum: dôres osteocopas (dos ossos) no craneo, dôres musculares e dos ouvidos.

Hepar: syphilis com ulceras difficeis de curar, grandes, putridas, que escorrem sangue, com pequenas empolas á roda; grande sensibilidade ao tacto e variações athmosphericas; enfermos intoxicados pelo mercurio, suores.

Kali bichromicum: syphilis do nariz e periostite syphilitica; manchas amarelladas na pelle com prurido; enfarte das glandulas parotidas; aphonia, rouquidão, com ulceras syphiliticas inveteradas na garganta.

Lac caninum: cancro com dôres e vermelhidão brilhante, ulceras syphiliticas na garganta que mudam de sitio frequentemente; cachexia syphilitica com grande magreza e prostração de forças.

Lachesis: affecções syphiliticas da garganta com grande seccura e vermelhidão intensa: pustulas e outras erupções; dôres nos ossos sobretudo com o calor da cama; excrescencias esponjosas.

Lycopodium: syphilis laryngea e dos pulmões, com symptomas de tisica pulmonar e laryngea; cachexia syphilitica; ulceras fistulosas, varizes que suppuram; tosse com expectoração purulenta.

Mercurius iodatus ruber: syphilis antiga nos individuos escrophulosos, erupções syphiliticas e sobretudo a *corona veneris*.

Mercurius cyanatus: contra as ulceras e escoriações syphiliticas da garganta, que destroem os tecidos que invadem.

Mercurius nitrosus: syphilis rebelde e de mau caracter e quando os outros preparados mercuriaes não déram resultado algum; diarrhea, ulceras na boca, desordens gastricas.

Mercurius praecipitatus ruber: cancro phagedemico, corona veneris, erupções humidas na pelle, dôres nos ossos.

Mercurius solubilis: cancros molles, superficiaes, que não profundam mas estendem-se, ulceras superficiaes na boca, lingua, labios e garganta, paraphymosis, vegetações humidas e bubões indolentes.

Mercurius sublimatus corrosivus: formas graves da syphilis secundaria, cancros duros, que profundam, erupções papulosas, pustulosas e escamosas, variola syphilitica, enfartes extraordinarios das glandulas, cachexia syphilitica, prostração de forças e queda do cabello; não se deve dar a pessoas escrophulosas e que tenham insomnias.

Mezereum: dôres syphiliticas de caracter rheumatico, nevralgias, parece que corre fogo atravez dos musculos, doenças dos ossos, como inchação, inflammação, carie e ulceração; más consequencias do abuso do mercurio; erupções miliares, descamação geral da pelle; dôres nos ossos do craneo que se aggravam com o contacto; erupção com muito prurido na cabeça e que exsuda pus ou serosidade.

Nitri acidum: aggravação dos padecimentos pelo abuso das preparações mercuriaes, intoxicação mercurial, vegetações, syphilis da boca e garganta, com ulceras que destroem os tecidos; ulceras com pus ichoroso e sensação como se as atravessassem com um punção ao mais leve contacto; surdez; manchas vermelhas, escuras, por todo o corpo; diarrhea; queda do cabello; suores abundantes que cheiram mal.

Phosphori acidum: syphilis aggravada com o abuso dos mercuriaes, com ulceração dos labios, gengivas e véo palatino; tumores nos ossos e dôres; espermatorrhea; cachexia syphilitica e mercurial; extrema sensibilidade dos ossos ao tacto e ao roçar; inchação inflammatoria dos ossos.

Phosphorus: roseola syphilitica rebelde, ulceras rebeldes no prepucio, dôres nos ossos e tumores; suores abundantes e grande magreza.

Phytolacca decandra: dôres nos ossos, vertigens com perda momentanea da visão; rheumatismo mercurial e syphilitico; dôres nocturnas nas pessoas, com nodosidades e ulceras dolorosas na parte inferior das mesmas.

Sarsaparilla: syphilis mercurial e dôres nos ossos pela mesma causa; dôres nas articulações pela brusca suppressão d'uma gonorrhea, com diminuição da secreção urinaria; tremor das mãos e pés; grande extenuação, a pelle greta e esfolia-se aos pedaços.

Silicea: doenças mercuriaes da pelle e ossos; hydrocelo; saida do liquido prostatico ao urinar e defecar; tisica pulmonar; epilepsia; grande debilidade, extenuação, que nem mesmo permittem deitar-se de lado na cama.

Staphysagria: tumores nos ossos e dôres; maus effeitos do abuso do mercurio; vegetações humidas, molles na glande ou membro; ovarite e epididimite syphiliticas; fraqueza da memoria; indifferença hypocondriaca; erupções fetidas, pustulosas, na cabeça e em volta das orelhas; alopecia com prurido e picadas; nodosidades nas palpebras; corysa syphilitica.

Sulphur: syphilis inveterada e maus resultados do abuso do mercurio; ulceras rebeldes aos outros medicamentos; erupções syphiliticas e mercuriaes rebeldes; ulceras profundas na glande, que suppuram e têm bordas altas; saida do liquido prostatico depois de urinar; phymosis com saida de pus fetido; suores com mau cheiro nos orgãos genitaes.

Thuja: vegetações, gretas e dilacerações da pelle nos orgãos genitaes; abuso do mercurio; inflammação e tumefacção da glande; gonorrhea abundante, chronica e acompanhada de verrugas; impotencia depois da gonorrhea; suores que cheiram a mel nos orgãos genitaes; paralysia d'um so lado; verrugas com grande pediculo; ulceras carnosas com fundo branco-azulado; zona syphilitica.

A syphilis dos recemnascidos trata-se com *Merc.*; e o pemphigo syphilitico (vêde: *Pemphigo*) com *Ranunculus bulbosus*. Se *Merc.* não fôr sufficiente contra a syphilis infantil recommendam-se *Sulphur* e tambem *Nitri acid.*, *Hepar*, *Sarsapar.* e *Aur. mur.*

m uanto durarem os symptomas agudas da syphilis os doentes não devem tomar aguas medicinaes nem os seus banhos; se os padecimentos porem se tornam chronicos deve-se-lhes recommendar os banhos sulphurosos quentes.

Os doentes fracos, exhaustos não devem tomar banhos porque lhes são prejudiciaes, convindo-lhes mais a estancia no campo, mas em sitios humidos não.

Ventre avultado.

O ventre ás vezes costuma augmentar d'um modo consideravel, sem que o augmento se possa attribuir a accumulação de serosidade ou de gazes. Esta molestia pode atacar ambos os sexos e em todas as edades, é porem mais vulgar nas mulheres depois da primeira menstruação, quando esta se estabelece, e na edade critica ou desapparição completa das regras e nas que tiveram muitos filhos.

O medicamento melhor para combater o volume ou grossura do ventre é: *Platina* ou então *Apis* e *China*.

Se apparece nas jovens na epoca da primeira menstruação, deve dar-se *Lachesis* e tambem: *Pulsat.*, *Sepia*, *Sulph.*

Nas mulheres que têm parido e abortado: *Sepia* ou *Calc. c.*, *Nux v.*, *Plat.*

Depois de cessar a menstruação: *Lachesis* e *Acon.*, *Asa foet.*, *Lycopod.*, *Puls.*, *Sep.*, *Sulph.*

Verrugas.

Os principaes medicamentos para combater com exito e promptidão as verrugas são: *Calc.*, *Caust.*, *Dulc.*, *Graph.*, *Lycopod.*, *Phos.*, *Natr.*, *Nitri acid.*, *Rhus*, *Sepia*, *Thuja*, *Sulph.*

Verrugas callosas: *Calc.*, *Lycopod.*
>   com prurido: *Sulph.*
>   callosas ou pediculadas: *Caust.*
>   grandes, duras e friaveis: *Ant. crud.*
Ulceras em volta de verrugas antigas: *Ant. crud.*
Verrugas inflammadas: *Thuja*, *Sulph.* ou *Bell.*, *Caust.*,
         Nitri ac., *Sep.*, *Sil.*
>   nas sobrancelhas: *Caust.*
>   no nariz: *Caust.*
>   na cara: *Caust.*, *Dulc.*, *Kali*, *Sep.*

Verrugas volumosas: *Caust.*, *Dulc.*, *Kali c.*, *Natr. c.*, *Sep.*

> corneas: *Ant. cr.*, *Graph.*, *Lyc.*, *Rananc. b.*, *Sulph.*

- dolorosas: *Calc.*, *Caust.*, *Chelid.*, *Nitri acid.*, *Petrol.*, *Rhus*, *Sepia*, *Sil.*, *Thuja.*

> que sangram facilmente: *Natr. c.*, *Nitri ac.*, *Thuja.*

⁓ e outras excresciencias sycosicas nos orgãos genitaes: *Thuja* e *Nitri ac.* e se não fôrem bastante, consultem-se *Euphr.*, *Lyc.*, *Merc.*, *Phos. ac.*, *Sabina*, *Staph.* e *Sulph.*

> no orificio da matriz: *Thuja*, *Secale c.*

> nos braços: *Calc.*, *Dulc.*, *Sep.*, *Sil.*, *Sulph.*

> nos mãos dos onanistas: *Nitri acid.*, *Sepia*, *Thuja* e *Sulph.*

> nas mãos em geral: *Berb.*, *Calc.*, *Dulc.*, *Lyc.*, *Natr. m.*, *Nitri ac.*, *Rhus*, *Sep.*, *Thuja.*

> nas cabeças dos dedos: *Thuja.*

> no dorso dos dedos: *Dulc.*

> nos lados dos dedos: *Ant. cr.*

> nos dedos em geral: *Berb.*, *Lycop.*, *Petrol.*, *Rhus*, *Sulph.*

> extensas: *Berb.*

⁓ nos dedos grossos dos pés: *Spigel.*

Vertigem.

A vertigem não é mais do que um symptoma d'outra doença e em geral d'uma congestão cerebral ou de falta de sangue (vertigem congestiva ou anemica). Ás vezes sobrevem repentinamente, outras é chronica. Podendo-se averiguar a sua causa verdadeira, tomar-se-ha esta por guia para a escolha do medicamento.

Depois de comer ou de ter enchido demasiado o esto-mago: *Arn.*, *Cham.*, *Coccul.*, *Nux v.*, *Puls.*, *Rhus.*

Consequencia d'uma congestão sanguinea na cabeça: *Acon.*, *Bell.*, *Glon.* ou *Nux v.*, *Puls.*, *Rhus.*

Causada pela anemia: *China*, *Ferr.*, *Puls.* ou *Calc. c.*, *Natr. m.*

Depois de erupções ou ulceras supprimidas: *Calc.*, *Sulph.*

Causada por congestões hemorrhoidaes: *Nux vom.*, *Sulph.*

Devem-se ter em conta as seguintes indicações:

Aconitum: vertigem ao virar-se, com perda da vista ou dos sentidos.

Arnica: vertigem ao virar-se, movendo-se, comendo.

Belladonna: vertigem com anciedade e desvanecimento; lassidão antes e depois do ataque; vertigem como se fosse baloiçado (*Ferr.*, *Merc.*, *Thuja*).

Calcarea: vertigem ao subir (uma escada). — Atordoamento na cabeça e tremor antes do almoço.

Cocculus: vertigem com vontade de lançar ao virar-se.

Conium: vertigem vóltando a cabeça ou virando-se na cama.

Ferrum: vertigem descendo uma montanha ou á vista da agua corrente.

Natrum muriaticum: vertigem com sacudidelas na cabeça e falta de reflexão.

Nux vomica: vertigem pela manhã cedo e depois de comer; causada por esforços intellectuaes; deitando-se de costas (*Sulphur*).

Phosphorus: vertigem acompanhada de nauseas e dôr de cabeça pressiva; vertigem chronica a toda a hora.

Pulsatilla: vertigem com dôres de cabeça, zumbido d'ouvidos, calor ou palidez da cara, côr negra deante dos olhos, nauseas.

Rhus: vertigem que faz cair e com mêdo da morte.

Sulphur: vertigem sobretudo quando está sentado.

Ha um grande numero d'outras indicações, segundo as circumstancias, que augmentam, provocam ou diminuem a vertigem: segundo a hora do dia em que se verifica e os soffrimentos concomittantes e dos quaes vamos indicar os principaes:

Vertigem: depois de ter tomado café: *Cham.*

Abaixando-se: *Bell.*, *Bry.*, *Lach.*, *Nux v.*, *Puls.*

Entrando n'uma habitação vindo do ar livre: *Merc.*, *Phos.*

Com obscurecimento da vista: *Acon.*, *Bell.*, *Nux vom.*, *Puls.*, ou *Arn.*, *Hep.*, *Ign.*

Com palpitações de coração: *Puls.*, *Plat.*

Levantando-se da cama: *Bell.*, *Cocc.*, *Puls.* ou *Acon.*, *Arn.*, *Bry.*, *China*, *Merc.*

Depois de beber vinho: *Natr. c.*, *Zinc.*

Indo de carruagem: *Hep.*, *Sil.*

Com vomitos e nauseas: *Calc.*, *Puls.* ou *Acon.*, *Ars.*, *Bell.*, *Bry.*, *Cocc.*, *Nux v.*

Nas zonas torridas: *Lyc.*

Que vem da nuca: *Sil.*

No occiput: *China*, *Zinc.*

Vomitos.

(*Nauseas*, etc.)

Ainda que estes soffrimentos não sejam mais do que symptomas d'uma molestia, nem por isso deixam de ser importantes. Se a natureza dos vomitos e as circumstancias que os determinam e acompanham, nos dão a conhecer a doença, guiando-nos na escolha dos medicamentos.

Se se descobriu a causa segura da molestia, empreguem-se nas nauseas e vomitos provocados pelo movimento d'uma carruagem ou navio: *Ars.*, *Cocc.* (Hartung recommenda *Hyosc.*, outros *Tabac* e. *Staph.*);

provocados por um dessarranjo do estomago: *Ant. cr.*, *Bry.*, *Ipecac.*, *Nux v.*, *Puls.*;

provocados pelos excessos nas bebidas: *Ars.*, *Laches.*, *Nux v.*

Aos vomitos e nauseas das embaraçadas ou gravidas: *Ipecac.*, *Nux v.*, *Puls.* ou *Con.*, *Kreos.*, *Natr. mur.*, *Sep.*, *Veratr.* (Vêde: *Gravidez.*)

Natureza dos vomitos.

Dêm-se nós vomitos:

Azedos: *Calc.*, *China*, *Lyc.*, *Nux v.*, *Phos.*, *Sulph.*;

de *alimentos*: *Ars.*, *Bry.*, *Cupr.*, *Ferr.*, *Nux v.*, *Sil.*;

aquosos: *Bry.*, *Caust.*;

biliosos: *Ars.*, *Bry.*, *Cham.*, *Ipecac.*, *Nux v.*, *Sep.*, *Veratr.*

de bebidas: *Ars.* ou *Bry.*, *Cham.*, *Ipecac.*, *Nux v.*, *Sil.*;

de materias fecaes: *Bell.*, *Nux. v.*, *Op.*, *Plumb.*;

mucosos: *Dros.*, *Puls.*;

negros; *Ars.*, *Nux v.*;

sanguinolentos: *Arn.*, *Ferr.*, *Ipecac.*, *Phos.*;

se houver nauseas: *Ipecac.*, *Nux vom.*, *Puls.*, *Sil.*, *Sulph.*, *Veratr.*

se houver vontade de vomitar: *Ipecac.* ou *Bell.*

———————

APPENDICE.

Doenças das creanças.

Como não podemos conhecer os symptomas subjectivos; quero dizer as sensações e o sentir da creança, não podemos tomar em consideração senão os symptomas objectivos, quero dizer os phenomenos pathologicos que se apresentam aos nossos sentidos, taes como a tez e a expressão do rosto, a temperatura, o humor, os gestos da creança, etc. Por isso no tratamento d'estas doenças e sobretudo com a therapeutica homeopathica, o medico deve ter muita paciencia e experencia; sem estas qualidades é impossivel ser um bom medico de creanças. Posto que não possamos contar com os symptomas subjectivos, cuja descripção exacta nos adultos é uma condição indispensavel para a boa escolha dos medicamentos, a homeopathia entretanto soube utilisar tambem os symptomas objectivos para a indicação dos seus medicamentos e o medico homeopatha pode dar os medicamentos que convêm á doença com muita mais segurança e sem nenhum perigo para a organisação tão delicada da creança do que o medico allopatha. Um grande numero de symptomas que para este não têm valor algum ou muito pouco, são com frequencia d'uma importancia decisiva para o medico homeopatha. Sabe-se que os nossos adversarios, que não podem negar em absoluto os nossos triumphos, sustentam que esses triumphos não dependem senão da dieta e da confiança que o doente tem nos nossos medicamentos Nas doenças das creanças porem a confiança não pode intervir e pelo que respeita á dieta, tanto o medico homeopatha com o allopatha recommendam as mesmas prescripções dieteticas: de maneira que, quando se discuta de boa fé, os nossos successos não podem ser attribuidos a estas causas. Os bons resultados da homeopathia, muito superiores aos da allopathia, não podem e não devem ser attribuidos senão á influencia directa dos medicamentos applicados segundo os principios homeopathicos.

So trataremos das principaes doenças dos recemnascidos e creanças de peito, com a indicação dos seus principaes medicamentos.

As doenças das creanças que não se encontrarem n'este capitulo, devem procurar-se no respectivo artigo do corpo do nosso tratado.

Para facilitar ao principiante o estudo dos medicamentos e graval-os bem na memoria, damos a respeito de cada medicamento as indicações especiaes para a sua escolha.

Tratemos primeiro d'alguns abusos.

Amamentação das creanças.—Está geralmente admittido que o leite da mãe é para os recemnascidos o melhor alimento e o mais são; muitas mães e parteiras pensam sem embargo que é melhor acostumar logo a creança a outro alimento, quando a mãe prevê que em breve não poderá amamentar o filho. Isto é um erro grave: porque justamente as primeiras semanas depois do parto são as mais perigosas tanto para a mãe como para a creança, e so deixando seguir a natureza livremente se evitam com toda a segurança esses perigos. Nos grandes calores do estio sobretudo, é muito importante que a mãe dê de mamar ao seu filho, ou pelo menos até começar o outomno em que o tempo refresca.

Um outro abuso que se pratica geralmente, é o dar ás creanças agua de *macella* ou de *funcho*. A maior parte das amas e das parteiras julgam que uma creança não pode ter uma perfeita saude e ser robusta senão misturando o leite com uma ou outra d'aquellas substancias em infusão. Se somente se juntassem ao leite qualquer d'estas infusões quando a creança tivesse colicas e ventosidades, não nos opporiamos a isso. Mas o uso continuado de taes misturas provoca por fim os males que se

51*

deseja evitar. O uso de chá da macella causa, como a experimentação no homem são o demonstrou, colicas, uma diarrhea biliosa, insomnia, uma grande irritabilidade e disposição ás vermelhidões e escoriações da pelle.

Na America, onde raras vezes se faz uso de similhantes substancias, as creanças so por excepção padecem de taes escoriações e vermelhidão.

Cuidados que se devem prestar aos recemnascidos.

Logo que a creança tenha saido do ventre da mãe, deve collocar-se ao lado dos seus orgãos genitaes, para que o fluxo que sae não toque no rosto do recemnascido. Se o cordão umbilical vem envolvendo o pescoço da creança, desenrola-se com todo o cuidado e procede-se á sua ligadura, que se fará á distancia de quatro dedos do umbigo da creança, com um torçal fino e encerado e depois corta-se o cordão restante a cerca d'uma pollegada do ponto da ligadura. Antes de o ligar deve-se examinar cuidadosamente se ha alguma porção do intestino dentro do cordão, porque havendo e ligando o cordão isto podia causar a morte da creança. Depois de concluida a ligadura lava-se perfeitamente com agua morna todo o corpo da creança, tirando-lhe antes com o dedo envolvido em pano de linho finho todos as mucosidades adherentes que pode ter na boca, nos ouvidos, no anus etc. Como muitas vezes as creanças vêm com a pelle coberta d'uma camada sebacea, viscosa, muito adherente, que a agua morna não pode desprender, conseguir-se-ha este resultado com azeite bom, dando umas ligeiras fricções com os dedos untados nos sitios em que existe essa camada, até que esta desappareça e depois lava-se a creança com agua morna.

Lavada a creança, envolve-se o restante cordão n'um pano fino imbebido de azeite, e põe-se junto ou em volta do umbigo, collocando por cima outro pano fino de linho impregnada de azeite, sujeitando depois tudo com uma ligadura do cinco pollegadas de largura e com a extensão sufficiente para dar algumas voltas e com umas fitas para a poder atar. Esta operação deve ser feita todos os dias até que caia o cordão e o umbigo fique bom e secco, pondo somente a ligadura durante oito dias, para evitar uma hernia umbilical.

Depois da creança lavada e do cordão arranjado, veste-se com camisa, gorro, fraldas quentes, etc., leves e pouco apertadas, deixando-a respirar livremente e não comprimindo nenhum orgão, nem impedindo os movimentos naturaes. Feito isto põe-se na cama ao lado da mãe, logo que seja collocada na cama em que ha-de passar o periodo puerperal. Como a mãe não pode dar de mamar nas primeiras doze horas, dar-se-ha entretanto á creança um xarope feito com agua e assucar, um pouco tepido e ás colhéres das de chá, para ajudar a expellir o meconio ou liquido escuro, glutinoso, que tem nos intestinos. Passando meio dia ou um dia, quando muito, ja a mãe pode dar de mamar á creança o primeiro leite, isto é o *colostro* e passadas dois dias o leite natural que os seus peitos lhe fornecem.

Depois de caido o cordão a creança deve ser lavada todo os dias com agua tepida, até que chegue aos quatro mezes e nas epocas frias do anno e depois com agua fresca, excepto quando estiver doente.

O leite da mãe é o melhor e mais necessario para a creança, mas como muitas mães não podem amamentar por falta de leite, ou por serem lymphaticas, fracas e escrophulosas, etc., é preciso escolher uma boa ama que as substitua; é uma cousa bastante grave esta escolha e portanto diremos alguma cousa a este respeito.

A ama deve ser nova, não ter menos de vinte annos nem passar dos trinta, morena e bem conformada, sem defeito algum physico, de caracter pacifico, tranquillo e genio alegre e ter parido dois mezes antes da mãe da creança. Com o fim de não contagiar a creança, deve ser minuciosamente examinada e se rejeitará se tiver má dentadura, glandulas enfartadas, fluxo branco, menstruação, erupções de pelle, doenças dos ouvidos ou dos olhos, diarrhea frequente, se tiver na familia a escrophula, a epilepsia, se fôr muito magra, ruiva, lymphatica e se não tiver leite n'ambos os peitos e com abundancia. O leite deve ter uma côr branco-azulada, não ter cheiro, o sabor deve ser doce e não salino, nem amargo, delgado e que uma gota deitada sobre uma unha caia facilmente, sem deixar signal sobre a mesma; se se deixar em repouso durante algumas horas e produzir nata, não é bom leite: quanto mais antigo é o leite, mais espesso e menos proprio é.

Escolhida a ama é preciso que se habitue a um bom regimen. Deve ter um quarto espaçoso e claro, no qual a temperatura deve ser temperada e sempre muito bem limpo. A ama não se deve expor ao frio senão bem abrigada e sobretudo os peitos que deve conservar sempre bem tapados para que a creança encontre n'elles o calor necessario. Deve permittir-se-lhe a liberdade de andar por toda a casa, passeiar ao ar livre, lavar a roupa da creança e trabalhar o bastante, sem se cançar, nos misteres domesticos, para comer e dormir bem e favorecer a secreção do leite. Deve comer o necessario mas a horas fixas, para evitar indigestões, não devendo beber agua a deshoras ou quando o estomago esteja com o trabalho da digestão, para evitar catarrhos do estomago, colicas, tanto a ella como á creança. Não deve beber vinho, aguardente, licores, cerveja, aguas gazosas, nem deve comer substancias picantes, especiarias, acidos nem alhos, assim como vegetaes verdes, como ervilhas, favas, alface, etc.

Deve dar com regularidade o peito á creança e nunca depois de uma zanga (a que se deve applicar *Chamomilla*), depois d'um susto ou mêdo (em que se deve applicar *Aconitum*), ou affrontada com calor ou suando. Se adoecer, a creança tem de tomar o peito d'outra mulher e se a doença durar ou fôr grave, procura-se outra ama, o que se deve fazer tambem quando a ama estiver triste, melancolica, ou fôr de mau caracter, provocadora ou trate mal a creança e lhe diminua o leite. Não deve acostumar a creança a estar sempre mamando, mas somente quando tenha necessidade d'isso; esta necessidade conhece-se quando a creança estiver mais de quatro horas sem mamar, fixando os seus olhos na cama e seguindo-a com a vista em todos os sentidos. A sua alegria transparece nos olhos no momento em que a ama descobre os seios. Mettendo-lhe na bocca uma ponta do dedo bem limpa, toma-o como se fôr para mamar e finalmente quando chora e leva os seus dedos á boca. A ama dará de mamar alternadamente d'ambos os peitos, para evitar assim defeitos physicos nas creanças, e nunca juncto d'um foco de lume, porque pode adormecer e deixar cair a creança no lume, desastres que succedem com frequencia.

Como durante os tres primeiros dias de nascidas devem estar as creanças na cama com a mãe, as amas, logo que lhe tenham dado de mamar, volverão a mettel-as na cama com a mãe: no quarto dia levam-nas para a sua habitação e deitam-nas no berço, no qual devem dormir e não com a ama, que deve dormir n'uma cama bastante larga e junta á parede, para não deixar cair a creança da cama abaixo, quando de noite a metta na cama para lhe dar de mamar; o berço ao deitar-se deve aproximal-o da cama.

Ás creanças devem-se mudar as fraldas sempre que seja preciso, isto é quando estiverem sujas ou molhadas. Devem lavar-se com agua morna, enxugando-as bem e pondo-lhe pós d'arroz nos pontos em que a pelle estiver encarnada e com tendencia a escoriar-se e se por fim se escoria unta-se com azeite misturado com agua ou então greda imbebida em azeite.

Se a mãe não pode criar e não se encontra ama, devemos proceder á lactação artifical (não isenta de perigos), por meio da mamadeira, empregando leite de vacca recentemente ordenhado e dando á creanças sempre tres partes de leite e uma d'agua, tepidos e adoçados com assucar branco. Sempre que se tenha de dar á creança a mistura de leite e agua, a mamadeira deve estar bem lavada e enxuta, aquecendo-a previamente. A sujidade da mamadeira e dos seus accessorios pode dar logar a diversas doenças das creanças, como aphtas, colicas, erupções. etc.

Deve haver todo o cuidado em não expôr os recemnascidos aos raios directos da luz natural e artifical, até que tenham pelo menos seis mezes, porque até então o seu apparelho visual não pode resistir ás fortes impressões da luz.

Como o nascimento não está isento de perigos para algumas creanças, que vêm a este mundo com accidentes ou difficuldades que é preciso corrigir primeiro do que tudo e immediatamente para salvar a vida do novo ser, occupar-nos-hemos agora d'estes accidentes e dos meios de os corrigir.

Aspecto apoplectico dos recemnascidos.—Este accidente depende sempre da compressão que soffre o feto n'um parto prolongado e laborioso; a creança nasce com a pelle violacea ou azul-escura e como entumecida; as extremidades conservam a sua flexibilidade e o corpo a sua calorificação, mas os musculos permanecem immoveis, a respiração falta e nem o cordão umbilical nem o pulso do recemnascido batem, ou se batem é quasi imperceptivelmente. Para corrigir tal estado deve cortar-se o cordão umbilical e antes de o atar deixar-se-hão correr algumas gottas de sangue; a seguir entrega-se a creança a uma pessoa e nos braços d'esta abre-se a bocca da creança, limpa-se com um pano imbebido em agua morna assim como a lingua, e colloca-se sobre esta dois globulos de *Aconitum*, que fará desapparecer promptamente o estado apoplectico. Se não fôr sufficiente, devemos recorrer a *Opium* e sendo preciso a *Tart. emet.*, *Laches.*, *Glonoïn.*

Asphyxia dos recemnascidos.—É um estado diametralmente opposto ao anterior; a circulação realisa-se normalmente, mas nem a respiração nem os movimentos existem, a pelle conserva-se muito palida, as carnes flacidas e encarquilhadas e a creança apresenta o aspecto d'um cadaver. Um tal estado depende tambem d'um parto demorado e laborioso e observa-se de preferencia nas creanças fracas ou debilitadas na vida intra-uterina por hemorrhagias ou doenças graves que a mãe soffreu durante a gravidez. A primeira cousa a fazer é desembaraçar a bocca e narinas da creança das mucosidades que contenham com um dedo envolvido n'um pano humedecido; cortado e atado o cordão deve envolver-se a creança em panos quentes e friccionar-se o peito e as mãos com uma flanella ou baeta, pondo-lhe sobre a lingua repetidas doses de *China*, dois globulos. Se a creança com estes meios não der signal de vida deve immediatamente metter-se d'um banho quente, deve insuflar-se ar nos pulmões pela bocca e tapando-lhe ao mesmo tempo o nariz e continuar com as fricções; ao mesmo tempo deve pôr-se-lhe *Tart. em.*, na lingua e depois *Lachesis* se fôr preciso. Finalmente se nenhum d'estes meios dér resultado recorre-se aos pequenos duches frios sobre o peito e os quadris da creança, applicados com pequenos intervallos. Nunca se deve desesperar de salvar n'estes casos a vida do novo ente, não devendo abandonal-o sem empregar todos os recursos aconselhados. Logo que comecem a manifestar-se signaes de respiração e de vida, devem cessar as fricções e duches, permanecendo somente no banho quente até chorar e gritar.

A *cyanose* é outro accidente algo frequente nos recemnascidos causado por um vicio de conformação, que consiste na occlusão incompleta da communicação que ha entre o coração direito e esquerdo na vida fetal, cuja occlusão se realisa ao nascer a creança; a occlusão incompleta occasiona a mistura do sangue venoso com o arterial, pois que o venoso em logar de ir do ventriculo direito do coração para os pulmões para se converter em sangue vermelho, passa em parte para o ventriculo esquerdo e d'aqui parte misturado com o sangue arterial para todo o corpo. As funcções organicas da creança resentem-se, declaram-se as convulsões, ataques de asphyxia, etc., e a creança morre n'um d'elles. Este accidente é difficil de corrigir, existem porem casos de cura com *Digitalis* e tambem com *Laurocerasus, Calc. carb.* e *Sulphur*.

Deformidades dos recemnascidos.—Consistem em excrescencias, tumores congenitos, a falta do anus, a superposição dos ossos do craneo, etc. A maior parte desapparece á medida que a creança vae crescendo e ainda que fique alguma, não se deve fazer a operação sem a creança ter dois annos de edade e depois de ter terminado o trabalho da dentição. Somente no caso em que a creança venha sem anus teremos de o fazer, do que se encarregará um cirurgião habilitado. As creanças que nasçam com disformidades devem sujeitar-se a um tratamento alternado de *Sulphur* e *Calcarea carb.* uma dose de mez a mez. As manchas de nascença cedem a *Bell.* e *Lycopod.* e se não bastarem, consultem-se depois *Plat., Sep.* e *Thuja.* A superposição dos ossos de craneo desapparece por si so no fim d'algum tempo e se assim não succeder, *Calc. phosph.* e *Sil.* a curarão.

Algumas creanças nascem com paralysias da face cau-

sadas pela compressão dos nervos, nos partos difficeis em
que se applicou o forceps. Quando a creança chora ou
quer mamar, o seu rosto apresenta um aspecto estranho
que alarma as pessoas que a vêm. Este defeito tira-se
em poucos dias dando á creança *Arn.* e se não fôr bastante
Rhus.

As *echymoses* e *tumefacções* da cabeça que as creanças apresentam ao nascer, são causadas pela compressão
que a cabeça supporta e ás vezes tambem pelas contusões,
determinadas pela sua permanencia na pelvis inferior, ou
pelos instrumentos empregados e operações executadas para
terminar um parto laborioso. Curam-se applicando sobre
os sitios affectados panos imbebidos em agua com arnica e
dando *Arn.* todos os dias, dois globulos sobre a lingua.
Se *Arn.* não fôr bastante, *Rhus, Ruta* e *Sil.*, terminarão
a cura.

Hernias dos recemnascidos.—A primeira cousa a fazer
quando uma creança nasce com uma hernia umbilical ou

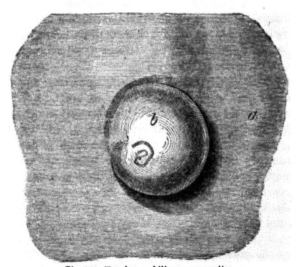

Fig. 89.   Hernias umbilicaes congenitas.

inguinal, que são as mais frequentes, é reduzil-a e depois
applicar uma ligadura que contenha e comprima a hernia
para que esta não irrompa de novo. Esta ligadura deve

constar nas hernias umbilicaes d'um pano fino dobrado que se collocará sobre o umbigo e sobre este uma tira do mesmo pano que a sujeite podendo dar mais d'uma volta á cintura; nas hernias inguinaes deve empregar-se uma funda fina de pano ou de gomma elastica. As ligaduras devem ser frequentemente renovadas, e sempre que a pelle da creança se irrite ou escorie, polvilha-se com pós d'amido ou d'arroz. O medicamento principal para estes casos é *Nux vom.*, uma dose de dois globulos sobre a lingua de cinco em cinco dias e se não fôr sufficiente consultem-se depois: *Aur.*, *Cham.*, *Coccul.*, *Laches.*, *Sulph.*, *Sulph. ac.*, *Veratr.*

A *ictericia* dos recemnascidos depende quasi sempre d'um resfriamento que contraem á nascença ou da falta de expulsão do meconio que ha nos intestinos. A pelle da creança torna-se amarella e as suas urinas e outras secreções são tambem amarellas. Este accidente que não é grave, cede promptamente a *Acon.* e se este não dér resultado, dê-se *Cham.* ou *Laches.*

A *induração do tecido celular* (que fica sob a pelle) é ao contrario da ictericia, uma doença muito grave dos recemnascidos, cujo germen o adquiriram no ventre da mãe e que durante a nascença toma um desenvolvimento consideravel. Principia por uma ou mais partes isoladas e chega ás vezes a invadir a pelle toda. Esta toma uma côr de rosa suave ou purpurea, violacea, livida, conforme o seu curso fôr lento ou agudo; se segue este, observa-se que a temperatura do corpo da creança desce rapidamente, o pulso torna-se imperceptivel, a respiração mais ou menos difficil, o pranto e os gritos da creança diminuem gradualmente, a cara torna-se livida e a morte por asphyxia sobrevem do segundo para o terceiro dia de nascença. Se o curso é lento, desde logo se pode assegurar que o caso é favoravel e a doença termina por completo aos dez ou doze dias de nascença; desgraçadamente porem isto succede menos vezes. Esta induração combate-se com *Acon.* que pode evitar tambem que a doença tome um caracter agudo, sempre muito para receiar. Se *Acon.* não fôr sufficiente, consultem-se *Bry.*, *Calc.* e *Sulph.* As doses devem dar-se de quatro em quatro ou de seis em seis horas, dois globulos sobre a lingua.

O *enfarte das glandulas mamarias* ou *peitos* nos re-cemnascidos, costuma observar-se com alguma frequencia; se a inchação vem so com dureza, *Cham.*, dois globulos por dia a secco sobre a lingua, curará rapidamente o en-farte e depois se fôr preciso, *Carbo an.* e *Clematis erec.* Se o enfarte vem acompanhado de vermelhidão na pelle deve dar-se *Bell.* tres vezes por dia e se não bastar *Rhus* e *Hepar*; se o enfarte vier á suppuração deve dar-se *Merc.* e depois *Hepar* e *Sil.* para a acabar.

Doenças das creanças de peito.

Acidez.

Com este nome designa-se vulgarmente uma doença das creanças de peito, que se distingue porque todas as suas secreções como urinas, dejecções, vomitos, etc., são acidos, azedos e a creança exhala um cheiro azedo e re-pugnante, que enoja a todos que d'ella cuidam.

O melhor medicamento para combater este estado espe-cial das creanças é *Rheum*, se não fôr bastante applica-se depois *Cham.* e se este tambem não dér resultado, con-sultem-se, *Puls.*, *Sulph. ac.*, *Bell.*, *Merc.*, *Calc. c.* e *Sulph.*

Aphtas.

É uma das doenças mais frequente nas creanças de peito, passados tres ou quatro dias de nascidas e durante o primeiro mez. As suas causas mais frequentes são a falta de aceio, quando a creança faz esforços para mamar e o leite não sae, uma mamadeira suja, um leite muito antigo e grosso, etc. A doença apparece sob a forma de pontinhos brancos, como bagos d'arroz, que se estendem pela bocca, lingua e labios, confluentes ou disseminados e que a creança ao mamar propaga aos bicos dos peitos da ama. Se as aphtas são confluentes a doença pode ser grave e ainda mais se invadir o tubo digestivo; se são discretas curam-se facilmente.

A bocca da creança deve ser lavada com frequencia por meio do dedo envolvido n'um pano de linho fino imbebido em agua tepida, bem como antes de mamar e depois de mamar e a ama deve lavar bem os bicos dos peitos logo que a creança acabe de mamar.

O melhor medicamento contra as aphtas é *Borax*, dando á creança dois globulos a secco sobre a lingua de quatro em quatro ou de seis em seis horas. Se não fôr sufficiente, consultem-se: *Sulph. ac.*, *Merc.* e *Nitri ac.*

Asthma.

A asthma das creanças de peito não é mais do que uma especie de espasmo dos orgãos respiratorios, que impede a livre respiração, produzindo tambem como symptomas a côr violacea do rosto, o despertar como assustadas, anciedade, tosse aspera e secca e gritos. Esta situação angustiosa desapparece depressa com *Ipecac.*, da, qual se põem dois globulos sobre a lingua da creança de dez em dez minutos; ao mesmo tempo devem alargar-se os vestidos, com tanto que se não esfrie.

Se *Ipecac.* não produzir effeito, applique-se *Sambucus* ou *Mosch.* e *Cupr.*

Cabeça volumosa.

Algumas creanças, depois de nascerem, apresentam a disformidade de lhes augmentar extremamente a cabeça, o que indica que nasceram ja com o germen da escrophulose. Esta disformidade devemos corrigil-a com os medicamentos, porque é origem da predisposição ao hydrocephalo agudo ou chronico.

Assim, logo que se perceba que a cabeça d'uma creança cresce sem cessar e desmedidamente, deve dar-se-lhe *Calc. c.*, dois globulos sobre a lingua, de tres em tres dias, por espaço d'um mez. Se com este medicamento se não alcançar resultado algum ou insignificante, dar-se-ha *Sulph.* do mesmo modo; depois prescreve-se *Silic.* da mesma forma, para voltar depois a *Calc. c.* Estes tres medicamentos devem sempre dar o resultado que se deseja (Alvarez).

Sendo preciso podem consultar-se *Aur.*, *Calc. phosph.*, *Lycopod.*, *Merc.* e *Rhus.*

Cardio-espasmo.

O cardio-espasmo é tambem uma especie de asthma, não produzida porem pelos orgãos do peito, mas sim pelos do alto ventre. Os symptomas que apresenta, são: suffocação repentina, elevação de ventre, dureza e tensão do estomago, respiração breve e accelerada, gritos, encolhimento das pernas, agitação e movimentos desordenados, etc.

O cardio-espasmo cessa promptamente administrando com frequencia *Cham.* sobre a lingua da creança. Se não fôr sufficiente, *Bell.* e *Nux v.* prestarão excellentes resultados.

Cholera infantil.

O cholera infantil não é senão um catarrho intestinal agudo muito grave, que ás vezes apparece sob a forma epidemica nas creanças de peito, acompanhado geralmente do catarrho gastrico agudo.

As suas causas mais frequentes são os grandes resfriamentos, a acidez do leite da mão ou o mamar em excesso, o dar de mamar em seguida a uma grande colera ou desgosto da ama, a lactação artificial com leite proveniente de vaccas doentes, a ingestão de sopa, batatas, etc. em excesso ou mal temperadas e muitas outras causas que seria prolixo enumerar.

O primeiro symptoma são os vomitos de tudo quanto a creança ingere, depois diarrhea acida, verde, como salsa pisada, com muito mau cheiro, colicas intensas, as creanças retorcem-se, encolhem as pernas, dobram-nas sobre o ventre e emmagrecem rapidamente. Se estes symptomas se não atenuam, a pelle torna-se fria, o rosto da creança toma um aspecto cadaverico, apresenta-se com frequencia o collapso (deliquio) causado pelas repetidas evacuações e subsequente perda de forças, as fontanellas abrem-se, os olhos perdem o brilho, o pulso torna-se imperceptivel, apparecem os suores frios e viscosos e verifica-se a morte.

O medicamento com que se deve começar o tratamento d'esta doença, emquanto durem os vomitos é *Ipecacuanha*, se não se contêm e sobrevier a diarrhea, deve dar-se *Cham.*

e se este tambem não dér resultado devemos empregar *Podophyllum pelt.*, dando dois globulos sobre a lingua á creança, de duas em duas horas.

Se a doença avançar e se declararem os symptomas ja enumerados, deve dar-se *Arsenicum* e se não fôr suffici-ente *Veratr.* Tambem deve prestar bons serviços *Carb. veg.*, quando o pulso se tornar imperceptivel e parece que a creança estás prestes a morrer, uma ou duas doses pode produzir uma reacção salutar, para que depois *Arsenicum* ou *Veratr.* terminem a cura.

Os doentes devem beber orchata d'arroz e não devem tomar outro alimento senão o leite da mãe ou da ama ou o da mamadeira se são alimentados artificialmente. Quando entrarem em convalescença, deve haver o maximo cuidado com a alimentação para evitar uma recaida. Durante a doença devem andar bem abrigados, pondo-lhes sobre o ventre flanellas ou baêtas quentes, quando as colicas fo-rem muito fortes; os pés devem conservar-se quentes com botijas d'agua ou baêtas quentes.

Claudicação espontanea.

A claudicação espontanea das creanças de peito, é uma molestia que se observa nos escrophulosos e que se conhece porque uma perna é mais curta do que a outra, o que faz com que a creança coxêe quando quer andar. Deve-se corrigir este defeito, que não é mais do que a luxação ou dislocação espontanea do femur da sua arti-culação do quadril, quanto mais depressa melhor para evitar no decorrer do tempo alterações incuraveis e a sub-sequente disformidade. O melhor medicamento para a combater é *Merc. sol.*, dando á creança tres globulos sobre a lingua de dois em dois ou de tres em tres dias. Se a claudicação não desapparecer depressa, recorra-se a *Bell.* e depois a *Rhus* sendo preciso. Nos casos rebeldes de-vem consultar-se depois, *Calc. c.*, *Coloc.*, *Sulph.*

Durante o inverno os doentinhos podem tomar todos os dias em jejum uma colhér de bom oleo de figados de bacalhau.

Colicas.

As colicas são muito frequentes nas creanças de peito, sobretudo durante o primeiro mez depois de nascidas, sendo muito poucas as que ficam isêntas; as suas causas mais frequentes filiam-se nos resfriamentos e nas mudanças de leite. Conhecem-se porque as creanças choram e gritam sem cessar, retorcem-se e encolhem as pernas sobre o ventre e de quando em quando expellem gazes pelo anus. São ás vezes tão fortes que as creanças quasi enlonquecem. Podem coexistir com diarrhea ou prisão de ventre e até vomitos.

O melhor medicamento para as combater é *Jalapa* que se deve dar de quarto em quarto de hora ou de meia em meia, pondo dois globulos sobre a lingua da creança. Se não fôr bastante, podem consultar-se *Cham.* se ha diarrhea verde e aquosa com gritos incessantes e agudos, elevação do ventre, estremecimentos, pés frios e a creança so sente allivios passeiando-a cem cessar nos braços. *China*, expulsão continua de gazes com ventre duro e preso, ou dejecções brancas e colicas que apparecem sobretudo de noite. *Ipecac.* alem da colica, ha vomitos e diarrhea aquosa, com mau cheiro e a creança grita como um desesperado, a cara está palida e coberta de suor. *Pulsatilla*, saida continua de gazes e eructações, ruido consideravel de gazes no ventre, frio, rosto palido e repugnancia a mamar.

Tambem podem consultar-se *Borax, Bell., Rheum, Senna.*

Convulsões.

As convulsões, por insignificantes que sejam, são sempre uma molestia grave nas creanças de peito. Em geral são devidas a indigestões, sustos, ao trabalho da dentição, ás lombrigas, se a creança mamar depois da mãe ou ama se assustarem ou zangarem, etc., e ás vezes sem causa conhecida.

m uanto durar a convulsão não se deve sujeitar a creança com força e so se deve evitar que ella se faça algum damno, alargando-lhe os vestidos e deixando livre o pescoço para que respire com facilidade.

Os melhores medicamentos para o tratamento das convulsões, são os seguintes, que se administram pondo sobre a lingua da creança dois globulos de medicamento indicado de quarto em quarto de hora, até desapparecer a convulsão:

Belladonna: convulsões com somnolencia; as creanças acordam repentinamente como assustadas, com o olhar vago, fixo, pupilas dilatadas, rigidez tetanica e frio geral, com mãos e cara ardentes, urinas involuntarias e vicio de urinar na cama, quando ja crescidas.

Chamomilla: antes ou depois de *Bell.*, se houver convulsões dos braços e das pernas com movimentos involuntarios da cabeça e depois somnolencia com olhos meio cerrados; vermelhidão n'uma das faces com palidez da outra, gritos, pranto e desejo continuo de mamar ou de beber agua.

Cina: de preferencia indicado nas creanças que têm lombrigas e coçam muito o nariz e a garganta, tosse secca e continua, espasmodica, ventre elevado e duro, e movimentos convulsivos das extremidades.

Coffea: nas creanças fracas, doentias, que padecem de insomnias e são frequentemente atacadas de convulsões sem causa apreciavel.

Ignatia: é o medicamento mais indicado a principio, quando não se sabe qual é a causa da convulsão, se é o trabalho da dentição, as lombrigas, uma indigestão, etc.; convulsões periodicas com estremecimentos musculares; convulsões com rigidez tetanica e inclinação do corpo para traz, com immobilidade; accessos frequentes de calor e suor depois ou durante a convulsão; somno ligeiro com despertar assustado; gritos penetrantes e tremor geral.

Ipecacuanha: se as convulsões vêm com vomitos, nauseas, diarrhea, forte oppressão do peito, que torna a cara livida pela difficuldade que a creança tem de respirar, bocejos frequentes e espasmodicos.

Mercurius: os ataques convulsivos são acompanhados d'uma grande salivação, calor com suores quentes e abundantes, ventre duro e elevado, gazes, eructações, diarrhea e grande debilidade depois de terminada a convulsão.

Opium: convulsões depois d'um susto ou terror, com tremor geral, gritos penetrantes, agitação de braços e pernas e depois somnolencia com ventre inchado, urinas e fezes involuntarias, rosto vultuoso e mandibula inferior caida.

Stramonium: convulsões excessivamente violentas, com tendencia a morder, arranhar, cuspir e esfarrapar o que a creança apanha á mão, suppressão da urina, gritos, pranto e saltos que a fazem cair da cama ou dos braços que a amparam, se não houver cuidado; evita o peito da mãe ou da ama, repelle a agua e é invadida d'uma exaltação extraordinaria (Alvarez).

Sulphur: nos casos rebeldes e chronicos que se apresentam nas creanças escrophulosas e herpeticas.

Calcara c.: convem depois de *Sulphur* para evitar as recaidas.

Quando depois d'uma convulsão, violenta ou não, se declarar a febre, deve dar-se *Acon.* e se não fôr bastante, recorre-se depois a *Bell.* e depois *Cham.*, se fôr preciso.

Corysa.

A corysa que ás vezes ataca as creanças de peito, sobretudo durante os primeiros quatro mezes de nascidas, costuma om certas occasiões ser uma molestia grave, porque lhes produz a occlusão quasi completa das narinas e d'ahi a difficuldade de mamar. As mães ou amas devem deitar, nas creanças atacadas de corysa, leite nas fossas nasaes, apertando os bicos do peito com o dedo indice e pollegar de qualquer das mãos; esta operação deve ser feita com frequencia para favorecer o amollecimento das mucosidades nasaes.

O melhor medicamento para este incommodo é *Nux vomica* e se não fôr sufficiente recorre-se a *Sambucus.* Se houver grande fluxo de mucosidades que escoriam o beiço superior, deve dar-se *Cham.* e se não fôr bastante, *Merc.* Se a corysa se aggrava de noite e *Samb.* não a atenuar, recorre-se a *Carbo veg.* ou *Puls.* Se a corysa se declara ou aggrava saindo á rua, está indicada a *Dulc.*

Dentição.

O trabalho da dentição, que costuma começar pelos seis mezes de edade, é a causa de muitas doenças para as creanças, sobretudo para as debilitadas por qualquer causa e para as escrophulosas, herpeticas e syphiliticas. As doenças mais frequentes são: a inflammação das gengivas, a diarrhea, a febre, as insomnias, a prisão de ventre, o estado nervoso, as convulsões e a tosse.

A inflammação das gengivas e da bocca, maior ou menor, é o que se observa primeiro em todas as creanças: as gengivas incham, tornam-se quentes e sensiveis, doloridas e esbranquiçadas, a bocca põe-se muito quente e cheia de saliva aquosa, que corre em abundancia; as creanças choram frequentemente, mordem os bicos dos peitos da pessoa que lhes dá de mamar, e têm insomnias, diarrhea ou prisão de ventre, etc. Tal estado, quando os symptomas não são muito intensos, não exige medicamento algum, so devemos distrair a creança e passeial-a se o tempo estiver bom. Quando os symptomas se aggravam, convem dar á creança duas ou tres doses de *Acon.*, dois globulos sobre a lingua, de oito em oito horas, e depois *Bell.*, tambem do mesmo modo, por espaço de dois dias. Se com estes remedios não se atenuarem os symptomas e houver muita salivação, deve dar-se *Merc. sol.* da mesma forma.

Com estes tres medicamentos, dados como dissemos, adeantar-se-ha o trabalho da dentição sem grandes incommodos para as creanças; se os dentes porêm tardarem a romper e a creança soffrer continuos males, que os medicamentos anteriores não curam, deve dar-se uma dose de *Calc. carb.*, de dois globulos, de tres em tres dias e se tambem não fizer avançar o trabalho da dentição, deve substituir-se por *Silic.*

A diarrhea que se apresenta durante o trabalho da dentição deve sempre respeitar-se, quando fôr moderada, porque ella evita muitos soffrimentos ás creanças e os dentes irrompem quasi sem o sentirem; somente no caso em que fôr excessiva, muito duradoura e a creança enfraqueça visivelmente, dar-se-ha para a diminuir, mas nunca

52*

para a supprimir, *Merc. sol.* e depois *Calc. carb.*, *Rheum*, *Staph.*, *Sulph.* e *Veratr.* Logo que a diarrhea diminua, supprime-se a medicação.

A prisão de ventre é pelo contrario um symptoma mau durante o trabalho da dentição e dá logar a que este seja mais difficil e augmente as complicações que acarreta comsigo. Devemos corrigil-o sem demora, dando todos os dias á creança clysteres de agua morna com azeite, ou raspas de sabão ou sal fino. Tambem se deve dar com frequencia *Mag. mur.* e se não fôr bastante, *Bry.*, *Nux vom.*, *Opium*, *Sepia*, *Sil.* e *Veratr.*

A febre causada pelo trabalho da dentição não costuma causar grandes transtornos, mas se se aggrava muito, pode complicar-se com convulsões, meningite cerebral, etc. (vêde os respectivos artigos no texto da obra). Geralmente cede promptamente a algumas doses de *Acon.*, dois globulos sobre a lingua, de quatro em quatro horas. Se não ceder á acção do *Acon.* deve dar-se depois *Cham.* e a seguir *Bell.* se fôr preciso; *Coffea*, está indicada se, quando diminuir a febre, houver insomnias e sobrexcitação geral.

As insomnias são o symptoma que mais incommoda as creanças durante a epoca da dentição; *Coff.* e se não fôr bastante, *Cham.*, *Acon.*, *Nux v.* e *Puls.* devem curar este symptoma.

O estado nervoso ou exasperação das creanças durante a dentição, é ás vezes tão molesto e extraordinario, que devemos corrigil-o immediatamente para evitar as convulsões e até a meningite cerebral. O melhor medicamento para o combater é *Acon.*, dois globulos sobre a lingua de tres em tres ou de quatro em quatro horas; se *Acon.* não fôr sufficiente, *Bell.*, *Cham.*, *Coff.* e *Puls.* prestarão bons serviços

As convulsões causadas pelo trabalho difficil da dentição, são sempre muito graves e ás vezes a causa da morte da creança, pela congestão que produzem nos centros nervosos. O melhor medicamento para as combater é *Bell.*, e tambem *Cham.*, *Gelsem.*, *Ignat.* e *Stram.* (Vêde: *Convulsões.*)

A tosse que ataca as creanças durante o dentição, devemos combatel-a sem descanço, porque se pode con-

verter em tosse convulsa. O melhor medicamento é *Cham.*
e se não fôr bastante, *Bell.*, *Cina*, *Coffea*, *Dros.*, *Nux v.*,
Sulph. e *Veratr.*

Para as demais doenças que podem apparecer durante o
trabalho da dentição, consultem-se os respectivos artigos.

Diarrhea.

A maior parte das vezes que as creanças de peito
têm diarrhea, esta depende d'um resfriamento ou de um
desenvolvimento de secreção acida nos intestinos com colicas, gritos e pranto. O melhor medicamento para a
combater é *Ipecac.*, sobretudo se tambem ha vomitos; *Cham.*
se as dôres são muito fortes e a creança se desespera e
grita sem cessar; *Rheum*, se a diarrhea exhala um cheiro
acido insupportavel; *Merc. sol.*, se a creança expelle muitos gazes quando obra e a diarrhea escoria a pelle que
toca; *Ars.*, se a creança emmagrece e se não fôr bastante,
Secale corn.; *Calc. carb.*, se a diarrhea tende a tornar-se
chronica; *Dulc.*, se foi causada pela agua fria; *Bell.*,
diarrhea muito verde, com somnolencia ou estado nervoso
na creança; *Staph.*, diarrhea emquanto a creança mama
ou toma alguma cousa, com prostração.

Erysipela.

A erysipela nas creanças de peito é uma molestia gravissima e que, se se não atenua rapidamente, pode causar
a morte. Apparece geralmente em volta do umbigo e d'ahi
estende-se a todo o ventre, côxas e nadegas e ás vezes a
todo o corpo. A pelle torna-se quente, dura e dolorosa
ao tacto, ha febre, insomnia, pranto, gritos, pulso frequente,
symptomas cerebraes, etc. Deve dar-se immediatamente
Bell., dois globulos sobre a lingua de tres em tres horas;
e se este medicamento não contem os progressos da
molestia, recorre-se a *Rhus* e sendo preciso a *Apis* e
Graph.

Erythema.

(*Escoriação.*)

O erythema ou *escoriação da pelle* ou *intertrigo*, é uma doença que apoquenta muito as creanças de peito durante o primeiro anno de nascidas. O logar de preferencia atacado são as virilhas, orgãos genitaes, nadegas, côxas e detraz das orelhas, podendo invadir outras regiões.

Depois de bem lavados e enxutos com um panno de linho fino, os pontos atacados, devem ser polvihados com amido ou pós de arroz finos e isto todas as vezes que a creança mude de roupa ou se vista. Se a pelle, alem da sua intensa vermelhidão, se escoria, deve lavar-se como dissemos e enxugar-se com muita precaução e depois untar o sitio atacado com azeite bom misturado com uma pouca d'agua ou então com greda desfeita no azeite. As roupas devem ser mudadas frequentemente e deve haver um accurado aceio.

O melhor medicamento para o erythema é *Cham.* e se não fôr bastante, consultem-se depois *Borax, Carbo veg., Graph., Merc. sol., Rhus, Sil., Sulph.* e *Calc. carb.*

Febre.

As febres que atacam as creanças de peito dependem quasi sempre do trabalho da dentição; quando apparecem fora da epoca da dentição, costumam ser causadas por resfriamentos, erupções agudas ou outras doenças. As febres devem ser combatidas logo, porque assim se evitam muitas doenças, ás vezes graves.

O primeiro medicamento a applicar é:

Aconitum: calor forte na pelle, agitação extrema, pranto, gritos, cara afogueada, sêde, insomnia, somno agitado com despertar sobresaltado, exasperação inconsolavel e urinas ardentes.

Belladonna: convem depois de *Acon.*, se toda a pelle da creança e em especial a cara e os olhos estão encarnados, movendo a cabeça sem cessar e escondendo-a na almofada, repelle o peito, agitação extrema com desejo de morder e arranhar e somnolencia depois dos ataques de furor; aggravação desde as tres horas da tarde ás nove da noite.

Chamomilla: febre com agitação extraordinaria durante toda a noite, sêde, desejo que a passeiem ao collo não querendo que a pessoa se sente, e arranhando-a e batendo nos momentos de exaspero, pranto inconsolavel, gritos desesperados e gemidos; vermelhidão d'uma face e pallidez na outra; cabeça coberta de suor quente, respiração accelerada e ruido de mucosidades no peito, estremecimentos musculares, tosse breve, secca e frequente.

Coffea: depois de qualquer dos medicamentos ja indicados, que atenuaram mas sem terem finalisado a febre; febre pouco intensa mas com grande excitação nervosa e insomnia, a creança prefere brincar e que a passeiem a dormir, chora, ri, assusta-se facilmente e impressiona-se muito com qualquer ruido por pequeno que seja.

Se nenhum d'estes medicamentos cura a febre, é que esta é entretida ou pelo trabalho da dentição ou por outra causa morbida ou doença, para o que consultaremos então os respectivos artigos no texto e as *Doenças das creanças de peito*.

Fontanellas que tardam a fechar-se.

Quando os ossos da cabeça tardem a unir-se, o que se verifica o mais tardar dos dez para os doze mezes de edade, isto indica que a creança é escrophulosa ou syphilitica e que ha um retardamento na ossificação geral, pelo que os ossos se conservam molles e custumam torcer-se, sobretudo os das pernas e da espinha.

O melhor medicamento para combater um tal estado é *Calcarea phosphorica*, de que se darão todos os dias á creança dois globulos sobre a lingua por espaço de quinze dias. Se houver allivio, descança outros quinze dias e depois volta a tomar durante outros quinze dias e assim successivamente, até que os ossos da cabeça se tenham unido por completo. Se não houver allivio, substitue-se *Calcarea phosphorica* por *Silicea*, que se applicará da mesma forma.

Fraqueza muscular.

A fraqueza muscular, que se observa de preferencia nas creanças escrophulosas, conhece-se porque a creança está muito atrazada no andar, não quer andar, chora se a obrigam a isso e deseja andar sempre ao collo. A estas creanças é conveniente dar-lhes nas epocas frias do anno o oleo de figados de bacalhau, uma colhér todas as manhãs em jejum.

O melhor medicamento para combater esta doença é *Calc. carb.*; se não fôr bastante, dá-se depois *Sil.*, *Iod.*, *Lycopod.* e *Sulph.*

Gagueira.

A gagueira é um defeito que devemos corrigir nas creanças de peito assim que começam a falar.

Primeiro corrigem-se mecanicamente, fazendo-as respirar lentamente e reter a respiração tanto quanto puderem, obrigando-as a pronunciar as palavras que tartamudeam mas durante a expiração do ar. Tambem se devem sujeitar a exercicios repetidos de pronunciação das palavras mais difficeis de pronunciar para elles.

O primeiro medicamento que se deve dar ás creanças que tartamudeam é *Bell.* Se não corrigir a gagueira, podem-se consultar: *Acon.*, *Aur.*, *Bovist.*, *Caust.*, *Euphr.*, *Merc.*, *Opium*, *Plat.*, *Stram.*, *Sulph.*

Gritos.

Os gritos nas creanças de peito, sobretudo durante os seis primeiros mezes de nascidas, são tão frequentes e molestos, que é preciso indagar sempre a causa que os produz para a remover quanto antes. Por tanto, quando gritam sem cessar, é preciso indagar o que as incommoda, se os vestidos apertados, uma má posição, um alfinete que as pica, os ouvidos que lhe doem, etc.

Se a creança chorar sem causa appreciavel e tiver a cara encarnada, dá-se-lhe *Cham.*; se a tiver palida *Bell.*

Se tiver colicas, vêde o respectivo artigo. Se tiver dôr de ouvidos vêde o artigo *Ouvidos*.

Se os gritos são provocados pela colera ou uma zanga, deve dar-se *Acon.* e se não fôr bastante *Cham.*, *Coloc.*

Se são causados por um susto ou pelo terror, *Opium* e tambem *Acon.*, *Bell.*, *Ignat.*

Se os gritos causarem estados nervosos e até convulsões, *Cham.* é o melhor medicamento, e tambem *Acon.*, *Coffea.*

Se as creanças gritarem com uma especie de raiva ou furor, *Stram.* curará depressa um tal estado e se não fôr bastante, *Acon.* ou *Veratr.*

Hernias.

Durante a amamentação são muito frequentes nas creanças as hernias, sobretudo as umbilicaes e inguinaes; observam-se de preferencia nas creanças fracas, escrofulosas e nas que choram muito e mais nos meninos do que nas meninas. Estas hernias denominam-se de *adquiridas*, para as distinguir das que se apresentam nas creanças ao nascer, ou passados poucos dias e que tem o nome de *congenitas*.

A hernia umbilical forma-se na escavação do umbigo, tendo o aspecto de um tumor redondo, cephaloforme, coberta pela pelle estirada e adelgaçada. Augmenta continuamente, sobretudo com a tosse e os gritos e reduz-se facilmente, percebendo-se então facilmente o agulheiro umbilical com o seu anel.

Para reduzir esta hernia deita-se a creança de costas, introduz-se a hernia e colloca-se sobre o umbigo um disco de buxo, marfim ou sola, que se sujeita com uma tira de emplasto adhesivo e tudo com uma ligadura que envolva o ventre e em cujas extremidades estão fixadas umas fitas que devem prender a ligadura. Como as creanças se escoriam com muita facilidade, é preciso renovar o apparelho de dois em dois dias e lavar a região umbilical, enxugando-a bem e polvilhando-a com pó d'arroz, tornando a pôr outra vez o apparelho.

Por esta forma cura-se bem a hernia umbilical, deixando de pôr o apparelho logo que a cura seja completa. Se fôr preciso, pode auxilliar-se a cura da hernia, dando á creança *Nux vom.* com frequencia, podendo tambem consultar-se no caso de necessidade: *Cham.*, *Cocc.*, *Plumb.*, *Veratr.* e *Verbasc.*

A hernia *inguinal* tem como abertura herniaria o conducto inguinal, no qual penetrou a ansa intestinal, formando-se assim um tumor herniario, que tem uma forma espherica ou irregular, distendendo um pouco a pelle geralmente; se o canal se dilatar muito pela pressão que possa exercer a ansa intestinal, pode este passar ao escroto pelo trajecto do canal inguinal, chamando-se então a hernia *escrotal*. Observa-se com mais frequencia nos meninos do que nas meninas. A sua formação é devida a esforços corporaes, ao chôro e gritos excessivos e á tosse frequente e convulsa. A cura radical da hernia inguinal consegue-se com a colocação permanente de uma funda, que deve ser de panno de linho com uma mola fraca e uma pequena pelota oval, afim de evitar as escoriações e as feridas que são tão frequentes nas creanças. Reduzida a hernia, como ja se disse, colloca-se uma compressa sobre a virilha affectada, e depois colloca-se a funda sobre a compressa. Como as creanças molham frequentemente as fundas, é conveniente ter mais duas ou tres, para alternar. Se se tirar a funda á creança para a lavar e limpar, ou dar-lhe banho, é conveniente comprimir com o dedo a abertura herniaria, para que não saia a hernia, emquanto se procede a estas operações, o que facilmente pode succeder quando a creança chora ou grita; e depois de enxuta polvilha-se a virilha com pó d'arroz, collocando-se de novo a funda.

O melhor medicamento contra a hernia inguinal é *Aurum* e se não fôr bastante, podem consultar-se: *Arn.*, *Ars.*, *Cocc.*, *Nux v.*, *Rhus* e *Sulph.*

Depois de curada a hernia, convem que as creanças tragam a funda mais um mez ou mais, para evitar a sua reproducção.

Indigestão.

As indigestões nas creanças de peito costumam ser frequentes e causadas por resfriamentos, por mamar e comer excessivamente, por alimentos indigestos. Os symptomas principaes por que se dá a conhecer uma indigestão, são: a creança parece que se assusta, accusa estremecimentos, repelle o peito ou os alimentos, ou deixa de mamar ou de comer pouco depois de ter começado; depois apparecem as nauseas e vomitos, a prisão de ventre ou diarrhea com mau cheiro, azeda, e se estes symptomas se não combatem com rapidez sobrevêm ás vezes convulsões e até symptomas cerebraes que podem causar a morte do doente.

O primeiro medicamento a applicar é *Ipecac.*, dois globulos sobre a lingua de tres em tres horas. Se este medicamento não fôr bastante, dar-se-hão: *Bell.* se houver diarrhea verde, estado nervoso e symptomas cerebraes; *Cham.* se houver diarrhea amarellada, com mau cheiro, com dôres de ventre e grandes gritos; *Nux v.* se os vomitos fôrem acompanhados de prisão pertinaz de ventre; *China*, se a diarrhea contiver alimentos por digerir e sair com muitos gazes; *Puls.* vomitos com diarrhea acompanhada de grandes mucosidades, muitas mucosidades pegajosas na bocca; *Rheum* se os vomitos e diarrhea são acidos e a creança mesmo exhala um cheiro azedo insupportavel.

Contra a predisposição que algumas creanças têm de padecer de indigestões, apesar do bom regimen que com ellas se observa, deve dar-se primeiramente *Puls.* e depois *Sulph.*, *Nux v.* e *Calc. c.*

m uanto durarem os symptomas da indigestão, a creança deve estar a dieta, dando-lhe somente de mamar e não muito de cada vez.

Terminada a indigestão deve dar-se-lhe de comer com muita precaução para evitar uma recaida.

Ins omnias.

É um symptoma que apoquenta as creanças de peito com frequencia, em especial nos tres primeiros mezes de edade. Apresenta-se na maior parte dos casos sem causa conhecida, umas vezes por ter mamado ou comido em demasia, pelos vestidos que são apertados, outras por a mãe ou a ama terem tomado café, chá ou macella ou comido em excesso. Conhecida a causa, o primeiro que temos a fazer é removel-a para corrigir a insomnia da creança.

Quando não é conhecida, devem dar-se á creança sobre a lingua dois globulos de *Coffea* de quatro em quatro horas, medicamento que será quasi sempre sufficiente para curar as insomnias; não o sendo, prescrever-se-hão: *Acon.* se a creança está muita excitada, com o rosto encarnado e tem muito calor; *Cham.* se estiver muito excitada e deseja que a passeiem continuamente no collo, chorando e gritando se a pessoa que a passeia se senta ou pára no passeio; *Opium* se o sangue lhe sobe á cabeça e o rosto está muito encarnado; *Ranunc. b.* se a creança está tranquilla e prefere brincar a dormir nas horas destinadas ao somno.

Miliar.

A erupção miliar que se apresenta nas creanças de peito, é devida quasi sempre ao excessivo abrigo da creança e a dormir com a mãe ou com a ama com calor demasiado na cama. Não é uma doença grave e quasi sempre se cura por si mesma, alliviando a creança das roupas; se assim não acontecer *Acon.* dois globulos sobre a lingua de quatro em quatro horas, terminará rapidamente a erupção. Se não fôr bastante, *Ipecac.*, *Bry.* ou *Dulc.* devem necessariamente cural-a.

Ophtalmia.

A ophtalmia das creanças de peito, que costuma apparecer nos primeiros dias de nascença, por resfriamento, entre outras causas, caracterisa-se por uma inchação enorme das palpebras com exsudação abundante de pus que se accumula entre as palpebras e os olhos. Se se não accode de prompto aos doentinhos, podem os olhos converter-se em pus e ficarem cegos.

A primeira cousa a fazer-lhes é lavar os olhos com agua morna e pannos finos de linho, tirando-lhes todo o pus, operação que se deve repetir de quatro em quatro horas, até que tenha desapparecido a ophtalmia.

O medicamento a applicar é *Acon.* de que se darão dois globulos sobre a lingua de tres em tres horas; se no fim de 24 horas não houver allivios muda-se para *Cham.*; *Merc.* e *Sulph.* dar-se-hão depois no caso de necessidade. Se, terminada a ophtalmia, ficarem alguns restos que resistam aos medicamentos anteriores, *Calcarea carbonica* e *Arsenicum* os debellarão.

Ossos.

(*Desvio e amollecimento dos ossos.*)

As doenças dos ossos que costumam observar-se nas creanças de peito, limitam-se geralmente ao amollecimento e torcedura ou desvio dos mesmos. Isto observa-se nas creanças escrophulosas e syphiliticas e filia-se no retardamento da ossificação, dando logar pela falta de resistencia que offerecem aos musculos ao desvio ou torcimento dos ossos, o que se observa nas pernas e columna vertebral.

O melhor medicamento para combater um tal estado é *Calc. phosph.*, prescrevendo-se como ja dissemos no artigo *Fontanellas que tardam a fechar-se.* Se não fôr bastante, dá-se depois *Silicea* e depois sendo preciso consultem-se *Baryta c.*, *Iod.*, *Lycopod.*, *Phosph.*, *Rhus*, *Staph.* e *Sulph.*

Estas creanças devem tomar o oleo de figados de bacalhau durante o tempo frio, uma colhér todos os dias em jejum; e no verão banhos de mar de impressão, mettendo-as n'uma tina d'agua recente do mar.

Ouvidos.

As doenças dos ouvidos que frequentemente se observam nas creanças de peito, são as dôres e a inflammação. Os symptomas que as dão a conhecer são: grande agitação na creança, insomnias, gritos penetrantes, pranto, movimento continuo de cabeça, a creança leva continuamente as mãos aos ouvidos e ás vezes tem febre, sêde e desespero inconsolavel.

O primeiro medicamento a applicar em taes casos é *Puls.*, dois globulos sobre a lingua de duas em duas horas; e se não fôr bastante, recorreremos a *Cham.* e sendo preciso a *Bell.* e depois *Merc.*

Se se apresentar o corrimento de ouvidos, devem lavar-se com agua ou leite morno, tapar-se com algodão em rama imbebido em oleo de amendoas doces e mudar-se com frequencia o algodão. Como curativo do corrimento estão indicados os seguintes medicamentos: *Merc.*, *Puls.*, *Sil.* e *Conium.*

Prisão de ventre.

A prisão de ventre nas creanças é sempre um padecimento que devemos combater, porque pode ser a origem de colicas, ataques cerebraes, etc., e ainda que não seja assim, é sempre uma molestia bastante incommoda para as creanças. As que tenham propensão para a prisão de ventre, devem todos os dias receber um clyster de agua tepida com azeite e se a prisão é muito tenaz, deve deitar-se no clyster sal commum.

O melhor medicamento para cômbater a prisão de ventre das creanças de peito é *Alumina.* Se este medicamento não dér resultado, devem consultar-se: *Bell.*, *Bry.*, *Magn. mur.*, *Nux v.*, *Opium*, *Sil.*, *Sulph.*, *Veratr.*

Recto.

(*Saida do intestino recto.*)

A saida do intestino recto é muito frequente nas creanças de peito que soffrem de prisão de ventre pertinaz ou de diarrheas rebeldes. Como a saida ou procidencia do recto é muito incommoda para as creanças, introduz-se-lhes o intestino, empurrando-o suavemente para dentro, com um panno de linho fino imbebido em azeite.

O medicamento a prescrever n'estes casos é *Ignat.* e se não produzir effeito, dá-se depois *Nux v.* e sendo preciso, *Ruta*, *Sep.*, *Sulph.*

Soluços.

É um symptoma que incommoda muito as creanças de peito e é promovido pelo mamar demasiado, pelo chôro, pelo riso, por um susto, etc. Ás vezes desapparece dando de mamar á creança ou dando-lhe uma ou duas colhéres d'agua fria.

Quando é persistente, tira o somno e produz vomitos, pranto, etc. e n'este caso deve dar-se *Hyoscyamus*, dois globulos sobre a lingua de quarto em quarto de hora. Se este medicamento não produzir effeito, dar-se-ha depois *Nux v.* e sendo preciso consultar-se-hão *Acon.*, *Pulsat.*, *Veratr.*

Urinas.

As doenças da urina nas creanças de peito, limitam-se quasi sempre á retenção e a urinar na cama sem dar por isso.

A retenção de urina que quasi sempre depende d'um estado espasmodico da bexiga e que se conhece porque a creança não urina ou se o faz é somente gota a gota, encolhe as pernas, accusa dôres, grita e chora, combate-se com *Acon.*, dois globulos sobre a lingua de quarto em quarto de hora. Se este medicamento não restabelecer esta secreção, dá-se depois *Puls.* e sendo preciso *Nux v.*, *Camph.* e *Ars.*

O urinar na cama a dormir, é um padecimento que se observa com frequencia nas creanças de anno e meio a dois annos e em creanças que anteriormente pediam sempre para urinar e eram limpas. É um padecimento rebelde, mas que desapparece usando-se com constancia de *Bell.*, uma dose todos os dias de tres globulos sobre a lingua ao deitar-se a creança. Depois convêm *Cina* do mesmo modo e tambem podem consultar-se, sendo preciso, *Caust.*, *Cicuta*, *Puls.*, *Sep.*, *Sil.*, *Sulph.*

Indicações especiaes para os diversos medicamentos.

Aconitum: a creança tem a pelle secca e quente, não tem somno, grita muito, morde os dedos e tem diarrhea aquosa e esverdeada; retenção de urinas nos recemnascidos; tosse crupal; ataques de tosse durante os quaes a creança leva as mãos ao pescoço (G.); febre verminosa.

Apis: a creança acorda de noite dando gritos penetrantes (principio de hydrocephalia).

Arsenicum: não é possivel falar ás creanças; estão melhor quando se passeiam (Hg.).

Belladonna: convem principalmente ás creanças que se desenvolvem rapidamente, têm os olhos azues e os cabellos louros; convem tambem ás creanças que dormem pouco, mas que estão sempre n'um estado de somnolencia, meio dormidas, meio acordadas (G.). Convem tambem ás que são vivas, caprichosas, que choram e riem por nada, transpiram e esfriam-se facilmente; as creanças põem os braços á cabeça durante o somno, ou então dobram a cabeça e deitam-se de ventre (Hg.); *gritam repentinamente*, sem causa conhecida e *cessam de gritar tambem repentinamente;* suspiram muito. — *Belladonna* é tambem util na diarrhea do estio; quando as creanças têm a garganta tão secca que se agitam, mettem as mãos na bocca, como se quizessem arrancar alguma cousa da garganta (G.).

Borax: *mêdo durante um movimento de descida*, descendo uma escada, deitando a creança, etc.; assim, quando a ama quer deitar a creança que dorme tranquillamente nos braços, acorda gritando se se quer deitar.—*Susto violento causado pelo mais ligeiro ruido.*—*Aphtas* que sangram facilmente quando a creança come ou bebe. — As pestanas mettem-se nos olhos.—As creanças choram e gritam antes de urinar.

Bryonia: labios seccos e gretados; prisão de ventre com dejecções duras, seccas, como queimadas; as creanças agitam os queixos como se mastigassem; não podem supportar o movimento e o menor movimento parece que augmenta os seus soffrimentos.

Calcarea carbonica: este medicamento convem sobre-

tudo ás creanças escrophulosas e gordas, ás que têm a
pelle secca, molle e as fontanellas abertas; ás que transpiram tanto na cabeça que chegam a molhar a almofada
em grande parte (G.); muitas crostas sobre a parte da
cabeça coberta pelos cabellos, com prurido; as creanças
coçam a cabeça, quando se lhes perturba o somno ou despertam (Hg.); desejo de comer ovos durante uma doença
ou a convalescença (Hg.); dejecções esbranquiçadas e como
misturadas com cal; a bocca do estomago parece que está
inclinada; tosse acompanhada de muito ruido mucoso nos
bronchios e que augmenta de manhã; enfarte das glandulas do pescoço; dentição difficil; insomnia depois das tres
horas da manhã (G.).

Causticum: as creanças não podem obrar senão de pé
e de forma alguma estando sentadas (Hg.).

Chamomilla: as creanças *querem que as passeiem continuamente* ao collo e não estão socegadas senão n'esta
posição; ou então dão voltas, atiram a cabeça para traz
e retezam-se; não querem que lhes toquem (Hg.); têm
movimentos convulsivos durante o somno; pedem uma porção de cousas para em seguida as rejeitarem (G.); pranto
e gritos, mau humor; uma das faces está ardente e encarnada, a outra palida; sêde; suor na testa e couro cabelludo; colicas ou diarrhea com dejecções verdes ou parecidas com ovos mexidos; suor no rosto depois de ter
comido; convulsões durante a dentição; a creança sorri
durante o somno ou acorda sobresaltada; grita, suspira,
chora, agita-se; tem colicas com suor na testa; salivação
com sêde e com bocca e lingua seccas (Hg.).

Cina: soffrimentos que provêm das lombrigas; as creanças esfregam constantemente o nariz e a testa; durante
o somno inclinam a cabeça, levantam-se sobresaltadas e
nos seus sonhos são atacadas de mêdo e susto (Hg.); não
estão deitadas cinco minutos sem gritar; é preciso que as
embalem, as passeiem e as acalentem de dia e de noite;
movimentos de deglutição continua, como se as creanças
quizessem engulir alguma cousa; tosse ligeira de irritação;
fome canina; diarrhea todas ás vezes que bebem; a urina
torna-se leitosa depois d'algum tempo ou então coagula-se
formando uma massa gelatinosa; as creanças viram-se e

torcem-se durante o somno e rangem com frequencia os dentes (G.); choram e gritam; não querem que lhes toquem, são insensiveis ás caricias e recusam o que lhes offerecem (B.).

Coffea: a creança chora facilmente e no meio do chôro facilmente rompe ás gargalhadas repentinamente, depois chora de novo (G.); convulsões das creanças durante a dentição, com ranger de dentes (Hg.); insomnia, como se fosse causada por um excesso de alegria.

Ignatia: as creanças acordam tremendo e dando gritos penetrantes; movimentos convulsivos das extremidades; espasmos acompanhados de gemidos; caimbras provocadas por um susto (G.) ou por uma reprehensão ou castigo (Hg.); convulsões durante a dentição, espuma na bocca e os pés movem-se continuamente (Hg.); dejecções difficeis com queda do recto.

Ipecacuanha: tosse durante o sarampo nas creanças delicadas; a cada respiração sobrevem uma tosse violenta e continua; as creanças choram, gritam e dormem com os olhos meio cerrados (B.); dejecções similhantes a agua suja ou verdes, com colicas e nauseas que augmentam de noite.

Jalapa: as creanças estão contentes e tranquillas durante o dia, mas durante a noite gritam e agitam-se (G.); colicas intensas com ruido de gazes; a creança estorce-se com as dôres (N.).

Kreosotum: dentição dolorosissima; os symptomas aggravam-se desde as seis horas da tarde até ás seis horas da manhã seguinte; durante este periodo a creança morde, bate com os pés e torce-se, está n'uma continua agitação e arremessa tudo, dórmindo muito pouco; allivia-se durante o dia e á noite volta a aggravação; só dorme alguma cousa acariciando-a muito e acalentando-a; gengivas inchadas, parecendo que estão cheias d'um liquido escuro e aquoso; os dentes vêm-se atravez das gengivas, são escuros e apresentam signaes de destruição; prisão de ventre, dejectos duros e seccos; se ha diarrheas, as fezes são escuras, aquosas, dolorosas, com cheiro cadaverico, escoriam o anus e contêm porções de alimentos por digerir.

Lycopodium: a urina deixa um sedimento de areia vermelha que mancha as fraldas; as creanças gritam fortemente antes de urinar e deixam de gritar logo que começam a urinar (G.); as azas de nariz agitam-se fortemente durante a respiração (nas creanças que soffrem dos orgaõs da respiração) (Wilson); a creança grita todo o dia e dorme toda a noite (G.); muito ruido de gazes no ventre, sobretudo do lado esquerdo, sob as costellas; aggravação á tarde das 4 para as 8 horas.

Mercurius: salivação abundante e frequentemente apparecem pequenas empollas na lingua, gengivas e faces internas e tambem ulceras extensas nas gengivas; com estes symptomas as noites costumam ser muito más; se n'este estado a creança se resfria, suspende-se a salivação e então sobrevêm as convulsões; com *Merc.* restabelece-se a salivação e cessam as convulsões, augmenta o allivió e a salivação desapparece sem prejuizo para a creança; as fraldas ficam manchadas de amarello pela urina que exhala um cheiro forte; o ventre eleva-se e endurece frequentemente; dejectos viscosos, sanguinolentos, verdes e com tenesmo (puxos); halito fetido; tosse e expectoração durante o dia e de noite não; suor geral que mancha a roupa de amarello; de noite torna-se frio e pegajoso nas extremidades; insomnia antes da meia noite; ós symptomas aggravam-se dormindo sobre o lado direito; com a luz artificial, o suor, o urinar e depois de ter urinado.

Nux vomica: medicamento principal depois do uso de purgantes, medicamentos narcoticos, depois do abuso da macella, etc.; prisão de ventre com dejecções difficeis e duras, ou dejecções frequentes, mas pequenas, acompanhadas de muitos esforços inuteis; queda do recto durante as dejecções; hernias; insomnia ou aggravação dos soffrimentos das 3 para as 4 horas da manhã; durante o dia e dentro de casa a creança é atacada de corysa que corre ao ar livre; durante a noite, pelo contrario, é um defluxo (B.); as creanças encolhem frequentemente as pernas e estendem-nas depressa (G.).

Opium: prisão de ventre e se as dejecções se compõem de grandes bolas duras (atenuação alta G.); insomnias com rosto encarnado (Hg.).

Petroleum: diarrhea somente durante o dia, com grande prostração (G.).

Platina: prisão de ventre ou dejectos que se pegam ao anus, como greda.

Podophyllum: definhamento; as dejecções são naturaes mas muito frequentes; diarrhea sobretudo de manhã e antes do meio dia ou então depois de ter comido ou bebido (vêde: *Diarrhea*; queda do recto; dentição difficil; as creanças viram a cabeça, suspiram muito durante o somno; rangem os dentes e dormem com os olhos meio cerrados.

Rheum: diarrhea nas creanças de peito, com fezes amarellado-escuras, não dolorosas, que contem muitas mucosidades; diarrhea durante a dentição com tenesmo frequente; salivação com colicas e diarrhea; fezes acidas, similhantes a leite coagulado, a levadura ou a agua de sabão; mais tarde tornam-se verdes; põem o anus encarnado; as creanças estão agitadas e encolhem as pernas; têm delirio durante a noite; palidez; movimentos convulsivos dos musculos da cara e dos dedos; *Rheum* convem principalmente ás creanças cujo corpo exhala um cheiro azêdo, apezar do aceio mais escrupuloso; é bom tambem n'uma diarrhea acida ou azêda com colicas (Hg.); tambem nas colicas das creanças que se aggravam descobrindo-lhes um braço ou uma perna (R.); a creança pede para comer tudo quanto lhe vem á lembrança; depois de ter comido um pouco não quer mais (dr. Bell).

Senna: colicas ventosas, as creanças gritam de tal maneira que se põem azuladas (G.).

Sepia: prisão de ventre nas creanças e recemnascidos, quando é preciso tirar as fezes com os dedos, por causa da inacção do recto (G.); incontinencia de urina nas creanças durante o primeiro somno (G.).

Stannum: colicas e outras affecções de ventre que se alliviam comprimindo-o; a creança quer que a deitem sempre de ventre, de costas ou sobre as pernas da mãe ou da ama, d'outra forma está descontente.

Sulphur: as creanças acordam com frequencia dando gritos; grande voracidade; a creança quer levar tudo á bocca e olha-o com avidez; assusta-se frequentemente e dá gritos terriveis; os escrementos escoriam o anus e as prégas.

Sulphuris acidum: bocca e gengivas cheias de aphtas e muito dolorosas; a creança está muito irritavel, agitada e grita quasi sempre; fezes especiaes, offerecendo o aspecto de mucosidades cortadas, de côr de açafrão; mesmo que não tenha aphtas as fezes são bastante caracteristicas; grande debilidade com sensação de tremor interior; tosse com expectoração de noite.

Tarantula: corêa ou dança de S. Vito; movimentos desordenados e involuntarios dos braços e das mãos, dos musculos da cara; gestos, visagens involuntarias; deixa cair tudo das mãos (N.).

Veratrum: nauseas e vomitos muito intensos e fortes nauseas sem vomitos; suor frio na testa; vomitos que se repetem com o mais ligeiro movimento; diarrhea aquosa com suor frio na testa e grande prostração depois de cada dejecção; frio e sensação de humidade nas extremidades apezar da grande quantidade de cobertores que se deitam na cama; muita debilidade, pulso pouco perceptivel; as creanças recusam falar; sêde intensa, desejo de bebidas frias e aggravação depois de ter bebido; febre lenta com suor frio na testa e rosto alterado.

Tratamento prophylactico das doenças das creanças.

O tratamento prophylactico da creanças desde o seu nascimento é d'um interesse capital para os paes e deve chamar a attenção de todes os medicos homeopathas que tiverem a seu cargo a assistencia profissional das familias em que houver creanças.

Não se pode negar, desgraçadamente, que muitas creanças nascem com o germen da escrophula, da syphilis, do herpetismo e outros, adquiridos dos paes e que irrompem durante o trabalho da dentição, ou, então por um resfriamento, uma indigestão, uma queda, etc., que são a causa determinante da doença constitucional ja germinada. É, pois, necessaria a intervenção do medico para combater e até destruir esses germens, evitando assim um sem numero de doenças que são o flagello da infancia.

Assim o comprehenderam os medicos homeopathas mais eminentes ao estabelecer o tratamento prophylactico das doenças que podem atacar as creanças que vêm ao mundo, filhas de paes escrophulosos, syphiliticos, herpeticos, enfraquecidos pelos excessos venereos e o alcoolismo, pelos medicamentos allopathicos, como a quinina e os opiados e pelas doenças chronicas que minaram lentamente o organismo. Este tratamento consiste em dar ás creanças, desde o terceiro ou quarto dia de nascidas, uma serie de medicamentos, com intervallos maiores ou menores, a fim de destruir o germen adquirido. Os medicamentos variam pouco e todos os homeopathas são unanimes em recommendar *Sulphur*, *Calcarea carbonica*, *Mercurius*, *Hepar*, *Silicea*, *Arsenicum*, etc.

O dr. Gastier, que é quem mais se distinguiu n'esta via encetada pela escola hahnemanniana, aconselha que se dê ás creanças, passados alguns dias do seu nascimento, uma dose de *Sulphur* da 30ª ou da 200ª atenuação e repetil-a passados quatro óu cinco semanas (se os symptomas não indicarem outro medicamento), e administrar tres mezes depois uma dose de *Calcarea carbonica*. O dr. Guernsey aconselha que se dê ás creanças, se fôr possivel, como prophylacticos os mesmos medicamentos que se applicaram ao pae ou á mãe para a dyscrasia de que soffrem ou ja soffreram, mas em uma so dose e de altas atenuações.

Nós seguimos o tratamento seguinte:

Ás creanças filhas de paes escrophulosos e herpeticos, damos uma dose de *Sulphur* em alta diluição, dois globulos sobre a lingua, ao quarto dia de nascidas; um mez depois, damos uma dose egual de *Calcarea phosphorica* e no mez seguinte outra de *Silicea*; e assim continuamos dando d'este modo estes tres medicamentos, até que as creanças tenham chegado aos tres annos de edade.

Ás creanças filhas de paes syphiliticos damos do mesmo modo e com eguaes intervallos, *Sulphur*, *Mercurius* e *Kali hydriodicum*.

Ás creanças geradas durante molestias chronicas dos paes, ou aos filhos de paes enfraquecidos pelos excessos venereos, alcoolicos, etc., etc., damos *Calcarea carbonica*, *Lac caninum* e *Phosphorus*, tambem do mesmo modo e com intervallos eguaes.

Se durante este tratamento prophylactico se apresentam doenças causadas pelo trabalho da dentição, ou por outra qualquer causa, tratam-se estas doenças com os medicamentos indicados e suspende-se o tratamento prophylactico, que se renovará logo que estejam curadas as doenças, causa da suspensão (Alvarez).

Todos os medicos homeopathas que se tem occupado d'este tratamento preventivo, confirmam que favorece o desenvolvimento das creanças normalisando a dentição e a sua boa e rapida ossificação, tão importante n'esta primeira phase da vida do homem.

Alguns medicos aconselham que se dê ás creanças fracas o oleo de figados de bacalhau, logo que começam com o trabalho da dentição até ao fim, uma colhér todos os dias em jejum. ˙So deve dar-se no inverno, porque no verão costuma causar o catarrho das vias digestivas.

Todas as creanças, com excepção das filhas de paes syphiliticos, podem tomar durante o verão banhos da mar de impressão, mettendo-as n'uma tina de madeira ou de ferro esmaltado, cheia d'agua recente do mar. De seguida habitar no campo até ao inverno e depois devem regressar ás suas casas.

COLOCAÇÃO DAS GRAVURAS.

Fig.   Pag.
1. Quadricula thermome-
   trica 146
2. Celulas de pus 153
3. Cristaes d'acido urico 153
4. Corpusculos mucosos. 153
5. Oxalato de cal 153
6. Bocca e a sua camara
   posterior 218
7. Glandula thyroide . . 223
8. Trachearteria e bron-
   chios 224
9. Parasitas da plica po-
   laca 244
10. Pelle humana 249
11. Cultura pura do bacillo
    do cholera 269
12. Mucosa do intestino
    atacado do cholera, 1:600 269
13. Situação do coração 283
14. O coração fixado no
    pericardio aberto . . 284
15. O coração com os ven-
    triculos abertos . . . 285
16. Schêma da circulação
    do sangue 289
17. Micrococcus diphteri-
    cus 330
18. A espinhal medula . . 379
19. Estomago, figado, baço
    e pancreas 390
20. Corte de um calculo
    biliar 433
21. Corte de um calculo
    biliar 433

Fig.   Pag.
22. Habito externo d'um
    doente com echinococos 442
23. e 24 Deformações das
    mãos por depositos e
    ulceras gotosas . . . 451
25. Dedo grande do pé d'um
    gotoso 452
26. Saco herniario simples 473
27 e 28. Sacos herniarios
    simples 473
29. Corte transversal da
    hernia umbilical adqui-
    rida 474
30. Hernia umbilical ad-
    adquirida 474
31. Saco herniario estreito 475
32. Hernia escrotal . . . 475
33. Tricophyton tonsurans 477
34. Herpes tonsurans no
    cabello 478
35. Intestinos mesentericos 497
36. Intestino grosso . . . 499
37. Vista da larynge com
    o hyoide 510
38. Corte do pescoço por
    cima da lingua e larynge 511
39. Tenia ou solitaria . . 532
40. Cysticerco do porco . 532
41. Cabeça da tenia medio-
    canellada 532
42. Bothriocephalus latus . 532
43. Lupus excedens . . . 539
44. Nervo optico e muscu-
    latura ocular 568

Fig.	Pag.
45. Corte transversal do olho direito	570
46. Moscas volantes	582
47. Corte longitudinal de um osso largo, augmentado 60 vezes	591
48. Corte transversal da diaphyse d'um osso largo, augmentado 100 vezes	591
49. Corte transversal d'um osso	592
50. Corte transversal do ouvido externo e interno	597
51. Cadeia dos ossinhos do ouvido	598
52. Labyrintho membranoso	598
53. Kistos ovaricos compostos	602
54. Corte transversal da borda d'um pulmão emphysematoso e secco	620
55. Pityriasis versicolor	637
56. Corte transversal da caixa thoracica com as visceras peitoraes	638
57. Exsudado pleuritico demonstrado pela percussão	639
58. Caixa thoracica do homem com as visceras	650
59. Os pulmões com a trache-arteria e a larynge	651
60. Um pulmão em estado de hepatisação	652
61. Bursiculas ou saquinhos terminaes dos pulmões	653
62. Corte transversal d'um musculo	671
63. Fibras musculares augmentadas 250 vezes	671
64. Feixesinho primitivo isolado, augmentado 450 vezes	671
65. Tecido tendinoso	671
66. Mãos de pessoas ata-	

Fig.	Pag.
cadas de rheumatismo articular chronico	675
67. Rins	681
68. Rins	681
69. Acarus femea visto pelo dorso	702
70. Acarus femea visto pelo abdomen	703
71. Acarus macho visto pelo abdomen	704
72. Sulco sarnoso augmentado	704
73. Corte horisontal d'um testiculo	726
74. Schêma do testiculo	726
75. Espermatozoides	726
76. Cabello do favus tratado com a potassa caustica	731
77. Elementos do fungo do favus	731
78. Nódulos tuberculosos	733
79. Formação das cavernas no vertice dos pulmões	733
80. Cavernas com paredes fortes	733
81. Fibras carnosas com trichinas emigrantes e uma que se enkista	750
82. Trichina femea, 200 vezes maior	751
83. Trichina enkistada e augmentada	751
84. Onychomykosis tonsurans	756
85. Corte vertical da pelvis da mulher	761
86. Superficie posterior do utero com as suas dependencias	762
87. Utero	763
88. Cancro occupando o labio posterior uterino	764
89. Hernias umbilicaes congenitas	810

INDICE ALPHABETICO

DOS MEDICAMENTOS E DAS DOENÇAS CONTIDAS
N'ESTE LIVRO.

———

A.

Abcessos 156.
— do figado 437.
— laryngeos 515.
— nos rins 680.
— retro-pharyngeos 157, 633.
Aborto 158.
Abuso do café 245.
— da cerveja 207.
— do vinho 207.
Açafrão 159.
Acidez 398, 812.
Acido hydrocyanico ou prussico 160.
— sebacico 162.
Acidos mineraes corrosivos 161.
Acne 162.
Aconitum 17, 163.
Adonis vernalis 18.
Aesculus Hippocastanum 18.
Aethusa cynapium 19.
Affecção valvular compensada 290.
Aguas do estomago 398.
Albuminuria 164.
Alcalis 170.
Alcoolismo 346.
Aletris farinosa 19.
Alienação mental 534.
Allium sativum 20.
Alöe 20.
Alopecia 243.
Alumen 170.
Alumina 21.

Amamentação das creanças 803.
Amaurose 568.
Ambliopia amaurotica 568.
Ambra grisea 21.
Amendoas amargas 171.
Amenorrhea 547.
Ammonium carbonicum 21.
Amollecimento dos ossos 594, 829.
— da medulla 379.
Amygdalite 173.
Amylum nitritum 22.
Anacardium orientale 22.
Anasarca 479.
Anemia 171.
— cerebral 257.
Aneurismas 172.
Angina 173.
— diphterica 329.
— lardacea 329.
— laryngea 512.
— do peito 616.
— maligna 329.
Anhydrosis 718.
Antimonium crudum 23.
Antraz 251.
Anus 176.
Apertos do esophago 377.
— intestinas 505.
— da uretra 788.
Aphasia 256.
Aphonia 509.
Aphtas 178, 812.
Apis mellifica 24.
Apoplexia cerebral 179.

Apoplexia espinhal 877.
— pulmonar 182.
Appendicite 182.
Appetite 183.
Areias na urina 683.
Argentum 25.
Argentum nitricum 25.
Arnica 26.
Aroma das flores 443.
Arruda 184.
Arsenico 185.
Arsenicum 27.
— jodatum 28.
Arterias 186.
Arterio-sclerose 186. '
Arterite 782.
Arthrite 451.
— rheumatica 671.
Arum triphyllum 29.
Asa foetida 29.
Aspecto apoplectico dos re-
cemnascidos 808.
Asphyxia 187.
— pelo calor 188.
— por congelação 187.
— por estrangulação 188.
— por gaz deletereo 188.
— por uma queda 187.
— dos recemnascidos 188, 808.
— por um raio 187.
— por suffocação 188.
— por submersão 189.
Asthenopia 189.
Asthma 190, 813.
— de Millar 193.
Asystolia 281.
Ataque de sangue para a cabeça 258.
Ataxia locomotriz 194.
Atrexia pupilar 582.
Athrepsia 198.
Atrophia 545.
— do coração 282.
— das crianças 198.
— muscular progressiva 195.
— da prostata 646.
— dos testiculos 725.
Aurum 30.
Aversão á luz 541.
Azia 398.

B.

Baço 204.
Balanite 206.
Banhos 206.
Baptisia 30.
Barrigas das pernas Caimbras
das) 207.
Baryta carbonica 31.
Bebidas alcoolicas 207.
Belladonna 31, 208.
Benzões acidum 32.
Berberis vulgaris 33.
Beriberi 209.
Bexiga 212.
— da urina 212.
Bismuthum .84.
Blennorrhagia 785.
— da mulher 786.
Blennorrhea 785.
Blepharite 583.
Blepharo-espasmo 569.
Bocca 217.
Bocio 222.
Borax 34.
Bromum 35.
Bronchite 228.
— capillar 228.
— chronica 229.
Bryonia 36.
Bubão 790.

C.

Cabeça (Dôr de) 231.
— volumosa das creanças 813.
Cabellos 243.
Cactus 36.
Café 245.
Caimbras dos escrivães 245.
— do estomago 394.
— das mãos 543.
— das pernas 207.
— uterinas 767.
Calcarea acetica 37.
— carbonica 37.
— jodata 38.
— phosphorica 39.
Calculos biliares 432.
— renaes 682.

Calculos salivares 221.
— vesicaes 212.
Callos 246.
Calvicie 243.
Camomilla 247.
Camphora 40, 248.
Cancro 790.
— aquatico 220.
— da bexiga 212.
— do esophago 375.
— do estomago 405.
— do figado 435.
— intestinal 497.
— da larynge 510.
— da lingua 529.
— do nariz 554.
— dos ovarios 601.
— das palpebras 569.
— dos peitos 624.
— da pelle 248.
— dos rins 686.
— dos seios 624.
— dos testiculos 725.
— do utero 762.
Cancroide 248.
Cannabis. 40.
Cantaridas 251.
Cantharis 41.
Capsicum 42.
Carbo animalis 42.
— vegetabilis 43.
Carboneum sulphuratum 43.
Carbunculo 251.
Carcinoma 248.
Cardio-espasmo 814.
Carie dos ossos 591.
— — — do nariz 554.
Carruagem 253.
Catalepsia 254.
Cataracta 569.
— verde 577.
Catarrho agudo da bexiga 212.
— chronico da bexiga 214.
— dos bronchios 223.
— bronchico chronico 229.
— do esophago 376.
— do estomago 399.
— gastrico 399.
— intestinal 498.
— — chronico 501.

Catarrho da larynge 512.
— — — chronico 512.
— nasal 555.
— pharyngeo 634.
— da prostata 645.
— renal agudo 686.
— — chronico 688.
— do saco lacrimal 571.
— suffocante 228.
— da trachea 223.
— uterino e vaginal 764.
— chronico uterino e vaginal 765.
— vesical chronico 214.
Caulophyllum 36.
Causticum 36.
Cedron 44.
Cegueira diurna 582.
— nocturna 578.
Cepa 44.
Cephalalgia rheumatica 678.
Cephalo-hematoma 243.
Cerebro 256.
Cerium oxalicum 44.
Cerumen endurecido dos ouvidos 599.
Cessação da menstruação 550.
Chá 265.
Chagas na bocca 178.
Chamomilla 45.
Chelidonium 45.
China 46.
Chininum sulphuricum 46.
Chloro 265.
Chlorose 265.
Cholera 268.
— epidemico 268.
— esporadico (?) 272.
— infantil 814.
— morbo asiatico 268.
Cholerina 272.
Choroidite 572.
Chumbo 273.
Cicuta virosa 47, 273.
Cina 48.
Cistus canadensis 48.
Claudicação espontanea 664, 815.
Clematis 49.
Cobre 274.

Cocculus 49.
Coccus cacti 50.
Coffea 50.
Colchicum 51.
Colicas 275, 816.
— biliares 432.
— de cobre 274.
— hepaticas 432.
— por indigestão 275.
— do miserere 504.
— ventosas 276.
— nephriticas 682.
— nervosas 275.
— rheumaticas 275.
Collinsonia canadensis 52.
Colocynthis 52,
Comichão da pelle 647.
Commoções 518.
Condurango 53.
Congestão cerebral 239, 258.
— espinhal 378.
— hepatica 435.
— da medulla 377.
— pulmonar 617.
Congestão renal 689.
— de sangue para a cabeça 258.
Conjunctivite catarrhal 573.
— purulenta 574.
— granulosa verdadeira 574.
— follicular 574.
— phlyctenular 574.
Conium 53.
Constipação 298.
Consumpção da espinhal medulla 386.
Contracção das mãos 543.
— da mandibula 543.
— espasmodica do queixo 543, 753.
Contusões 518.
Convulsões 278, 816.
— das mãos 544.
Coqueluche 745.
Coração 281.
Corallium rubrum 54.
Coréa 296.
Corpos estranhos no esophago 375.
— — na larynge 514.

Corpos estranhos no nariz 555.
— — nos olhos 574.
Corrimento branco 526.
— dos ouvidos 597.
— de sangue dos intestinos 465.
— — pelo nariz 459.
— — pelos ouvidos 465.
— — pelo utero 463.
Corysa 298, 818.
Couperose 356.
Coxalgia 664.
Coxeadura 664.
Creosota 300.
Crocus 54.
Crosta de leite das creanças 355.
Crotalus 54.
Croton tiglium 55.
Crup 301.
Cuidados a prestar aos recemnasidos 804.
Cuprum 56.
Cynaose 305, 809.
Cystite aguda 212.
— chronica 214.

D.

Dacriocystite 571.
Dança de S. Vito 296.
Debilidade 306.
Dedaleira 308.
Defluxo 298.
Deformidades dos recemnascidos 809.
Degeneração gordurosa do coração 283.
Delirio 308.
Delirium tremens 208, 346.
Dentes 308.
Dentição 819.
Derrame de agua no cerebro 260.
— cerebral 179.
— — na espinhal medulla 380.
— — no peito 622.
— — no pericardio 286.
— de sangue na conjunctiva 575.

Derreamento 518.
Descida do utero 760.
— da vagina 762.
Desejos sexuaes 816.
Desfallecimento 319.
Desvio dos ossos 829.
Diabetes 820.
Diarrhea 323, 821.
— cholerica 272.
Difficuldade de engulir 338.
Digestão difficil 391.
Digitalis 56.
Dilatação da matriz 766.
— pupilar 581.
— uterina 766.
— da uvula 176.
— das veias 779.
Diminuição e perda do paladar
   184.
Diphteria 329.
Diplopia 576.
Distichiasis 581.
Doença de Addison 690.
Doenças das creanças 802.
— — de peito 812.
— das unhas das mãos 756.
— — dos pés 756.
Dôr de garanta 173.
Dôres 333.
— de cabeça 231.
— de dentes 308.
— do estomago 394.
— falsas de parto 612.
— dos ouvidos 596.
— rheumaticas 678.
— de tortos 612.
— nervosas do utero 767.
Drosera 57.
Dulcamara 57.
Dysenteria 335.
Dysmenorrhea 548.
Dyspepsia 391.
Dysphagia 388.

E.

Ecchymoses 518.
— dos recemnascidos 810.
Echinococos 441.
Eclampsia 339.

Ecthyma 342.
Ectropion 575.
Eczema 344.
Edade critica 550.
Edema da larynge 515.
— das palpebras 576.
— dos pés 630.
Elaps coralinus 58.
Elephantiasis dos arabes 345.
Embriaguez 346.
Emphysema pulmonar 621.
Encephalite 260.
Endocardite 285.
Endurecimento da pelle das
   mãos 544.
Enfarte do baço 205.
— uterino 768
— das glandulas mamarias dos
   recemnascidos 812.
Enfraquecimento 545.
Enjôo 348.
Entrada do ar na pleura 622.
Envenenamentos 348.
— pelo azêbre 274.
Enxaqueca 231.
Enxofre 349.
Epididymite 726.
Epilepsia 349.
Epiphora 576.
Epistaxis 459.
Epitelioma 248.
Erigeron canadense 58.
Erupções 353.
— na barba 355.
— da cabeça 354.
— da cara 355.
— da pelle 353.
Erysipela 357, 821.
— do escroto 728.
— dos pés 630.
Erythema 360, 822.
Escarlatina 361.
Esclerose da medulla 379.
Escorbuto 366.
Escoriação 369, 822.
— das mãos 544.
Escrophulas 370.
Esforços corporaes 378.
— intellectuaes 378.
Esophagites 376.

Esophago 375.
Espasmo do anus 176.
— da bexica 215.
— da glote 193.
— da matriz 767.
Espermatocelo 725.
Espermatorrhea 317.
Espinha bifida 380.
Espinhal medulla 377.
Esporão de centeio 388.
Estalidos das articulações das
    mãos 544.
Estanho 389.
Estaphyloma 580.
Esterilidade 317.
Estomago 389.
Estomatite 218.
Estrabismo 577.
Estramonio 408.
Estrangulação intestinal 504.
Estremecimentos das mãos 544.
Ether 409.
Eucalyptus 59.
Eupatorium perfoliatum 59.
Eupatorium purpureum 60.
Euphrasia 60.
Eutropion 576.
Expectoração de sangue 461.

F.

Falta de appetite 183.
— de leite 613.
— de menstruação 547.
Febres 409, 822.
Febre adynamica 424.
— amarella 410.
— ataxica 424.
— gastrica 424.
— intermittente 415.
— — larvada 420.
Febre intermittente perniciosa
    420.
— do leite 613.
— miliar 551.
— puerperal 422.
— remittente 424.
— traumatica 525.
— typhoide 424.
— urticaria 430.

Feridas 518, 524.
Ferro 431.
Ferrum 61,
Figado 432.
— coloide 440.
— lardaceo 440.
Fistula do anus 176.
— lacrimal 577.
— lactea 615.
Flatulencia 443.
Flores 443.
— brancas 526.
Fluoris acidum 61.
Fluxão da cara 444.
— da face 444.
Fluxo de lacrimas 576.
Fluxos de mucosidades 176.
Fogo de Sto Antonio 477.
Fome canina 183, 445.
Fontanellas que tardam a fechar-
    se 823.
Formica rufa 62.
Fracturas 518.
Fraqueza muscular 824.
— da vista 568.
Frieiras 445.
Fruncolos 446.
Fruncolose 446.

G.

Gagueira 824.
Ganglios 531.
Gangrena 448.
— senil 782.
Garrotilho 301.
Gastralgias 394.
Gastrites 397.
Gastrorrhagia 560
Gazes na matriz 766.
Gelsemium 62.
Glandulas lymphaticas 449.
Glaucoma 577.
Glonoinum 63.
Glossite 530.
Gonorrhea 785.
Gordura excessiva 643.
Gota 451.
Graphites 63.
Gravidez 453.

Gretas 455.
— do anus 176.
— das mãos 544.
— dos pés 630.
Grindelía robusta 64.
Grippe 223, 456.
Gritos 824.
Guaiacum 65.

H.

Hamamelis 65.
Helleborus 66.
Helonias dioica 67.
Hematemese 460.
Hematocelo 727.
Hematuria 466.
Hemeralopia 578.
Hemicranea 231.
Hemiopia 578.
Hemiplegia 180.
Hemoptise 461.
Hemorrhagias 459.
Hemorrhagia buccal 217.
— cerebral 179.
— pelo nariz 459.
— ocular 578.
— pulmonar 461.
— da uretra 466.
— uterina 463.
Hemorrhoidas 467.
Hepar sulphuris 68.
Hepatite 436.
— aguda 436.
— chronica 438.
— suppurativa 437.
Hernias 472, 825.
— dos recemnascidos 810.
Herpes 477.
— annular 478.
— corrosivo 538.
— escamoso 648.
— tonsurans 478.
— zona 477.
— zoster 477.
Hipo pupilar 578.
Hydatides 770.
Hydatides do figado 441.
Hydrarthrose 478.
Hydrastis 69.

Hydrocelo 728.
Hydrocephalia aguda 260.
— chronica 264.
Hydrocotyle asiatica 69.
Hydrocyani acidum 70.
Hydrometra 766.
Hydronephrose 690.
Hydropericardia 286.
Hydrophobia 666.
Hydropisia 479.
— dos ovarios 601.
— do peito 479.
— dos rins 690.
— uterina 766.
Hydrorachis 380.
Hydrothorax 622.
Hyoscyamus 70.
Hyperemia cerebral 258.
— dos rins 689.
Hypericum perforatum 71,
Hyperydrosis 715.
Hypertrophia do coração 287.
— da prostata 646.
Hypocondria 481.
Hysteria 483.

I.

Ichthyosis 490.
Ictericia 491.
— dos recemnascidos 811.
Ignatia amara 72.
Impetigo 492.
Impotencia 317.
Inappetencia 445.
Inchação do nariz. 556.
Inchação das palpebras 576.
— puerperal 616.
Incontinencia d'urina 217, 759.
— — nocturna 216.
Indicações especiaes para os diversos medicamentos 831.
Indigestão 399, 826.
Induração do baço 205.
— do tecido celular 811.
— dos peitos 623.
Indurações 493.
Inflammação das amygdalas 173.
— do anus 177.
— das arterias 782.

Inflammação da articulação do quadril 663.
— aguda do baço 204.
— chronica do baço 205.
— aguda da bexiga 212.
— chronica da bexiga 214.
— da bocca 218.
— das cartilagens da larynge 515.
— do cerebro e suas membranas 260.
— do coração 285.
— da cornea 580.
— do esophago 376.
— do estomago 397.
— do figado 436.
— chronica do figado 438.
— das gengivas 219.
— intestinal 506.
— da lingua 530.
— chronica da matriz 768.
— do nariz 556.
— dos olhos 583.
— dos ouvidos 597.
— dos ovarios 600.
— das palpebras 583.
— das parotidas 609.
— dos peitos 623.
— da pelvis dos rins 692.
— do pericardio 294.
— do peritoneo 627.
— da prostata 646.
— dos rins 686.
— do utero 767.
— dos vasos lymphaticos 781.
— das veias 783.
— do veo palatino 220.
— das vertebras 382.
Influenza 456.
Insectos venenosos 494.
Insomnias 495, 827.
Insufficiencia das valvulas do coração 287.
Intertrigo 369.
Intestinos 497.
Jodo 508.
Jodum 72.
Joelhos 508.
Ipecacuanha 73.
Iris 73.

Irite 578.
Jaborandi 74.
Juglans 74.

K.

Kali bichromicum 75.
— carbonicum 75.
— hydrobromicum 76.
— chloricum 77.
— hydroiodicum 78.
— permanganicum 79.
— phosphoricum 79.
Kalmia latifolia 79.
Keratite 580.
Keratocelo 580.
Kistos do figado 441.
— dos ovarios 601.
Kreosotum 80.

L.

Labios 508.
Lac caninum 80.
Lachesis 81.
Lactis acidum 82.
Laparões 553.
Larynge 509.
Laryngite catarrhal 512.
Laurocerasus 83.
Ledum palustre 83.
Lepra 517.
Leptandra virginica 84.
Lesões da lingua 530.
— mecanicas 518.
— dos olhos 574.
— dos ossos 518, 519.
Leucorrhea 526.
Lichen 527.
Lilium tigrinum 84.
Lingua 528.
Lipomas 531.
Lithiase urica 684.
— vesical 212.
Lithium carbonicum 84.
Lobelia inflata 86.
Lobinhos 531.
— da cabeça 243.
Lombrigas 531.
Loucura 534.

Loucura dos beberrões 208.
Lumbago 679.
Lupas 243, 531.
Lupus 538.
— das palpebras 569.
Luxações 518, 522.
Luz. 541.
Lycopodio 541.
Lycopodium 87.
Lycopus virginicus 86.
Lymphadenite 781.
Lymphangite 781.

M.

Magnesia 541.
— muriatica 88.
— phosphorica 88.
Mal de Bright 164.
— de Pott 382.
Malaria 542.
Manchas 542.
— da cornea 585.
— hepaticas 542.
— de nascença 542.
Mandibula 543.
Manganum 88.
Mania 534.
Mãos 543.
Marasmo 198, 545.
Mastite 614.
Masturbação 588.
Mau halito 221.
Meimendro 546.
Melancolia 546, 712.
Melena 460.
Memoria 546.
Meningite 260.
— espinhal 383.
Menopausa 550.
Menorrhagia 549.
Menstruação 547.
— dolorosa 548.
— supprimida 549.
Mentagra 355.
Mercurio 550.
Mercurius 89.
— cyanatus 90.
— jodatus flavus 90.
— — ruber 91.
— sublimatus corrosivus 91.

Metralgia 767.
Metrite 767.
— chronica 768.
Metrorrhagia 463.
Mezereum 92.
Midriase 581.
Miliar 551, 828.
Millefolium 92.
Molestia asul 305.
— bronzeada 690.
Mordeduras de animaes venenosos 552.
Mormo 553.
Morte apparente 187.
Moscas volantes 582.
Moschus 93.
Muguet 567.
Muriatis acidum 93.
Mydriase 581.
Myelite 383.
Myopia 582.
Myose 582.

N.

Naevus maternus 542.
Naja tripudians 94.
Naphtalinum 94.
Nariz 554.
Natrum arsenicicum 95.
— muriaticum 95.
— phosphoricum 96.
Nauseas 800.
Nephrite catarrhal aguda 686.
— — chronica 688.
— suppurativa 680.
Nevralgias 558.
— da cara 562.
— cervico-bracchiaes 560.
— faciaes 562.
— intercostaes 565.
— lumbo-abdominaes 561.
— da nuca 565.
— occipitaes 565.
— oculares 582.
— dos testiculos 728.
— da vagina 771.
Nictalopia 582.
Nistagmus 582.
Nitri acidum 96.

Noma 220.
Nostalgia 712.
Noz vomica 566.
Nux moschata 97.
— vomica 97.
Nymphomania 316.

O.

Obesidade 643.
Obstruccão do conducto lacri-
    mal 577.
Oïdium albicans 567.
Oleander 99.
Oleum jecoris aselli 99.
Olfacto 556.
Olhos 568.
Onanismo 588.
Onychomykosis 755.
Opacidade da cornea 585.
Ophtalmia 583, 828.
— blennorrhagica 585.
— catarrhal 584.
— escrophulosa 584.
— dos recemnascidos 583.
— rheumatica 585.
— syphilitica 585.
Opio 590.
Opium 100.
Orchites 728.
Ossos 591, 829.
Osteite 592.
Otalgia 596.
Otite 597.
Otorrhagia 465.
Otorrhea 597.
Ouvidos 596, 829.
Ovarios 600.
Ovarite 600.
Oxalii acidum 100.
Oxyuros vermiculares 534.
Ozena 557.

P.

Paeonia 101.
Palavra 604.
Palpitações do coração 292.
Panaricio 604.
Pancadas 519.
Papeira 222.

Paralysia 608.
— agitans 608.
— do anus 177.
— da bexiga 217.
— das cordas vocaes 509.
— espinhal infantil 385.
— infantil essencial 385.
— da lingua 530.
— das mãos 544.
— das palpebras 585.
— dos pés 630.
Paranephrite 691.
Paraproctite 507.
Pareira brava 101.
Parotidas 609.
Parotite 609.
Parto 612.
— prematuro 158.
Passiflora incarnata 102.
Passos em falso 518.
Pedras na bexiga 212.
— nos rins 682.
Peito 616.
Peitos 623.
Peixe em decomposição 631.
Pelagra 626.
Pemphigo 626.
Perda do paladar 184.
— da voz 509.
Pericardite 294.
Perichondrite 515.
Perimetrite 769.
Periostite 592.
Peritonite 627.
Pés 630.
Pesadelos 631.
Pescado venenoso 631.
Peste bubonica 632.
— oriental 632.
Petechias 633.
Petroleum 102.
Pharynge 633.
Pharyngite 634.
Phellandrium 103.
Phlebite 783.
Phlegmões 156.
— da cara 444.
Phlegmasia alba dolens 616.
Phosphori acidum 103.
Phosphoro 636.

Phosphorus 104.
Photophobia 541.
Physionomia 694.
Phytolacca 105.
Picadas no anus 177.
Picronitri acidum 106.
Pielite 692.
Pituitas 398.
Pityriasis 636.
Plantago 107.
Platina 107.
Plethora 637.
Pleuresia 638.
Pleurite 638.
Pleurodynia 642.
Pleuropneumonia 649.
Plica polaca 244.
Plumbum metallicum 107.
Pneumonia 649.
Pneumothorax 622.
Podagra 642.
Podophyllum 108.
Poluções 316.
Polypos da larynge 516.
— nasaes 557.
— dos ouvidos 598.
— uterinos 770.
Polysarcia 643.
Presbytia 585.
Prisão de rentre 643, 830.
Prolapso uterino 760.
Prostata 645.
Prostatite 646.
Prurido 647.
Prurigo 647.
— do anus 177.
— do escroto 728.
Psoriasis 648.
Ptyalismo 222.
Pulmonia 649.
Pulsatilla 108.
Purgações 785.
Purpura homorrhagica 662.
Pustula maligna 662.
Pustulas roxas da cara 356.
Pyrosis 398.

Q.

Quadris 663.

Quebraduras 472.
Queda dos cabellos 243.
— da matriz 760.
— da vagina 762.
Queimaduras 665.
Quinina 666.

R.

Rachitismo 593.
Raiva 666.
Ranula 221.
Rannunculus bulbosus 110.
Recto 830.
Rectorrhagia 465.
Resfriamento 669.
Respiração curta 190.
Retracção do orificio do esto-
    mago e esophago 399.
— dos tendões das mãos 544.
Rheum 111.
Rheumatismo 670.
— articular 671.
— — agudo 671.
— — chronico 676.
— blennorrhagico 784.
— muscular 678.
Rhododendron 111.
Rhus toxicodendron 111.
Rins 680.
Roseola 693.
Rosto 694.
Rouquidão 695.
Ruibarbo 696.
Rumex crispus 112.
Ruta 113.

S.

Sabina 114.
Saburra gastrica 399.
— da lingua 528.
Saida do intestino recto 177,
    830.
Salivação 222.
Sambucus 114.
Sanguinaria 114.
Sarampo 697.
Sarcoma 248.
Sarna 702.

Sarsaparilla 115.
Satyriasis 316.
Saudades do paiz natal 712.
Sciatica 705.
Scilla maritima 115.
Secale cornutum 116.
Selenium 117.
Senecio aureus 117.
Senega 118.
Sepia 118.
Ser vêsgo 577.
Settas 707.
Silicea 119.
Sobreparto 612.
Soffrimentos moraes 707.
Solitaria 531.
Soluços 712, 831.
Somnolencia 713.
Spigelia 120.
Splenite aguda 204.
Spongia 120.
Spondilitis 382.
Stannum 121.
Staphysagria 121.
Sternutação espasmodica 555.
Sticta pulmonaria 121.
Stramonium 122.
Strophantus 123.
Strychninum 124.
Sudamina 551.
Suffocação pelo calor 714.
Sujidade do estomago 399.
Sulphur 125.
— iodatum 127.
Sulphuris acidum 127.
Sumagre venenoso 714.
Suor 715.
— das mãos 544.
— dos pés 630.
Suppurações 719.
Surdez 598.
Syncope 319.
Syphilis 785.

T.

Tabaco 720.
Tabacum 127.
Tabes dorsal 386.
Tabes mesenterica 721.

Tarantula 128.
Tellurium 129.
Tenia 531.
Terçol 585.
Terebinthina 130.
Testiculos 725.
Tétano 799.
Thlaspi bursa pastoris 130.
Thuja 131.
Tiflite 506.
Tinha 731.
Tisica 732.
— dorsal 386.
— infantil 721.
— intestinal 507.
— laryngea 516.
— mesenterica 721.
— pulmonar 732.
Torceduras das mãos 518.
— dos pés 518, 522.
Torticolis 740.
Tosse 740.
— convulsa 745.
— feriua 745.
— nervosa 745.
— sanguinolenta 461.
Tratamento prophylactico das doenças das creanças 837.
Tremuras das mãos 545.
Trichiasis 581.
Trichinose 750.
Trismo 543, 729, 753.
Tuberculose mesenterica 721.
— pulmonar 732.
— dos testiculos 727.
Tumefacções dos recemnascidos 810.
Tumores arteriaes 172.
— brancos nas articulações 616.
— enkistados 531.
— esteomatosos 531.
— hemorrhoidaes 467.
— inflamatorios 156.
— lacrimaes 577.
— lacteos 615.
— laryngeos 515.
— ovaricos 601.
Tumores pharyngeos 633.
— salivares 231.
— sanguineos na cabeca 243.

Tympanite 753.
Typho 424.

U.

Ulceras 753.
— da cornea 585.
— do duodeno 507.
— do estomago 405.
— das gengivas 220.
— da larynge 516.
— da lingua 530.
— da matriz 771.
— syphiliticas 790.
— varicosas 779.
Unhas 755.
Uranium nitricum 131.
Uretrorrhagia 466.
Urinas 756, 831.
— ensanguentadas 466.
Urticaria 430.
Utero 760.
Uva ursi 132.

V.

Vagina 760.
Vaginimso 771.
Vaginodynia 771.

Valeriana 132, 772.
Varicella 772.
Varicocelo 729.
Variola 772.
Varioloide 772.
Varizes 779.
Vasos lymphaticos 781.
— sanguineos 782.
Venereo 785.
Ventosidades 443.
Ventre avultado 797.
Veratrum album 133.
— viride 134.
Verbascum 135.
Verrugas 797.
Vertebras 377.
Vertigem 798.
Viola tricolor 135.
Vipera 136.
Vista cançada 585.
— curta 582.
Volvo 504.
Vomitos 800.

Z.

Zincum 136.
Zona 477.
Zumbidos dos ouvidos 599.

Imprensa de Breitkopf & Härtel em Leipzig.

PREÇO-CORRENTE

DA

PHARMACIA CENTRAL HOMEOPATHICA

DO

DR. WILLMAR SCHWABE, LEIPZIG
(ALLEMANHA).

O MAIOR E MAIS ACREDITADO ESTABELECIMENTO HOMEOPATHICO DO MUNDO.

Preparação e expedição de todos os medicamentos homeopathicos em tincturas mães, diluições, triturações, globulos e pastilhas. Boticas domesticas, de bolso, de viagem e em forma d'armarios para medicos, hospitaes e pharmaceuticos. Preparados dieticos, utensilios e vehiculos para a preparação dos medicamentos homeopathicos. Fabricação especial de globulos inertos. Livraria de obras homeopathicas publicadas pela casa e depositadas n'ella para a venda, em todas as linguas modernas. Instrumentos cirurgicos e apparelhos para a assistencia dos enfermos.

Exportação para todos os paizes do mundo.

MEDALHAS D'OURO, DE PRATA E DE BRONZE EM TODAS EXPOSICÕES ENVIADAS.

INDICE.

	Pagina
As vantagens do methodo curativo homeopathico	5
Aviso para quem comprar remedios homeopathicos	6
Da preparação dos medicamentos homeopathicos	8
Modo e condições de venda	9
Testemunhos	11
Preço-corrente	18
A. Medicamentos em frascos soltos.	
I. Para o uso interno:	18
Tincturas mães indigenas	18
Tincturas mães exoticas	18
Triturações até á 12ª decimal	18
Potencia liquidas até á 60ª decimal	19
Globulos da 3ª até á 30ª decimal	19
Diluições altas e globulos da 31ª á 200ª	19
Remedios biochimicos do systema dr. Schüssler	18
Pastilhas homeopathicas	19
II. Para o uso externo:	22
Tincturas	22
Oleos	22
Unguentos	23
Medicamentos em caixas de cartão	24
B. Boticas homeopathicas domesticas	24
a) Com medicamentos em diluições e triturações	24
b) Com medicamentos em globulos	27
C. Carteiras de bolso e de viagem	28
D. Caixas e boticas para a cura das feridas	29
E. Boticas especiaes	30
F. Boticas portateis	30
G. Boticas fabricadas expressamente para resistir mais aos paizes tropicaes e humidos	32
H. Boticas para medicos e pharmaceuticos	33
I. Especialidades para uso interno e externo	34

A correspondencia deve ser dirigida ao: Dr. Willmar Schwabe, Leipzig, Allemanha.

1*

	Pagina
K. Preparados dieteticos	37
L. Artigos para preparar e tomar os medicamentos	37
I. Frascos, tubos e outros de vidro	37
II. Rolhas de cortiça	43
III. Balanças e pesos	43
IV. Artigos de porcellana	43
V. Artigos de chifre	44
VI. Artigos de papel e papelão	44
Bustos de Hahnemann	45
Caixes com utensilios	46
M. Vehiculos (globulos inertes, assucar de leite, pastilhas inertes, alcool)	46
N. Instrumentos cirurgicos e artigos para a assistencia dos enfermos	47
I. Faixas e Ligaduras	47
II. Seringas e Clysobombas	47
III. Thermometros	48
IV. Instrumentos para o diagnostico	48
V. Instrumentos para as enfermidades das mulheres	49
VI. Apparelhos para o exame da urina	49
VII. Outros instrumentos e artigos	49
Carteiras de cirurgia	50
O. Obras homeopathicas	50

A correspondencia deve ser dirigida ao: Dr. Willmar Schwabe, Leipzig, Allemanha.

AS VANTAGENS DO METHODO CURATIVO HOMEOPATHICO.

Ha uns cem annos pouco mais ou menos que o medico allemão o Dr. Samuel Hahnemann organizou a homeopathia e a demonstrou scientificamente e a experimentou na practica. Pela habilidade particular com que fazia as suas observações, Hahnemann descobrio que os remedios têm relações com os orgãos do corpo e as enfermidades, contra as quaes têm effeito e que ha certa relação entre as doenças e os remedios que as curam, que para o corpo doente aquelles remedios que em doses pequenas têm effeito salutar, em doses maiores causam symptomas no corpo semelhantes á enfermidade. Por esta razão Hahnemann chamou o seu methodo de curar, baseado n'estes principios, de «Homeopathia» o que quer dizer «curar similar com similar».

Em virtude das numerosas experiencias systematicas, feitas por Hahnemann e seus discipulos nos organismos humanos saõs, ficou confirmado o effeito dos remedios homeopathicos e registrado nos compendios, de modo que a escolha dos remedios que são proprios para curar qualquer das varias enfermidades, se fará com toda segurança.

Eis a razão porque com os remedios homeopathicos se pode curar rapida e seguramente quaesquer molestias, logo que estas mesmas sejam curaveis.

Pelo emprego dos remedios homeopathicos em doses pequenas nunca se poderá causar damno, mesmo não acertando com o remedio proprio para o caso.

Empregando-se a homeopathia em tempo opportuno, não raras vezes faz dispensar operações.

A correspondencia deve ser dirigida ao: Dr. Willmar Schwabe, Leipzig, Allemanha.

Os remedios homeopathicos não têm máo gosto, os doentes mais impertinentes, e mesmo as crianças, os tomam de boa vontade.

Os gastos com os remedios homeopathicos são diminutos em comparação com os medicamentos allopathicos.

Os remedios homeopathicos não são sujeitos a estragar-se, e por isso se conservam muitos annos.

A homeopathia pode ser exercida por todos, pois na falta de um medico homeopatha, todo o homem lettrado auxiliado por um compendio escripto em termos claros, pouco a pouco se poderá familiarizar não só com a mesma, mas tambem poderá curar doenças leves, como tambem obviar as molestias graves por este methodo. Eis a razão porque nas regiões onde não ha medicos ou é difficil encontral-os, a homeopathia tem feito grandes beneficios.

Em virtude d'isto, a homeopathia na realidade tornou-se o methodo curativo popular, e apezar de tantos obstaculos interpostos pelos adversarios, de anno para anno tem-se dilatado cada vez mais.

Tambem para curar animaes domesticos doentos, os remedios homeopathicos tem-se mostrado muito efficazes, de modo que são muitissimo recommendaveis a todos os agricultores que querem proteger-se contra o prejuizo de perder animaes de valor.

AVISO PARA QUEM COMPRAR REMEDIOS HOMEOPATHICOS.

Para obter exito seguro, empregando medicamentos Homeopathicos, em primeiro lugar é preciso que os medicamentos sejam preparados fielmente de accordo com as prescripções dadas pelo organizador da homeopathia o Dr. Samuel Hahnemann, pois remedios de má preparação, ou mesmo compostos só de alcohol ou globulos de assucar, que por desgraça inconscienciosamente

A correspondencia deve ser dirigida ao: Dr. Willmar Schwabe, Leipzig, Allemanha.

são administrados frequentemente em lugar de remedios verdadeiros, têm outro effeito ou nenhum.

A este respeito um medico homeopatha diz com toda razão em um tratado da lavra de sua penna sobre a composição dos remedios homeopathicos:

Sem ter remedios homeopathicos preparados consciencisamente de accordo com as prescripções de Hahnemann, não é possivel o tratamento de doentes segundo os principios homeopathicos, como tambem não se pode esperar nem resultado favoravel nem cura.

Por isso todos os adeptos da homeopathia devem prover-se dos medicamentos homeopathicos nas Pharmacias, onde se preparam os medicamentos exactamente conforme as prescripções de HAHNEMANN.

A nossa botica central homeopathica desde a sua fundação tem tomado por tarefa de preparar os remedios homeopathicos sempre exactemente de accordo com as prescripções de Hahnemann, as quaes encontram-se reunidas na.

Pharmacopœa Homœopathica Polyglotta

composta pelo dr. Willmar Schwabe e publicada nas linguas allemã, franceza, hespanhola, ingleza, italiana, portugueza e russa, que foi auctorisada pela «Sociedade Central Homeopathica Allemã» e pela dos medicos homeopathas hungaros, dinamarquezes e hollandezes.

Graças a esta preparação consciencista, sempre observada nos remedios homeopathicos fornecidos por nós, conseguiu-se constantemente os melhores resultados, e sendo usados de modo conveniente, nunca deixaram de produzir os seus effeitos. Por esta razão os nossos remedios, tratando-se do seu effeito seguro, são assignalados de serem os melhores, o que prova a seguinte pequena collecção de cartas de reconhecimento, e que em todas as partes do globo estão em uso entre os adherentes da homeopathia.

Todos os remedios homeopathicos fornecidos por nós em garrafinhas, trazem rotulo com a firma de nossa casa e bem assim ambas as nossas marcas registradas, representadas pelos desenhos n'este preço-corrente pag. 10.

A correspondencia deve ser dirigida ao: Dr. <u>Willmar</u> Schwabe, Leipzig, Allemanha.

Chamamos a attenção especial de que frequentemente querem fazer passar remedios de outra procedencia como se fossem composições do Dr. Schwabe, prevenimos pois que se acautelem contra taes falsificações.

Da preparação dos medicamentos homeopathicos.

Os medicamentos usados na Homeopathia provem dos tres reinos da natureza, á saber do reino das plantas, das mineraes e dos animaes, em parte tambem da industria quimica. Se preparam nas formas siguintes:

1. **Essencias** ou **Tincturas mães**, que são preparações medicinaes extrahidas das plantas.

2. **Diluições liquidas.** Só em casos excepcionaes se empregam as tincturas mães para uso interno. Preparam-se diluições ou atenuações liquidas por meio do alcool. De este modo desenvolvem-se somente os seus principios medicamentosos, que produzem no corpo enfermo os effeitos salutares que se esperam, sem causar nunca prejuizo algum. Preparam-se estas diluições, chamadas tambem *soluções, attenuações, dinamisações,* ou *potencias,* segundo os preceitos invariaveis da pharmacopœa, segundo a escala decimal ou a centesimal. Cada gráo de attenuação se designa com um numero, collocado ao lado do nome do medicamento. Antes do numero se escreve um D, para indicar que a attenuação tinha sido preparada conforme a escala decimal. Quando a preparação tenha sido feita conforme a escala centesimal, colloca-se um C antes do numero, indicando o gráo da attenuação ou se escreve somente o numero. Por exemplo: Aconitum D 3 = 3ᵃ diluição decimal; Aconitum C 3 ou só Aconitum 3 = 3ᵃ diluição centesimal.

3. **Triturações.** Os medicamentos mineraes, chimicos e animaes usados na homeopathia não podem ser preparados nas baixas attenuações senão em forma de trituração ou pó. Quando a attenuação passa da 3ᵃ potencia centesimal ou 6ᵃ decimal, poder-se-hão fazer á vontade e conforme com os preceptos hahnemannianos, soluções liquidas.

4. **Globulos.** Muitos adeptos da homeopathia preferem servir-se dos medicamentos em forma de globulos, que se

---

A correspondencia deve ser dirigida ao: Dr. Willmar Schwabe, Leipzig, Allemanha.

imprègnam na solução medicamentosa liquida. Empregam-se os globulos de diversos tamanhos como são representados na pag. 46 d'este catalogo.

5. **Pastilhas.** Estas pastilhas de recente applicação em homeopathia, contem triturações medicamentosas, permittindo assim o tomar-se uma dose exactissima do medicamento em estado secco; o que é de summa importancia, tratando-se de triturações, que d'esta forma actuam com mais segurança do que dissolvendo-se em agua. Sem mistura d'especie alguma e preparados puramente com as triturações feitas com todo o esmero, representam estas pastilhas uma forma pharmacologica excellente, obtida por compressão em moldes e apparelhos construidos expressamente e que fornecem umas pastilhas redondas, as quaes se podem conservar soltas sem desfazer-se, sendo por isso faceis de dissolvèr-se e desagregar-se só com a pressão da lingua. Para as viagens e para as creanças a forma de pastilhas é sem duvida alguma a melhor de todas as preparações por trituração.

MODO E CONDIÇÕES DE VENDA.

Os medicamentos homeopathicos expèdem-se, segundo os pedidos, em frascos ou tubos soltos, ou sob a forma de boticas domesticas, de viagem, de bolso, etc., cujos tamanhos e preços indicaremos nas paginas seguintes.

Para evitar errores na expedição dos medicamentos em frascos soltos e das boticas, é preciso indicar claramente nos pedidos a forma, na qual desejam-se os medicamentos; o tamanho dos frascos ou tubos; a especie das boticas e o numero dos medicamentos que devem conter.

Fazendo-nos pedidos para revender, quer dizer: pedidos para um numero de frascos de cada medicamento, para um numero de boticas das diversas classes e de livros, concedemos aos preços um abatimento razoavel.

Os pedidos que se nos façam executão-se com a maior rapidez e com o mais minucioso cuidado possivel, sendo os

---

generos mandados aos freguezes pela maneira mais ventajosa, quer pelo vapor, quer em encommenda postal se os pedidos não fôrem importantes.

Nos preços indicados n'este catalogo não se inclue o seu enfardamento, cuja importancia carregamos na factura.

Em geral não podemos executar os pedidos sem receber ao mesmo tempo a remessa da sua importancia e dos gastos de transporte que temos de pagar aqui. Porem, nos pedidos maiores estamos prompto de sacar a importancia da factura com as despezas de transporte aos consignatorios contra a entrega do conhecimento.

Pharmacia Central Homeopathica
Dr. Willmar Schwabe,
Leipzig.

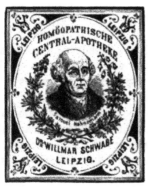 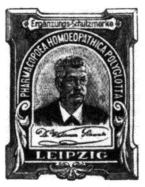

Marcas Commerciaes.

TESTEMUNHOS.

Os medicamentos homeopathicos actuaram nos meus e em mim proprio com tal efficacia (em especial no tratamento da febre malaria), que desejo com empenho adquirir uma pharmacia mais completa, visto que a pharmacia de viagem com os seus frascos pequenos não é sufficiente. Aproveitei a occasião de recommendar a vossa Pharmacia Central e peço-vos que me envieis preços-correntes.

Jassy, Roumania.   E. Wendland,

pastor da parochia evangelica allemã.

Estou contente por vos poder assegurar que a homeopathia, applicada por mãos experientes, dá os melhores resultados, aqui, nos casos os mais rebeldes, não obstante a nossa communa de Blumenau estar litteralmente inundada de livros sobre a hydrotherapia. Depois d'outros recursos terem sido inutilmente experimentados, recorre-se, á ultima hora, e a maior parte das vezes com bom resultado, á homeopathia, como o tenho consignado nos meus appontamentos.

Blumenau, Brazil.   Julius Scheidemantel.

Por minha recommendação, uma certa quantidade das vossas pharmacias prestam excellentes serviços em casa de pessoas minhas conhecidas. A ultima, que contem 108 medicamentos, mandei-a vir, o anno passado, por um amigo, por intervençao de M. Rulsot, de Rochefort (França). Estamos satisfeitissimos com os resultados que temos colhido na sua applicação e muito vos agradecemos.

Bahia Branca, Republica Argentina.   **L. Olivet.**

Aproveito a occasião de vos enviar os meus agradecimentos pela rapida e conscienciosa execução da minha primeira encommenda, assim como pela excellente qualidade dos vossos medicamentos, com os quaes tenho feito maravilhas. Assim elles possam espalhar-se pelo universo inteiro.

Messena, Grecia.   **Charalampis Merlas.**

Esta encommenda, faço-a como experiencia, não por motivo dos vossos medicamentos, cuja qualidade e efficacia ja conheço, mas com o fim de ver se a remessa da vossa parte é facil e commoda. Comprei medicamentos a varios pharmaceuticos de Buenos-Ayres, mas estes productos não podiam comparar-se com os vossos.

Rafaela, Republica Argentina.   **Manuel Acuña,**
                                            dentista.

Agradeço-vos a remessa do novo catalogo e peço-vos que me envieis os livros seguintes — — — — Brevemente, vos farei uma nova encommenda de medicamentos. Os ultimos que recebi, são excellentes.

Caquera, Colombia.   **Dr. Moises M. Pabon.**

Os medicamentos pedidos por M. Joubert chegaram bem e deixaram-me satisfeito por completo. Logo que haja falta d'outros artigos, novo pedido vos dirigirei. Recommendarei a vossa casa, ficae certos d'isso.

Zomershoek, Transwaal.   **F. L. Moeller.**

Os vossos medicamentos agradam-me muito mais, do que os que tenho comprado em Inglaterra; e aproveito esta occasião para vos dirigir novos freguezes.

Tring, Inglatera.   **W. L. Whitecombe.**

A correspondencia deve ser dirigida ao: Dr. Willmar Schwabe, Leipzig, Allemanha.

Enviae-me os medicamentos seguintes — — Os medicamentos que me enviastes o anno passado, eram muito bons. Se os medicamentos fossem assim preparados em Londres, não haveria em toda a Inglaterra, senão medicos homeopathas. Em Inglaterra a homeopathia esta muito vulgarisada; mas os medicamentos são preparados com pouco cuidado.

Londres.   Carlos Wartenberg.

Tenho uma grande satisfação em vos participar que em todos os casos em que empreguei medicamentos da vossa proveniencia, tenho alcançado os melhores resultados.

Fusagasuga, Colombia.   Dr. Alcides Mogollon.

Ha mais de dez annos que me sirvo, com magnifico resultado, das vossas preparações homeopathicas, porque são puras e preparadas conscienciosamente.

Tehuacan, Mexico.   .   Dr. Rafael Farfan.

Recommendo as vossas preparações por todo a parte e sempre que posso, porque são as unicas que nos garantem a authenticidade de verdadeiros medicamentos homeopathicos.

Barcelona.   Dr. Pedro Pinard.

Todos os dias repito aos meus amigos que os vossos medicamentos não falham nas doenças para as quaes estão indicados. As encommendas repetidas demonstram que os resultados alcançados são excellentes, e até ao presente julgo-me satisfeitissimo.

Mahon, Hespanha.   Bartholomé Pons.

Aproveito esta occasião para vos declarar que somente a vossa pharmacia é capaz de fornecer medicamentos tão cuidadosa e proficientemente preparados. Os vossos medicamentos desafiam toda a concurrencia, e felicito-vos pelo grande merito que, por este facto, vos cabe.

Carpentras, França.   Dr. E. Augier.

A correspondencia deve ser dirigida ao: Dr. Willmar Schwabe, Leipzig, Allemanha.

Mandae-me os seguintes medicamentos — — Julgo inutil de vos recommendar que sejam preparados consciencioalmente, porque a excellencia dos vossos medicamentos é me conhecida por demais, assim como do meu amigo, o dr. Pompili.

Florença, Italia.　　　　　　Dr. Torquato Baldelli.

Aqui tambem, n'este recondito logar da terra, a homeopathia é conhecida e muito apreciada. Naturalmente os medicamentos lançados, aqui, no commercio, não podem comparar-se com os vossos; nunca colhi resultados satisfatorios, até ao dia em que pude obter medicamentos da vossa casa; porque desde então, os resultados foram surprehendentes. Por este facto, a minha clientella tornou-se tão numerosa, que não sei como poder acudir a todos. Preciso todos os dias, de quatro cavallos, para fazer os minhas visitas fóra.

Hahndorf, Australia do Sul.　　　　Dr. H. Le Mang.

Os medicamentos homeopathicos provenientes da vossa pharmacia são, como devo confessar, d'uma grande efficacia. Todos os medicamentos eram bons. Como consequencia dos resultados inesperados, alegro-me por ter occasião de vos fazer uma nova encommenda.

Barisal, Indias inglezas.　　　　Dr. Beharilal Biswas.

Recebi as pharmacias homeopathicas que em Fevereiro vos encommendei por intervenção d'uma casa commercial d'aqui. Presentemente, cumpre-me agradecer-vos pela excellente qualidade dos artigos que me enviastes. Para satisfação vossa, posso-vos assegurar que a excellente qualidade dos medicamentos excedeu a minha espectativa. As pharmacias que aqui tenho visto, são muito inferiores ás vossas. Aceitae os meus sinceros agradecimentos e ficae certo que serei sempre um propagador enthusiasta de todos os vossos artigos.

Maracaibo, Venezuela.　　　　Dr. Ignacio Baralt.

Tendo varias vezes, ja, feito encommendas á vossa pharmacia homeopathica, e convencido da excellencia dos vossos medicamentos, vos faço, para o meu visinho e para mim, a encommenda seguinte.

Podduboe, Gallicia.   Simão Dutkiewicz
                                         cura catholico grego.

O abaixo assignado tem o maior prazer em poder affirmar que os medicamentos da vossa pharmacia se têm mostrado d'uma grande efficacia. Assim, ja por varias vezes, tem chamado sobre a vossa pharmacia, a attenção de diversas pessoas que vos têm feito encommendas, ou que devem, de futuro, fazel-as.

Mariahof, Styria.   Alexandre Scheffer, cura.

Permitti-me que venha novamente encommendar-vos os medicamentos seguintes, para o meu uso. A impossibilidade de adquirir, aqui, bons medicamentos homeopathicos e o facto, que d'ahi resulta, de muitos dos meus amigos me pedirem que lhe ceda medicamentos, dá motivo á frequencia das minhas encommendas.

Santiago, Chili.   Dr. Castro.

Rogo-vos que m'envieis, pelo correio, os artigos seguintes. Espero poder fazer-vos cada vez maiores encommendas, porque, os vossos medicamentos tem aqui uma aceitação enthusiasta, e estou certo que, de futuro, faremos grandes vendas, tanto mais que a vossa casa é a unica de que me forneço.

Baranquilla, Colombia.   H. Fuenmayor.

Recebi a pharmacia que me enviastes em Julho, bem como as tres pharmacias que expedistes no mez anterior. Não posso occultar-vos quanto estou satisfeito pela execuçao extraordinariamente cuidada das minhas encommendas. Alem d'isso, a remessa, muito bem acondicionada, foi tão rapidamente expedida, que, a todos os respeitos, fiquei muito contente e satisfeito.

Johannesburg, Transwaal.   W. Offringa.

A correspondencia deve ser dirigida ao: Dr. Willmar Schwabe, Leipzig, Allemanha.

Estou muito satisfeito com o cuidado provado em todas as expedições e bem assim com a qualidade incomparavel dos remedios de sua casa.

Paris.   Dr. le Tellier.

Desde algum tempo tenho uma botica de sua casa com 132 remedios com os quaes estou muito satisfeito, pois em todos os casos, onde tenho empregado os seus remedios, tenho obtido optimos resultados. Anteriormente costumava receber remedios americanos, mas agora resolvi d'ora em diante não continuar a usal-os.

Maracaibo, Venezuela.   Roberto d'Empaire.

Até agora sempre tenho ficado muito satisfeito com os remedios que me mandaram. As suas preparações são feitas com o maior esmero e escrupulo, assim tambem fica provada a razão por que outras pessoas tambem se dirijam com preferencia a V Sª.

Plan de la Tour, França.   C. de Clumane.

Antes de fallar do meu pedido, venho dar-lhe os meus agradecimentos em attenção á superior qualidade dos remedios. Muitissimo bem tenho feito n'estes paragens, onde vivemos longe de medicos, a numerosas familias.

Joinville, Brazil.   Willy Fischer.

Dou-lhe os meus mais sinceros parabens emquanto ao effeito admiravel de seus remedios.

Bologna, Italia.   Giovanni Gualtieri,
                                      Pastor.

Aproveito esta occasião para agradecer a V Sª pela boa, rapida e conscienciosa preparação de meu pedido, bem assim pela qualidade superior dos seus remedios, com os quaes tenho conseguido effeitos maravilhosos.

Estimo muitissimo de poder testemunhar a V Sª, que os seus remedios provaram ser os melhores, e repetidas vezes tenho chamado a attenção de varios amigos meus para a sua pharmacia.

Rio de Janeiro, Brazil.

Arminio de Almeida Rego.

Incluso mando um pedido de remedios homeopathicos. N'esta occasião tomo a liberdade de agradecer a V S⁴ pelos serviços inappreciaveis que os seus remedios cá fóra prestam aos nossos missionarios. Temos uma practica muito dilatada, diariamente entre 20 a 30 doentes, não incluidos os externos nos lugares de fóra da casa, cuja practica é exercida por adjudantes nossos, indigenas. Todos nós estames muito satisfeitos com os resultados conseguidos com os remedios homeopathicos da sua casa.

Pangaloan, India-Neerlandeza.

O Missionario G. K. Simon.

São tantos os beneficios prestados pelos vossos preparados medicamentosos que não posso deixar passar despercebido os brilhantes resultados por mim obtidos em variadissimas molestias proprias dos climas tropicaes, inclusivel — febre amarella e Beri-Beri —. Ha dous annos que aplico a homeopathia, em mim, nos meus e nos amigos e, tenho obtido os mais satisfatorios resultados. Estou contentissimo por vos poder garantir, que com os vossos medicamentos tenho feito maravilhas. Aproveito esta occasião para vos agradecer e felicitar pela excellencia dos vossos medicamentos homeopathicos.

Pará, Brazil.

José Torres Corrêa d'Almeida.

--- --- ---

A correspondencia deve ser dirigida ao: Dr. Willmar Schwabe, Leipzig, Allemanha.

2

PREÇO-CORRENTE.

A. Medicamentos homeopathicos em frascos soltos.

N'estos preços se incluem frascos fortés, amarellos, com rolhas de cortiç afina. Em frascos com rolhas de cristal esmerilladas os preços são mais altos de 20 à 80 centimos, segundo o tamanho dos frascos.

I. Para uso interno.

Tinturcas mães indigenas.

	Frs.			Frs.
5 grammas (marca D)	—.45	100 grammas	. . . . . .	3.15
10 » (» C)	—.55	150 »	. . . . . .	3.75
15 » (» B)	—.75	200 »	. . . . . .	4.40
25 » » A)	1.10	250 »	. . . . . .	5.—
50 »	1.90	500 »	. . . . . .	8.75

(Veja-se a gravuras pag. 20)

1000 grammas . . . . frs. 15.—

Tincturas mães exoticas.

	Frs.			Frs.
5 grammas	—.65	100 grammas	. . . . . .	5.—
10 »	1.—	150 »	. . . . . .	7.—
15 »	1.25	200 »	. . . . . .	8.75
25 »	1.90	250 »	. . . . . .	10.50
50 »	3.15	500 »	. . . . . .	18.75

1000 grammas . . . . . . frs. 35.—

As tincturas mães de drogas caras, como Ambra, Cactus, Castoreum, Crocus, Moschus etc. têm preços especiaes.

Triturações até 12ª decimal.

com excepção das baixas triturações de drogas caras.

	Frs.			Frs.
5 grammas	—.45	100 grammas	. . . . . .	3.15
10 »	—.55	150 »	. . . . . .	3.75
15 »	—.75	200 »	. . . . . .	4.40
25 »	1.10	250 »	. . . . . .	5.—
50 »	1.90	500 »	. . . . . .	8.75

1000 grammas . . . . . frs. 15.—

Os 12 remedios biochimicos do systhema dr. Schüssler têm os mesmos preços.

A correspondencia deve ser dirigida ao: Dr. Willmar Schwabe, Leipzig, Allemanha.

Potencias liquidas até á 60ª decimal = 30ª centessimal.

	Frs.			Frs.
Tubos EE.	—.25	50 grammas		1.50
2 grammas (marca E.) . .	—.25	100 »		2.25
5 » (» D.) . .	—.40	200 »		3.50
10 » (» C.) . .	—.50	250 »		3.75
15 » (» B.) . .	—.65	500 »		7.—
25 » (» A.) . .	1.—	1000 »		11.25

Globulos da 3ª até á 60ª decimal = 30ª centessimal.

	Frs.			Frs.
Tubos F. á N.	—.25	25 grammas		1.10
» FF. e EE. P. Q. . .	—.30	50 »		1.90
» O. , ...	—.55	100 »		3.25
2 grammas	—.30	200 »		4.40
5 »	—.45	250 »		5.—
10 »	—.55	500 »		8.75
15 »	—.75	1000 »		15.—

1 tubo com parafuso de metal, fig. 19 . frs. —.50.

Diluições altas liquidas e globulos da 31ª á 200ª.

	Frs.			Frs.
Tubos F. á N. . . .) globulos (	—.50	10 grammas		1.15
» FF. e EE. P. Q.) (	—.65	15 »		1.50
» O.	1.15	25 »		2.25
2 grammas	—.65	50 »		3.75
5 »	—.75	100 »		6.25

Pastilhas até decimal 12.

com excepção das de drogas caras em baixas triturações.

1 tubo de 15 pastilhas frs. —.30. 1 frasco de 80 pastilhas frs. 1.25.

	Frs.			Frs.
25 grammas	1.60	250 grammas		8.75
50 »	2.50	500 »		13.75
100 » . . , . . .	4.40	1000 »		25.—

A estes preços se entregam pastilhas do peso de 25 centigrammas. Pastilhas d'um peso de 10 centigrammas têm preços mais elevados.

A correspondencia deve ser dirigida ao: Dr. Willmar Schwabe, Leipzig, Allemanha.

2*

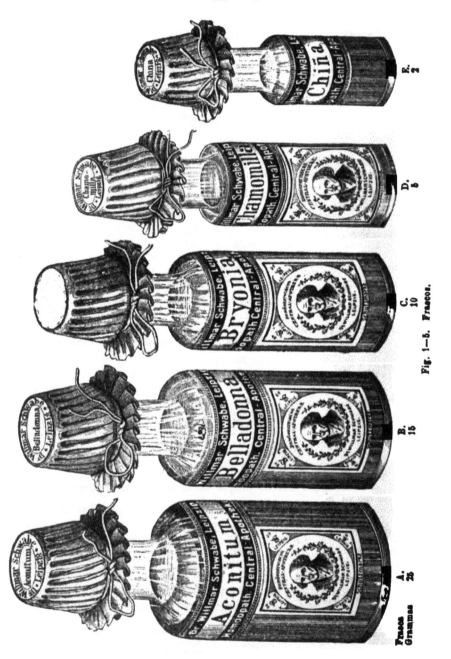

Fig. 1—5. Frascos.

Frasco A. B. C. D. E.
Gramnas 25 15 10 5 2

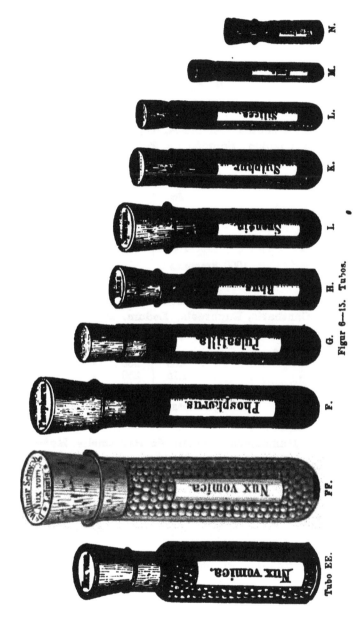

Figur 6—15. Tubos.

A correspondencia deve ser dirigida ao: Dr. Willmar Schwabe, Leipzig, Allemanha.

II. Para o uso externo.

Tincturas e Soluções.

Arnica, Calendula, Camphora, Hypericum, Symphytum, Solução d'acido phenico, Solução de Ferrum muriaticum, Glicerina, Helianthus, Solução de Lactis acidum, Pinus, Urtica, Verbascum, Solução de Natrum muriaticum.

	Frs.			Frs.
15 grammas	—.30	150 grammas		1.75
25 »	—.50	200 »		2.15
50 »	—.90	250 »		2.50
100 »	1.40	500 »		4.40

1000 grammas . . . . . frs. 7.50.

Abrotanum, Ammonium causticum, Apis, Bellis, Causticum, Cantharis, Euphrasia, Ledum, Ruta, Rhus, Thuja.

	Frs.			Frs.
15 grammas	—.40	150 grammas		2.25
25 »	—.65	200 »		2.75
50 »	1.15	250 »		3.75
100 »	1.90	500 »		5.65

1000 grammas . . . . . frs. 10.—.

Hamamelis, extracto de Hamamelis, Hydrastis.

	Frs.			Frs.
15 grammas	—.50	150 grammas		2.50
25 »	—.75	200 »		3.15
50 »	1.25	250 »		3.75
100 »	2.—	500 »		6.25

1000 grammas . . . . . frs. 11.25.

Oleo d'Arnica, d'Acido phenico, de Cacao, de Calendula, de Urtica, de Verbascum.

Em frascos de	25	50	100	250	500	1000 grammas
	—.65	1.15	1.90	3.75	6.75	11.25 francos.

A correspondencia deve ser dirigida ao: Dr. Willmar Schwabe, Leipzig, Allemanha.

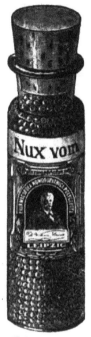 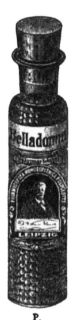 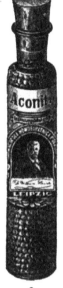 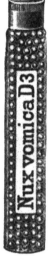

Tube O. P. Q. Tubo tapado com parafuso de metal, forrado com cortiça.

Fig. 16—19. Tubos.

Oleo d'Amendoas e d'Eucalyptus.

25	50	100	250	500	1000 grammas
—.90	1.50	2.50	5.—	8.75	15.— francos.

Unguentos.

Unguentos de Arnica, Belladonna, Calendula, Condurango, Graphites, Symphytum, Urtica, Glicerina, Rhus.

25	50	100	250	500	1000 grammas
—.75	1.25	1.90	3.75	6.25	11.25 francos.

Unguento de Hamamelis.

Em vasos de 15	25	50	100	250	500	1000 grammas
—.65	—.90	1.50	2.50	4.50	7.50	13.75 francos.

A correspondencia deve ser dirigida ao: Dr. Willmar Schwabe, Leipzig, Allemanha.

Para a revenda fornecemos os medicamentos em frascos soltos, no caso de desejo, em caixas de cartão com instrucções em protuguez para o seu emprego. Com estas caixas de cartão os preços dos medicamentos augmentam de francos—15 centimos para os tubos e frascos até 10 grammas, de 20 centimos para os frascos de 15, 25 e 50 grammas.

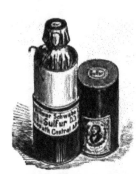
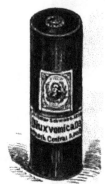

Fig. 20. Caixa de cartão aberta.   Fig. 21. Caixa de cartão fechada.

Especialidades para uso interno e externo vêja-se pag. 34 de esta lista.

B. Boticas homeopathicas domesticas

em caixas elegantes de nogueira com fechadura combinadas com as obras: »O medico homeopatha da Familia‹ e ›Pequeno Tratado Homeopathico domestico‹ ou segundo outras obras publicadas na nossa pharmacia. Combinamos as boticas tambem conforme ás prescripções dos freguezes.

a) Com medicamentos em diluiçoes e trituraçoes
ou somente diluiçoes.

I. Boticas, contendo os medicamentos principaes em frascos de 25 e 15 grammas, os demais em frascos de 5 grammas

com   25   42   49   66   85   108   134   152   208 e 312 medicam.
18.75 27.50 32.50 40.75 51.50 64.50 79.— 92.— 122.50 172.— francos.

Nos medicamentos d'estas boticas até 134 remedios se incluem algumas tincturas para uso externo.

A correspondencia deve ser dirigida ao: Dr. Willmar Schwabe, Leipzig, Allemanha.

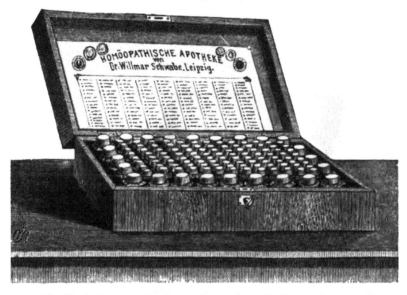

Fig. 22   Botica com 134 medicamentos em frascos⁓de 25, 15 e 5 grammas. ̃

II. Boticas contendo os medicamentos somente em frascos de 5 grammas

com	12	24	32	40	50	60	84	105 medicamentos
	8.75	15.—	18.75	22.50	27.—	31.50	42.50	54.— francos

com	120	150	204	e 312 medicamentos
	60.—	72.50	99.—	150.— francos.

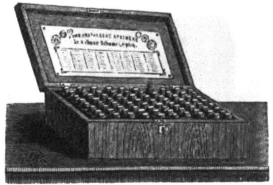

Fig. 23.   Botica com 80 medicamentos em frascos de 5 grammas.

A correspondencia deve ser dirigida ao: Dr. Willmar Schwabe, Leipzig, Allemanha.

III. Boticas contendo os medicamentos em frascos de 10 grammas
com 12   24   40   60   84   105   120   150 e 240   medicamentos
11.25 19.— 27.50 40.— 56.25 69.— 77.50 97.50 152.50 francos.

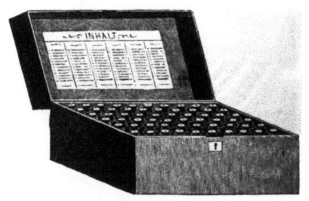

Fig. 24. Botica com 60 medicamentos em frascos de 10 grammas.

IV. Boticas contendo os medicamentos em frascos de 25 grammas
com   12   24   40   60   84   120 e 204   medicamentos
17.50   30.—   49.—   72.50   100.—   147.50 245.— francos.

Caixas de cartão com 8   12 e 25 medicamentos, frascos de 5 grammas
5.— 7.— 11.25 francos.

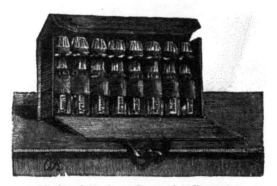

Fig. 25. Caixa de cartão com 8 medicamentos.

A correspondencia deve ser dirigida ao: Dr. Willmar Schwabe, Leipzig, Allemanha.

b) Com medicamentos em globulos.

I. Boticas contendo os medicamentos principaes em tubos FF os demais em tubos F, vêja-se as figuras pag. 21.

com	44	64	88	105	132	152	204	252	e 312	medicamentos
17.50	24.—	30.—	35.—	42.50	50.—	65.—	80.—	100.—	francos.	

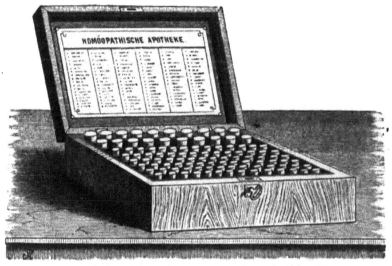

Fig. 26. Botica com 104 medicamentos em globulos ou tubos FF e F.

II. Boticas contendo os medicamentos em tubos F.

com.	12	24	32	40	60	84	105	132	e 152	medicam.
5.—	8.25	10.75	13.—	21.50	28.—	34.—	41.25	47.—	francos.	

III. Boticas, contendo os medicamentos em frascos de 5 grammas

com	12	·24	32	40	50	60	84	105	medicamentos
9.50	16.25	20.—	24.50	29.50	34.50	46.50	58.75	francos.	

com	120	150	204	e 312	medicamentos
66.—	80.—	108.—	165.—	francos.	

IV. Boticas, contendo os medicamentos principaes em frascos de 25 e 15 grammas, os demais em frascos de 5 grammas

com	25	42	49	66	85	108	134	medicamentos
21.—	30.—	35.—	·45.—	56.50	70.—	86.50	francos.	

com	152	204	e 312	medicamentos
101.50	134.—	190.—	francos.	

A correspondencia deve ser dirigida ao: Dr. Willmar Schwabe, Leipzig, Allemanha.

As tincturas indispensaveis para uso externo podem ir quer em frascos separados segundo a pagina 22, quer em caixas segundo pagina 29.

C. Carteiras de bolso e de viagem;

feitos com elegancia em marroquim.

I. Com diluições e triturações ou somente diluições.

com 12   18   24   32   44 e 64 medicamentos em tubos EE
8.25   11.25   14.—   17.—   22.—   29.50 francos.

Carteira curva para os bolsos do peito com 18 medicamentos em diluições em tubos EE, preço: francos 12.—, com globulos francos 12.50.

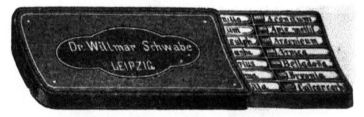

Fig. 27.   Carteira curva com 18 medicamentos.

II. Com medicamentos em globulos em tubos G.

a) Carteiras elegantes de marroquim dourado.

Com 12   24   32   40   60   80   100   120 e 150 medicamentos
6.25 10.— 12.50 15.75 23.— 30.— 37.50 44.— 54.— francos.

b) Carteiras de tecido.

Com β   12   24   40   60 e 80 medicamentos
3.—   4.75   8.25   12.50   19.—   25.— francos.

III. Carteiras em marroquim com medicamentos em pastilhas

Com 12   20   24   30   40   60 medicamentos
7.50   11.25   13.—   16.—   20.—   28.— francos.

IV. Carteiras em marroquim com medicamentos em globulos, em tubos com parafuso de metal

Com 12   24   32   40   60 medicamentos
8.75   15.—   20.—   25.—   36.— francos.

A correspondencia deve ser dirigida ao: Dr. Willmar Schwabe, Leipzig, Allemanha.

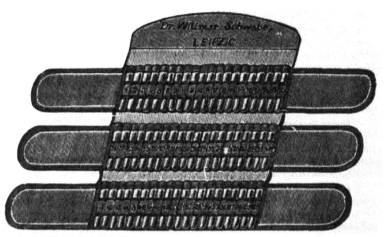

Fig. 28. Carteiras de bolso com 60 medicamentos em globulos, em tubos G.

D. Caixas e boticas para o curativo das feridas.

I. Caixas com tincturas externas.

Com 4   8   12 e 24 tincturas

5.—   8.—   11.25   21.50 francos

em caixas de madeira com fechadura e com folheto em portuguez para empregar as tincturas.

II. Boticas para o curativo das feridas
em caixas de madeira com fechadura.

No. 2. Contendo tinctura de Arnica, de Symphytum, de Urtica, solução de Ferrum muriat., oleo phenicado e de Cacao; Aconitum e Arnica para uso interno. Emplasto de Arnica; emplasto agglutinativo, agarico hemostatico, ligadura de linho e d'escumilha, algodão cardado, 1 tesoura, 1 caixa de fios de linho, 1 ligadura triangular, pinceis, 1 espatula, 10 alfinetes e 1 livrinho: »Modo de empregar os medicamentos externos usados em homeopathia«.   Preço francos 25.—

No. 3. Contendo tinctura de Arnica, Symphytum, Urtica, solução d'Ammonium causticum, de Ferrum muriat. e d'acido phenico, oleo phenicado e de Cacao; Arnica e Aconitum para uso interno; 2 pinceis, 1 tesoura, 1 pinça, 1 espatula, 10 alfinetes, 1 tourniquete, 2 ligaduras, algodão cardado, fios de linho allemão e inglez, agarico hemostatico, 1 faxa escumilha, emplasto de Arnica, emplasto agglutinativo, 1 seringa de estanho para feridas, 1 metro de tecido hydrophilo, um livrinho, illucidativo.   Preço francos 41.—

No. 4. Botica de curativo completa para medicos, contendo:

a) **Para uso externo:** tinctura de Arnica, Calendula, Cantharis, Hypericum, Ledum, Rhus, Ruta, Urtica; solução de Ferrum muriat., dacido phenico: oleo phenicado, de Terebinthina e de Cacao; Collodio; espirito de petroleo; extracto de Hamamelis e Vasilina.

b) **Para uso interno:** Aconitum, Belladonna, Arnica, Apis, Arsenicum, Cantharis, Carbo veget., Hepar sulphur., Hyoscyamus, Nux vomica, Rhus tox., Ruta e Silicea em diluições ou triturações.

c) **Peças de curativo:** 2 ligaduras triangulares segundo dr. Esmarch, 1 faxa, 1 metro de tecido hydrophilo, algodão cardado, algodão de Arnica, agarico hemostatico, fios de linho allemão e inglez, 1 faxa de flanella, 1 faxa de linho, 1 faxa de escumilha, fio de seda, emplasto agglutinativo, emplasto de Arnica.

d) **Instrumentos:** 1 torniquete, 1 sonda canellada, 1 sonda de botão, 1 pinça, 1 bistouri, 1 seringa, 1 tesoura (segundo Cowper), 1 tesoura para emplastos, 1 lanceta, 4 alfinetes de sutura, 25 alfinetes finos, 1 livrinho illucidativo. Preço francos 80.—

E. Boticas especiaes.

a) **Botica para tratamento do crup,** com 14 medicamentos emplasto de Euforbio e instrucção. Preço francos 7.50

b) **Botica para tratamento do colera,** com 14 medicamentos, 15 grammas de *Camphora Rubini* e 25 grammas de *Lac Sulphuris,* com instrucções. Preço francos 9.50

c) **Botica para tratamento da diphteria,** com 14 medicamentos, 50 grammas d'acido phenico e de *Kali chloricum* e uma seringa, com instrucções. Preço francos 11.50

d) **Botica para tratamento das dôres de dentes,** com instrucções;

com diluições de	12	24	e	32	medicamentos
por	9.50	15.50		19.50	francos;
com globulos de	12	24	e	32	medicamentos
por	5.50	9.—		11.50	francos.

e) **Botica com os 12 medicamentos** biochimicos ou funccionaes do systema Schüssler, na 6ª trituração decimal ou em globulos,
em frascos de 10 grammas francos 9.50
em frascos de 25 grammas francos 19.—

F. Boticas portateis.

I. De couro forte e elegante, com fechadura e chave (fig. 29) com 63 medicamentos em diluições e triturações em frascos de 5, 15 e 25 grammas, 3 tincturas externas de 15 e 25 grammas, capsulas, espatula, colerinha, emplasto de Arnica, Preço francos 76.50
a mesma botica com os medicamentos em globulos francos 80.—

A correspondencia deve ser dirigida ao: Dr. Willmar Schwabe, Leipzig, Allemanha.

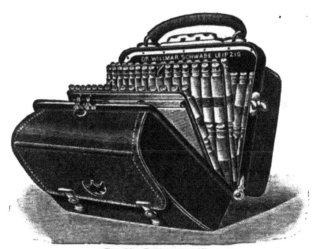

Fig. 29. Botica portatil.

II. De couro fortemente comprimido, e com correias para se
pendurar (fig. 30),

a) com 24 medicamentos em diluições e triturações em frascos de 5 gr.,
1 tinctura externa de 25 gr., capsulas, espatula, colherinha, emplasto
de Arnica e alguns tubos com rolha de cortiça, Preço francos 31.50
a mesma botica com globulos   francos 32.50

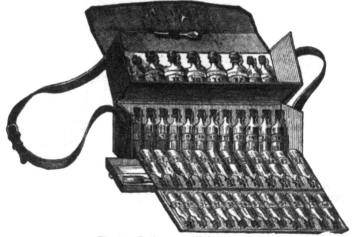

Fig. 30. Botica portatil de pendurar.

A correspondencia deve ser dirigida ao: Dr. Willmar Schwabe, Leipzig, Allemanha.

b) com 40 medicamentos de 5 grammas, 4 tincturas externas e os demais artigos (fig. 30),   em diluições e triturações francos 50.—
em globulos francos 52.50

G. Boticas fabricadas expressamente para resistir mais aos paizes tropicaes e humidos.

Em caixas de nogueira massiça com bisagras e chapas de latão.

1. Com diluições liquidas e triturações ou somente diluições, em tubos O (vêja-se pagina 23). Contêm demais emplasto de Árnica e Calendula e um conta-gottas.

Com   12   24   36   48   60 e 120   medicamentos
      20.—   30.—   39.—   47.50   55.50   101.— francos.

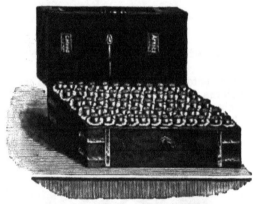

Fig. 31. Botica em caixa de nogueira massiça com bisagras e chapas de latão, contendo os medicamentos em tubos O.

2. Com globulos em tubos O. Demais emplasto de Arnica e Calendula como tambem 1 colherinha dourada para tirar os globulos.

Com   12   24   36   48   60 e 120   medicamentos
      21.25   31.25   40.50   50.—   59.—   107.50 francos.

3. Com globulos em tubos P (vêja-se pagina 23). Demais 3 tincturas para uso externo em frascos de 25 grammas e emplastos e colherinha como acima.

Com   12   24   36   48 e 60   medicamentos
      24.—   31.50   37.50   44.—   50.— francos.

A correspondencia deve ser dirigida ao: Dr. Willmar Schwabe, Leipzig, Allemanha.

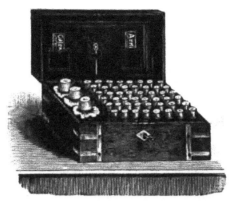

Fig. 32. Botica de nogueira massiça com bisagras e chapas de latão contendo os
medicamentos em tubos P e 3 tincturas.

H. Boticas para medicos e pharmaceuticos

contendo os medicamentos vegetaes em tinctura-mãe, os medicamentos
mineraes em baixa trituração, para preparar mesmo as diluições, altas
triturações, etc.

Com 40 medicamentos em frascos de 25 grammas francos 53.50
   »   60   »   »   »   »   25   »   »   80.—
   »   84   »   »   »   »   25   »   »   112.50

   »   134 medicamentos, os principaes em frascos
         de 25 e 15 grammas, os demais em
         frascos de 5 grammas   94.—

   »   152 medicamentos, os principaes em frascos
         de 25 e 15 grammas, os demais em
         frascos de 5 grammas   109.—

   »   204 medicamentos, os principaes em frascos
         de 25 e 15 grammas, os demais em
         frascos de 5 grammas   144.—

   »   312 medicamentos, os principaes em frascos
         de 25 e 15 grammas, os demais em
         frascos de 5 grammas   »   200.—

Para a preparação das diluições encommenda-se uma caixa de
utensilios segundo pagina 46.

Grandes boticas completas em forma d'armarios ao preço de 650
a 1250 francos.

A correspondencia deve ser dirigida ao: Dr. Willmar Schwabe, Leipzig, Allemanha.

3

1. Especialidades para uso interno e externo.

Todas as especialidades se fornecem com instrucções em portuguez para o seu emprego.

Arnica-Opodeldoc, Muitissimo lenitivo em dôres rheumatico-musculares, proveniente de resfriamento, contra lumbago, torceduras, derreamento . . . . em frascos de francos 1.60

Emplasto de Arnica, o melhor emplasto nas pequenas feridas e ligeiras contusões pega-se um pedaço d'emplasto um pouco maior e que antecipadamente se molha bem.

1 cartão pequeno	francos	—.30
1 cartão grande	»	—.65
300 centimetros quadrados .	»	1.25
1000 » » .	»	3.75
2500 » »	»	8.75
1 metro quadrado	»	27.50

Oleo arnicado para o cabello, contem uma parte de Arnica, o que faz com que fortifique os bolbos pilosos, impede a queda prematura dos cabellos e a calvicie; porque a acção persistente e especial da Arnica não so produz a contracção dos vasos capillares debilitados, mas tambem destroe os parasitas vegetaes, que com tanta frequencia são a unica causa da alopecia.

Em frascos de	30	50	100	150	250	500 grammas
	—.75	1.25	1.90	2.25	3.50	6.25 francos.

Sabonete-arnica. Para tratamento e conseguir pelle macia e elastica. Contra gretas e aspereza das mãos e da cara.
1 pastilha francos —.65

Berolinum. Remedio excellente contra collos e excrescencias corneas da pelle . . . . um frasco francos —.80

Elixir de camomilla. (Macella.) Contra as dôres de dentes. Deitam-se 3 ou 4 gottas n'um pedaço d'algodão que se introduz na cavidade do dente . . . . um frasco francos —.80

Extracto de quina emprega-se duas vezes por semana para lavar a cabeça, deitando na palma da mão tanto como uma colhér das de sobremezza cheia e friccionando a seguir perfeitamente os cabellos. Não deve enxugar-se a cabeça depois da fricção e ao mesmo tempo não sair logo para o ar livre, para evitar um resfriamento.

1 frasco de 50 grammas francos —.75
1 » » 100 » » 1.25

A correspondencia deve ser dirigida ao: Dr. Willmar Schwabe, Leipzig, Allemanha.

Extracto-Hamamelis. Remedio provado contra hemorrhoidas, varizes, variococele, todas as differentes hemorrhagias, rheumatismo etc.

Em frascos de 25   50   100   250   500 grammas

—.75   1.25   2.—   3.75   6.25 francos.

Sabonete-Hamamelis. Conserva a pelle elastica e lisa, cura esta ficando aspera e com gretas. Empregar-se-ha com agua morna.

1 pastilha francos —.75

Suppositorios de Hamamelis. Usados em lugar de unguento de Hamamelis contra as hemorrhoidas no interior do ano. Se introduz 2 suppositorios cada dia.

Em caixas de uma duzia francos 2.—

Unguento de Hamamelis. Este unguento é o remedio mais efficaz contra as hemorrhoidas seccas e hemorrhagicas, contra ulceras, erupções, queimaduras, em especial nas varicosas das pernas, tambem nas contusões e lesões, quando a pelle não foi dilacerada.

Em boiões de 15   25   50   100   250   500 grammas

—.65 —.90 1.50 2.50 4.50 7.50 francos.

Pastilhas contra a colerina. Se emprega contra a colerina e diarrhea do estio, contra os resfriamentos com calafrios e tremor.

Em frascos de francos 1.25

Pastilhas digestivas. Contra digestão demasiado demorada, arrotos e encommodos gastricos, toma-se a secco e segundo necessidade, cada dia 2 a 3 tabellas, sendo de manhã em jejum, depois do jantar e eventualmente depois da ceia cada vez 1 tabella.

Em frascos de francos 1.25

Pastilhas contra o enjôo. Nas viagens por mar ou por terra. No começo da viagem 2 pastilhas tomados a secco e bebendo depois um pouco d'agua. Aos primeiros symptomas do mal repetir dose igual.

Em frascos de francos 1.25

Pastilhas contra a rouquidão. Na rouquidão aguda todas as horas uma pastilha tomada a secco, não bebendo agua depois.

Em frascos de francos 1.25

Pastilhas contra a tosse. No catarrho bronchico chronico com tosse secca ou expectoração escassa, 2 pastilhas 3 vezes por dia.

Em frascos de francos 1.25

Sebo acido-salicylico. Este excellente remedio vulnerario para os pés e outras partes do corpo sujeitas a fricção ao caminhar ou andar a cavallo, deita-se e esfrega-se, ou de manhã ou mesmo já na noute da vespera do dia da partida, nos lugares da pelle expostas a taes esforços do corpo. Se não obstante disso, ficarem aquellas partes esfoladas durante a marcha por segregar fortemente o suor, estas ficam curadas untando as de novo com este sebo.

Em caixas de francos —.80

A correspondencia deve ser dirigida ao: Dr. Willmar Schwabe, Leipzig, Allemanha.

3*

Pós de acido pyrogallico, para os polypos nasaes.
Em caixas de francos 1.60

Pós dentifricos, para limpar os dentes. Em caixas de francos —.75

Pós odontalgicos, contra as dôres de dentes rheumeuticas.
Um duzia em caixas francos 1.25

Pós contra o Suor dos pés. Antes de calçar as meias ou peugas novas ou lavadas, se polvilham os pés das mesmas com a porção que leve uma colhér das de chá bem cheia.
Em caixas de francos —.80

Pós vulnerarios adico-salicylicos. Excellentes para polvilhar criancinhas para não inflammar a pelle. Contra suor dos pés e transpirar molesto. Em caixas de francos —.80

Remedios vermifugos.
Remedio contra a solitaria (tenia):

para homens . . . . francos 3.—
» mulheres. . . . . » 2.50
» creanças . . . . » 2.—
» as lombrigas largas e redondas :
Chocolate com santonina, 10 ladrilhos francos 1.25
pastilhas de santonina, um duzia em caixa. francos —.75
» contra as ascaridas :
Tinctura de Pyrëthrum roseum para injecções, 50 grammas francos 1.90

Solução de Balsamo de Peru. Se emprega contra a sarna. Em frascos de 100 grammas, sufficiente para as fricções necesarias, francos 2.—

Tinctura dentifrica. Se emprega para limpar os dentes e lavar a bocca. Preservativo contra a caries dentaria.
Um frasco de 50 grammas, francos —.75
» 100 » » 1.25

Tonico de Hensel. Preparação ferruginosa acido-formico contem oxydulo e oxydo de ferro, em partes iguaes, identico como têm no hemoglobina, de modo que não serão causadas indigestões, o que acontece por outras preparações de ferro. Este tonico tem effeito excellente contra fraqueza geral, anemia, chlorose e falta de appetite. Uma limonada preparada com o mesmo, produz frescura de espirito e fortalece, por isso esta bebida recommenda-se especialmente para tomar no tempo de grande calor e em paizes quentes. Para tomar deita-se uma colherinha cheia, das de café, em ¼ litro de agua com assucar.

Em frascos de	50	100	250	500 grammas
	1.50	2.25	3.75	6.25 francos.

Unguento de Balsamo de Peru. Efficaz contra o prurito (picar vivo da pelle), a tinha maligna, herpes escamoso; contra os bicos feridos do peito, e para enterminar dos piolhos da cabeça.
Em boiões de francos 2.—

A correspondencia deve ser dirigida ao: Dr. Willmar Schwabe, Leipzig, Allemanha.

K. Preparados dieteticos.

Café homeopathico salutar, melhorado, do dr. Willmar Schwabe, em pacotes de ¹/₂ e ¹/₄ kilogramma.

1 kilogramma francos 0,75
100   »   » 60.—

Não se deve confundir este succedaneo do café que ha ja trinta annos se encontra no commercio e foi premiado na grande exposição universal de Vienna de 1873, com os preparados que se designam com o mesmo nome e que se preparam pelo antigo processo, torrando o grão, sendo pouco agradavel e tendo mui pouca substancia nutritiva. Pelo contrario, o café salutar do dr. Willmar Schwabe é uma verdadeira substancia nutritiva, porque é preparado com os melhores cereaes e a farinha de varias especies de leguminosas. Alem d'isso contem a correspondente quantidade de principio assucarado, e por meio da addição da casca de cacau adquire um gosto agradavel. Confirmando esta nossa asserção temos recebido e possuimos importantes documentos dos mais distinctos medicos homeopathas.

Chocolate de saude homeopathico, em pao ¹/₂ kilogramma,

em caixa de lata francos 3.—
sem caixa   »   2.50

Chocolate em pós, chamado »Chocolate para sopa«,

em caixas de lata de 250 grammas francos 1.25

Oleo de figados de bacalhau de primeira qualidade,

em frascos de 500 e 200 grammas
(preço actual) 2.50   1.25 francos.

Cacau privado do oleo,

em caixas de lata de 500 e 250 grammas
3.50   1.90

K. Artigos para preparar e tomar os medicamentos.

I. Frascos, tubos e outros artigos de vidro.

Frascos lavados com rolha de cortiça

	de 2	5	10	15	25	grammas		
amarello	6.25	7.—	7.50	8.50	9.50	francos	100	peças
branco	5.75	6.25	7.—	7.80	8.75	»	100	»
verde	5.—	5.65	6.25	7.—	8.—	»	100	✓

(Frascos amarellos para pós de 5 até 25 grammas francos 1.50 em mais para 100 peças.)

amarello de	50	100	150	200	250 e 500	grammas		
para tincturas	12.—	14.50	17.50	21.25	25.—	50.—	francos 100	peças
» pós	20.—	27.50	37.50	44.—	50.—	70.—	»	100 »

A correspondencia deve ser dirigida ao: Dr. Willmar Schwabe, Leipzig, Allemanha.

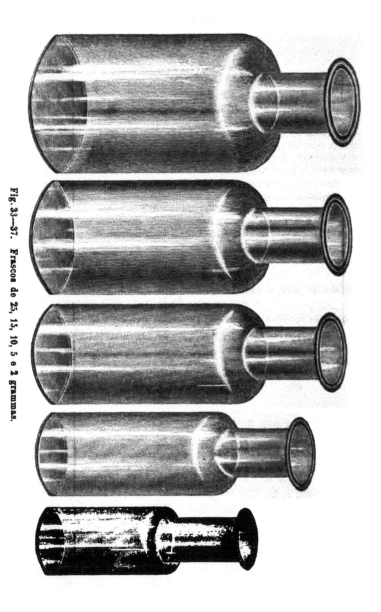

Fig. 33.—37. Frascos de 25, 15, 10, 5 e 2 grammas.

A correspondencia deve ser dirigida ao: Dr. Willmar Schwabe, Leipzig, Allemanha.

branco de	50	100	150	200	250	500 grammas
para tincturas	11.50	14.—	17.—	20.75	24.—	49.— francos.
» pós	20.—	27.50	37.50	44.—	50.—	70.— »

Frascos sem rolhas de cortiça

	de 2	5	10	15	25 grammas	
amarello francos	4.40	5.—	5.60	6.25	7.—	100 peças
branco »	4.—	4.40	5.—	5.60	6.25	100 »
verde »	3.50	3.75	4.40	5.—	5.60	100 »

	de 50	100	150	200	250	500 grammas
amarello para tincturas frs.	8.75	10.60	13.75	17.—	19.—	40.— 100 peças
» pós »	14.50	20.75	26.25	30.—	38.75	56.— 100 »
branco para tincturas frs.	8.25	10.—	13.—	16.25	18.—	39.— 100 »
» pós »	15.50	20.75	26.25	30.—	38.75	56.— 100 »

Frascos com rolha de cristal

	de 2	5	10	15	25 grammas	
amarello	25	25	40	40	40 centimos 1 peça	
branco	25	25	30	30	40 » 1 »	

amarello	de 50	100	150	200	250 e 500 grammas	
para tincturas	45	50	55	65	70	95 centimos 1 peça
» pós	50	65	70	75	90	120 » 1 »
branco para tincturas	40	45	50	55	60	80 centimos 1 peça
» pós	45	50	55	60	65	110 » 1 »

Tubos para ficarem em pé

	EE.	H.	N.	O.	P.	Q.
amarello ou branco com rolha de cortiça 100 peças	6.25	5.—	3.50	12.—	9.50	7.50 francos

Tubos para estarem suspensos

	FF.	F.	I.
amarello ou branco com rolha de cortiça 100 peças	7.—	3.75	3.25 francos

Tubos para ficarem deitados

	G.	K.	L.	M.
amarello ou branco com rolha de cortiça 100 peças	3.75	3.25	2.50	2.50 francos

Frascos para tomar medicamentos

copo graduado para colher de sopa e de chá, fig. 51 . . . . francos 1.60

frasco receptor universal, fig. 52

sem caixa. . . . . » 2.50

com caixa. . . . . » 3.50

A correspondencia deve ser dirigida ao: Dr. Willmar Schwabe, Leipzig, Allemanha.

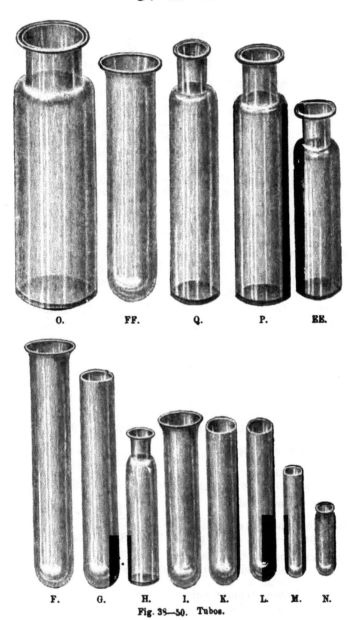

O.   FF.   Q.   P.   EE.

F.   G.   H.   I.   K.   L.   M.   N.

Fig. 38—50. Tubos.

A correspondencia deve ser dirigida ao: Dr. Willmar Schwabe, Leipzig, Allemanha.

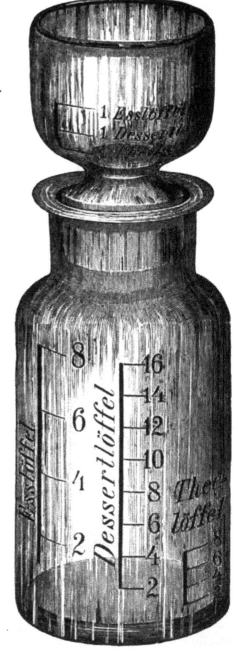

Fig. 52. Frasco
receptor universal.

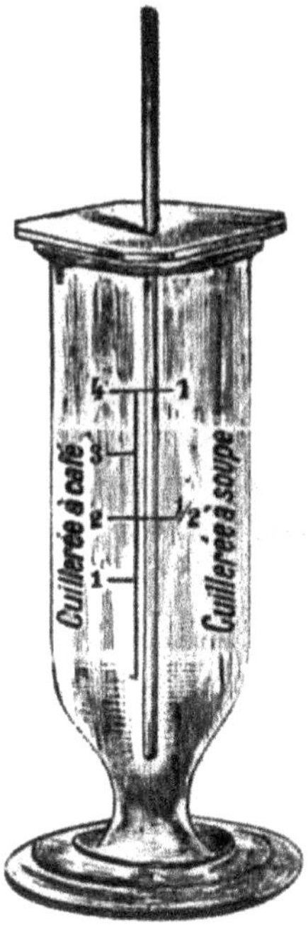

Fig. 51. Copo para tomar
medicamentos.

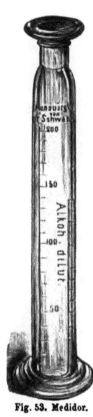

Fig. 53. Medidor.

Colhéres de cristal

	de sopa,	de sobremeza,	
francos	1.25	1.—	uma,
»	13.75	10.—	uma duzia,

	de chá,	
francos	—.65	uma,
»	7.—	uma duzia.

Funís de vidro

de 2½ 4 5 7 8½ e 10 centrimetros de diametro
25 25 30 40 45 50 centimos.

Frascos para imbeber glohulos

francos —.20 uma peça.

Medidor de gotas de alcool e agua destillada.

a) grande para 1000 gotas de alcool
a 600 gotas de agua . . . . . francos 1.90

b) fig. 53, com rolha de cristal e
em caixa de madeira, para 200
gotas de alcool de 90%, 150
gotas de alcool de 60% e 100
gotas de agua. . . . .   » 2.20

Conta gotas, fig. 54, para contar as gotas do frasco, em caixa,

una peça francos 0.15,
una duzia » 1.25

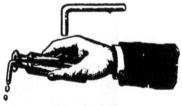

Fig. 54. Conta gota.

A correspondencia deve ser dirigida ao: Dr. Willmar Schwabe, Leipzig, Allemanha.

II. Rolhas de cortiça

de optima qualidade.

No.	a.	b.	c.	d.	e.	f.	
	2.90	2.25	1.75	1.65	1.50	1.25	francos por cento,

No.	g.	h.	i.	k.	l. m. n.	
	1.10	1.—	0.80	1.—	0.80	francos por cento.

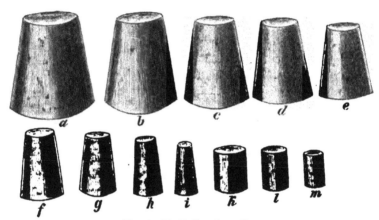

Fig. 55—67. Rolhas de cortiça.

III. Balanças e pesos.

Balanças de chifre, para 5 e 30 grammas de peso 5.— e 6.25 francos.

Balanças de cristal » » » » » 6.50 e 8.— »

Pesos   de 0,005—0,5   1, 2   5   10   20   50   100 e 200 grammas

Cada um de 0.25   0.30 0.40 0.50 0.65 0.80 1.50 2.25 francos.

Uma caixa com os pesos até 20 grammas . . . . . . 9.50 francos.

IV. Artigos de porcellana.

Gares de porcellana com pilão,

de 12 13½ 15 18 e 20 centimetros de diametro

2.25 2.50 3.25 4.40 5.— francos.

Frascos para assucar de leite com rotulo, cada um contendo 100 grammas . . . . 2.20 francos.

A correspondencia deve ser dirigida ao: Dr. Willmar Schwabe, Leipzig, Allemanha.

Colhéres de porcellana,   ·   de sopa   sobremeza chá

	de sopa	sobremeza	chá	
Cada uma	1.25	—.90	—.75	francos
uma duzia	12.50	9.50	8.75	»

Espatulas de porcellana de 13 centimetros com batão. . francos 1.—
          » 14   »   » colhér . » 1.—

Copos de porcellana, graduado . . . .   » —.75
          sem graduacão. . . . .   » —.50

Bolões de porcellana para unguentos
   cylindricos com tampa de celluloide,

	de 5	10	15	25	50	e 100	grammas
100 peças	11.25	12.50	15.—	17.50	20.50	35.—	francos.

   conicos, com tampa de madeira,

	de 150	200	250	e 500	grammas
uma peça	45	50	55	105	centimos
» sem tampa » »	30	40	45	75	»

V. Artigos de chifre.

Colhéres de sopa	uma peça frs. 0.75,	uma duzia frs. 8.25
» » chá.	» » » 0.55,	» » » 5.65
» » 1 gramma . . .	» » » 0,45,	» » » 3.75
» » ½ » . . .	» » » 0.30,	» » » 3.10
» » 2 gröes	» » » 0.25,	» » » 2.50
» » 1 grão.	» » » 0.25,	» » » 2.25
Naveta para pós	» » » 0.40,	» » » 3.75
Espatulas de 16 centimetros	» » » 0.45,	» » » 4.50
» » 14½ » »	» » » 0.40,	» » » 3.75

VI. Artigos de papel e cartão.

Rotulos, tamanho n° 1, amarellos

Aconitum.

cortados e engomados, 100 rotulos de cada nome ... frs. 0.30
Não se fornece menos de 100 de um nome.

A correspondencia deve ser dirigida ao: Dr. Willmar Schwabe, Leipzig, Allemanha.

Rotulos, tamanho nº 2, brancos

```
┌─────────────────────────────────┐
│                                 │
│      HAMAMELIS VIRG.            │
│                                 │
└─────────────────────────────────┘
```

em cadernos de 312 rotulos differentes engomados frs. 1.—, cada caderno.

Rotulos, tamanho nº 3, brancos

Aconitum Napellus	Valeriana officin.

em cadernos de 1500 rotulos, francos —.65 cada um,
» » » 600 » » —.30 » »
1 folha com 100 rotulos de um nome . . . . . francos —.20

Cadernos de rotulos do mesmo tamanho, amarellos, systema
Fellenberg-Ziegler, muito pratico . . . . francos 2.—

Capsulas para pós 1000 . . . . » 1.90

Caixas redondas para pós e globulos
de 5 10 e 15 grammas
100 peças 4.50 5.— 5.75 francos.

Caixas de cartão
pequenas, medianas, grandes
100 peças 5 6.25 7.50 francos.

Barbante de boticario, branco, 1 novello . . . . francos —.75

Papel para tapar os frascos . . . . » 1.15

Papel de filtro . . . . » 1.—

Papel de pergaminho, 1 kilogramma . . . . » 2.50

Capsulas de estanho sobre os frascos tapados 1000 peças » 12.50

Capsulas de pergaminho » » » » 1000 » » 8.75

Bustos do dr. Samuel Hahnemann, em Gesso
de 25 centimetros de altura . . . . » 6.25
de tamanho natural . . . . » 25.—

Photographia de Hahnemann . . . . » —.65

Retrato » » , 15 + 10 Centimetros . . . » 1.25

Colherinhas para tirar globulos, dourados . . . . » —.65

A correspondencia deve ser dirigida ao: Dr. Willmar Schwabe, Leipzig, Allemanha.

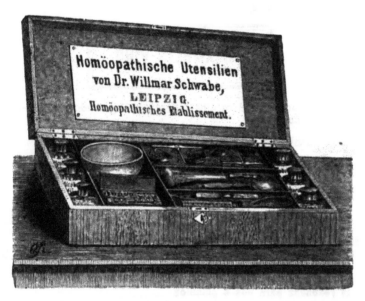

Fig. 68. Caixa de utensilios com todos os materiaes e apparelhos indispensaveis para a preparação e emprego dos medicamentos. Preço: francos 71.25.

M. Vehiculos.

Alcool, absolutamente puro de 90 % 500 grammas . . . . francos 2.50
          1000 »   . . . . »   4.50
 »   »   »   » 60 % 500 »   . . . . »   1.90
          1000 »   . . . . »   3.50
Agua destillada, um frasco de 1 Kilogr. . . . . »   1.90
Globulos inertes, de 10 tamanhos differentes; fabricados
  no nosso estabelecimento, 1 kilogramma . . . . . . »   3.75
Assucar de leite, de optima qualidade, 1 kilogramma . . »   4.—
   Em quantidades maiores faz-se desconto importante.

1	2	3	4	5	6	7	8	9	10
1000	500	250	200	100	25	10	5	3	2 peças

pesam 1 gramma.
Fig. 69—78. Tamanhos dos globulos.

Pastilhas inertes comprimidas de assucar de leite

100	250	500	e	1000 grammas
2.50	4.50	7.50		12.50 francos.

A correspondencia deve ser dirigida ao: Dr. Willmar Schwabe, Leipzig, Allemanha.

N. Instrumentos cirurgicos e artigos para a assistencia dos enfermos.

I. Faixas e Ligaduras.

Faixas de algodão de 10 metros . . . . francos 0.65
Faixas de flanella de 6 metros . . . . » 2.—
Faixas de escumilha de 10 metros. . . . . » —.40
Faixas de gomma, vulcanizada, 1 metro . . . . » 1.50
Faixas para o ventre, de lá pura . . . . » 4.50
Faixas de linho de 12 metros . . . . » 2.—
Tecido hydrophilo
   em pacotes de 1   5 e 10 metros
                —·50 1.90 3.75 francos.

Seda protectora (Silk protective)
   600 centimetros quadrados. . . . . » 1.—
   2500 » » . . . . » 3.25

Algodão para curativo:

	25	50	100	250 e 500 grammas
Algodão de Arnica } . . .	—.80	1.25	2.25	4.40 7.50 francos.
» » Calendula }				
» » Acido phenico }				
» » Acido borico } . .	—.65	1.—	1.90	3.50 »
» » Acido salicylico }				
» cardado	—.30	—.65	1.50	2.50 »

Fios de linho, allemão, 1 caixa. . . . . francos —.40
               ¼ kilogramma . . . . » 1.90
Fios de linho, inglez, 1 caixa . . . . » —.50
               1 libra ingleza . . . . » 5.—
Ligaduras triangulares, segundo o professor Esmarch . » —.65

II. Seringas e Clysobombas.

Nº 1. Seringas para adultos, cabendo cerca de 300
     grammas . . . . » 7.50
Nº 2. Seringas para adultos, cabendo cerco de 240
     grammas . . . . » 6.25
Nº 3. Seringas para meninos, cabendo cerca de 180
     grammas . . . . » 5.—
Nº 4. Seringas para meninos, cabendo cerca de 120
     grammas . . . . » 3.75
Glysobomba, grande nº 5201 . . . . » 4.50
   »   pequena nº 4201 . . . . » 3.75
   »   » com caixa nº 12101 . . . . » 5.—

A correspondencia deve ser dirigida ao: Dr. Willmar Schwabe, Leipzig, Allemanha.

Seringa para o nariz, de gomma endurecida, nº 659 . . francos 4.50
    ›   › ouvidos, ›   ›   ›   nº 459 . .   ›   3.75
    ›   ›   ›   de estanho nº 5001 . . . .   »   1.25
    ›   ›   ›   de vidro . . . .   »   —.40
    › subcutanea, segundo Pravaz . . . .   ›   5.—
    › para feridas, de estanho . . . .   ›   1.25
    ›   ›   ›   ›   › com terminação de chifre   ›   1.55
    ›   ›   ›   de vidro, em caixa de cartão . .   ›   —.65

III. Thermometros.

Thermometro clinico de maxima, $\frac{1}{5}$ ou $\frac{1}{10}$ d'escala,
    em caixa de madeira, longitude 18 centimetros . .   -   2.25
    em caixa de gomma endurecida ou de metal, longitude
    12 centimetros . . . .   ›   2.25
Thermometro para banho . . . .   ›   1.25

IV. Instrumentos para o diagnostico.

Laryngoscopio, segundo Tobold . . . .   »   35.—
Ophtalmoscopio, segundo professor Liebreich . . . . .   -   9.50
Reflector para os ouvidos. . . . .   ›   9.50
Funis para os ouvidos, 1 jogo de 3 peças de gomma
    endurecida, segundo Politzer . . . .   »   2.50
Martello, de percussão, segundo Traube nº 628 em forma
    d'um martello . . . .   ›   2.50
    ›   ›   ›   segundo Vernou nº 528, redondo   ›   1.—
Pleximetro, de marfim, oval nº 088 . . . .   ›   2.—
    ›   ›   ›   redondo nº 138 . . . .   ›   2.—
    › de gomma endurecida, segundo Seitz, nº 438,
        com duas caras. . . . .   ›   1.—
    › de marfim, graduado, com charneira, segundo
        Traube, nº 538 . . . .   ›   5.—
Estetoscopos, de gomma endurecida, segundo Traube
    nº 897. . . . .   -   2.50
    de madeira, nº 697. . . . .   -   1.25
    d'algibeira, de gomma endurecida, nº 718   ›   3.—
    de gomma endurecida, segundo Vernou,
        com martello de percussão e pleximetro,
        nº 618 . . . .   ›   6.25

A correspondencia deve ser dirigida ao: Dr. Willmar Schwabe, Leipzig, Allemanha.

V. Instrumentos para as enfermidades das mulheres.

Speculum para banho, segundo Martin, de gomma endure-
cida, n° 453. . . . . francos 2.—
Speculum para o utero, cylindrico, de vidro lacteo,
      1 jogo de 4 peças. . . . . .   »   3.75
      1 tamanho solto. . . . . . .   »   1.—
Speculum para o utero, cylindrico; segundo Fergusson .   »   3.25
 » » » »   » bivalve de prata allemã,
          n° 323 . . . .   »   13.75
Seringa para o utero (ducha) . . . .   »   3.65

VI. Apparelhos para o exame da urina.

1 albuminimetro segundo Esbach . . . . francos 2.50
1 conta-gotas segundo Limousin, para a determinação
 do assucar . . . .   »   6.25
1 medidor para a urina . . . .   »   2.50
1 urometro . . . .   »   2.50
1 urometro com thermometro . . . .   »   3.75
1 apparelho completo »unicum«, contendo
 1 conta-gotas segundo Limousin,
 1 albuminimetro,
 1 frasco solução segundo Fehling,
 1   »   »   »   Esbach,
 1 reactivo Albumina,
 1   » Glycose,
 papel de açafrão, azual e vermelho. . . . .   »   10.—

VII. Outros instrumentos e artigos.

Lanceta para abcessos . . . .   »   1.60
Torniquetes, de gomma encarnada com fechos de gomma
 endurecida, n° 6351 . . . .   »   2.50
Bistouri, convexo, com ponta ou botão . . . .   »   3.—
Alfinetes de sutura, direitos e curvos, a peça . . . . .   »   —.20
Fio de seda, um carrinho . . . .   »   1.—
Pinça para polypos. . . . .   »   3.25
Abaixador de lingua, curvo de gomma endurecida, n° 026   »   1.50
 » » » com charneira, n° 016. . . . . . .   »   2.50
Esgravatador dos ouvidos, de prata allemã . . . . . .   »   1.50
 » » » de gomma endurecida . . . .   »   1.—
Espatula de metal, para emplastos. . . . .   »   1.60
Pinça para curativo, ordinaria, n° 42 . . . .   »   1.90
 » para as pestanas, n° 542. . . . .   »   2.50
 » de crochet, n° 87 . . . .   »   2.50
 » de pressão, n° 08 . . . .   »   5.—

A correspondencia deve ser dirigida ao: Dr Willmar Schwabe, Leipzig, Allemanha.

4

Pincel para o paladar, sobre fio de prata . . . . francos —.65

Tesouras de aço:
- curva (de Cowper) . . . . » 3.50
- de incisão . . . . » 3.25
- encurvadas nº 27 . . . . » 3.50
- para emplastos . . . . » 2.25

Sondas, com botão, nº 78, de prata allemã . . . . . . » —.45
                            de prata . . . . » 1.50

Algalias, nº 99, de prata allemã . . . . » 1.25
              de prata . . . . » 3.75
   » de folha de murta, nº 59, de prata allemã . . » —.75
                          de prata . . . . . . » 3.75
   » furadas nº 98, de patra allemã . . . . » —.75
               de patra . . . . » 3.25

Carteiras de cirurgia, nº 00, com 6 instrumentos . . . » 11.25
                       nº 0, » 8 » . . . » 19.—
                       nº 1, » 13 » . . . » 28.50
                       nº 2, » 16 » . . . » 44.—
                       nº 3, » 19 » . . . » 52.50
                       nº 4, » 25 » . . . » 75.—

0. Obras homeopathicas

publicadas pela Pharmacia Central Homeopathica do dr. Willmar Schwabe.

Em portuguez.

Bruckner, Dr. Th., O Medico Homeopatha da Familia. Versão portugueza de Francisco José da Costa, pharmaceutico, Lisboa. Terceira edição muito ampliada, correcta e melhorada e com maior numero de gravuras anatomicas e pathologicas intercaladas no texto 853 paginas. Leipzig 1907.   Encadernado, francos 10.—

Pequeno Tratado Homeopathico Domestico para uso das familias com os symptomas caracteristicos dos medicamentos homeopathicos mais usados e com a indicação exacta das dosis em cada caso. 160 paginas. Versão portugueza, correcta e augmentada, do Pharmaceutico Francisco José da Costa, Lisboa. Primera edição portugueza. Em brochura, francos 1.25.   Encadernado francos 2.—

Pharmacopœa homeopathica polyglotta, escripta e publicada pelo dr. Willmar Schwabe, fundador da Pharmacia Central Homeopathica de Leipzig. Traducção portugueza da segunda edição de Francisco José da Costa, pharmaceutico homeopatha, de Lisboa. Um volume em 8º grande.   Encadernado, francos 7.50

A correspondencia deve ser dirigida ao: Dr. Willmar Schwabe, Leipzig, Allemanha.

Modo de usar os medicamentos externos em homeopathia, em especial *Arnica, Calendula, Hamamelis, Ruta,* etc.; e guia para o tratamento das feridas, lesões, distensões, luxações, queimaduras e congelações. Escripto por um medico practico para uso das pessoas illustradas. Traducção da 4ª edição allemã.

Em brochura, francos 1.—

Como se curam as dôres de dentes com os medicamentos homeopathicos. Livro recommendado ás pessoas illustradas para verificarem a grande efficacia do tratamento homeopathico, por um medico pratico. Traducção da 3ª edição allemã.

Em brochura, francos —.75

Em francez.

Dr. G. Sieffert, Formulaire de Thérapeutique Positive. (Homœpathie), avec un exposé sommaire de la doctrine et de la manière de formuler; suivi d'un manuel thérapeutique, d'après les meilleurs Auteurs français et étrangers, par G. Sieffert, Docteur en médecine de la Faculté de Paris. Dans cet ouvrage, plus de 400 médicaments sont étudiés (synonymes, préparation, durée d'action, antidotes, mode d'administration et doses, thérapeutique, clinique, toxicologie), suivant l'ordre alphabétique des maladies auxquelles convient le médicament décrit; 610 pages, 1899. Encardernado frs. 5.—

Dr. G. Sieffert, Médecine homœopathique d'urgence à l'usage des familles, exposant les vertus et le mode d'emploi des principaux médicaments usités; les symptômes et le traitement des maladies de tout âge et de tout sexe; les mesures que commandent l'évolution féminine et la vie infantile; les précautions hygiéniques et leurs pratiques adjuvantes, à suivre, aussi bien à l'état de santé qu'au cours des maladies et de la convalescence, et, enfin, dans la cours du volume à leur place alphabétique les mesures immédiates à prendre en cas d'empoisonnement, d'hémorrhagie, ou de traumatisme grave, par G. Sieffert, Docteur en médecine de la Faculté de Paris, 434 pages, 1900. Encadernado frs. 5.—

Em hespanhol.

Bruckner, Dr. Th., Medicina Homeopática Doméstica. Traducção franceza auctorisada pelo auctor; com um prologo do dr. E. Schaedler. Traducção hespanhola, correcta e muito augmentada, pelo dr. Paz Alvarez, de Madrid. 5ª edição, com um grande numero de gravuras anatomicas e pathologicas intercaladas no texto. Em 8º ee 1082 paginas. 1906. Encadernado, francos 12.50

Guia Diamante de medicina homeopática por el metodo do dr. Schüssler, para o tratamento biochimico das doenças. Traducção de 2ª edição allemã refundido pelo dr. Th. Robert e dotada de uma secção de generalidades, pelo dr. Salvador Badia e Andreu, vicepresidente de academia homeopathica de Barcelona.

Encadernado, francos 5.—

A correspondencia deve ser dirigida ao: Dr. Willmar Schwabe, Le'pzig, Allemanha.

Mueller, Dr. Clotar, O indicator característico dos cem medicamentos homeopathicos mais importantes e a sua applicação ás doenças mais vulgares. Traduzido directamente do allemão por D. José de Miquelérena e precedido d'um prologo pelo dr. D. Salvio Almato, um pequeno volume em 8º.　　　　　Encadernado, francos 3.25

Principaes doenças infecciosas devidas e limitadas em geral ás terras quentes (Febres intermittentes, vomito negro, variola, cholera, dysenteria), a sua cura e preservação pelos remedios homeopathicos, com um appendice para a cura do crup e das dôres de dentes, bem como instrucções para uso de algumas tincturas de applicação externa; um folheto em 8º, 2ª edição.　　　　Francos 1.50

Schwabe, Dr. Willmar, Tratado de Therapéutica Homeopática escripto sob o ponto de vista actual da medicina e utilisando os ultimos adeantamentos da litteratura homeopathica, com um resumo de anatomia e physiologia humanas, regras para a inspecção clinica, diagnostico, tratamento e dietetica. Com 200 gravuras anatomicas e pathologicas intercaladas no texto, para uso dos medicos e pessoas instruidas. Traducção hespanhola da terceira e ultima edição allemã, correcta e augmentado, do dr. Paz Alvarez, de Madrid. Segunda edição, muito ampliada, correcta e melhorada por Dr. José Galard, Medico do Hospital homeopathico »Niño Dios«, de Barcelona. Se publicará em 1908.　　　　Preço cerca de francos 30.—

Pharmacopœa homeopathica polyglotta, escripta e publicada pelo dr. Willmar Schwabe, fundador da Pharmacia Central Homeopathica de Leipzig. Traducção hespanhola do dr. Paz Alvarez, de Madrid. Segunda edição, correcta e augmentada. Um volume.
　　　　　　　　Encadernado, francos 10.75

Pequeno guia homeopático doméstico para uso das familias, com os symptomas caracteristicos dos medicamentos homeopathicos mais usados. Traducido da ultima edição allemã pelo dr. Paz Alvarez, de Madrid. Em brochura, francos 1.75; encadernado, francos 2.50

Modo de usar os medicamentos externos em homeopathia, em especial *Arnica, Calendula, Hamamelis, Ruta,* etc.; e guia para o tratamento das feridas, lesões, distensões, luxações, queimaduras e congelações. Escripto por um medico practico para uso das pessoas illustradas. Traducção da 4ª edição allemã.
　　　　　　　　Em brochura, francos 1.—

O cholera e a sua cura rapida e segura pelo homeopathia; pequeno folheto escripto por um medico homeopatha, segundo a experiencia recente e fundamentada. Traducção da 4ª edição allemã.
　　　　　　　　Em brochura, francos —.65

A diphteria. Instrucções para o tratamento preservativo e curativo das anginas catarrhaes e diphterica, segundo os principios da hygiene e da homeopathia. Traducção da segundo edição allemã.
　　　　　　　　Em brochura, francos —.75

A correspondencia deve ser dirigida ao: Dr. Willmar Schwabe, Leipzig, Allemanha.